FISIOTERAPIA OBSTÉTRICA BASEADA EM EVIDÊNCIAS

2ª edição

CB052420

FISIOTERAPIA OBSTÉTRICA BASEADA EM EVIDÊNCIAS

2ª edição

Andrea Lemos

Fisioterapeuta.

Professora Associada do Departamento de Fisioterapia da
Universidade Federal de Pernambuco (UFPE).

Título de Especialista em Saúde da Mulher pela Associação
Brasileira de Fisioterapia na Saúde da Mulher (ABRAFISM).

Doutora em Saúde Materno-Infantil pelo
Instituto de Medicina Integral Prof. Fernando Figueira (IMIP).

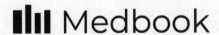 Medbook

Fisioterapia Obstétrica Baseada em Evidências – 2ª edição
Direitos exclusivos para a língua portuguesa
Copyright © 2025 by Medbook Editora Científica Ltda.

Nota da editora: A autora desta obra verificou cuidadosamente os nomes genéricos e comerciais dos medicamentos mencionados, assim como conferiu os dados referentes à posologia, objetivando fornecer informações acuradas e de acordo com os padrões atualmente aceitos. Entretanto, em virtude do dinamismo da área da saúde, os leitores devem prestar atenção às informações fornecidas pelos fabricantes para que possam se certificar de que as doses preconizadas ou as contraindicações não sofreram modificações, principalmente em relação a substâncias novas ou prescritas com pouca frequência.

A autora e a editora não podem ser responsabilizadas pelo uso impróprio nem pela aplicação incorreta de produto apresentado nesta obra. Apesar de terem envidado esforço máximo para localizar os detentores dos direitos autorais de qualquer material utilizado, a autora e a editora estão dispostas a acertos posteriores caso, inadvertidamente, a identificação de algum deles tenha sido omitida.

Editoração Eletrônica: LCM Produção Editorial
Capa: Letícia Aguiar

Reservados todos os direitos. É proibida a duplicação ou reprodução deste volume, no todo ou em parte, sob quaisquer formas ou por quaisquer meios (eletrônico, mecânico, gravação, fotocópia, distribuição na Web ou outros), sem permissão expressa da Editora.

CIP-BRASIL. CATALOGAÇÃO NA PUBLICAÇÃO
SINDICATO NACIONAL DOS EDITORES DE LIVROS, RJ

L576f
2. ed.

Lemos, Andrea
    Fisioterapia obstétrica baseada em evidências / Andrea Lemos. - 2. ed. - Rio de Janeiro : Medbook, 2025.
    704 p. : il. ; 28 cm.

    Inclui bibliografia e índice
    ISBN 978-65-5783-110-6

    1. Fisioterapia - Gravidez. 2. Exercícios físicos para mulheres. I. Título.

25-96079   CDD: 615.82
                CDU: 615.8:618.2

Gabriela Faray Ferreira Lopes - Bibliotecária - CRB-7/6643

30/01/2025   04/02/2025

▮▮▮ Medbook

Editora Científica Ltda.
Avenida Treze de Maio 41/sala 804 – Cep 20.031-007 – Rio de Janeiro – RJ
Telefone: (21) 2502-4438 – www.medbookeditora.com.br – instagram: @medbookoficial
contato@medbookeditora.com.br – vendasrj@medbookeditora.com.br

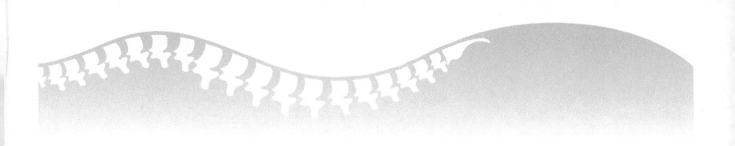

"Tudo o que é real deve ser experimentável em algum lugar; e todo tipo de coisa experimentada deve ser real em algum lugar."

(William James)

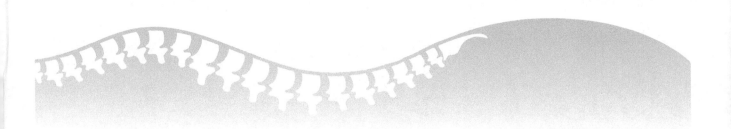

Dedicatória

Àquele que me acompanha com paciência e amor, em todos os capítulos da vida, meu companheiro Breno Duarte. Com gratidão infinita, dedico-te esta obra.

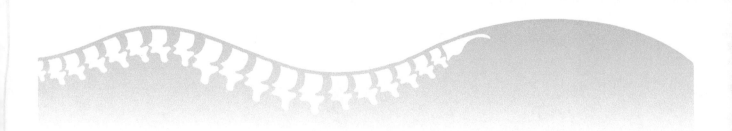

Agradecimentos

A gradeço profundamente a Deus, fonte inesgotável de força, sabedoria e inspiração. Sem Sua graça, este projeto não teria sido possível. Em cada desafio encontrei amparo e reconheço, em cada conquista, Suas mãos guiando meus passos.

Aos meus filhos, João Guilherme Lemos Duarte e Antônio Lemos Duarte, que me enchem de orgulho e alegria. Sou abençoada por ser parte de suas vidas.

Aos meus pais, meu eterno agradecimento. Este livro é, em parte, fruto dos princípios que vocês me transmitiram e do incentivo educacional que sempre me deram. Sou profundamente grata por tudo que fizeram e continuam a fazer por mim.

A todos os colaboradores desta obra, meu mais sincero agradecimento. Sua dedicação, expertise e compromisso com a ciência tornaram possível a criação deste material.

A cada profissional que contribuiu com conhecimento, revisões, sugestões e suporte. Vocês ajudaram a fortalecer e expandir o campo da Fisioterapia Obstétrica, baseando-se sempre naquilo que é mais essencial: a evidência científica.

Às modelos fotográficas Ana Guilhermina Sales da Silva Lopes Andrezza Almeida, Emília Bezerra, América de Araújo Palmeira, Beatriz Maria de Oliveira Dias, Danielly Noronha Rebouças de Souza, Jessica Paiva de Campos, Marina Martarello Silva e Sâmia de Andrade Garcias.

À Medbook Editora. O profissionalismo, a atenção aos detalhes e o compromisso com a qualidade foram fundamentais para transformar este projeto em realidade.

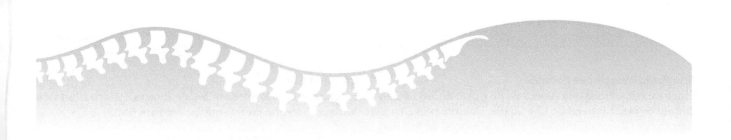

Colaboradores

Adriana Melo
Médica Obstetra. Especialista em Medicina Fetal. Pesquisadora do Instituto de Pesquisa Professor Joaquim Amorim Neto. Doutora em Saúde Materno-Infantil pelo Instituto de Medicina Integral Prof. Fernando Figueira (IMIP). Doutora em Ciências da Saúde pela UNICAMP.

Adrielle Laís Firmino da Silva
Fisioterapeuta pela Universidade Federal de Pernambuco (UFPE).

Alberto Galvão de Moura Filho
Fisioterapeuta. Professor (Aposentado) da Universidade Federal de Pernambuco (UFPE). Doutor em Nutrição pela UFPE.

Alcina de Oliveira Teles
Fisioterapeuta. Mestre em Tecnologias em Saúde pela Escola Bahiana de Medicina e Saúde Pública.

Alessandra da Boaviagem Freire
Fisioterapeuta. Doutoranda em Fisioterapia pela Universidade Federal de Pernambuco (UFPE). Mestre em Fisioterapia pela UFPE. Título de Especialista em Saúde da Mulher pela Associação Brasileira de Fisioterapia na Saúde da Mulher (ABRAFISM). Residência Multiprofissional em Fisioterapia com enfoque em Saúde da Mulher pelo Hospital das Clínicas/UFPE.

Alex Sandro Rolland de Souza
Médico Tocoginecologista e Medicina Fetal. Doutor em Saúde Materno-Infantil pelo Instituto de Medicina Integral Prof. Fernando Figueira (IMIP). Professor da Área de Atuação em Ginecologia e Obstetrícia da Universidade Federal de Pernambuco (UFPE). Preceptor do Programa de Residência Médica em Medicina Fetal. Professor da Pós-Graduação *Stricto Senso* do IMIP. Professor da Escola de Saúde e Ciências da Vida da Universidade Católica de Pernambuco (UNICAP).

Alexandre Delgado
Fisioterapeuta. Pós-Doutorado pelo Instituto de Medicina Integral Prof. Fernando Figueira (IMIP). Doutor em Saúde Integral pelo IMIP.

Aline Moreira Ribeiro
Fisioterapeuta do CER HCFMRP-USP com formação internacional em Uroginecologia pela ABAFI. Colaboradora acadêmica do estágio supervisionado de Fisioterapia Aplicada à Saúde da Mulher do Curso de Graduação em Fisioterapia da Faculdade de Medicina de Ribeirão Preto da Universidade de São Paulo (FMRP-USP). Pós-Graduanda do Departamento de Clínica Médica da FMRP-USP.

Aline Teixeira Alves
Fisioterapeuta. Professora Associada da Universidade de Brasília (UnB). Doutora em Ciências da Saúde pela UnB. Pós-Doutorado em Exercício Físico e Gravidez, University of Western Ontario (UWO) – Canadá.

Ana Carolina Sartorato Beleza
Fisioterapeuta. Professora Adjunta do Departamento de Fisioterapia e do Programa de Pós-Graduação em Fisioterapia da UFSCar. Doutora em Saúde Pública pela Escola de Enfermagem de Ribeirão Preto da Universidade de São Paulo.

Ana Clara Sousa
Fisioterapeuta. Mestranda em Fisioterapia pela Universidade Federal de Pernambuco (UFPE).

Ana Paula Lima
Fisioterapeuta. Professora Associada do Departamento de Fisioterapia da Universidade Federal de Pernambuco (UFPE). Doutora em Ciências da Saúde/UFS. Mestre em Nutrição/UFPE. Especialista em Fisioterapia Traumato-ortopédica (COFFITO) e Fisioterapia Desportiva (SONAFE).

Ana Paula Magalhães Resende
Fisioterapeuta. Professora Associada do Curso de Fisioterapia da Universidade Federal de Uberlândia. Doutora pelo Departamento de Ginecologia da Universidade Federal de São Paulo. Especialista em Fisioterapia na Saúde da Mulher pela Associação Brasileira de Fisioterapia na Saúde da Mulher.

Andrea Lemos
Fisioterapeuta. Professora Associada do Departamento de Fisioterapia da Universidade Federal de Pernambuco (UFPE). Título de Especialista em Saúde da Mulher pela Associação Brasileira de Fisioterapia na Saúde da Mulher (ABRAFISM). Doutora em Saúde Materno-Infantil pelo Instituto de Medicina Integral Prof. Fernando Figueira (IMIP).

Andrea Tavares Dantas
Médica. Professora Adjunta da Área Acadêmica de Medicina Clínica da Universidade Federal de Pernambuco (UFPE). Doutora em Inovação Terapêutica pela UFPE.

Andrezza de Lemos Bezerra
Fisioterapeuta. Docente do Centro Universitário Mauricio de Nassau (UNINASSAU-PE). Doutora em Neuropsiquiatria e Ciências do Comportamento pela Universidade Federal de Pernambuco (UFPE).

Andrezza Tayonara Lins Melo
Fisioterapeuta. Mestranda em Ciências da Saúde pela Universidade de Pernambuco (UPE).

Anna Myrna Jaguaribe de Lima (*In memoriam*)
Fisioterapeuta. Professora do Departamento de Morfologia e Fisiologia Animal da Universidade Federal Rural de Pernambuco (UFRPE). Doutora em Ciências pela Universidade de São Paulo (USP).

Arméle Dornelas de Andrade
Fisioterapeuta. Professora Titular do Departamento de Fisioterapia da Universidade Federal de Pernambuco (UFPE). Doutora pela Universidade de Aix Marseille – França. Pós-Doutora pela Universidade de British Columbia – Canadá.

Bárbara Bernardo Figueirêdo
Fisioterapeuta. Doutora em Biologia Aplicada à Saúde pela Universidade Federal de Pernambuco (UFPE). Pós-Doutoranda pelo Programa de Pós-Graduação de Fisioterapia do Departamento de Fisioterapia da UFPE.

Belisa Duarte Ribeiro de Oliveira
Fisioterapeuta. Professora do Centro Universitário Tabosa de Almeida (Asces-Unita). Doutora em Biociência Animal pela Universidade Federal Rural de Pernambuco (UFRPE).

Breno Duarte Ribeiro de Oliveira
Juiz de Direito do Tribunal de Justiça de Pernambuco (TJPE). Doutor e Mestre em Direito pela Universidade Católica de Pernambuco (UNICAP).

Camilla Fernandes de Melo
Fisioterapeuta pela Universidade Federal de Pernambuco (UFPE).

Carolina Cunha
Fisioterapeuta. Doutora em Saúde Integral pelo Instituto de Medicina Integral Prof. Fernando Figueira (IMIP).

Caroline Wanderley Souto Ferreira
Fisioterapeuta. Professora Titular do Departamento de Fisioterapia da Universidade Federal de Pernambuco (UFPE). Professora Visitante da University of Technology Sydney – Sydney, Austrália. Doutorado em Nutrição pela UFPE.

Cecília Gardenia de Sales
Psicóloga. Servidora Pública e Mestre em Psicologia pela Universidade Federal de Pernambuco (UFPE).

Cinthia Rodrigues de Vasconcelos
Fisioterapeuta. Professora Associada do Departamento de Fisioterapia da Universidade Federal de Pernambuco (UFPE). Doutora em Nutrição pela UFPE.

Claudia de Oliveira
Fisioterapeuta. Professora Adjunta do Curso de Fisioterapia da Universidade Santa Cecília (UNISANTA). Doutora em Ciências pelo Departamento de Obstetrícia e Ginecologia da Faculdade de Medicina da Universidade de São Paulo (USP).

Cristine Homsi Jorge
Fisioterapeuta. Professora Titular do Departamento de Ciências da Saúde da Faculdade de Medicina de Ribeirão Preto da Universidade de São Paulo (FMRP-USP). Doutora em Saúde Pública pela Escola de Enfermagem de Ribeirão Preto da Universidade de São Paulo (EERP/USP).

Daiana Priscila Rodrigues de Souza
Fisioterapeuta. Professora Contratada Doutora. Department of Nursing. Pharmacology and Physical Therapy. Faculty of Medicine and Nursing – University of Córdoba, Espanha. Maimonides Biomedical Research Institute of Cordoba (IMIBIC) – Córdoba, Espanha.

Daniella Araújo de Oliveira
Fisioterapeuta. Professora Associada da Universidade Federal de Pernambuco (UFPE). Mestre e Doutora em Neuropsiquiatria e Ciências do Comportamento (UFPE).

Daniella Cunha Brandão
Fisioterapeuta. Professora Associada do Departamento de Fisioterapia da Universidade Federal de Pernambuco (UFPE). Doutora em Ciências da Saúde pela Universidade Federal do Rio Grande do Norte (UFRN).

Débora Wanderley
Fisioterapeuta. Professora Adjunta do Departamento de Fisioterapia da Universidade Federal de Pernambuco (UFPE). Doutora em Neuropsiquiatria e Ciências do Comportamento pela UFPE.

Dinalva Lacerda Cabral
Fisioterapeuta. Professora Adjunta do Departamento de Fisioterapia da Universidade Federal de Pernambuco (UFPE). Doutora em Saúde Pública pelo Centro de Pesquisas Aggeu Magalhães (CPqAM) da Fundação Oswaldo Cruz de Pernambuco (FIOCRUZ-PE).

Diego de Sousa Dantas
Fisioterapeuta. Professor Adjunto da Universidade Federal de Pernambuco (UFPE). Doutor em Biotecnologia pela Universidade Federal Rural de Pernambuco (UFRPE).

Dominique Babini
Fisioterapeuta. Professora Substituta do Departamento de Fisioterapia da Universidade Federal de Pernambuco (UFPE). Doutora em Saúde da Criança e do Adolescente pela UFPE.

Eduarda Moretti
Fisioterapeuta. Professora Adjunta da Universidade Federal de Alagoas (UFAL). Doutora em Saúde da Criança e do Adolescente pela Universidade Federal de Pernambuco (UFPE).

Eduardo Eriko Tenório de França
Doutor em Biologia Aplicada à Saúde pela Universidade Federal de Pernambuco (UFPE). Mestre em Biofísica pela UFPE. Especialista em Fisioterapia Cardiorrespiratória pela UFPE. Especialista em Fisioterapia Respiratória e Terapia Intensiva pela ASSOBRAFIR. Professor Adjunto do Departamento de Fisioterapia da Universidade Federal da Paraíba (UFPB). Professor do Programa de Pós-Graduação em Fisioterapia da UFPB.

Elaine Cristine Lemes Mateus de Vasconcelos
Fisioterapeuta. Doutora em Ciências pelo Programa de Reabilitação e Desempenho Funcional da Faculdade de Medicina de Ribeirão Preto da Universidade de São Paulo (FMRP-USP). Fisioterapeuta do Centro de Reabilitação do Hospital das Clínicas da Faculdade de Medicina de Ribeirão Preto da Universidade de São Paulo (HCFMRP-USP). Docente do Curso de Graduação e Pós-Graduação em Fisioterapia do Centro Universitário Barão de Mauá – Ribeirão Preto-SP.

Fabiana Cavalcanti Vieira
Fisioterapeuta. Doutora em Saúde da Criança e Adolescente pela Universidade Federal de Pernambuco (UFPE). Preceptora da Residência de Fisioterapia Cardiorespiratória do Pronto-Socorro Cardiológico de Pernambuco (PROCAPE).

Fabiana de Oliveira Silva Sousa
Fisioterapeuta. Professora Adjunta do Curso de Saúde Coletiva do Centro Acadêmico de Vitória da Universidade Federal de Pernambuco (UFPE). Doutora em Saúde Pública pelo Centro de Pesquisas Aggeu Magalhães (CPqAM) da Fundação Oswaldo Cruz de Pernambuco (FIOCRUZ-PE).

Fábio Queiroga
Médico. Residência Médica em Clínica Médica pelo Hospital das Clínicas de Pernambuco. Mestre em Medicina Tropical pela Universidade Federal de Pernambuco (UFPE).

Fabíola Kênia Alves
Fisioterapeuta. Mestre em Ciências da Cirurgia na Área de Urologia Feminina pela Faculdade de Ciências Médicas da Universidade Estadual de Campinas (FCM/UNICAMP). Graduanda em Medicina pela Pontifícia Universidade Católica de Minas Gerais *campus* Poços de Caldas.

Flávia Augusta de Orange
Residência em Anestesiologia pelo Instituto de Medicina Integral Prof. Fernando Figueira (IMIP). Título superior em Anestesia pela SBA. Doutora pela UNICAMP e Residência em Anestesiologia pela University of Massachusetts – EUA.

Francisco Trindade Silva
Educador Físico. Mestre em Saúde Pública pela Universidade Estadual do Ceará (UECE). Doutorado em Saúde Coletiva pela UECE.

Gisela Rocha de Siqueira
Fisioterapeuta. Professora Associada do Departamento de Fisioterapia da Universidade Federal de Pernambuco (UFPE). Doutora em Saúde da Criança e do Adolescente pela UFPE.

Hans Peter Dietz
MD PhD. Fellowship of the Royal Australian and New Zealand College of Obstetricians and Gynaecologists (FRANZCOG). Diploma of Diagnostic Ultrasound (DDU) Subspecialty Certificate of Urogynaecology(CU). Sydney Urodynamic Centres – Sydney, Australia.

Ítalo Morais Torres
Fisioterapeuta. Mestre em Saúde Materno-Infantil pelo Instituto de Medicina Integral Prof. Fernando Figueira (IMIP). Doutor em Ciências da Saúde pela Universidade de Guarulhos (UNG).

Jordana Barbosa da Silva
Fisioterapeuta. Doutorado em Fisioterapia pela Universidade Federal de São Carlos (UFSCar).

José Heriston de Morais Lima
Pós-Doutor em Ciências da Reabilitação pela Faculdade de Medicina da Universidade de São Paulo (USP). Doutor em Saúde Materno-Infantil pelo Instituto de Medicina Integral Prof. Fernando Figueira (IMIP). Mestre em Ciências da Nutrição pela Universidade Federal da Paraíba (UFPB). Especialização em Fisioterapia Cardiorrespiratória na Universidade Federal de Pernambuco (UFPE). Professor Associado do Departamento de Fisioterapia da UFPB. Professor do Programa de Pós-Graduação em Fisioterapia da UFPB.

Juliana Lerche Vieira Rocha Pires
Fisioterapeuta com Área de Atuação em Fisioterapia Pélvica e Obstétrica. Graduada pela Universidade de Fortaleza (UNIFOR). Mestre em Saúde Coletiva pela UNIFOR. Título de Especialista Profissional em Fisioterapia da Saúde da Mulher pelo Conselho Federal de Fisioterapia. Pós-Graduada em Fisioterapia em Urologia, Ginecologia e Obstetrícia (Centro Universitário Redentor). Pós-Graduada em Gestão em Saúde (Hospital Albert Einstein-SP). Pós-Graduada em Desenvolvimento Infantil pela Universidade Federal do Ceará (UFC). Coordenadora da Pós-Graduação *Latu Sensu* em Fisioterapia Pélvica e Obstétrica pela Faculdade IDE (sede Fortaleza/CE).

Juliana Menezes
Fisioterapeuta. Professora da Faculdade Guararapes. Mestre em Saúde Materno-Infantil pelo Instituto de Medicina Integral Prof. Fernando Figueira (IMIP). Doutora em Saúde da Criança e do Adolescente pela Universidade Federal de Pernambuco (UFPE).

Juliana Netto Maia
Fisioterapeuta. Professora Associada do Departamento de Fisioterapia da Universidade Federal de Pernambuco (UFPE). Doutora em Neuropsiquiatria e Ciências do Comportamento pela UFPE.

Julianna de Azevedo Guendler
Fisioterapeuta. Professora da Faculdade Pernambucana de Saúde. Mestre em Patologia pela Universidade Federal de Pernambuco (UFPE). Doutora em Saúde Integral pelo Instituto de Medicina Integral Prof. Fernando Figueira (IMIP).

Juliany Silveira Braglia César Vieira
Fisioterapeuta. Professora da Faculdade Pernambucana de Saúde. Doutora em Nutrição pela Universidade Federal de Pernambuco (UFPE).

Kelly Cristina Duque Cortez
Fisioterapeuta. Especialista em Uroginecologia e Obstetrícia pela Faculdade Redentor – RJ.

Larissa Falcão
Fisioterapeuta. Especialista em Fisioterapia Urológica e Obstétrica pela Faculdade Estácio de Sá.

Leila Maria Alvares Barbosa
Fisioterapeuta. Professora Adjunta do Departamento de Fisioterapia da Universidade Federal de Pernambuco (UFPE). Doutora em Saúde da Criança e do Adolescente pela UFPE.

Leila Katz
Médica Obstetra. Professora da Pós-Graduação do Instituto de Medicina Integral Prof. Fernando Figueira (IMIP) e da Universidade Católica de Pernambuco (UNICAP). Doutora em Tocoginecologia pela UNICAMP.

Luana Barros Caxias de Souza
Médica Residente em Ginecologia e Obstetrícia no Instituto de Medicina Integral Prof. Fernando Figueira (IMIP).

Lucas Ithamar Silva Santos
Fisioterapeuta. Mestre em Fisioterapia pela Universidade Federal de Pernambuco (UFPE). Especialista em Uroginecologia e Obstetrícia pela Faculdade Redentor – RJ.

Luciana Michelutti
Médica Ginecologista e Obstetra pela Universidade Maria José do Rosário Velano (UNIFENAS). Professora do Departamento de Ginecologia e Obstetrícia da Faculdade de Medicina da Universidade Federal de Alfenas (FAMED/UNIFAL-MG). Mestre em Ciências da Reabilitação pela Universidade Federal de Alfenas (UNIFAL/MG).

Luciana Nóbrega
Fisioterapeuta. Mestre em Ciências da Saúde pela Universidade de Pernambuco (UPE). Especialista em Fisioterapia Urológica e Obstétrica pela Faculdade Estácio de Sá.

Luísa Pasqualotto
Fisioterapeuta. Doutoranda no Programa de Pós-Graduação em Ciências da Cirurgia pela Faculdade de Ciências Médicas da Universidade Estadual de Campinas (FCM/UNICAMP). Mestre em Ciências da Reabilitação pela Universidade Federal de Alfenas (UNIFAL/MG). Especialista em Disfunções do Assoalho Pélvico pela UNIFAL-MG.

Mallison da Silva Vasconcelos
Fisioterapeuta. Professor Associado do Departamento de Fisioterapia da Universidade Federal da Paraíba (UFPB). Título de Especialista em Saúde da Mulher pela Associação Brasileira de Fisioterapia em Saúde da Mulher (ABRAFISM). Mestre em Fisiologia pela Universidade Federal de Pernambuco (UFPE). Doutor em Ciências da Reabilitação pela Universidade de São Paulo (USP).

Maria do Socorro Brasileiro Santos
Fisioterapeuta. Professora Associada do Departamento de Educação Física da Universidade Federal da Paraíba (UFPB). Pós-doutorado em Kinesiology and Physical Education pela University of Toronto, Canadá. Doutora em Medicina pela Universidade Federal de São Paulo (UNIFESP).

Mariana Tirolli Rett
Fisioterapeuta. Professora Associada da Universidade Federal de Sergipe (UFS). Doutora em Tocoginecologia pela Universidade Estadual de Campinas (UNICAMP).

Marina Figueiroa
Fisioterapeuta. Mestre em Fisiologia pela Universidade Federal de Pernambuco (UFPE).

Mayra Ruana de Alencar Gomes
Fisioterapeuta. Professora Adjunta da Universidade Federal do Rio Grande do Norte (UFRN – *campus* FACISA). Doutora em Saúde da Criança e do Adolescente pela Universidade Federal de Pernambuco (UFPE).

Melania Amorim
Médica Obstetra. Pós-Doutorado pela UNICAMP e OMS. Doutorado em Tocoginecologia pela UNICAMP. Professora Associada de Ginecologia e Obstetrícia da Universidade Federal de Campina Grande (UFCG) e da Pós-Graduação do Instituto de Medicina Integral Prof. Fernando Figueira (IMIP).

Milena Andrade Barbosa Bezerra
Fisioterapeuta. Especialista em Fisioterapia Obstétrica e Urogenital pela Faculdade Estácio do Recife. Formação Internacional em Uroginecologia pela ABAFI.

Mônica Yuri Takito
Bacharel e Licenciada em Educação Física pela Escola de Educação Física e Esporte da Universidade de São Paulo (USP). Professora da Escola de Educação Física e Esporte da USP. Doutora em Saúde Pública pela Faculdade de Saúde Pública da USP.

Natália Martinho
Fisioterapeuta. Professora do Curso de Fisioterapia do Centro Regional Universitário de Espírito Santo do Pinhal (UNIPINHAL). Professora Assistente do Curso de Medicina do Centro Universitário das Faculdades Associadas de Ensino (UNIFAE). Doutora em Ciências pela Faculdade de Ciências Médicas da Universidade Estadual de Campinas (FCM/UNICAMP). Mestre em Biociências Aplicadas à Saúde pela Universidade Federal de Alfenas (UNIFAL/MG). Especialização em Saúde da Mulher pela FCM/UNICAMP. Título de Especialista em Saúde da Mulher pela Associação Brasileira de Fisioterapia em Saúde da Mulher (ABRAFISM).

Neyliane Sales Chaves Onofre
Fisioterapeuta. Psicóloga. Mestre em Psicologia pela Universidade de Fortaleza (UNIFOR).

Patrícia Driusso
Fisioterapeuta. Professora do Departamento de Fisioterapia da Universidade Federal de São Carlos (UFSCar). Doutora em Ciências Fisiológicas pela UFSCar.

Patrícia Lordêlo
Fisioterapeuta. Professora Adjunta da Escola Bahiana de Medicina e Saúde Pública. Doutora em Medicina e Saúde Humana pela Escola Bahiana de Medicina e Saúde Pública.

Rafael Mistura Fernandes
Bacharel em Educação Física pela Escola de Educação Física e Esporte da Universidade de São Paulo (USP).

Rafaela Pedrosa
Doutora em Fisioterapia pela Universidade Federal do Rio Grande do Norte (UFRN). Mestre em Fisioterapia pela UFRN. Especialista em Fisioterapia Cardiopulmonar (UNAERP). Professora Adjunta do Departamento de Fisioterapia da Universidade Federal da Paraíba (UFPB). Professora do Programa de Pós-Graduação em Fisioterapia da UFPB.

Renato de Souza Melo
Fisioterapeuta. Doutor em Saúde da Criança e do Adolescente pela Universidade Federal de Pernambuco (UFPE). Professor do Curso de Medicina da Faculdade de Medicina do Sertão (FMS).

Roberta Leopoldino de Andrade Batista
Fisioterapeuta. Mestre em Ortopedia, Traumatologia e Reabilitação pela Faculdade de Medicina de Ribeirão Preto da Universidade de São Paulo (FMRP-USP). Professora do Curso de Graduação em Fisioterapia do Centro Universitário Unifafibe – Bebedouro, SP.

Rubneide Barreto Silva Gallo
Fisioterapeuta. Professora Adjunta do Departamento de Fisioterapia da Universidade Federal de Sergipe (UFS). Doutora em Ciências pelo Faculdade de Medicina de Ribeirão Preto da Universidade de São Paulo (FMRP/USP).

Sara Emmanuela Moreira
Licenciatura Plena em Educação Física pela Faculdade de Educação Física da Universidade Federal de Uberlândia (UFU). Mestre em Fisioterapia pela UFU.

Sheva Castro Dantas de Sousa
Fisioterapeuta. Professora do Centro Universitário de João Pessoa (Unipê). Mestre em Saúde da Criança e do Adolescente pela Universidade Federal de Pernambuco (UFPE). Doutoranda em Neuropsiquiatria e Ciências do Comportamento na UFPE.

Simone Botelho
Fisioterapeuta. Professora da Universidade Federal de Alfenas (UNIFAL/MG). Pesquisadora Colaboradora da Faculdade de Ciências Médicas da Universidade Estadual de Campinas (FCM/UNICAMP). Doutorado e Pós-Doutorado em Ciências da Cirurgia pela FCM/UNICAMP. Título de Especialista em Saúde da Mulher pela Associação Brasileira de Fisioterapia em Saúde da Mulher (ABRAFISM). Coordenadora do Curso de Pós-Graduação *Lato Sensu* em Disfunções do Assoalho Pélvico da UNIFAL-MG.

Tarciana Mendonça de Souza Almeida
Médica pela Universidade Federal de Pernambuco (UFPE). Residência em Pediatria no Instituto de Medicina Integral Prof. Fernando Figueira (IMIP). Mestre em Saúde Materno-Infantil pelo IMIP. Pediatra do Banco de Leite e Centro de Incentivo ao Aleitamento Materno do IMIP. Preceptora do Hospital das Clínicas da Universidade Federal de Pernambuco (UFPE). Membro da Rede IBFAN – Brasil.

Thaiana Bezerra Duarte
Fisioterapeuta. Doutora em Ciências pela Universidade de São Paulo (USP). Docente do Centro Universitário do Norte e da Afya Faculdade de Ciências Médicas de Itacoatiara. Diretora Tesoureira da ABRAFISM – gestão 2018-2021 e 2022-2025.

Thais Castro
Fisioterapeuta. Servidora Voluntária no Curso de Fisioterapia do Instituto em Ciências da Motricidade da Universidade Federal de Alfenas (UNIFAL-MG). Mestranda do Programa de Pós-Graduação em Ciências da Reabilitação da UNIFAL-MG. Especialista em Disfunções do Assoalho Pélvico pela UNIFAL-MG.

Thaynara do Nascimento Paes Barreto
Fisioterapeuta. Mestre em Fisioterapia pela Universidade Federal de Pernambuco (UFPE). Doutoranda em Fisioterapia pela UFPE.

Valdecir Castor Galindo Filho
Fisioterapeuta. Professor da Faculdade Estácio do Recife. Doutor em Ciências da Saúde pela Universidade Federal do Rio Grande do Norte (UFRN).

Valéria Conceição Passos de Carvalho
Fisioterapeuta. Professora do Curso de Fisioterapia da Universidade Católica de Pernambuco (UNICAP). Doutora em Neuropsiquiatria e Ciências do Comportamento pela Universidade Federal de Pernambuco (UFPE).

Vanessa Marques Barreto Pontes
Fisioterapeuta. Preceptora da Clínica Escola do Centro Universitário Maurício de Nassau do setor de Uroginecologia e Dermatofuncional. Especialista em Fisioterapia em Uroginecologia e Obstetrícia pela Faculdade Redentor.

Vanessa Santos Pereira Baldon
Fisioterapeuta. Professora Adjunta do Curso de Fisioterapia da Universidade Federal de Uberlândia (UFU). Doutora em Fisioterapia pela Universidade Federal de São Carlos (UFSCar). Especialista em Fisioterapia na Saúde da Mulher pela Associação Brasileira de Fisioterapia em Saúde da Mulher (ABRAFISM).

Vilneide Maria Santos Braga Diégues Serva
Médica Pediatra. Coordenadora do Banco de Leite Humano e Centro de Incentivo ao Aleitamento Materno do Instituto de Medicina Integral Prof. Fernando Figueira (IMIP). Mestre em Saúde Materno-Infantil pela Universidade de Londres. Tutora do Curso de Medicina da Faculdade Pernambucana de Saúde (FPS). Professora de Pediatria do Curso de Medicina da Universidade de Pernambuco (UPE). Membro da Câmara Técnica de Aleitamento Materno do Ministério da Saúde. Membro do Grupo Técnico da IHAC do Ministério da Saúde e Membro da Rede IBFAN– Brasil.

Vinícius Gomes Machado
Fisioterapeuta. Professor Adjunto do Centro Universitário Unidombosco. Doutorando em Tecnologia e Saúde pela Pontifícia Universidade Católica do Paraná (PUCPR). Mestre em Fisioterapia pela Universidade Federal de Pernambuco (UFPE). Especialista em Fisioterapia em Terapia Intensiva pela Universidade Castelo Branco (RJ).

Vitor Caiaffo Brito
Fisioterapeuta. Professor Associado do Núcleo de Ciências da Vida – *campus* Agreste – da Universidade Federal de Pernambuco (UFPE). Professor do Departamento de Anatomia da UFPE. Doutor em Biociência Animal pela Universidade Federal Rural de Pernambuco (UFRPE).

Vívian Maria Moraes Passos
Fisioterapeuta. Mestre em Fisioterapia pela Universidade Federal de Pernambuco (UFPE).

Apresentação

É com grande entusiasmo que apresento a segunda edição revisada e ampliada do livro *Fisioterapia Obstétrica Baseada em Evidências*. Desde o lançamento da primeira edição, em 2014, o cenário da saúde materno-infantil tem evoluído constantemente, trazendo novas abordagens e avanços significativos para o cuidado fisioterapêutico obstétrico. Esta nova edição reflete a necessidade de atualizar e expandir os conhecimentos, incorporando as mais recentes evidências científicas e práticas clínicas.

A Fisioterapia Obstétrica desempenha um papel fundamental na promoção da saúde da gestante, no preparo para o parto e no cuidado pós-parto, visando à prevenção e à reabilitação de condições relacionadas à gravidez e ao período puerperal. Esta obra foi cuidadosamente revisada para garantir que os leitores tenham acesso às mais atuais e relevantes recomendações baseadas em evidências, por meio de uma abordagem que equilibra teoria e prática.

Nesta edição ampliada, novos capítulos foram inseridos para abordagem de temas emergentes e necessidades ainda não contempladas anteriormente, como:

- O uso da ferramenta GRADE para graduar a certeza da evidência e o grau de recomendação.
- Interpretação do tamanho do efeito de tratamento.
- O sono durante a gestação.

- Atuação fisioterapêutica no prolapso dos órgãos pélvicos na gestação e no pós-parto.
- Gestação na adolescência.
- Fadiga e ansiedade materna durante o trabalho de parto e satisfação materna com o parto.
- Episiotomia: o corte desnecessário.
- Avulsão do músculo levantador do ânus no pós-parto.
- Disfunções sexuais no puerpério e a atuação fisioterapêutica.
- Violência obstétrica.

Além disso, esta edição revisada oferece uma visão crítica e aprofundada das pesquisas mais recentes, com destaque para o acompanhamento e tratamento das gestantes. O compromisso com a prática baseada em evidências permanece como o alicerce deste livro, guiando profissionais e acadêmicos em suas decisões clínicas.

Acredito que esta nova edição continuará a ser uma referência valiosa para fisioterapeutas, estudantes e outros profissionais da saúde que se dedicam ao atendimento de gestantes.

Que o conhecimento contido nestas páginas inspire o contínuo aprimoramento do cuidado obstétrico, sempre com foco na segurança e no bem-estar das mães e de seus filhos.

Desejo uma excelente leitura e muito sucesso na aplicação deste conteúdo no cotidiano clínico.

Andrea Lemos

Prefácio da Primeira Edição

Fisioterapia Obstétrica Baseada em Evidências vem preencher uma lacuna importante na literatura em saúde no Brasil. Nenhum outro texto disponível enfoca exclusiva e especificamente a Fisioterapia no ciclo da gravidez, parto e puerpério. O ineditismo temático já seria razão suficiente para que profissionais de saúde brindassem a sua chegada, mas o texto tem outras várias qualidades.

O *mix* de colaboradores de diversas formações viabiliza uma abordagem multiprofissional e transdisciplinar e seu elevado nível acadêmico garante que o rigor científico permeie todos os capítulos. É nítido o esforço de Andrea Lemos e todos os colaboradores deste livro para manter o rigor e aprofundar os temas sem perder o didatismo, o que confere ao texto grande utilidade aos iniciantes e aos iniciados no tema.

A abrangência dos capítulos merece destaque. Intitulado *Como Praticar a Fisioterapia Obstétrica Baseada em Evidência*, o capítulo que abre o livro serve como introdução geral ao tema da prática de saúde baseada em evidências. Pela maneira objetiva e didática com que foi escrito, interessará a estudantes e profissionais de várias áreas. O livro segue apresentando os mecanismos adaptativos encontrados na gestação, preparando a discussão das repercussões para o cuidado. Avança na abordagem semiótica e dos instrumentos de mensuração e avaliação para introduzir diversos métodos de intervenção: da prescrição de exercícios e seus efeitos para a gestante e o feto, passando pelo treinamento dos músculos do assoalho pélvico, até o papel do Pilates e das técnicas de relaxamento na gravidez, por exemplo. Na sequência, uma série de capítulos mergulha no entendimento do parto e do puerpério e versa sobre aspectos como postura e respiração e as respectivas intervenções fisioterapêuticas.

O livro ainda oferece ao leitor capítulos que exploram aspectos relacionados com amamentação, sexualidade e repercussões para a psique, por exemplo, possibilitando uma abordagem holística e humanizada à mulher no ciclo da gravidez, parto e puerpério.

Cabe ainda pontuar a relevância do capítulo final: *Da Fisioterapia Obstétrica Baseada em Evidência às Políticas Públicas de Saúde no Brasil*. O diálogo permanente entre praticantes das profissões de saúde, sanitaristas e planejadores qualifica muito as ações de saúde pública. Uma das características dos sistemas de saúde mais avançados é justamente a aliança entre academia e gestão, quando na formulação de políticas há cada vez mais ciência e a produção científica é estimulada por políticas de indução.

Há que se registrar a decisão de Andrea Lemos e colaboradores de se distanciar dos padrões tradicionais dos livros-texto e optar pela abordagem baseada em evidências. Os autores tanto inovam no campo da literatura técnica específica como se aliam ao esforço global de tornar a prática das profissões de saúde cada vez menos embebida de conteúdo quase dogmático e cada vez mais informada pelas melhores evidências científicas. Como semeado em textos seminais de Archibald Cochrane, o médico e professor que inspirou a criação da Colaboração Cochrane, os recursos em saúde são sempre limitados, e esses deveriam ser utilizados para prover, de modo equânime, as intervenções, os serviços e as formas de cuidado em saúde que se mostraram efetivas em avaliações desenhadas de maneira apropriada.

Honrado em prefaciar este texto, reitero que aqui está expresso o ponto de vista de um não especialista. Entretanto, seja por princípio ou por dever de ofício, aqui expresso opinião de profissional de saúde, professor, pesquisador e gestor que enxerga na Fisioterapia Obstétrica uma área relevante e promissora da atenção à saúde da mulher e no texto de Andrea Lemos e seus colaboradores uma excelente introdução ao tema.

Prof. Dr. Jailson de Barros Correia
Médico Pediatra, Mestre e Doutor (PhD)
pela Universidade de Liverpool

Prefácio da Segunda Edição

É com imensa alegria e grande honra que me é concedido o privilégio de prefaciar esta nova edição do livro *Fisioterapia Obstétrica Baseada em Evidências*, da professora e doutora Andrea Lemos. Este trabalho é, sem dúvida, uma obra fundamental para todos os fisioterapeutas que atuam na área obstétrica.

A autora e coordenadora, Dra. Andrea Lemos, além de seu papel fundamental na formação de mestres e doutores, tem impulsionado, por meio de suas pesquisas, o crescimento de nossa profissão de forma notável. Com sua vasta experiência e comprometimento com a qualidade científica, tornou-se uma referência na área da fisioterapia aplicada à saúde da mulher, com especial atenção à fisioterapia obstétrica baseada em evidências. Por isso, deixo aqui meu sincero agradecimento e reconhecimento por sua dedicação e contribuição para nossa identidade profissional.

A segunda edição deste livro, agora atualizada e ampliada, é um presente especial para nós fisioterapeutas que buscamos oferecer um atendimento clínico de excelência às gestantes e puérperas, respaldado em evidências científicas de qualidade. Entre os novos tópicos, destaco três capítulos que nos ensinam a identificar e avaliar a qualidade metodológica dos artigos científicos, a classificar a robustez das evidências e a entender a força das recomendações, possibilitando a implementação de intervenções terapêuticas mais precisas e seguras.

Além disso, foram introduzidas questões fundamentais até então pouco abordadas em obras científicas. Capítulos como os referentes ao impacto do sono sobre a saúde materna e fetal e ao prolapso dos órgãos pélvicos na gestação e no puerpério, que causa grande preocupação entre as mulheres afetadas, são apenas alguns dos múltiplos exemplos do que este livro oferece. Tais temas são trazidos à tona de forma clara e fundamentada, permitindo-nos expandir nosso conhecimento e melhorar a qualidade do atendimento prestado.

Como afirmou o filósofo Aristóteles: "A excelência é um hábito, não um ato." E é exatamente essa busca constante pela excelência que a Dra. Andrea nos inspira a perseguir com este livro. Ele não é apenas uma leitura essencial, mas um verdadeiro guia para aprimorarmos nossa prática baseada em evidências e alcançarmos resultados de excelência na assistência às mulheres em todas as fases da gestação e puerpério.

Portanto, parabéns, Dra. Andrea, por mais esta contribuição valiosa à nossa profissão. Somos verdadeiramente privilegiados por termos acesso a uma obra de tamanha profundidade e relevância. Que esta segunda edição do *Fisioterapia Obstétrica Baseada em Evidências* seja uma inspiração para continuarmos nossa busca incessante pela excelência no cuidado com a saúde da mulher.

Com a certeza de que este livro será um sucesso, desejo que sua obra alcance ainda mais profissionais, impulsionando transformações significativas na maneira como a fisioterapia obstétrica é praticada.

Elza Baracho
Fisioterapeuta em Saúde da Mulher

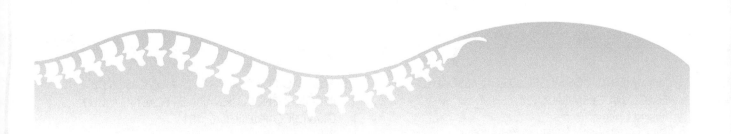

Sumário

Como Praticar a Fisioterapia Obstétrica Baseada em Evidência

Andrea Lemos

INTRODUÇÃO

O paradigma da Medicina Baseada em Evidências é considerado um dos marcos mais importantes na história da prática clínica em saúde. Essa proposta, ao mesclar os conceitos de epidemiologia, estatística e metodologia científica com a escolha do paciente, complementa a experiência profissional e refuta qualquer decisão clínica embasada apenas no argumento de autoridade pautado no conhecimento adquirido em anos de prática[1-3].

Este capítulo, dividido em três partes, pretende introduzir o conceito da prática clínica baseada em evidência e promover o desenvolvimento de habilidades para que essa abordagem seja introduzida na assistência fisioterapêutica à gestante. A primeira parte discorre sobre a definição e a evolução do conceito "Medicina Baseada em Evidências", a segunda explana toda a sequência para realização de uma prática clínica consubstanciada nas evidências e a terceira oferece exemplos de todos os passos em um cenário clínico real.

MEDICINA BASEADA EM EVIDÊNCIA – HISTÓRICO E DEFINIÇÃO

A expressão "Medicina Baseada em Evidências" (MBE) teve origem na Universidade McMaster, em Hamilton, no Canadá. Esse crédito é inicialmente atribuído ao trabalho original de David Sackett, que, com outros colaboradores, trabalhou na construção inovadora do programa de ensino médico baseado em problema, estabelecido pela McMaster em 1970. Em 1985 surge o primeiro livro-texto em epidemiologia clínica que contém muitos dos conceitos iniciais da MBE[4]. No início da década de 1990, mais precisamente em 1992, aparece o primeiro artigo, intitulado *Evidence-based medicine: a new approach to teaching the practice of medicine*[5]. Nesse artigo não foi fornecida uma definição formal para a MBE, a qual é descrita apenas como um novo paradigma para a prática médica, sendo enfatizada a necessidade do desenvolvimento de habilidades médicas para avaliação crítica da literatura científica.

A primeira definição de MBE surge 4 anos depois, como uma "medicina conscienciosa e judiciosa que utiliza as melhores evidências de estudos clínicos para orientar a investigação e escolha do tratamento quando houver incerteza"[6]. Desde então, o conceito foi sendo aperfeiçoado e aprimorado. Como pode ser observado na primeira descrição, a definição de MBE é focada na experiência clínica e na evidência científica externa. Com a expansão do conceito, outro componente foi introduzido nesse contexto: a escolha do paciente para a decisão clínica, considerando seus valores, necessidades, expectativas e perspectivas[7]. Assim, a definição evoluiu e tornou-se edificada em uma harmoniosa e equilibrada interseção entre a experiência clínica do profissional de saúde, o melhor nível de evidência científica disponível e a escolha do paciente (Figura 1.1)[8].

Tal definição expandiu-se para todas as áreas de saúde e, atualmente, a discussão vai além da medicina em si para a *prática clínica baseada em evidência*, envolvendo, desse modo, o amplo espectro das diversas profissões em saúde, incluindo a Fisioterapia. Assim, realizar uma prática baseada em evidência exige do profissional a combinação das seguintes facetas: o resultado da pesquisa existente, a sabedoria oriunda da experiência clínica e a escolha do paciente para o julgamento final e a posterior aplicação de determinada conduta.

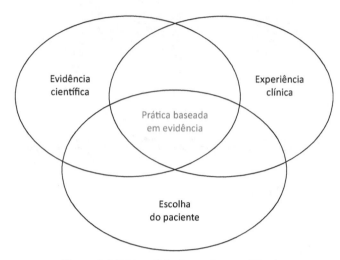

Figura 1.1 Prática clínica baseada em evidência.

O conceito de prática clínica baseada em evidência não só evoluiu, mas vem se ampliando em direção a outras esferas e assumindo um papel importante, também, nas iniciativas políticas de saúde e na atividade judicante, influenciando tais decisões[9-12].

A prática baseada em evidência propõe uma hierarquização de níveis de evidência para os artigos que devem ser considerados para reger as recomendações nos processos decisórios na tomada de decisão na prática clínica (Figura 1.2)[13]. Esse modelo utiliza um sistema hierarquizado para classificar o grau de confiabilidade metodológica de tais estudos. Em outras palavras, quanto mais rígido o controle interno do estudo, mais fidedigno será seu resultado e, consequentemente, maior será o nível de evidência para respaldar a recomendação. Esses níveis de evidência refletem o nível de certeza dos artigos e seu poder de modificar e/ou orientar a tomada da decisão clínica, o que irá se refletir diretamente na orientação final

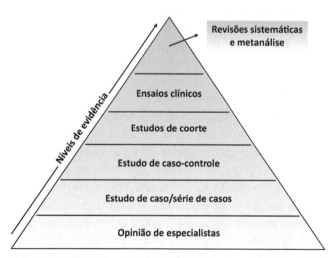

Figura 1.2 Hierarquia dos níveis de evidência dos estudos de eficácia de tratamento.

direcionada ao paciente. Essa hierarquia muda de acordo com a pergunta clínica. No caso de eficácia de um tratamento, a sequência seria a demonstrada na Figura 1.2, mas, caso fosse uma pergunta relacionada com fator de risco, já não teríamos o ensaio clínico como soberano antes da revisão sistemática, e sim o estudo de coorte.

SEQUÊNCIA DA PRÁTICA CLÍNICA BASEADA EM EVIDÊNCIAS

Alguns passos sequenciais, já bem estabelecidos na literatura, devem ser seguidos para que seja atingida a prática baseada em evidência. Inicia-se com a formulação de uma questão clínica a partir do problema do paciente que precisa ser respondido. Em seguida, buscam-se na literatura artigos relevantes, avalia-se criticamente a evidência disponível, vincula-se tal evidência à experiência clínica do profissional e às escolhas do paciente, implantam-se os achados na prática e, por fim, avaliam-se a implementação e o desempenho em relação ao paciente e ao profissional[14,15].

A seguir, cada passo será destrinchado separadamente para facilitar o entendimento e a posterior execução.

1º passo – Elaboração da pergunta clínica

As perguntas surgem das dúvidas na atuação diária com determinado paciente, de tendências profissionais ou das teorias existentes. A pergunta deve ser clara, objetiva e respondível. Quanto mais clara a pergunta, mais fácil obter uma resposta relevante para a pesquisa. Ao formular a pergunta, o profissional deve ser direto e específico, bem como fazer perguntas relevantes e focadas no contexto clínico, que tornem possível, de forma fácil, encontrar os termos específicos para a busca[16].

As dúvidas clínicas mais comuns são sobre a condução do tratamento, o que gera perguntas de intervenção. No entanto, as perguntas clínicas podem envolver dúvidas sobre o melhor método diagnóstico, os possíveis fatores de risco envolvidos em determinada condição ou doença ou o que esperar em relação a um prognóstico do paciente.

Preconiza-se a construção da pergunta estruturando-a em componentes; para isso, utiliza-se a sigla em inglês PICO: em que P corresponde à população ou paciente; I, à intervenção ou indicador; C, à comparação ou controle, e O, ao desfecho clínico ou resultado (*outcome*)[17]. O PICO corresponde à anatomia da questão, e a partir dessa elaboração a pergunta fluirá de maneira simples e compacta. Assim, toda pergunta deve incluir esses aspectos ao ser formulada, de modo a torná-la mais clara e objetiva e a busca posterior bem-sucedida (Quadro 1.1).

Quadro 1.1 Elaboração da pergunta clínica através do PICO para a prática baseada em evidência

P	*Population* (população)	Tipo de paciente a ser tratado
I	*Intervention* (intervenção)	O tratamento que se quer avaliar
C	*Comparison* (comparação)	Comparação com outra intervenção ou com um grupo controle e/ou placebo
O	*Outcome* (desfecho, resultado)	Resultado clinicamente importante

2º passo – Determinação do melhor nível de evidência para responder a pergunta

O nível de evidência irá depender do foco da pergunta. No entanto, a pergunta pode ser voltada para outros aspectos, como etiologia/fator de risco, diagnóstico ou prognóstico.

Para as perguntas que envolvem intervenção, as quais serão nosso foco de avaliação neste capítulo, as revisões sistemáticas de ensaios clínicos randomizados e controlados são consideradas o melhor nível de evidência disponível para responder tais perguntas. Esses tipos de revisão são considerados de alta qualidade, pois utilizam métodos de seleção e avaliação dos artigos bem definidos e explícitos, aumentam a acurácia dos resultados, com melhor precisão das estimativas dos efeitos de uma intervenção, permitem avaliar a consistência entre os estudos envolvidos e o risco de viés e, com isso, diminuem a ocorrência de vieses, integrando a informação de forma crítica[16,18].

Abaixo das revisões sistemáticas encontram-se os estudos de intervenção – os chamados ensaios clínicos randomizados e controlados, seguidos dos ensaios quase-randomizados. Em seguida vêm os estudos de coorte. Os estudos conhecidos como antes e depois ou quase-experimentais, os quais não contêm um grupo controle, não apresentam o menor respaldo científico para responder qualquer pergunta sobre a escolha de tratamento. É importante lembrar que de nada adianta procurar respostas em níveis de evidências inferiores, pois, em virtude das limitações metodológicas impostas pelo delineamento do estudo, mesmo que se encontre algum efeito benéfico, este não terá respaldo nem suporte científico para responder a pergunta, ou seja, os resultados não serão confiáveis e fidedignos, deixando a pergunta em aberto.

Diversas escalas quantificam os níveis de evidência e, a partir desses, os graus de recomendação[19-21]. Teoricamente, quanto maior o nível de evidência, maior implicação terá para a recomendação. No entanto, outros fatores têm sido considerados nessa recomendação, como resultados equilibrados entre benefícios e malefícios da intervenção, escolha do paciente e custo da intervenção[22-24]. Além disso, uma recomendação forte pode advir de um estudo de nível inferior, como o observacional,

desde que tenha sido bem controlado e apresente um grande e preciso efeito[25]. Uma das mais utilizadas é a proposta pelo Centro de Medicina Baseada em Evidência de Oxford[21], que foi liberada inicialmente em 2000 e cuja última atualização ainda consta de 2011, de acordo com a abordagem internacional do GRADE (*Grading of Recommendation, Assessment, Development and Evaluation*). Consiste em cinco níveis de evidência e não apresenta mais as subdivisões dos níveis preconizadas na edição de 2001 (Quadro 1.2).

O GRADE se caracteriza como um sistema para avaliação da certeza da evidência em revisões sistemáticas e diretrizes e graduação da força da recomendação para as diretrizes[22,26] e será discutido com profundidade no Capítulo 2. Trata-se do esforço de um grupo internacional, composto por profissionais de saúde, pesquisadores e produtores de diretrizes, que, desde o ano 2000, vem tentando uniformizar e padronizar o uso dessas escalas com o objetivo de transformá-las em um único sistema comum internacional para graduar as evidências e recomendações[26-28].

3º passo – Busca de artigos nas bases de dados eletrônicas

Uma vez estabelecida a pergunta, e ciente do melhor nível de evidência para respondê-la, o próximo passo consiste em realizar a pesquisa nas bases eletrônicas da área de saúde. A pergunta guiará todo o processo de busca, e o uso do acróstico PICO também norteará esse processo, utilizando os componentes para direcionar a procura. Diante da questão elaborada, deve-se:

1. Compartimentalizar a pergunta.
2. Identificar os sinônimos, abreviações e variações na escrita.
3. Identificar o termo correspondente na indexação da base de dados utilizada.

Não é objetivo deste capítulo mostrar detalhes e minúcias da busca em bases eletrônicas. Para isso existem artigos que explicam e detalham todo o processo[29-34]. No entanto, é importante destacar alguns pontos práticos importantes para facilitar o entendimento e agilizar o acesso.

Quadro 1.2 Níveis de evidência de acordo com a classificação do Centro de Medicina Baseada em Evidência de Oxford

Questão	Nível 1	Nível 2	Nível 3	Nível 4	Nível 5
Quão comum é o problema?	Inquéritos locais e atuais de amostras aleatórias (ou censos)	Revisões sistemáticas de inquéritos que permitem pareamento para as circunstâncias locais	Amostra local não randomizada	Série de casos	Não aplicável
Este teste diagnóstico ou de monitoramento é acurado? (Diagnóstico)	Revisões sistemáticas de estudos de corte transversal com uso de padrão ouro consistente e mascaramento	Estudos de corte transversal individuais com uso de padrão ouro consistente e mascaramento	Estudos não consecutivos ou estudos sem uso de padrão ouro consistente	Estudos de caso-controle ou uso de padrão ouro inferior	Raciocínio baseado no mecanismo*
O que acontecerá se não adicionarmos uma terapia? (Prognóstico)	Revisões sistemáticas de estudos de coorte de início (inception cohort)	Estudos de coorte de início (inception cohort)	Estudo de coorte ou grupo controle do ensaio clínico	Série de casos ou estudos de caso-controle ou estudos de prognóstico de coorte de baixa qualidade	Não aplicável
Esta intervenção funciona? (Tratamento de Benefício)	Revisões sistemáticas de ensaios clínicos	Ensaios clínicos ou estudos observacionais com magnitude de efeito grande	Coorte controlada não randomizada Estudos de seguimento	Série de casos, estudos de caso-controle ou estudos de controle histórico	Raciocínio baseado no mecanismo*
Quais os danos COMUNS? (Danos no Tratamento)	Revisões sistemáticas de ensaios clínicos, revisões sistemáticas de estudos de caso-controle aninhado ou estudos observacionais com grande magnitude de efeito	Ensaios clínicos ou (excepcionalmente) estudos observacionais com grande magnitude de efeito	Coorte controlada não randomizada Estudos de seguimento (com tempo suficiente)	Série de casos, caso-controle ou estudos de controle histórico	Raciocínio baseado no mecanismo*
Quais os malefícios RAROS? (Malefícios no Tratamento)	Revisões sistemáticas de ensaios clínicos	Ensaios clínicos ou (excepcionalmente) estudos observacionais com grande magnitude de efeito		Série de casos, caso-controle ou estudos de controle histórico	Raciocínio baseado no mecanismo*
Este teste (detecção precoce) vale a pena? (Rastreamento)	Revisões sistemáticas de ensaios clínicos	Ensaios clínicos	Coorte controlada não randomizada Estudos de seguimento	Série de casos, caso-controle ou estudos de controle histórico	Raciocínio baseado no mecanismo*

* Envolve uma inferência a partir do mecanismo que pretende explicar como a intervenção produz uma resposta relevante ao paciente.
Fonte: The Oxford 2011 Levels of Evidence[21].

O ponto de partida, ao se entrar em qualquer base de dados, é basear-se no sistema de indexação oferecido por ela. Por exemplo, no MEDLINE, utiliza-se o *Mesh* (*medical subject heading*), que foi criado para resolver o problema de diferentes termos utilizados por diferentes autores para descrever o mesmo conceito ou processo. Assim, o *Mesh* possibilitará utilizar o termo adequado que engloba vários sinônimos para uma palavra específica. Isso facilitará o tempo gasto na busca. O segundo ponto importante é que muitas vezes é necessário utilizar os filtros de busca, o que economiza tempo e agiliza a localização dos artigos (Quadro 1.3). Caso não seja encontrada a palavra ou o termo no *Mesh*, devem ser utilizadas as palavras-chave que representem o termo a ser procurado.

A primeira base de dados a ser pesquisada deve ser a Cochrane (www.cochrane.org), referência mundial em revisões sistemáticas de alta qualidade. Se

Quadro 1.3 Filtros de busca para as bases de dados eletrônicas em saúde

AND	Encontra estudos contendo ambas as palavras utilizadas (p. ex., **gestante** AND **exercício** encontra artigos com ambas as palavras)
OR	Encontra estudos contendo qualquer uma das palavras utilizadas (p. ex., **gestante** OR **exercício** encontra artigos com a palavra gestante ou a palavra exercício)
NOT	Exclui estudos contendo uma palavra específica (p. ex., **gestante** NOT **exercício** encontra artigos com a palavra gestante, mas não com a palavra exercício)
Truncamento: $ ou *	Utiliza o radical da palavra para encontrar várias terminações (p. ex., *Random* – *randomized, randomization, randomised, randomisation, randomly, random*)
( )	Usado para palavra composta
[ti] ou :ti	Encontra artigos com as palavras no título (p. ex., *motor control* AND *equilibrium* [ti])
[so] ou :so	Encontra as palavras em uma determinada revista (p. ex., Hearing AND BMJ [so])

não houver nenhuma revisão sobre o assunto publicada na Cochrane, existe ainda a base *Centre for Reviews and Dissemination* (CRD – www.york.ac.uk) e, dentro dela, a base de dados *Database of Abstracts of Reviews of Effectiveness* (DARE). Essa base de dados é outra boa opção de informação sobre revisão sistemática, após a Cochrane, avaliando de forma crítica revisões sistemáticas com o intuito de disseminar informações de alta qualidade.

Caso não haja revisões nessas bases, deve-se consultar o MEDLINE/Pubmed (https://pubmed.ncbi.nlm.nih.gov) em busca de outras possíveis revisões sistemáticas e ensaios clínicos. O Pubmed conta com uma ferramenta, denominada *Clinical Queries*, que filtra a qualidade dos estudos retidos, pois contém um filtro de busca já construído para cada tipo de pergunta (intervenção/terapia, diagnóstico, etiologia e prognóstico). O filtro para intervenção apresenta sensibilidade de 93% a 99% e especificidade de 70% a 97%. Basta digitar os termos da pesquisa, escolher a categoria terapia e, em seguida, o campo de aplicação *Narrow* (aumenta a especificidade) ou *Broad* (aumenta a sensibilidade).

Além dessas bases, há ainda o *Cochrane Register of Controlled Trial* (CENTRAL), outra excelente fonte de dados para averiguar os ensaios clínicos concluídos e em andamento.

Existem ainda outras bases de dados que podem ser consultadas (Quadro 1.4); no entanto, a sequência descrita é suficiente, prática e simples para encontrar as evidências de qualidade, caso existam. Além de ser rápida, o que se encaixa na exigência atual de soluções práticas para o escasso tempo profissional, atinge as principais bases.

Quadro 1.4 Fontes de base de dados eletrônica em saúde

Bases de dados eletrônicas:
- MEDLINE/Pubmed
  - https://pubmed.ncbi.nlm.nih.gov/
- Cummulative Index to Nursing & Allied Health — CINHAL (base de dados de enfermagem e áreas afins de saúde)
  - https://www.ebsco.com/products/research-databases/cinahl-database
  - www.periodicos.capes.gov.br (através do ícone- Buscar Bases)
- Literatura Latino-Americana e do Caribe em Ciências da Saúde — LILACS
  - http://lilacs.bvsalud.org/
- Cochrane Library
  - https://www.cochranelibrary.com
- Database of Abstracts of Reviews of Effectiveness (DARE)
  - www.crd.york.ac.uk/CRDweb/AboutDare
- Physiotherapy Evidence Database (base de dados australiana de evidência em fisioterapia com revisões sistemáticas, ensaios clínicos e diretrizes)
  - www.pedro.org.au/
- Epistemonikos (base chilena)
  - https://www.epistemonikos.org/

Para acessar os artigos na íntegra:
- www.periodicos.cape.gov.br
- www.scielo.br
- www.freemedicaljournals.com
- www.biomedcentral.com
- https://www.ncbi.nlm.nih.gov/pmc/
- www.findarticles.com
- www.ptjournal.org/archive (*Physical Therapy*)

Sites com artigos metodológicos de saúde baseada em evidência:
- www.bmjjournals.com (*British Medical Journal*)
- www-http://jama.ama-assn.org/ (*The Journal of the American Medical Association*)
- www.cmaj.ca/ (*Canadian Medical Association Journal*)

4º passo – Análise crítica da evidência existente

O processo desenvolvido por bioestatísticos e epidemiologistas clínicos para avaliar os estudos é chamado *avaliação crítica*. Para análise crítica de uma revisão sistemática, o leitor deve concentrar-se em alguns aspectos relevantes para considerá-la com bom controle metodológico[35-37]. A revisão deve:

- Partir de uma pergunta clínica focada e específica.
- Ser realizada por dois avaliadores independentes.
- Demonstrar todos os critérios de inclusão e exclusão da seleção dos artigos.
- Não apresentar restrição linguística (revisões que incluem estudos apenas em inglês superestimam o efeito do tratamento em 2%)[38,39].
- Não apresentar restrição de ano de publicação.
- Declarar toda a estratégia de busca, incluindo as bases de dados consultadas e os termos utilizados.
- Detalhar toda a avaliação do risco de viés dos estudos.
- Apresentar as características dos estudos em detalhes.
- Apresentar os resultados expressos em valores numéricos, com os respectivos valores de "p", média dos grupos com os desvios-padrões para as variáveis contínuas e risco relativo ou absoluto com os intervalos de confiança.
- Demonstrar, além dos possíveis benefícios, os potenciais efeitos colaterais ou malefícios.

Algumas revisões sistemáticas possibilitam a construção de uma metanálise com os resultados dos estudos. A metanálise é um método estatístico que agrupa os resultados de diferentes estudos para obter uma estimativa global do efeito do tratamento através de uma média ponderada das estimativas do efeito de tratamento de cada estudo[40]. Ela só é possível se houver homogeneidade clínica, metodológica e estatística entre os estudos incluídos na revisão. Portanto, é imprescindível que o profissional saiba realizar a leitura das metanálises (Figura 1.3), caso existam, para apurar sua crítica na análise final dos resultados (Quadro 1.5).

Além disso, o leitor deve também avaliar a aplicabilidade e a consistência dos resultados. Como aplicabilidade, deve-se entender e observar até que ponto os sujeitos, intervenções e resultados são similares aos de interesse e considerar barreiras e facilitadores para a implementação do tratamento alinhado com as preferências e o contexto do paciente. Quanto à consistência, devem ser identificados os fatores que podem variar e/ou influenciar os efeitos obtidos (idade, comorbidades, intensidade, dose, frequência e assiduidade da intervenção)[25].

Para os estudos de intervenção, ao analisá-los criticamente, devem ser bem compreendidos seis pontos principais. Tais aspectos, uma vez não controlados, provocam o que metodologicamente se chama de viés ou desvio, comprometendo a fidedignidade dos resultados e, consequentemente, interferindo na conclusão e na recomendação[42-50]. São eles:

1. **Processo de randomização:** garante que haja homogeneidade entre os grupos, controlando o viés de seleção. Admite-se uma randomização correta se ela for realizada através de computador, tabela de números randômicos ou uso de dado ou moeda (cara/coroa). Qualquer randomização realizada através de data de nascimento, dia da semana, número de prontuário ou ordem em que os participantes entram no estudo não é adequada, tornando o estudo quase-randomizado ou quase-experimental.

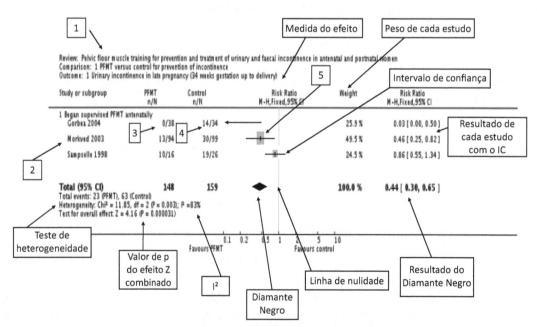

Figura 1.3 Gráfico de metanálise – *florest plot*.

Quadro 1.5 Passos para leitura e interpretação de uma metanálise

Como ler e interpretar uma metanálise:
1. Em primeiro lugar, deve-se ler na sequência: o título da revisão, a comparação que está sendo feita e o desfecho (resultado) medido

Da esquerda para a direita:

2. Coluna esquerda: autores dos estudos incluídos e respectivos anos
3. Coluna seguinte: dados do grupo experimental: n = número de eventos ocorridos e N = amostra do grupo
4. Próxima coluna: dados do grupo controle, onde n = número de eventos ocorridos e N = amostra do grupo
5. Próxima coluna: os quadradinhos correspondem ao peso de cada estudo na contribuição do cálculo da metanálise, que é baseado no número de participantes e no número de eventos. Quanto maior a amostra do estudo, maior o quadrado
   As linhas horizontais correspondem ao intervalo de confiança. Caso essa linha toque ou cruze a linha vertical, indica que não houve diferença estatística entre os grupos quanto aos resultados
   A linha vertical corresponde à medida de efeito utilizada, que pode ser risco relativo, *Odds Ratio* ou diferença de média. Essa linha vertical corresponde à linha de nulidade, ou seja, quando os resultados tocam ou cruzam essa linha, significa que não houve diferença entre o tratamento e o grupo controle
6. Próxima coluna: corresponde ao peso de cada estudo na estatística da metanálise
7. Última coluna: o valor numérico do resultado de cada estudo com o respectivo intervalo de confiança
8. O losango corresponde ao diamante negro, que representa o resultado final da combinação dos resultados de cada estudo incluído. As pontas horizontais do losango representam o intervalo de confiança (IC), que indica a precisão do resultado. Resultados precisos são refletidos por IC estreitos
9. Na parte final esquerda do gráfico devem ser olhados o teste de heterogeneidade* (valor de p), o índice de heterogeneidade** (I^2) e o valor de p***
10. Além disso, é importante interpretar a consistência dos resultados, ou seja, observar se há variação dos resultados, dependendo de outros fatores. Deve-se verificar se o ponto de estimativa (resultado de cada estudo) apresenta grande variação entre eles, se há pouca interseção entre os IC, se o teste de heterogeneidade é < 0,05 e se o I^2 é > 50%. Tudo isso indica inconsistência no resultado obtido e, portanto, este deve ser interpretado com cautela

* Teste de heterogeneidade: testa se a variação encontrada nos resultados dos estudos excede aquela esperada pelo acaso. Espera-se um valor de p > 0,05, caso os estudos sejam homogêneos. Portanto, um valor de p < 0,05 indica heterogeneidade entre os estudos.
** Índice de heterogeneidade: quantifica a heterogeneidade. Descreve a porcentagem de variação total entre os estudos que não se deve ao acaso. Não há um ponto de corte ideal, mas se consideram 25% como heterogeneidade baixa, 50%, moderada e, a partir de 75%, alta[40].
*** Valor de p: demonstra se o efeito combinado, ou seja, o valor numérico do resultado final do diamante negro é significativamente diferente de 1. Quanto menor o valor do p, mais seguro o resultado combinado.

2. **Sigilo de alocação:** processo usado para prevenir o conhecimento antecipado da alocação dos grupos pelo pesquisador, o que se consegue ao designar um responsável que não participe do processo de recrutamento dos participantes. Estudos com ausência de sigilo de alocação superestimam em até 30% o valor do tratamento[50].

3. **Análise por intenção de tratar:** permite uma análise em que os participantes de todos os grupos são seguidos até o fim, independentemente do que ocorrer com cada um deles. Controla o viés de perdas. Em outras palavras, doentes podem desistir de um estudo por causa dos efeitos colaterais de uma intervenção. A exclusão desses pacientes da análise pode resultar em superestimativa da intervenção; assim, a análise por intenção de tratar tem o intuito de controlar esse desvio, caso ocorra.

4. **Mascaramento:** evita a possibilidade de que o conhecimento sobre a alocação afete a resposta do doente ao tratamento, o comportamento dos provedores de cuidados (viés de condução) ou a verificação dos desfechos (viés de detecção). Desse modo, o estudo pode ser cego (o investigador está ciente do tratamento e o paciente não), duplo-cego (nem o investigador nem o paciente estão cientes da intervenção submetida) ou triplo-cego (o estatístico que realiza a análise, assim como o pesquisador e o paciente, não sabe do tratamento).

5. **Parada precoce do estudo por benefício:** é importante observar, também, se houve uma parada precoce do estudo por benefício, o qual realiza análise por ínterim. Os ensaios clínicos que apresentam essa parada precoce tendem a superestimar o valor final do tratamento.

6. **Descrição seletiva do desfecho:** ocorre quando autores seletivamente descrevem desfechos positivos na análise do estudo, o que também superestima o valor do tratamento, ou seja, deve-se observar se o desfecho primário que serviu de cálculo para a amostra foi explorado ou se o autor está supervalorizando os desfechos secundários para demonstrar eficácia no tratamento. O desfecho primário deve ser sempre importante para a decisão clínica.

Todos esses itens constituem uma análise da validade interna do estudo. Eles avaliam quão bem controlado foi o ensaio para respaldar seus resultados. Além disso, é importante analisar alguns pontos essenciais relacionados à estatística. Nunca se pode determinar o risco verdadeiro de determinado desfecho em uma população. O melhor que se alcança através das pesquisas clínicas é a estimativa desse risco verdadeiro com base na amostra dos participantes, a chamada estimativa do ponto. Assim, ao ler um ensaio clínico, como saber se essa estimativa reflete o risco da verdadeira população? É aqui que entra a estatística para averiguar se o resultado foi fruto do acaso ou se realmente está relacionado com a intervenção. Para isso, devem ser avaliados o valor de p e o intervalo de confiança (Quadro 1.6).

Quadro 1.6 Valor de p e intervalo de confiança

- **p-valor:** é uma medida de probabilidade. O p-valor indica a probabilidade de que o efeito obtido no estudo seja devido apenas ao acaso. Reflete a probabilidade de a associação não ser verdadeira. Por exemplo, em caso de valor de p < 0,05, significa que a probabilidade de que o resultado encontrado seja devido ao acaso é < 5%. Isso significa que haveria 1 chance em 20 vezes de repetição do experimento para atribuir ao acaso; portanto, desprezível. Isso é chamado de resultado estatisticamente significante
- **Intervalo de confiança:** é um intervalo estimado do valor numérico do resultado que indica a probabilidade de o real valor ser encontrado. Fornece a precisão e indica a confiabilidade dos resultados encontrados. Quanto mais estreito esse intervalo, mais preciso é o resultado

Quadro 1.7 Leitura crítica de um ensaio clínico

Ao ler um ensaio clínico, o fisioterapeuta deve se perguntar:

Avaliação dos vieses:
- A amostra da população estudada foi randomizada de forma adequada?
- Houve sigilo de alocação?
- Os grupos eram similares no início do ensaio?
- O seguimento dos pacientes foi longo o suficiente e completo?
- Houve controle das cointervenções? (se os pacientes foram tratados igualmente, com exceção apenas da intervenção)
- Houve mascaramento dos pacientes, executores da intervenção, avaliadores dos desfechos e/ou estatísticos quanto ao tratamento?
- O instrumento de mensuração do desfecho era válido e a avaliação foi adequada? (avaliadores treinados)
- Os pacientes foram analisados nos grupos para os quais foram randomizados? As perdas foram significativas? Houve análise por intenção de tratar?
- Houve parada precoce do ensaio por efeito benéfico?
- Houve conflito de interesse?

Importância dos resultados:
- Houve descrição seletiva do desfecho?
- Qual a magnitude (tamanho) do efeito do tratamento?
- Quão precisa é a estimativa do efeito do tratamento?
- Os desfechos avaliados foram críticos e importantes para o paciente ou foram desfechos substitutos?
- Os possíveis malefícios, danos e efeitos adversos foram avaliados?

Aplicabilidade prática:
- Há semelhança entre o tipo de paciente, a intervenção e a comparação com a nossa dúvida clínica?
- A intervenção está disponível e é viável no nosso ambiente de trabalho?
- Como está a relação entre os potenciais benefícios e malefícios da terapia?
- Quais as expectativas e perspectivas do nosso paciente? (considerar estilo de vida, desejos, valores, escolhas e contexto socioeconômico e cultural)
- Quais as barreiras e os facilitadores para a implementação da intervenção no contexto de vida do paciente?

Muitas vezes, os resultados dos ensaios clínicos são representados por desfechos dicotômicos do tipo sim (ocorreu o evento) ou não (não ocorreu o evento) – por exemplo, incontinência urinária presente ou ausente. A partir daí, é calculado o risco relativo (RR), que corresponde a uma medida de associação que indica quantas vezes é maior o risco de se desenvolver a doença entre os indivíduos expostos em relação aos não expostos[51]. Matematicamente, o RR é calculado a partir da razão entre a incidência do desfecho no grupo exposto (tratado) e a incidência do desfecho no grupo não exposto (controle), sendo obtidas três interpretações, dependendo do resultado:

- **RR = 1** – não houve diferença entre os dois grupos.
- **RR > 1** – significa que o tratamento aumenta o risco de ocorrência do desfecho.
- **RR < 1** – significa que o tratamento diminui o risco de ocorrência do desfecho.

Nesse caso, também é importante avaliar o intervalo de confiança para que se possa averiguar se esse intervalo atinge ou cruza o 1, o que significaria nenhuma diferença entre os grupos.

Assim, ao ler um ensaio clínico, o leitor pode avaliá-lo, deduzindo se o estudo é V.I.P. (V = viés, I = importância do resultado e P = aplicabilidade prática [Quadro 1.7]).

5º passo – Transposição da evidência para o paciente

Uma vez de posse da melhor evidência, deve-se aliar a experiência prática a essa evidência para transpô-la ao paciente. É justamente nesse processo que a participação do paciente se torna imperiosa, considerando seus valores pessoais e culturais, seus desejos, necessidades e expectativas. É nessa etapa que os paradigmas são rompidos e a introdução da evidência é executada.

Nesse ponto, a evidência precisa ser adaptada e contextualizada a cada caso específico[52]. Os níveis de evidência não são mandatórios para uma recomendação[23,53]. Para isso, algumas questões referentes à generalização dos resultados, metodologicamente chamada validade externa, devem ser organizadas antes de aplicar e recomendar a intervenção ao paciente. O profissional, diante da evidência, deve sempre questionar-se:

- O paciente que eu atendo é similar ao do estudo em questão?
  - Considerar idade, comorbidades, nível socioeconômico e cognitivo.
- O tratamento apresenta os potenciais benefícios clínicos que superam os potenciais malefícios?
- Há outras opções para o tratamento?
  - Considerar outras possibilidades de terapia com seus benefícios e riscos, comparada à pesquisada.

- Os valores do paciente são compatíveis com o tratamento? O que meu paciente pensa a respeito?
- A aplicação do tratamento é viável no meu serviço?
  - Considerar custos, tempo, acompanhamento do paciente e assiduidade ao tratamento.

6º passo – Reavaliação da conduta adotada

Finalmente, mas não menos importante, o último passo da prática baseada em evidência corresponde à reavaliação e reanálise da conduta que foi adotada e/ou modificada. Nessa etapa, o profissional necessita estar atento ao contexto de implementação da evidência, em observância aos resultados do tratamento e à evolução do paciente. Essa fase exige sensibilidade maior para permitir reeducação e renovação contínuas de conceitos adquiridos em face dos resultados encontrados em cada paciente, possibilitando uma releitura da evidência na prática.

DECISÃO CLÍNICA BASEADA EM EVIDÊNCIA: COMO FAZER

Diante do exposto, iremos exemplificar todas as etapas preconizadas para a prática baseada em evidência. Mudaremos aqui, nesta parte do capítulo, a concordância verbal para a terceira pessoa do plural para facilitar a interação com o leitor nessa construção didática do aprendizado.

Exemplo proposto

Partiremos do seguinte cenário clínico: a prevalência da incontinência urinária no período gestacional varia de 20% a 67%, e no pós-parto, de 0,33% a 44%[54,55]. A prática de exercícios perineais tem sido bem estabelecida no tratamento dos distúrbios do assoalho pélvico, como incontinências urinária e fecal. No entanto, a prescrição dos exercícios perineais durante a gravidez como forma de prevenção contra o desenvolvimento da incontinência urinária, tanto durante a gestação como no pós-parto, ainda suscita questionamentos quanto à eficácia e à escolha do protocolo ideal. Na prática diária, o profissional que assiste à gestante no pré-natal é questionado não

só quanto aos efeitos dos exercícios perineais, mas quando iniciá-los, como realizá-los e até quando praticá-los.

De acordo com a sequência apresentada, inicialmente devemos construir a pergunta utilizando o PICO. No caso em questão, o "P" irá corresponder à nossa população a ser estudada, no caso as gestantes, o "I" corresponde à prática de exercícios perineais, o "C", à não prática de exercícios, e o "O" indicará o desenvolvimento de incontinência urinária.

Poderíamos ainda avaliar a força perineal, mas devemos ter sempre em mente que a escolha de nosso resultado primário ou principal deve ser considerada crítica e importante para a decisão clínica. Por exemplo, o fato de a prática de exercícios perineais na gestação melhorar a força dessa musculatura não implica necessariamente que diminuirá a incidência de incontinência urinária. Assim, a escolha do profissional de saúde na decisão sobre a adoção ou mudança de determinada conduta deve basear-se em desfechos críticos e importantes que representem a condição clínica do paciente[56].

Retornando ao nosso exemplo, teríamos a construção da pergunta por meio do PICO, como mostra o Quadro 1.8.

Portanto, nossa pergunta seria: a prática de exercícios perineais na gestação previne o desenvolvimento de incontinência urinária? Se a resposta for afirmativa, gostaríamos de saber também como prescrever tais exercícios: frequência, intensidade e duração.

Uma vez de posse da pergunta, seguiremos para o segundo passo, que consiste em identificar o maior nível de evidência para responder a pergunta. Como se trata de uma pergunta de intervenção, o nível mais elevado de evidência seria uma revisão sistemática de ensaios clínicos randomizados. Caso não exista, devemos procurar os ensaios clínicos controlados e randomizados e em seguida os quase-randomizados. Iremos agora compartimentalizar a pergunta e em seguida identificar os sinônimos e a indexação correspondente (Quadro 1.9).

Assim, para essa busca específica, utilizaremos os seguintes descritores do Mesh: *pregnancy, pelvic floor exercise* e *urinary incontinence*, bem como o cruzamento entre eles, utilizando o operador booleano AND.

Sabendo o nível de evidência e de posse dos termos de busca, vamos então adentrar nas bases de dados ele-

Quadro 1.8 Construção do PICO

P	Qual a situação clínica ou população a ser estudada?	Gravidez – gestantes
I	Qual o tratamento de interesse a ser testado?	Prática de exercícios perineais
C	Qual a comparação a ser feita?	Não prática de exercícios perineais
O	Qual a resposta procurada?	Diminuição ou ausência da incidência de incontinência urinária

Quadro 1.9 Sequência para busca em bases eletrônicas de dados em saúde

Compartimentalização da pergunta	Identificação dos sinônimos e abreviações	Identificação da indexação pelo Mesh
População/paciente: gestantes	Pregnancy, Pregnant	Pregnancy/adult human (limite)
Intervenção: exercícios perineais	Perineum, Pelvic floor exercise, training	Pelvic floor exercise
Desfecho clínico: incontinência urinária	Urinary incontinence	Urinary incontinence
Desenho de estudo: revisão sistemática, ensaio clínico	Systematic review Randomized controlled trial	Systematic review [Publication Type] Randomized controlled trial [Publication Type]

trônicas para realizar a busca. Nossa primeira busca deve ser pautada nas revisões sistemáticas. Desse modo, como referência mundial em revisões sistemáticas, o primeiro *site* a ser vasculhado será o da Biblioteca Cochrane (https://www.cochranelibrary.com).

No nosso exemplo, verificamos que existe uma revisão sistemática de 2020 publicada na Cochrane e intitulada: *Pelvic floor muscle training for preventing and treating urinary and faecal incontinence in antenatal and postnatal women*[57]. Como a revisão está atualizada, tal achado já é o suficiente para finalizarmos nossa busca. A revisão engloba vários aspectos, mas vamos nos deter especificamente em nosso objetivo, que é saber se a realização de exercícios perineais no período gestacional previne a incontinência urinária.

Os autores encontraram entre os ensaios clínicos incluídos, comparando os exercícios perineais praticados na gestação com um grupo controle, que a prática dos exercícios perineais tem efeito protetor contra o desenvolvimento de incontinência urinária tanto no final da gestação como após o parto. A metanálise demonstra que as mulheres que praticaram exercícios perineais têm risco 62% menor de reportarem esse tipo de incontinência ao final da gestação (34 semanas ou mais) que o grupo controle (RR: 0,38; IC95%: 0,20 a 0,72 – seis ensaios, 624 mulheres, qualidade de evidência moderada). No pós-parto (0 a 3 meses), essas mulheres apresentaram risco 62% menor (RR: 0,38; IC95%: 0,17 a 0,83 – cinco ensaios, 439 mulheres) e no período maior, de 3 meses a 6 meses pós-parto, uma redução de aproximadamente 30% (RR: 0,71; IC95%: 0,54 a 0,95 – cinco ensaios, 673 mulheres, qualidade de evidência alta). De 6 a 12 meses pós-parto, não houve diferença quanto à incidência desse desfecho.

As gestantes, primigestas ou primíparas, iniciaram o programa de exercícios utilizando diversas posturas, em média na 20ª semana gestacional, e a maioria contou com acompanhamento do fisioterapeuta. Portanto, os autores concluem que as mulheres gestantes se beneficiariam de um programa de treinamento direcionado para o assoalho pélvico durante o pré-natal com acompanhamento do fisioterapeuta. Não foi observado efeito adverso significativo. Apenas em um estudo, com 42 mulheres, houve relato de dor perineal no grupo de exercício (duas mulheres apenas). Como implicação para a prática, a revisão destaca e alerta para a necessidade de observação de dois pontos principais: a assiduidade e a dose de exercício necessária para alcançar os efeitos desejáveis.

Contudo, como sabemos se tais resultados são válidos e aplicáveis para nosso contexto? De acordo com a avaliação do risco de vieses dos estudos incluídos nessa análise, eles apresentaram risco entre baixo e moderado. Observamos, também, que os estudos incluíram mulheres primíparas ou primigestas na faixa etária de 20 a 35 anos, e os efeitos permaneceram até aproximadamente 6 meses. Portanto, é incerto se esse efeito apresenta os mesmos benefícios para multíparas fora dessa faixa etária estudada e além desse período. Quanto aos custos, trata-se de uma intervenção de baixo custo, factível e viável.

Sabendo que os exercícios mostraram eficácia, chegamos agora à segunda parte de nossa dúvida: como exatamente iremos prescrever tais exercícios para obtermos esses resultados positivos?

Houve grande heterogeneidade em relação à prescrição exata das doses dos exercícios: duração, intensidade e frequência. Desse modo, acabamos com o primeiro mito da prática em saúde baseada em evidência, que relata ser esta uma "receita de bolo", onde tudo estaria explícita e evidentemente disponível no artigo. Logo, quando surgiu a MEB, os mais otimistas relatavam que com esse novo conceito qualquer um poderia executar determinado tratamento apenas realizando a leitura da evidência. No entanto, percebemos aqui como não é possível.

Como solucionar tal contexto? Voltemos, então, à definição de saúde baseada em evidência, que diz: "é uma medicina judiciosa e consciensiosa que utiliza as melhores evidências de estudos clínicos para orientar a investigação e escolha do tratamento quando houver incerteza." Se formos ao dicionário, veremos que "judicioso" significa prudente, sensato e "consciencioso", que tem consciência, senso de responsabilidade. Portanto, agindo com prudência e de forma conscienciosa, o único artigo que baseou seu protocolo na fisiologia muscular, seguindo, inclusive, as diretrizes do Colégio Americano de Medicina e Esporte[59], foi o de Morkved e cols.[60]. Dessa maneira, é coerente, prudente e sensato preconizarmos a prática dos exercícios seguindo tal protocolo.

Em suma, a evidência mostra que os exercícios perineais diminuem a incidência de incontinência urinária na gestação e no pós-parto. As fibras fásicas e tônicas devem ser trabalhadas com uma duração de 6 a 8 segundos de contração, com oito a 12 vezes repetições, um intervalo de 6 segundos entre as contrações e com quatro contrações rápidas ao final de cada contração, sob a supervisão do fisioterapeuta, a partir da 20ª semana gestacional, em diversas posturas.

Diante da resposta à pergunta, resta-nos agora voltar à prática e adotar nas pacientes. Surge, então, mais um impasse. Bem sabemos que nem toda mulher consegue realizar de maneira adequada a contração da musculatura do assoalho pélvico, e a maioria não alcança uma duração de contração de 6 a 8 segundos. Nem toda gestante chegará ao atendimento fisioterapêutico com 20 semanas. Não será possível realizar para todas as pacientes um acompanhamento semanal com fisioterapeuta, ou seja, começamos a perceber que não basta simplesmente copiar os artigos científicos, precisamos adaptar a evidência disponível à nossa realidade e ao nosso paciente, e para isso precisaremos de nossa experiência profissional para fazê-lo. Nesse momento, teremos de esquematizar etapas de acordo com a demanda de cada paciente para adotarmos com sucesso o que preconizam os achados baseados em evidência. Com isso derrubamos o segundo mito da prática em saúde baseada em evidência, que diz não ser necessária a experiência para realizá-la.

Outro ponto importante, que deve ser lembrado e ressaltado, é que a prática baseada em evidência é construída na interseção da experiência prática do profissional de saúde, da evidência disponível e da participação do paciente. Assim, as escolhas do paciente devem ser sempre levadas em consideração nesse contexto. Mesmo executando toda a sequência descrita, o paciente deve ser sempre escutado e convidado a participar desse processo.

Por fim, mas não menos importante, chegamos ao último passo da prática baseada em evidência: a reavaliação da adoção da evidência na nossa paciente. O acompanhamento dos resultados e a evolução de cada paciente são imprescindíveis para adequação e reorganização dos resultados da aplicação dessa evidência.

CONSIDERAÇÕES FINAIS

Encerramos este capítulo com uma reflexão importante. A prática clínica baseada em evidência utiliza as ferramentas da epidemiologia clínica, da estatística, da metodologia científica e da informática. É impossível praticá-la se o profissional não tiver conhecimento ou pelo menos uma base na leitura crítica de artigos científicos, o que implica a necessidade de adquirir uma formação em metodologia científica e em epidemiologia. Essa prática exige profissionais atualizados e capacitados, com autonomia na avaliação crítica da informação científica. Tal modelo instiga o profissional de saúde a melhorar a qualidade da assistência e a desenvolver o pensamento crítico nas escolhas das condutas, reduzindo as incertezas quanto a essas decisões.

A prática baseada em evidência exige o entendimento de uma filosofia que impõe uma mudança de paradigma na tomada de decisão diante do paciente. Requer um raciocínio em cima de medidas de associações epidemiológicas e não apenas em função de mecanismos fisiopatológicos. Implica modificar o antigo pensamento com ênfase apenas na experiência clínica e em embasamentos fisiológicos para centrar a decisão na análise metodológica rigorosa dos estudos disponíveis, aliada à participação do paciente. Desafia, além de tudo, o rompimento de barreiras para implementação de novos conceitos no cenário diário da prática. Exige, portanto, profissionais preparados e dinâmicos. Como diz Greenhalgh[61], em uma definição simples e prática: "a prática baseada em evidência requer que você leia os artigos certos, no tempo certo, e então altere seu comportamento (e, o que frequentemente é mais difícil, o comportamento de outras pessoas) diante do que você encontrou."

Referências

1. Godlee F. Milestones on the long road to knowledge. BMJ 2007; 334(Suppl.1):S2-3.
2. Sehon SR, Stranley DE. A philosophical analysis of the evidence-based medicine debate. BMC Health Serv Res 2003; 3(1):14.
3. Hitt J. The year in ideas: A to Z. Evidence-based medicine. The New York Times 2001 Dec 9.
4. Sackett DL, Haynes RB, Tugwell P. Clinical epidemiology: A basic science for clinical medicine. London: Little Brown, 1985.
5. Evidence-Based Medicine Working Group. Evidence-based medicine. A new approach to teaching the practice of medicine. J Am Med Assoc 1992; 268(17):2420-5.
6. Sackett DL, Rosenber WM, Gray JA, Haynes RB, Richardson WS. Evidence-based medicine: What it is and what it isn't. BMJ 1996; 312(7023):71-2.
7. Muir Gray JA. Evidence-based health care: How to make health policy and management decisions. London: Churchill Livingstone, 1997.
8. Guyatt G. Evidence-based medicine has come a long way. BMJ 2004; 329(7473):990-1.

9. Canadian Health Services Research Foundation. What counts? Interpreting evidence-based decision-making for management and policy. 6th CHSRF Annual Workshop. Disponível em: http://www.chsrf.ca/knowledge_transfer/pdf/2004_workshop_report_e.pdf.

10. Hurwitz B. Clinical guidelines and the law: Advice, guidance or regulation? J Eval of Clin Pract 1995; 1(1):49-60.

11. Damen J, Van Diejen D, Bakker J et al. Legal implications of clinical practice guidelines. Intensive Care Med 2003; 29:3-7.

12. Samanta A, Samanta J, Gunn M. Legal considerations of clinical guidelines: Will NICE make a difference? J R Soc Med 2003; 96(3):133-8.

13. Sackett DL, Straus S, Richardson S, Rosenberg W, Haynes RB. Evidence-based medicine: How to practice and teach. 2 ed. Londres: Churchill Livingstone, 2000.

14. Jenicek M. Epidemiology evidence-based medicine and evidence-based public health. J Epidemiol 1997; 7(4):187-97.

15. Haynes B. What kind of evidence is it that evidence-based medicine advocates want health care providers and consumers to pay attention to? BMC Health Serv Res 2002; 2:3.

16. Nobre MRC, Bernardo WM, Jatene FB. A prática clínica baseada em evidências. Parte I – Questões clínicas bem construídas. Rev Assoc Med Bras 2003; 49(4):445-9.

17. Richardson WS. Ask, and ye shall retrieve. Evidence-Based Medicine 1998; 3:100-1.

18. Nobre MRC, Bernardo WM, Jatene FB. A prática clínica baseada em evidências. Parte III – Avaliação crítica das informações de pesquisas clínicas. Rev Assoc Med Bras 2004; 50(2):221-8.

19. Agency for Healthcare Research and Quality. Systems to rate the strength of scientific evidence. Summary, evidence report/technology assessment: Number 47. 2002. AHRQ Publication No. 02-E015. Rockville, MD: Agency for Healthcare Research and Quality.

20. Canadian Task Force on the Periodic Health Examination. The periodic health examination. Can Med Assoc J 1979; 121(9):1193-254.

21. OCEBM Levels of Evidence Working Group. The Oxford 2011 Levels of Evidence. Oxford Centre for Evidence-based Medicine Levels of Evidence. Disponível em: https://www.cebm.ox.ac.uk/resources/levels-of-evidence/ocebm-levels-of-evidence.

22. Guyatt G, Oxman AD, Vist GE et al. GRADE: An emerging consensus on rating quality of evidence and strength of recommendation. BMJ 2008; 336:924-6.

23. Guyatt GH, Oxman AD, Kunz R et al. GRADE: Going from evidence to recommendations. BMJ 2008; 10;336(7652):1049-51.

24. Guyatt G, Oxman AD, Kunz R et al. Rating quality of evidence and strength of recommendations. GRADE: Incorporating considerations of resources use into grading recommendations. BMJ 2008; 336(7654):1170-3.

25. Balshem H, Helfand M, Schünemann HJ et al. GRADE Guidelines: 3. Rating the quality of evidence. J Clin Epidem 2011; 64(4):401-6.

26. Guyatt GH, Oxman AD, Schünemann HJ et al. GRADE guidelines: A new series of articles in the Journal of Clinical Epidemiology. J Clin Epidem 2011, 64(4):380-2.

27. Habour R, Miller J. A new system for grading recommendations in evidence based guidelines. BMJ 2001; 323(7308):334-6.

28. Grades of Recommendations, Assessment, Development and Evaluation (GRADE) Working Group. Grading quality of evidence and strength of recommendations. BMJ 2004; 328:1490-4.

29. Bernardo WM, Nobre MRC, Jatene FB. A prática clínica baseada em evidências. Parte II – Buscando as evidências em fontes de informação. Rev Assoc Med Bras 2004; 50(1):104-8.

30. Hunt DL, McKibbon KA. Locating and appraising. Systematic reviews. Ann Intern Med 1997; 126(7):532-8.

31. Cavalcante AB, Silva E. Prática da medicina baseada em evidências: Acessando com eficiência bases de dados eletrônicas. Einstein: Educ Contin Saúde 2007; 5(4Pt2):109-11.

32. Haynes RB. Of Studies, syntheses, synopses and system: the "4S" evolution of services for finding current best evidence. ACP J Club 2001; 134(2):A11-A13.

33. McKibbon KA, Fridsma DB. Effectiveness of clinician-selected electronic information resources for answering primary care physicians' information needs. JAMA 2006; 13(6):653-9.

34. Hersh WR, Crabtree MK, Hickman DH et al. Factors associated with success in searching MEDLINE and applying evidence to answer clinical questions. J Am Med Inform Assoc 2002; 9(3):283-93.

35. Oxman AD, Cook DJ, Guyatt GH. Users' guides to the medical literature VI. How to use an overview. JAMA 1994; 272(17):1367-71.

36. Liberati A, Altman DG, Tetzlaff J. The PRISMA statement for reporting systematic reviews and meta-analyses of studies that evaluate health care intervention: explanation and elaboration. Plos Med 2009; 6(Issue 7).

37. Murad MH, Montori VM, Ioannidis JPA et al. How to read a systematic review and meta-analysis and apply the results to patient care. User's guides to the medical literature. JAMA 2014; 312(2):171-9.

38. Moher D, Pham B, Klassen TP et al. Does the language of publication of reports of randomized trials influence the estimates of intervention effectiveness reported in meta-analyses: 6th Cochrane Colloquium, 1998.

39. Vickers A, Goyal N, Harland R, Rees R. Do certain countries produce only positive results? A systematic review of controlled trials. Control Clin Trials 1998; 19:159-66.

40. Borenstein M, Hedges LV, Higgins JPT et al. Introduction to meta-analysis: Statistics in practice. Wiley 2009. 450p.

41. Higgins JPT, Thompson SG, Deeks JJ, Altman DG. Measuring inconsistency in meta-analyses. BMJ 2003; 327(7414):557-60.

42. Altman D, Bland J. Treatment allocation in controlled trials: Why randomize? BMJ 1999; 318(7192):1209.

43. Altman DG, Schulz KF. Concealing treatment allocation in randomized trials. BMJ 2001; 323(7310):446-7.

44. Hollis S, Campbell F. What is meant by intention to treat analysis? Survey of published randomised controlled trials. BMJ 1999; 319(7211):670-4.

45. Day S, Altman D. Blinding in clinical trials and other studies. BMJ 2000; 312:504.

46. Furukawa TA, Watanabe N, Omari IM, Montori VM, Guyatt GH. Association between unreported outcomes and effect size estimates in Cochrane meta-analyses. JAMA 2007; 297:468-70.

47. Mathieu S, Boutron I, Moher D, Altman DG, Ravaud P. Comparison of registered and published primary outcomes in randomized controlled trials. JAMA 2009; 302(9):977-84.

48. Guyatt G, Oxman AD, Vist G et al. GRADE guidelines: 4. Rating the quality of evidence – study limitations (risk of bias). J Clin Epidemiol 2011; 64(4):407-15.

49. Bassler D. Stopping randomized trials early for benefit and estimation of treatment effects: Systematic review and meta-regression analysis. JAMA 2010; 303(12):1180-7.

50. Schulz KF, Chalmers I, Hayes RJ, Altman DG. Empirical evidence of bias: dimension of methodological quality associated with estimates of treatment effects in controlled trials. JAMA 1995, 273(5):408-12.

51. Hulley S, Cummings SR, Browner WS et al. Delineando a pesquisa clínica: Uma abordagem epidemiológica. 3 ed. Artmed 2008. 384p.

52. Haynes RB, Devereaux PJ, Guyatt GH. Clinical expertise in the era of evidence-based medicine and patient choice. ACP J Club 2002; 136(2):A11-4.

53. Howick J, Chalmers I, Glasziou P et al. The 2011 Oxford CEBM Evidence Levels of Evidence (Introductory Document). Oxford Centre for Evidence-Based Medicine. Disponível em: http://www.cebm.net/index.aspx?o=5653.

54. Virktrup L, Lose G, Rolf M, Barfoed K. The frequency of urinary symptoms during pregnancy and puerperium in the primipara. Int Urogynecol J 1993; 4:27-30.

55. Morkved S, Bo K. Prevalence of urinary incontinence during pregnancy and postpartum. Int Urogynecol J Pelvic Floor Dysfunct 1999; 10(6):394-8.

56. Guyatt GH, Oxman AD, Kunz R et al. GRADE guidelines: 2. Framing the question and deciding on important outcomes. J Clin Epidem 2011; 64:395-400.

57. Woodley SJ, Lawrenson P, Boyle R et al. Pelvic floor muscle training for preventing and treating urinary and faecal incontinence in antenatal and postnatal women. Cochrane Database of Systematic Reviews 2020; 5:CD007471.

58. Miller J, Kasper C, Sampselle C. Review of muscle physiology with application to pelvic muscle exercise. Urol Nurs 1994; 14(3):92-7.

59. American College of Sports Medicine. Position stand. The recommended quantity and quality of exercise for developing and maintaining cardiorespiratory and muscular fitness in healthy adults. Med Sci Sports Exerc 1990; 22:265-74.

60. Morkved S, Bo K, Schei B, Salvesen KA. Pelvic floor muscle training during pregnancy to prevent urinary incontinence: A single-blind randomized controlled trial. Obstet Gynecol 2003; 101(2):313-9.

61. Greenhalgh T. How to read a paper: The basics of evidence-based medicine. 3th ed. London: Blackwell Publishing, 2008. 229p.

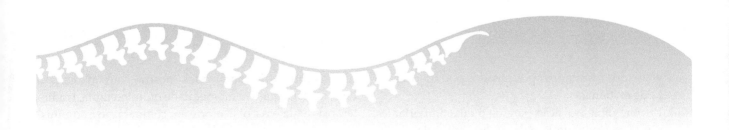

Eduarda Moretti ▪ Andrea Lemos

CAPÍTULO 2

Entendendo o GRADE: Certeza da Evidência e Força da Recomendação

INTRODUÇÃO

Derivado de *Grading of Recommendations, Assessment, Development and Evaluation*, o acrônimo GRADE representa um sistema, transparente e estruturado, que auxilia a avaliação e interpretação da certeza dos resultados de um conjunto de evidências científicas, no contexto de revisões sistemáticas, e da força de recomendação, no contexto de diretrizes de prática clínica[1,2].

Diante da crescente disseminação dos princípios da prática baseada em evidências em todo o mundo, a importância do sistema GRADE pode ser ressaltada por representar uma valiosa ferramenta de apoio à produção de revisões sistemáticas e diretrizes de prática clínica de qualidade. No nível mundial, estima-se que o GRADE seja adotado por mais de 110 organizações, incluindo a Organização Pan-Americana da Saúde (OPAS) e a Organização Mundial da Saúde (OMS)[3].

BREVE HISTÓRICO DO SISTEMA GRADE

O desenvolvimento do sistema GRADE surgiu da necessidade de entendimento dos profissionais de saúde sobre até que ponto poderiam confiar nas evidências científicas ou nas recomendações elaboradas para apoiar a prática clínica[4]. O primeiro documento científico a respeito do sistema GRADE foi elaborado pelo *GRADE Working Group* e publicado no *British Medical Journal* (BMJ) em 2004[4]. Na ocasião, os autores abordaram conceitos iniciais sobre o que previamente denominaram de "qualidade da evidência" e "força da recomendação". O documento trouxe a qualidade da evidência como um indicativo de confiança na estimativa do efeito encontrada, enquanto a força de recomendação indicava até que ponto era possível ter certeza de que aderir a uma determinada recomendação faria mais bem do que mal ao paciente[4].

Quatro anos após o primeiro artigo, uma nova publicação no BMJ, liderada por Gordon Guyatt, trouxe uma abordagem mais detalhada sobre o sistema GRADE, bem como as vantagens de sua utilização, e a crescente disseminação e adoção por organizações em todo o mundo[5]. Em seguida, a partir de 2011, foi iniciada uma série de publicações no *Journal of Clinical Epidemiology* que explorava diretrizes para utilização e interpretação do sistema GRADE em diferentes contextos clínicos e científicos[6]. Até o final do ano de 2023, 36 guias do sistema GRADE haviam sido publicados na referida revista, incluindo novos conceitos, reformulações e atualizações de documentos prévios para uma gama de questões clínicas, incluindo testes de diagnóstico, triagem, prevenção, terapia, fatores prognósticos e avaliações econômicas[1,7-12]. Ademais, o GRADE conta com um manual, o *GRADE Handbook*, que se encontra disponível eletronicamente[2].

VANTAGENS DO SISTEMA GRADE

O sistema GRADE foi idealizado com o objetivo de superar as falhas de instrumentos de avaliação de evidências científicas propostos anteriormente, como os elaborados pelo *Canadian Task Force on the Periodic Health Examination*[13] e pelo *Oxford Centre for Evidence-based Medicine*[14]. Diante disso, o grupo de pesquisadores que desenvolveu o GRADE aponta os seguintes fatores como as principais vantagens do referido sistema em comparação às abordagens prévias[2,5]:

(i) O grupo de trabalho que desenvolveu o GRADE tem grande representatividade de desenvolvedores internacionais de diretrizes da prática clínica;

(ii) Diferencia os conceitos de força de recomendação e de julgamento da confiança nas estimativas de efeito dos resultados apresentados por um conjunto de evidências;

(iii) Permite uma avaliação clara de o quão importantes são os desfechos de estratégias alternativas de gestão;

(iv) Apresenta critérios explícitos para rebaixar ou elevar a classificação da certeza das evidências científicas em julgamento;

(v) Envolve um processo transparente para elaboração de recomendações a partir das evidências científicas disponíveis;

(vi) Considera os valores e preferências dos pacientes;

(vii) Proporciona a profissionais de saúde, pacientes e gestores, uma interpretação clara e pragmática acerca do significado de recomendações fortes e fracas;

(viii) Tem grande utilidade na elaboração de revisões sistemáticas e estudos de avaliações de tecnologias em saúde.

CERTEZA DA EVIDÊNCIA *VERSUS* FORÇA DA RECOMENDAÇÃO

A certeza da evidência implica o grau de confiança que se tem nas estimativas de efeito, enquanto a recomendação de utilização de determinada intervenção considera a certeza da evidência apenas como um dos fatores. É, portanto, importante distinguir a certeza da evidência da força de recomendação, visto que uma certeza elevada nas estimativas de efeito não remete, necessariamente, a recomendações fortes. Da mesma maneira, uma recomendação forte pode ser derivada de uma evidência de certeza baixa ou muito baixa. Isso porque, para definir uma recomendação, o sistema GRADE também considera o balanço entre benefícios e malefícios. Ademais, reconhece a importância de incluir os valores e preferências dos pacientes. Nesse contexto, quando há grande variabilidade relacionada aos valores e preferências dos pacientes, a evidência pode apresentar uma certeza alta, porém a recomendação relacionada à intervenção provavelmente será fraca[2].

Para exemplificar, podem ser considerados dois cenários. O primeiro deles (Cenário 1) mostrará como é possível ter uma recomendação fraca com base em evidências de alta certeza, enquanto o segundo (Cenário 2) mostrará uma recomendação forte baseada em evidências de certeza baixa ou muito baixa.

Cenário 1

Pacientes com câncer de pulmão de células não pequenas, em estágio IIIA, podem ser tratados com uma combinação de quimioterapia e radioterapia ou apenas por meio de radioterapia. A análise de um conjunto de ensaios clínicos randomizados mostra, com alta certeza de evidência, que a combinação de quimioterapia e radioterapia reduz o risco de morte em comparação à administração da radioterapia de maneira isolada. Os pacientes podem, portanto, ganhar alguns meses de vida. Contudo, a intervenção combinada também aumenta os danos e encargos relacionados à quimioterapia. Assim, os pacientes podem atribuir um valor muito pequeno aos meses de sobrevivência devido às consequências indesejáveis da quimioterapia, o que pode se refletir em uma recomendação fraca da terapia combinada entre quimioterapia e radioterapia, apesar da alta certeza da evidência[15].

Cenário 2

Pacientes com infecção grave ou sepse necessitam da administração de antibióticos específicos. Na prática clínica, defende-se um cuidado rápido e assertivo. Entretanto, não existem estudos do tipo ensaio clínico randomizado que comparem a administração rápida *versus* a administração "sem pressa". A maioria é observacional e, portanto, tende a apresentar baixa certeza de evidência. No nível de recomendação em uma diretriz de prática clínica, apesar de uma evidência de baixa certeza, é provável que a recomendação para utilização rápida de antibióticos para tratar esses pacientes seja forte, pois as vantagens do referido tratamento certamente superam as desvantagens na maioria dos pacientes, independentemente do julgamento da certeza da evidência[15].

Diante do exposto, também é válido ressaltar que, no contexto da gestão, a força de recomendação poderá ser alterada quando for considerada a utilização de recursos, equidade, aceitabilidade e viabilidade de estratégias alternativas de gestão[2].

GRADE NA AVALIAÇÃO DA CERTEZA DA EVIDÊNCIA

O sistema GRADE contém uma estrutura para avaliação da certeza da evidência e reforça a importância de julgamentos transparentes e explícitos[16]. A certeza da evidência pode ter diferentes significados, a depender do contexto, se revisões sistemáticas ou diretrizes de prática clínica. No contexto de revisões sistemáticas, a certeza da evidência avaliada reflete a confiança nas estimativas dos efeitos de intervenções ou exposições, encontradas por meio de um compilado de estudos que avaliam um mesmo desfecho. Já no contexto de diretrizes de prática clínica, em que há a elaboração de recomendações, a certeza da evidência reflete a confiança de que as estimativas dos efeitos de intervenções ou exposições são consideradas adequadas para apoiar determinada recomendação em saúde[17].

Inicialmente, nos guias do GRADE era utilizada a expressão "qualidade da evidência"[1,8,16-29]. No próprio manual do GRADE, atualizado pela última vez em 2013, as expressões "qualidade da evidência", "certeza da evidência", "confiança na estimativa" e "força da evidência" são apontadas como sinônimos[2]. A partir do guia 16 do GRADE[30], publicado em 2016, observa-se uma preferência pela utilização da expressão "certeza da evidência", que se concretiza na plataforma GRADEpro[31], utilizada para avaliação de evidências por meio do sistema GRADE e para elaboração de tabelas de resumo dos achados (*Summary of Findings* [SoF]). Contudo, não há um marco de mudança das expressões, e essas ainda podem ser usadas intercambiavelmente, apesar da notável preferência recente pela expressão "certeza da evidência". Acredita-se que essa preferência atual ajude a dissociar o GRADE da ideia de avaliação apenas da qualidade metodológica dos estudos que compõem a evidência, visto que reflete a confiança na estimativa dos efeitos das intervenções ou exposições considerando também outros fatores.

De acordo com o GRADE, ao iniciar o julgamento da certeza da evidência, os estudos do tipo ensaio clínico randomizado iniciam com alta certeza, enquanto os estudos não randomizados iniciam com baixa certeza de evidência. Entretanto, caso o conjunto de estudos não randomizados seja avaliado quanto ao risco de viés pela ferramenta ROBINS-I (*The Risk Of Bias In Non-randomized Studies – of Interventions*)[32], a avaliação do GRADE é iniciada com alta certeza[1,33]. A partir desse ponto de partida, cinco fatores podem contribuir para o rebaixamento da certeza da evidência, ao passo que três podem elevá-la[1].

Os itens que podem rebaixar a certeza do conjunto de evidências são: (1) limitação do estudo; (2) inconsistência; (3) evidência indireta; (4) imprecisão; e (5) viés de publicação[1,17]:

1. A **limitação do estudo** avalia as limitações na condução dos estudos que compõem o conjunto de evidências do desfecho a ser analisado[18]. Para tanto, existem ferramentas específicas que avaliam o risco de viés a depender do tipo de estudo, como é o caso da RoB 2 (*Risk of Bias 2*), a ferramenta mais recente – proposta pela Colaboração Cochrane – para avaliação do risco de viés de ensaios clínicos randomizados[34], e a ROBINS-I, uma ferramenta para avaliar estudos que envolvem intervenções, mas que não são randomizados[32].

2. A **inconsistência** está relacionada com a heterogeneidade (variabilidade) entre os resultados dos estudos. Essa variabilidade pode surgir de diferenças na população, intervenção ou nos desfechos. Quando há uma heterogeneidade e não existe uma explicação plausível, a qualidade da evidência diminui. A variabilidade nos resultados dos estudos individuais pode surgir de diferenças clínicas na população (maior efeito em um subgrupo de pacientes), intervenção (maior efeito com doses maiores de medicamentos), desfechos (diferenças na definição de resposta ao tratamento) e de limitações metodológicas (problemas na randomização, ausência de mascaramento)[22].

3. A **evidência indireta** relaciona-se à avaliação de diferenças importantes entre a população, a intervenção e/ou os resultados medidos em um conjunto de evidências e aqueles que estão sendo considerados em determinada diretriz ou estudo. Comparações indiretas surgem quando, por exemplo, a evidência vem de estudos que comparam a intervenção A com placebo à intervenção B com placebo, mas não há uma comparação direta de A *versus* B. Ademais, avalia-se também se comparações diretas estão disponíveis ou se existem apenas comparações indiretas para compor a estimativa de efeito[23].

4. A avaliação da **imprecisão** considera como ponto principal a estimativa do efeito do tratamento através da amplitude do intervalo de confiança obtido a partir da magnitude do efeito encontrada pelo conjunto das evidências. Amplos intervalos de confiança, que incluem tanto importantes efeitos benéficos como nenhum efeito, resultam em incerteza no resultado. Adicionalmente, é avaliado se o tamanho da amostra do compilado de estudos é o ideal para o desfecho em questão ou se há poucos eventos[21,35,36].

5. O **viés de publicação** avalia a probabilidade de um efeito encontrado pelo conjunto de evidências estar super ou subestimado por ocorrer uma publicação seletiva de estudos sobre determinado assunto. Assim, os estudos disponíveis para revisão sistemática provavelmente não representam a totalidade de estudos conduzidos. Ocorre também quando estudos são financiados pela indústria farmacêutica[19].

Durante a avaliação do GRADE, cada item pode ser avaliado como "não grave", "grave" ou "muito grave", de modo que uma maior gravidade do item está diretamente relacionada a um rebaixamento na certeza da evidência; apenas o item imprecisão, além de "não grave", "grave" e "muito grave", também pode ser classificado como "extremamente grave"[18,21-23,36]. A exceção no processo avaliativo do GRADE está no item viés de publicação, que pode ser julgado como "não detectado" ou "altamente suspeito", sendo o altamente suspeito diretamente relacionado a um rebaixamento na certeza da evidência[19].

Por outro lado, os itens que podem elevar a certeza do conjunto de evidências são: (1) grande magnitude do efeito; (2) gradiente dose-resposta; e (3) fatores de confusão residuais. Esses fatores, geralmente, estão associados a estudos observacionais[1,17,24]:

1. A **grande magnitude do efeito**, segundo o GRADE, se aplica quando o risco relativo (RR) é maior que 2 ou menor que 0,5 (efeito grande), ou quando o RR é maior que 5 ou menor que 0,2 (efeito muito grande)[24].
2. O **gradiente dose-resposta**, quando presente, endossa a probabilidade de uma real relação de causa e efeito, o que, consequentemente, aumenta a confiança na estimativa do efeito apresentada. Ocorre quando níveis elevados de determinado fator prognóstico (maior duração, maior intensidade, maior dosagem) proporcionam aumento no tamanho do efeito em comparação a níveis mais baixos desse fator[24].
3. Os **fatores de confusão residuais** muitas vezes podem tender a favorecer uma intervenção ou uma relação de causa-efeito, visto que provavelmente são distribuídos de maneira desigual entre os grupos pertencentes a um estudo. Ademais, podem ser desconhecidos, não mensurados ou não contabilizados em análise ajustada dos resultados. Contudo, quando esses fatores são identificados, porém não são vistas influências na magnitude do efeito encontrada, pode-se elevar a confiança no conjunto de evidências[24]. Como exemplo, é possível citar a hipótese de associação entre vacinação e autismo. Estudos observacionais que investigaram a temática não confir-

maram a existência dessa associação[37,38]. Entretanto, é importante ressaltar que existe um viés conhecido nesse contexto: pais de crianças com diagnóstico de autismo têm maior probabilidade de se lembrar de experiências relacionadas à vacinação, em comparação aos pais de crianças sem o diagnóstico de autismo[39]. Esse viés poderia, então, favorecer a associação entre vacinação e autismo. No entanto, apesar do viés de recordação mencionado, os resultados negativos acerca dessa associação sugerem que a certeza da evidência pode ser elevada[24].

Avaliados os fatores que podem rebaixar ou elevar a certeza da evidência de determinado desfecho, a classificação final pode enquadrar-se em quatro categorias: alta, moderada, baixa ou muito baixa (Figura 2.1).

Uma certeza de evidência alta significa que existe muita confiança na estimativa do efeito, dada pelo conjunto de evidências, de modo que esta deve estar próxima do verdadeiro efeito. Quando a certeza da evidência é dada como moderada, há confiança moderada na estimativa de efeito encontrada. Assim, o verdadeiro efeito pode estar próximo, mas é possível que seja substancialmente diferente. Por outro lado, quando a certeza da evidência é baixa, a confiança na estimativa do efeito é limitada e o verdadeiro efeito tem mais chance de ser substancialmente diferente. Por fim, quando a certeza da evidência é muito baixa, tem-se muito pouca confiança na estimativa do efeito encontrada e acredita-se na probabilidade de que o verdadeiro efeito seja substancialmente diferente (Quadro 2.1)[1,17]. Nesse contexto,

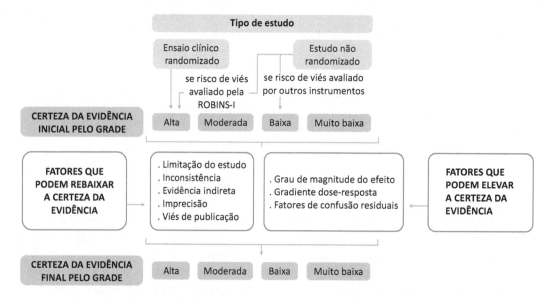

GRADE: *Grading of recommendations, Assessment, Development and Evaluation;* ROBINS-I: *the Risk Of Bias In Non-Randomized Studies – of Intervenlons.*

Figura 2.1 Avaliação da certeza da evidência de acordo com o GRADE.

Quadro 2.1 Classificação da certeza da evidência e suas respectivas interpretações

Certeza da evidência	Interpretação
Alta	Existe muita confiança na estimativa do efeito dada pelo conjunto de evidências, de modo que esta deve estar próxima o verdadeiro efeito
Moderada	Existe moderada confiança na estimativa do efeito dada pelo conjunto de evidências, de modo que esta pode estar próxima do verdadeiro efeito, mas é possível que seja substancialmente diferente
Baixa	Existe pouca confiança na estimativa do efeito dada pelo conjunto de evidências, de modo que esta pode ser substancialmente diferente do verdadeiro efeito
Muito baixa	Existe muito pouca confiança na estimativa do efeito dada pelo conjunto de evidências, de modo que é provável que seja substancialmente diferente do verdadeiro efeito

ressalta-se que a utilização da expressão "substancialmente diferente" está relacionada a uma diferença que seja grande o suficiente a ponto de interferir em uma decisão clínica[2].

A avaliação da certeza da evidência de um conjunto de estudos é feita por desfecho, e a recomendação é que seja apresentada uma tabela com o resumo dos achados,

a SoF[25-27]. A seguir, como exemplo, tem-se parte de uma tabela denominada "Sumário dos Achados" (*Summary of Findings* [SoF]) no padrão GRADE (Quadro 2.2), apresentada na revisão sistemática da Colaboração Cochrane intitulada *Pelvic floor muscle training for preventing and treating urinary and faecal incontinence in antenatal and postnatal women*, publicada em 2020[40].

Quadro 2.2 Resumo de alguns dos achados da revisão sistemática intitulada *Treinamento da musculatura do assoalho pélvico na prevenção e tratamento da incontinência urinária e fecal em mulheres no pré e pós-natal*, publicada pela Colaboração Cochrane em 2020

Sumário dos achados 1. Treinamento pré-natal da musculatura do assoalho pélvico comparado à prevenção da incontinência urinária e fecal
Paciente ou população: mulheres grávidas continentes quando foram randomizadas
Ambiente: ambiente hospitalar ou ambulatorial no Canadá, Itália, México, Noruega, Espanha, Tailândia, Turquia, Reino Unido e EUA
Intervenção: treinamento pré-natal da musculatura do assoalho pélvico
Comparação: controle (nenhum treinamento da musculatura do assoalho pélvico ou cuidados habituais)

Resultados	Efeitos absolutos previstos* (IC95%)		Efeitos relativos (IC95%)	Número de participantes (estudos)	Qualidade da evidência (GRADE)	Comentários
	Risco com controle	Risco com treinamento pré-natal da musculatura do assoalho pélvico				
Incontinência urinária no final da gravidez	421 por 1.000	160 por 1.000 (84 a 303)	**RR 0,38** (0,20 a 0,72)	624 (seis ensaios clínicos randomizados e controlados)	+++- MODERADA[1]	
Incontinência urinária no período intermediário do pós-natal (> 3 a 6 meses)	251 por 1.000	179 por 1.000 (136 a 239)	**RR 0,71** (0,54 a 0,95)	673 (cinco ensaios clínicos randomizados e controlados)	++++ ALTA	
Incontinência urinária no período final do pós-natal (> 6 a 12 meses)	440 por 1.000	528 por 1.000 (286 a 972)	**RR 1,20** (0,65 a 2,21)	44 (um ensaio clínico randomizado e controlado)	+--- BAIXA[2]	

*O risco no grupo de intervenção (e seu Intervalo de Confiança a 95%) é baseado no risco assumido no grupo de comparação e no efeito relativo da intervenção (e seu IC95%).
IC: intervalo de confiança; RR: razão de risco.
(1) Rebaixado um nível, para inconsistência grave (heterogeneidade substancial estatisticamente significativa; $I^2 = 78\%$).
(2) Rebaixado dois níveis, para imprecisão muito grave (estudo único, pequeno, com amplo intervalo de confiança, incluindo benefício sem efeito e possível dano).
Fonte: Woodley e cols., 2020[40].

A tabela SoF da referida revisão sistemática[40] apresenta resultados dos desfechos "prevenção de incontinência urinária no final da gravidez", "prevenção de incontinência urinária no período de 3 a 6 meses pós-parto" e "prevenção de incontinência urinária no período de 6 a 12 meses pós-parto", para comparação entre treinamento da musculatura do assoalho pélvico e grupo controle (sem treinamento da musculatura do assoalho pélvico ou apenas com cuidados usuais). A primeira coluna da tabela apresenta os desfechos avaliados, a segunda coluna mostra os valores absolutos para cada grupo estudado e a terceira coluna exibe o efeito relativo que, no caso do exemplo em questão, é o risco relativo (RR). A quarta coluna, por sua vez, mostra o número total de participantes e de estudos que avaliaram cada desfecho e serviram para estimar a magnitude do efeito da intervenção, enquanto a quinta coluna traz a certeza da evidência de acordo com a avaliação dos itens que compõem o GRADE. Destacam-se, ainda, as notas de rodapé, que apresentam os motivos pelos quais ocorreu o rebaixamento do grau de certeza da evidência, a fim de garantir a transparência do julgamento apresentado.

De acordo com o Quadro 2.2, então, para o desfecho "prevenção de incontinência urinária no final da gravidez", as gestantes que realizam treinamento do assoalho pélvico durante o pré-natal têm, em média, um risco 62% menor de apresentar incontinência urinária ao final da gestação, em comparação ao grupo controle. Contudo, esse risco pode variar (ser 28% menor ou até 80% menor), considerando o intervalo de confiança de 95% (IC95%). Essa estimativa foi obtida por meio de um compilado de resultados de seis ensaios clínicos randomizados que envolveram um total de 624 mulheres gestantes, e a certeza da evidência é moderada[40].

Ainda utilizando o Quadro 2.2 como exemplo, para o desfecho "prevenção de incontinência urinária no período de 3 a 6 meses pós-parto", as gestantes que fazem treinamento do assoalho pélvico durante o pré-natal têm, em média, um risco 29% menor de apresentar incontinência urinária de 3 a 6 meses pós-parto, em comparação ao grupo controle. Entretanto, ao considerar o IC95%, esse risco pode variar entre 5% menor e 46% menor. Essa estimativa foi obtida por meio de um compilado de resultados de cinco ensaios clínicos randomizados que envolveram um total de 673 mulheres gestantes, e a certeza da evidência é alta. Já para o desfecho "prevenção de incontinência urinária no período de 6 a 12 meses pós-parto", a estimativa de apenas um ensaio clínico randomizado, com 44 gestantes, não evidenciou diferença entre os grupos (RR: 1,20; IC95%: 0,65 a 2,21). Ademais, a certeza da evidência foi baixa, sugerindo que o efeito da intervenção em questão pode ser substancialmente diferente da estimativa encontrada[40].

GRADE NA AVALIAÇÃO DA FORÇA DE RECOMENDAÇÃO

Recomendações são elaboradas, principalmente, para compor diretrizes de prática clínica. Nesse contexto, a força de uma recomendação pode ser definida como uma medida que reflete a confiança no balanço entre as consequências desejáveis e as consequências indesejáveis de determinada intervenção ou exposição, considerando as especificidades dos pacientes, do público, dos médicos e dos gestores de políticas relacionadas à saúde[28]. Portanto, para formulação de uma recomendação, o GRADE propõe a análise de seis fatores: (1) magnitude das estimativas de efeito das intervenções sobre os desfechos importantes; (2) confiança nas estimativas de efeito; (3) estimativas de valores e preferências típicas dos pacientes; (4) confiança nas estimativas de valores e preferências; (5) variabilidade de valores e preferências entre os pacientes; e (6) utilização de recursos[29].

Ao analisar a *magnitude das estimativas de efeito das intervenções sobre os desfechos importantes* e a *confiança nas estimativas de efeito*, destaca-se que, quanto maiores a magnitude do efeito e a certeza da evidência, maior a probabilidade de uma recomendação forte ser fornecida e justificada. No entanto, se a confiança nas evidências é alta para alguns desfechos importantes e baixa para outros desfechos também importantes, é possível que os responsáveis pelo desenvolvimento das diretrizes optem por formular uma recomendação fraca para a intervenção em questão[29].

Quando a certeza da evidência é baixa ou muito baixa, o GRADE tende a desencorajar aqueles que desenvolvem as diretrizes a fornecer recomendações fortes. No entanto, existem algumas situações que fogem a essa regra. Recomendações fortes podem ser oriundas de evidências de baixa confiança quando os formuladores de diretrizes da prática clínica acreditam que se arrependeriam pouco se evidências futuras viessem a mostrar que a recomendação foi equivocada. Como exemplo, tem-se o rastreio do corpo inteiro por exames de imagem (tomografia computadorizada ou ressonância magnética) para redução do risco de câncer. Os benefícios dessa prática ainda são incertos, porém esses exames podem resultar em diagnósticos falso-positivos que, por sua vez, impactam negativamente a qualidade de vida do paciente e, em geral, exigem outros exames invasivos que estão associados a inconvenientes, como desconfortos e complicações. Por isso, apesar de uma baixa confiança sobre os benefícios do rastreio por imagem, é possível que as diretrizes façam recomendações fortes contra essa abordagem[29].

Considerando as *estimativas de valores e preferências típicas dos pacientes*, o GRADE aponta que, quanto mais diferença entre as consequências desejáveis e indesejáveis, maior a probabilidade de uma recomendação forte. Também é mais provável que seja elaborada uma recomendação forte quando se tem maior *confiança nas estimativas de valores e preferências dos pacientes* e menor *variabilidade dos valores e preferências entre os pacientes*. Quanto menor o benefício, quanto mais equilibradas as consequências desejáveis e indesejáveis e quanto menor a certeza nessas estimativas, maior a probabilidade de uma recomendação fraca. Se há grande variabilidade ou incerteza em relação aos valores e preferências dos pacientes, também há maior probabilidade de ser fornecida uma recomendação fraca[29].

Por fim, em relação à *utilização de recursos*, destaca-se que, quanto mais elevados os custos da intervenção em questão ou quanto mais recursos precisarem ser consumidos, menor é a probabilidade de que os desenvolvedores de diretrizes forneçam uma recomendação forte. Entretanto, é importante ressaltar que os custos nem sempre são considerados na formulação das recomendações, visto que nem sempre existem dados confiáveis. Ademais, se a intervenção for útil, não há necessidade de discutir sobre custos. Quando os efeitos desejáveis superaram muito os indesejáveis, a ponto de os recursos não interferirem no julgamento final da recomendação, os custos também podem ser desconsiderados. Outro cenário, em que os custos não são incorporados ao processo de recomendação, se dá quando os formuladores das diretrizes optam por deixar essa questão em aberto para que seja considerada apenas por outros especialistas envolvidos na tomada de decisão. Entretanto, independentemente do motivo, a diretriz precisa ser clara acerca da decisão de considerar ou não a utilização dos recursos nas recomendações, apontando os motivos quando esta não for analisada.

Diante do exposto, o sistema GRADE classifica, então, a força da recomendação em quatro categorias, podendo ser forte ou fraca a favor ou contra uma abordagem terapêutica ou exposição (Figura 2.2). Essa recomendação não tem, necessariamente, relação direta com a força de recomendação. Assim, se estiverem altamente confiantes no balanço entre as consequências desejáveis e indesejáveis, os desenvolvedores das diretrizes de prática clínica fazem uma forte recomendação a favor ou contra uma intervenção ou exposição. A recomendação é forte a favor de uma abordagem terapêutica quando as consequências desejáveis claramente superam as indesejáveis, ao passo que a recomendação contra uma abordagem terapêutica é forte quando as consequências indesejáveis superam as consequências desejáveis. Para avaliar esse equilíbrio entre as repercussões desejáveis e

indesejáveis de uma intervenção ou exposição e oferecer uma recomendação forte, os formuladores das diretrizes devem acreditar que todas ou quase todas as pessoas informadas fariam o mesmo julgamento[28].

No entanto, se há menor confiança no balanço entre as consequências desejáveis e as indesejáveis, aqueles que desenvolvem as diretrizes tendem a apresentar recomendações fracas a favor ou contra uma abordagem terapêutica. Ressalta-se, portanto, que uma recomendação fraca não deve ser confundida com uma evidência fraca, pois a certeza da evidência pode ser alta e, ainda assim, o equilíbrio entre as repercussões desejáveis e indesejáveis pode não ser claro o suficiente para refletir uma recomendação forte. As recomendações fracas são fornecidas pelos desenvolvedores de diretrizes quando estes acreditam que pessoas mais informadas escolheriam seguir a recomendação, porém um número significativo de pessoas, ao considerar os pontos positivos e negativos, pode escolher não seguir a recomendação[28].

O entendimento da força da recomendação é extremamente importante para o momento de tomada de decisão. Atualmente, o cuidado centrado no paciente e a decisão compartilhada estão em destaque em todo o mundo e, por isso, cada vez mais o paciente participa do processo e busca compreender os possíveis benefícios e malefícios atrelados às intervenções ou exposições propostas. Assim, a força de recomendação interfere no tempo empregado para discussão entre o paciente e o profissional de saúde durante a tomada de decisão. Recomendações fortes geralmente são bem aceitas; as escolhas são mais uniformes e levam menos tempo. Nesses casos, os profissionais de saúde tendem a se dedicar mais às estratégias que visam favorecer a implementação e/ou a aderência do paciente à abordagem em questão. Por outro lado, recomendações fracas estão relacionadas a uma maior variabilidade nas decisões, além de implicarem mais tempo na discussão para a tomada de decisão a fim de alinhar a decisão aos valores e preferências individuais de cada paciente[28].

Como exemplo de diretriz que utilizou o GRADE para graduar a força das recomendações é possível citar a diretriz canadense de 2019 para atividade física durante a gravidez[41]. Entre as recomendações da diretriz, uma recomendação forte, com base em um conjunto de evidências de certeza moderada, aponta que todas as mulheres sem contraindicação devem praticar atividades físicas durante a gestação. Entretanto, para alguns grupos específicos, a força da recomendação e a certeza da evidência variam. Para mulheres que eram inativas antes da gravidez, a recomendação em questão se mantém forte e advém de uma evidência de certeza moderada. Por outro lado, para as mulheres diagnosticadas com diabetes *mellitus* gestacional, a recomendação é fraca e baseada em uma evidência de

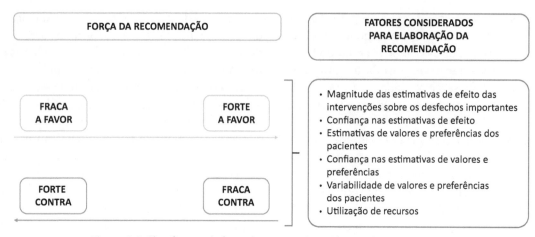

Figura 2.2 Classificação da força de recomendação de acordo com o GRADE.

baixa certeza. Já para as mulheres com sobrepeso e obesidade, a recomendação é forte, apesar de ser baseada em uma evidência de baixa certeza[41]. A referida diretriz também recomenda fortemente, com base em uma evidência de certeza moderada, que as gestantes pratiquem atividade física pelo menos 3 dias na semana e que, ao todo, pratiquem no mínimo 150 minutos de atividade física de intensidade moderada por semana para que possam reduzir significativamente o risco de complicações na gestação[41].

CONSIDERAÇÕES FINAIS

O GRADE é um sistema estruturado que estabelece critérios específicos para avaliação da certeza de um conjunto de evidências e para elaboração de recomendações, prezando sempre pela transparência no processo avaliativo e na apresentação dos resultados.

A certeza da evidência reflete o grau de confiança na estimativa de efeito encontrada após análise de um compilado de estudos e pode ser classificada como alta, moderada, baixa ou muito baixa, enquanto a força de recomendação pode ser classificada como forte ou fraca – a favor ou contra determinada intervenção ou exposição – e tem como foco principal a análise do equilíbrio entre as consequências desejáveis e indesejáveis da abordagem em questão. Diante disso, um conhecimento aprofundado acerca do julgamento da certeza da evidência e da força da recomendação é essencial para a prática clínica, principalmente em relação à interpretação de documentos científicos que auxiliarão a tomada de decisão em saúde.

Referências

1. Guyatt G, Oxman AD, Akl EA et al. GRADE guidelines: 1. Introduction-GRADE evidence profiles and summary of findings tables. J Clin Epidemiol 2011; 64(4):383-94.
2. Schünemann H, Brozek J, Guyatt G, Oxman A. Handbook for grading the quality of evidence and the strength of recommendations using the GRADE approach. Disponível em: https://gdt.gradepro. org/app/handbook/handbook.html. Updated October 2013.
3. Torres M, Ragusa M, Abdala V et al. BIGG, the international database of GRADE Guidelines. Lancet Reg Health Am 2022; 6:None.
4. Atkins D, Best D, Briss PA et al. Grading quality of evidence and strength of recommendations. BMJ 2004; 328(7454):1490.
5. Guyatt GH, Oxman AD, Vist GE et al. GRADE: An emerging consensus on rating quality of evidence and strength of recommendations. BMJ 2008; 336(7650):924-6.
6. Guyatt GH, Oxman AD, Schünemann HJ, Tugwell P, Knottnerus A. GRADE guidelines: A new series of articles in the Journal of Clinical Epidemiology. J Clin Epidemiol 2011; 64(4):380-2.
7. Guyatt G, Zhao Y, Mayer M et al. GRADE guidance 36: Updates to GRADE's approach to addressing inconsistency. J Clin Epidemiol 2023; 158:70-83.
8. Brunetti M, Shemilt I, Pregno S et al. GRADE guidelines: 10. Considering resource use and rating the quality of economic evidence. J Clin Epidemiol 2013; 66(2):140-50.
9. Schünemann HJ, Mustafa RA, Brozek J et al. GRADE guidelines: 21 part 1. Study design, risk of bias, and indirectness in rating the certainty across a body of evidence for test accuracy. J Clin Epidemiol 2020; 122:129-41.
10. Schünemann HJ, Mustafa RA, Brozek J et al. GRADE guidelines: 21 part 2. Test accuracy: Inconsistency, imprecision, publication bias, and other domains for rating the certainty of evidence and presenting it in evidence profiles and summary of findings tables. J Clin Epidemiol 2020; 122:142-52.
11. Xie F, Shemilt I, Vale L et al. GRADE guidance 23: Considering cost-effectiveness evidence in moving from evidence to health-related recommendations. J Clin Epidemiol 2023; 162:135-44.
12. Foroutan F, Guyatt G, Zuk V et al. GRADE Guidelines 28: Use of GRADE for the assessment of evidence about prognostic factors: Rating certainty in identification of groups of patients with different absolute risks. J Clin Epidemiol 2020; 121:62-70.
13. Canadian Task Force on the Periodic Health Examination. The periodic health examination. Can Med Assoc J 1979; 121(9):1193-254.
14. Medicine OCfE-B. The 2011 Oxford CEBM Levels of Evidence (Introductory Document). Disponível em: https://www.cebm.ox.ac.uk/ resources/levels-of-evidence/ocebm-levels-of-evidence.
15. Schünemann HJ, Jaeschke R, Cook DJ et al. An official ATS statement: Grading the quality of evidence and strength of recommendations in ATS guidelines and recommendations. Am J Respir Crit Care Med 2006; 174(5):605-14.
16. Guyatt GH, Oxman AD, Kunz R et al. GRADE guidelines: 2. Framing the question and deciding on important outcomes. J Clin Epidemiol 2011; 64(4):395-400.

17. Balshem H, Helfand M, Schünemann HJ et al. GRADE guidelines: 3. Rating the quality of evidence. J Clin Epidemiol 2011; 64(4):401-6.
18. Guyatt GH, Oxman AD, Vist G et al. GRADE guidelines: 4. Rating the quality of evidence-study limitations (risk of bias). J Clin Epidemiol 2011; 64(4):407-15.
19. Guyatt GH, Oxman AD, Montori V et al. GRADE guidelines: 5. Rating the quality of evidence-publication bias. J Clin Epidemiol 2011; 64(12):1277-82.
20. Guyatt G, Oxman AD, Kunz R et al. Corrigendum to GRADE guidelines 6. Rating the quality of evidence-imprecision. J Clin Epidemiol 2011; 64:1283-1293. J Clin Epidemiol 2021; 137:265.
21. Guyatt GH, Oxman AD, Kunz R et al. GRADE guidelines 6. Rating the quality of evidence-imprecision. J Clin Epidemiol 2011; 64(12):1283-93.
22. Guyatt GH, Oxman AD, Kunz R et al. GRADE guidelines: 7. Rating the quality of evidence-inconsistency. J Clin Epidemiol 2011; 64(12):1294-302.
23. Guyatt GH, Oxman AD, Kunz R et al. GRADE guidelines: 8. Rating the quality of evidence-indirectness. J Clin Epidemiol 2011; 64(12):1303-10.
24. Guyatt GH, Oxman AD, Sultan S et al. GRADE guidelines: 9. Rating up the quality of evidence. J Clin Epidemiol 2011; 64(12):1311-6.
25. Guyatt G, Oxman AD, Sultan S et al. GRADE guidelines: 11. Making an overall rating of confidence in effect estimates for a single outcome and for all outcomes. J Clin Epidemiol 2013; 66(2):151-7.
26. Guyatt GH, Oxman AD, Santesso N et al. GRADE guidelines: 12. Preparing summary of findings tables-binary outcomes. J Clin Epidemiol 2013; 66(2):158-72.
27. Guyatt GH, Thorlund K, Oxman AD et al. GRADE guidelines: 13. Preparing summary of findings tables and evidence profiles-continuous outcomes. J Clin Epidemiol 2013; 66(2):173-83.
28. Andrews J, Guyatt G, Oxman AD et al. GRADE guidelines: 14. Going from evidence to recommendations: The significance and presentation of recommendations. J Clin Epidemiol 2013; 66(7):719-25.
29. Andrews JC, Schünemann HJ, Oxman AD et al. GRADE guidelines: 15. Going from evidence to recommendation-determinants of a recommendation's direction and strength. J Clin Epidemiol 2013; 66(7):726-35.
30. Schünemann HJ, Mustafa R, Brozek J et al. GRADE Guidelines: 16. GRADE evidence to decision frameworks for tests in clinical practice and public health. J Clin Epidemiol 2016; 76:89-98.
31. GRADEpro GDT: GRADEpro Guideline Development Tool [Software] gradepro.org: McMaster University and Evidence Prime; 2024.
32. Sterne JA, Hernán MA, Reeves BC et al. ROBINS-I: A tool for assessing risk of bias in non-randomised studies of interventions. BMJ 2016; 355:i4919.
33. Cuello-Garcia CA, Santesso N, Morgan RL et al. GRADE guidance 24 optimizing the integration of randomized and non-randomized studies of interventions in evidence syntheses and health guidelines. J Clin Epidemiol 2022; 142:200-8.
34. Sterne JAC, Savović J, Page MJ et al. RoB 2: A revised tool for assessing risk of bias in randomised trials. BMJ 2019; 366:l4898.
35. Zeng L, Brignardello-Petersen R, Hultcrantz M et al. GRADE Guidance 34: Update on rating imprecision using a minimally contextualized approach. J Clin Epidemiol 2022; 150:216-24.
36. Schünemann HJ, Neumann I, Hultcrantz M et al. GRADE guidance 35: Update on rating imprecision for assessing contextualized certainty of evidence and making decisions. J Clin Epidemiol 2022; 150:225-42.
37. Taylor B, Miller E, Farrington CP et al. Autism and measles, mumps, and rubella vaccine: No epidemiological evidence for a causal association. Lancet 1999; 353(9169):2026-9.
38. Elliman D, Bedford H. MMR vaccine — worries are not justified. Arch Dis Child 2001; 85:271-4.
39. Andrews N, Miller E, Taylor B et al. Recall bias, MMR, and autism. Arch Dis Child 2002; 87(6):493-4.
40. Woodley SJ, Lawrenson P, Boyle R et al. Pelvic floor muscle training for preventing and treating urinary and faecal incontinence in antenatal and postnatal women. Cochrane Database Syst Rev 2020; 5(5):CD007471.
41. Mottola MF, Davenport MH, Ruchat SM et al. 2019 Canadian guideline for physical activity throughout pregnancy. Br J Sports Med 2018; 52(21):1339-46.

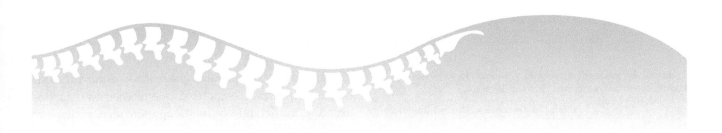

Como Interpretar o Tamanho do Efeito de um Tratamento

Andréa Tavares Dantas ▪ Fábio Queiroga ▪ Andrea Lemos

INTRODUÇÃO

A correta interpretação clínica do resultado de um ensaio clínico é de extrema importância por influenciar diretamente a tomada de decisão, incluindo aspectos de eficácia e segurança. É muito frequente uma interpretação inadequada dos resultados, levando em consideração apenas a significância estatística, ou seja, "o valor de p". Entretanto, é preciso lembrar que um resultado estatisticamente significativo demonstra apenas que a hipótese nula foi rejeitada, considerando certo nível de probabilidade, geralmente de 95% ou 99%. Por outro lado, um resultado estatisticamente não significativo não implica necessariamente a inefetividade de dado tratamento, uma vez que fatores como tamanho insuficiente da amostra e variabilidade das medidas podem influenciar esse resultado matemático. Nesse sentido, este capítulo objetiva mostrar ao leitor como são realizadas as mensurações do tamanho (magnitude) de efeito do tratamento e como interpretá-las para que a leitura crítica de ensaios clínicos e metanálises seja mais bem compreendida.

MEDIDAS DE ASSOCIAÇÃO

Um aspecto fundamental na interpretação do resultado de ensaios clínicos consiste na avaliação da magnitude do efeito do tratamento, ou seja, o tamanho do efeito encontrado após determinada intervenção. A forma mais adequada de quantificar esse efeito vai depender do tipo de estudo realizado e de como os desfechos foram medidos. Quando estamos lidando com variáveis dicotômicas, podemos usar diferentes medidas para comparar os resultados entre o grupo intervenção e o grupo controle, calculados por meio de razões (medidas relativas) ou diferenças (medidas absolutas), como risco relativo (RR), redução relativa do risco (RRR), redução absoluta do risco (RAR), *odds ratio* (OR) e número necessário para tratar e causar um potencial benefício (NNTB).

Diante de variáveis contínuas, geralmente utilizamos a diferença de médias entre os grupos (Quadro 3.1). Essas medidas representam resultados absolutos ou relativos e, dependendo da forma de apresentação, os mesmos dados podem aparentar um efeito de tratamento maior ou menor, o que pode influenciar diretamente a prática clínica do leitor menos crítico. O Quadro 3.2 apresenta um resumo das diferentes medidas de associação e suas respectivas fórmulas, baseadas na apresentação de resultados em uma tabela 2 × 2 para variáveis dicotômicas. Esses conceitos serão mais bem explicados nos tópicos a seguir.

Quadro 3.1 Medidas de associação em estudos clínicos de acordo com o tipo de variável

Variáveis dicotômicas
▪ Risco relativo
▪ Redução relativa do risco
▪ Redução absoluta do risco
▪ Número necessário para tratar
▪ *Odds ratio*
▪ *Hazard ratio*

Variáveis contínuas
▪ Diferenças de médias
▪ Diferença de médias padronizadas

Quadro 3.2 Medidas de associação considerando variáveis dicotômicas e suas respectivas fórmulas de cálculo

	Desfecho presente	Desfecho ausente
Intervenção	A	B
Comparação	C	D

- Risco absoluto do grupo intervenção (RI) = A / (A + B)
- Risco absoluto no grupo comparação (RC) = C / (C + D)
- Risco relativo (RR) = RI / RC = [A / (A + B)] / [C / (C + D)]
- Redução do risco relativo (RRR) = 1 – RR
- Redução absoluta do risco (RAR) = RC – RI
- *Odds* com a intervenção = A / B
- *Odds* controle = C / D
- *Odds ratio* = A × D / B × C

RISCO RELATIVO E REDUÇÃO RELATIVA DO RISCO

O conceito de risco refere-se à probabilidade de ocorrência de determinado evento e é calculado pela razão do número de eventos dividido pela população suscetível. Assim, em um ensaio clínico é possível calcular o risco absoluto de desenvolver determinado desfecho no grupo de indivíduos submetidos à intervenção (RI) e o risco no grupo de comparação (RC).

O RR corresponde a uma razão de probabilidades e compara o risco do desfecho nos indivíduos submetidos ao tratamento e nos indivíduos não tratados. Assim, o RR indica a probabilidade de desenvolvimento da doença ou um desfecho no grupo exposto em relação àqueles que não foram expostos. Em outras palavras, o RR informa a proporção do risco original que permanece nos pacientes que receberam a intervenção. Para o cálculo do RR, utiliza-se a seguinte fórmula:

$$\text{Risco relativo} = \frac{\text{Risco absoluto no grupo intervenção}}{\text{Risco absoluto no grupo controle}}$$

Na interpretação do RR, devemos considerar:

- **RR = 1:** risco no grupo tratado é igual ao do grupo não tratado.
- **RR < 1:** risco no grupo tratado é menor que no grupo não tratado – a intervenção diminui a probabilidade do desfecho.
- **RR > 1:** risco no grupo tratado é maior que no grupo não tratado – a intervenção aumenta a probabilidade do desfecho.

Para facilitar a compreensão desses conceitos, vamos utilizar os dados representados no Quadro 3.3, extraídos de um ensaio clínico randomizado que avaliou os efeitos dos movimentos pélvicos realizados com a bola suíça em mulheres durante o trabalho de parto. Nesse estudo foram avaliadas 200 mulheres, as quais foram randomizadas em

dois grupos: o experimental, que realizou os movimentos com a bola suíça, e o controle, que recebeu os cuidados usuais. Considerando os dados apresentados, podem ser calculados o risco em cada um dos grupos e o RR.

Na interpretação desse resultado, pode-se dizer que o grupo que recebeu a intervenção manteve 46% do risco encontrado no grupo controle. Outra forma de apresentar esse resultado é através da RRR, a qual representa uma estimativa da proporção do risco basal que é removido pela intervenção. Nos ensaios clínicos, a RRR é interpretada como a eficácia da intervenção e pode ser calculada por meio da seguinte fórmula:

$$\text{Redução relativa do risco} = 1 - \text{Risco relativo}$$

Considerando o exemplo apresentado no Quadro 3.3, pode-se inferir que a intervenção reduziu em 54% o risco de cesariana em comparação ao grupo não tratado.

REDUÇÃO ABSOLUTA DO RISCO

Outra forma de comparar os riscos entre os grupos em um ensaio clínico é através do cálculo da diferença absoluta entre eles, denominada RAR. A RAR depende do risco basal da população estudada e reflete de maneira mais assertiva a quantidade de pacientes submetidos à intervenção que serão poupados do desfecho. O cálculo da RAR é possível por meio da seguinte fórmula:

$$\text{Redução absoluta do risco} = \text{Risco grupo controle} - \text{Risco grupo intervenção}$$

Quadro 3.3 Comparação da necessidade de parto cesáreo entre grupo intervenção (movimentos pélvicos com uso de bola suíça) e grupo controle (cuidados habituais)

	Necessidade de cesariana		Total
	Sim	Não	
Grupo intervenção	12	88	100
Grupo controle	26	74	100
Total	38	162	200

- Risco no grupo experimental = 12/100 = 0,12 ou 12%
- Risco no grupo controle = 26/100 = 0,26 ou 26%
- Risco relativo = 0,12 / 0,26 = 0,46 ou 46% (IC95% = 0,25 a 0,86)
- Redução relativa do risco = 1 – 0,46 = 0,54 ou 54% (IC95% = 0,14 a 0,75)
- Redução absoluta do risco = 0,26 – 0,12 = 0,14 ou 14% (IC95% = 0,03 a 0,25)
- Número necessário para tratar = 1 / 0,14 = 7,1
- *Odds ratio* = 12 × 74 / 26 × 88 = 0,38 ou 38% (IC95% = 0,18 a 0,82)

IC95%: intervalo de confiança de 95%.
Fonte: Delgado e cols., 2024.

Considerando o exemplo apresentado no Quadro 3.3, observa-se uma RAR de 14%. Isso significa que as mulheres que realizaram movimentos pélvicos com a bola suíça apresentam risco 14% menor de necessitar de cesariana em comparação com as que receberam os cuidados habituais.

Cabe destacar que, habitualmente, resultados apresentados na forma de RRR têm magnitude maior que a RAR, sobretudo quando o risco de desenvolver o desfecho na população estudada é baixo. Essa diferença na apresentação dos resultados pode levar a interpretações equivocadas, não representando o real impacto do tratamento. Enquanto a RRR representa uma propriedade intrínseca do tratamento (eficácia) e pode ser considerada geralmente constante entre populações com diferentes riscos, a RAR depende da frequência do evento ou do risco basal do paciente. Esses conceitos podem ser mais bem entendidos a partir da Figura 3.1.

Avaliando o paciente individualmente, pode-se dizer que, para uma dada RRR, pacientes com alto risco do desfecho irão apresentar maior RAR, ou seja, o impacto do tratamento é maior para pacientes que apresentam risco mais alto de desenvolver o desfecho.

NÚMERO NECESSÁRIO PARA TRATAR

O conceito do número necessário para tratar e causar um potencial benefício (NNTB) reflete o número de indivíduos que precisarão ser submetidos à intervenção, durante determinado período, para que um indivíduo seja poupado do desfecho. O cálculo é realizado como o inverso da RAR:

$$\text{Número necessário para tratar} = \frac{1}{\text{Redução absoluta do risco}}$$

No exemplo considerado no Quadro 3.3, o NNT calculado foi de 7,1, ou seja, a cada sete mulheres submetidas à intervenção com a bola suíça, uma evitará a necessidade de cesariana.

Do mesmo modo que é possível calcular o NNTB para provocar um benefício (NNTB), também se deve considerar o número de pacientes que apresentam malefício decorrente de intervenção (número necessário para tratar e provocar um dano [NNTH]). Essa avaliação é especialmente interessante na interpretação dos eventos adversos relacionados à intervenção estudada.

De maneira geral, pode-se dizer que não existe um NNTB considerado ideal. A interpretação clínica desse número dependerá de fatores como importância/gravidade do desfecho que está sendo analisado e características do tratamento, como perfil de segurança e facilidade de acesso, e ainda de valores e preferências do paciente (veja o Capítulo 15).

HAZARD RATIO

O HR corresponde a uma medida de associação que leva em consideração o tempo de acompanhamento, ou seja, representa o RR da ocorrência de um desfecho em função do tempo. Esse tipo de avaliação se torna necessário nos estudos em que é importante determinar o tempo até a ocorrência de determinado desfecho, o que caracteriza as análises de sobrevivência.

O HR é uma medida de associação importante nos estudos com longo tempo de seguimento, nos quais os participantes podem ser acompanhados por diferentes períodos (por exemplo, porque há perda de seguimento, retirada do consentimento ou, ainda, necessidade de interrupção da intervenção por eventos não relacionados ao tratamento). Hipoteticamente, considerando um estudo em que, por motivos diversos, os pacientes do grupo controle foram acompanhados por mais tempo que os do grupo intervenção, a incidência simples de eventos no primeiro grupo poderia ser maior simplesmente porque os pacientes ficaram expostos por mais tempo. Nesse caso, um ajuste que leva em consideração o tempo de acompanhamento de cada paciente previne a ocorrência desse tipo de viés. Em termos práticos, o HR pode ser interpretado de forma semelhante ao RR.

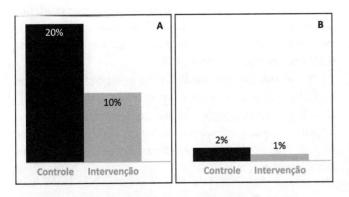

RRR = 10/20 = 0,5 = 50%
RRR = 1 - 0,5 = 0,5 = 50%
RAR = 20 - 10 = 10%

RRR = ½ = 0,5 = 50%
RRR = 1 - 0,5 = 0,5 = 50%
RAR = 2 - 1 = 1%

Figura 3.1 Considere-se um tratamento hipotético que diminua em 50% o risco de desenvolver determinado desfecho (RR = 50%). Em uma população de alto risco para o desfecho (**A**), com risco basal de 20%, a intervenção promove redução absoluta de 10% do risco. Entretanto, em uma população em que a frequência do desfecho é baixa (**B**), com risco basal de 2%, a mesma intervenção provocaria, em termos absolutos, uma redução de apenas 1% dos desfechos. Esse exemplo demonstra que para uma dada intervenção, embora o RR e o RRR sejam constantes entre diferentes populações, a RAR sofre influência da prevalência da condição na população em estudo.

ODDS RATIO (OU RAZÃO DE CHANCES)

Diferentemente do conceito de risco, *odds* representa a chance de um desfecho ocorrer nos grupos. A *odds* é definida como a probabilidade de ocorrência de um desfecho dividida pela probabilidade de não ocorrência do mesmo desfecho em cada um dos grupos. O OR representa, então, a comparação ou a razão entre a proporção de indivíduos com o desfecho no grupo tratado e a proporção de indivíduos com o desfecho no grupo controle. Semelhantemente à interpretação do RR, OR menor que 1 indica chance menor de o desfecho ocorrer no grupo intervenção, ao passo que OR maior que 1 tem interpretação contrária.

Embora seja um conceito bem menos intuitivo em relação ao RR, na prática os conceitos de RR e OR podem ser intercambiáveis quando o risco basal é muito baixo, ou seja, o desfecho em estudo é um evento raro. Entretanto, quando o desfecho é mais frequente, o OR pode superestimar o risco. Essa medida de associação é mais comumente utilizada em estudos do tipo caso-controle e com menos frequência em coortes prospectivas.

DIFERENÇA DE MÉDIA

Estudos na área de saúde frequentemente envolvem a avaliação de desfechos apresentados como variáveis contínuas ou discretas, como resultados de escalas ou de questionários. Nesses casos, os resultados são apresentados como médias, e a interpretação da magnitude do efeito advém da diferença entre médias ao final da intervenção. Outro modo de interpretação desses resultados consiste em calcular a diferença nos escores no final do tratamento entre os grupos.

Para exemplificar essa situação, consideraremos novamente o estudo citado anteriormente, que também avaliou a escala de dor através de uma escala visual analógica (0 a 10cm) e comparou os valores nos grupos intervenção e controle a cada 30 minutos (Quadro 3.4). Nesse caso, a magnitude do efeito da intervenção, avaliada ao fim de 30, 60 e 90 minutos, nos mostra uma redução de 2,7, 2,1 e 2,0 pontos, respectivamente, na escala visual analógica em comparação ao grupo controle.

INTERVALO DE CONFIANÇA

Em um ensaio clínico, o tamanho (magnitude) do efeito de um tratamento representa apenas uma estimativa do valor verdadeiro. Nesse sentido, nos diferentes estudos, trabalha-se com um intervalo de valores, o IC, no qual se acredita, com certo grau de certeza, que deva estar contida a verdadeira magnitude da intervenção. Assim, o IC representa um conjunto de valores com certa probabilidade (convencionalmente 95%) de conter o verdadeiro valor da intervenção do estudo. Em outras palavras, reflete a precisão dos resultados de determinado estudo, incluindo uma faixa de incerteza.

No exemplo mencionado no Quadro 3.3, para uma RRR de 0,54, observa-se um IC que variou de 0,14 a 0,75. Isso significa que, se esse experimento fosse repetido em 100 amostras diferentes, em 95 vezes o valor RRR estaria entre 0,14 e 0,75. Dessa observação, apreende-se que a interpretação com relação ao real efeito do tratamento pode mudar, uma vez que o impacto de uma eficácia de 14% é bem diferente de 75%.

Na interpretação do IC, deve-se ter em mente que, quando os valores cruzam a linha de nulidade (representado como 1 nas medidas que se referem a razões e como 0 nas que representam diferenças), o resultado deve ser considerado impreciso. Além disso, IC muito amplos também devem ser interpretados com cuidado, tendo em vista a significância clínica dos valores contidos no intervalo, ainda que o resultado tenha sido estatisticamente significativo.

Na avaliação das medidas de associação, devemos levar em consideração o IC para cada uma das medidas. Entretanto, apesar de ser uma informação muito importante para interpretação adequada dos resultados de um ensaio clínico, esses dados frequentemente não são apresentados.

Quadro 3.4 Comparação da intensidade da dor (escala visual analógica 0 a 10cm) entre grupo intervenção (movimentos pélvicos com uso de bola suíça) e grupo controle (cuidados habituais) avaliada no basal e a cada 30 minutos

	Grupo intervenção	Grupo controle	Diferença de média	Intervalo de confiança
Basal	8,3	8,4	–	–
30 minutos	6,2	8,8	–2,7	(–3,0 a –2,3)
60 minutos	7,1	9,2	–2,1	(–2,4 a –1,8)
90 minutos	7,4	9,3	–2,0	(–2,3 a –1,6)

Fonte: Delgado e cols., 2024.

SIGNIFICÂNCIA CLÍNICA

Alterações clinicamente relevantes são descritas na literatura por meio das expressões *mínima diferença clinicamente importante, diferenças clinicamente significantes* ou *mínima diferença importante* (MDI). Esse conceito representa a menor variação em determinado desfecho de interesse que o paciente percebe como importante, seja ela benéfica ou maléfica, e que leva o paciente ou o clínico a considerar uma mudança no tratamento. Variações no desfecho que excedem esse valor mínimo são consideradas clinicamente relevantes.

O cálculo da MDI pode ser realizado de diferentes maneiras, como por consenso de especialistas (método Delphi), baseado em âncoras de acordo com a perspectiva do paciente, ou, ainda, através da distribuição estatística dos dados (menos recomendado, pois não leva em consideração a perspectiva do paciente). Nesse tipo de avaliação, é importante levar em consideração populações com características clínicas semelhantes. Resultados numéricos iguais podem ter impactos diferentes em populações com características diferentes (por exemplo, idade, tipo de doença, gravidade da doença).

Baseados nessa metodologia, já são descritos na literatura MDI para diferentes desfechos (Quadro 3.5). Entretanto, para alguns desfechos, ainda não há uma definição formal e, na prática clínica, há de se contar com a experiência do profissional e o bom senso para estimar essas diferenças na interpretação de um resultado de um ensaio clínico, considerando as expectativas e perspectivas do paciente.

CONSIDERAÇÕES FINAIS

Na leitura crítica de um ensaio clínico, e para uma correta interpretação de seus resultados, é necessária uma avaliação que vai além da significância estatística. Um dos aspectos fundamentais a serem considerados refere-se ao tamanho (magnitude) do efeito, tendo em mente suas diferentes formas de apresentação, tanto em valores relativos como absolutos. É preciso avaliar os intervalos de confiança, entendendo que as medidas de associação representam apenas uma estimativa do efeito real. Além disso, deve-se pesar a significância clínica dos dados encontrados, considerando variações que são de fato percebidas como benéficas (ou maléficas) pelo paciente. Por fim, principalmente para uma adequada aplicação dos resultados na prática clínica, todos esses aspectos devem ser contextualizados de acordo com valores e preferências do paciente.

Quadro 3.3 Exemplos de mínima diferença importante (MDI) em desfechos na fisioterapia obstétrica

Doença	Desfecho	Escala/Questionário	MDI (unidades)	Referência
Incontinência urinária	Qualidade de vida	*Incontinence Quality of Life Questionnaire* (I-QQL)	2,5	Yalcin I, Patrick DL, Summers K, Kinchen K, Bump RC. Minimal clinically important differences in Incontinence Quality-of-Life scores in stress urinary incontinence. Urology 2006 Jun; 67(6):1304-8. doi: 10.1016/j.urology.2005.12.006
		King's Health Questionnaire	5 a 6	Kelleher CJ, Pleil AM, Reese PR, Burgess SM, Brodish PH. How much is enough and who says so? BJOG 2004 Jun; 111(6):605-12. doi: 10.1111/j.1471-0528.2004.00129.x
		International Consultation on Incontinence Questionnaire – Urinary Incontinence Short Form (ICIQ-UI SF)	5 (12 meses) 4 (24 meses)	Sirls LT, Tennstedt S, Brubaker L, Kim HY, Nygaard I, Rahn DD, Shepherd J, Richter HE. The minimum important difference for the International Consultation on Incontinence Questionnaire-Urinary Incontinence Short Form in women with stress urinary incontinence Neurourol Urodyn 2015 Feb; 34(2):183-7. doi: 10.1002/nau.22533
Percepção da fadiga materna no trabalho de parto	Fadiga materna	Questionário de Percepção da Fadiga Materna	7 pontos	Delgado A, Góes PSA de, Lemos A. Assessment of responsiveness and minimum important difference of the Maternal perception of Childbirth Fatigue Questionnaire (MCFQ). ABCS Health Sci 2022; 48:1-5
Ansiedade materna no trabalho de parto	Ansiedade materna	Estado de Ansiedade do Inventário de Ansiedade Traço-Estado – IDATE	5 pontos	Alvares RS. Mínima diferença importante, responsividade e análise fatorial da subescala estado do inventário de ansiedade traço-estado (IDATE) adaptada para mulheres em trabalho de parto. Dissertação (Mestrado em Fisioterapia). Recife: Universidade Federal de Pernambuco, 2019

Bibliografia

Barratt A, Wyer PC, Hatala R et al. Tips for learners of evidence-based medicine: 1. Relative risk reduction, absolute risk reduction and number needed to treat. CMAJ 2004; 171(4):353-8.

Coutinho ESF, Cunha GM. Conceitos básicos de epidemiologia e estatística para a leitura de ensaios clínicos controlados. Rev Bras Psiquiatr 2005; 27(2):146-51.

Darzi AJ, Busse JW, Phillips M et al. Interpreting results from randomized controlled trials: What measures to focus on in clinical practice. Eye (Lond) 2023; 37(15):3055-8.

George A, Stead TS, Ganti L. What's the risk: Differentiating risk ratios, odds ratios, and hazard ratios? Cureus 2020; 12(8):e10047.

Guyatt G, Rennie D, Meade MO et al. Users' guides to the medical literature. A manual for evidence-based clinical practice. 3. ed. Mc-Grall-Hill Education, 2015.

McGlothlin AE, Lewis RJ. Minimal clinically important difference: Defining what really matters to patients. JAMA 2014; 312(13):1342-3.

Montori VM, Kleinbart J, Newman TB et al. Tips for learners of evidence-based medicine: 2. Measures of precision (confidence intervals). CMAJ 2004; 171(6):611-5.

Page P. Beyond statistical significance: Clinical interpretation of rehabilitation research literature. Int J Sports Phys Ther 2014; 9(5):726-36.

Saver JL, Lewis RJ. Number needed to treat: Conveying the likelihood of a therapeutic effect. JAMA 2019; 321(8):798-9.

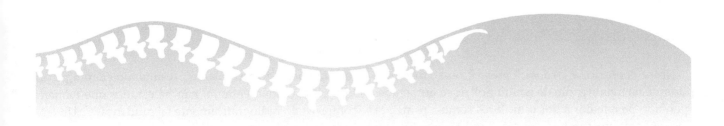

CAPÍTULO
4

Adaptações Musculoesqueléticas e Biomecânicas do Período Gestacional e suas Repercussões para a Fisioterapia

Débora Wanderley ■ Kelly Cristina Duque Cortez ■ Lucas Ithamar Silva Santos ■ Andrea Lemos

INTRODUÇÃO

Durante a gravidez, diversas alterações anatômicas, biomecânicas e fisiológicas modificam a distribuição da massa corpórea, a dinâmica articular[1] e a força musculo-tendínea[2]. As adaptações funcionais nos quadris, joelhos e pés das gestantes têm por objetivo favorecer a estabilidade postural[3]. O aumento de útero, mamas e volume sanguíneo e a retenção hídrica são responsáveis pelo peso adquirido durante a gestação[4].

Com a progressão da gestação, o aumento do peso corporal acarreta alterações na distribuição do centro de massa[1], acompanhadas de frouxidão articular, compressão de tecidos moles[5] e mudanças nas curvaturas da coluna vertebral[6]. Por essa razão, são frequentes as queixas de dores musculoesqueléticas[6,7], além de alterações no equilíbrio e nos padrões de marcha da gestante, com aumento do risco de quedas[5,6] e comprometimento na realização das atividades da vida diária. Como consequência, surgem as compensações biomecânicas com intuito de reduzir o impacto dessas alterações e favorecer a adaptação do sistema musculoesquelético à sobrecarga.

Este capítulo tem por objetivo demonstrar como o sistema musculoesquelético se adapta ao crescimento uterino e ao aumento de peso gestacional e pontuar as respostas biomecânicas em relação à gestação e suas repercussões nas atividades da vida diária da gestante.

RELAXINA

A relaxina é um polipeptídeo pertencente à superfamília insulina/relaxina de hormônios estruturalmente relacionados que, em humanos, inclui insulina, fator de crescimento semelhante à insulina 1 (IGF-1), IGF-2, relaxina 1, relaxina 2 e relaxina 3, entre outros[8]. Muito estudada inicialmente em animais, a relaxina foi descoberta em 1926 por Frederick L. Hisaw que, ao injetar via subcutânea soro sanguíneo de porquinhos-da-índia ou de coelhas gestantes em porquinhos-da-índia virgens, logo após a aplicação de estrogênio, verificou um relaxamento perceptível do ligamento púbico, identificado 6 a 8 horas após a injeção, através de movimentos no púbis[9].

O hormônio é secretado pelo corpo lúteo durante a gestação, com aumento inicial dos níveis séricos até um valor de pico, por volta da 12ª semana gestacional, seguido por declínio até a 17ª semana[10]. Subsequentemente, os níveis séricos tornam-se estáveis, com valores que representam aproximadamente 50% do valor de pico registrado[11]. Vale ressaltar que a concentração sérica da relaxina não está associada ao número de fetos, apresentando os mesmos níveis ao serem comparadas gestações de feto único com gestações gemelares[12].

A relaxina atua diretamente sobre o tecido conjuntivo, estimulando a expressão de colagenase, aumentando o teor de água no tecido conjuntivo e ativando fibroblastos na síntese de colágeno[13]. Em virtude dessa atuação, a relaxina promove frouxidão ligamentar, principalmente nas articulações pélvicas, como na sínfise púbica[12].

POSTURA

A definição de postura compreende o alinhamento dos segmentos corporais no espaço, cujo controle ocorre por meio de interações entre o sistema musculoesquelético e o sistema nervoso central[14]. Durante a gravidez, o crescimento uterino, o aumento das mamas e o ganho de peso resultam em modificações posturais[15], como alterações na curvatura da coluna vertebral[6].

Nesse contexto, a lordose lombar é uma curva importante na manutenção do equilíbrio[14] e seu aumento é apontado pela maioria dos estudiosos como a principal compensação postural ao crescimento uterino durante a gestação[10,16,17]. A explanação plausível indica que a expansão do útero provocaria inclinação anterior da pelve e aumento da flexão dos quadris com consequente aumento da curvatura sagital lombar e esforço extra nos discos e articulações[10,16,17].

Um estudo com 34 mulheres ao longo do período gestacional avaliou as curvaturas lombar e torácica, além da inclinação pélvica[18], sendo observado, entre o quarto e o nono mês de gestação, aumento na cifose torácica (6,6 graus) e na lordose lombar (7,2 graus), enquanto a inclinação pélvica permaneceu inalterada[18]. O aumento da curvatura lombar (5,9 graus) também foi observado em outro estudo, que avaliou 12 gestantes no primeiro e terceiro trimestres gestacionais, sem apresentar, no entanto, alterações na curvatura torácica[19].

Contrapondo-se aos estudos citados, outras pesquisas[2,16,20] sugerem que tais alterações podem não ser comuns a todas as gestantes ou até mesmo que essas adaptações divergem do que é difundido por parte da literatura. Um estudo de caso-controle avaliou a inclinação sacral e as curvaturas torácica e lombar em mulheres grávidas (da 17ª à 34ª semana gestacional) e não grávidas, mostrando tendência à cifose lombar no grupo de gestantes[20]. Em outro estudo, do tipo longitudinal, gestantes foram acompanhadas por todo o ciclo gravídico-puerperal e avaliadas quanto ao alinhamento postural da parte superior do corpo, no plano sagital, nas posturas de pé e sentada, através de um sistema de análise de movimento composto por oito câmeras de vídeo[16]. O estudo aponta que a gestação não promove alterações posturais nos segmentos pélvico, torácico e cervical[16]. Além disso, algumas gestantes apresentaram achatamento progressivo da lordose lombar com a evolução da gestação, enquanto em outras não houve alteração alguma da curvatura lombar[16]. Outro estudo também mostra aumento da altura da gestante, entre 1 e 1,2cm, sugerindo redução da lordose lombar[2].

Ademais, dados de uma revisão sistemática de 2019 (50 estudos) sobre os fatores biomecânicos envolvidos na gravidez mostram que os ângulos de lordose e cifose da coluna vertebral aumentam significativamente durante a gravidez, mas não de forma consistente em todos os estudos. Outro aspecto relevante é que a dor na coluna aumenta significativamente em mulheres grávidas, embora não esteja significativamente correlacionada a alterações na coluna vertebral[6].

As alterações biomecânicas que envolvem os membros inferiores também são inconclusivas. A literatura mostra queda do arco plantar, resultando em um pé do tipo pronado. No entanto, não há estudos que tenham comprovado radiograficamente tal mudança[21,22]. Um estudo avaliou o comprimento, o volume e a largura dos pés de gestantes na 13ª e 35ª semanas gestacionais e na oitava semana pós-parto, bem como de mulheres não gestantes[23]. Os resultados apontam que tanto o comprimento como a largura dos pés permanecem inalterados, enquanto o volume aumenta 57,2mL, diminuindo apenas 8,42mL no pós-parto[23].

Um estudo observacional longitudinal analisou as alterações morfológicas e posturais do pé de gestantes (n = 23), durante e após a gravidez (nas semanas 9 a 13 de gestação, semanas 32 a 35 de gestação e semanas 4 a 6 após o parto), por meio de um pedógrafo[24]. As análises apontam que o comprimento do pé aumenta no terceiro trimestre, com predomínio da postura de pronação, e volta à neutralidade no puerpério[24].

Outro estudo, do tipo transversal, buscou correlacionar variáveis baropodométricas à presença de dor lombar em gestantes no terceiro trimestre de gestação (n = 25)[15]. Os resultados apontam uma relação entre pressão plantar e incapacidade funcional e entre a área de contato dos pés e a intensidade da dor em gestantes[15].

CONTROLE POSTURAL E EQUILÍBRIO

O controle postural é definido como a habilidade de manter, atingir ou restaurar um estado de equilíbrio em qualquer postura ou atividade[25], enquanto o equilíbrio é a habilidade de controlar o centro de massa em relação à base de sustentação, utilizando o menor gasto energético[14,26]. O equilíbrio é um componente necessário para o controle postural que, por sua vez, depende da interação dos sistemas musculoesquelético e sensorial (visual, vestibular, proprioceptivo e cutâneo)[14,26], cujos *inputs* sinalizam mudanças na posição e movimento do corpo e são enviados ao sistema nervoso central, que os interpreta e integra[26]. Desse modo, o controle postural tem como funções o controle da posição do corpo no espaço para garantir a estabilidade (equilíbrio) e a orientação postural (manter uma relação apropriada entre os segmentos corporais e entre o corpo e o ambiente para a realização de uma tarefa), cujos requisitos variam conforme a tarefa realizada e o ambiente em que ela ocorre[27].

A presença de adaptações biomecânicas durante o período gestacional não garante a manutenção do controle postural adequado em todas as atividades, pois os equilíbrios estático e dinâmico parecem apresentar comportamentos diferentes durante a gestação. O equilíbrio estático encontra-se diminuído e há aumento da base de suporte e da oscilação anteroposterior do corpo no período gestacional[28]. Na postura sentada, o aumento da base de sustentação, principalmente durante as atividades de flexão lateral do tronco, é uma estratégia compensatória da gestante para aumentar a estabilidade e manter a amplitude de movimento[29]. Por volta do terceiro trimestre da gestação, há redução da oscilação do equilíbrio dinâmico, podendo indicar maior estabilidade dinâmica nesse período[30]. Apesar disso, a redução da oscilação também pode representar uma crescente rigidez corporal e, com isso, levar ao aumento do risco de queda em gestantes nessa fase[30].

A literatura aponta que uma em cada quatro mulheres grávidas cai pelo menos uma vez durante a gravidez[5]. Entre as explicações para essa ocorrência, estudos sugerem que o aumento da frouxidão[31,32] e o ganho de peso, cuja distribuição não é uniforme, resultam em grande mudança na distribuição da massa corpórea e no alinhamento e podem influenciar o equilíbrio e aumentar o risco de quedas entre as gestantes[5,28,31,32].

Dados de uma revisão sistemática (50 estudos) sobre os fatores biomecânicos envolvidos na gravidez mostram aumento dos movimentos do centro de pressão (CP) e dos índices de estabilidade, indicando redução do controle postural na gravidez[6]. Outra revisão sistemática (13 estudos) avaliou as diferenças no equilíbrio estático entre mulheres grávidas ou puérperas, em comparação a mulheres não grávidas, por meio da análise da oscilação do centro de pressão em plataforma de força, durante a posição estática bípede[26]. De acordo com essa revisão, alguns estudos observaram maiores magnitude, velocidade e variação da oscilação em mulheres grávidas e no pós-parto, em comparação às mulheres não grávidas, enquanto outros não encontraram diferenças[26]. Não houve consenso sobre a influência da gravidez na dependência de *inputs* visuais para o controle do equilíbrio[26]. No entanto, os resultados devem ser interpretados com cautela em razão do número limitado de estudos, da heterogeneidade nos protocolos e das limitações metodológicas dos estudos incluídos nessa revisão[26].

Outro estudo, com mulheres grávidas (n = 19) e nuligestas (n = 19), avaliou as diferenças entre as características do CP durante o apoio unipodal, com os olhos abertos e fechados, em uma plataforma de força, durante e após a gravidez[32]. Os resultados apontam que, principalmente nos últimos meses da gestação, quando o risco de queda é maior, as gestantes demonstraram oscilação e velocidade média de oscilação reduzidas e CP menos suave[32]. A informação visual influenciou o controle postural em ambos os grupos de participantes e sua remoção resultou em maior oscilação total e na velocidade média, indicando que, em geral, as mesmas estratégias de controle postural foram observadas para

mulheres grávidas em comparação com as nuligestas[32]. Os dados dessa pesquisa podem refletir a dificuldade das gestantes para se adaptarem às perturbações externas, mas também podem representar uma estratégia de proteção necessária durante o apoio unipodal, devido ao medo de cair[32].

De forma semelhante, um estudo transversal comparou a oscilação postural, por meio da posturografia, entre primigestas (n = 40), na 32ª semana de gestação, e não gestantes (n = 40). As análises foram realizadas em oito condições sensoriais diferentes, incluindo aquelas em que as informações visuais (olhos abertos e fechados) e proprioceptivas e a base de apoio (tipo de superfície de apoio e largura da base, por exemplo) foram modificadas durante o teste com o intuito de averiguar as interferências desses *inputs* na oscilação postural[33]. Os resultados apontam para maior oscilação postural entre as gestantes, quando comparadas às mulheres não grávidas, nas situações em que o teste foi realizado com modificações nos *inputs* visual e proprioceptivo e na base de apoio[33]. Não houve diferença entre os grupos quanto à velocidade de oscilação mediolateral, exceto nas condições de olhos abertos e olhos fechados em superfície firme, quando a largura de apoio foi controlada[33]. Segundo o estudo, as mulheres grávidas tendem a adotar uma base de apoio mais larga na fase avançada da gravidez[33].

Outro estudo com mulheres grávidas (n = 15) utilizou uma plataforma de força durante o teste de caminhada em esteira, a partir de 12 semanas de gestação até o parto, para avaliar o equilíbrio dinâmico durante a marcha[34]. Houve diminuição no equilíbrio dinâmico e, à medida que a gestação progredia, foram observadas alterações não lineares nos movimentos do centro de massa dentro da base de apoio, com algumas mudanças começando no início da gravidez e outras iniciando apenas a partir do final do segundo trimestre gestacional[34].

Apesar dos achados citados, alguns autores apontam para a necessidade de análise dos diferentes fatores relacionados às alterações no equilíbrio e dos motivos para a variação dessa mudança entre as gestantes[35,36]. Por exemplo, um estudo ressalta que as alterações no equilíbrio dinâmico podem ser pouco explicadas pelas alterações antropométricas da gestação, como ganho de peso[35]. Já em outro estudo foi realizada uma análise cinemática da articulação e do movimento do centro de massa do corpo durante o teste de caminhada em gestantes (n = 23), em cinco momentos diferentes, no segundo e terceiro trimestres de gestação[36]. Os dados sugerem que, embora a maioria das mulheres grávidas apresente algum desequilíbrio durante a gravidez, os motivos para tal mudança variam entre as gestantes[36]. As alterações cinemáticas parecem ser impulsionadas por alterações posturais do quadril, mas têm apenas pequena correlação com alterações do equilíbrio dinâmico[36]. Portanto, devem ser investigados outros aspectos, além do aumento da massa corporal, que possam contribuir para o comprometimento do equilíbrio e o risco maior de quedas entre gestantes, tais como adaptações neurais nas estratégias de controle postural.

Além dos ajustes posturais mencionados, os movimentos dos segmentos torácicos e toracolombares também apresentam alterações significativas, apesar das adaptações biomecânicas que ocorrem nesse período[29]. Tanto na postura de pé como na sentada, a amplitude de movimento desses segmentos apresenta-se reduzida durante a flexão anterior do tronco[29]. Além disso, a rotação axial do tronco também apresenta redução significativa na posição sentada[29].

FORÇA MUSCULAR

O efeito da gestação na força muscular também tem sido enfatizado em algumas pesquisas. Foi observado que a força dos membros superiores não difere entre as mulheres grávidas e as não grávidas[37]. Em outro estudo, foi comparada a força muscular entre gestantes na 36ª semana gestacional e 4 semanas após o parto, sendo verificado que o ato de se levantar da cadeira sem o auxílio dos membros superiores aumentou em 33% a exigência muscular na articulação do joelho das gestantes, quando comparadas às mulheres no pós-parto[38].

A maioria das pesquisas foca na avaliação da força muscular em gestantes com comprometimento álgico lombopélvico. Gestantes com dor na cintura pélvica apresentaram menor *endurance* dos músculos flexores e extensores do tronco, além de redução da força muscular dos extensores do quadril, comparadas às gestantes sem dor lombar[39].

As repercussões da gestação na musculatura do assoalho pélvico também são estudadas e parecem apresentar resultados controversos. Um estudo prospectivo comparou a força muscular do assoalho pélvico de mulheres não gestantes nulíparas (n = 50) e gestantes primíparas (n = 50), através de palpação digital e perineômetro, sendo observado que a gestação e o parto vaginal podem provocar redução na força muscular do assoalho pélvico[40]. No entanto, em um estudo de coorte prospectivo com primigestas (n = 226), que também utilizou a palpação digital e a perineometria, foi observado que nem a gestação nem o parto reduziram significativamente a força desse grupo muscular[41].

A relação entre a força muscular do assoalho pélvico e a função sexual feminina em mulheres grávidas também é apontada, mas os resultados apresentados muitas vezes são inconsistentes[42]. Dados secundários de um ensaio clínico randomizado foram avaliados para verificar a associação entre a força muscular do assoalho pélvico e a função sexual de nulíparas (n = 735) antes da 16ª semana de gestação[42]. A força muscular do assoalho pélvico foi positivamente associada à função sexual durante o primeiro trimestre[42]. Nesse período, até metade das nulíparas sofria de fraqueza muscular do assoalho pélvico e quase um quarto das nulíparas enfrentava essa fraqueza combinada com disfunção sexual[42].

Outra alteração é observada na força dos músculos abdominais. O músculo reto abdominal sofre aumento de 115% em seu comprimento ao final da gestação e sua capacidade de flexionar o tronco e de estabilizar a pelve é reduzida a partir de 26 e 30 semanas gestacionais, respectivamente[43]. O ângulo de inserção altera-se, tanto no plano coronal como no sagital, entre a 18ª e a 30ª semana de gestação, reduzindo a produção de torque para a realização dessa atividade[43]. Além disso, parte da literatura aponta que a força abdominal está prejudicada em mulheres com diástase do músculo reto abdominal[44], em consequência de forças mecânicas que exercem pressão sobre a parede abdominal anterior[45]. Contudo, uma revisão sistemática concluiu que as evidências para comprovar essas associações são fracas[44].

Além disso, foi sugerida uma possível ligação entre lesões e fraqueza dos músculos abdominais e disfunção do assoalho pélvico (definida como incontinência urinária, incontinência anal e prolapso de órgãos pélvicos), dor lombar e na cintura pélvica, mas os resultados são conflitantes[44,46]. Outro estudo, com gestantes primigestas (n = 67), utilizou eletromiografia de superfície e ultrassonografia para avaliar a função dos músculos do *core* (diafragma, transverso abdominal, oblíquos internos e externos, músculos do assoalho pélvico e multífidos) durante a gravidez[47]. A força muscular do assoalho pélvico também foi medida por meio do método PERFECT[47], sendo observado que a relação de coativação entre os músculos do *core* pode desaparecer durante a gravidez e que, com o avanço da gestação, há diminuição da espessura e aumento da atividade eletromiográfica desses músculos[47].

Outro grupo muscular investigado durante a gestação é o dos músculos respiratórios, devido às alterações anatômicas e de capacidade e aos volumes pulmonares existentes nesse período. Estudo prévio indica que, mesmo diante de tais alterações, a musculatura respiratória não apresenta alteração da força durante o período gestacional[48]. Todavia, dados recentes sobre o tema divergem e apontam que, apesar de a força muscular expiratória estar preservada na gestação, há redução na força muscular inspiratória entre as gestantes (veja o Capítulo 6).

MARCHA

A literatura clássica sempre classifica a marcha da gestante como anserina. A marcha anserina clássica é caracterizada por oscilações na pelve, aumento da base de sustentação e hiperlordose lombar, patognomônica de processos que causam fraqueza dos músculos pélvicos, como polineuropatias e miopatias. Na gestante, consiste em aumento da base de suporte, rotação e obliquidade pélvica e rotação externa do quadril[2]. O aumento da base de suporte também é acompanhado pelo aumento da largura pélvica, mas a razão entre a largura da base de suporte e a largura pélvica permanece inalterada, apesar da gestação (Figura 4.1)[2].

Autores também sugerem diminuição do comprimento do passo durante a gravidez[49]. No entanto, há divergências quanto às repercussões gestacionais na marcha[49,50], incluindo as alterações na velocidade e cadência[49].

Os resultados de uma revisão sistemática (n = 50 estudos) sobre os fatores biomecânicos envolvidos na gravidez mostram que a amplitude de movimento do tronco, a flexão e extensão do quadril, o comprimento da passada e a velocidade da marcha são reduzidos e que há aumento da largura do passo durante a marcha de gestantes, mas de forma inconsistente. O estudo sugere que é provável que cada mulher se utilize de estratégias próprias para minimizar as alterações biomecânicas da gravidez (por exemplo, aumentando a largura do passo para melhorar o equilíbrio)[6].

Outro estudo promoveu uma análise cinemática tridimensional da marcha de gestantes (n = 15) durante a segunda metade do último trimestre gestacional,

não verificando alterações na velocidade da marcha, no comprimento do passo, na cadência e nos ângulos articulares[2]. Os dados podem refletir as compensações utilizadas para manter a marcha normal, apesar de aumentos substanciais na massa corpórea e do deslocamento anterior do centro de gravidade[2]. Essas alterações indicam aumento do uso dos abdutores do quadril, extensores do quadril e flexores plantares do tornozelo, o que pode contribuir para a dor lombar, pélvica e de quadril, bem como para cãibras musculares dolorosas na panturrilha ou em outras partes dos membros inferiores[2]. Outro achado importante nesse estudo consistiu na redução do tempo em apoio unipodal e no aumento do tempo em apoio bipodal, o que pode indicar outro mecanismo compensatório com a finalidade de reduzir o tempo durante o qual o corpo apresenta maior instabilidade e que pode ser acentuada devido ao aumento da massa corpórea na gestação[2].

Para mensurar a cadência dos passos das gestantes (n = 32) durante a gravidez (de 20 a 32 semanas) e no pós-parto (12 semanas pós-parto), um estudo longitudinal utilizou um acelerômetro posicionado no quadril[51]. Os dados indicam que as gestantes dão menos passos e assumem cadências mais lentas ao andar no terceiro trimestre, em comparação ao segundo trimestre e ao pós-parto[51].

Outro estudo analisou a cinemática, a cinética e a aceleração da marcha de não grávidas (n = 20) e gestantes (n = 20), todas saudáveis[50]. Em comparação às mulheres não grávidas, as características da marcha, a amplitude de movimento e o momento articular das mulheres

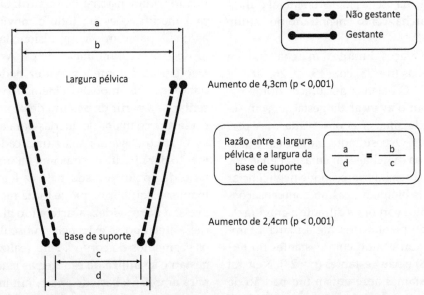

Figura 4.1 Relação entre a largura pélvica e da base de suporte durante a gestação e no pós-parto. (Adaptada de Foti, Davids & Bagley, 2000[2].)

grávidas mudaram significativamente, as quais utilizaram mais os glúteos do que o quadríceps para estender as articulações dos joelhos durante a marcha[50]. Essa mudança pode estar relacionada às adaptações na forma e na massa corporal durante a gravidez[50].

A propulsão da marcha de mulheres grávidas (n = 13), ao longo dos três trimestres gestacionais, e não grávidas (n = 20) foi avaliada em um estudo por meio de uma plataforma de força, sendo verificado, desde o primeiro trimestre, que as gestantes apresentaram aumento no tempo de apoio de calcanhar, diminuindo a força de propulsão da marcha, quando comparadas às mulheres não gestantes[13]. Para os autores, o maior tempo de apoio durante a fase de resposta à carga pode ser decorrente de uma adaptação gestacional na promoção de melhor absorção do impacto ou da provável diminuição na velocidade da marcha. Nesse estudo também foi observada maior oscilação mediolateral durante a marcha, possivelmente resultante do deslocamento anterior do centro de gravidade, em consequência do ganho de massa, além de aumento na largura e edema nos pés. Tanto o aumento do tempo de apoio do calcanhar como a diminuição da força de propulsão indicam que pode haver alterações na marcha desde o primeiro trimestre gestacional[13].

Alteração da marcha durante a gravidez também foi observada em outro estudo, no qual a plataforma de força foi utilizada para análise da marcha de voluntárias (n = 81) não grávidas e grávidas, no segundo e terceiro trimestres gestacionais, com ou sem história de queda[52]. As gestantes apresentaram menor velocidade da marcha, o que pode consistir em um mecanismo compensatório para manter inalteradas as forças de reação do solo, apesar das diferenças de massa corporal. No entanto, não foi observada alteração na oscilação mediolateral durante a realização da marcha, como encontrado no estudo de Albino e cols. (2011)[13].

O movimento dos braços durante a marcha também foi avaliado em grávidas (n = 23) com 18, 22, 26, 30 e 34 semanas de gestação[53]. O balanço dos braços durante a marcha aumentou com o avançar da gestação, sem seguir o padrão exato de alterações observadas nas pernas, no tórax e na pelve. Os resultados indicam que uma análise convencional da marcha, com ênfase apenas nos movimentos dos membros inferiores, pode negligenciar importantes alterações biomecânicas ou compensações em diferentes segmentos corporais durante a gravidez[53].

Ademais, a pressão plantar durante a marcha também foi avaliada em um estudo com gestantes no terceiro trimestre (n = 28) e não gestantes (n = 28). Nele foi observado que as gestantes apresentam um padrão de marcha diferente, com aumento de carga na região lateral do pé e no retropé[21].

Outro aspecto relevante em gestantes é que 20% das mulheres grávidas relatam dor na cintura pélvica, condição musculoesquelética que afeta a marcha[54]. Uma revisão sistemática (n = 14 estudos) analisou as diferenças nos parâmetros espaço-temporais da marcha em mulheres grávidas saudáveis e com dor na cintura pélvica[54]. Alguns estudos apontaram aumento da largura do passo e das fases de apoio duplo da marcha, além de diminuição do comprimento da passada e do passo, da velocidade, da cadência e das fases de apoio único e de balanço na marcha de gestantes. No entanto, devido às limitações no desenho dos estudos incluídos, os dados devem ser analisados com cautela[54].

ATIVIDADES DINÂMICAS

As alterações biomecânicas da gestação podem alterar a execução de atividades dinâmicas, como mudar de postura na posição sentada, sentar-se e levantar-se de uma cadeira, repercutindo negativamente na realização de atividades da vida diária da gestante.

Durante a gravidez, há redução da capacidade de mudança de postura na posição sentada, tornando a gestante menos móvel e resultando em tempo maior em posturas estáticas nessa posição[16]. Esse aspecto repercute diretamente na coluna lombar que, por sua vez, necessita de variações posturais para diminuir o acúmulo de cargas compressivas nessa região[16].

Um estudo avaliou as mudanças cinemáticas do movimento de sentar-se, a partir da postura de pé, de gestantes (n = 15) com 4, 16 e 36 semanas de gestação[55]. Foram mensurados os movimentos do plano sagital no tornozelo, joelho, coluna e ombros, bem como o movimento tridimensional do quadril. Os resultados indicaram modificações em todo o movimento de sentar-se, as quais parecem ser impulsionadas pelo aumento da lordose na postura inicial de pé. As mudanças físicas e fisiológicas durante a gravidez podem exigir uma mudança no desempenho cinemático do movimento de sentar-se a partir da postura de pé, a qual tem sido associada a risco maior de quedas para as gestantes[55].

O ato de levantar-se de uma cadeira requer o movimento para frente e para cima da massa corporal e uma base de apoio formada pela cadeira e pelos pés para manter o equilíbrio, que se torna mais difícil com a progressão da gravidez, acarretando alterações biomecânicas e afetando as exigências musculoesqueléticas sobre os segmentos do corpo[56]. Para realizar essa atividade, a gestante se utiliza de estratégias cinéticas e cinemáticas para ampliar a base de apoio, minimizar a propulsão e aumentar o movimento do segmento torácico[56]. Apesar do exposto, dados de uma revisão sistemática apontam grande divergência entre os estudos quanto às alterações no tempo de flexão e extensão dos membros inferiores ou na amplitude de movimento da pelve, cabeça e coluna toracolombar durante o processo de sentar e levantar como resultado da gravidez[6].

REPERCUSSÕES PARA A PRÁTICA FISIOTERAPÊUTICA

Conhecer os resultados de estudos consistentes e com qualidade metodológica sobre as adaptações biomecânicas em gestantes auxilia o fisioterapeuta a adotar medidas terapêuticas eficazes no tratamento e na prevenção de distúrbios musculoesqueléticos relacionados à gestação.

A análise da postura e de algumas atividades funcionais realizadas pelas gestantes no dia a dia deve ser incluída na avaliação do fisioterapeuta. Como as gestantes apresentam menor mobilidade na postura sentada, é necessário fornecer orientações sobre as mudanças posturais a intervalos regulares com intuito de diminuir a sobrecarga na região lombar, principalmente para quem necessita permanecer nessa postura por longos períodos. Além disso, orientações quanto às alterações de equilíbrio e ao risco de quedas devem ser fornecidas no primeiro contato com a gestante.

As mulheres grávidas apresentam diminuição dos níveis de energia e de força em diferentes grupos musculares em todos os trimestres gestacionais. Ênfase deve ser dada a alguns grupos musculares que podem apresentar sobrecarga durante o período gestacional, como os abdutores e extensores do quadril, os flexores do tornozelo, os eretores da coluna e os músculos abdominais e do assoalho pélvico.

O uso dos membros superiores para as mudanças posturais deve ser incentivado com o objetivo de diminuir as cargas adicionais nos membros inferiores.

A avaliação e o treino do controle postural, do equilíbrio e da marcha em gestantes devem incluir *feedback* visual, sensorial e proprioceptivo, além de modificações na tarefa e no ambiente. Deve ser estimulada a adoção de adaptações no posicionamento corporal durante a realização de atividades diárias, como ajuste biomecânico à maior exigência musculoesquelética. Práticas como o aumento da base de suporte durante atividades dinâmicas e estáticas parecem melhorar o equilíbrio e o controle postural, contribuindo para melhor realização dessas atividades.

Mudanças na postura e nas características dos pés durante a gravidez e no puerpério devem ser avaliadas e tratadas na prática clínica para prevenir possíveis lesões.

As gestantes apresentam valores mais baixos da força muscular inspiratória e, portanto, deve ser oferecido um enfoque mais direcionado a essa musculatura.

CONSIDERAÇÕES FINAIS

As modificações musculoesqueléticas e biomecânicas decorrentes da gravidez são amplamente discutidas na literatura, embora os resultados da maioria dos parâmetros sejam frequentemente conflitantes e, algumas vezes, inconsistentes. Parte dessas divergências pode estar relacionada às características morfológicas e fisiológicas únicas de cada mulher durante a gravidez, as quais produzem efeitos variados na biomecânica do corpo, além das escolhas particulares de cada gestante quanto à adoção de estratégias compensatórias e adaptativas no período gestacional.

Estudos com melhor qualidade metodológica sobre o tema são necessários, de modo a fornecer maior suporte aos cuidados fisioterapêuticos relacionados às alterações musculoesqueléticas individuais de cada gestante, para repercutir de maneira eficaz e positiva na qualidade de vida e na realização das atividades da vida diária das mulheres durante o período gestacional.

Referências

1. Ren S, Gao Y, Yang Z et al. The effect of pelvic floor muscle training on pelvic floor dysfunction in pregnant and postpartum women. Phys Activity Health 2020; 4(1):130-41.
2. Foti T, Davids JR, Bagley A. A biomechanical analysis of gait during pregnancy. JBJS 2000; 82(5):625-32.
3. Letompu S, Khanyile L, Mathivha T et al. Foot health status in pregnant women. Foot (Edinb) 2023; 55:101938.
4. Ribas SI, Guirro E. Análise da pressão plantar e do equilíbrio postural em diferentes fases da gestação. Rev Bras de Fisiot 2007; 11:391-6.
5. Haddox A, Hausselle J, Azoug A. Changes in segmental mass and inertia during pregnancy: A musculoskeletal model of the pregnant woman. Gait Posture 2020; 76:389-95.
6. Conder R, Zamani R, Akrami M. The biomechanics of pregnancy: A systematic review. J Funct Morphol Kinesiol 2019; 4(4):72.
7. Kesikburun S, Güzelküçük Ü, Fidan U et al. Musculoskeletal pain and symptoms in pregnancy: A descriptive study. Ther Adv Musculoskelet 2018; 10(12):229-34.
8. Sherwood OD. Relaxin's physiological roles and other diverse actions. Endocr Rev 2004; 25(2):205-34.
9. Hisaw FL. Experimental relaxation of the pubic ligament of the guinea pig. Proceedings of the Society for Experimental Biology and Medicine. Society for Experimental Biology and Medicine (New York, N.Y.) 1926; 23(8):661-3.
10. Borg-Stein J, Dugan SA, Gruber J. Musculoskeletal aspects of pregnancy. Am J Phys Med Rehabil 2005; 84(3):180-92.
11. Kristiansson P, Svärdsudd K, von Schoultz B. Serum relaxin, symphyseal pain, and back pain during pregnancy. Am J Obstet Gynecol 1996; 175(5):1342-7.
12. Heckman JD, Sassard R. Musculoskeletal considerations in pregnancy. J Bone Joint Surge Am 1994; 76(11):1720-30.

13. Albino MAS, Moccellin AS, Firmento BS et al. Gait force propulsion modifications during pregnancy: Effects of changes in feet's dimensions. Rev Bras Ginecol Obstet 2011; 33:164-9.

14. Carini F, Mazzola M, Fici C et al. Posture and posturology, anatomical and physiological profiles: Overview and current state of art. Acta Bio Medica: Atenei Parmensis 2017; 88(1):11.

15. Sousa Oliveira GV, Dibai Filho AV, Dibai DB et al. Correlation between baropodometric variables, disability, and intensity of low back pain in pregnant women in the third trimester. J Bodyw Mov Ther 2021; 25:24-7.

16. Gilleard WL, Crosbie J, Smith R. Static trunk posture in sitting and standing during pregnancy and early postpartum. Arch Phys Med Rehabil 2002; 83(12):1739-44.

17. Borggren CL. Pregnancy and chiropractic: A narrative review of the literature. J Chiropr Med 2007; 6(2):70-4.

18. Bullock JE, Jull GA, Bullock M. The relationship of low back pain to postural changes during pregnancy. Aust J Physiother 1987; 33(1):10-7.

19. Franklin ME, Conner-Kerr T. An analysis of posture and back pain in the first and third trimesters of pregnancy. J Orthop Sports Phys Ther 1998; 28(3):133-8.

20. Okanishi N, Kito N, Akiyama M et al. Spinal curvature and characteristics of postural change in pregnant women. Acta Obstet Gynecol Scand 2012; 91(7):856-61.

21. Nyska M, Sofer D, Porat A et al. Planter foot pressures in pregnant women. Isr J Med Sci 1997; 33(2):139-46.

22. Ponnapula P, Boberg JS. Lower extremity changes experienced during pregnancy. J Foot Ankle Surg 2010; 49(5):452-8.

23. Alvarez R, Stokes I, Asprinio D et al. Dimensional changes of the feet in pregnancy. J Bone Joint Surge Am 1988; 70(2):271-4.

24. Alcahuz-Griñan M, Nieto-Gil P, Perez-Soriano P et al. Morphological and postural changes in the foot during pregnancy and puerperium: A longitudinal study. Int J Environ Res Public Health 2021; 18(5):2423.

25. Pollock AS, Durward BR, Rowe PJ et al. What is balance? Clin Rehabil 2000; 14(4):402-6.

26. Goossens N, Massé-Alarie H, Aldabe D et al. Changes in static balance during pregnancy and postpartum: A systematic review. Gait Posture 2022; 96:160-72.

27. Massion J. Postural control system. Curr Opin Neurobiol 1994; 4(6):877-87.

28. Jang J, Hsiao KT, Hsiao-Wecksler ET. Balance (perceived and actual) and preferred stance width during pregnancy. Clin Biomech (Bristol, Avon) 2008; 23(4):468-76.

29. Gilleard W, Crosbie J, Smith R. Effect of pregnancy on trunk range of motion when sitting and standing. Acta Obstet Gynecol Scand 2002; 81(11):1011-20.

30. McCrory J, Chambers A, Daftary A et al. Dynamic postural stability during advancing pregnancy. J Biomech 2010; 43(12):2434-9.

31. McCrory JL, Chambers AJ, Daftary A et al. Torso kinematics during gait and trunk anthropometry in pregnant fallers and non-fallers. Gait Posture 2020; 76:204-9.

32. Bagwell JJ, Reynolds N, Katsavelis D et al. Center of pressure characteristics differ during single leg stance throughout pregnancy and compared to nulligravida individuals. Gait Posture 2022; 97:43-7.

33. Ramachandra P, Kumar P, Bø K et al. Comparison of static postural sway characteristics between pregnant and non-pregnant women. J Biomech 2023; 154:111618.

34. Flores D, Connolly CP, Campbell N et al. Walking balance on a treadmill changes during pregnancy. Gait Posture 2018; 66:146-50.

35. Rothwell SA, Eckland CB, Campbell N et al. An analysis of postpartum walking balance and the correlations to anthropometry. Gait Posture 2020; 76:270-6.

36. Catena RD, Bailey JP, Campbell N et al. Correlations between joint kinematics and dynamic balance control during gait in pregnancy. Gait Posture 2020; 80:106-12.

37. Masten WY, Smith JL. Reaction time and strength in pregnant and nonpregnant employed women. J Occup Med 1988; 30(5):451-6.

38. Ellis M, Seedhom B, Wright V. A comparison of knee joint and muscle forces in women 36 weeks pregnant and four weeks after delivery. Engin Med 1985; 14(2):95-9.

39. Gutke A, Östgaard HC, Öberg B. Association between muscle function and low back pain in relation to pregnancy. J Rehabil Med 2008; 40(4):304-11.

40. Gameiro MO, Sousa VO, Gameiro LF et al. Comparison of pelvic floor muscle strength evaluations in nulliparous and primiparous women: A prospective study. Clinics (São Paulo) 2011; 66(8):1389-93.

41. Souza Caroci A, Riesco MLG, Silva Sousa W et al. Analysis of pelvic floor musculature function during pregnancy and postpartum: A cohort study: (A prospective cohort study to assess the PFMS by perineometry and digital vaginal palpation during pregnancy and following vaginal or caesarean childbirth). J Clin Nurs 2010; 19(17-18):2424-33.

42. Gao L, Xie B, Zhu H et al. Association between pelvic floor muscle strength and sexual function based on PISQ-12 — An analysis of data from a multicenter cross-sectional study on 735 nulliparae during pregnancy. Front Med (Lausanne) 2023; 10:1093830.

43. Gilleard WL, Brown JM. Structure and function of the abdominal muscles in primigravid subjects during pregnancy and the immediate postbirth period. Phys Ther 1996; 76(7):750-62.

44. Benjamin DR, Frawley HC, Shields N et al. Relationship between diastasis of the rectus abdominis muscle (DRAM) and musculoskeletal dysfunctions, pain and quality of life: a systematic review. Physiotherapy 2019; 105(1):24-34.

45. Veljovic F, Straus S, Karabdic I et al. Spinal column and abdominal muscles loading in pregnant women dependent on working postures. Acta Inform Med 2019; 27(1):54.

46. Gluppe S, Engh ME, Kari B. Women with diastasis recti abdominis might have weaker abdominal muscles and more abdominal pain, but no higher prevalence of pelvic floor disorders, low back and pelvic girdle pain than women without diastasis recti abdominis. Physiotherapy 2021; 111:57-65.

47. Çiçek S, Çeliker Tosun Ö, Parlas M et al. Is the function of the core muscles affected during pregnancy? Int Urogynecol J 2023; 34(11):2725-36.

48. Lemos A, Souza AI, Figueiroa JN et al. Respiratory muscle strength in pregnancy. Respir Med 2010; 104(11):1638-44.

49. Inoue-Hirakawa T, Ito A, Iguchi S et al. The effect of simulated gestational weight gain on balance, gait, and fear of falling. Nagoya J Med Sci 2021; 83(1):41.

50. Li X, Lu Z, Cen X et al. Effect of pregnancy on female gait characteristics: A pilot study based on portable gait analyzer and induced acceleration analysis. Front Physiol 2023; 14:706.

51. Marshall MR, Montoye AH, Conway MR et al. Longitudinal changes in walking cadence across pregnancy and postpartum. Gait Posture 2020; 79:234-8.

52. McCrory JL, Chambers AJ, Daftary A et al. Ground reaction forces during gait in pregnant fallers and non-fallers. Gait Posture 2011; 34(4):524-8.

53. Music HE, Bailey JP, Catena RD. Upper extremity kinematics during walking gait changes through pregnancy. Gait Posture 2023; 104:97-102.

54. Wong JK, McGregor AH. Spatiotemporal gait changes in healthy pregnant women and women with pelvic girdle pain: A systematic review. J Back Musculoskelet Rehabil 2018; 31(5):821-38.

55. Catena RD, Bailey JP, Campbell N et al. Stand-to-sit kinematic changes during pregnancy correspond with reduced sagittal plane hip motion. Clin Biomech (Bristol, Avon) 2019; 67:107-14.

56. Gilleard W, Crosbie J, Smith R. A longitudinal study of the effect of pregnancy on rising to stand from a chair. J Biomech 2008; 41(4):779-87.

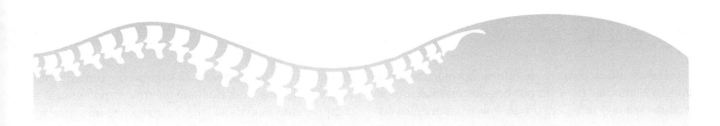

CAPÍTULO 5

Adaptações Geniturinárias no Ciclo Gravídico-Puerperal e suas Repercussões para a Fisioterapia

Natália Martinho ▪ Luísa Pasqualotto ▪ Thais Castro ▪ Luciana Michelutti
Fabíola Kênia Alves ▪ Simone Botelho

INTRODUÇÃO

Assim como os demais sistemas orgânicos, o sistema geniturinário recebe influências hormonais e físicas mediadas pela gravidez[1,2]. De modo geral, durante o período gravídico, o corpo materno sofre intensas modificações anatômicas e fisiológicas, as quais são instaladas de maneira progressiva e essenciais para o desenvolvimento fetal e para o parto[1-3]. No entanto, com o evoluir da gestação, algumas adaptações podem favorecer o desenvolvimento de sinais e sintomas uroginecológicos[4-6].

O período pós-parto (puerpério) caracteriza-se por manifestações involutivas das adaptações que ocorreram durante a gestação. Inicia-se logo após o nascimento e se estende até 12 meses após o parto[7]. As manifestações são mais intensas nas 6 semanas iniciais do puerpério, embora seja aceitável dividir o período que se sucede ao parto em pós-parto imediato, tardio e remoto[8].

Nesse contexto, a compreensão das adaptações fisiológicas é de fundamental importância para avaliação dos sinais e sintomas uroginecológicos, bem como para o estabelecimento de condutas fisioterapêuticas adequadas e oportunas para cada período do ciclo gravídico-puerperal. Neste capítulo serão abordados os efeitos sobre o sistema geniturinário desencadeados durante a gravidez e no puerpério, bem como as implicações fisioterapêuticas que fundamentam o conhecimento do profissional para a atenção à saúde da mulher.

ADAPTAÇÕES FISIOLÓGICAS

Sistema genital

A partir da fecundação, todo o sistema genital é modificado. O primeiro sinal da gestação é caracterizado pela amenorreia. Desde então, a região vulvar sofre alterações relevantes com mudanças no ecossistema do trato genital[9], favorecendo o espessamento da mucosa vaginal, a vasodilatação e distensão venosa, em decorrência do aumento do volume sanguíneo, da ação da progesterona e da pressão venosa secundária ao crescimento uterino. Há, ainda, maior transudação para o interior da luz vaginal e ingurgitamento da região vaginal e diminuição de sua rugosidade. Como consequência, a vulva e a vagina apresentam-se mais "úmidas", com coloração vermelho-vinhosa nessa fase[10-14]. Há, também, maior predisposição para a ocorrência de varizes na vulva, as quais tipicamente regridem no período pós-parto[11].

A gestação tem sido associada a risco maior de candidíase vaginal em virtude das alterações hormonais, maior umidade local e alterações imunológicas ocasionadas pelo estado gravídico[9,15]. Segundo Farr e cols.[16], a vagina estrogenizada é colonizada por espécies de *Candida* em pelo menos 20% das mulheres grávidas. Por outro lado, durante o período gestacional, o aumento dos níveis de estrogênio favorece a presença de *Lactobacillus spp* na vagina, em razão da maior produção de glicogênio, substrato energético para esse microorganismo. Desse modo, a composição do microbioma vaginal desempenha papel essencial na saúde materna e fetal[17-19] e pode ser alterada, além de fatores hormonais, metabólicos e imunológicos[18,20], por aqueles relacionados às práticas sexuais, infecções urogenitais e tratamentos farmacológicos[18,21]. Em mulheres não grávidas, há predominância de lactobacilos, porém é maior a diversidade de outras espécies bacterianas que mantêm o pH vaginal abaixo de 4,5 (de 3,8 a 4,5)[21,22].

Durante a gravidez, as alterações no ambiente vaginal associadas à abundância de *Lactobacillus spp* promovem pronunciadas mudanças nos perfis metabólicos das bactérias presentes[18,23] com consequente aumento da acidez vaginal. A alteração no pH parece conferir maior proteção contra infecções do trato urinário durante a gestação[20]. Além disso, os *Lactobacillus spp* parecem ser capazes de produzir substâncias bactericidas que inibem a disbiose e mantêm a homeostase vaginal[19]. Alterações anormais na flora vaginal com a presença de menos lactobacilos e maior variedade de outras bactérias têm sido associadas a parto prematuro[18,19], ruptura prematura de membranas[21] e gestações complicadas[18].

Durante o puerpério, a hidratação e lubrificação vaginais podem estar notavelmente alteradas, causando considerável desconforto, caracterizado por secura vaginal, sensação de queimação, prurido e, consequentemente, sintomas de disfunção sexual. Isso se deve, em parte, ao estado hipoestrogênico após o parto e é subsequentemente sustentado pela lactação, pois níveis elevados de prolactina diminuem a produção de estrogênios ovarianos[24]. Nesse período também há risco maior de infecções vaginais em virtude da redução da estabilidade e resiliência da comunidade do microbioma vaginal e, em particular, de *Lactobacillus spp*. De acordo com o estudo de Gustavino e cols.[24], esses eventos tendem a causar aumento do pH vaginal, favorecendo a ocorrência de desequilíbrio microbiano e infecções.

A vagina também sofre transformações regressivas com descamação do epitélio escamoso de revestimento até o 15º dia pós-parto, seguida de regeneração completa até o 25º dia. Vale ressaltar que o retorno do período menstrual é dependente do processo de lactação[25].

A influência hormonal também está associada a mudanças na conformação dos tecidos moles. Essas adaptações ocorrem, principalmente, para favorecer a passagem do feto no momento do parto e para suportar o peso adicional do feto em crescimento[13]. A ação hormonal promove o relaxamento do tecido conjuntivo da vulva e da vagina com alteração da morfologia e dimensão vaginais, que fisiologicamente se restabelecem em 6 a 12 semanas após o parto[11]. Os ligamentos, a fáscia endopélvica e os músculos do assoalho pélvico (MAP), estruturas responsáveis pelo suporte dos órgãos pélvicos, permitem, em razão disso, o deslocamento caudal das

paredes anterior e posterior da vagina com consequente aumento das medidas do hiato genital, corpo perineal e comprimento total da vagina, os quais podem ser mensurados por meio do *Pelvic Organ Prolapse Quantification System* (POP-Q), de forma mais evidente no terceiro trimestre gestacional[14,26,27].

A frouxidão vaginal, distúrbio derivado da lassidão excessiva das paredes vaginais, pode ser observada após o primeiro parto e progredir com a multiparidade, em especial após o parto vaginal de fetos grandes, uso de fórcipes e em mulheres com alterações no tecido conjuntivo associadas ao processo natural de envelhecimento[28,29]. A sensação de frouxidão vaginal pode ser acompanhada de diminuição da sensação de fricção peniana e, ainda, estar associada à incontinência urinária (IU) de urgência ou esforço[28].

Dessa maneira, a gravidez e o parto promovem transformações no corpo da mulher que podem ainda refletir-se em alterações psicofisiológicas ligadas à função sexual, influenciadas por fatores psicológicos, hormonais e traumas, podendo levar a disfunções sexuais transitórias ou não[7].

Útero

O útero tem a capacidade de alterar sua forma e volume, visando abrigar o concepto, a placenta e o líquido amniótico. Até a sexta semana gestacional, o corpo uterino mantém configuração piriforme. Por volta de 12 a 20 semanas, torna-se esférico, dando espaço para a expansão do saco amniótico com mínimo estiramento do útero. Com 20 semanas, a taxa de crescimento fetal começa a acelerar, o útero se alonga rapidamente, e as paredes se tornam mais finas. O diâmetro longitudinal cresce mais rapidamente entre as semanas 20 e 32 e assume uma aparência cilíndrica[2]. Na 12ª semana gestacional, o útero deixa de ser um órgão pélvico para se tornar um órgão abdominal. A termo, seu peso pode variar de 700 a 1.100 gramas, e sua capacidade de volume aumenta de 10 mililitros para 5 litros[2,8].

O tecido miometral uterino é altamente responsivo ao estrogênio[8], que induz seu crescimento como resultado da hiperplasia e hipertrofia musculares[30]. Suas fibras musculares têm distribuição e direção adaptadas às funções de contratilidade e hemostasia pós-parto. O complexo actina-miosina, com maior concentração no segmento uterino superior, facilita o desenvolvimento da força contrátil, o que permite contrações fortes e duradouras na porção fúndica e desencadeia as contrações do período expulsivo[8].

Enquanto o corpo uterino é composto basicamente de musculatura lisa, a cérvice contém 85% de tecido conjuntivo denso[8,30]. Com a gestação, o colo uterino torna-se macio[8] com progressiva alteração do tecido colágeno local[30,31]. As alterações do canal endocervical consistem na maior taxa de mitose e produção celular aumentada de muco, formando o tampão mucoso, o qual atua como barreira de proteção para o ambiente intrauterino.

No final da gravidez, o colo desce e centraliza-se no eixo vaginal[8], visando facilitar a passagem do feto durante o parto[10,31,32]. Os mecanismos que envolvem a preparação do colo uterino para o trabalho de parto são alvos de estudos. No parto, o colo uterino torna-se progressivamente amolecido e com comprimento menor, processo conhecido como afinamento e apagamento do colo uterino (processo de dilatação)[8,10,31].

Durante a gestação, a diminuição da tonicidade uterina ocorre por ação da progesterona em associação a outras substâncias inibitórias (relaxina, prostaciclina e óxido nítrico), que, em conjunto, resulta em latência uterina[2,33,34]. Em oposição, o estrogênio estimula a liberação de substâncias estimuladoras da contração uterina (prostaglandina e ocitocina), promovendo contratilidade e amadurecimento a termo[34,35].

No puerpério, desenrolam-se todas as manifestações involutivas que ocorreram durante a gestação. O útero regride de tamanho em algumas semanas[2], com diminuição mais acelerada até o décimo dia, retornando à condição de órgão pélvico, quando diminui o ritmo da involução. Nas lactantes, a involução uterina é mais rápida devido ao reflexo útero-mamário. A cérvice uterina, em 3 dias após o parto, está anatomicamente reconstituída; no entanto, apresentará aspecto em fenda transversal em seu orifício externo, atestando a paridade da mulher[8].

O processo de involução e regeneração da ferida placentária vincula-se à produção e eliminação de considerável quantidade de exsudatos e transudatos, os quais, misturados com elementos celulares descamados e sangue, são conhecidos como lóquios. Nos primeiros 3 a 4 dias, os lóquios são sanguinolentos e, depois, se tornam serossanguíneos e, em seguida, mais serosos, de coloração acastanhada[8].

Trato urinário

Além das genitais, também ocorrem alterações significativas no trato urinário, como aumento do tamanho e volume renais[3,4,36-38], aumento na filtração glomerular, com maior produção de urina[39,40], diminuição da tonicidade dos canais urinários e dilatação dos ureteres, cálices e pelves renais[2-4,8,38,41]. O sistema coletor dos rins apresenta dilatação pielocalicial e ureteral, sendo mais evidente na porção direita do rim, devido à compressão do útero no sistema urinário[42].

A hidronefrose fisiológica na gestação é comum, especialmente à direita, provavelmente pelo fato de o ureter direito cruzar os vasos ilíacos e ovarianos em um ângulo antes de entrar na pelve, enquanto o ureter esquerdo percorre um ângulo menos agudo e segue paralelo à veia ovariana[3,41,43].

As alterações renais começam a ocorrer já no primeiro trimestre da gravidez, entre 6 e 10 semanas de gestação. O fluxo do sangue renal aumenta para cerca de 70% a 80% em 20 a 22 semanas, com pico no final do segundo trimestre gestacional. Em seguida, no final da gravidez, sofre declínio, mas ainda mantendo valores mais elevados em relação aos níveis pré-gestacionais (em torno de 60% a 70%). A taxa de filtração glomerular aumenta paralelamente 40% a 50% de seus valores basais em 20 a 22 semanas, depois continua a aumentar durante a maior parte do terceiro trimestre, até 36 a 38 semanas de gestação, quando diminui continuamente até o momento do parto[38].

A diminuição da tonicidade dos canais urinários e a dilatação do ureter e cálices renais, associadas a alterações imunológicas, podem predispor as gestantes à infecção urinária[3,42]. A suspeita de infecção urinária no período gestacional justifica sua investigação, uma vez que existem riscos de prematuridade e baixo peso do recém-nascido associados a essa doença[44-48]. A estase e a infecção urinária podem, ainda, predispor a ocorrência de cálculos renais (Figura 5.1)[48].

Durante a gestação normal, também ocorrem adaptações na hemodinâmica renal[3,42,49]. Os valores séricos de creatinina, ureia e urato tendem a se apresentar mais baixos em virtude do aumento da filtração glomerular[4,8,39], enquanto os níveis de excreção de proteína e glicose tendem a se elevar[8,37,49]. Essas alterações costumam retornar aos níveis anteriores à gravidez em cerca de 2 a 10 semanas após o parto[10].

A bexiga é progressivamente deslocada para cima e para frente pelo útero gravídico em crescimento, o que altera o ângulo uretrovesical, tornando-a um órgão abdominal[25,49]. Concomitantemente, o crescimento uterino e o encaixe fetal no terceiro trimestre gestacional justificam o aumento do desejo miccional associado aos sintomas de frequência, noctúria e urgência, associados ou não à IU (Figura 5.2)[25].

Com a involução uterina, a bexiga retoma sua capacidade de expansão. Do segundo ao sexto dia pós-parto se estabelece a excreção urinária. Lesões vesicais desencadeadas pelo trabalho de parto complicado poderiam ocasionar retenção urinária, com incapacidade de eliminação espontânea, o que justifica a monitorização[7].

Sintomas de retenção urinária após o parto normalmente estão associados ao trauma ou a alterações inflamatórias/

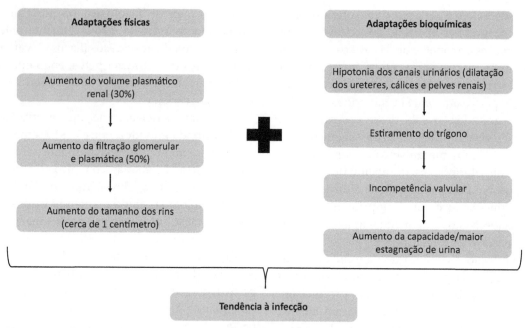

Figura 5.1 Adaptações fisiológicas do sistema urinário durante a gestação. (Adaptada de Pascual & Langaker, 2022; Zakaria e cols., 2022; Kroon, Ravel & Huston, 2018[2,18,21].)

infecciosas e caracterizam-se pela percepção de sensação de bexiga ausente ou reduzida, podendo estar relacionados com dor aguda na fase inicial da retenção e pequenos vazamentos frequentes, com resolução em poucas horas ou dias após o tratamento. As dificuldades para urinar e/ou pequenas perdas frequentes durante as primeiras horas após o parto justificam a investigação do volume residual pós-miccional, em especial se o intervalo miccional for superior a 3 ou 4 horas (independentemente da presença de sintomas) após anestesia peridural/regional[28].

Na ausência de intercorrências, os sintomas urinários tendem a regredir no pós-parto, especialmente frequência, noctúria e urgência miccional[48]; entretanto, quando persistentes, merecem mais atenção.

Apesar do aumento do risco de IU em razão das alterações anatômicas e hormonais que ocorrem com a evo-

lução da gestação[50], deve ser investigado se o sintoma de IU já estava presente antes da gestação, se foi desencadeado nesse período e se se manteve após o parto. A presença de sinais e sintomas justifica a atenção fisioterapêutica para mulheres no ciclo gravídico-puerperal, em especial para aquelas com risco maior, como parto traumático, recém-nascido de alto peso e partos instrumentais.

Adicionalmente, a crescente pressão nos MAP em virtude do aumento do útero e do peso fetal durante a gravidez, juntamente com alterações hormonais, pode levar à redução da força dos MAP, bem como de sua função de suporte dos órgãos pélvicos e da capacidade de ação do esfíncter uretral[51,52].

Em razão da proximidade dos órgãos e estruturas pélvicas, as disfunções do assoalho pélvico devem ser

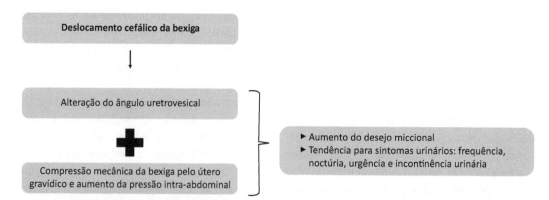

Figura 5.2 Alteração anatômica fisiológica da bexiga e suas implicações durante a gestação. (Reproduzida de Carlin & Alfirevic, 2008; Gachon e cols., 2017; International Continence Society, 2024[25,26,28].)

consideradas de maneira muito especial e merecem um capítulo à parte. Entre os demais sintomas relacionados ao sistema geniturinário, hemorroidas e constipação intestinal são frequentemente observadas em gestantes.

IMPLICAÇÕES PARA A FISIOTERAPIA

As desordens obstétricas do assoalho pélvico referem-se aos efeitos da gravidez, nascimento e parto sobre a anatomia e função do assoalho pélvico que aparecem em até 12 meses após o parto e podem ser classificadas como *desordem* (alteração da função física normal, doença ou condição anormal), *trauma* (definido como lesão física ou experiência desagradável ou perturbadora) ou *lesão* (uma forma de trauma físico que se refere ao impacto nos tecidos e estruturas anatômicas relevantes). Os comprometimentos obstétricos remetem a sinais e sintomas que devem ser investigados, considerando as condições determinadas pelo ciclo gravídico-puerperal e suas implicações clínicas[28].

Com base no consenso publicado pela *International Continence Society* (ICS) e a *International Urogynecological Association* (IUGA)[7,28], o Quadro 5.1 apresenta, de maneira resumida, as adaptações fisiológicas que ocorrem no período gravídico-puerperal, considerando suas principais implicações para a abordagem fisioterapêutica.

Quadro 5.1 Sinais e sintomas decorrentes das adaptações fisiológicas, riscos de desordens obstétricas que ocorrem no período gravídico-puerperal e implicações para a abordagem fisioterapêutica

	Adaptações maternas		Repercussões clínicas com implicações para a Fisioterapia	
	Gestação	Puerpério	Gestação	Puerpério
Vulvovaginais, perineais e assoalho pélvico	Espessamento da mucosa vaginal Vasodilatação e distensão venosa (aumento do volume sanguíneo) Transudação para o interior da luz vaginal, ingurgitamento da região vaginal e diminuição da rugosidade da mucosa vaginal: aumento da umidade local e mudança na coloração (vermelho-vinhosa)	Descamação do epitélio escamoso de revestimento (até o 15º dia pós-parto) Regeneração completa do epitélio escamoso de revestimento (do 15º ao 25º dia pós-parto)	Risco de varizes pélvicas	Redução da hidratação vaginal, desencadeando a sensação de secura vaginal Risco de sensação de queimação vaginal e prurido Risco de dispareunia Risco de infecções vaginais Risco de atraso no retorno da atividade sexual Risco de equimose vulvar e perineal secundária a rompimento de capilares durante o parto Risco de edema vulvovaginal e perineal pós-parto
	Alterações na microbiota vaginal com aumento nos níveis de espécies de *Candida* e de *Lactobacillus spp*: aumento da acidez vaginal, favorecendo a redução do pH vaginal	Aumento do pH vaginal	Risco de infecções vaginais Risco de candidíase vaginal	
	Relaxamento do tecido conjuntivo, com alteração da morfologia e dimensão vaginal Relaxamento dos ligamentos, fáscia endopélvica e MAP	Restabelecimento da morfologia e dimensão vaginal (6 a 12 semanas após o parto) Risco de lacerações	Tendência de aumento das medidas do hiato genital, corpo perineal e comprimento total da vagina (podem ser mensuradas por meio do POP-Q) Risco de prolapsos* Risco de IU associada à gestação	Alterações na percepção corporal com sensação de afastamento das estruturas e órgãos pélvicos (até 12 meses após o parto). A percepção de frouxidão vaginal pode estar presente e ser acompanhada de diminuição da sensação de fricção peniana e, ainda, de outros sintomas de disfunção do assoalho pélvico. Mulheres com partos traumáticos tendem a apresentar risco maior de alterações persistentes Modificações no POP-Q Risco de prolapsos* Risco de IU pós-parto

(Continua)

Quadro 5.1 Sinais e sintomas decorrentes das adaptações fisiológicas, riscos de desordens obstétricas que ocorrem no período gravídico-puerperal e implicações para a abordagem fisioterapêutica *(Cont.)*

	Adaptações maternas		Repercussões clínicas com implicações para a Fisioterapia	
	Gestação	Puerpério	Gestação	Puerpério
Uterinas	Amenorreia	Retorno da menstruação (dependente do aleitamento materno)	A amenorreia favorece o cálculo da data provável do parto**	Importância do planejamento familiar
	Aumento de tamanho (700 a 1.100g) e volume (de 10mL para 5L) Alteração no formato: piriforme – esférico – cilíndrico Torna-se órgão abdominal Hiperplasia e hipertrofia do miométrio Amolecimento do colo uterino a termo Formação do tampão mucoso Diminuição da tonicidade (latência uterina até o momento do parto)	Regressão do tamanho uterino (até retornar à condição de órgão pélvico) Reconstituição da cérvice uterina (até 3 dias pós-parto) Cérvice uterina com aspecto de fenda transversal Eliminação de lóquios: de sanguinolentos para serossanguíneos e serosos (coloração acastanhada)	Cuidado com a região do útero gravídico, em especial com técnicas ou equipamentos fisioterapêuticos Contrações uterinas de treinamento (Braxton--Hicks) que evoluem para contrações efetivas a termo	Risco de hemorragias em casos de partos complicados, o que pode comprometer a interação mãe-bebê Risco de comprometimento do processo cicatricial com aderências, predispondo a dor pélvica Aleitamento materno como fator contribuinte para involução uterina (estimula contrações uterinas)
Trato urinário	**Rins e canais urinários** Aumento do tamanho e volume dos rins Diminuição da tonicidade dos canais urinários Dilatação dos ureteres, cálices e pelve renal Hidronefrose fisiológica (principalmente à direita) Aumento do fluxo de sangue renal Aumento na taxa de filtração glomerular Estase urinária Redução nos níveis séricos de creatinina, ureia e urato Aumento dos níveis de excreção de proteína e glicose	Retorno gradual do tamanho, volume renal e tonicidade dos canais urinários	Risco de cálculos renais	
	Bexiga e uretra Deslocamento anterocranial, tornando-se um órgão abdominal Alteração no ângulo uretrovesical	Readaptação da capacidade de armazenamento e excreção urinária dependente da fase de pós-parto	Risco de infecção urinária Maior sensação de desejo miccional Risco de síndrome da bexiga hiperativa (urgência urinária associada ou não ao aumento da frequência, noctúria e/ou IU de urgência) Risco de IU de esforço	Risco de IU pode mostrar-se persistente Risco de IU de esforço pós-parto. Observar se a IU de esforço estava presente antes ou durante a gestação Risco de retenção urinária, na ocorrência de lesões vesicais no parto. As dificuldades para urinar e/ou pequenas perdas frequentes durante as primeiras horas após o parto justificam a investigação do volume residual pós-miccional

IU: incontinência urinária; MAP: músculos do assoalho pélvico; POP-Q: *Pelvic Organ Prolapse Quantification System*.

* Os sintomas tendem a ser piores nas situações em que a gravidade pode piorar o prolapso (por exemplo, após longos períodos de pé, durante atividades físicas, com esforço abdominal e durante a defecação). Os sintomas melhoram na posição deitada em decúbito dorsal[28].

** A data provável do parto pode ser calculada com base na data da última menstruação; no entanto, o exame de ultrassonografia é considerado na rotina obstétrica[8].

CONSIDERAÇÕES FINAIS

Conhecer as adaptações do sistema geniturinário permite que o fisioterapeuta identifique os mecanismos fisiopatológicos que contribuem para o desenvolvimento das desordens obstétricas do assoalho pélvico e, consequentemente, favorece o atendimento fisioterapêutico, seja na gravidez, seja durante o trabalho de parto e parto e/ou após o parto.

Vale ressaltar que as repercussões clínicas decorrentes dessas adaptações fisiológicas compreendem sinais e sintomas que podem ser abordados pelo fisioterapeuta diretamente e/ou reconhecidos como *red flags*, o que demandará acompanhamento multiprofissional. Adicionalmente, as adaptações desencadeadas pela gravidez e o parto podem caracterizar mudanças temporárias ou permanentes nas estruturas anatômicas do assoalho pélvico, e as sequelas funcionais podem ser previsíveis tanto em curto como em longo prazo. Entretanto, é fundamental a compreensão das adaptações que ocorrem no ciclo gravídico-puerperal, uma vez que as disfunções do assoalho pélvico provenientes dessa fase apresentam etiopatogenia diferente daquelas desenvolvidas em idade mais avançada[28].

Referências

1. Bhatia P, Chhabra S. Physiological and anatomical changes of pregnancy: Implications for anaesthesia. Indian J Anaesth 2018 Sep; 62(9):651-7. doi: 10.4103/ija.IJA_458_18.
2. Pascual ZN, Langaker MD. Physiology, pregnancy. StatPearls 2022.
3. Soma-Pillay P, Nelson-Piercy C, Tolppanen H et al. Physiological changes in pregnancy. Cardiovasc J Afr 2016 Mar-Apr; 27(2):89-94. doi: 10.5830/CVJA-2016-021.
4. Chaliha C, Stanton SL. Urological problems in pregnancy. BJU Int 2002 Mar; 89(5):469-76. doi: 10.1046/j.1464-410x.2002.02657.
5. Elenskaia K, Thakar R, Sultan AH et al. The effect of pregnancy and childbirth on pelvic floor muscle function. Int Urogynecol J 2011 Nov; 22(11):1421-7. doi: 10.1007/s00192-011-1501-5.
6. Fiadjoe P, Kannan K, Rane A. Maternal urological problems in pregnancy. Eur J Obstet Gynecol Reprod Biol 2010 Sep; 152(1):13-7. doi: 10.1016/j.ejogrb.2010.04.013.
7. Doumouchtsis SK, Tayrac R, Lee J et al. An International Continence Society (ICS)/International Urogynecological Association (IUGA) joint report on the terminology for the assessment and management of obstetric pelvic floor disorders. Int Urogynecol J 2023 Jan; 34(1):1-42. doi: 10.1007/s00192-022-05397-x.
8. Rezende J, Montenegro CAB. Obstetrícia fundamental. 13. ed. Rio de Janeiro: Guanabara Koogan, 2014.
9. Giraldo PC, Amaral RL, Gonçalves AK, Eleutério Júnior J. Vulvovaginites na gestação. Protocolo FEBRASGO – Obstetrícia, nº 95/Comissão Nacional Especializada em Doenças Infectocontagiosas. São Paulo: Federação Brasileira das Associações de Ginecologia e Obstetrícia (FEBRASGO), 2018.
10. Torgerson RR, Marnach M, Bruce AJ, Rogers RS. Oral and vulvar changes during pregnancy. ClinDermat 2006; 24:122-32.
11. Farage M, Maibach H. Lifetime changes in the vulva and vagina. Arch Gynecol Obstet 2006 Jan; 273(4):195-202. doi: 10.1007/s00404-005-0079-x.
12. Motosko CC, Bieber AK, Pomeranz MK et al. Physiologic changes of pregnancy: A review of the literature. Int J Womens Dermatol 2017 Oct; 3(4):219-24. doi: 10.1016/j.ijwd.2017.09.003.
13. Routzong MR, Rostaminia G, Moalli PA et al. Pelvic floor shape variations during pregnancy and after vaginal delivery. Comput Methods Programs Biomed 2020 Oct; 194:105516. doi: 10.1016/j.cmpb.2020.105516.
14. Çetindağ EN, Dökmeci F, Çetinkaya ŞE et al. Changes of pelvic organ prolapse and pelvic floor dysfunction throughout pregnancy in singleton primigravida's: A prospective cohort study. Eur J Obstet Gynecol Reprod Biol 2021 Sep; 264:141-9. doi: 10.1016/j.ejogrb.2021.07.023.
15. Gonçalves B, Ferreira C, Alves CT et al. Vulvovaginal candidiasis: Epidemiology, microbiology and risk factors. Crit Rev Microbiol 2016 Nov; 42(6):905-27. doi: 10.3109/1040841X.2015.1091805.
16. Farr A, Effendy I, Tirri B et al. Guideline: Vulvovaginal candidiasis (AWMF 015/072, level S2k). Mycoses 2021 Jun; 64(6):583-602. doi: 10.1111/myc.13248.
17. Grewal K, MacIntyre DA, Bennett PR. The reproductive tract microbiota in pregnancy. Biosci Rep 2021 Sep; 41(9): BSR20203908.
18. Zakaria ZZ, Al-Rumaihi S, Al-Absi RS et al. Physiological changes and interactions between microbiome and the host during pregnancy. Front Cell Infect Microbiol 2022 Feb; 12:824925. doi: 10.3389/fcimb.2022.824925.
19. Zhu B, Tao Z, Edupuganti L et al. Roles of the microbiota of the female reproductive tract in gynecological and reproductive health. Microbiol Mol Biol Rev 2022 Dec; 86(4):e0018121. doi: 10.1128/mmbr.00181-21.
20. Amir M, Brown JA, Rager SL et al. Maternal microbiome and infections in pregnancy. Microorganisms 2020 Dec; 8(12):1996; doi:10.3390/microorganisms8121996.
21. Kroon SJ, Ravel J, Huston WM. Cervicovaginal microbiota, women's health, and reproductive outcomes. Fertil Steril 2018 Aug; 110(3):327-36. doi: 10.1016/j.fertnstert.2018.06.036.
22. Mendling W. Normal and abnormal vaginal microbiota. J Lab Med 2016; 40(4):239-46.
23. Marangoni A, Laghi L, Zagonari S et al. New insights into vaginal environment during pregnancy. Front Mol Biosci 2021 May; 8:656844. doi: 10.3389/fmolb.2021.656844.
24. Gustavino C, Sala P, Cusini N et al. Efficacy and safety of prolonged-release hyaluronic acid derivative vaginal application in the postpartum period: a prospective randomised clinical trial. Ann Med 2021 Dec; 53(1):1589-97. doi: 10.1080/07853890.2021.1974083.
25. Carlin A, Alfirevic Z. Physiological changes of pregnancy and monitoring. Best Pract Res Clin Obstet Gynaecol 2008 Oct; 22(5):801-23. doi: 10.1016/j.bpobgyn.2008.06.005.
26. Gachon B, Fritel X, Fradet L et al. Is levator hiatus distension associated with peripheral ligamentous laxity during pregnancy? Int Urogynecol J 2017 Aug; 28(8):1223-31. doi: 10.1007/s00192-016-3252-9.
27. Cheng W, Thibault MD, Chen L et al. Changes in cardinal ligament length and curvature with parity and prolapse and their relation to level III hiatus measures. Int Urogynecol J 2022 Jan; 33(1):107-14. doi: 10.1007/s00192-021-04824-9.
28. International Continence Society. The 2024 compilation of the International Continence Society standardization, consensus statements, educational modules, terminology and fundamentals documents, with the international consultation on incontinence algorithms. International Continence Society, Toronto, Canada, 2024.
29. Millheiser LS, Pauls RN, Herbst SJ et al. Radiofrequency treatment of vaginal laxity after vaginal delivery: Nonsurgical vaginal tightening. J Sex Med 2010 Sep; 7(9):3088-95. doi: 10.1111/j.1743-6109.2010.01910.x.
30. Junqueira LC, Carneiro J. Histologia básica. 14. ed. Rio de Janeiro: Guanabara Koogan, 2023.

31. Harkness ML, Harkness RD. Changes in the physical properties of the uterine cervix of the rat during pregnancy. J Physiol 1959 Oct; 148(3):524-47. doi: 10.1113/jphysiol.1959.sp006304.

32. Pope CE. Anorectal complications of pregnancy; anatomic and physiologic changes of the anorectum and pelvirectum during pregnancy. Am J Surg 1952 Nov; 84(5):579-91. doi: 10.1016/0002-9610(52)90089-5.

33. Csapo AI, Pinto-Dantas CA. The effect of progesterone on the human uterus. Proc Natl Acad Sci USA 1965 Oct; 54(4):1069-76. doi: 10.1073/pnas.54.4.1069.

34. Lye SJ. Initiation of parturition. An Rep Scien1996; 42:495-503.

35. Rodríguez HA, Ramos JG, Ortega HH et al. Regional changes in the spatio-temporal pattern of progesterone receptor (PR) expression in the guinea-pig genital tract as parturition approaches. J Steroid Biochem Mol Biol 2008 Sep; 111(3-5):247-54. doi: 10.1016/j.jsbmb.2008.06.012.

36. Bailey RR, Rolleston GL. Kidney length and ureteric dilatation in the puerperium. J Obstet Gynaecol Br Commonw 1971 Jan; 78(1):55-61. doi: 10.1111/j.1471-0528.1971.tb00191.

37. Christensen T, Klebe JG, Bertelsen V et al. Changes in renal volume during normal pregnancy. Acta Obstet Gynecol Scand 1989; 68(6):541-3.

38. Eke AC. An update on the physiologic changes during pregnancy and their impact on drug pharmacokinetics and pharmacogenomics. J Basic Clin Physiol Pharmacol 2022; 33(5):581-98. Disponível em: https://doi.org/10.1515/jbcpp-2021-0312.

39. Jeyabalan A, Lain KY. Anatomic and functional changes of the upper urinary tract during pregnancy. Urol Clin North Am 2007 Feb; 34(1):1-6. doi: 10.1016/j.ucl.2006.10.008.

40. FitzGerald MP, Graziano S. Anatomic and functional changes of the lower urinary tract during pregnancy. Urol Clin North Am 2007 Feb; 34(1):7-12. doi: 10.1016/j.ucl.2006.10.007.

41. Dafnis E, Sabatini S. The effect of pregnancy on renal function: Physiology and pathophysiology. Am J Med Sci 1992 Mar; 303(3):184-205. doi: 10.1097/00000441-199203000-00011.

42. Cheung KL, Lafayette RA. Renal physiology of pregnancy. Adv Chronic Kidney Dis 2013 May; 20(3):209-14. doi: 10.1053/j.ackd.2013.01.012.

43. Ramos JGL, Costa SHM, Magalhães JH et al. Rotinas em obstetrícia. Artmed Editora, 2023.

44. Hosny M, Chan K, Ibrahim M et al. The management of symptomatic hydronephrosis in pregnancy. Cureus 2024 Jan; 16(1):e52146. doi: 10.7759/cureus.52146.

45. Habak PJ, Griggs, Jr RP. Urinary tract infection in pregnancy. 2023. In: StatPearls [Internet]. Treasure Island (FL): StatPearls Publishing, 2024.

46. Roche M, Rodríguez AFP, Mutiloa MAG et al. Patología médica y embarazo. Trastornos respiratorios, urológicos, infecciosos y endocrinológicos. AnSistSanitNavar 2009; 32:121-34.

47. Kalinderi K, Delkos D, Kalinderis M et al. Urinary tract infection during pregnancy: current concepts on a common multifaceted problem. J Obstet Gynaecol 2018 May; 38(4):448-53. doi: 10.1080/01443615.2017.1370579.

48. Ansaldi Y, Weber BMT. Urinary tract infections in pregnancy. Clin Microbiol Infect 2023 Oct; 29(10):1249-53. doi: 10.1016/j.cmi.2022.08.015.

49. Salehi-Pourmehr H, Tayebi S, DalirAkbari N et al. Management of urolithiasis in pregnancy: A systematic review and meta-analysis. Scand J Surg 2023 Jun; 112(2):105-16. doi: 10.1177/14574969221145774.

50. Fiat F, Merghes PE, Scurtu AD et al. The main changes in pregnancy – Therapeutic approach to musculoskeletal pain. Medicina (Kaunas) 2022 Aug; 58(8):1115. doi: 10.3390/medicina58081115.

51. Vesentini G, Piculo F, Marini G, Barbosa AMP, Corrente JE, Rudge MVC. Impact of obesity and hyperglycemia on pregnancy-specific urinary incontinence. Rev Bras Ginecol Obstet 2023 Jun; 45(6):303-11. doi: 10.1055/s-0043-1770087.

52. Sangsawang B, Sangsawang N. Stress urinary incontinence in pregnant women: A review of prevalence, pathophysiology, and treatment. Int Urogynecol J 2013 Jun; 24(6):901-12. doi: 10.1007/s00192-013-2061-7.

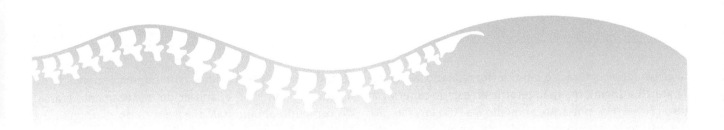

Adaptações Respiratórias da Gestação e suas Repercussões para a Fisioterapia

Andrea Lemos ▪ Arméle Dornelas de Andrade ▪ Bárbara Bernardo Figueirêdo

INTRODUÇÃO

No período gestacional ocorre uma série de alterações fisiológicas por meio de fatores bioquímicos e mecânicos para melhor adaptação às exigências materno-fetais, e o sistema respiratório é bastante requisitado para suprir as novas necessidades desse período[1,2]. A maioria dessas mudanças é iniciada e mantida pelos hormônios gestacionais, que acarretam alterações ventilatórias; além disso, o aumento do útero promove elevação na posição de repouso do diafragma[3-5] e mudança na configuração da parede torácica, com reorganização de sua geometria, ampliando-a no diâmetro anteroposterior[5,6]. Assim, este capítulo tem por objetivo apresentar a adaptação do sistema respiratório às requisições impostas pela gestação, além de estabelecer as repercussões na prática clínica fisioterapêutica.

VIAS AÉREAS SUPERIORES

Durante a gestação, é comum o ingurgitamento capilar do trato respiratório. Na mucosa das vias aéreas superiores, níveis elevados de estrogênio (principal responsável pelas mudanças na membrana da mucosa nasal) causam hiperemia, aumento da hidratação tecidual com hipersecreção das glândulas mucosas e edema, levando à obstrução nasal com congestão capilar e hiperplasia, especialmente no terceiro trimestre[5-8].

Há edema no nariz, nasofaringe, faringe, traqueia e brônquios. Em aproximadamente 30% das gestantes, a rinite ocorre associada a edema, hiperemia e hipersecreção, o que torna a respiração nasal muitas vezes difícil, porém com remissão logo após o parto[9,10]. Nas vias aéreas superiores, a rinite da gravidez remite, em média, 2 semanas após o parto[11].

Uma diminuição na área da junção orofaríngea e na área média da faringe foi encontrada em mulheres grávidas[9]; além disso, os escores de Mallampati aumentam durante a gravidez. Utilizado para avaliar a relação entre o tamanho da língua e a cavidade oral como indicador de maior dificuldade de intubação orotraqueal e possibilidade de síndrome da apneia obstrutiva do sono grave, o escore de Mallampati é pontuado como I, quando é possível a observação da úvula e das tonsilas; II, quando é possível a observação apenas da úvula; III, quando é possível apenas a observação do palato mole; ou IV, apenas a observação do palato duro é possível[11].

O grau IV de Mallampati foi classificado no final da gravidez em comparação com o início da gravidez[10,11]. No entanto, estudos demonstraram que a elevação do escore de Mallampati e o aumento do volume da orofaringe durante a gravidez e no trabalho de parto/parto diminuem subsequentemente[11].

PAREDE TORÁCICA E DIAFRAGMA

O arcabouço torácico e a posição de repouso do diafragma são modificados pelo útero em crescimento; além disso, há aumento do tamanho da mama[11], e algumas alterações podem ocorrer, em parte, devido ao hormônio relaxina, que pode promover o relaxamento dos ligamentos pélvicos durante a gravidez e dos ligamentos inferiores da caixa torácica, bem como a remodelação óssea e muscular[11].

O músculo diafragma eleva-se até 5cm acima de sua posição de repouso habitual. Desse modo, diminui a extensão dos pulmões, que é suplantada pelo alargamento em torno de 2cm do tórax nos diâmetros transverso e anteroposterior, possibilitando o aumento total de 5 a 7cm

47

na circunferência torácica inferior (foi relatado aumento de até 10 a 15cm), que não retorna ao estado anterior à gestação[10,12]. Há, portanto, aumento de 50% em relação à abertura do ângulo subcostal – de aproximadamente 69,5 graus no primeiro trimestre para 103,5 graus ao final da gestação[9]. Contreras e cols.[10], em estudo com primíparas, observaram que esse ângulo se encontrava ainda 20% mais largo 7 meses após o parto, quando comparado com as medidas tomadas no início da gestação.

Cabe ressaltar que a abertura do ângulo subcostal ocorre antes da expansão uterina, comprovando a atuação hormonal do estrogênio e da relaxina, que provocam relaxamento dos ligamentos costais e tornam possível que tal mobilidade ocorra tão precocemente. Esses hormônios estão aumentados no início da gestação e atuam na remodelagem do colágeno, promovendo maiores flexibilidade e extensibilidade das articulações[12].

Em consequência dessas mudanças, a complacência da caixa torácica fica reduzida em 35% a 40% ao final da gestação[10,13], embora a complacência pulmonar não sofra alteração (Figura 6.1)[14]. Em virtude do aumento do componente abdominal da parede torácica no terceiro trimestre, o volume da parede torácica aumenta em 4,46L; no entanto, o volume total da caixa torácica permanece constante[15]. As alterações nas dimensões da caixa torácica também poderiam ser consequência do acúmulo de tecido adiposo e líquidos, principalmente do volume do sangue pulmonar, que costuma aumentar durante a gravidez. Contudo, é mais provável que seja decorrente da compensação do encurtamento do tórax causada pelo movimento ascendente do diafragma com o objetivo de preservar a capacidade pulmonar total (CPT)[16].

Os ajustes mecânicos atingem o ápice com 37 semanas de gestação e não prejudicam o movimento diafragmático. O reposicionamento cefálico do músculo diafragma leva ao aumento da pressão abdominal, que, associado à redução da capacidade residual funcional (CRF), tende a aumentar sua área de aposição em relação ao gradil

costal[10]. Durante a gravidez, o diafragma se move de 1,5 a 4cm cranialmente[6] e, apesar do deslocamento cranial do conteúdo abdominal, a espessura do diafragma e a excursão da cúpula diafragmática permanecem semelhantes às de mulheres não grávidas[5,7].

Quando o diafragma se contrai, ocorre aumento da pressão abdominal, que é transmitida ao tórax através da zona de aposição para expandir a caixa torácica inferior. Na gravidez, portanto, a melhor interação desse músculo com as costelas inferiores promove aumento de sua capacidade de gerar tensão, o que foi confirmado por meio de estudo fluoroscópico, que quantificou a maior excursão do diafragma durante a respiração corrente na gravidez[17,18].

A ultrassonografia (USG) na gravidez é aprovada como técnica de diagnóstico por imagem de baixo risco, se comparada às radiações ionizantes[19]. Em 2015, Di Marco e cols. demonstraram que a USG pulmonar pode ser utilizada como ferramenta de imagem de primeira linha em gestantes com sintomas respiratórios por se tratar de ferramenta de imagem segura para detecção de doenças respiratórias[20].

Um estudo avaliou o valor clínico da USG de tórax na detecção, diagnóstico e acompanhamento de processos patológicos do parênquima pulmonar periférico e do espaço pleural em mulheres grávidas e concluiu que a USG é uma ferramenta diagnóstica útil para detecção e monitorização de doenças respiratórias[19].

Em 2021, Abreu-Freire e cols. ressaltaram que se espera que o crescimento uterino leve à redução da mobilidade e da espessura diafragmática à medida que a gravidez avança, resultando em um padrão respiratório mais apical associado à dispneia aos pequenos esforços[21]. No entanto, essa hipótese não foi confirmada.

A USG pulmonar já é utilizada em busca de padrões ultrassonográficos pulmonares de gestantes com e sem sintomas respiratórios[19,22,23]. No entanto, ganhou destaque na avaliação de gestantes infectadas pelo vírus da Covid-19, por sua facilidade e segurança no manejo das gestantes no período pandêmico[24-26].

Anatomicamente, o diafragma estabelece uma relação entre a caixa torácica e o abdome. Existe uma área, correspondente a uma fração substancial da superfície total da caixa torácica, em que o diafragma está diretamente justaposto, constituindo a zona de aposição. Apenas a parte superior dessa zona é exposta à pressão pleural. Isso torna a caixa torácica inferior parte do conteúdo abdominal e permite, portanto, que a pressão abdominal aja diretamente nessa porção, através da zona de aposição. Portanto, com a contração diafragmática há aumento da pressão abdominal, a qual é transmitida ao tórax para expandir a caixa torácica inferior[27-30].

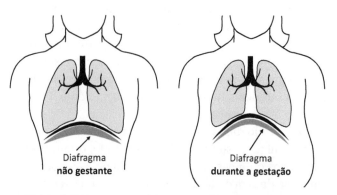

Figura 6.1 Alterações morfológicas e pulmonares na gestante.

Com a gravidez ocorre aumento da área de aposição devido ao deslocamento cefálico do diafragma, e a interação desse músculo com as costelas inferiores também aumenta, melhorando sua atuação[10,18,31]. Mesmo com uma melhor atuação biomecânica diafragmática, estudos mostram que há igual contribuição entre o diafragma e os músculos intercostais, contrastando com o estado não gravídico, em que o movimento diafragmático é responsável pela maior contribuição para o volume corrente[10,18,32,33].

VOLUMES E CAPACIDADES PULMONARES

Os volumes pulmonares sofrem grandes alterações[34]; todavia, a função respiratória não difere entre gestações únicas e gemelares[1]. Durante a gravidez, a resistência respiratória aumenta, enquanto a condutância respiratória diminui. As resistências pulmonar e das vias aéreas totais tendem a diminuir ao final da gravidez[34]. Vários estudos longitudinais e transversais[1,6,10,13,35-44] têm avaliado os efeitos da gestação nos volumes e capacidades pulmonares e são unânimes em sugerir uma queda em torno de 17% a 21% na CRF da gestante. Por volta da segunda metade do período gravídico, o volume de reserva expiratória (VRE) diminui gradualmente de 8% a 40% porque o volume residual (VR) diminui; a CRF então diminui, enquanto a capacidade inspiratória (CI) aumenta na mesma proporção, a fim de manter a CPT estável[34].

Alguns autores demonstram que a queda na CRF ocorre em virtude tanto do decréscimo progressivo de 15% a 20% no VRE como de 20% a 25% no VR[35-39]. Essas alterações atingem o máximo ao final do terceiro trimestre, o que tem sido justificado pelo deslocamento cefálico do diafragma em decorrência do crescimento uterino. A adoção da postura supina influencia ainda mais tais características fisiológicas e predispõe uma queda ainda maior da CRF (> 25%)[33,45].

A queda na CRF resulta em diminuição da negatividade da pressão intrapleural, promovendo redução do volume pulmonar e, consequentemente, da pressão de retração elástica pulmonar. A pressão pleural é importante por ser responsável pela manutenção de uma pressão transmural positiva nas vias aéreas, contribuindo para maior pressão dentro dos espaços aéreos em relação à pressão pleural e colapso dos condutos aéreos durante a respiração tranquila, o que ocorre apenas na expiração forçada.

Em caso de volumes pulmonares mais baixos, a tensão nas paredes alveolares é menor, reduzindo a fixação mecânica que ajuda a manter abertas as vias aéreas e, portanto, algumas vias aéreas começam a fechar-se nesses volumes, correspondendo, fisiologicamente, ao volume de fechamento. No estado não gravídico, esse fenômeno só ocorre em volumes abaixo da CRF[46,47].

Na gestante, a CRF diminuída também resulta em uma pressão pleural mais positiva, que contribui ainda mais para o desenvolvimento de uma pressão transmural negativa e favorece o surgimento do colapso de forma precoce. Essa argumentação obteve evidências mais fortes no estudo de Contreras e cols.[10] sobre mensurações das pressões abdominais e esofágicas, onde valores significativamente mais positivos foram encontrados ao final da expiração na 37ª semana de gestação, comparados aos valores pós-parto, havendo ainda uma correlação positiva entre a queda no VRE e o aumento da pressão gástrica.

Portanto, como consequência dos fatores supracitados, a redução da CRF, associada a uma diminuição da pressão pleural, predispõe o fechamento precoce das vias aéreas menores nas bases pulmonares que ocorre na CRF[48,49]. Alguns autores relatam aumento discreto, em torno de 5% a 10%, da CI[6,36-40,43] em virtude do aumento do volume corrente, uma vez que o volume de reserva inspiratório (VRI) não se altera[36-40,43,44,49,50].

Vários estudos relatam não haver alterações na capacidade vital (CV)[37-39,42,50-53]. No entanto, um estudo mostra diminuição da CV e apresenta como justificativa para tal achado o fato de as medidas terem sido realizadas no final do terceiro trimestre[36]. A CPT não se altera[10,33,37,38,40,43,51], uma vez que o deslocamento do diafragma para cima é compensado pelo aumento do diâmetro transverso e do ângulo costal, porém há relatos de discreta diminuição (1% a 5%) desse volume[35,40,45].

O efeito fisiológico respiratório mais consistente da gravidez é o aumento em torno de 3 a 4L/min (35% a 55%) do volume minuto (VM) observado já na oitava semana gestacional. Essa alteração é reflexo do aumento de 30% a 50% no volume corrente (VC), uma vez que a frequência respiratória (FR) não sofre alteração significativa, aumentando apenas cerca de 2 incursões por minuto[1,6,10,18,35,36,39,51,54-57]. A gestante aumenta sua ventilação principalmente pela profundidade e apenas pelo discreto aumento insignificante da FR. O VC aumenta sem que haja mudança no tempo inspiratório e na duração do ciclo respiratório. Isso sugere que esse aumento do VC durante o mesmo intervalo de tempo se deve a um *drive* ventilatório aumentado[10].

As alterações nos volumes e capacidades pulmonares iniciam precocemente, entre a décima e a 12ª semana gestacional, e progride, atingindo o máximo em torno de 36 semanas, concomitantemente ao deslocamento cefálico do diafragma decorrente do crescimento uterino (Figura 6.2)[10,35,58].

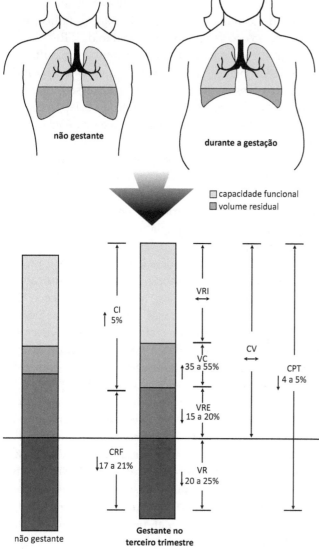

Figura 6.2 Mudanças nos volumes e capacidades pulmonares durante a gestação. (*CI*: capacidade inspiratória; *CPT*: capacidade pulmonar total; *CRF*: capacidade residual funcional; *CV*: capacidade vital; *VC*: volume corrente; *VR*: volume residual; *VRE*: volume de reserva expiratório; *VRI*: volume de reserva inspiratório; ↓ diminuição; ↑ aumento; ↔ sem alteração.)

PICO DE FLUXO EXPIRATÓRIO

Com relação ao pico de fluxo expiratório (PFE), existem controvérsias na literatura, uma vez que, além da condição gestacional, outros fatores podem influenciar o PFE, como as diferenças étnicas nas diversas populações e questões nutricionais (Quadro 6.1). Estudos[42,59-64] mostram redução do PFE, comparado ao de uma população não gestante, e também entre os trimestres gestacionais, com valores aproximados de queda de 0,65 a 6,68L/min por semana[60,63]. Em outros estudos, entretanto, há discordância nos valores, demonstrando não ocorrer alteração nesse parâmetro[64-67]. Em estudo longitudinal com gestantes brasileiras foi possível traçar uma equação

relacionando os valores de PFE e a semana gestacional em que foi obtido[66]:

$$PFE = 328,32 - 0,07 \times semana$$

Quando são analisadas as alterações respiratórias que ocorrem durante a gravidez, parece não haver evidências fisiológicas para justificar uma alteração do PFE. Os estudos mostram aumento em torno de 30% da condutância das vias aéreas devido à atuação dos hormônios relaxina e progesterona, que produzem relaxamento da musculatura lisa brônquica[36,38]. Além disso, há redução de 50% na resistência das vias aéreas de grande calibre, o que se reflete diretamente nos resultados do PFE[13]. Como a detecção do PFE exige um teste esforço-dependente, poder-se-ia conjecturar uma interferência da distensão abdominal; no entanto, não há alteração da força muscular expiratória durante a gestação.

Em Bangladesh, estudo transversal realizado com 300 mulheres de 18 a 35 anos de idade (100 saudáveis não grávidas como grupo de controle e 200 grávidas saudáveis, sendo 50% no primeiro trimestre e 50% no terceiro trimestre de gravidez) avaliou o PFE durante o primeiro e terceiro trimestres de gravidez, e os autores concluíram que o PFE diminuiu significativamente durante a gravidez, com redução significativa da taxa de PFE máximo no terceiro trimestre, provavelmente devido aos efeitos mecânicos do aumento progressivo do tamanho do útero, que diminuiu progressivamente os volumes e as capacidades pulmonares[68].

Mulheres africanas grávidas (92) e não grávidas (98) de mesma idade foram avaliadas em estudo transversal por meio do teste espirométrico conduzido por Ruhighira e cols.[26], em 2022, e as participantes grávidas apresentaram valores médios de PFE significativamente mais baixos do que as não grávidas (303 ± 84L/min *versus* 353 ± 64L/min; p < 0,01). O PFE pode ser reduzido em razão da diminuição da pressão intrapleural negativa decorrente da inclinação ascendente do diafragma causada pelo aumento do útero. Outra explicação seria a redução da pressão parcial alveolar do gás carbônico em virtude da hiperventilação presente durante a gravidez[69].

A diminuição do PFE também foi encontrada em revisão clínica publicada em 2019, que comparou o PFE de 120 mulheres indianas da faixa etária de 20 a 40 anos, sem nenhuma doença cardiorrespiratória, nos diferentes trimestres com um grupo de controle com 40 mulheres não grávidas da mesma faixa etária, sendo relatada diminuição gradual do PFE em comparação com o grupo controle, mais significativamente acentuada do primeiro para o segundo trimestre[70].

Estudo realizado em hospital universitário com 255 mulheres saudáveis iraquianas em idade reprodutiva (60 grávidas no primeiro, 65 no segundo e 60 no terceiro trimestre e 70 não grávidas como grupo controle) revelou relação negativa significativa entre o percentual da taxa de PFE máximo e a idade gestacional[71]. O percentual diminuiu progressivamente com o avançar da idade gestacional, em comparação ao grupo controle, apontando que a função respiratória é influenciada pela idade gestacional em mulheres saudáveis.

Em um centro de atendimento terciário do sul da Índia, em gestantes em diferentes trimestres, o PFE foi significativamente menor em todos os trimestres da gravidez, em comparação aos controles. No entanto, os autores não confirmaram correlação entre a idade e o índice de massa corporal e o PFE[72].

Um estudo transversal analítico realizado em 2020 por Ngoy e cols.[73] em Lubumbashi, no Congo, durante 18 meses, incluiu 210 mulheres grávidas (104 no segundo e 106 no terceiro trimestre) e avaliou a correlação entre dados demográficos e obstétricos e características antropométricas e o PFE, encontrando correlações significativas entre PFE e idade gestacional, altura da gestante e altura do fundo uterino. A idade gestacional e a altura uterina apresentaram correlação negativa mais pronunciada com o PFE, não sendo encontrada correlação entre a idade da gestante e o PFE[73].

No Nordeste do Brasil, um estudo transversal determinou as variáveis correlacionadas ao PFE e ao fluxo expiratório forçado entre 25% e 75% da CV (FEF = 25% a 75%) em 120 grávidas saudáveis de baixo risco nos três trimestres da gestação, medidas por meio de espirometria e impedância elétrica multissegmentar. O PFE diminuiu com a progressão da gravidez, mas não foi encontrada diferença estatisticamente significativa. No entanto, a análise de regressão linear múltipla mostrou que a estatura e a idade materna estiveram associadas ao PFE, explicando 14,7% de sua variabilidade, enquanto que a composição corporal e as variáveis obstétricas não tiveram influência[74].

Diante do exposto, há controvérsias sobre a ausência de alteração e a diminuição do PFE em gestantes. No entanto, como o PFE varia de acordo com a altura, é importante traçar, para cada grupo populacional, equações de referência que traduzam sua realidade racial, antropométrica e geográfica, respeitando, inclusive, as orientações internacionais e nacionais para os parâmetros comparativos das mensurações de função pulmonar (Quadro 6.1)[75-77].

Hiperventilação e estímulo respiratório

Definido como o estímulo neuromuscular inspiratório capaz de produzir movimentos respiratórios, o *drive* respiratório é comumente indicado pela pressão de oclusão da boca ($P_{0,1}$) e sua mensuração é obtida por meio da pressão gerada na abertura das vias aéreas em um tempo de 0,1 segundo depois do início da inspiração com as vias aéreas ocluídas[33].

A literatura também é consensual ao observar que o aumento do VM, detectado já no primeiro trimestre, é acompanhado por aumento de 50% a 80% na ventilação alveolar[7,10,35,40,50,79]. A redução da CRF diminui o espaço morto anatômico e, portanto, um VC aumentado tem a possibilidade de renovar menor quantidade de ar disponível, aumentando a eficiência da mistura gasosa[7,35,39].

O aumento do VM resulta em maior quantidade de dióxido de carbono (CO_2) expirado por minuto, produzindo menor conteúdo de CO_2 no alvéolo e no sangue. Portanto, a pressão parcial de CO_2 ($PaCO_2$) apresenta-se diminuída, passando de aproximadamente 40mmHg para cerca de 32 a 34mmHg[40,43,80,81]. Há, portanto, perda compensatória de bicarbonato pelo sistema renal, mantendo-se, dessa forma, o pH em seus valores normais, o que é bem documentado no estudo pioneiro de Plass & Orbest[60], que demonstra a relação entre as alterações respiratórias na gestação e sua repercussão no equilíbrio ácido-básico. Os valores de bicarbonato são geralmente mantidos entre 18 e 21mEq/L, e há aumento de aproximadamente -4mmols/L do *base excess* no termo[80-82].

A queda na $PaCO_2$ pode ser observada na oitava semana de gestação, atingindo o pico em 20 semanas e resultando em aumento na pressão parcial arterial (PaO_2) e alveolar (PAO_2) de oxigênio. Portanto, a PaO_2 aumenta de 8 a 15mmHg, ficando, no nível do mar, em torno de 106 a 108mmHg no primeiro e decrescendo para 101 a 104mmHg no terceiro trimestre de gestação[51,79,83,84]. Um fato importante é a influência da postura em supino, que provoca queda de 13mmHg nos valores da PaO_2[84].

A ocorrência de hiperventilação durante a gestação é um dado fisiológico importante. Apesar de o consumo de oxigênio estar em torno de 15% a 20% aumentado durante o estado gravídico, o aumento de quase 50% do VM e uma ventilação alveolar que cresce quatro vezes mais do que o consumo de oxigênio são mais que suficientes para atender tais exigências[54,85]. Portanto, desde os mais recentes trabalhos sobre as alterações fisiológicas durante a gravidez, esse dado tem sido encontrado e causado dúvidas a respeito não só do motivo desse

Quadro 6.1 Valores do pico de fluxo expiratório durante o período gestacional descritos na literatura

Autor/ano	População (amostra e paridade)	País	Período gestacional	Idade (anos)	Média da altura (cm)	Pico de fluxo expiratório (L/min)
Knuttgen & Emerson[42], 1974	13*	EUA	De 12 semanas ao termo	23	165,8	403
Puranick et al.[63], 1994	60*	Índia	Do primeiro ao terceiro trimestre	24	154,5	1T: 329,12 3T: 282,22
Brancazio et al.[64], 1997	57*	EUA	Do primeiro ao terceiro trimestre	21	163,7	1T: 434 3T: 444
Phatak et al.[44], 2003	50*	Índia	Do terceiro mês ao nono mês	20 a 28	130 a 160	1T: 325 2T: 307 3T: 286
Neppelenbrok et al.[66], 2005	26*	Brasil	Do primeiro trimestre até 36 semanas	23	160,0	1T: 323,4 2T: 330,7 3T: 326,1
Maia et al.[65], 2007	50 primíparas	Brasil	Terceiro trimestre	20	156,9	365
Sunyal et al.[61], 2007	75*	Dhaka	Três grupos: primeiro, segundo e terceiro trimestres	1T: 29 2T: 28 3T: 29	1T: 151,28 2T: 150,68 3T: 150,68	1T: 409 2T: 323 3T: 311
Neeraj et al.[62], 2010	100 primíparas e multíparas	Índia	Terceiro trimestre	25	154,51	90,77% do valor predito
Santos et al.[74], 2016	120*	Brasil	Três grupos: primeiro, segundo e terceiro trimestres	18 a 35	1T: 162,8 2T: 162,3 3T: 161,8	Em L/s: 1T: 5,42 2T: 5,44 3T: 5,40
Janabi, Ameen & Al-Eqabi[71], 2016	185* e 70 não gestantes	Iraque	Quatro grupos: primeiro, segundo e terceiro trimestres e não gestantes (controle)	1T: 25,80 2T: 27,14 3T: 26,60	1T: 159 2T: 155 3T: 154 Controle: 156	TPFE % 1T: 68,9 2T: 56,5 3T: 50,0 Controle: 73,5
Shanmuganathan et al.[72], 2017	165* e 55 não gestantes	Índia	Primeiro, segundo e terceiro trimestres e não gestantes (controle)	20 a 35	Expresso em IMC: 1T: 24,94 2T: 24,.96 3T: 25,66 Controle: 23,51	1T: 275,6 2T: 257,4 3T: 266,5 Controle: 306,5
Patnaik & Mohanty[70], 2019	120* e 40 não gestantes	Índia	Primeiro, segundo e terceiro trimestres e não gestantes (controle)	20 a 40	Não informado	1T: 333,4 2T: 325,0 3T: 319,8 Controle: 340,0
Ngoy et al.[73], 2020	210 Paridade: 1T: 3,4 2T: 3,1	Congo	Primeiro e segundo trimestres	1T: 30,1 2T: 28,7	1T: 159,3 2T: 158,7	1T: 216,0 2T: 200,0
Okrzymowska et al.[78], 2020	28 gestantes G1: < 2.000 MET/ semana e G2: > 2.000	Polônia	Terceiro trimestre	G1: 28,6 G2: 30,1	G1: 168,2 G2: 169,8	Em L/s: G1: 13,56 G2: 5,49
Ruhighira et al.[26], 2022	92 gestantes e 98 não gestantes	África	De 6 a 36 semanas de gestação	18 a 35	157,4	329,3 (84,2% do previsto)

*Não informa a paridade.
G: grupo; T: trimestre; TPFE%: taxa do pico de fluxo expiratório.

acontecimento, mas sobre os mecanismos neurofisiológicos que deveriam explicar sua ocorrência. Os autores concordam que a ventilação aumentada é evidência de um *feedback* do corpo materno a um estímulo maior que o exigido pela necessidade[7].

A hiperventilação provocada pela gravidez ocorre precocemente entre a sétima e a oitava semanas de gestação, com pequena progressão no segundo e terceiro trimestres, refletindo, assim, a participação de fatores não mecânicos nesse processo[79]. Resulta de uma complexa interação de alterações no equilíbrio ácido-básico e outros fatores que comprometem diretamente a ventilação, como aumento do *drive* inspiratório (estímulo inspiratório), da sensibilidade quimiorreflexa central e do metabolismo e diminuição do fluxo sanguíneo cerebral, tudo isso mediado pelos efeitos combinados dos hormônios esteroides sexuais femininos: o estrogênio e, principalmente, a progesterona[86,87].

Em 1953, o estudo clássico de Cugell e cols.[35] sobre volumes estáticos na gravidez admitiu que a hiperventilação gestacional seria decorrente de um limiar alterado do centro respiratório, ainda não sendo possível, nesse trabalho, identificar o papel da progesterona. Desde a década de 1940 ficou evidenciado que as mulheres hiperventilam durante a fase lútea do ciclo menstrual e que tais variações cíclicas desaparecem depois da menopausa, fornecendo forte suporte para o papel da progesterona na hiperventilação que ocorre durante a gestação[81,88].

As várias evidências de que a progesterona é um estimulante respiratório oferecem suporte para atribuir a esse hormônio o papel de principal responsável pela hiperpneia gestacional[87-90]. Estudos com gestantes mostram correlação negativa entre a concentração plasmática de progesterona e os níveis de $PaCO_2$[91-93]. O aumento da ventilação parece ser estimulado por um limiar mais baixo do centro respiratório ao gás carbônico provocado pelo hormônio progesterona, que aumenta seus níveis de 25ng/mL na sexta semana para 150ng/mL ao termo[94].

O estudo de Contreras e cols.[10], pioneiro na mensuração do *drive* ventilatório ($P_{0,1}$) em gestantes, mostrou correlação entre o aumento do *drive* respiratório na gestação e os níveis de progesterona, enquanto a mesma correlação não foi obtida entre a $P_{0,1}$ e o VM, indicando haver aumento da impedância respiratória devido às alterações na caixa torácica e no abdome. Assim, o aumento da ventilação parece ser estimulado por um limiar mais baixo do centro respiratório ao gás carbônico provocado pela progesterona[95].

Essa resposta ventilatória à progesterona é ainda mediada pelo estrogênio, que aumenta o número e a disponibilidade de seus receptores nas áreas respiratórias do sistema nervoso central[88,91,95,96]. Entretanto, mesmo conhecendo a contribuição hormonal para aumento do *drive* ventilatório, os mecanismos fisiológicos de suas ações ainda têm sido motivo de investigações.

Apesar da complexidade das inter-relações dos diversos componentes envolvidos no controle respiratório, sugere-se, em dados recentes, que a progesterona e o estrogênio estimulam a ventilação através de mecanismos centrais e periféricos, atuando de forma direta nas células quimiorreceptoras e indireta na estimulação de neurônios envolvidos na integração de sinais dessas células[87,91,96].

DISPNEIA E FORÇA DA MUSCULATURA RESPIRATÓRIA

Como repercussão clínica da hiperventilação gestacional, há maior percepção da respiração normal, e aproximadamente 60% a 75% das gestantes relatam queixas subjetivas de dispneia em repouso e aos esforços[97-99]. Em mulheres grávidas saudáveis, a dispneia é comumente relatada durante a realização de atividades de vida diária já a partir do primeiro trimestre[34], sendo mais intensa a partir de 30 semanas de gestação. A dispneia gestacional geralmente não limita a execução das atividades de vida diária nem compromete a capacidade aeróbica no exercício[99-101].

Embora as causas da dispneia não estejam claramente elucidadas, a literatura sugere uma relação causal multifatorial, envolvendo estímulos hormonais, aumento do requerimento ventilatório, percepção aumentada da hiperventilação, crescimento do trabalho respiratório imposto pelas alterações morfológicas toracoabdominais[55,86,92,100,101] e interações complexas de alterações nos impulsos dos quimiorreceptores, equilíbrio ácido-básico, taxa metabólica e fluxo sanguíneo cerebral[34].

Embora os níveis de CO_2 apresentem queda na gestação, esse efeito hipocápnico não desempenha efeito broncoconstritor e não seria, portanto, uma causa provável de dispneia gravídica, pois há estudos que mostram aumento em torno de 30% da condutância das vias aéreas[36,38]. Além disso, os valores espirométricos, como volume expiratório forçado no primeiro segundo (VEF1) e capacidade vital forçada (CVF), não apresentaram mudanças significativas[35,36,42,67,102], e o volume de fechamento, reflexo da função das vias aéreas inferiores, conserva sua normalidade[48,49,103].

Field e cols.[55], ao submeterem 13 gestantes a um esforço na bicicleta estacionária, não observaram alteração entre a variação na pressão esofágica e a presença de dispneia no terceiro trimestre de gestação e 3 meses após o parto, indicando não haver mudança na percepção do esforço respiratório e que a sensação de dispneia apresentada pelas gestantes é resultante do aumento da VM. Um estudo conduzido por Garcia-Rio e cols.[56] com uma população de 35 gestantes primíparas e multíparas, divididas em dois grupos de acordo com o achado clínico da presença ou não de dispneia, observou que a pressão de oclusão da boca e o VM eram maiores no grupo dispneico, cujas mulheres apresentaram resposta ventilatória maior à estimulação hipercápnica e hipóxica, indicando participação do *drive* inspiratório central e sensibilidade aumentada ao CO_2.

Alguns autores acreditam que mudanças na função pulmonar são provavelmente pequenas para explicar o surgimento da dispneia, mas que as alterações na caixa torácica poderiam influenciar o surgimento desse sintoma[9,21,42,64]. Field e cols.[55] sugerem que, durante a gravidez, mais esforço é exigido para executar a respiração normal devido às alterações na mecânica respiratória, ou seja, a expansão do abdome com consequente elevação das costelas inferiores e aumentos do ângulo subcostal e da circunferência da caixa torácica podem alterar as condições de funcionamento dos músculos respiratórios.

Parece razoável considerar que as progressivas mudanças gestacionais na forma e configuração do abdome, diafragma e caixa torácica poderiam comprometer a resposta mecânica dos músculos respiratórios. Contudo, não há suporte na literatura para confirmação de tal hipótese. Os estudos que verificaram, durante a gestação, a pressão inspiratória (PImáx) e a expiratória (PEmáx), reflexos da força muscular inspiratória e expiratória, respectivamente, mostram não haver alteração desses valores no período gestacional[10,35,56,86,104]. Esses estudos apresentam valores médios de PImáx entre 76 e 88cmH$_2$O e PEmáx entre 78 e 107cmH$_2$O, os quais não diferem dos valores obtidos no pós-parto[10,18,56,101] ou quando comparados a uma população não gestante (Quadro 6.2)[104], indicando que a força muscular-respiratória é preservada, embora haja alteração da geometria da parede torácica[105].

No entanto, com a publicação de novos estudos sobre o tema, há controvérsias quanto à preservação da PImáx em gestantes. Um estudo com 120 primigestas, através de análise de regressão linear, mostrou associação entre a gravidade da dispneia aos esforços e menores valores da força muscular-inspiratória[105]. Tais achados podem refletir um prejuízo nas adaptações mecânicas, ao aumento do *drive* respiratório na gestação, com inadequado recrutamento da capacidade inspiratória[87]. O mesmo aumento foi observado em outro estudo que, ao comparar um grupo de gestantes dispneicas com não dispneicas, apesar de não ter encontrado diferença estatística entre os grupos, apresentou uma média numericamente menor de PImáx no grupo dispneico[56].

As alterações que ocorrem na musculatura abdominal durante o período gestacional também parecem não interferir no desenvolvimento da PEmáx na grávida. Estudos mostram não haver correlação entre a altura do fundo do útero e a diástase do reto abdominal e a força muscular expiratória[105-107]. A explicação para tal achado poderia ser creditada ao processo de plasticidade muscular. O músculo, ao ser submetido a alongamento prolongado e contínuo, resulta em aumento no número dos sarcômeros em série, alterando seu comprimento. Esse fenômeno, conhecido como miofibrilogênese, facilita a sobreposição dos filamentos de actina e miosina, aumentando a tensão máxima gerada pelo músculo no novo comprimento[108,109].

Entretanto, Musa & Elhadi[110], ao avaliarem as pressões inspiratórias e expiratórias máximas por meio de medidor de pressão bucal em 30 gestantes (14 no primeiro e 16 no terceiro trimestre) e 15 mulheres não gestantes pareadas por idade e altura, encontraram reduções significativas tanto da PImáx como da PEmáx no grupo das gestantes, assim como no estudo de Abreu-Freire e cols.[21], no qual, por meio de manovacuometria, foi encontrada redução da PImáx e da PEmáx em gestantes com idade gestacional de 12 e 32 semanas. Os autores realizaram um ensaio clínico experimental com treinamento muscular inspiratório e correlacionaram a redução das pressões respiratórias à falta de estabilidade lombar, mostrando que o músculo diafragma exerce sua função em parceria com o assoalho pélvico, o transverso do abdome e os músculos multífidos. Houve aumento nos valores de PImáx e PEmáx pós-intervenção, comparado à avaliação inicial.

Um estudo realizado por Pinto e cols.[111] com gestantes divididas em três grupos, de acordo com o trimestre gestacional, verificou alterações na expansibilidade torácica e nas pressões respiratórias geradas ao longo do período gestacional, avaliadas por meio da manovacuometria. A diminuição tanto da PImáx como da PEmáx teve relação com a progressão da gestação, atingindo intensidade maior no início da gravidez. Os autores esperavam declínio mais acentuado no terceiro trimestre, visto que o volume uterino é maior nessa fase.

Outro estudo comparou os valores de PImáx das primigestas com os de população não gestante e obteve valores significativamente menores nas primigestas[78]. Tais resultados foram atribuídos às alterações anatômicas que ocorrem durante a gestação, como a elevação das costelas inferiores com aumento do ângulo subcostal e da circunferência da caixa torácica. Além disso, a maioria das primigestas – especificamente 60% delas – apresentou um

Quadro 6.2 Valores da força muscular inspiratória (PImáx) e expiratória (PEmáx) na gestação descritos na literatura

Estudos	População (amostra e paridade)	Idade (anos)	Volume mensurado	Período gestacional	PImáx (cmH$_2$O)	PEmáx (cmH$_2$O)
Gilroy et al.[18], 1988	8* gestantes	30	VR CPT	Terceiro trimestre	88	92
Contreras et al.[10], 1991	18 primíparas e multíparas	28	CRF	Terceiro trimestre	86	93
Garcia-Rio et al.[56], 1996	23* gestantes 11 dispneicas 12 não dispneicas	29	VR CPT	12, 24, 36 semanas gestacionais	Dispneicas: 78,06 Não dispneicas: 81,9	Dispneicas: 97, 16 Não dispneicas: 106,8
Jensen et al.[101], 2008	13 nulíparas e primíparas	30	CRF CPT	Terceiro trimestre	76	104
Lemos et al.[105], 2010	120 primigestas	23	VR CPT	Da quinta à 40ª semana gestacional	Primeiro trimestre: 88,2 Segundo trimestre: 90,4 Terceiro trimestre: 86,5	Primeiro trimestre: 102,5 Segundo trimestre: 102, 17 Terceiro trimestre: 96,94
Bezerra et al.[112], 2011	40 nuligestas e 40 primigestas	20 a 29	VR CPT	Terceiro trimestre	93,9 nas nuligestas 87,78 nas primigestas	98,2 nas nuligestas 96,7 nas primigestas
Pinto et al.[111], 2015	98 gestantes nuligestas e primigestas	18 a 35	VR CPT	Primeiro trimestre (G1) Segundo trimestre (G2) Terceiro trimestre (G3)	< 100 no G1 < 85 no G2 < 80 no G3	< 95 no G1 < 75 no G2 < 70 no G3
Okrzymowska et al.[78], 2020	28 nulíparas (G1 < 2.000 MET/semana e G2 > 2.000 MET)	G1: 28,6 ± 3,5 G2: 30,1 ± 3,1	VR CPT	Terceiro trimestre	< 80% PImáx predita: G1: 35,1 ± 24,3 e G2. 37,7 ± 10,5	%PEmáx predita: G1: 41,8 ± 18,7 G2: 42,3 ± 28,9
Abreu-Freire et al.[21], 2021	2 (1 primípara e 1 multípara)	21 e 33	CRF	12ª e 32ª semanas gestacionais	30 e 70	50
Rosa et al.[113], 2023	72 puérperas (36 de parto normal e 36 de cesárea)	> 18 ± 25 (parto normal) ± 28 (cesárea)	VR CPT	Avaliadas antes da alta hospitalar, no quarto dia pós-parto imediato	33,4 ± 16,2 (parto normal) 33,1 ± 13,2 (cesárea)	33,4 ± 18,4 (parto normal) 25,4 ± 10,7 (cesárea)

*Não informa a paridade.
CPT: capacidade pulmonar total; G: grupo; MET: equivalente metabólico; VR: volume residual.

padrão respiratório apical que, associado ao aumento da frequência respiratória encontrada, também poderia estar interferindo nos valores mais baixos da PImáx.

Em 2020, Okrzymowska e cols.[78] avaliaram os músculos respiratórios de mulheres no terceiro trimestre de gravidez quanto ao nível de atividade física e encontraram redução significativa na força muscular inspiratória em quase todas elas, independentemente do nível de atividade física. A maioria das mulheres pesquisadas realizava atividade física na forma de caminhada com frequência variada durante a semana. Ao analisarem o trabalho dos músculos inspiratórios (força muscular inspiratória), utilizando o critério ATS/ERS (*Statement on Respiratory Muscle Testing*), encontraram valores de PImáx abaixo de 80cmH$_2$O em todas as avaliadas. Assim, estudos mais recentes revelam haver redução da PImáx nas gestantes avaliadas, enquanto a PEmáx se mantém dentro dos valores de normalidade previstos.

Em estudo publicado em 2023, por Rosa e cols.[113], foi avaliada (antes da alta hospitalar) a repercussão da via de parto na força muscular respiratória de 72 puérperas no pós-parto imediato – 36 de parto normal e 36 de cesárea –, e os autores constataram que a força muscular respiratória não sofreu alteração independentemente da via de parto.

A pressão transdiafragmática, medida como a diferença entre a pressão abdominal e a pressão esofágica, que reflete a força da musculatura diafragmática, não se altera durante a gestação[10,55]. Os poucos estudos que averiguaram tal pressão encontraram valores quase idênticos: $94,9cmH_2O^9$ e $95cmH_2O^{55}$.

Desse modo, apesar de bem descritas na literatura, as alterações de volume e capacidade pulmonar, bem como as alterações estruturais envolvendo a caixa torácica e o diafragma durante a gravidez (Quadro 6.2), não parecem interferir na capacidade de geração de força muscular expiratória na gestação, porém impactam ao reduzirem a PImáx.

IMPLICAÇÕES PARA A PRÁTICA FISIOTERAPÊUTICA

Diante do exposto, observa-se que o sistema respiratório sofre grande influência hormonal e morfológica durante a gestação, reagindo com adaptações fisiológicas importantes. Desse modo, é essencial o entendimento dessas alterações para manejo fisioterapêutico da gestante, principalmente das portadoras de doenças respiratórias (Quadro 6.3).

O fisioterapeuta precisa ficar atento à anamnese do sistema respiratório, não sendo esperada uma FR respiratória elevada. A gestante apresenta-se hiperpneica e não taquipneica. Portanto, o aumento da FR deve ser sempre investigado. Em virtude dessa hiperventilação fisiológica, o fisioterapeuta deve ter cuidado ao instituir qualquer padrão respiratório para que não haja interferência no VM já aumentado e deve ser cauteloso na prescrição de exercícios para os membros superiores associados à respiração.

O alargamento do tórax com abertura das costelas implica um desconforto doloroso, principalmente nas mulheres com espaço iliocostal menor, e isso será, com certeza, mencionado pela gestante na avaliação fisioterapêutica, principalmente após 20 semanas, quando o útero começar a tangenciar e ultrapassar a cicatriz umbilical.

Com a CRF diminuída, no final de uma expiração em VC há menor reserva de oxigênio pulmonar com menor capacidade para suportar períodos de apneia. Isso deve ser sempre considerado, principalmente na orientação respiratória para o parto e na prescrição de qualquer atividade física mais vigorosa.

Quadro 6.3 Adaptações do sistema respiratório no período gestacional

Parâmetros morfofisiológicos	Adaptações morfofisiológicas
Volume minuto	Elevação (35% a 55%)
Volume corrente	Elevação (35% a 55%)
Frequência respiratória	Elevação de 1 ou 2 incursões – sem significância
Volume de reserva expiratório	Diminuição (15% a 20%)
Volume de residual	Diminuição (20% a 25%)
Capacidade residual funcional	Diminuição (17% a 21%)
Volume de reserva inspiratório	Não se altera
Capacidade inspiratória	Elevação discreta (5% a 10%)
Capacidade vital	Não se altera
Capacidade pulmonar total	Diminuição discreta (4% a 5%)
Ventilação alveolar	Elevação (50% a 80%)
PCO_2	Diminuição de 40mmHg para 32 a 34mmHg
PO_2	Não se altera ou aumento discreto (de 8 a 15mmHg)
Níveis de bicarbonato sanguíneo	Manutenção entre 18 e 21mEq/L
Base excess	Aumento (4mmols/L)
Pico de fluxo expiratório	Controverso: não se altera ou diminui
Força muscular inspiratória	Controverso: não se altera ou diminui
Força muscular expiratória	Não se altera
Pressão transdiafragmática	Não se altera
Complacência da caixa torácica	Diminuição (35% a 49%)
Volume forçado no primeiro segundo	Não se altera
Capacidade vital forçada	Não se altera
Caixa torácica	Alargamento de 5 a 7cm
Diafragma	Elevação de 4 a 5cm
Ângulo subcostal	Aumento de 34 graus

PCO_2: pressão de dióxido de carbono; PO_2: pressão de oxigênio.

Como pôde ser visto, a dispneia é um sintoma comumente relatado pela gestante, resultando de influências hormonais no centro respiratório, e é uma das principais queixas relatadas ao fisioterapeuta no atendimento pré-natal. Como parece sofrer influência de valores mais baixos da PImáx, deve ser enfatizado um enfoque mais direcionado à musculatura inspiratória nas gestantes com queixas maiores de dispneia. No entanto, esse desconforto não interfere na capacidade de realização de exercícios. Assim, não há contraindicação para realização de atividade aeróbica de baixa e moderada intensidade.

Embora as alterações anatômicas e fisiológicas que ocorrem na gestação sejam suficientes para modificar os ângulos de inserção da musculatura, podendo interferir no funcionamento biomecânico da bomba muscular inspiratória durante a gravidez, há resultados controversos sobre a PImáx na literatura. No entanto, estudos mais recentes sobre a avaliação da força muscular respiratória de gestantes verificaram que apenas a PImáx estava reduzida, ao passo que a PEmáx parece não sofrer alteração significativa.

Em relação ao PFE, apesar dos resultados controversos na literatura e considerando as diferenças raciais que implicam alterações na configuração torácica, esse parâmetro não demonstrou alteração significativa nos estudos brasileiros. Desse modo, é importante que os critérios utilizados para avaliar a normalidade dos achados do pico de fluxo na gestação sejam baseados em valores estabelecidos para cada população específica, respeitando as características raciais.

Por fim, todas essas alterações repercutirão diretamente no momento do parto, quando esse sistema será mais exigido. Desse modo, o fisioterapeuta precisa estar alerta para que a FR não se eleve e não haja aumento ainda maior do VC, bem como apneias prolongadas no período expulsivo.

Referências

1. McAuliffe F, Kametas N, Costello J, Rafferty G, Greenough A, Nicolaides K. Respiratory function in singleton and twin pregnancy. BJOG 2002; 109(7):765-9.
2. Neppelenbroek GA, Gadelha PS, Mauad-Filho F et al. Aspectos fisiológicos e diagnósticos das alterações pulmonares durante a gestação. Femina 2006; 34:559-63.
3. LoMauro A, Aliverti A, Alberigo A et al. The effect of pregnancy on respiratory function. Eur Respir J Suppl 2018; 52(62):OA2149.
4. Weissgerber TL, Wolfe LA. Physiological adaptation in early human pregnancy: Adaptation to balance maternal-fetal demands. Appl Physiol Nutr Metab 2006; 31(1):1-11.
5. Marx GF, Orkin LR. Physiological changes during pregnancy: A review. Anesthesiology 1958; 19(2):258-74
6. Elkus R, Popovich, J. Respiratory physiology in pregnancy. Clin Chest Med 1992; 13(4):555-65.
7. Ziegel EE, Cranley MS. Enfermagem obstétrica. 8. ed. Rio de Janeiro: Interamericana, 1985.
8. Siddiqui AH, Tauheed N, Ahmad A et al. Pulmonary function in advanced uncomplicated singleton and twin pregnancy. J Bras Pneumol 2014; 40(3):244-9.
9. Thomson KJ, Cohen, ME. Studies in the circulation in pregnancy II. Vital capacity observations in normal pregnant women. Surg Gynecol Obstet 1938; 66:591-603.
10. Contreras G, Gutierrez M, Beroíza T. Ventilatory drive and respiratory muscle function in pregnancy. Am Rev Respir Dis 1991; 144(4):837-41.
11. Ushirodaa J, Inouea S, Egawaa J et al. Obstrução das vias aéreas com risco para a vida, causada por edema de via aérea superior e inchaço cervical significativo depois do trabalho de parto/parto. Rev Bras Anestesiol 2013; 63(6):508-10.
12. Albert H, Godskesen M, Westergaard JG, Chard T, Gunn L. Circulating levels of relaxin are normal in pregnant women with pelvic pain. Eur J Obstet Gynecol Reprod Biol 1997; 74(1):19-22.
13. Gee JBL, Packer BS, Millen JE, Robin ED. Pulmonary mechanics during pregnancy. J Clin Invest 1967; 46(6):945-52.
14. Nassikas N, Malhamé I, Miller M et al. Pulmonary considerations for pregnant women. Clin Chest Med. 2021; 42(3):483-96.
15. LoMauro A, Aliverti A, Frykholm P et al. Adaptation of lung, chest wall, and respiratory muscles during pregnancy: Preparing for birth. J Appl Physiol 2019; 127(6):1640-50.
16. Lapinsky SE, Tram C, Mehta S et al. Restrictive lung disease in pregnancy. Chest 2014; 145:394-8.
17. McGinty AP. The comparative effects of pregnancy and phrenic nerve interruption on the diaphragm and their relation to pulmonary tuberculosis. Am J Obstet Gynecol 1938; 35:237-48.
18. Gilroy RJ, Mangura BT, Lavietes MH. Rib cage abdominal volume placements during breathing in pregnancy. Am Rev Respir Dis 1988; 137(3):668-72.
19. Inchingolo R, Smargiassi A, Mormile F et al. Look at the lung: Can chest ultrasonography be useful in pregnancy? Multidiscip Respir Med 2014; 9:32.
20. Di Marco F, Roggi MA, Terraneo S et al. Lung ultrasound as first line imaging tool in pregnant women with respiratory symptoms. Eur Respir J 2015; 46:OA494.
21. Abreu-Freire NS, Teixeira FN, Trogo MM et al. Respiratory and internal unit muscle training in diaphragmatic thickness and mobility and lombar stability of pregnant women: Case study. Scientific Research J (SCIRP) 2021; 8(1):e7083.
22. Moro F, Buonsenso D, Moruzzi MC et al. How to perform lung ultrasound in pregnant women with suspected COVID-19. Ultrasound Obstet Gynecol 2020; 55(5):593-8.
23. Zieleskiewicz L, Lagier D, Contargyris C et al. Lung ultrasound-guided management of acute breathlessness during pregnancy. Anaesthesia 2013; 68:97-101.
24. Piccolo C, Liuzzi G, Petrone A et al. The role of lung ultrasound in the diagnosis of SARS-COV-2 disease in pregnant women. J Ultrasound 2023; 26(2):497-503.
25. Biancolin SE, Santos Fernandes H, Sawamura MVY et al. Lung ultrasound versus chest computed tomography for pregnant inpatients with COVID-19. J Clin Ultrasound 2023; 51(1):54-63.
26. Ruhigira JJ, Mashili FL, Tungu AM et al. Spirometry profiles among pregnant and non-pregnant African women: A cross-sectional study. BMC Women's Health 2022; 22:483.
27. Goldman MD, Mead J. Mechanical interaction between the diaphragm and rib cage. J Appl Physiol 1973; 35(2):197-204.
28. Loring SH, Mead J. Action of the diaphragm on the rib cage inferred from a force-balance analysis. J Appl Physiol1982; 53(3):756-60.
29. De Troyer A, Estenne M. Functional anatomy of the respiratory muscles. Clin Chest Med 1988; 9(2):175-93.
30. Lichestein O, Ben-Haim SA, Saidel GM, Dinnar U. Role of the diaphragm in chest wall mechanics. J Appl Physiol 1992; 72(2):568-74.
31. Gilroy RJ Jr, Lavietes MH, Loring SH, Mangura BT, Mead J. Respiratory mechanical efforts of abdominal distension. J Appl Physiol 1985; 58(6):1997-2003.
32. Mcklem PT, Gross D, Grassino GA, Roussos C. Partitioning of inspiratory pressure swings between diaphragm and intercostal/accessory muscles. J Appl Physiol 1978; 44(2):200-8.

33. Crapo, RO. Normal cardiopulmonary physiology during pregnancy. Clin Obstet Gynecol 1996; 39(1):3-16.

34. LoMauro A, Aliverti A. Respiratory physiology of pregnancy. Breathe 2015; 11:297-301.

35. Cugell DW, Frank NR, Gaensler EA, Badger TL. Pulmonary function in pregnancy. Am Rev Tuberc 1953; 67(5):568-97.

36. Rubin A, Russo N, Goucher D. The effect of pregnancy upon pulmonary function in normal women. Am J Obstet Gynecol 1956; 72:963-9.

37. Ihrman K. Vital capacity and maximal breathing capacity during and after pregnancy. Acta Soc Med Ups 1960; 65:147-54.

38. Baldwin GR, Mooerthi DS, Whelton JA, MacDonnell KF. New lung functions and pregnancy. Am J Obstet Gynecol 1977; 127(3):235-9.

39. Alaily AB, Carroy KB. Pulmonary ventilation in pregnancy. Br J Obstet Gynaecol 1978; 85(7):518-24.

40. Spatling L, Fallesntein F, Huch A, Huch R, Rooth G. The variability of cardiopulmonary adaptation to pregnancy at rest and during exercise. Br J Obstet Gynaecol 1992; 99(8):1-40.

41. Glazioglu K, Kaltreider NL, Rosen MR, Yu PN. Pulmonary function during pregnancy in normal women and in patients with cardiopulmonary disease. Thorax 1970; 25(4):445-50.

42. Knuttgen HG, Emerson Jr K. Physiological response to pregnancy at rest and during exercise. J Appl Physiol 1974; 36:549-53.

43. Lee W. Cardiorespiratory alterations during normal pregnancy. Crit Care Clin 1991; 7(4):763-75.

44. Phatak MS, Kurhade GA. A longitudinal study of antenatal changes in lung function tests and importance of postpartum exercises in their recovery. Indian J Physiol Pharmacol 2003; 47(3):352-6.

45. Norregaard O, Schultz P, Ostergaard A, Dahl R. Lung function and postural changes during pregnancy. Resp Med 1989; 83(6):467-70.

46. Leff AR, Schumacker PT. Fisiologia respiratória: Fundamentos e prática. Rio de Janeiro: Interlivros, 1996. 214p.

47. West JB. Fisiologia Respiratória. 6. ed. São Paulo: Manole, 2002.199p.

48. Craig DB, Toole MA. Ariway closure in pregnancy. Can Anaesth Soc J 1975; 22(6):665-72.

49. Garrard GS, Littler WA, Redman CWG. Closing volume during normal pregnancy. Thorax 1978; 33(4):488-92.

50. Pinheiro F, Santos KB, Martinez D, Gottschall CAM. Função ventilatória na gravidez normal. J Pneumol 1981; 7:138-42.

51. Camann WR, Ostheimer GW. Physiological adaptations during pregnancy. Int Anesthesiol Clin 1990; 28(1):2-10.

52. Berrry MJ, McMurray RG, Katz VL. Pulmonary and ventilator responses to pregnancy, immersion and exercise. J Appl Physiol 1989; 66:857-62.

53. Das TK, Jana H. Maternal arirways function during normal pregnancy. Indian J Med Sci 1991; 45:265-8.

54. Rees GB, Pipkin FB, Symonds EM, Patrick JM. A longitudinal study of respiratory changes in normal human pregnancy with cross-sectional data on subjects with pregnancy-induced hypertension. Am J Obstet Gynecol 1990; 162(3):826-30.

55. Field SK, Bell SG, Cenaico DF, Whitlelaw WA. Relationship between inspiratory effort and breathlessness in pregnancy. J Appl Physiol 1991; 71(5):1897-902.

56. Garcia-Rio F, Pino J, Gomez L, Alvarez-Sala R, Villasante C, Villamor J. Regulation of breathing and perception of dyspnea in healthy pregnant women. Chest 1996; 110(2):446-53.

57. Kolarzyk E, Szot W, Lyszczarz J. Lung function and breathing regulation parameters during pregnancy. Arch Gynecol Obstet 2005; 272:53-8.

58. McAuliffe F, Kametas N, Espinoza J, Greenough A, Nicolaides K. Respiratory function in pregnancy at sea level and at high altitude. Br J Obstet Gynecol 2004; 111(4):311-5.

59. Fishburne Jr JI, Brenner WE, Braaksma JT et al. Cardiovascular and respiratory responses to intravenous infusion of prosta-

glandin F2 in the pregnant woman. Am J Obst Gynecol 1972; 114(6):765-72.

60. Harirah HM, Donia SE, Nashrallah FK. Effect of gestational age and position on peak expiratory flow rate: A longitudinal study. Obstet Gynecol 2005; 105:372-6.

61. Sunyal DK, Amin MR, Ahmed A, Begum S, Begum M, Rahman N. Peak expiratory flow rate in pregnant women. J Bangladesh Soc Physiol 2007; 2:20-3.

62. Neeraj, Sodhi C, Pramod J, Singh J, Kaur V. Effect of advanced uncomplicated pregnancy on pulmonary function parameters of North Indian subjects. Indian J Physiol Pharmacol 2010; 54(1):69-72.

63. Puranick BM, Kaore SB, Kurhade GA. Agrawal SD, Patwardhan SA, Kher JR. A longitudinal study of pulmonary function tests during pregnancy. Indian J Physiol Pharmacol 1994; 38(2):129-32.

64. Brancazio LR, Laifer SA, Schwartz T. Peak expiratory flow rate in normal pregnancy. Obstet Gynecol 1997; 89(3):383-6.

65. Maia JN, Lemos A, Toscano CF, Dornelas de Andrade A. Pico de fluxo expiratório: Comparação entre primíparas no 3° trimestre de gestação e nulíparas. Fisioter Pesq 2007; 14:72-6.

66. Neppelenbroek GA, Mauad-Filho F, Cunha PS et al. Investigação do fluxo expiratório máximo em gestantes saudáveis. Rev Bras Ginecol Obstet 2005; 27:37-43.

67. Milne JA, Mills RJ, Howie AD, Pack AI. Large airways function during normal pregnancy. Br J Obstet Gynaecol 1977; 84:448-51.

68. Zannat MR, Nessa A. Peak expiratory flow rate (PEFR) in first and third trimester of pregnancy. Mymensingh Med J 2016; 25(4):597-600.

69. Pastro LDM, Lemos M, Fernandes FLA et al. Longitudinal study of lung function in pregnant women: Influence of parity and smoking. Clinics 2017; 72(10):595-9.

70. Patnaik S, Mohanty R. Clinical review of peak expiratory flow rate in different trimester of pregnancy. Intern J Contemp Med Res 2019; 6(1):A1-A3.

71. Janabi MA, Ameen AJM, Al-Eqabi DA. The effect of pregnancy on peak expiratory flow rate in comparison with non-pregnant Iraqi women. Sample in Marjan Teaching Hospital. J Fac Med Baghdad 2016; 58(4):384-6.

72. Shanmuganathan A, Krishnaveni R, Narasimhan M et al. Evaluation of peak expiratory flow rate in pregnancy in a South Indian tertiary care centre. Intern Arch Integrat Med 2017; 4(7):67-73.

73. Ngoy JK, Ngalula M, A-Zeng Tshibwid F et al. Peak expiratory flow: It's correlation with age and anthropometric parameters in healthy pregnant women in Lubumbashi. J Respir Med Lung Dis 2020; 5(1):1051.

74. Santos AC, Souza AS, Tavares JS et al. Evaluation of pulmonary function and body composition in pregnant women. Intern Arch Med Section: Obstet & Gynecol 2016; 243(9):1-10.

75. Quanjer PH, Tammeling GJ, Cotes JE et al. Lung volumes and forced ventilatory flows. Report Working Party Standardization of Lung Function Tests, European Community for Steel and Coal. Official Statement of the European Respiratory Society. Eur Respir J Suppl 1993; 16:5-40.

76. Lung function testing: Selection of reference values and interpretative strategies. American Thoracic Society. Am Rev Respir Dis 1991; 144(5):1202-18.

77. Pereira CA. Espirometria. J Pneumol 2002; 28(Suppl.3):S1-S82.

78. Okrzymowska P, Kurtys M, Smolarek N et al. Lung ventilation and the strength of the respiratory muscles of women in the third trimester of pregnancy in the aspect of physical activity. Clin Exp Obstet Gynecol 2020; 47(3):324-8.

79. Liberatore SM, Pistelli R, Patalano F, Moneta E, Incalzi RA, Ciappi G. Respiratory function during pregnancy. Respiration 1984; 46(2):145-50.

80. Lucius H, Gahlenbeck H, Kleine H, Fabel H, Bartels H. Respiratory functions, buffer system, and electrolyte concentrations of blood during human pregnancy. Respir Physiol 1970; 9(3):311-7.

81. Prowse CM, Gaensler EA. Respiratory and acid-base changes during pregnancy. Anesthesiology 1965; 26:381-92.

82. Plass ED, Oberst FW. Respiration and pulmonary ventilation in normal nonpregnant, pregnant and puerperal women: With an interpretation of the acid-base balance during normal pregnancy. Am J Obstet Gynecol 1938; 441-52.

83. Templeton A, Kelman GR. Maternal blood-gases (PAo_2-Pao_2), physiological shunt and V_D/V_T in normal pregnancy. Br J Anaesth 1976; 48:1001-4.

84. Awe RJ, Nicotra B, Newsom T, Viles R. Arterial oxygenation and alveolar-arterial gradients in term pregnancy. Obstet Gynecol 1979; 53(2):182-6.

85. Archer GW, Marx GF. Arterial oxygen tension during apnea in parturient women. Br Anesth 1974; 46:358-60.

86. Jensen D, Ofir D, O'Donnell. Effects of pregnancy, obesity and aging on the intensity of perceived breathlessness during exercise in health humans. Respir Physiol Neurobiol 2009; 167(1):87-100.

87. Jesen D, Duffin J, Lam YM et al. Physiological mechanisms of hyperventilation during human pregnancy. Respir Physiol Neurobiol 2008; 161(1):76-86.

88. Bayliss DA, Millhorn DE. Central neural mechanisms of progesterone action: Application to the respiratory system. J Appl Physiol 1992; 73(2):393-404.

89. Schoene RB, Pierson DJ, Lakshminarayan S et al. Effect of medroxyprogesterone acetate on respiratory drives and occlusion pressure. Bull Eur Physiopathol Respir 1980; 16:645-53.

90. Slatkovska L, Jensen D, Davies GAL, Wolfe LA. Phasic menstrual cycle effects on the control of breathing in healthy women. Respir Physiol Neurobiol 2006; 154(3):379-88.

91. Lyons HA, Antonio R. The sensitivity of the respiratory center in pregnancy and after the administration of progesterone. Trans Assoc Am Phy 1959; 72:173-80.

92. Jensen D, Wolfe LA, Slatkoyska L. Effects of human pregnancy on the ventilator chemoreflex response to carbon dioxide. Am J Physiol Regul Integr Comp Physiol 2005; 288(5):R1369-75.

93. Heenan AP, Wolfe LA. Plasma osmolality and the strong ion difference predict respiratory adaptations in pregnant and non-pregnant women. Can J Physiol Pharmacol 2003; 81(9):839-47.

94. Weissgerber TL, Wolfe LA, Hopkins WG, Davies GAL. Serial respiratory adaptations and an alternate hypothesis of respiratory control in human pregnancy. Respir Physiol Neurobiol 2006; 153(1):39-53.

95. Weinberger SE, Weiss ST, Cohen WR, Weiss JW, Johnson TS. Pregnancy and the lung. Am Rev Respir Dis 1980; 121(3):559-81.

96. Regensteiner JG, Woodard WG, Hagerman DD et al. Combined effects of female hormones and metabolic rate on ventilator drives in women. J Appl Physiol 1989; 66(2):808-13.

97. Milne JA, Howie AD, Pack AI. Dyspnoea during normal pregnancy. Br J Obstet Gynaecol 1978; 85(4):260-3.

98. Tenholder M, South-Paul J. Dyspnea in pregnancy. Chest 1980; 96(2):381-8.

99. Zeldis SM. Dyspnea during pregnancy: Distinguishing cardiac from pulmonary causes. Clin Chest Med. 1992; 13(4):567-85.

100. Wise RA, Polito AJ, Krishnan V. Respiratory physiologic changes in pregnancy. Immunol Allergy Clin North Am 2006; 26(1):1-12.

101. Jensen D, Webb KA, Davies GA, O'Donnell DE. Mechanical ventilatory constraints during incremental cycle exercise in human pregnancy: Implications for respiratory sensation. J Physiol 2008; 586(Pt 19):4735-50.

102. Milne JA. The respiratory response to pregnancy. Postgrad Med J 1979; 55(643):318-24.

103. Russell IF, Chambers WA. Closing volume in normal pregnancy. Br J Anaesth 1981; 53(10):1043-7.

104. Lemos A, Souza AI, Dornelas de Andrade A et al. Força muscular respiratória: Comparação entre primigestas e nuligestas. J Bras Pneumol 2011; 37(2):1-7.

105. Lemos A, Souza AI, Figueiroa JN, Cabral-Filho JE, Dornelas de Andrade A. Respiratory muscle strength in pregnancy. Respir Med 2010; 104(11):1638-44.

106. Lemos A, Souza AI, Dornelas de Andrade A et al. Pregnancy inter-recti abdominis distance has no impact on respiratory strength. J Phys Ther Sci 2011; 23:757-60.

107. Lemos A, Caminha MA, Melo Jr EF, Dornelas de Andrade A. Avaliação da força muscular respiratória no terceiro trimestre de gestação. Rev Bras Fisioter 2005; 9:151-6.

108. De Deyne PG. Application of passive stretch and its implication for muscle fibers. Phys Ther 2001; 81(2):819-27.

109. Goldspink G, Scutt A, Martindale J, Jaenicke T, Turay L, Gerlach GF. Stretch and force generation induce rapid hypertrophy and myosin isoform gene switching in adult skeletal muscle. Biochem Soc Trans 1991; 19(2)368-73.

110. Musa O, Elhadi S. Respiratory muscles power and pulmonary function in pregnancy. Eur Respir J 2016; 48(60):2207.

111. Pinto AVA, Schleder JC, Penteado C et al. Avaliação da mecânica respiratória em gestantes. Fisioter Pesq 2015; 22(4):348-54.

112. Bezerra MAB, Nunes PC, Lemos A. Respiratory muscle strength: Comparison between nulliparous and primiparous. Fisioter Pesq 2011; 18(3):235-40.

113. Rosa CMD, Dockhorn TH, Cardoso JR et al. Evaluation and comparison of respiratory muscular strength, functionality, and pelvic floor in the immediate postpartum of normal and cesarean birth. Rev Bras Ginecol Obstet 2023; 45(3):121-6.

Adaptações Cardiovasculares da Gestação e suas Repercussões para a Fisioterapia

Julianna de Azevedo Guendler ▪ Juliany Silveira Braglia César Vieira ▪ Andrea Lemos

INTRODUÇÃO

Ao longo da gravidez ocorrem transformações significativas em praticamente todos os órgãos, os quais se ajustam e colaboram ativamente para dar suporte ao desenvolvimento e crescimento do feto. Essas adaptações transcorrem de maneira contínua e dinâmica desde o momento da concepção e perduram ao longo de toda a gestação[1].

A gravidez é descrita como um estado caracterizado por hiperdinamismo, hipermetabolismo, hipervolemia e hipercoagulabilidade, por ser diabetogênico e exibir baixa resistência vascular. Desse modo, os valores dos parâmetros fisiológicos em mulheres grávidas podem divergir daqueles observados em estados não gestacionais, apresentando variações conforme a idade gestacional[1].

Na maioria das mulheres que vivenciam uma gravidez sem complicações, essas modificações desaparecem após o parto, deixando efeitos residuais mínimos. No entanto, é crucial discernir as alterações fisiológicas normais das adaptações anormais para uma compreensão abrangente desse período[2].

Entre os sistemas do corpo, o cardiovascular é notavelmente propenso a alterações e adaptações extensivas, buscando eficazmente garantir o fornecimento de nutrientes tanto para a mãe como para o feto[3,4].

As mudanças progressivas no sistema cardiovascular durante a gestação e o parto culminam em alterações hemodinâmicas profundas, características desses períodos. Embora as mulheres saudáveis geralmente tolerem essas adaptações sem dificuldades, aquelas com doenças cardíacas podem experimentar descompensações, resultando em maiores morbidade e mortalidade. O entendimento dessas modificações torna-se importante para os profissionais de saúde envolvidos no cuidado à gestante, possibilitando a prestação de assistência adequada e a detecção precoce de riscos para complicações obstétricas[5].

Neste capítulo, exploraremos as adaptações cardiovasculares durante a gestação e suas implicações na intervenção fisioterapêutica, visando proporcionar um conhecimento sólido a respeito da fisiologia gestacional. Pretende-se capacitar o fisioterapeuta não apenas para identificar desvios em direção a condições patológicas, mas também para selecionar e prescrever condutas de maneira segura. Os pontos destacados enfatizam a importância de uma abordagem fisioterapêutica personalizada, considerando as adaptações cardiovasculares específicas da gestação.

ADAPTAÇÕES HEMATOLÓGICAS

As adaptações fisiológicas no sistema hematológico durante a gravidez têm por objetivo assegurar suprimento sanguíneo adequado para o novo leito vascular, o útero gravídico e seu conteúdo. Essas alterações não apenas protegem a mãe e o feto contra possíveis variações na pressão arterial e retorno venoso comprometido, mas também buscam compensar a perda de sangue durante o parto e apoiar a hematopoese fetal[1].

As modificações têm início por volta da quarta semana de gestação e abrangem alterações progressivas no volume plasmático e nos glóbulos vermelhos, nas funções leucocitária e imunológica, nos níveis de plaquetas, na coagulação e na fibrinólise. As transformações fisiológicas no sistema hematológico são influenciadas pelas variações hormonais durante a gravidez e o puerpério[1].

Observa-se, também, aumento significativo, de duas a três vezes, na demanda por ferro, essencial não apenas para a síntese de hemoglobina, mas também para atender às necessidades do feto e à produção de determinadas enzimas. As necessidades de folato aumentam de 10 a 20 vezes, enquanto a de vitamina B12 duplica. Por isso, argumenta-se que durante a gravidez se estabelece um estado fisiológico de hipercoagulabilidade em preparação para a hemostasia pós-parto[2].

Determinados fatores de coagulação, especialmente VIII, IX e X, também apresentam aumento. Os níveis de fibrinogênio têm aumento significativo, chegando a 50%, enquanto a atividade fibrinolítica encontra-se reduzida[2].

O aumento do volume sanguíneo materno tem início no primeiro trimestre (por volta da sexta semana) e atinge seu pico – entre 25% e 52% – na 32ª semana, mantendo-se em elevação gradual até o término da gravidez (Figura 7.1). Esse acréscimo pode chegar a 1 a 1,5L de sangue. O retorno a uma condição de hipervolemia anterior à gestação ocorre, aproximadamente, de 2 a 3 semanas após o parto[6].

O aumento no volume globular – cerca de 25% ou 400mL – revela-se desproporcionalmente menor em comparação ao crescimento do volume plasmático, que varia entre 30% e 50%[7-9]. Como resultado, ocorre redução nas concentrações de hemoglobina, eritrócitos e, consequentemente, do hematócrito, que cai aproximadamente 35%[7,10]. Essas alterações sanguíneas foram conceituadas na literatura como *anemia fisiológica da gravidez*. Contudo, essa terminologia é inadequada, uma vez que essas mudanças são fisiológicas, não interferem na distribuição de oxigênio e não resultam efetivamente em anemia. Para uma definição aplicável à população gestante, um teste laboratorial simples tem sido tradicionalmente utilizado para mensurar a concentração de

hemoglobina. A Organização Mundial da Saúde (OMS) estabelece o limite de 11g/dL, abaixo do qual a anemia é definida, independentemente da idade gestacional, desde que as alterações hematimétricas refletidas pelos exames laboratoriais sejam semelhantes às observadas em uma mulher não grávida com deficiência de ferro (diminuição do hematócrito, hemoglobina e número de células vermelhas, ferro sérico baixo, ferritina baixa e alta capacidade de fixação de ferro)[11].

A hipervolemia desencadeada pela gestação representa uma adaptação do organismo materno com a finalidade de atender à demanda do útero hipervascularizado. Além disso, essa resposta visa proteger tanto a mãe como o feto contra retorno venoso deficiente e eventos tromboembólicos, ao mesmo tempo que proporciona uma reserva fisiológica diante da possível perda sanguínea durante o parto. Duas hipóteses buscam explicar a origem dessa hipervolemia: os níveis elevados de mineralocorticoides durante a gestação induziriam a retenção de sódio e água, aumentando, assim, o espaço intravascular; por outro lado, a segunda teoria sugere que a vasodilatação periférica, decorrente de fatores hormonais, seria o estímulo para a retenção renal de sódio e água. Essa última hipótese parece ser mais fisiologicamente fundamentada, uma vez que a vasodilatação periférica ocorre no primeiro trimestre, antecedendo a expansão do volume sanguíneo[12,13].

A hipervolemia na gestação tem uma relação estreita com os desfechos perinatais. A limitação no aumento do volume sanguíneo durante a gravidez tem sido correlacionada à restrição do crescimento intrauterino, resultante da diminuição do débito cardíaco e, por conseguinte, da redução do fluxo sanguíneo uterino[14,15]. Assim, essa adaptação hemodinâmica assegura um suporte adequado de oxigênio para o feto em desenvolvimento.

ALTERAÇÕES CARDÍACAS

A gravidez desencadeia remodelações anatômicas e fisiológicas significativas no sistema cardiovascular. O aumento do volume sanguíneo materno, a demanda nutricional fetal e a incorporação do novo sistema circulatório placentário contribuem para uma carga cardiovascular mais elevada. Essas adaptações são mediadas por hormônios, como estrogênio e progesterona, prostaglandinas (PGE1 e PGE2), sistema renina-angiotensina-aldosterona, óxido nítrico e outras substâncias vasoativas[1].

As transformações no sistema cardiovascular durante a gravidez são tão notáveis quanto precoces, uma vez que por volta da oitava semana de gestação já se observa

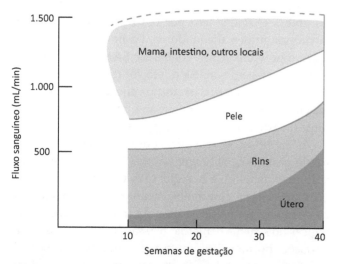

Figura 7.1 Alterações do volume sanguíneo na gestação. (Adaptada de Koos & Moore, 2003[4].)

aumento de 20% no débito cardíaco. A magnitude das alterações anatômicas no sistema cardiovascular durante a gravidez é condicionada pela configuração do abdome e do tórax e pela força dos músculos da parede abdominal anterior, bem como pela posição e o tamanho do útero[16].

À medida que o útero gravídico se expande, ocorre o deslocamento ascendente do diafragma, carreando o coração para uma posição superior e lateral, mais próxima da parede torácica. Concomitantemente, observa-se aumento na massa da parede ventricular, nas dimensões das quatro câmaras cardíacas, na contratilidade miocárdica e na complacência cardíaca[17].

A capacidade cardíaca registra um acréscimo de aproximadamente 70 a 80mL devido ao aumento do volume ou à hipertrofia do músculo cardíaco durante a gestação. O tamanho do coração, por sua vez, parece aumentar em torno de 12%. O aumento na espessura ventricular esquerda, característico da gravidez, assemelha-se às adaptações observadas em corredores de longa distância, representando uma resposta ao aumento do volume sanguíneo e do débito cardíaco. Essas mudanças estruturais no coração tendem a retornar aos valores basais em aproximadamente 24 semanas após o parto[18,19].

Durante a gravidez, observa-se aumento no comprimento de toda a vasculatura, acompanhado pelo aumento no tamanho e na complacência da aorta, bem como no volume e na complacência do sangue venoso. Além disso, há um incremento na permeabilidade capilar. Essa combinação, aliada à diminuição da pressão coloidosmótica e ao aumento da pressão venosa femoral, contribui para a formação de edema, uma ocorrência comum nesse período gestacional[20].

Essas alterações anatômicas no coração durante a gravidez podem influenciar o ritmo cardíaco e refletir-se no registro eletrocardiográfico, juntamente com a presença de murmúrios não patológicos. Cabe notar que modificações na ausculta dos sons cardíacos são frequentemente encontradas em até 90% das gestantes[21]. Portanto, a detecção de murmúrios sistólicos na base do coração é uma ocorrência comum nesse período[4].

ALTERAÇÕES HEMODINÂMICAS

As adaptações hemodinâmicas resultantes das mudanças no sistema cardiovascular durante a gravidez estão sintetizadas no Quadro 7.1. Durante esse período, observa-se aumento na frequência cardíaca e no débito cardíaco, acompanhado por redução na resistência vascular sistêmica, resistência vascular pulmonar e pressão osmótica coloidal. Uma das alterações mais evidentes nesse contexto é o aumento do débito cardíaco, que atinge um acréscimo de 30% a 50% em relação à linha de base do estado não grávido durante o terceiro trimestre. Essas transformações hemodinâmicas são mais pronunciadas no início da gravidez, com aumento de 50% até 8 semanas de gestação e de 75% até o final do primeiro trimestre[1].

FREQUÊNCIA CARDÍACA

A frequência cardíaca aumenta em torno de 10% a 20% (média de 10 a 20 batimentos por minuto ou mais) por volta de 32 semanas de gestação, provavelmente devido ao aumento dos receptores alfa do miocárdio, mediado pelo estrogênio (Figura 7.2)[22,23].

Quadro 7.1 Alterações fisiológicas do sistema cardiovascular na gravidez

Parâmetro	Magnitude da mudança	Pico da mudança
Contratilidade miocárdica	↑ 10% a 20% de 80bpm para 90 a 100bpm	28 a 32 semanas
Volume sistólico (VS)	↑ 30% para um máximo de 85mL	20 a 24 semanas
Débito cardíaco (FC × VS)	↑ 30% a 40% de 4,5L/min para 6L/min	28 a 32 semanas
Platôs em 24 a 30 semanas	↑ 1 para o nível pré-gravidez após o parto (tempo variável)	–
Pressão arterial sistólica	↑ 15mmHg	8 a 36 semanas
Pressão arterial diastólica	↑ 10mmHg	24 a 32 semanas
Resistência vascular sistêmica	↑ 20% a 30%	16 a 24 semanas
Resistência vascular pulmonar	↑ 4% a 30%	34 semanas
Pressão capilar pulmonar em cunha	Sem mudança significativa	–
Pressão osmótica coloidal	↑ 14%	–
Circulação uteroplacentária	↑ > 1.000%	Termo

bpm: batimentos por minuto; FC: frequência cardíaca.
Fonte: adaptada de Gei & Hankins, 2001[22].

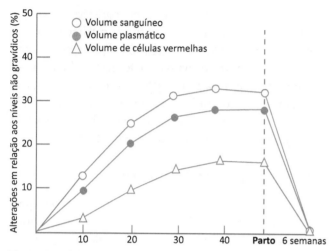

Figura 7.2 Alterações cardiovasculares no débito cardíaco, no volume sistólico e na frequência cardíaca durante a gravidez. (Adaptada de Anesthesia UK– http://www.frca.co.uk/)

DÉBITO CARDÍACO

O débito cardíaco apresenta aumento significativo – aproximadamente 30% a 60% – ao longo do período gestacional, destacando-se como a alteração hemodinâmica mais significativa. O aumento tem início no primeiro trimestre, entre 8 e 11 semanas, com acréscimo estimado em 20% a 25%. Estudos indicam aumento já na quinta semana[8]. Esse aumento atinge seu ápice por volta da 20ª/24ª semana de gestação, mantendo-se elevado até o termo e retornando aos valores pré-gravídicos nas primeiras 6 semanas pós-parto[24-27].

O acréscimo no débito cardíaco atinge cerca de 1,5L/min acima dos níveis não gravídicos, resultando do aumento tanto da frequência cardíaca (20% a 30%) como do volume sistólico (20% a 50%). Vale destacar que este último é o principal responsável pelas alterações iniciais[18,24-27]. O aumento do débito cardíaco implica maior perfusão de diversos órgãos, incluindo útero e placenta, resultando em aumento progressivo do aporte sanguíneo para o feto em crescimento, rins, pele, glândulas mamárias e intestino, entre outros (Figura 7.3).

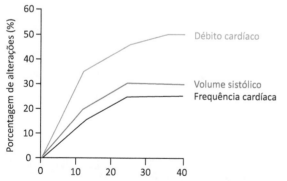

Figura 7.3 Distribuição do fluxo sanguíneo nos diferentes sistemas na gestação. (Adaptada de Koos & Moore, 2003[4].)

O débito cardíaco é altamente sensível às variações na postura corporal, e essa sensibilidade torna-se ainda mais acentuada com o avançar da gestação. No último trimestre, a postura adotada pela gestante pode influenciar significativamente o débito cardíaco, com repercussões mais pronunciadas.

PRESSÃO ARTERIAL

Em virtude dos efeitos vasodilatadores da progesterona, óxido nítrico e prostaglandinas, observa-se redução da pressão arterial no início da gravidez, resultando em hipotensão fisiológica. Tanto a pressão arterial sistólica como a diastólica diminuem em torno de 10 a 15mmHg no primeiro trimestre e retornam aos valores basais na segunda metade da gravidez[28,29]. A redução da pressão arterial sistólica e diastólica atinge o ponto mais baixo por volta de 24 a 32 semanas de gestação, retornando aos níveis do estado não gravídico no final da gravidez[1].

A pressão arterial começa a diminuir já na sétima semana, com redução mais modesta na pressão sistólica (5 a 10mmHg) e mais pronunciada na diastólica (10 a 15mmHg), atingindo valores mais baixos em torno de 20 semanas de gravidez. Após esse ponto, a pressão arterial volta a aumentar, alcançando níveis pré-gravídicos por volta de 36 semanas de gestação[30,31].

De maneira geral, a pressão arterial apresenta redução no início da gestação, atinge valores mais baixos no segundo trimestre e exibe leve aumento no terceiro trimestre, aproximando-se dos níveis pré-gravídicos[18].

A redução da pressão arterial resulta de dois fatores principais: a diminuição da resistência vascular periférica, que apresenta decréscimo de 34% na 20ª semana, e a presença da circulação placentária. A diminuição na resistência vascular é consequência da redução do tônus vascular, principalmente devido às alterações hormonais provocadas pela progesterona na musculatura lisa[3].

O fluxo sanguíneo uteroplacentário desempenha papel crucial na gestação e é facilitado pelo crescimento coordenado e a remodelação de toda a circulação uterina, assim como pela formação do novo órgão vascular fetal, a placenta. Essa circulação é caracterizada por baixa resistência, absorvendo parte significativa do débito cardíaco e contribuindo para a redução da resistência vascular sistêmica. O processo de remodelamento engloba diversos fenômenos celulares, como hiperplasia e hipertrofia, reorganização dos elementos existentes e modificações na matriz extracelular[32].

Além dos fatores citados, há também elevação regional de fluxo sanguíneo para outros locais, principalmente útero, pele, rins e mamas, o que contribui ainda mais para a queda da resistência vascular sistêmica[4].

VOLUME SANGUÍNEO

Pressão venosa

Durante a gravidez, ocorrem diversas alterações na fisiologia venosa. A pressão venosa na parte superior do corpo mantém-se praticamente inalterada ao longo da gestação, mas, à medida que a gravidez avança, há aumento significativo desse valor nos membros inferiores. Esse fenômeno é resultado da compressão exercida pelo útero sobre a veia cava inferior e as veias pélvicas, ocasionando redução do retorno venoso ao coração e, consequentemente, diminuição do débito cardíaco. Isso causa uma propensão para hipotensão, lipotimia ortostática, edema nos membros inferiores, varicosidades (inclusive varizes vulvares) e hemorroidas nas gestantes (veja o Capítulo 23). Com o retorno da hemodinâmica venosa aos níveis pré-gravídicos, o que ocorre em algumas semanas após o parto, há regressão total ou parcial desses distúrbios[5,33,34]. Desse modo, os problemas venosos da gestação são decorrentes, principalmente, da interação de três fatores: aumento da distensibilidade venosa, diminuição do fluxo sanguíneo local e aumento da pressão venosa[35].

A compressão da veia cava inferior pelo útero gravídico, quando a gestante está em posição supina, pode resultar em redução significativa do retorno venoso e, consequentemente, do débito cardíaco, chegando a 25% em 5% a 10% das gestantes[36-38]. Essa compressão ocorre em angulações de até 30 graus entre o tronco e os membros inferiores[35]. Nessa postura, observa-se queda de 20% a 30% na fração de ejeção. Essas alterações podem desencadear sintomas, como hipotensão, síncope, taquicardia, palidez, sudorese e náuseas, caracterizando a síndrome de hipotensão supina, a qual afeta de 0,5% a 11,2% das gestantes e pode ser revertida mediante deslocamento do útero para o lado esquerdo, adotando a posição de decúbito lateral esquerdo[38-41].

As repercussões da compressão uterina na posição supina podem variar entre as mulheres grávidas. Anomalias anatômicas, circulação colateral venosa inadequada para o átrio direito e resposta inadequada no tônus vasomotor podem contribuir para uma sintomatologia mais grave em algumas mulheres[41]. Caso ocorra, a sequência das respostas fisiológicas à compressão uterina em supino, conforme relatado na literatura, inclui, inicialmente, aumento da pressão arterial, seguido por queda, taquicardia reflexa, aumento da resistência vascular uterina e, por fim, tontura[38,41,42].

A compressão uterina não se limita à veia cava inferior; ela também afeta a aorta e suas ramificações, resultando em obstrução parcial ao suprimento sanguíneo para os órgãos viscerais no lado direito da cavidade abdominal. A região vascular sujeita à compressão é a porção mais proeminente da coluna vertebral, localizada na área da lordose lombar, entre as vértebras L4 e L5[43].

O impacto da postura supina também se reflete na função renal da gestante no final da gravidez. A redução do débito cardíaco resultante da postura supina desencadeia uma resposta compensatória de vasoconstrição renal, visando redirecionar o fluxo sanguíneo para áreas mais vitais. Isso resulta em diminuição do fluxo sanguíneo renal e da taxa de filtração glomerular[44].

COAGULAÇÃO SANGUÍNEA

A gravidez também está associada a um estado de hipercoagulabilidade, observado a partir do terceiro mês de gestação como uma medida preventiva contra hemorragias durante o parto (Quadro 7.2). Nesse contexto, ocorre aumento de alguns fatores de coagulação, especialmente VII e X, além do fibrinogênio, bem como inibição parcial da fibrinólise[45]. O organismo da gestante passa por mudanças na composição dos elementos figurados e humorais sanguíneos. Alterações detectáveis no endotélio vascular e no fluxo sanguíneo surgem já a partir da décima semana de gestação. Embora os mecanismos que desencadeiam essas mudanças ainda não estejam totalmente esclarecidos, as alterações nas proteínas pró-coagulantes são significativas, tornando o sistema hemostático da gestante mais suscetível tanto ao tromboembolismo como à coagulação intravascular disseminada[46].

Associadas à relativa estase decorrente da compressão da veia pélvica pelo útero e à diminuição do tônus venoso, essas alterações podem aumentar o risco de trombose venosa profunda nos estágios finais da gravidez e no período próximo ao parto[47-49].

Quadro 7.2 Mudanças nos fatores de coagulação durante a gestação

Fator de coagulação	Modificação
Fatores X e VIII	Aumento
Fibrinogênio	Aumento (duas vezes mais)
Fator de von Willebrand	Aumento
Antitrombina e proteína C	Não se altera
Atividade da proteína S	Diminui
Plaminogênio e antiplasmina	Aumento (duas vezes mais)
Inibidor do ativador do plasminogênio tipos 1 e 2	Aumento
Ativador do plasminogênio (tPA)	Diminui

Fonte: Bieniarz, Crottogini & Curuchet, 1968[43].

Três elementos contribuem para o desenvolvimento da trombose: estase, trauma vascular e hipercoagulabilidade (a tríade de Virchow). Esses elementos estão presentes durante a gravidez e no período pós-parto. A velocidade do fluxo venoso diminui à medida que a gestação avança, e a distensão venosa pode resultar em dano endotelial, desencadeando alterações pró-trombóticas no endotélio. Além dos mecanismos de compressão da veia pélvica, o aumento dos níveis circulantes de estrogênio e a produção local de prostaciclinas e óxido nítrico contribuem para o aumento da capacitância venosa profunda. Esses fatores, associados, aumentam o risco de trombose venosa profunda durante a gravidez e no período pós-parto[47].

Os fatores de risco associados à trombose venosa profunda estão relacionados aos elementos da tríade de Virchow (repouso no leito, parto cirúrgico e trombofilia hereditária). Além disso, a idade materna de 35 anos ou mais e o parto cesáreo são considerados agravantes, aumentando o risco para essa complicação[47].

IMPLICAÇÕES PARA A PRÁTICA FISIOTERAPÊUTICA

A reorganização intensa e a adaptação do sistema cardiovascular durante a gestação têm repercussões diretas nas orientações, abordagens e condutas fisioterapêuticas. Dada a variedade de técnicas e métodos empregados pela Fisioterapia que podem influenciar pontualmente o sistema cardiovascular, é essencial compreender minuciosamente a fisiologia nessa fase.

É fundamental que qualquer fisioterapeuta que atenda gestantes conheça as mudanças esperadas no aparelho cardiovascular. Nesse contexto, é razoável antecipar que uma gestante apresentará pressão arterial mais baixa e frequência cardíaca ligeiramente elevada. Esse entendimento serve como ponto de partida para garantir uma intervenção fisioterapêutica segura e eficaz.

Pressões arteriais em torno de 120 × 80mmHg, especialmente nos dois primeiros trimestres, embora estejam dentro da faixa considerada normal, podem indicar o início de algum processo patológico. Portanto, é importante acompanhá-las de perto. Pressões diastólicas iguais ou superiores a 90mmHg não devem ser consideradas normais, especialmente se acompanhadas de sintomas como escotomas e dores de cabeça, indicativos de alguma síndrome hipertensiva.

Como os fisioterapeutas frequentemente acompanham gestantes em encontros regulares no pré-natal, sua responsabilidade é primordial na detecção precoce de quaisquer alterações nos níveis de pressão arterial e é essencial comunicar prontamente a equipe de pré-natal para uma avaliação mais precisa.

Quanto à prescrição de exercícios, é fundamental que o fisioterapeuta compreenda que o trabalho basal do coração aumenta já no primeiro trimestre da gestação devido ao aumento tanto do volume sistólico como da frequência cardíaca. Essas mudanças impõem uma carga adicional ao coração materno. Em mulheres saudáveis, há uma tolerância adequada a essa carga extra. No entanto, gestantes com alguma cardiopatia podem ter seu estado complicado caso um esforço adicional seja aplicado de maneira inadequada. O fisioterapeuta deve estar especialmente atento ao período de 28 a 35 semanas de gestação, quando o volume sanguíneo e o débito cardíaco atingem os níveis mais elevados.

Apesar de todas essas alterações, as mulheres grávidas geralmente conseguem tolerar bem o exercício na faixa de intensidade leve a moderada, sem descompensações para elas ou para o feto. Este tema será mais detalhadamente abordado no Capítulo 8, que trata das respostas maternas e fetais ao exercício na gestação.

Na posição supina, a pressão do útero gravídico sobre a veia cava inferior provoca redução do retorno venoso para o coração, resultando em queda no volume sistólico. A mudança da posição lateral para a supina pode acarretar a redução de até 25% no débito cardíaco. Essa diminuição do débito cardíaco está associada a uma redução no fluxo sanguíneo uterino e, consequentemente, na perfusão placentária, o que pode comprometer a saúde do feto[2].

Uma das principais queixas no pré-natal é o desconforto causado pelo edema nos membros inferiores. Entre as opções de intervenção fisioterapêutica, destaca-se a drenagem linfática manual, técnica amplamente empregada para aliviar os desconfortos associados ao edema, incluindo dor, formigamento, sensação de peso e o próprio inchaço. No entanto, as evidências quanto às repercussões dessa técnica sobre a pressão arterial na gestação ainda não estão totalmente estabelecidas na literatura. Portanto, é fundamental que o fisioterapeuta adote uma abordagem cuidadosa ao utilizar a drenagem linfática em gestantes, incluindo a monitorização da pressão arterial antes e após a aplicação dessa conduta, além da adoção de uma postura adequada durante o procedimento.

Os efeitos adversos da postura supina sobre a circulação placentária tornam-se evidentes em angulações de até 30 graus entre o tronco e os membros inferiores. Nesse contexto, é contraindicado realizar a drenagem linfática na gestante enquanto ela estiver em posição supina. A opção pelo decúbito lateral esquerdo ou por uma postura que exceda à angulação de 30 graus entre o tronco e os membros inferiores é fundamental (veja o Capítulo 23). Essa precaução é importante, uma vez que a drenagem linfática visa ativar o sistema linfático para drenar o excesso de líquido para o sistema venoso. Na postura supina, a compressão da veia cava inferior dificulta o retorno do líquido drenado para a circulação venosa, e a drenagem nessa posição pode resultar em queda da pressão arterial, tontura, escurecimento visual e taquicardia. Portanto, é imperativo evitar persistentemente essa postura. Vale ressaltar que a tontura representa o último sintoma de uma sequência fisiológica em resposta à compressão venosa pelo útero. Isso indica que, quando a gestante relata tontura, a pressão já diminuiu, a taquicardia reflexa já está presente e o fluxo uterino já diminuiu.

Em virtude do aumento considerável do volume sanguíneo e da maior distensibilidade venosa, combinados à compressão dos vasos pelo útero gravídico, as gestantes estão maios propensas a apresentar episódios de hipotensão e desmaios ao se moverem da postura supina para a ortostática. Diante desse cenário, é recomendável evitar protocolos de exercícios que envolvam mudanças abruptas de posição entre a horizontal e a vertical. Os exercícios devem concentrar-se em uma única postura, intercalando mudanças posicionais de maneira suave. Essa abordagem permite um tempo adequado para os ajustes cardiovasculares, minimizando o risco de eventos hipotensivos.

Por fim, surge a preocupação quanto à adoção da posição supina durante a prática de exercícios. Essa postura deve ser evitada devido aos efeitos da compressão da veia cava e da artéria aorta, que podem desencadear a síndrome de hipotensão supina. Caso seja necessário adotar essa posição, é aconselhável não ultrapassar os 5 minutos e que seja seguida sempre pela postura de decúbito lateral esquerdo por alguns instantes, antes da transição para qualquer posição vertical. Essas precauções visam minimizar os riscos associados à compressão venosa pelo útero e garantir a segurança cardiovascular da gestante durante a prática de exercícios[50].

Referências

1. Vinturache A, Khalil A, Glob. libr. women's med., ISSN: 1756-2228; DOI 10.3843/GLOWM.411323 The Continuous Textbook of Women's Medicine Series – Obstetrics Module Volume 4 FETAL DEVELOPMENT AND MATERNAL ADAPTATION Volume Editor: Professor Asma Khalil, The Royal College of Obstetricians and Gynaecologists, London, UK; University College London Hospitals NHS Foundation Trust, London, UK.

2. Soma-Pillay P, Nelson-Piercy C, Tolppanen H, Mebazaa A. Physiological changes in pregnancy. Cardiovasc J Africa 2016 Mar/Apr; 27(2).

3. Granger JP. Maternal and fetal adaptations during pregnancy: Lessons in regulatory and integrative physiology. Am J Physiol Regul Integr Comp Physiol 2002; 283:1289-92.

4. Koos BJ, Moore PJ. Maternal physiology during pregnancy. In: DeCherney AH, Nathan L. Current diagnosis & treatment Obstetrics & Gynecology. California 2003: 154-62.

5. Vaz JO. Modificações gerais – Alterações hemodinâmicas durante a gravidez. In: Benzecry R. Tratado de obstetrícia. FEBRASCO. Rio de Janeiro: Revinter, 2001: 62-3.

6. Picon JD, Ayala de Sá AP. Alterações hemodinâmicas da gravidez. Rev Soc Cardio RS 2005; 14(5):1-2.

7. Lund CJ, Donovan JG. Blood volume during pregnancy. Am J Obst Gynecol 1967; 98(3):393-403.

8. Murphy JF, O'Riordan J, Newcombe RG, Coles EC, Pearson JF. Relation of haemoglobin levels in first and second trimesters to outcome of pregnancy. Lancet 1986; 1(8488):992-5.

9. Brown MA, Gallery EDM. Volume homeostasis in normal pregnancy and pre-eclampsia: Physiology and clinical implications. Baillieres Clin Obstet Gynaecol 1994; 8(2):287-310.

10. Pirani BBK, Campbell DM. Plasma volume in normal first pregnancy. J Obstet Gynecol Br Commonw 1973; 80(10):884-7.

11. Souza AI, Malaquias B. Filho, Ferreira LOC. Alterações hematológicas e gravidez. Rev Bras Hematol Hemoter 2002; 24(1):29-36.

12. Ouzounian JG, Elkayam U. Physiologic changes during normal pregnancy and delivery. Cardiol Clin 2012; 30(3):317-29.

13. Camann WR, Ostheimer GW. Physiological adaptations during pregnancy. Intern Anesthesiol Clinics 1990; 28(1):2-10.

14. Duvekot JJ, Cheriex EC, Pieters FA et al. Severely impaired fetal growth is preceded by maternal hemodynamic maladaptation in very early pregnancy. Acta Obstet Gynecol Scand 1995; 74(9):693-7.

15. Borges VTM, Matsubara BB, Peraçoli JC et al. Influência das alterações hemodinâmicas maternas sobre o desenvolvimento fetal. Rev Bras Ginecol Obstet 2001; 23(3):147-51.

16. Blackburn ST. Maternal, fetal & neonatal physiology: A clinical perspective. 4.h ed. Maryland, USA: Elsevier, 2013.

17. Rubler S, Damani PM, Pinto ER. Cardiac size and performance during pregnancy estimated with echocardiography. Am J Cardiol 1977; 40(4):534-40.

18. Hunter S, Robson SC. Adaptation of the maternal heart in pregnancy. Br Heart J 1992; 68:540-3.

19. Mabie WC, Disessa TG, Crocker LG et al. A longitudinal study of cardiac output in normal human pregnancy. Am J Obstet Gynecol 1994; 170(3):849-56.

20. Pelech AN. The physiology of cardiac auscultation. Pediatr Clin North Am 2004; 51(6):1515-35, vii-viii.

21. Hill CC, Pickinpaugh J. Physiologic changes in pregnancy. Surg Clin North Am 2008; 88(2):391-401, vii.

22. Gei AF, Hankins GD. Cardiac disease and pregnancy. Obstet Gynecol Clin North Am 2001; 28(3):465-512.

23. Carlin A, Alfirevic Z. Physiological changes of pregnancy and monitoring. Best Pract Res Clin Obstet Gynaecol 2008; 22(5):801-23.

24. Hill CC, Pickinpaugh J. Physiologic changes in pregnancy. Surg Clin North Am 2008; 88(2):391-401, vii.

25. Mabie WC, Disessa TG, Crocker LG et al. A longitudinal study of cardiac output in normal human pregnancy. Am J Obstet Gynecol 1994; 170(3):849-56.

26. Easterling TR, Benedetti TJ, Schmucker BC. Maternal hemodynamics in normal and preeclamptic pregnancies: A longitudinal study. Obstet Gynecol 1990; 76(6):1061-9.

27. Spatling L, Fallenstein F, Huch A et al. The variability of cardiopulmonary adaptation to pregnancy at rest and during exercise. Br J Obstet Gynaecol 1992; 99(suppl 8):1-40.

28. Clark SL, Cotton DB. Lee Wesley et al. Central hemodynamic assessment of normal term pregnancy. Am J Obstet Gynecol 1989; 161(6 Pt 1):1439-42.

29. Blanchard DG, Shabetal R. Cardiac disease. In: Creasy & Resnik's Maternal-fetal medicine: Principles and practice. 6. ed. Philadelphia, USA: Saunders Elsevier, 2009.
30. Monga M. Maternal cardiovascular, respiratory and renal adaptation to pregnancy. In Creasy & Resnik's Maternal-fetal medicine: Principles and practice. 6. ed. Philadelphia, USA: Saunders Elsevier, 2009.
31. MacGillivray I, Rose GA, Rowe B. Blood pressure survey in pregnancy. Clin Sci 1969; 37(2):395-407.
32. Moutquin JM, Rainville C, Giroux L. A prospective study of blood pressure in pregnancy: Prediction of preeclampsia. Am J Obstet Gynecol 1985; 151(2):191-6.
33. Osol G, Mandala M. Maternal uterine vascular remodeling during pregnancy. Physiology 2009; 24: 58-71.
34. Montenegro CAB, Rezende Filho J. Rezende, obstetrícia fundamental. 12. ed. Rio de Janeiro: Guanabara Koogan, 2011: 724.
35. Silva CHM, Faria GAC, Leite JMB. Modificações fisiológicas da gravidez. In: Peret FJA, Caetano JPJ. Ginecologia e obstetrícia. 4. ed. Rio de Janeiro: Guanabara Koogan, 2007: 531-5.
36. Skudder PA, Farrington DT. Venous conditions associated with pregnancy. Semin Dermatol 1993; 12(2):72-7.
37. Chesnutt AN. Physiology of normal pregnancy. Crit Care Clin 2004; 20(4):609-15.
38. Katz VL. Physiology changes during normal pregnancy. Curr Opin Obstet Gynecol 1991; 3(6):750-8.
39. Pirhonen JP, Erkkola RU. Uterine and umbilical flow velocity waveforms in the supine hypotensive syndrome. Obstet Gynecol 1990; 76(2):176-9.
40. Howard BK, Goodson JH, Mengert WF. Supine hypotension syndrome in late pregnancy. Obstet Gynecol 1953; 1:371-7.
41. Quilligan EJ, Tyler C. Postural effects on the cardiovascular status in pregnancy: A comparison of lateral and supine postures. Am J Obstet Gynecol 1959; 78:465-71.
42. Calvin S, Jones OW, Knieriem K, Weinstein L. Oxygen saturation in the supine hypotensive syndrome. Obstet Gynecol 1988; 71(6 Pt 1):872-7.
43. Clark SL, Cotton DB, Pivarnik JM et al. Position change and central hemodynamic profile during normal third-trimester pregnancy and post partum. Am J Obstet Gynecol 1991; 164(3):883-7.
44. Bieniarz J, Crottogini JJ, Curuchet E. Aortocaval compression by the uterus in late human pregnancy. Am J Obst Gynecol 1968; 100(2):203-17.
45. Marshall DL, Adrian IK. Managing the patient with renal disease. Contemp Obtet Gynecol 1974; 3(1):49-55.
46. Cunningham F, Leveno K, Bloom S. Williams Obstetrics. 23. ed. McGraw-Hill Prof 2009. 1404p.
47. Moreira CES, Ogino MAS, Moraes ACR, Neiva TJC. Hemostasia na gravidez: Um estudo prospectivo. RBAC 2008; 40(2):111-3.
48. Weitz JI. Prevention and treatment of venous thromboembolism during pregnancy. Catheter Cardiovasc Interv 2009; 74(Suppl 1):S22-6.
49. Davis SM, Branch W. Thromboprophylaxis in pregnancy: Who and how? Obstet Gynecol Clin North Am 2010; 37(2):333-43.
50. Hague WM, Dekker GA. Risk factors for thrombosis in pregnancy. Best Pract Res Clin Haematol 2003; 16(2):197-210.
51. Schlussel MM, Souza EB, Reichenheim ME, Kac G. Physical activity during pregnancy and maternal-child health outcomes: A systematic literature review. Cad. Saúde Pública 2008; 4:S531-S544.

CAPÍTULO
8

Respostas Fisiológicas Maternas e Fetais ao Exercício Físico na Gestação

Anna Myrna Jaguaribe de Lima (*in memoriam*) ▪ Maria do Socorro Brasileiro Santos
Vívian Maria Moraes Passos ▪ Andrea Lemos ▪ Adriana Melo

INTRODUÇÃO

A prática regular de exercícios físicos e a adoção de um estilo de vida mais ativo são estratégias cada vez mais estimuladas para melhorar a qualidade de vida e o bem-estar da gestante e do feto. Embora as expressões *atividade física* e *exercício físico* muitas vezes sejam usadas como similares, não o são, e é importante estabelecer essa diferenciação. A Organização Mundial da Saúde (OMS) define atividade física como toda e qualquer atividade em que haja dispêndio de energia[1]. Já o exercício físico, por conceito, é toda atividade física planejada, estruturada e que tem como objetivo o desenvolvimento de algum item relacionado com a aptidão física, como força muscular, resistência muscular localizada e resistência cardiorrespiratória. Outro construto independente, que também deve ser considerado na abordagem de comportamento ativos e não ativos, é o *comportamento sedentário*, definido como toda e qualquer atividade realizada na posição sentada, reclinada ou deitada em que o gasto calórico seja muito baixo. Considera-se um comportamento altamente sedentário permanecer sedentário diariamente por intervalo superior a 7 horas/dia[2].

Em 2020, uma publicação do *American College of Obstetricians and Gynecologists* (ACOG) discutiu e atualizou os benefícios da atividade física e do exercício físico para mulheres durante a gravidez e no período pós-parto, destacando que as que realizam atividades aeróbicas de intensidade vigorosa ou são fisicamente ativas antes da gravidez podem continuar essas atividades durante e após a gestação. O texto enfatiza que a atividade física e o exercício durante a gravidez estão associados a riscos mínimos e que há benefícios para a maioria das mulheres, como diminuição da incidência de diabetes *mellitus* gestacional, parto cesáreo, parto vaginal operatório, tempo de recuperação pós-parto e prevenção de transtornos depressivos. Portanto, as gestantes devem ser encorajadas a continuar ou iniciar atividades físicas seguras, desde que não existam complicações à saúde e/ou contraindicações[2].

O comportamento sedentário durante a gravidez e no pós-parto pode interferir de maneira significativa na saúde da gestante e no desenvolvimento do feto[3]. O comportamento sedentário afeta a entrega de nutrientes, as alterações placentárias e o metabolismo energético[4] e está associado a risco maior de complicações metabólicas e ganho de peso excessivo para a gestante[5,6] e a alterações no peso ao nascer e no desenvolvimento fetal[7,8]. Além disso, a inatividade física e o comportamento sedentário podem contribuir para o aumento do risco de depressão pós-parto[8]. Apesar das evidências sobre os efeitos prejudiciais do comportamento sedentário, ainda há lacunas a respeito de como os fatores maternos durante a gravidez podem influenciar o comportamento sedentário na prole[9].

O estado de gravidez impõe alterações fisiológicas ao corpo da gestante, que agora deve se adaptar à nova situação (Quadro 8.1). Assim, além das adaptações dos diferentes sistemas fisiológicos na gestante e no feto, também vão acontecer outras mudanças decorrentes do exercício físico. Essas adaptações são classificadas como agudas, quando desencadeadas por uma única sessão de exercício, ou crônicas, que acontecem devido ao acúmulo de várias sessões de exercício, caracterizando o treinamento físico. Além disso, o tipo de exercício, se aeróbico ou resistido, também é determinante para as adaptações que irão ocorrer[10]. Desse modo, este capítulo tem por objetivo demonstrar as respostas fisiológicas maternas e fetais ao exercício físico na gestação.

Quadro 8.1 Adaptações fisiológicas na gestação

Variáveis fisiológicas	Alterações fisiológicas durante a gestação
Volume plasmático	↑ 50%
Massa eritrocitária	↑ 40%
Frequência cardíaca (FC)	FCrepouso: ↑ 5% a 10%
Volume sistólico (VS)	VSrepouso: ↑ 15% a 20%
Débito cardíaco	↑ 40% no final do segundo trimestre e depois permanece estável
Pressão arterial (PA)	A PA se mantém estável até o segundo trimestre; a partir daí, descresce 5% a 10% no último trimestre e volta aos níveis do primeiro trimestre na 34ª semana de gravidez
Consumo de oxigênio (VO_2)	VO_2: ↑ 10% a 20%
Fluxo sanguíneo renal e taxa de filtração glomerular	↑ 40% a 50% da sexta semana de gravidez até a metade do último trimestre
Volume corrente	↑ 35% a 50%
Ventilação pulmonar	↑ 50%
Capacidade pulmonar total	↑ 5%
Metabolismo da glicose	↑ 10% da glicemia de jejum ↑ 10% da glicose de pico Excursões glicêmicas prolongadas (pico em 2h) após carga padrão de glicose ↑ 50% sensibilidade à insulina
Metablismo do lipídio	↑ 2 a 4 vezes na quantidade de ácidos graxos livres Cetonemia basal

ADAPTAÇÕES FISIOLÓGICAS AO EXERCÍCIO FÍSICO EM GESTANTES E FETOS

Sistema cardiovascular: adaptações agudas e crônicas

As adaptações cardiovasculares ao exercício na gestante têm como principal objetivo manter o suprimento de sangue arterial para a musculatura ativa, o coração e o cérebro da mãe, além de garantir o fluxo sanguíneo adequado para o feto. São diversas as variáveis hemodinâmicas afetadas pela situação de exercício que exigem adaptações para que essa nova demanda seja atendida. A frequência cardíaca (FC) é uma variável que, além de estar envolvida com a hemodinâmica do sistema cardiovascular do ponto de vista prático, é utilizada como parâmetro para mensurar a intensidade de esforço em um exercício aeróbico. Isso porque há uma relação linear entre a FC e o consumo de oxigênio (VO_2), isto é, à medida que aumenta a intensidade do exercício, e consequentemente do VO_2, a FC se eleva proporcionalmente até que seja atingida a frequência cardíaca máxima (FCmáx)[11].

A gestação promove elevação em torno de 5% a 10% da frequência cardíaca de repouso (FCrep) e da frequência cardíaca submáxima (FCsubmáx). Fisiologicamente, o aumento da FCrep durante a gravidez pode ser justificado por redução da atividade do sistema nervoso parassimpático, aumento da atividade do sistema nervoso simpático, redução da variabilidade da FC e atenuação da arritmia respiratória sinusal[12,13]. Além disso, ocorre não apenas o aumento da FCrep, mas também a atenuação da FCmáx, reduzindo, assim, a frequência cardíaca de reserva (FCreserva):

FCreserva: FCmáx – FCrep

A diminuição da FCreserva expressa que, durante o exercício, a elevação de FC para determinado percentual de VO_2 é menor em mulheres gestantes do que nas não gestantes. Isso torna inadequada a utilização da FC como único parâmetro para determinação da intensidade de esforço em gestantes[14].

Com relação aos efeitos sobre o feto do exercício aeróbico realizado pela gestante, durante a gravidez o exercício aeróbico influencia a sincronização da FC fetal-materna, indicando um possível impacto na frequêndia cardíaca fetal (FCF). Isso sugere que os exercícios aeróbicos tanto de intensidade máxima como submáxima durante a gravidez podem ter implicações na regulação da FCF, destacando a importância de considerar o exercício materno em relação ao bem-estar fetal[15]. No estudo realizado por Tavares e cols.[16], as respostas agudas ao exercício aeróbico moderado em bicicleta ergométrica (grupo A = 56) e em esteira (grupo B = 64) foram avaliadas em gestantes e fetos. Os resutados indicaram que durante o exercício, em ambos os grupos, houve aumento da frequência cardíaca materna (FCM) e redução da FCF em relação ao repouso, porém não houve diferença nessas variáveis na comparação entre os grupos.

Ainda há poucos relatos sobre as respostas cardiovasculares ao exercício resistido. Um estudo-piloto foi realizado com 10 gestantes em diferentes fases da gestação com três séries de 15 repetições para membros superiores ou inferiores e 50% de uma repetição máxima (1RM). Os autores concluíram que o exercício resistido não alterou a FCF em qualquer semana gestacional ou volume de exercício. As respostas estáveis da FCF observadas no estudo sugerem que o exercício de resistência de intensidade moderada é seguro durante a gravidez e não representa risco para o bem-estar fetal[17].

Outro estudo avaliou as respostas hemodinâmicas ao exercício aeróbico moderado e ao exercício resistido em 20 gestantes. Após 15 e 30 minutos de exercício aeróbico, houve aumento na pressão arterial sistólica (PAS), na FC ($p < 0,001$) e na pressão arterial diastólica (PAD [$p = 0,01$]), quando comparado ao exercício resistido. Além disso, o exercício resistido foi percebido como mais intenso do que o aeróbico após 15 minutos ($p = 0,02$) e 30 minutos ($p = 0,001$). Cinco minutos após a conclusão do exercício resistido, a PA rapidamente retornou ao normal, embora a FC ainda estivesse aumentada ($p = 0,001$)[18].

Embora as recomendações de exercício para gestantes previlegiem os exercícios de intensidade moderada, alguns estudos têm sido conduzidos para analisar os efeitos do exercício de alta intensidade nessa população e suas repercussões para a gestante e o feto. No estudo de Wowdzia e cols.[19] foram comparadas as respostas de gestantes e fetos ao exercício de alta intensidade (10 intervalos de 1 minuto com intensidade ≥ 90% da FCmáx, intercalados com 1 minuto de recuperação ativa) e ao exercício contínuo de intensidade moderada (30 minutos a 64% a 76% da FCmáx). A FC média materna foi maior para o exercício de alta intensidade (82 ± 5% da FCmáx) em comparação com o exercício contínuo de intensidade moderada (74 ± 4% da FCmáx; $p < 0,001$). Já a FCF aumentou durante o exercício ($p = 0,244$), mas não diferiu entre as sessões. As métricas do fluxo sanguíneo umbilical diminuíram com o exercício e não foram diferentes entre as sessões de exercício. Não foi observada bradicardia fetal, e os autores concluíram que ambas as intensidades de exercício são seguras tanto para a gestante como para o feto.

Considerando outras variáveis hemodinâmicas, foi realizado um estudo que comparou mulheres grávidas com mulheres saudáveis não gestantes e no pós-parto para avaliar a função cardíaca e mecânica do ventrículo esquerdo (VE) em repouso, durante uma contração isométrica sustentada do antebraço (30% do máximo) e durante exercícios dinâmicos de baixa intensidade (LOW) e moderada intensidade (MOD) de ciclismo (25% e 50% da potência máxima, respectivamente). As gestantes apresentaram maior débito cardíaco (DC), em relação ao repouso, durante a contração isométrica, em comparação às não gestantes e às mulheres no pós-parto. No entanto, durante o exercício de ciclismo dinâmico, as gestantes apresentaram valores semelhantes de DC, em comparação às mulheres não gestantes e pós-parto. O strain circunferencial basal, uma medida da mecânica do VE, foi maior nas mulheres grávidas em repouso e tanto durante a contração isométrica como no exercício de ciclismo dinâmico, em comparação às mulheres não grávidas. Outros parâmetros da mecânica do VE não diferiram significativamente entre os grupos[20].

Considerando as alterações crônicas provocadas pelo treinamento de endurance durante a gestação, May e cols.[21] investigaram se o treinamento de endurance materno durante a gravidez melhorava a função cardíaca e o DC dos fetos. As gestantes realizavam treinamento de endurance durante 150 minutos por semana, utilizando 50% a 69% do VO_{2pico}. Os autores concluíram que a realização de treinamento de endurance pela gestante promove desenvolvimento e comportamento infantil normais e também contribui para melhorar a saúde metabólica, cardiovascular e morfométrica dos neonatos. Além disso, a pesquisa de Anderson e cols.[22] abordou a resposta fetal aguda ao treinamento de intervalo de alta intensidade no segundo e terceiro trimestres da gravidez, evidenciando que esse tipo de exercício parece ser seguro e sem efeitos adversos agudos para o feto.

Perales e cols.[23], em revisão sistemática, analisaram 61 ensaios clínicos randomizados sobre intervenções de exercícios durante a gravidez. Evidências consistentes foram encontradas sobre os efeitos benéficos da realização de treinamentos de endurance e de força combinados na aptidão cardiorrespiratória materna e na prevenção da incontinência urinária. A combinação dos dois tipos de treinamento durante a gravidez mostrou-se mais favorável para a saúde materna. Já o estudo de Elsisi e cols.[24] avaliou a resposta de oxigenação sanguínea ao exercício aeróbico combinado com exercícios respiratórios em gestantes, demonstrando a importância de intervenções físicas durante a gestação. Essas pesquisas destacam a relevância do treinamento aeróbico como estratégia benéfica para a saúde cardiovascular materna e fetal, ressaltando a importância de práticas de exercícios seguras e supervisionadas durante a gravidez.

Já o comportamento da PA ante o estímulo crônico do exercício em gestantes é similar ao observado em mulheres não gestantes. Uma metanálise com 18 estudos avaliou o efeito do treinamento físico sobre a PA de gestantes, e a PAS e a PAD do grupo intervenção foram 3,19mmHg (IC95%: –5,13 a –1,25) e 2,14mmHg (IC95%: –4,26 a –0,03) mais baixas do que no grupo controle, respectivamente.

Sistema respiratório: adaptações agudas e crônicas

As alterações anatomofisiológicas impostas pela gestação são muito significativas, e seria esperado que repercutissem nas respostas fisiológicas do sistema respiratório da gestante durante o exercício. No entanto, quanto ao VO_2máx, a gravidez parece não alterar essa variável, estabelecendo que a a capacidade aeróbica da gestante permanece a mesma, comparada à de mulheres não grávidas. No entanto, a quantidade de trabalho que pode ser realizada está diminuída. Em razão do aumento de peso, parte do oxigênio que está sendo captado é utilizada para deslocamento do corpo. Isso pode ser atribuído a diversas alterações fisiológicas que ocorrem durante a gestação, como aumento da volemia, alterações cardíacas e respiratórias e redistribuição do fluxo sanguíneo[26]. Além disso, a gestação pode impactar a capacidade aeróbica das mulheres devido às demandas metabólicas do feto e às mudanças hormonais que ocorrem nesse período[27,28].

O decréscimo na pressão parcial de dióxido de carbono ($PaCO_2$) relacionado à gravidez está associado ao aumento do ventilação pulmonar (VE) e da produção de gás carbônico (VCO_2) durante o exercício. A ventilação pulmonar tem aumento exagerado mesmo durante a realização de exercício submáximo, o qual está relacionado à elevação dos hormônios sexuais femininos – estrogênio e progesterona – e do metabolismo, o que sensibiliza os quimiorreceptores, tornando-os mais responsivos às variações de CO_2 e O_2 e deixando a sensação de dispneia mais perceptível para a gestante (Figura 8.1)[27].

Nesse caso, o aumento da ventilação cumpre sua função fisiológica, que é a de eliminar o CO_2 em excesso e captar o O_2 que está insuficiente às variações. No entanto, em alguns estudos, as gestantes tendem a apresentar diminuição no VO_2máx em comparação com as mulheres não gestantes. Portanto, é essencial considerar essas diferenças no VO_2máx ao prescrever exercícios e atividades físicas para gestantes, de modo a garantir a segurança e o bem-estar tanto da mãe como do feto[28,29].

A alta prevalência de relatos de dispneia durante a gravidez e a possibilidade de que isso reflita uma adaptação mecânica inadequada do sistema respiratório levaram

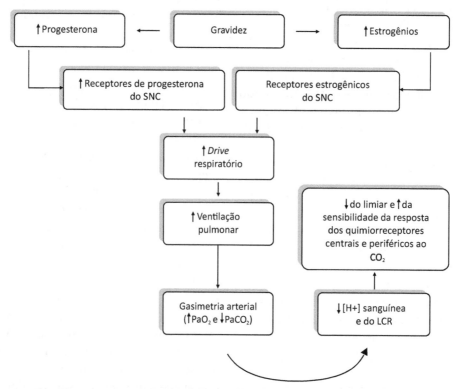

Figura 8.1 Controle ventilatório durante a gravidez. (Adaptada de Jensen *et al.*, 2007[28].) (CO_2: dióxido de carbono; *LCR*: líquido cefalorraquidiano; *PaCO₂*: pressão parcial de dióxido de carbono; *PaO₂*: pressão parcial de oxigênio; *SNC*: sistema nervoso central.)

Jensen e cols.[27] a avaliar o impacto da gravidez na intensidade da dispneia durante os testes de reinalação de CO_2 isóxica, hiperóxica e exercícios incrementais de ciclismo em mulheres saudáveis no terceiro trimestre e no pós-parto, e os autores observaram que a gravidez não teve efeito (p > 0,05) na inclinação ou no limiar da relação entre a intensidade da dispneia e a ventilação, nem durante o exercício nem na reinalação. No entanto, a inclinação da relação entre a intensidade da dispneia e a ventilação foi maior, enquanto o limiar dessa relação foi menor durante a reinalação, comparada ao exercício (p < 0,05), independentemente do *status* de gravidez (p > 0,05).

Sistema endócrino e respostas metabólicas: adaptações agudas e crônicas

De acordo com a prática de exercício físico, as gestantes podem ser enquadradas em dois grupos: (a) mulheres previamente sedentárias e que decidem engajar-se em uma programa de exercício físico durante a gravidez e (b) mulheres previamente ativas e que desejam continuar com a prática durante a gravidez.

Cabe ressaltar que, quanto ao aspecto metabólico, a gravidez é um estado que provoca aumento na demanda energética da mulher, promovendo adaptações fisiológicas a fim de atender as necessidades da mãe e do feto. Essas respostas envolvem disponibilização de nutrientes, remoção de metabólitos e liberação hormonal para crescimento e desenvolvimento do feto. A essas adaptações são somadas as alterações acarretadas pelo exercício físico, sendo necessárias respostas dos sistemas fisiológicos da mãe e do feto para adaptar-se à nova situação[30].

Durante a gestação, há a liberação constante de hormônios não apenas pela mãe, mas também pela placenta. Esses hormônios têm como principal objetivo atuar na disponibilização de nutrientes, estimulando o crescimento e o desenvolvimento fetal. Na gravidez, a placenta desempenha papel importante para o fornecimento de glicose ao feto, influenciada por vários hormônios placentários. Esses hormônios, como o lactogênio placentário humano (LPH) e a progesterona, ajudam a aumentar a resistência materna à insulina, garantindo o fornecimento adequado de glicose ao feto em desenvolvimento. Além disso, a placenta produz somatotropina coriônica humana, que também desempenha um papel na regulação do metabolismo da glicose durante a gravidez[31].

Em 2021, Davenport e cols.[32] revisaram sistematicamente 58 estudos, com um total de 8.699 participantes, e avaliaram a relação entre o exercício e o controle glicêmico durante a gravidez, verificando redução da glicemia durante (n = 123; diferença média [MD]: –0,94mmol/L; IC95%: –1,18 a –0,70; I^2 = 41%) e após o exercício (n = 333;

MD: –0,57mmol/L; IC95%: –0,72 a –0,41; I^2 = 72%). Os resultados sugerem que, durante a gravidez, o exercício impacta positivamente o controle glicêmico; no entanto, são necessárias novas pesquisas com maior rigor metodológico para confirmação dos achados atuais. Já o treinamento físico reduziu a glicemia, comparado ao grupo sem treinamento (dois estudos; n = 70; MD: –2,76; IC95%: –3,18 a –2,34; I^2 = 52%; "baixa" qualidade de evidência).

Descobertas recentes mostram a importância da liberação, durante o exercício, de substâncias pela placenta e pelos músculos, as quais agem no metabolismo muscular, na resistência insulínica e na pré-eclâmpsia. Essas substâncias são chamadas de placentocinas e exercinas, respectivamente[32,33]. A apelina tem papel relevante na captação de nutrientes pelo trofoblasto placentário e melhora a homeostase da glicose fetal em animais, provavelmente aumentando a expressão de GLUT1 e GLUT3 por meio do fator induzível por hipóxia-1 (HIF-1) em células trofoblásticas[34]. A prática de exercício físico de intensidade leve a moderada pode aumentar a produção de apelina e ter efeito benéfico na regulação da glicose materna e fetal durante a gravidez[35].

A leptina é produzida pela placenta e o tecido adiposo em humanos. Em camundongos, sua função é controlar o consumo de glicose pelo músculo, suprimindo miR-489 (um inibidor das células satélites musculares) e aumentando a massa muscular e o tamanho das fibras musculares, reduzindo a expressão de miostatina, proteína muscular em laço 1 (MuRF1) e proteína F-box de atrofia muscular (MAFbx). Isso sugere que o tratamento com leptina poderia aumentar a massa muscular e a regeneração e reparação muscular[36]. A leptina acarreta aumento na hidrólise e oxidação de ácidos graxos e produz triglicerídeos musculares tanto em humanos como em animais. Os níveis plasmáticos de leptina em mulheres grávidas são duas a três vezes maiores do que em não grávidas, e concentrações aumentadas de leptina no início da gravidez predizem pré-eclâmpsia e diabetes gestacional[37].

A adiponectina é secretada pela placenta e pelo tecido adiposo, existindo uma relação diretamente proporcional entre os níveis de atividade física e os de adiponectina, isto é, quanto maiores os níveis de atividade física, maiores os de adiponectina. Além disso, a prática regular de exercício físico eleva os níveis de adiponectina, e níveis mais elevados de adiponectina estão associados a maior atividade física, enquanto o pré-diabetes e o diabetes estão associados a níveis reduzidos de adiponectina[38]. Em adolescentes obesas gestantes, tanto o exercício de intensidade leve/moderada como o de alta intensidade aumentam a adiponectina plasmática e, simultaneamente, reduzem a resistência à insulina (–29,2 ± 5,3 e –18,4 ± 8,6%, respectivamente; p < 0,01)[39].

CONSIDERAÇÕES FINAIS

A atividade física e o exercício físico são capazes de promover modificações nos hábitos e na qualidade de vida das pessoas, o que não seria diferente nas mulheres gestantes. Conhecer as bases do treinamento e da prescrição é importante para que sejam obtidos os melhores resultados. No entanto, é essencial conhecer os sistemas, as vias fisiológicas e os marcadores fisiológicos adaptados durante a gestação para que sejam alcançados os objetivos de melhora do nível de atividade física e uma prática regular de exercício físico.

O exercício durante a gravidez pode promover uma série de benefícios tanto para a mãe como para o feto, desde que seja realizado de forma segura e supervisionada. No entanto, mais pesquisas são necessárias para explicar completamente os efeitos do exercício materno sobre o desenvolvimento fetal e para estabelecer diretrizes claras sobre o tipo, a intensidade e a duração do exercício durante a gravidez.

Referências

1. World Health Organization. Global status report on physical activity 2022. Geneva: World Health Organization, 2022.
2. Ku P, Steptoe A, Liao Y et al. A cut-off of daily sedentary time and all-cause mortality in adults: A meta-regression analysis involving more than 1 million participants. BMC Med 2018; 16(1). doi: 10.1186/s12916-018-1062-2.
3. Physical activity and exercise during pregnancy and the postpartum period: ACOG Committee Opinion, No. 804. Obstet Gynecol 2020; 135(4):e178-e188. doi:10.1097/AOG.0000000000003772.
4. Fazzi C, Saunders D, Linton K et al. Sedentary behaviors during pregnancy: A systematic review. Int J Behav Nutr Phys Act 2017; 14(1). doi: 10.1186/s12966-017-0485-z.
5. Gibbs B, Jones M, Jakicic J et al. Objectively measured sedentary behavior and physical activity across 3 trimesters of pregnancy: The monitoring movement and health study. J Phys Act Health 2021; 18(3):254-61. doi: 10.1123/jpah.2020-0398.
6. Meander L, Lindqvist M, Mogren S et al. Physical activity and sedentary time during pregnancy and associations with maternal and fetal health outcomes: An epidemiological study. BMC Pregnancy Childb 2021; 21(1). doi: 10.1186/s12884-021-03627-6.
7. Jones M, Catov J, Jeyabalan A et al. Sedentary behaviour and physical activity across pregnancy and birth outcomes. Paediatr Perinat Epidemiol 2020; 35(3):341-9. doi: 10.1111/ppe.12731.
8. Badon SE, Littman AJ, Chan KCG et al. Maternal sedentary behavior during pre-pregnancy and early pregnancy and mean offspring birth size: A 2018 cohort study. BMC Pregnancy Childb 2018; 18(1). doi: 10.1186/s12884-018-1902-2.
9. Waerden JVD, Nakamura A, Pryor L et al. Domain-specific physical activity and sedentary behavior during pregnancy and postpartum depression risk in the French EDEN and ELFE cohorts. Prev Med 2019; 121:33-9. doi: 10.1016/j.ypmed.2019.02.012.
10. Newton ER, May L. Adaptation of maternal-fetal physiology to exercise in pregnancy: The basis of guidelines for physical activity in pregnancy. Clin Med Insights: Women's Health 2017. doi: 10.1177/1179562x17693224.
11. Davenport MH, Charlesworth S, Vanderspank D et al. Development and validation of exercise target heart rate zones for overweight and obese pregnant women. Appl Physiol Nutr Metab 2008; 33:984-9.
12. Ekholm EM, Piha SJ, Antila KJ et al. Cardiovascular autonomic reflexes in mid-pregnancy. Br J Obstet Gynaecol 1993; 100:177-82.
13. Avery ND, Wolfe LA, Amara CE et al. Effects of human pregnancy on cardiac autonomic function above and below the ventilatory threshold. J Appl Physiol (1985) 2001; 90(1):321-8.
14. Purdy GM, James MA, Wakefield PK et al. Maternal cardioautonomic responses during and following exercise throughout pregnancy. Appl Physiol Nutr Metab 2019; 44(3):263-70. doi: 10.1139/apnm-2018-0397.
15. Monga M. Fetal heart rate response to maternal exercise. Clin Obstet Gynecol 2016; 59(3):568-75. doi: 10.1097/GRF.0000000000000212.
16. Tavares J, Melo A, Leite S et al. Maternal-fetal acute responses to two moderate-intensity exercise types: A randomized clinical trial. Int Arch Med 2018. doi: 10.3823/2558.
17. Bgeginski R, Almada B, Kruel L. Fetal heart rate responses during maternal resistance exercise: A pilot study. Rev Bras Ginecol Obstet 2015; 37(3):133-9. doi: 10.1590/so100-720320150005132.
18. Fieril K, Glantz A, Olsén M. Hemodynamic responses to single sessions of aerobic exercise and resistance exercise in pregnancy. Acta Obstet Gynecol Scand 2016; 95(9):1042-7. doi: 10.1111/aogs.12899.
19. Farinatti P, Pescatello L, Crisafulli A et al. Editorial: Post-exercise hypotension: clinical applications and potential mechanisms. Front Physio 2022. doi: 10.3389/fphys.2022.899497.
20. Fonseca F, Farinatti P, Midgley A et al. Continuous and accumulated bouts of cycling matched by intensity and energy expenditure elicit similar acute blood pressure reductions in prehypertensive men. J Strength Cond Res 2018; 32(3):857-66. doi: 10.1519/jsc.0000000000002317.
21. May L, McDonald S, Forbes L et al. Influence of maternal aerobic exercise during pregnancy on fetal cardiac function and outflow. Am J Obstet Gynecol MFM 2020; 2(2):100095. doi: 10.1016/j.ajogmf.2020.100095.
22. Anderson J, Pudwell J, McAuslan C. Acute fetal response to high-intensity interval training in the second and third trimesters of pregnancy. Appl Physiol Nutr Metab 2021; 46(12):1552-8. doi: 10.1139/apnm-2020-1086.
23. Perales M, Santos-Lozano A, Ruiz JR et al. Benefits of aerobic or resistance training during pregnancy on maternal health and perinatal outcomes: A systematic review. Early Hum Dev 2016 Mar; 94:43-8. doi: 10.1016/j.earlhumdev.2016.01.004.
24. Elsisi H, Aneis Y, Refaye G et al. Blood oxygenation response to aerobic exercise combined with breathing exercises in pregnant women: A randomized controlled trial. Bull Fac Phys Ther 2022; 27(1). doi: 10.1186/s43161-022-00073-z.
25. Giles C, Johnston R, Kubler J et al. The effects of aerobic and resistance exercise on blood pressure in uncomplicated and at-risk pregnancies: A systematic review and meta-analysis. Womens Health 2023. doi: 10.1177/17455057231183573.
26. Davenport MH, Skow RJ, Steinback CD. Maternal responses to aerobic exercise in pregnancy. Clin Obstet Gynecol 2016 Sep; 59(3):541-51. doi: 10.1097/GRF.0000000000000201.
27. Jensen D, O'Donnell DE. The impact of human pregnancy on perceptual responses to chemoreflex vs. exercise stimulation of ventilation: A retrospective analysis. Respir Physiol Neurobiol 2011 Jan; 175(1):55-61. doi: 10.1016/j.resp.2010.09.007.
28. Jensen D, Webb KA, O'Donnell DE. Chemical and mechanical adaptations of the respiratory system at rest and during exercise in human pregnancy. Appl Physiol Nutr Metab 2007 Dec; 32(6):1239-50. doi: 10.1139/H07-120.
29. Wowdzia J, Hazell T, Vanden Berg E et al. Maternal and fetal cardiovascular responses to acute high-intensity interval and moderate-intensity continuous training exercise during pregnancy: A randomized crossover trial. Obstetr Gynecol Survey 2023; 78(11):623-5. doi: 10.1097/ogx.0000000000001218.

30. Newbern D, Freemark M. Placental hormones and the control of maternal metabolism and fetal growth. Curr Opin Endocrinol Diabetes Obes 2011 Dec; 18(6):409-16. doi: 10.1097/MED.0b013e32834c800d.

31. Chae SA, Son JS, Du M. Prenatal exercise in fetal development: A placental perspective. FEBS J 2022 Jun; 289(11):3058-71. doi: 10.1111/febs.16173.

32. Davenport MH, Sobierajski F, Mottola MF et al. Glucose responses to acute and chronic exercise during pregnancy: A systematic review and meta-analysis. Br J Sports Med 2018 Nov; 52(21):1357-66. doi: 10.1136/bjsports-2018-099829. PMID: 30337462.

33. Pahlavani HA, Laher I, Weiss K et al. Physical exercise for a healthy pregnancy: The role of placentokines and exerkines. J Physiol Sci 2023 Nov; 73(1):30. doi: 10.1186/s12576-023-00885-1.

34. Son JS, Zhao L, Chen Y et al. Maternal exercise via exerkine apelin enhances brown adipogenesis and prevents metabolic dysfunction in offspring mice. Sci Adv 2020; 6(16):eaaz0359.

35. Priego T, Martín A, González-Hedström D et al. Role of hormones in sarcopenia. Vitamins and hormones. Amsterdam: Elsevier 2021: 535-70.

36. Clapp JF 3rd, Kiess W. Effects of pregnancy and exercise on concentrations of the metabolic markers tumor necrosis factor alpha and leptin. Am J Obstet Gynecol 2000 Feb; 182(2):300-6. doi: 10.1016/s0002-9378(00)70215-8.

37. Gar C, Rottenkolber M, Grallert H et al. Physical fitness and plasma leptin in women with recent gestational diabetes. PLoS One 2017 Jun; 12(6):e0179128. doi: 10.1371/journal.pone.0179128.

38. Fiaschi T. Mechanisms of adiponectin action. Int J Mol Sci 2019; 20:2894.

39. Racil G, Ben Ounis O, Hammouda O et al. Effects of high vs. moderate exercise intensity during interval training on lipids and adiponectin levels in obese young females. Eur J Appl Physiol 2013; 113(10):2531-40.

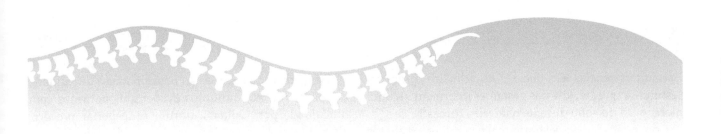

O Sono durante a Gestação

Mayra Ruana de Alencar Gomes ▪ Andrea Lemos

INTRODUÇÃO

Ao longo dos anos, as mulheres têm ocupado cada vez mais espaço no mercado de trabalho, mas sem a redução de suas responsabilidades domésticas e na criação dos filhos. Assim, as necessidades em relação ao sono não são tidas como prioridades e terminam por ser negligenciadas.

No entanto, a importância do sono, tanto para a saúde materna como para o feto em desenvolvimento, não pode ser subestimada, considerando as evidências recentes acerca das repercussões dos distúrbios do sono e da má qualidade do sono para a saúde do binômio mãe-feto. Desse modo, este capítulo objetiva fazer uma análise sobre a fisiologia do sono, os principais transtornos do sono e os fatores associados à qualidade do sono e seus distúrbios no período gestacional.

FISIOLOGIA DO SONO

O sono é reconhecido como um estado de inconsciência constituído por dois padrões: sono REM (*Rapid Eye Movement* – com movimentos oculares rápidos) e o sono NREM (*Non Rapid Eye Movement* – sem movimentos oculares rápidos), cada um deles consistindo em um conjunto de mecanismos fisiológicos e neuroquímicos que contribuem para a consolidação da memória[1].

Os três primeiros estágios do sono são categorizados como sono NREM, enquanto o quarto e último estágio é o sono REM. O estágio 1 do sono é um estado de transição entre a vigília e o sono, sendo caracterizado por alto tônus muscular. O estágio 2 do sono NREM é considerado um sono leve e tem duração de 10 a 25 minutos, período em que há um limiar maior de excitação. O estágio 3 é descrito como sono de ondas lentas e compreende o período de sono mais profundo, considerado restaurador. Já o sono REM é caracterizado pela consolidação das informações pelo cérebro, e por isso é observada grande atividade cerebral nessa fase. Em geral, uma noite de sono normal tem de quatro a seis ciclos, cada ciclo com a duração de 90 a 110 minutos, alternando entre o sono REM e o NREM[1-3].

Dois processos biológicos são responsáveis pela regulação do sono: o processo circadiano e o homeostático, os quais podem ser influenciados pelos estímulos ambientais. O processo homeostático está ligado a uma suscetibilidade do sono durante o dia e apresenta efeito de possíveis débitos de sono[4], podendo ser influenciado por ação hormonal, crescimento físico e maturidade do cérebro[5]. Já o processo circadiano, regulado pelo sistema de temporização circadiano, é responsável pelo aumento da propensão para o sono na fase escura do dia[4].

O sono é um processo cíclico fundamental para o crescimento e desenvolvimento saudáveis e mantém interação bidirecional com os sistemas nervoso, respiratório, cardiovascular, endócrino e imunitário[6]. Entretanto, a privação do sono leva o indivíduo a apresentar cansaço, perda da concentração, fadiga, aumento da sensibilidade à dor, ansiedade, nervosismo, ideias irracionais, alucinações, perda de apetite e maior propensão para acidentes, comprometendo, assim, sua qualidade de vida[7,8].

As mulheres passam por inúmeras mudanças fisiológicas e psicológicas, com profundas alterações nos hormônios esteroides, relacionados ao eixo hipotálamo-hipófise-adrenal e associados à gravidez e ao parto, podendo acarretar interrupções significativas do sono.

Essas interferências têm início já no primeiro trimestre, e estima-se que até 90% das gestantes informem alguma interrupção do sono durante o terceiro trimestre[1].

Com relação ao papel hormonal na mulher, os efeitos do estrogênio no sono são variados, como diminuição da latência do sono, redução da quantidade de vezes que pode despertar e aumento do tempo total de sono. Por exemplo, durante a fase lútea do ciclo menstrual é observado o dobro de despertares em razão do nível baixo de estrogênio nesse período. Já o hormônio progesterona atua como agente ansiolítico e atinge seu pico durante a fase mediana de um ciclo menstrual normal, decrescendo, em seguida, antes da menstruação, e também está ligado ao aumento de despertares e a outras dificuldades do sono[1].

DISTÚRBIOS DO SONO DURANTE A GRAVIDEZ

As taxas de prevalência dos problemas de sono variam a depender das diferenças nas definições e métodos de avaliação utilizados, visto que as desordens do sono são múltiplas. A terceira edição da Classificação Internacional de Distúrbios do Sono (ICDS-3) categoriza os distúrbios do sono em três tipos: as dissonias – caracterizadas por sonolência durante o dia e por dificuldade em adormecer à noite; as parassonias – caracterizadas por comportamentos anormais relacionados ao sono (sonambulismo, sonilóquia, entre outros); e os distúrbios médicos/psicológicos. As dissonias e parassonias são consideradas distúrbios primários do sono, enquanto os distúrbios médicos/psicológicos incluem condições que são frequentemente associadas ao sono interrompido[9].

Uma revisão sistemática que analisou os distúrbios do sono mais comuns na gestação verificou que o ronco, a apneia obstrutiva do sono (AOS) e o prejuízo na quantidade/duração do sono foram mais observados nos estudos[10]. No entanto, outros transtornos, como insônia e síndrome das pernas inquietas, e o sintoma de sonolência diurna excessiva são descritos na literatura como frequentes no período gestacional[2].

Tipo mais comum de distúrbio respiratório do sono, a AOS é caracterizada pela obstrução repetitiva completa ou parcial das vias aéreas superiores[11]. Trata-se de uma condição caracterizada pela presença de ronco, respiração ofegante e lapsos respiratórios frequentes (períodos recorrentes de hipoxemia) que perturbam a qualidade do sono. O ronco, embora não seja um distúrbio do sono, está associado à AOS e impacta a qualidade do sono[10]. A síndrome das pernas inquietas é descrita como uma necessidade irreprimível de mover as pernas, o que pode dificultar o adormecimento.

As queixas de insônia são relacionadas à dificuldade de iniciar o sono, múltiplos despertares noturnos com dificuldade para voltar a dormir e despertar precoce, além de sonolência/fadiga persistente durante o dia. A insônia é definida pela ICSD-3 como uma condição debilitante caracterizada pela dificuldade em iniciar o sono ou em mantê-lo ou pela má qualidade do sono, apesar da oportunidade adequada para dormir. A sonolência diurna excessiva (SDE), um sintoma comum no primeiro trimestre de gestação, é definida como episódio de sono não intencional devido à incapacidade de permanecer alerta e desperto durante os principais episódios do dia[1,9].

Durante a gravidez, a AOS está relacionada com aumento da resistência das vias aéreas superiores em razão da diminuição do diâmetro da faringe e da congestão nasal e rinite induzidas por estrogênio[10]. O ronco associado à AOS pode ser causado pelo efeito inibitório das alterações hormonais sobre os músculos respiratórios, ao passo que a SDE pode ser explicada pela elevação da progesterona característica do período. Já a insônia pode estar relacionada com preocupação e ansiedade quanto ao trabalho de parto e ao nascimento, além de questões associadas ao cotidiano e ao relacionamento com o parceiro[2].

MÉTODOS DE INVESTIGAÇÃO DOS TRANSTORNOS DO SONO

Os métodos empregados para investigar os transtornos do sono podem ser conduzidos por meio de avaliação subjetiva com aplicação de questionários específicos ou por meio de registros actigráficos ou polissonográficos diurnos e noturnos, os quais são considerados o método padrão ouro[12,13].

A polissonografia consiste no estudo do sono realizado em laboratório, em que o paciente é submetido a uma eletroencefalografia (EEG) combinada com o registro da subida e descida do tórax/abdome através de pletismografia, bem como da saturação de oxigênio por meio de oximetria de pulso. Os estágios do sono são determinados pelo padrão de ondas cerebrais detectadas pela EEG. Já a actigrafia refere-se à medição dos movimentos do sono por meio de dispositivo de pulso e também pode ser empregada para estimar os parâmetros do sono, embora careça de componentes que tornem possível verificar a atividade cerebral[3].

Nos estudos epidemiológicos, os questionários para investigação de transtornos do sono podem predizer e estimar a gravidade, servindo como mapeamento para a realização de testes diagnósticos objetivos[12]. Entre esses questionários está o *Pittsburgh Sleep Quality Index*

(PSQI), que avalia a qualidade do sono no mês anterior, proporcionando um índice de gravidade e natureza do transtorno[14].

O PSQI tem sido amplamente utilizado por mesclar dados de natureza quantitativa e qualitativa relativos à qualidade do sono. O questionário é composto por 18 itens, sendo quatro perguntas abertas (horário de dormir, tempo até adormecer, horário de acordar e duração do sono por noite), enquanto as outras 14 questões são classificadas em uma escala Likert de 0 a 3. Esses itens são agrupados em sete componentes: (1) qualidade subjetiva do sono; (2) latência do sono; (3) duração do sono; (4) eficiência habitual do sono; (5) distúrbios do sono; (6) uso de medicação para dormir; e (7) sonolência diurna e distúrbios durante o dia. A soma das pontuações desses sete componentes do questionário varia de 0 a 21, e uma pontuação igual ou superior a cinco é avaliada como má qualidade de sono[14].

Além dos citados, também existem questionários específicos direcionados para determinadas alterações e empregados para predizer distúrbios do sono e sintomas comuns relacionados, como a Escala de Sonolência de Epworth (ESE), para observar a SDE[15], o Índice de Severidade para Insônia[16], o Questionário de Berlim, utilizado para avaliar ronco e risco de distúrbios respiratórios do sono, como AOS[17], e o Conjunto de Perguntas para Síndrome das Pernas Inquietas[18].

FATORES ASSOCIADOS AOS DISTÚRBIOS DO SONO

Fatores extrínsecos e intrínsecos prejudicam o processo normal do sono, resultando em transtornos. Os fatores que mais frequentemente interferem no sono em mulheres estão ligados ao ciclo hormonal, que se estende desde a menarca até a menopausa, incluindo a gravidez[1].

A gravidez é um período caracterizado por oscilações hormonais que afetam o ciclo sono-vigília, causando alterações fisiológicas que podem desencadear distúrbios do sono. Afora as mudanças hormonais, a gravidez é marcada por uma série de alterações anatômicas e fisiológicas que são fundamentais nesse período, mas que também podem contribuir para os problemas de sono, mesmo em mulheres sem história pregressa[1,19,20].

Assim, sintomas físicos presentes no período gestacional, como ansiedade, frequência urinária, dor na coluna, movimento fetal, desconforto abdominal, sensibilidade nos seios, cãibras nas pernas, azia e refluxo, podem prejudicar a qualidade do sono[1,19]. Um estudo realizado com 2.247 gestantes adultas nos EUA identificou altos índices de sintomas relacionados à gravidez

que interferem na qualidade do sono, especialmente a frequência miccional (83%) e a dificuldade em encontrar uma posição confortável para dormir (79%)[21].

A *National Sleep Foundation* verificou que 78% das gestantes se queixam mais de distúrbios do sono durante o período gestacional do que em qualquer outro momento de suas vidas[2]. Um estudo observou que a qualidade do sono em mulheres gestantes foi significativamente inferior, comparada à de mulheres não grávidas[20]. Além disso, verificou que, em comparação com o primeiro trimestre, o risco de má qualidade do sono aumentou tanto no segundo como no terceiro trimestre de gestação[20]. Estima-se que a proporção de má qualidade do sono pode ultrapassar os 70% durante a gestação[20,21]. Tais indicadores são relevantes, visto que a saúde materna e a do feto dependem de uma quantidade suficiente de sono e de uma boa qualidade durante a gravidez[22].

A pesquisa com 2.427 mulheres gestantes também observou que 37,9% relataram menos de 6 horas de sono por noite, e 100% afirmaram despertar à noite com frequência. Quanto às prevalências de distúrbios do sono e seus sintomas, foi observado que 76% das gestantes apresentavam má qualidade do sono; 49%, SDE; 57%, sintomas de insônia; 19%, distúrbios respiratórios do sono, e 24%, síndrome das pernas inquietas[21].

No Brasil, um estudo realizado no estado de São Paulo investigou a prevalência dos transtornos do sono em 300 gestantes com idades variando entre 11 e 40 anos e a comparou com o estado pré-gestacional, sendo observado que as desordens do sono foram mais frequentes durante do que antes da gestação. Além disso, a frequência das desordens aumentou ao longo dos trimestres gestacionais, com prevalência de insônia em 15%, distúrbios respiratórios do sono em 2% e SDE em 6,5% das gestantes[23]. Contudo, estudos mais recentes apontam prevalências superiores de insônia (entre 40% e 57%), distúrbios respiratórios do sono (19%) e SDE (49%)[21,24].

As desordens do sono durante a gravidez representam uma séria preocupação, uma vez que estão associadas a alguns desfechos desfavoráveis para a mãe e o feto, como nascimento pré-termo[25-28], diabetes gestacional[29], hipertensão gestacional, parto por cesárea[27,30,31] e sintomas depressivos[24,28,31-36].

Uma coorte com 1.272 gestantes avaliou a influência da duração do sono autorreferida durante o início da gravidez sobre os níveis pressóricos e o risco de distúrbios hipertensivos na gravidez e verificou que durações de sono curtas (< 5 horas) foram associadas a risco aumentado de hipertensão induzida na gestação e pré-eclâmpsia[37]. Especula-se que alterações no eixo hipotálamo-hipófise-adrenal após restrição de sono causam interrupções na secreção do cortisol e podem resultar em elevações da pressão arterial após perda parcial de sono. Entretanto, estudos que controlem fatores de confusão e utilizem medidas objetivas para duração do sono são necessários para determinar essa relação[37].

Entre os inúmeros benefícios do sono, destaca-se a capacidade de regular o açúcar no sangue; portanto, não é surpreendente que o sono deficiente durante a gravidez possa estar ligado ao diabetes *mellitus* gestacional. O sono de curta duração pode acelerar o aumento progressivo da resistência à insulina que normalmente já acontece durante a gravidez, favorecendo, desse modo, o desenvolvimento de hiperglicemia materna[11,38-40]. Evidências apontam que o ronco está associado ao desenvolvimento de diabetes gestacional[11,39,40].

Durante a gravidez, fatores de proteção e de risco afetam a probabilidade de distúrbios do sono e, consequentemente, de má qualidade do sono[10]. Portanto, o estudo dos fatores associados à má qualidade do sono e seus transtornos durante a gestação auxilia a identificação de grupos mais vulneráveis e, por conseguinte, a atenção oferecida a esse público durante o acompanhamento pré-natal[41].

Na literatura, foram observadas associações a fatores sociodemográficos, como níveis de escolaridade e socioeconômico. Um estudo observou que, quanto maior o nível de escolaridade da gestante, menor a chance de insônia[24]. Ademais, estudos verificaram que o nível socioeconômico baixo das gestantes está associado à pior qualidade do sono durante a gravidez[22,28].

O índice de massa corporal (IMC) elevado, por sua vez, apresenta associação com duração mais curta do sono (OR: 1,69; IC95%: 1,15 a 2,9) e com perturbações do sono em gestantes (OR: 3,69; IC95%: 1,82 a 7,50)[42]. Além disso, outro estudo verificou que o ganho de peso gestacional excessivo está associado à pior qualidade de sono percebida[43] e também observou que a variável IMC pré-gestacional não se mostrou associada a medidas como duração e interrupção do sono. No entanto, quando analisado o ganho de peso gestacional excessivo em mulheres já acima do peso antes da gestação, foi observada a associação desse grupo à menor duração e à maior perturbação do sono à noite[43].

Quanto aos fatores psicológicos, estudos verificaram que a má qualidade do sono em gestantes estava significativamente associada a níveis elevados de estresse percebido, ansiedade e depressão[24,28,32-36]. Estudo prospectivo conduzido na Austrália com 273 gestantes observou que a má qualidade do sono no início da gravidez pode contribuir para o desenvolvimento de níveis mais altos de sintomas depressivos no final da gestação em mulheres adultas (F [2,271]: 42,40; p = 0,0005)[35].

No que se refere aos hábitos de vida, observou-se que o tabagismo durante a gestação esteve associado à insônia[24]. Um estudo de caso-controle realizado na China acompanhou 1.993 mulheres gestantes e 598 não gestantes e observou que fumar (OR: 3,39; IC95%: 1,09 a 10,57) e beber (OR: 2,40; IC95%: 1,67 a 3,44) constituíram fatores de risco para o desenvolvimento de desordens do sono na gestação[44]. Estudo realizado com 266 gestantes se propôs a verificar a associação entre a atividade física e o sono na gestação, mas não relatou diferença estatística[36].

Considerando os sintomas físicos presentes na gestação (frequência urinária, dor na coluna, movimento fetal, desconforto abdominal, sensibilidade nos seios e cãibras, entre outros), um estudo realizado na Austrália com 257 mulheres gestantes entre 18 e 42 anos de idade verificou que os sintomas físicos estão relacionados com a má qualidade do sono (F [2,253]: 57,57; p < 0,0005] e que ambos contribuem para o aparecimento de sintomas depressivos[33].

Estudo realizado na China com 2.345 grávidas com mais de 18 anos de idade observou que gestantes no terceiro trimestre têm mais chances de apresentar má qualidade do sono[22]. Essa associação é explicada pela presença maior, à medida que a gravidez avança, de sintomas gestacionais, como noctúria e dificuldade em encontrar uma posição para dormir, provocando, assim, o aumento da frequência de despertares noturnos e, consequentemente, a piora da qualidade do sono[21,22].

Um estudo realizado em Singapura com mulheres grávidas entre 18 e 24 semanas de gestação analisou se comportamentos noturnos (realização de atividade física de moderada a vigorosa intensidade à noite, exposição à tela e à luz artificial em razão do uso de mídias eletrônicas e ingestão de alimentos à noite) estão associados à má qualidade do sono durante esse período[45]. Foi observado que 40% das gestantes relataram má qualidade do sono e que a ingestão de comida após as 20 horas (OR: 1,51; IC95%: 1,12 a 2,04) e a exposição à luz artificial à noite (OR: 1,63; IC95%: 1,24 a 2,13) foram fatores associados, após ajustes para variáveis de confusão. A exposição à luz causa perturbação do ritmo circadiano biológico, acarretando redução na produção de melatonina, hormônio responsável pela regulação do ciclo sono-vigília[45].

Portanto, a redução da exposição à luz artificial à noite e da alimentação noturna pode ajudar a melhorar a qualidade do sono em gestantes, devendo constar nas orientações acerca da higiene do sono durante a gravidez[45]. Algumas alternativas não farmacológicas são descritas na literatura com o objetivo de melhorar a qualidade do sono, como melhorar a higiene do sono (estabelecer ciclos regulares de sono-vigília, garantir espaço escuro para dormir, evitar cochilos durante o dia e reduzir a ingestão de cafeína e nicotina), controlar estímulos antes de dormir (ir para a cama apenas quando estiver com sono e sair da cama durante despertares prolongados), minimizar a ingestão de líquidos antes de dormir para diminuir a noctúria, minimizar o desconforto físico com travesseiros e praticar exercícios regularmente (evitar antes de dormir) e meditação[3,46]. Mais estudos são necessários para investigar se as modificações dos comportamentos noturnos levarão a uma melhor qualidade do sono em gestantes e se repercutirão positivamente nos desfechos da gravidez[45].

CONSIDERAÇÕES FINAIS

É importante que os profissionais de saúde não considerem problemas relacionados ao sono como algo inerente ao período gestacional. Para tanto, eles precisam conhecer as particularidades do período gestacional e entender como podem afetar o ciclo sono-vigília, bem como compreender os principais distúrbios do sono nessa fase e os fatores associados à má qualidade do sono e sua repercussão sobre a saúde materna e fetal. Assim, o profissional de saúde poderá acolher as gestantes e investigar os fatores de risco presentes, de modo a identificar as situações de vulnerabilidade para os distúrbios do sono.

O fisioterapeuta poderá implantar ações de educação e promoção acerca dos comportamentos e hábitos de sono saudáveis (por exemplo, enquanto as gestantes aguardam pela consulta na sala de espera, visto que muitas acabam por não relatar na consulta de pré-natal suas dificuldades em relação ao sono). Também é interessante a implementação de rodas de conversa com as gestantes sobre higiene do sono, promovendo um espaço para o diálogo e incentivo ao autocuidado dessas mulheres em relação à qualidade do sono.

Referências

1. Miller EH. Women and insomnia. Clinical Cornerstone 2004; 6(1):6-18. doi: 10.1016/S1098-3597(04)80015-2.
2. National Sleep Foundation. Pregnancy and sleep. Disponível em: https://www.sleepfoundation.org/pregnancy. Acesso em: 03 fev 2024.
3. Sweet L, Arjyal S, Kuller JA, Dotters-Katz S. A review of sleep architecture and sleep changes during pregnancy. Obstet Gynecol Surv 2020; 75(4):253-62. doi: 10.1097/OGX.0000000000000770.
4. Carskadon MA, Acebo C, Jenni OG. Regulation of adolescent sleep: Implications for behavior. Ann NY Acad Sci 2004; 1021:276-91.
5. Carskadon MA. Sleep in adolescents: The perfect storm. Pediat Clin N Am 2011; 58(3):637-47.
6. Gazini CC, Reimão RNAA, Rossini SRG et al. Quality of sleep and quality of life in adolescents infected with human immunodefi-ciency virus. Arq Neuro-Psiq 2012; 70(6):422-7. doi: 10.1590/S0004-282X2012000600008.
7. Gibson ES, Powles ACP, Thabane L et al. "Sleepiness" is serious in adolescence: Two surveys of 3.235 Canadian students. BMC Public Health 2006; 6:1-9.
8. Zanetti M. Sono e atividade física habitual em escolares [Dissertação]. São Paulo: Universidade Estadual de São Paulo, 2007.
9. Sateia MJ. International classification of sleep disorders – Third edition highlights and modifications. Contemp Rev in Sleep Med 2014; 146(5):1387-94.
10. August E, Biroscak B, Rahman S, Bruder K, Whiteman V, Salihu H. Systematic review on sleep disorders and obstetric outcomes: Scope of current knowledge. Am J Perinatol 2012; 30(04):323-34. doi: 10.1055/s-0032-1324703.
11. Gooley JJ, Mohapatra L, Twan DCK. The role of sleep duration and sleep disordered breathing in gestational diabetes mellitus. Neuro-biolo Sleep and Circadian Rhythms 2018; 4:34-43. doi: 10.1016/j.nbscr.2017.11.001.
12. Togeiro SMGP, Smith AK. Métodos diagnósticos nos distúrbios do sono. Rev Bras Psiq 2005; 27(1):8-15.
13. Merdad RA, Akil H. Sleepiness in adolescents. Sleep Med Clin 2017; 12(3):415-28. doi: 10.1016/j.jsmc.2017.03.014.
14. Bertolazi AN, Fagondes SC, Hoff LS et al. Validation of the Brazilian Portuguese version of the Pittsburgh Sleep Quality Index. Sleep Med 2011; 12(1):70-5.
15. Bertolazi NA, Fagondes SC, Hoff LS, Pedro VD, Barreto SSM, Johns MW. Portuguese-language version of the Epworth sleepiness scale: Validation for use in Brazil. J Bras Pneumol 2009; 35(9):877-83.
16. Bastien, C. Validation of the Insomnia Severity Index as an outcome measure for insomnia research. Sleep Med 2001; 2(4):297-307. doi: 10.1016/s1389-9457(00)00065-4.
17. Netzer NC, Stoohs RA, Netzer CM, Clark K, Strohl KP. Using the Berlin Questionnaire to identify patients at risk for the sleep apnea syndrome. Ann Intern Med 1999; 131(7):485-91.
18. Walters AS, LeBrocq C, Dhar A et al. International Restless Legs Syndrome Study Group. Validation of the International Restless Legs Syndrome Study Group rating scale for restless legs syndrome. Sleep Med 2003; 4:121-32.
19. Nowakowski S, Meers J, Heimbach E. Sleep and women's health. Sleep Med Res 2015; 4(1):1-22.
20. Sut HK, Asci O, Topac N. Sleep quality and health-related quality of life in pregnancy. J Perinat Neonatal Nurs 2016; 34(4):302-9.
21. Mindell JA, Cook RA, Nikolovski J. Sleep patterns and sleep disturbances across pregnancy. Sleep Med 2015; 16(4):483-8.
22. Xu X, Liu D, Zhang Z, Sharma M, Zhao Y. Sleep duration and quality in pregnant women: A cross-sectional survey in China. Int J Environ Res Public Health 2017; 14(7):1-14.
23. Lopes EA, Carvalho LBC, Seguro PBC et al. Sleep disorders in pregnancy. Arq Neuropsiquiatr 2004; 62(2-A):217-21.
24. Mourady D, Richa S, Karam R et al. Associations between quality of life, physical activity, worry, depression and insomnia: A cross-sectional designed study in healthy pregnant women. Ferri R (ed.) PLoS One [Internet] 2017; 12(5):e0178181. doi: 10.1371/journal.pone.0178181.
25. Nakahara K, Michikawa T, Morokuma S, Ogawa M, Kato K, Kusuhara K. Association of maternal sleep before and during pregnancy with preterm birth and early infant sleep and temperament. Sci Rep 2020; 10(1):11084. doi: 10.1038/s41598-020-67852-3.
26. Felder JN, Baer RJ, Rand L, Jelliffe-Pawlowski LL, Prather AA. Sleep disorder diagnosis during pregnancy and risk of preterm birth. Obstet Gynecol 2017 Sep; 130(3):573-81. doi: 10.1097/AOG.0000000000002132.
27. Li R, Zhang J, Zhou R et al. Sleep disturbances during pregnancy are associated with cesarean delivery and preterm birth. J Matern Fetal Neonatal Med 2017 Mar; 30(6):733-8. doi: 10.1080/14767058.2016.1183637.

28. Okun ML, Schetter CD, Glynn LM. Poor sleep quality is associated with preterm birth. Sleep [Internet] 2011; 34(11):1493-8. doi: 10.5665/sleep.1384.

29. Cai S, Tan S, Gluckman PD et al. Sleep quality and nocturnal sleep duration in pregnancy and risk of gestational diabetes mellitus. Sleep 2017; 40(2):5-12.

30. Paine SJ, Signal TL, Sweeney B et al. Maternal sleep disturbances in late pregnancy and the association with emergency caesarean section: A prospective cohort study. Sleep Heal [Internet] 2020; 6(1):65-70. doi: 10.1016/j.sleh.2019.11.004.

31. Sharma SK, Nehra A, Sinha S et al. Sleep disorders in pregnancy and their association with pregnancy outcomes: A prospective observational study. Sleep Breath 2016; 20(1):87-93. doi: 10.1007/s11325-015-1188-9.

32. Ahmed AH, Hui S, Crodian J et al. Relationship between sleep quality, depression symptoms, and blood glucose in pregnant women. West J Nurs Res 2019; 41(9):1222-40.

33. Kamysheva E, Skouteris H, Wertheim EH, Paxton SJ, Milgrom J. A prospective investigation of the relationships among sleep quality, physical symptoms, and depressive symptoms during pregnancy. J Affect Disord [Internet] 2010; 123(1-3):317-20. doi: 10.1016/j.jad.2009.09.015.

34. Kızılırmak A, Timur S, Kartal B. Insomnia in pregnancy and factors related to insomnia. Sci World J 2012; 2012:197093. doi: 10.1100/2012/197093.

35. Skouteris H, Germano C, Wertheim EH, Paxton SJ, Milgrom J. Sleep quality and depression during pregnancy: A prospective study. J Sleep Res 2008; 17(2):217-20. doi: 10.1111/j.1365-2869.2008.00655.x.

36. Wołyńczyk-Gmaj D, Różańska-Walędziak A, Ziemka S et al. Insomnia in pregnancy is associated with depressive symptoms and eating at night. J Clin Sleep Med 2017; 13(10):1171-6. doi: 10.5664/jcsm.6764.

37. Williams MA, Miller RS, Qiu C, Cripe SM, Gelaye B, Enquobahrie D. Associations of early pregnancy sleep duration with trimester-specific blood pressures and hypertensive disorders in pregnancy. Sleep 2010; 33(10):1363-71. doi: 10.1093/sleep/33.10.1363.

38. Facco FL, Grobman WA, Reid KJ et al. Objectively measured short sleep duration and later sleep midpoint in pregnancy are associated with a higher risk of gestational diabetes. Am J Obstet Gynecol 2017; 217(4):447.e1-447.e13. doi: 10.1016/j.ajog.2017.05.066.

39. Facco FL, Grobman WA, Kramer J, Ho KH, Zee PC. Self-reported short sleep duration and frequent snoring in pregnancy: Impact on glucose metabolism. Am J Obstet Gynecol 2010; 203(2):142.e1-5. doi: 10.1016/j.ajog.2010.03.041.

40. Qiu C, Enquobahrie D, Frederick IO, Abetew D, Williams MA. Glucose intolerance and gestational diabetes risk in relation to sleep duration and snoring during pregnancy: A pilot study. BMC Women's Health 2010; 10:17. doi: 10.1186/1472-6874-10-17.

41. Gomes MRA. Fatores associados a qualidade do sono e sonolência diurna excessiva em gestantes adolescentes [Tese]. Recife: Universidade Federal de Pernambuco, 2022. 129 p.

42. Rice JR, Larrabure-Torrealva GT, Luque Fernandez MA et al. High risk for obstructive sleep apnea and other sleep disorders among overweight and obese pregnant women. BMC Pregnancy Childbirth 2015; 15:198. doi: 10.1186/s12884-015-0633-x.

43. Gay CL, Richoux SE, Beebe KR, Lee KA. Sleep disruption and duration in late pregnancy is associated with excess gestational weight gain among overweight and obese women. Birth 2017; 44(2):173-80. doi: 10.1111/birt.12277.

44. Cai XH, Xie YP, Li XC et al. The prevalence and associated risk factors of sleep disorder-related symptoms in pregnant women in China. Sleep Breath 2013 Sep; 17(3):951-6. doi: 10.1007/s11325-012-0783-2.

45. Ku CW, Loo RSX, Tiong MMY et al. Nocturnal lifestyle behaviors and risk of poor sleep during pregnancy. Nutrients 2022; 14(11):2348. doi: 10.3390/nu14112348.

46. Reichner CA. Insomnia and sleep deficiency in pregnancy. Obstet Med 2015; 8(4):168-71. doi: 10.1177/1753495X15600572.

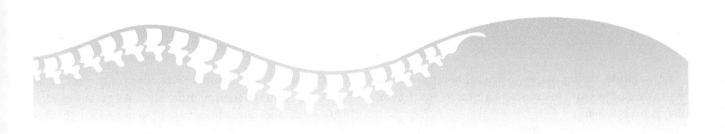

CAPÍTULO

10 Avaliação Fisioterapêutica no Pré-Natal

Belisa Duarte Ribeiro de Oliveira ▪ Juliana Menezes ▪ Andrea Lemos

INTRODUÇÃO

Em qualquer área de atuação na saúde, uma boa avaliação é o ponto de partida norteador para o delineamento de qualquer plano de tratamento específico e a seleção das condutas adequadas.

A avaliação clínica da paciente obstétrica, além de requerer um entendimento detalhado da fisiologia da gestação e exigir um conhecimento da terminologia utilizada em Obstetrícia, deve ser focalizada no contexto da prática fisioterapêutica. Desse modo, o objetivo do presente capítulo é pontuar os aspectos que devem ser abordados na avaliação da gestante que procura ou é encaminhada ao atendimento fisioterapêutico.

ANAMNESE

Na identificação da paciente, é importante coletar as informações necessárias para possíveis contatos, como nome, endereço e telefone. A idade materna ideal para a gestação situa-se entre 18 e 20 anos e 29 e 30 anos[1,2]. As idades extremas (abaixo dos 19 e acima dos 35 anos) podem estar associadas ao desenvolvimento de complicações gestacionais, como pré-eclâmpsia e abortamentos[3].

Dados como a profissão e o grau de instrução podem orientar o fisioterapeuta não só em relação ao nível educacional, mas também quanto a uma possível interferência da ocupação da mulher sobre o sistema musculoesquelético. Por exemplo, as grávidas que executam atividades que exigem movimentos repetitivos, principalmente das mãos, estarão mais predispostas ao desenvolvimento de síndrome do túnel do carpo ou síndrome de De Quervain, em que há aumento do edema nos membros superiores. Cabe lembrar que trabalho extenuante/árduo (rotações e flexões da coluna várias vezes por hora) pode ser considerado fator de risco para o desenvolvimento de dor lombopélvica relacionada à gestação (veja o Capítulo 20)[4,5].

O estado civil fornece informações sobre a presença do(a) companheiro(a) nessa fase, o que pode refletir-se em melhor estrutura emocional para a gestação e na disponibilidade de atuação do(a) parceiro(a) não só nas orientações domiciliares prescritas pelo fisioterapeuta, mas também no momento do parto.

História familiar

O fisioterapeuta deve investigar a presença de doenças como diabetes, hipertensão e trombofilia na família, cuja probabilidade de ocorrência pode aumentar na gestação.

O conhecimento desses dados torna o fisioterapeuta mais sensível para detecção de complicações que possam direcionar-se nesse sentido, pois muitas vezes o acompanhamento fisioterapêutico é realizado mais de uma vez por semana.

História pregressa

O ponto principal consiste em identificar as doenças preexistentes, como asma, diabetes, hipertensão, doenças reumatológicas (artrite reumatoide, fibromialgia, doença ocupacional relacionada ao trabalho [DORT] e lombalgias), neurológicas (esclerose múltipla e neuralgias), distúrbios do assoalho pélvico (incontinência urinária, incontinência fecal, dispareunia, prolapso genital e constipação intestinal), psicológicas (depressão e transtorno de ansiedade) e vasculares (tromboembolismo venoso e trombofilias).

Vale destacar que a história prévia de tromboembolismo venoso é importante fator de risco, aumentando em quase 25 vezes as chances de sua ocorrência na gestação (veja o Capítulo 23); portanto, precisa ser questionada.

Em seguida, devem ser investigados hábitos de vida pregressa que possam interferir na gestação atual, como tabagismo e etilismo.

Saber se a gestante praticava exercícios físicos, sua intensidade e frequência, é fundamental para que o fisioterapeuta possa selecionar o protocolo de exercícios adequado ao condicionamento físico de cada mulher.

O passado cirúrgico também precisa ser investigado, principalmente as cirurgias que envolvem o sistema musculoesquelético (por exemplo, cirurgias de hérnia de disco e abdominoplastia) ou o assoalho pélvico (por exemplo, hemorroidectomia, fístulas genitais e perineoplastias)[1].

Antecedentes obstétricos

Para entender o passado obstétrico, o fisioterapeuta precisa conhecer alguns termos[7]:

- **Gesta:** corresponde ao número de vezes que a mulher engravidou, não importando o número de fetos e o término da gestação.
- **Para:** corresponde ao número de partos após 20 semanas de gestação, também não importando o número de fetos (vivos ou mortos) ou a via de parto.
- **Aborto:** segundo a Organização Mundial da Saúde (OMS)[8], refere-se à expulsão ou à extração do concepto com peso inferior a 500g ou com 22 semanas completas.

Esses tópicos devem ser sempre pontuados com algarismos romanos. Por exemplo, se o fisioterapeuta avalia uma mulher na terceira gestação, sendo a primeira gemelar e a segunda de feto único, todos nascidos vivos, tem-se, portanto, um caso de GESTA III, PARA II e ABORTO 0. Se, em outro caso, a mulher se apresenta na segunda gestação com histórico de um aborto, tem-se GESTA II, PARA 0 e ABORTO I. Cabe destacar que a gestação atual é incluída na contagem do GESTA, e não apenas as gestações anteriores.

É comum o equívoco de considerar para a gestação gemelar a contagem de duas vezes para o termo PARA, sendo importante saber que não é o número de crianças que define essa pontuação, mas a quantidade de partos.

Além desses termos, o fisioterapeuta precisa memorizar a seguinte nomenclatura[8]:

- **Primigesta:** mulher que engravidou pela primeira vez.
- **Nuligesta:** mulher que nunca engravidou.
- **Nulípara:** mulher que nunca pariu, mas que pode ter engravidado, com histórico de aborto.
- **Primípara:** mulher com histórico de apenas um parto.
- **Multípara:** mulher com histórico de vários partos.

Ao se investigar o número de abortos, os prováveis motivos devem ser sempre indagados. As gestantes com histórico de abortamento de repetição necessitam cuidado maior por parte do fisioterapeuta.

O tempo decorrido entre o último e o próximo parto é denominado intervalo interpartal[1,8], sendo considerado adequado o período mínimo de 2 anos, o qual seria suficiente para recuperação do organismo materno de modo a dar suporte a outra gestação.

Nas multíparas, é preciso investigar a ocorrência de alguma complicação na gestação anterior, uma vez que pode haver a reincidência de casos. Avaliam-se, também, a via de parto anterior e as condições em que este ocorreu. No mesmo contexto, caso a mulher tenha tido um parto vaginal prévio, pesquisam-se o tempo de período expulsivo, o peso do neonato e a realização de episiotomia, fatores que influenciam o desenvolvimento de incontinência urinária e/ou fecal[9-13].

História da gestação atual

A gestação tem duração aproximada de 280 dias, 40 semanas, 10 meses lunares ou 9 meses e 7 dias solares, desde a concepção até o parto[4]. A nomenclatura obstétrica se utiliza da métrica das semanas, e não dos meses, como a gestação popularmente é contabilizada. Nesse contexto, as semanas gestacionais são enquadradas em três trimestres. O primeiro corresponde ao tempo decorrido entre a primeira e a 13ª semana, o segundo engloba o período entre a 14ª e a 27ª semana, e o terceiro trimestre, da 28ª até a 42ª semana[8].

Uma gestação a termo ocorre entre a 37ª e a 41ª semana e 6 dias. Quando ocorre entre 21 e 36 semanas, é chamada pré-termo, e após 42 semanas completas, pós-termo.

A idade gestacional é o tempo transcorrido entre o primeiro dia da data da última menstruação (DUM) e a data atual[8]. Quando a DUM é conhecida, calcula-se a idade gestacional pelo número de dias corridos desde a DUM até a data presente e divide-se por 7. Nos resultados decimais, considera-se a semana completa até o valor 6; acima deste, considera-se a semana posterior (por exemplo, 17,4 corresponde a 17 semanas, porém 17,7 corresponde a 18 semanas).

Caso a DUM não seja conhecida, mas a gestante saiba informar o período do mês em que ocorreu (início, meio ou fim), considera-se a seguinte regra: data-se como 5 uma provável DUM no início do mês, 15 para o meio e 25 para o final do mês[3].

Caso a DUM seja desconhecida, assim como o período, não há como estabelecer um provável cálculo dessa idade. A identificação, portanto, será obtida por meio de outros parâmetros clínicos (altura de fundo uterino, movimentos fetais ou ultrassonografia)[3].

A data provável do parto (DPP) é calculada através da regra de Nägele: somam-se 7 dias e são subtraídos 3 meses da DUM. Por exemplo, suponha que a DUM ocorreu em 10 de abril de 2024. Assim, somam-se 7 dias ao dia 10, o que resultará em 17, e diminuem-se 3 meses do mês 4 (abril), resultando em 1 (janeiro). Assim, a DPP será o dia 17 de janeiro de 2025.

Nos casos em que a DUM ocorreu no final do mês e, portanto, a soma dos 7 dias ultrapassa o limite de 30 ou 31 dias, deve-se iniciar a contagem a partir do mês seguinte. Por exemplo, em uma gestante com DUM em 27 de dezembro de 2023, a DPP será o dia 3 de outubro de 2024 (27 + 7 [os 7 dias seriam contados da seguinte maneira: 28, 29, 30 e 31 de dezembro, 1, 2 e 3 de janeiro]). Como a data passou para o mês seguinte, a subtração do mês será agora correspondente ao mês de janeiro, e a DPP será em outubro.

Ainda na história da gestação atual, deve-se conhecer o número de fetos presentes, lembrando que, como a gestação gemelar é considerada de alto risco, as condutas fisioterapêuticas devem ser pautadas para essa condição.

As complicações da gestação atual também precisam ser conhecidas. Além das doenças de base, outras podem ser desencadeadas pelo processo gestacional, como pré-eclâmpsia e diabetes gestacional (veja os Capítulos 28 e 29). Além disso, algumas condições contraindicam a prescrição de exercício, como perda de líquido amniótico, sangramento vaginal, presença de contrações, aumento da pressão arterial e instabilidade clínica[14].

É importante informar-se sobre quaisquer medicamentos que a gestante esteja usando para averiguar a possível interferência na proposta fisioterapêutica. Por exemplo, o uso de insulina exige do fisioterapeuta conhecimento sobre o tempo do pico de ação desse medicamento para que a sessão seja programada para um horário adequado, a fim de evitar possível efeito hipoglicêmico derivado da associação da medicação com o exercício.

Um enfoque geral em alguns sistemas é necessário para a obtenção de um cenário completo. Assim, devem ser pesquisadas alterações nos sistemas digestivo, geniturinário, cardiovascular, respiratório e musculoesquelético, para que as modificações detectadas possam ser incluídas na abordagem fisioterapêutica em curto e longo prazo.

Varizes, edema e cãibras estão entre as principais queixas da paciente obstétrica ao procurar o fisioterapeuta. Desse modo, é essencial o detalhamento da localização e extensão desses distúrbios, e é nesse momento que o fisioterapeuta inicia as primeiras orientações quanto ao uso de meias compressivas, alongamentos e exercícios para os membros inferiores (veja o Capítulo 23).

A dispneia é um sintoma que afeta 80% das gestantes[15,16], e muitas relatam desconforto maior aos esforços e em determinadas posturas. Mesmo que esse sintoma seja um reflexo do aumento do volume minuto na gestação, em virtude da ação da progesterona no *drive* ventilatório, algumas técnicas fisioterapêuticas, como mobilizações, alongamentos e uso de padrões ventilatórios, podem diminuir o desconforto, o qual deve, portanto, ser investigado.

Em virtude das adaptações do sistema cardiovascular à gestação, a grávida está mais suscetível à hipotensão postural, principalmente em caso de mudanças bruscas de decúbito e após tempo prolongado em decúbito dorsal. Se a gestante já relata esse dado na avaliação, é possível que haja maior sensibilidade a essas adaptações, o que exige cautela maior nas mudanças posturais durante a sessão de fisioterapia.

O sistema geniturinário também deve constar da lista de sistemas que serão investigados. Durante a gestação, os efeitos da relaxina sobre o afrouxamento do tecido conjuntivo, associados ao peso do feto sobre o assoalho pélvico, podem ter consequências sobre a musculatura perineal. Assim como a incontinência urinária, que pode ocorrer até o terceiro trimestre em até 46% das gestantes[17], outras alterações que envolvem o assoalho pélvico, como incontinência fecal e dispareunia, devem ser investigadas para inclusão no protocolo de abordagem fisioterapêutica pré-natal.

É importante também identificar fatores de risco para o desencadeamento da incontinência urinária. Os principais fatores elencados na literatura são ganho de peso excessivo, multiparidade, parto vaginal prévio, tempo prolongado de período expulsivo, episiotomia, idade materna avançada, índice de massa corporal (IMC) aumentado, peso do recém-nascido (> 4kg) e, principalmente, história prévia de perda ocasional de urina (veja o Capítulo 24)[17,18].

A constipação intestinal também é uma queixa comum entre as gestantes. Consequência tanto mecânica (em razão da compressão do intestino grosso pelo útero em crescimento) como hormonal (em virtude da ação da progesterona, que diminui a motilidade intestinal), essa alteração pode ser passível de condutas fisioterapêuticas que podem diminuir seus efeitos, como exercícios específicos para a região abdominal e outros que aumentem a circulação local. Portanto, para que as ações possam melhorar os sintomas, essa alteração deve ser investigada. Além disso, a constipação intestinal pode aumentar o estresse na musculatura do assoalho pélvico no momento da defecação, contribuindo para o surgimento da incontinência urinária de esforço.

Em relação às queixas do sistema neuromusculoesquelético, é importante averiguar pontualmente a localização dessas queixas e relacioná-las com a história pregressa, sendo necessário distinguir uma queixa preexistente de uma atual, pois as doenças musculoesqueléticas já instaladas podem exacerbar-se nesse período. Os principais distúrbios neuromusculoesqueléticos relacionados à gestação englobam dor lombar e/ou da cintura pélvica, síndrome do túnel do carpo, tenossinovite de De Quervain, dor nas costelas, cervicalgias, coccidínia, síndrome do piriforme, meralgia parestésica e neuralgia intercostal (veja os Capítulos 19 e 20).

É importante investigar, também, as queixas quanto ao refluxo gastroesofágico, para que possam ser evitados exercícios que facilitem sua ocorrência nas sessões fisioterapêuticas.

EXAME FÍSICO

Inicia-se o exame físico pela aferição dos sinais vitais. Nesse ponto, é essencial conhecer como os sistemas cardiovascular e respiratório se adaptam à gestação para identificar os possíveis desvios dos parâmetros obtidos.

Na gestação ocorre diminuição da pressão arterial desde o primeiro trimestre, a qual se mantém reduzida no segundo trimestre e retorna aos níveis tensionais pré-natais no final do terceiro trimestre[19]. Essa queda é fruto de diminuição da resistência vascular periférica em virtude da vasodilatação proporcionada pela progesterona, associada à presença da circulação placentária[20]. Desse modo, em praticamente todas as fases da gestação, é comum encontrar pressões baixas, na faixa de 110 × 70, 110 × 60, 100 × 70 e 100 × 60mmHg.

Não é incomum que o fisioterapeuta seja o primeiro profissional a detectar alterações nos níveis pressóricos, uma vez que seu acompanhamento tem frequência semanal. Dessa maneira, a relevância desse profissional se destaca na detecção precoce das síndromes hipertensivas. Em caso de quaisquer mudanças nos níveis tensionais, a gestante deve ser encaminhada para o médico que a assiste para uma investigação mais detalhada.

Um erro comum consiste em acreditar que a frequência respiratória está aumentada na gestação. Esse parâmetro ou não se altera ou sofre discreto aumento de uma ou duas incursões em relação aos níveis pré-natais[21,22]. O aumento do volume minuto é decorrente da elevação do volume corrente, refletindo, assim, um quadro de hiperpneia, e não de taquipneia[23]. Portanto, não é normal uma frequência respiratória elevada.

A frequência cardíaca apresenta-se elevada, em torno de 10 a 15 batimentos por minuto (bpm), já a partir da quarta ou quinta semana gestacional, atingindo 20bpm na 20ª semana[24,25].

Na avaliação física, devem ser anotados o peso e a estatura e calculado o IMC (peso/altura²) para que, de acordo com a tabela de Atalah[26], preconizada pelo Ministério da Saúde, a gestante possa ser enquadrada, quanto ao estado nutricional, em baixo peso, peso adequado, sobrepeso e obesidade (Quadro 10.1). Já o ganho de peso da gestante é baseado no IMC anterior à gestação (Quadro 10.2). Esses dados são relevantes porque o ganho de peso excessivo é fator de risco para diversas comorbidades na gestação e, portanto, deve ser evitado.

A avaliação postural da gestante deve ser iniciada com uma análise global, seguida do detalhamento dos possíveis desvios posturais em cada visão: anterior, posterior e lateral. Todas as alterações devem ser pontuadas especificamente em relação aos respectivos hemicorpos.

A diástase do músculo reto abdominal deve ser mensurada com a gestante em decúbito dorsal, membros inferiores flexionados e pés apoiados. Para isso, utiliza-se o paquímetro nos níveis supraumbilical (3cm acima da cicatriz umbilical), umbilical e infraumbilical (2cm abaixo da cicatriz umbilical) (veja o Capítulo 22).

Para as gestantes com queixas e sintomas de dor lombar e da cintura pélvica relacionados com a gestação, uma ficha de avaliação física específica para esse distúrbio deve ser preenchida, conforme orientado no Capítulo 21. Nos casos de ausência dessa sintomatologia, devem ser investigados os fatores de risco para o desenvolvimento da dor lombopélvica gestacional. A pesquisa desses fatores precisa ser realizada de maneira sistemática, possibilitando enquadrar a gestante em três zonas de risco: vermelha (presença de fatores de risco com forte evidência na literatura), amarela (presença de fatores de risco com evidência conflitante) e verde (ausência de fatores de risco). A partir desse enquadramento, define-se a futura abordagem fisioterapêutica (Quadro 10.3). (Veja o Capítulo 20 para mais detalhes sobre as evidências científicas em relação aos fatores de risco associados à dor lombopélvica gestacional.)

A avaliação da musculatura perineal deve enfatizar a força, a conscientização e a coordenação na realização das manobras de contração. Para verificação da força, utiliza-se a escala de Oxford modificada através da palpação bidigital intracavitária[27]. Nessa escala, considera-se a seguinte pontuação: grau 0 – ausência de contração dos músculos perineais; grau 1 – esboço de contração que não se sustenta; grau 2 – contração sustentada, mas de pequena intensidade; grau 3 – contração capaz de comprimir o dedo do examinador contra a parede vaginal e elevar a parede posterior da vagina; grau 4 – os dedos do examinador são comprimidos contra a parede anterior da vagina; e grau 5 – forte contração que comprime os dedos do examinador em direção à sínfise púbica.

Cabe observar, também, se a gestante consegue entender e coordenar a contração do assoalho pélvico sem a interferência de musculaturas acessórias (glúteos, abdominais, adutores e rotadores externos do quadril).

Quadro 10.1 Avaliação do estado nutricional da gestante de acordo com a tabela de Atalah, preconizada pelo Ministério da Saúde

Avaliação do estado nutricional da gestante acima de 19 anos segundo o índice de massa corporal (IMC) por semana gestacional				
Semana gestacional	Baixo peso IMC	Peso adequado IMC entre	Sobrepeso IMC entre	Obesidade IMC
6	19,9	20,0 e 24,9	25,0 e 30,0	30,1
8	20,1	20,2 e 25,0	25,1 e 30,1	30,2
10	20,2	20,3 e 25,2	25,3 e 30,2	30,3
11	20,3	20,4 e 25,3	25,4 e 30,3	30,4
12	20,4	20,5 e 25,4	25,5 e 30,3	30,4
13	20,6	20,7 e 25,6	25,7 e 30,4	30,5
14	20,7	20,8 e 25,7	25,8 e 30,5	30,6
15	20,8	20,9 e 25,8	25,9 e 30,6	30,7
16	21,0	21,1 e 25,9	26,0 e 30,7	30,8
17	21,1	21,2 e 26,0	26,1 e 30,8	30,9
18	21,2	21,3 e 26,1	26,2 e 30,9	31,0
19	21,4	21,5 e 26,2	26,3 e 30,9	31,0
20	21,5	21,6 e 26,3	26,4 e 31,0	31,1
21	21,7	21,8 e 26,4	26,5 e 31,1	31,2
22	21,8	21,9 e 26,6	26,7 e 31,2	31,3
23	22,0	22,1 e 26,8	26,9 e 31,3	31,4
24	22,2	22,3 e 26,9	27,0 e 31,5	31,6
25	22,4	22,5 e 27,0	27,1 e 31,6	31,7
26	22,6	22,7 e 27,2	27,3 e 31,7	31,8
27	22,7	22,8 e 27,3	27,4 e 31,8	31,9
28	22,9	23,0 e 27,5	27,6 e 31,9	32,0
29	23,1	23,2 e 27,6	27,7 e 32,0	32,1
30	23,3	23,4 e 27,8	27,9 e 32,1	32,2
31	23,4	23,5 e 27,9	28,0 e 32,2	32,3
32	23,6	23,7 e 28,0	28,1 e 32,3	32,4
33	23,8	23,9 e 28,1	28,2 e 32,4	32,5
34	23,9	24,0 e 28,3	28,4 e 32,5	32,6
35	24,1	24,2 e 28,4	28,5 e 32,6	32,7
36	24,2	24,3 e 28,5	28,6 e 32,7	32,8
37	24,4	24,5 e 28,7	28,8 e 32,8	32,9
38	24,5	24,6 e 28,8	28,9 e 32,9	33,0
39	24,7	24,8 e 28,9	29,0 e 33,0	33,1
40	24,9	25,0 e 29,1	29,2 e 33,1	33,2
41	25,0	25,1 e 29,2	29,3 e 33,2	33,3
42	25,0	25,1 e 29,2	29,3 e 33,2	33,3

Fonte: Atalah et al., 1997[26].

Quadro 10.2 Ganho de peso na gestação de acordo com o estado nutricional pré-gestacional

Estado nutricional prévio à gestação (IMC)	Ganho de peso total no primeiro trimestre (kg)	Ganho de peso médio no segundo e terceiro trimestres (kg)	Ganho de peso total (kg)
Baixo peso	2,3	0,5	12,5 a 18,0
Peso adequado	1,6	0,4	11,5 a 16,0
Sobrepeso	0,9	0,3	7,0 a 11,5
Obesidade	–	0,3	7,0

Fonte: adaptado do Ministério da Saúde, 2005[3].

Quadro 10.3 Protocolo de avaliação fisioterapêutica para gestantes

Data:___/___/___

DADOS PESSOAIS
Nome:_____
Data de nascimento:_____ Idade:_____
Endereço:_____
Telefones: (   )_____ Estado civil:_____
Profissão/ocupação:_____ Grau de instrução:_____
Médico responsável:_____

ANTECEDENTES PESSOAIS
Etilismo (   ) S   (   ) N   Incontinência urinária/fecal (   ) S   (   ) N
Tabagismo (   ) S   (   ) N   Dispareunia (   ) S   (   ) N
Diabetes (   ) S   (   ) N   Constipação intestinal (   ) S   (   ) N
Hipertensão (   ) S   (   ) N   Cirurgia (   ) S   (   ) N _____
Asma (   ) S   (   ) N   Tromboembolismo venoso (   ) S   (   ) N
Queixas do sistema musculoesquelético (   ) S   (   ) N   Definição:_____
Realização de atividade física (   ) S   (   ) N   Tipo:_____   Frequência:_____

ANTECEDENTES FAMILIARES
Diabetes (   ) S   (   ) N
Hipertensão (   ) S   (   ) N
Doenças hematológicas (   ) S   (   ) N

ANTECEDENTES OBSTÉTRICOS
GESTA (   )   PARA (   )   ABORTOS (   )   Motivo: _____
Intervalo interpartal: _____
Complicações na gestação anterior? _____
Via de nascimento anterior: Cesárea (   )   Normal (   )   Tempo de período expulsivo: _____
Episiotomia anterior: (   ) S   (   ) N   Peso do bebê:_____

HISTÓRIA DA GESTAÇÃO ATUAL
DUM: _____   IG:_____   DPP: _____
Gestação única? (   ) S   (   ) N
Uso de medicamentos: _____
Complicações nesta gestação?_____
Sistema digestivo: Refluxo gastroesofágico (   ) S   (   ) N
                     Constipação intestinal (   ) S   (   ) N
Sistema geniturinário: Incontinência urinária (   ) S   (   ) N
                        Incontinência fecal (   ) S   (   ) N
                        Dispareunia (   ) S   (   ) N
Sistemas cardiovascular e respiratório: Desconforto respiratório (   ) S   (   ) N
                                         Hipotensão postural (   ) S   (   ) N
                                         Edema (   ) S   (   ) N
                                         Varizes (   ) S   (   ) N
Sistema neuromusculoesquelético: Dor nas costelas (   ) S   (   ) N
                                  Síndrome do túnel do carpo (   ) S   (   ) N
                                  Tenossinovite de De Quervain (   ) S   (   ) N
                                  Cervicalgia (   ) S   (   ) N
                                  Coccidínia (   ) S   (   ) N
                                  Meralgia parestésica (   ) S   (   ) N
                                  Cãibras (   ) S   (   ) N

(Continua)

Quadro 10.3 Protocolo de avaliação fisioterapêutica para gestantes *(Cont.)*

AVALIAÇÃO POSTURAL

Vista anterior	Vista posterior	Vista lateral
_____	_____	_____
_____	_____	_____
_____	_____	_____
_____	_____	_____

PESQUISA DE FATORES DE RISCO PARA INCONTINÊNCIA URINÁRIA E DOR LOMBOPÉLVICA

Incontinência urinária: _____

História prévia de perda ocasional ( )	Sobrepeso ( )
Multiparidade ( )	Parto vaginal prévio ( )
Constipação ( )	Diabetes mellitus ( )
Episiotomia ( )	Período expulsivo prolongado ( )
Idade > 30 anos ( )	Peso do bebê > 4kg ( )

EXAME FÍSICO

Peso atual: _____ Altura: _____ IMC: _____

PA: _____ FC: _____ FR: _____

Peso antes da gestação: _____ Ganho de peso na gestação : _____

Diástase do músculo reto abdominal: SU: _____ U: _____ IU: _____

Musculatura perineal: Força (escala de Oxford modificada) : _____

Tempo de manutenção de contração: _____

QUESTIONÁRIOS FUNCIONAIS

Questionário de Oswestry para dor lombar: _____

Questionário da cintura pélvica (*Pelvic Girdle Questionnaire*, Brasil – PGQ Brasil) : _____

Classificação do nível de atividade física de acordo com o QAFG (Questionário de Atividade Física para Gestantes):

( ) Sedentária ( ) Leve ( ) Moderada ( ) Vigorosa

DPP: data provável do parto; DUM: data da última menstruação; FC: frequência cardíaca; FR: frequência respiratória; GESTA: número de gestações; IF: infraumbilical; IG: idade gestacional; IMC: índice de massa corpórea; N: não; PA: pressão arterial; PARA: número de partos; S: sim; SU: supraumbilical; U: umbilical.

Avaliação da funcionalidade

Como não existe um questionário validado para avaliação do impacto funcional da dor lombar gestacional, recomenda-se a utilização do questionário de Oswestry[28] (veja o Capítulo 21) com intuito de mensurar objetivamente a influência da dor lombar nas atividades funcionais da gestante. No entanto, para averiguar a dor da cintura pélvica relacionada à gestação, já está validado o questionário da cintura pélvica (*Pelvic Girdle Questionnaire*, Brasil – PGQ Brasil [veja o Capítulo 21]).

Quanto ao nível de atividade física, este pode ser mensurado através do Questionário de Atividade Física para Gestantes (QAFG)[29,30], que torna possível enquadrar a gestante em quatro níveis de atividade física, de acordo com o gasto calórico em MET: sedentária, leve, moderada e vigorosa. (Detalhes sobre o cálculo podem ser consultados no Capítulo 12.)

Vale destacar, ainda, que os desconfortos e os vários distúrbios físicos frequentes na gestação podem interferir na qualidade de vida, principalmente no estado funcional[31-34]. Uma revisão de escopo destacou que os instrumentos genéricos mais utilizados para avaliação da qualidade de vida durante a gravidez e no pós-parto foram o SF-36, o *Short Form 12-item Health Survey* (SF-12) e o *World Health Organization Quality of Life Questionnaire Brief version* (WHOQOL-BREF)[35].

Finalizada a avaliação, é importante que o fisioterapeuta elabore um protocolo de atendimento direcionado com base nos achados individuais. Durante e após o processo de avaliação, são fornecidas as primeiras orientações, as dúvidas são respondidas e são esclarecidos alguns mitos em torno da gestação. Para que isso flua de maneira adequada, é necessário que o fisioterapeuta esteja devidamente treinado e informado quanto a essa situação.

Conhecer e entender as principais queixas da gestação consiste no primeiro passo para a abordagem fisioterapêutica. De maneira geral, as gestantes são encaminhadas ou procuram a Fisioterapia pelos seguintes motivos principais: dor lombopélvica, edema de membros inferiores, cãibras, dor nas costelas, desconforto respiratório e incontinência urinária, além das dúvidas em relação à respiração adequada para a hora do parto. Desse modo, entender as necessidades de cada mulher é imprescindível para a otimização e a condução da ficha de avaliação.

CONSIDERAÇÕES FINAIS

A assistência da equipe de saúde no pré-natal tem o objetivo de assegurar uma gestação saudável com o mínimo de risco tanto para a mãe como para o feto. Dentro dessa equipe se encontra o fisioterapeuta, que desempenha uma função relevante não só na assistência, mas também na detecção de gestantes de risco. Para isso, é crucial que o ele se comprometa a utilizar na avaliação os conhecimentos baseados em evidência para adequar a coleta de informações da gestante e, assim, direcionar o tratamento respaldado em dados objetivos e relevantes.

Referências

1. Montenegro CAB, Rezende Filho J. Obstetrícia fundamental. 11. ed. Rio de Janeiro: Guanabara Koogan, 2008.
2. Zugaib M. Obstetrícia. Barueri: Manole, 2008.
3. Ministério da Saúde. Manual técnico do pré-natal e puerpério. Atenção qualificada e humanizada. Brasília: Ministério da Saúde, 2005.
4. Bjelland EK, Eskild A, Johansen R, Eberhard-Gran M. Pelvic girdle pain in pregnancy: The impact of parity. Am J Obstet Gynecol 2010; 203(2):146.e1-6.
5. Vleeming A, Albert HB, Ostgaard HC, Sturesson B, Stuge B. European guidelines for the diagnosis and treatment of pelvic girdle pain. Eur Spine J 2008; 17:794-819.
6. Chaves Netto H, Moreira de Sá RA. Obstetrícia básica. 2. ed. São Paulo: Atheneu, 2007.
7. Nolte-Schlegel I, González Soler JJ. Dicionário de termos médicos. Springer, 2004. 343 p.
8. World Health Organization. Care in normal birth: A practical guide. Technical Working Group, World Health Organization. Birth 1997; 24(2):121-3.
9. Wesnes SL, Rortveit G, Bo K, Hunskaar S. Urinary incontinence during pregnancy. Obstetr Gynecol 2007; 109:922-8.
10. Scarpa KP, Herrmann V, Palma PCR, Riccetto CLZ, Morais SS. Prevalência de sintomas urinários no terceiro trimestre de gestação. Rev Ass Med Bras 2006; 52(3):153-6.
11. Brown SJ, Gartland D, Donath S, MacArthur C. Urinary incontinence in nulliparous women before and during pregnancy: Prevalence, incidence, and associated risk factors. Int Urogynecol J 2010; 21:193-202.
12. Thüroff JW, Abrams P, Andersson KE et al. EAU Guidelines on urinary incontinence. Eur Urol 2011; 59:387-400.
13. McKinnie V, Swift SE, Wang W et al. The effect of pregnancy and mode of delivery on the prevalence of urinary and fecal incontinence. Am J Obstetr Gynecol 2005; 193(2):512-7.
14. ACOG (American College of Obstetrician and Gynecologists). Exercise during pregnancy and the postpartum period. Am Col Obstet Gynecol 2002; 99:171-4.
15. Milne JA, Howie AD, Pack AI. Dyspnea during normal pregnancy. Br J Obstet Gynaecol 1978; 85(4):260-3.
16. Tenholder M, South-Paul J. Dyspnea in pregnancy. Chest 1989; 96(2):381-8.
17. Højberg K, Salvig JD, Winsløw NA, Lose G, Secher NJ. Urinary incontinence: Prevalence and risk factors at 16 weeks of gestation. BJOG 1999; 106(8):842-50.
18. Glazener CMA, Herbison GP, MacArthur C et al. New postnatal urinary incontinence: Obstetric and other risk factors in primiparae. BJOG 2006; 113(2):208-17.
19. MacGillivray I, Rose GA, Rowe B. Blood pressure survey in pregnancy. Clin Sci 1969; 37(2):395-407.
20. Moutquin JM, Rainville C, Giroux L. A prospective study of blood pressure in pregnancy: Prediction of preeclampsia. Am J Obstet Gynecol 1985; 151(2):191-6.
21. McAuliffe F, Kametas N, Costello J, Rafferty G, Greenough A, Nicolaides K. Respiratory function in singleton and twin pregnancy. BJOG 2002; 109(7):765-9.
22. Cugell DW, Frank NR, Gaensler EA, Badger TL. Pulmonary function in pregnancy. Am Rev Tuberc 1953; 67(5):568-97.
23. Kolarzyk E, Szot W, Lyszczarz J. Lung function and breathing regulation parameters during pregnancy. Arch Gynecol Obstet 2005; 272:53-8.
24. Hunter S, Robson SC. Adaptation of the maternal heart in pregnancy. Br Heart J 1992; 68(6):540-3.
25. Mabie WC, Disessa TG, Crocker LG et al. A longitudinal study of cardiac output in normal human pregnancy. Am J Obstet Gynecol 1994; 170(3):849-56.
26. Atalah E, Castilho C, Castro R, Aldea A. Propuesta de un nuevo estándar de evaluación nutricional em embarazadas. Rev Med Chil 1997; 125(12):1429-36.
27. Bo K, Finckenhagen HB. Vaginal palpation of pelvic floor muscle strength: Inter-test reproducibility and comparison between palpation and vaginal squeeze pressure. J Urol 2003; 169(6):2428-9.
28. Vigatto R, Costa NM, Correa Filho HR. Development of a Brazilian Portuguese version of the Oswestry Disability Index Cross-Cultural Adaptation, Reliability, and Validity. Spine 2006; 32(4):481-6.
29. Chasan-Taber L, Schmidt MD, Roberts DE, Hosmer D, Markenson G, Freedson PS. Pregnancy Physical Activity Questionnaire – PPAQ. Med Sci Sports & Exercise 2004; 36(10):1750-60.
30. Silva FT. Avaliação do nível de atividade física durante a gestação. Rev Bras Ginecol Obstet 2007; 29:490-500.
31. Hueston WJ, Kasik-Miller S. Changes in functional health status during normal pregnancy. J Fam Pract 1998; 47(3):209-12.
32. Olsson C, Nilsson-Wikmar L. Health-related quality of life and physical ability among pregnant women with and without back pain in late pregnancy. Acta Obstet Gynecol Scand 2004; 83(4):351-7.
33. Dolan LM, Walsh D, Hamilton S, Marshall K, Thompson K, Ashe RG. A study of quality of life in primigravidae with urinary incontinence. Int Urogynecol J Pelvic Floor Dysfunct 2004; 15(3):160-4.
34. Vido MB. Qualidade de vida na gravidez [dissertação]. Guarulhos: Universidade Guarulhos, 2006.
35. Brekke M, Berg RC, Amro A, Glavin K, Haugland T. Quality of life instruments and their psychometric properties for use in parents during pregnancy and the posparturn period: A systematic scoping review. Health Qual Life Outcomes 2022; 20(1):107.

Nível de Atividade Física na Gestação: Como Mensurar

Mônica Yuri Takito ■ Rafael Mistura Fernandes ■ Sara Emmanuela Moreira

INTRODUÇÃO

A prática de atividade física e de exercício físico tem sido amplamente recomendada pela literatura científica nas últimas décadas. Essas recomendações enfatizam os potenciais benefícios para a saúde materno-fetal, destacando a importância da promoção da atividade física e da prática regular de exercícios durante o período gestacional[1,2].

A avaliação da atividade física na população tem sido objeto de investigação em diversos estudos, com ênfase nos questionários desenvolvidos como instrumentos de baixo custo para essa finalidade, sendo crucial considerar as características específicas de cada população durante o processo de elaboração e validação desses instrumentos. Essas dificuldades também se manifestam quando são procurados instrumentos adequados para avaliação do nível de atividade física em gestantes, período em que devem ser considerados detalhes adicionais (por exemplo, trimestre gestacional).

Nesse cenário, este capítulo tem por objetivo expor as diferentes abordagens para mensurar tanto o nível de atividade física como o gasto energético durante o período gestacional.

DEFINIÇÃO DE ATIVIDADE FÍSICA

Para prosseguir, faz-se necessária a distinção adequada das expressões *atividade física*, *exercício físico* e *aptidão física*. Carpensen e cols.[3] propuseram definições reconhecidas pela comunidade científica, conceituando *atividade física* como qualquer movimento corporal produzido pela musculatura esquelética que resulte em gasto energético, abrangendo, assim, as diversas dimensões das atividades físicas na vida diária. Atualmente, a atividade física é agrupada em cinco dimensões ou domínios, intitulados SLOTH (*Sleep, Leisure, Occupation, Transportation and Home*), englobando o tempo gasto dormindo, nas atividades de lazer, no trabalho, no deslocamento e nas tarefas domésticas[4].

Como parte integrante das atividades de lazer, temos o *exercício físico* que, por sua vez, é uma atividade física planejada, estruturada e repetitiva, cujo objetivo final ou intermediário é a melhora ou manutenção da aptidão física. Já a *aptidão física*, segundo Carpensen e cols.[3], refere-se a um conjunto de atributos relacionados à saúde ou habilidades na execução de determinadas ações. O grau em que as pessoas possuem esses atributos, que incluem capacidades físicas e composição corporal, pode ser mensurado por meio de testes específicos[3].

O sedentarismo é caracterizado pela ausência de uma quantidade mínima de atividade física considerada suficiente para a promoção da saúde. No intuito de avaliar o sedentarismo são utilizados indicadores de comportamento sedentário, como o tempo gasto sentado, no trabalho/estudo ou utilizando telas, como assistir à televisão, utilizar celulares e similares e computadores. O paradigma atual reforça a importância da avaliação desses indicadores em virtude de sua associação aos impactos negativos na saúde, independentemente da prática de atividade física durante o tempo de lazer[5].

Essa diferenciação é importante ao verificar as recomendações atuais para manutenção da saúde com enfoque na promoção de atividade física na população. De acordo com essas recomendações, os indivíduos adultos saudáveis devem praticar, de maneira regular, 150 a 300 minutos de intensidade moderada ou 75 a 150 minutos de atividade física de intensidade vigorosa, ou a combinação de ambos[5]. Durante a gestação, recomenda-se a promoção de uma vida ativa, uma vez que a inatividade física e o ganho de peso excessivo são reconhecidamente fatores de risco para obesidade materna e complicações na gestação, como diabetes gestacional. Nesse período, é preconizada a adaptação dos exercícios físicos para as gestantes saudáveis em razão das mudanças anatômicas e fisiológicas que acontecem na mulher e das demandas fetais. Há, no entanto, situações de risco ou doenças em que a prática de exercício físico não está indicada[6].

MENSURAÇÃO DO NÍVEL DE ATIVIDADE FÍSICA

A mensuração adequada da atividade física torna possível identificar a prevalência de indivíduos fisicamente ativos, insuficientemente ativos ou inativos fisicamente em diversos grupos populacionais, bem como detectar modificações no decorrer do tempo e/ou diferenças entre grupos populacionais e relacioná-las com outros fatores associados, como biológicos, psicossociais e ambientais. Além disso, possibilita a avaliação de programas de intervenção. A mensuração da atividade física e da aptidão física também é importante para quantificar o efeito dose-resposta sobre os parâmetros de saúde[7,8].

Vários métodos visam à obtenção de indicadores associados à prática de atividade física, como calorimetria direta ou indireta, água duplamente marcada, frequência cardíaca, sensores de movimento e observação direta, adequados à estimativa do gasto energético individual, os quais podem ser inviabilizados quando a análise envolve grande número de sujeitos[8].

Em estudos populacionais com grande tamanho amostral são necessários instrumentos de boa precisão, fácil aplicação e baixo custo. Assim, os instrumentos de avaliação da atividade física que utilizam informações fornecidas pelas pessoas são os mais acessíveis. Entre as possibilidades de obtenção dessas informações estão: (a) a aplicação de questionários; (b) o preenchimento de diários de atividades; e (c) a realização de entrevistas com ou sem a utilização de recordatórios. O questionário destaca-se como instrumento que proporciona informações sobre duração, frequência, intensidade e tipo da atividade física. Diversos estudos têm desenvolvido e validado questionários de atividade física em diferentes grupos populacionais (crianças, adultos e idosos)[8-14].

Os questionários geralmente possibilitam a classificação do nível de atividade física, seja por meio do gasto energético, seja por escores próprios ou em categorias. Entre suas vantagens estão a possibilidade de boa estimativa da atividade física geral e a fácil aplicação em estudos epidemiológicos. Suas desvantagens incluem o

fato de serem considerados métodos indiretos de mensuração e a falta de padronização no processo de aplicação dos questionários, o que dificulta a comparação entre os diversos estudos[9]. Como essas comparações são importantes para avaliação da qualidade e reprodutibilidade dessas ferramentas, a comunidade científica tem proposto diferentes questionários que, apesar das inconsistências apontadas, indicam um avanço na internacionalização da avaliação do nível de atividade física.

QUESTIONÁRIOS PARA MENSURAÇÃO DA ATIVIDADE FÍSICA NA GESTAÇÃO

Embora diferentes questionários voltados para mensurar o nível de atividade física tenham sido propostos nos últimos anos, ainda há poucos estudos de validação dessas ferramentas especificamente durante o período gestacional. Nesse contexto, Sattler e cols.[15] fizeram uma revisão sistemática com o objetivo de analisar e comparar as propriedades de medidas (confiabilidade, responsividade, validade de critérios e validade de construto) em questionários autoadministrados de avaliação do nível de atividade física durante a gestação. Foram incluídos estudos com gestantes saudáveis, sem restrição de idade ou índice de massa muscular. A *checklist* QPAQ (*Quality of Physical Activity Questionnaire*) foi utilizada para padronizar a extração dos artigos. Além disso, para avaliar a qualidade metodológica e os resultados de cada estudo individualmente, foram extraídas informações sobre a população do estudo, tamanho da amostra, intervalos de tempo, análise de dados e resultados das propriedades de medida. Dos 17 estudos incluídos, apenas quatro foram desenvolvidos para avaliação da atividade física em gestantes[15].

Nos questionários desenvolvidos para mulheres grávidas, a atividade física é avaliada com base em diferentes referências: trimestre gestacional específico, nas últimas 2 semanas de gestação ou desde o início da gravidez. A maioria avalia os parâmetros de duração, frequência e intensidade da atividade física. Ademais, os quatro questionários utilizam minutos por semana ou MET (tarefa equivalente metabólica) para calcular as pontuações de atividade física[15]. O estudo concluiu que os questionários existentes ainda são de baixa ou moderada qualidade – apenas o questionário PPAQ (*Pregnancy Physical Activity Questionnaire*) apresentou validade e confiabilidade suficientes (veja o Capítulo 12). Os autores sugerem que são necessários estudos que desenvolvam uma padronização para o uso e a análise dos dados coletados através do acelerômetro durante a gravidez para que sejam desenvolvidos e recomendados questionários baseados em evidências de alta qualidade.

Schmidt e cols.[10] propuseram a utilização de um mesmo instrumento para avaliação da atividade física antes e durante a gestação. O questionário, denominado *Kaiser Physical Activity Questionnaire*, foi adaptado e validado com 61 gestantes, propondo sua classificação segundo um escore de atividade física. A utilização do escore possibilita a classificação dos indivíduos, mas sem a quantificação da intensidade, frequência e duração das atividades.

Haasktad e cols.[13] elaboraram e validaram outro questionário específico para gestantes. O tempo em atividades sedentárias, leves, moderadas e vigorosas foi registrado em um diário de atividades físicas e comparado aos valores identificados por meio de um sensor de movimento. O tempo despendido em atividades vigorosas apresentou coeficiente de correlação igual a 0,59, comparado ao questionário. As demais intensidades, incluindo as atividades sedentárias, tiveram baixa correlação[13].

Delineado por Chasan-Taber e cols.[11], o PPAQ é um questionário de autopreenchimento direcionado para gestantes. Esse instrumento foi elaborado com base nas principais atividades realizadas pelas mulheres, informadas em recordatório de 24 horas, comparadas aos resultados de um método padrão ouro obtidos por meio de um sensor de movimento (acelerômetro).

O PPAQ foi adaptado e transculturalizado para atender às características da população brasileira, sendo realizado um estudo transversal com a finalidade de descrever a duração, a frequência e a intensidade da atividade física ao longo da gestação[16]. As perguntas desenvolvidas foram de múltipla escolha e adaptadas para atender à realidade brasileira. Participaram do estudo 305 gestantes entre 16 e 40 anos de idade com gravidez de baixo risco. A métrica de avaliação utilizada foi a MET, a qual foi categorizada em níveis de sedentarismo, atividade leve, atividade moderada e atividade vigorosa. Foram incluídas 33 questões na versão brasileira, a maioria sobre o gasto energético durante a rotina diária. Depois de traduzido por pesquisadores especializados, o PPAQ mostrou-se adequado para a população brasileira (veja o Capítulo 12).

Cabe ressaltar que o PPAQ abrange a aplicação de um instrumento de autopreenchimento, apresentando restrições para populações de menor escolaridade, as quais ainda representam uma parcela expressiva das mulheres brasileiras. O mesmo questionamento pode ser feito por meio da proposta anterior de Wildshut e cols.[12], que, avaliando a atividade física cotidiana (atividades domésticas, de lazer e no trabalho) de 100 gestantes inglesas (44 com trabalho remunerado e 56 que não trabalhavam), mostraram fraca validação dos componentes do questionário autopreenchido.

Quando o PPAQ é utilizado para análise da duração, estimativa do gasto energético e classificação da intensidade de atividade física, Breet e cols.[17] apresentam ressalvas. A pesquisa envolveu a avaliação de 29 mulheres no segundo trimestre gestacional, a utilização do acelerômetro como referência e a comparação dos resultados com os dados obtidos por meio do PPAQ ao longo de 7 dias. A análise revelou que o PPAQ tende a superestimar a duração de atividades com intensidade moderada a vigorosa, resultando em estimativa imprecisa da atividade física durante a gravidez. Os pesquisadores concluíram que, embora o PPAQ possa oferecer *insights* sobre as tendências da prática de atividade física na gestação, os dados apresentados são subjetivos e propensos à superestimação[17].

Uma revisão sistemática recente conduziu uma análise crítica dos questionários traduzidos e validados para o contexto brasileiro, abrangendo a avaliação da atividade física em diversas categorias populacionais[18]. Entre os questionários avaliados estavam o *Physical Activity Questionnaire for Pregnant Women* (PAQPW) e o *Pregnancy Physical Activity Questionnaire* (PPAQ), ambos destinados a gestantes. Tanto o PPAQ como o PAQPW demonstraram não atender os padrões elevados de qualidade metodológica. O PAQPW exibiu confiabilidade adequada, porém obteve pontuação baixa. Quanto à validade, foi considerado inadequado, com pontuação muito baixa. O PPAQ, por sua vez, apresentou confiabilidade duvidosa e pontuação baixa em termos de qualidade metodológica. Esses resultados evidenciam a necessidade de condução de mais estudos com ênfase metodológica maior em relação às propriedades de medidas e hipóteses testadas. Ademais, os autores destacam a importância de intervenções empíricas mais abrangentes no âmbito desses grupos populacionais[18].

Santos e cols.[19], entretanto, conduziram uma avaliação sobre a confiabilidade e validade do PPAQ para a população portuguesa por meio de um estudo observacional analítico. A pesquisa incluiu a realização de equivalência linguística e semântica mediante a tradução e retrotradução, enquanto a validade de conteúdo foi submetida à análise de um painel de especialistas. Para testar a confiabilidade, um teste-reteste foi realizado em uma amostra de 184 gestantes, com intervalo de 7 dias, utilizando o coeficiente de correlação intraclasse (CCI), sendo considerados abrangentes os escores totais do questionário. Os valores de CCI para confiabilidade foram os seguintes: escore total: 0,77; atividades sedentárias: 0,87; atividades de intensidade leve: 0,76; atividades de intensidade moderada: 0,76; atividades de intensidade vigorosa: 0,70[19]. Quanto à validade de critério, foi obtido um CCI de –0,030, considerado fraco e negativo. O teste de validade de critério envolveu o coeficiente de correlação de Pearson (r) entre o PPAQ e o acelerômetro, com coeficiente interdisciplinar R de –0,030, também considerado fraco e negativo[19]. Assim, conclui-se que o PPAQ apresenta validade de conteúdo, confiabilidade excelente e validade de critério fraca, mantendo padrões semelhantes aos da versão original.

Bernardo e cols.[20] realizaram uma comparação entre o uso da versão portuguesa do PPAQ, no que se refere à confiabilidade e à viabilidade, e do acelerômetro para classificação da atividade física em gestantes obesas. Empregando um estudo observacional analítico com 31 gestantes obesas, com média de 21,5 + 9 semanas de gestação, o acompanhamento ocorreu ao longo de 7 dias, durante os quais as participantes responderam o PPAQ na primeira consulta e novamente ao final do período, com avaliação do uso do acelerômetro. Na análise, os CCI para a atividade total foram de 0,95 a 0,97 para intensidade moderada e de 0,58 para intensidade vigorosa. As variações foram de 0,74, para esportes/exercícios, a 0,96, para atividades domésticas. As correlações de Pearson indicaram que o instrumento é moderadamente válido para intensidade moderada (r = 0,435). Em síntese, a versão portuguesa do PPAQ demonstrou confiabilidade entre a população de gestantes obesas e apresentou validade moderada, destacando sua utilidade na monitorização de comportamentos relacionados à saúde durante a gestação.

Vale destacar que Chasan-Taber e cols.[21] atualizaram e revalidaram o questionário PPAQ, usando medidas inovadoras de acelerômetro e câmera vestível, em ambiente de vida livre, com o objetivo de otimizar a capacidade de medição desse método em relação ao autorrelato de atividade física. Em uma coorte prospectiva com 50 gestantes (recrutadas no início da gestação) que responderam o questionário em três momentos – início, meio e final da gestação – e completaram o PPAQ atualizado utilizando um acelerômetro no pulso não dominante e uma câmera vestível por 7 dias, os autores concluíram que o PPAQ é um instrumento confiável e uma medida válida para avaliação de uma ampla gama de atividades físicas durante a gravidez[21].

Na tentativa de padronizar um instrumento internacionalmente, um grupo de pesquisadores validou o International Physical Activity Questionnaire (IPAQ), que avalia 31 atividades (tarefas domésticas, cuidar de outras pessoas, ocupacional, esportes e exercícios, transporte e inatividade)[14]. O questionário tem sido muito utilizado em duas versões, uma mais curta e a outra mais longa. Um dos problemas desse instrumento é a necessidade de identificação dos níveis de intensidade moderada e

vigorosa, os quais não são tão bem compreendidos por indivíduos que não estão habituados ao treinamento físico, como é o caso da maior parte das gestantes. Em estudo utilizando o instrumento, Teixeira e cols.[22] compararam os três trimestres da gestação e identificaram redução significativa da atividade física do primeiro para o terceiro trimestre; no entanto, não foi observada redução do número de passos mensurado através do pedômetro nos três trimestres gestacionais.

Ademais, Sanda e cols.[23] examinaram a confiabilidade teste-reteste e a validade concorrente da versão curta do IPAQ no período gestacional. O estudo envolveu a análise de 88 mulheres, cujas respostas ao questionário foram comparadas com o monitor de atividade física SenseWear Armband® (SWA), utilizado nos 8 dias que antecederam as respostas ao questionário. Observou-se que o IPAQ subestimou em 52% o tempo dedicado a atividades físicas moderadas e de moderadas a vigorosas, ao mesmo tempo que superestimou a atividade física vigorosa em 1.400%. A intensidade da atividade física das participantes influenciou a concordância entre o questionário e o monitor de atividade física. Os pesquisadores, no entanto, sugerem que, até o desenvolvimento de um questionário com validade maior, métodos objetivos devem ser utilizados como complemento às medidas autorrelatadas[23].

Outros questionários, como o Modifiable Activity Questionnaire (MAQ), composto de atividades de lazer e ocupacionais, e o suplemento do Minnesota Leisure-Time Physical Activity Questionnaire (LPTA Household Activities), que engloba atividades domésticas, apesar de elaborados para uma população adulta em geral, foram empregados por alguns estudos em gestantes[24-26], apresentando boa reprodutibilidade quando utilizados em homens e mulheres de 21 a 59 anos de idade.

Os inquéritos de frequência de atividade física, particularmente os de 3/7 dias, não são apropriados para identificação de hábitos na gestação, pois as últimas semanas não refletem todo o período gestacional. Como a gestação é um período de grandes transformações físicas e psicológicas, devem ser consideradas as possíveis alterações da atividade física, seja por recomendações, seja por contraindicações clínicas ou pela disposição individual.

Além dos questionários, existem métodos que aplicam marcadores fisiológicos, como a calorimetria, a água duplamente marcada, os sensores de movimento e a mensuração da frequência cardíaca minuto a minuto[7].

A calorimetria direta é um método que mensura a produção de calor pelo organismo, permitindo a quantificação do gasto energético associado a diversas atividades. Para essa mensuração, todavia, é essencial que o indivíduo execute as atividades em ambiente controlado e artificial. Em virtude dos custos elevados, essa abordagem apresenta limitações para ser aplicada em amostras populacionais extensas. O método da água duplamente marcada fundamenta-se na premissa de que certos elementos químicos se agrupam e são eliminados por vias metabólicas distintas. A ingestão de isótopos de deutério e oxigênio possibilita o cálculo da demanda metabólica por meio da concentração desses elementos na urina e no ar expirado: o deutério é eliminado apenas como água, enquanto o oxigênio também é eliminado como dióxido de carbono pela respiração[27].

Entre os sensores de movimento, os acelerômetros triaxiais são os mais indicados para avaliar variações de movimento em diversos sentidos. A utilização da acelerometria como instrumento para avaliação da atividade física tem aumentado nos últimos anos. Atualmente, os acelerômetros estão amplamente acessíveis, de modo que a maioria dos *smartphones* modernos contém esses dispositivos integrados[28]. O acelerômetro *ActiGraph*® é reconhecido como o padrão ouro para monitoramento da atividade física, sendo o dispositivo mais confiável e preciso para medição objetiva de atividade física, sono, mobilidade e comportamento sedentário. Mais de 17 mil artigos científicos, incluindo estudos de destaque e conjuntos de dados de acelerometria consolidados, como o *National Health and Nutrition Examination Survey* (NHANES) e o *Women's Health Study*, têm utilizado o *ActiGraph*®.

Entretanto, além do custo elevado, o dispositivo apresenta limitações, como tamanho volumoso, falta de atratividade estética, desconforto para alguns usuários (especialmente para aqueles com pulsos menores) e a ausência de *feedback* direto para o usuário, o que pode impactar negativamente a adesão. Diante dessas considerações, torna-se evidente a necessidade de soluções inovadoras para a medição objetiva da atividade durante a gravidez[28].

Segundo Gascoigne e cols.[28], o acelerômetro mais amplamente estudado em populações grávidas é o *Fitbit*®. Os autores afirmaram que, em um estudo, o dispositivo superestimou as atividades físicas moderadas e vigorosas, comparado com outro dispositivo, o *ActiGraph GT3X*®[29,30], porém não houve diferença estatística significativa. Embora tenham sido observadas superestimações nos dispositivos *Fitbit*®, em comparação com o *ActiGraph*®, os indivíduos mostraram preferência pelos primeiros devido à estética mais atrativa, ao conforto percebido e à facilidade de uso, em comparação ao *ActiGraph*®[28,29].

Além disso, o pedômetro também pode ser utilizado. Equipamento mais barato e acessível à população, o pedômetro também mede o comportamento de caminhada do indivíduo por meio de sensor de movimento horizontal. Entretanto, esse equipamento demonstrou ineficiência na mensuração da caminhada, uma vez que diversos problemas foram relatados por gestantes. O movimento de deslocamento do meio de condução (ônibus, trem, carro, entre outros) ocasiona a contagem de passos com a mulher sentada, principalmente no banco do ônibus. Como o equipamento deve ser posicionado na lateral do quadril, também foram observados erros de mensuração em indivíduos obesos, gestantes e pessoas com aumento do volume abdominal, dificultando o posicionamento e a colocação adequada do equipamento[30]. Além disso, o pedômetro apresenta resultados de correlação muito baixos, quando comparados aos do diário de atividades físicas e dos questionários (r = 0,19 e 0,35, respectivamente).

A mensuração da frequência cardíaca destaca-se por sua capacidade de indicar a intensidade da atividade física. Entretanto, essa abordagem não possibilita a identificação específica das atividades praticadas. Embora a frequência cardíaca possa oferecer uma indicação satisfatória da intensidade relativa da atividade física, a relação linear entre a frequência cardíaca e a captação de oxigênio foi estabelecida apenas para algumas atividades gerais, não constituindo, portanto, um método preciso para a estimativa do gasto energético em todas as atividades diárias[21]. Em geral, a utilização do frequencímetro é acompanhada do preenchimento de um diário de atividades durante 4 a 7 dias, incluindo, pelo menos, 1 dia do final de semana, porém a adoção desse procedimento ainda não é facilitada. Em estudo de validação em que as gestantes eram instruídas quanto ao preenchimento do diário de atividades físicas e à utilização dos aparelhos frequencímetro *Polar*® e pedômetro *Techline*®[32], identificou-se que, mesmo com a exclusão de mulheres não alfabetizadas, diversas participantes apresentaram grande dificuldade para utilização dos equipamentos e preenchimento correto do diário de atividades físicas, exigindo visitas domiciliares para monitorização do uso dos aparelhos, o que minimiza as falhas na coleta de dados.

MENSURAÇÃO DO NÍVEL DE ATIVIDADE FÍSICA

O segundo trimestre gestacional é o período recomendado para identificação de padrões de atividade física na gestação, uma vez que os fatores de risco da mulher já são conhecidos durante essa fase e ainda não ocorreu aumento de peso que resulte na redução das atividades. Ademais, é essencial destacar as dificuldades enfrentadas pelas gestantes ao tentar descrever as atividades físicas realizadas durante esse período. Em um estudo-piloto[33], visando avaliar a atividade física no período gestacional por meio de entrevista no puerpério, verificou-se que as mulheres apresentaram muita dificuldade em relatar as principais atividades realizadas, quando questionadas sobre os quatro períodos solicitados (3 meses antes da gestação e primeiro, segundo e terceiro trimestres) e, na maioria das vezes, informaram que as atividades eram semelhantes e não havia modificação[28].

Outro aspecto importante a ser considerado na fase de avaliação dos instrumentos de mensuração da atividade física diz respeito às questões relacionadas aos cuidados com as crianças que impactam a prática de exercícios físicos tanto na gestação como no puerpério, pois o tempo gasto com essas atividades representa uma sobreposição substancial com relação ao tempo despendido em outras atividades domésticas[32,34].

A avaliação do nível de atividade física das mulheres antes da gestação é crucial em estudos de intervenção, visando verificar suas possíveis associações aos desfechos da gestação. Da mesma maneira, é relevante conduzir pesquisas que busquem identificar diferentes graus de risco ou proteção para os desfechos relacionados ao recém-nascido, levando em consideração a prática de atividade física no lazer antes da gestação[35,36]. Portanto, é fundamental que o objetivo do estudo esteja claramente definido de modo a possibilitar a escolha adequada do instrumento mais bem alinhado com as análises pretendidas.

MENSURAÇÃO DO GASTO ENERGÉTICO

Os órgãos representativos da área de fisiologia do exercício (*American College of Sports Medicine*) e da obstetrícia (*American College of Obstetricians and Gynecologists*) orientam o exercício físico na gestação e não apenas o aumento da atividade física global, de intensidade moderada a vigorosa, no mínimo três vezes por semana, acumulando de 30 a 60 minutos, com a adequação do exercício de maneira individual e progressiva de acordo com a aptidão física prévia da mulher[1,5,34,35].

Para otimizar a prescrição de treinamento físico, é essencial monitorizar e controlar a intensidade do exercício. Existem diversas abordagens para quantificar a intensidade, incluindo a escala de Borg (avaliação subjetiva do esforço percebido), a frequência cardíaca (bpm), o consumo de oxigênio (VO_2, expresso em L/min ou mL/kg/min) e MET, entre outras.

O método MET é definido como o múltiplo da taxa metabólica basal (TMB), ao passo que a intensidade é inferida em relação ao valor de 1 MET, que é 3,5mL de O_2/kg/min ou 1kcal/kg/h, ou seja, em uma intensidade de 2 MET, o VO_2 seria 7mL/kg/min, e o gasto energético, 2kcal/kg/h[37-44]. Desse modo, o sistema MET permite calcular a energia despendida por um sujeito em determinada atividade[46]. Apesar de haver pesquisas na literatura que apresentam controvérsias em relação a esses valores[43], numerosos estudos utilizam esse método para inferir a intensidade do exercício[39,43-46].

O *Compêndio de Atividades Físicas*, desenvolvido por Ainsworth e cols. e atualizado recentemente[39], compila uma lista de atividades juntamente com seus valores, quantificados em MET, considerando uma população média geral (adulto, 70kg, 1,70m). Ainda que as diversas atualizações tenham corrigido diferenças importantes, como a separação de adultos e idosos na versão mais recente, a abordagem não leva em consideração particularidades individuais, como a massa corporal e o nível de capacidade cardiorrespiratória[37,38]. Essa modalidade de medida está diretamente relacionada ao peso corporal, consumo de oxigênio e gasto energético.

Outra consideração relevante diz respeito à relação entre o MET obtido nos exercícios e o MET proposto pelo compêndio[37-39]. Além de representar uma variável da intensidade absoluta, o sistema de equivalente metabólico, por utilizar múltiplos da TMB, possibilita o cálculo do gasto energético em determinada atividade[6,45]. Consequentemente, o dispêndio energético associado à caminhada de uma mulher grávida para uma mesma distância tenderá a ser superior no final da gestação, levando em consideração o ganho de peso ao longo desse período comparativamente ao início da gestação e ao de uma mulher não grávida[46].

Pivarnik, Lee & Miller[48] mostraram que o VO_2 (L/min) para uma dada velocidade de caminhada aumentou aproximadamente 10% ao longo da gestação. Em contrapartida, ao avaliarem o VO_2 em valores relativos (mL/kg/min) de gestantes durante uma caminhada de intensidade moderada em esteira, Artal e cols.[49] registraram um valor 15% inferior em comparação com o de mulheres não grávidas. Esses achados reforçam a conexão entre o gasto energético, o ganho de peso e os exercícios que envolvem a sustentação do peso corporal.

Por outro lado, em atividades que envolvem o suporte do peso corporal, como a bicicleta estacionária, o peso não exerce influência no gasto energético e na intensidade do exercício. Nesse contexto, a energia despendida está vinculada apenas ao trabalho externo realizado e à eficiência mecânica do movimento, a qual, segundo Heenan, Wolfe & Davies[50], não se diferencia entre gestantes e não gestantes[36,39]. Portanto, a diferença nos valores absolutos do VO_2 (L/min) durante o exercício de gestantes deveria ser menor ou, pelo menos, igual ao aumento observado no repouso, em comparação com não gestantes. Da mesma maneira, os valores relativos deveriam ser equivalentes, uma vez que o peso corporal não influi na intensidade. No entanto, Khodiguian e cols.[51] não encontraram diferença significativa no VO_2 absoluto (L/min) entre mulheres gestantes e não gestantes após exercício realizado em bicicleta ergométrica com intensidades de 25W, 50W e 75W, mas relataram valores menores, em torno de 8,6%, 10,7% e 8,2%, respectivamente, nessas mesmas intensidades, quando compararam o VO_2 relativo (mL/kg/min)[51].

Em relação ao VO_2 relativo, Artal e cols.[49] observaram valores levemente superiores, mas sem diferenças significativas, em 88 gestantes ativas (28,8 ± 1,6 semanas), em relação a 39 não gestantes, durante uma atividade leve em esteira (3,22km/h [2,3 a 3 MET]). A maior diferença entre os grupos foi encontrada apenas em exercícios máximos (7 a 9 MET), obtendo 25 ± 5mL/kg/min para gestantes e 38 ± 7mL/kg/min para não gestantes.

Visto que a frequência cardíaca e a ventilação por minuto tendem a apresentar aumento ao longo da gestação, tanto em repouso como em exercício submáximo, aumentos significativos são esperados tanto em cicloergômetro como em esteira[55].

Heenan, Wolfe & Davies[50], avaliando a eficiência mecânica de trabalho de 14 gestantes e 14 não gestantes que participavam regularmente de programa de exercício físico (três a seis vezes por semana), durante um teste progressivo (20W/min) em cicloergômetro, não encontraram diferença significativa entre os grupos (eficiência mecânica 30,0 ± 0,7 % e 31,8 ± 1,4 % para gestantes e não gestantes, respectivamente).

Jędrzejko e cols.[56] avaliaram a eficiência física e o gasto energético da atividade física em gestantes a termo durante teste cardiopulmonar de exercícios com o uso de cicloergômetro supino. O estudo incluiu 22 gestantes saudáveis, a termo, que foram submetidas a testes submáximos em programa progressivo de 12 minutos, dividido em três estágios, limitado a 80% da frequência cardíaca máxima (FCmáx). As gestantes, após pedalarem 12 minutos, descansaram até o retorno basal das variáveis analisadas. Adicionalmente, a realização do teste ergométrico submáximo ao final da gestação resulta em alterações mínimas na frequência cardíaca fetal (FCF). Assim, as respostas de bradicardia fetal não foram consideradas inadequadas em relação à idade gestacional dos fetos, indicando que um esforço materno submáximo de curta duração, com propósitos de pesquisa ou diagnóstico, é considerado seguro nesse grupo. Com isso, os autores concluíram que o uso do cicloergômetro supino é um método seguro e preciso para avaliar a eficiência do trabalho em gestantes a termo[56].

A determinação do gasto energético em gestantes durante o exercício tem importância especial por dois aspectos. O primeiro se refere à relação inversa entre o gasto energético total associado ao exercício durante a gestação e o risco de pré-eclâmpsia[56,57]. Estudos demonstram que a prática regular de atividade física durante a gestação reduz o risco de ocorrência de pré-eclâmpsia em uma faixa de 35% a 69%[57,58], sendo observado que o risco desse distúrbio hipertensivo diminuía à medida que aumentava o tempo médio gasto em atividades físicas, indicando que o gasto energético total proveniente do exercício estava em ascensão[58].

O segundo aspecto corresponde ao equilíbrio entre o gasto e o consumo energético para o controle do ganho de peso durante a gestação. Observam-se aumentos na TMB de 5%, 10% e 25% no primeiro, segundo e terceiro trimestres, respectivamente, em comparação ao período pré-gestacional.

Chasan-Taber e cols.[44] identificaram diferenças entre os valores mensurados por calorimetria indireta e os estimados pelo sistema MET, proposto pelo compêndio em atividades domésticas. Observou-se redução de 17% e 23% para as atividades de lavar janela e passar o aspirador no tapete, com aumento de 8% e 43% para as atividades de espanar móveis e lavar roupa, respectivamente[44]. Desse modo, a utilização do compêndio para cálculo do gasto energético deve ser feita com cautela ante as atividades realizadas e o nível de aptidão física da gestante. Vale ressaltar, ainda, que o compêndio propõe o cálculo do dispêndio de energia em determinadas atividades e esclarece que os valores do MET apresentados podem ser imprecisos para pessoas com massas corporais e percentuais de gordura diferentes.

Diante das diversas medidas possíveis para avaliação do gasto energético durante a gestação, podem ser encontradas na literatura propostas de equações de predição desse gasto. As equações de predição, tanto para o gasto energético basal como durante o exercício, surgem como ferramentas práticas e de fácil utilização para determinação do dispêndio de energia. Pivarnik e cols.[31] estudaram a relação entre a frequência cardíaca e o consumo de oxigênio em gestantes, tanto previamente ativas como sedentárias, e propuseram duas equações para idades gestacionais específicas, utilizando a frequência cardíaca como única variável. A primeira equação referente a gestantes com 20 semanas de gestação é:

$$VO_2 \text{ (mL/kg/min)} = (FC \text{ [frequência cardíaca, em bpm]} \times 0,27) - 17,5$$

A outra equação foi proposta para as mulheres com 32 semanas gestacionais:

$$VO_2 \text{ (mL/kg/min)} = (FC \times 0,26) - 17,8$$

CONSIDERAÇÕES FINAIS

Diante do exposto, destacam-se a relevância e, concomitantemente, a complexidade associada à avaliação e à mensuração precisa do nível de atividade física durante a gestação. À medida que se promove o estímulo à prática regular de atividade física, é crucial aprimorar os métodos de análise das variáveis analíticas, de modo a proporcionar maior segurança tanto à gestante como ao feto. Portanto, é essencial um apoio contínuo, bem como o desenvolvimento de políticas públicas que visem fomentar pesquisas relacionadas a um melhor delineamento das recomendações de atividade física, tanto em treinamento físico como durante o lazer, e à segurança materno-fetal, além de auxiliar os profissionais do movimento quanto às melhores práticas destinadas à população gestante.

Referências

1. ACOG Committee Opinion. Exercise during pregnancy and postpartum period. Obstet Gynecol 2002; 99(1):171-3.

2. Davies GAL, Wolfe LA, Mottola MF, MacKinnon C; Canadian Society for Exercise Physiology. Joint SOGC/CSEP Clinical Practice Guideline: Exercise in Pregnancy and the Postpartum Period. Can J Appl Physiol 2003; 28(3): 329-341.

3. Caspersen CJ, Powell KE, Christenson GM. Physical activity, exercise, and physical fitness: Definitions and distinctions for health-related research. Public Health Rep 1985 Mar-Apr; 100(2):126-31.

4. Pratt M, Macera CA, Sallis JF, O'Donnell M, Frank LD. Economic interventions to promote physical activity: Application of the SLOTH model. Am J Prev Med 2004; 27(3 Suppl):136-45. doi: 10.1016/j.amepre.2004.06.015.

5. Bull FC, Al-Ansari SS, Biddle S et al. World Health Organization 2020 guidelines on physical activity and sedentary behaviour. Br J Sports Med 2020 Dec; 54(24):1451-62. doi: 10.1136/bjsports-2020-102955.

6. ACOG. Physical activity and exercise during pregnancy and the postpartum period: ACOG Committee Opinion, Number 804. Obstet Gynecol 2020 Apr; 135(4):e178-e188. doi: 10.1097/AOG.0000000000003772.

7. Barros MVG, Nahas MV. Medidas da atividade física: Teoria e aplicação em diversos grupos populacionais. Londrina: Midiograf, 2003.

8. Reis RS, Petroski EL, Lopes AS. Medidas da atividade física: Revisão de métodos. Rev Bras Cineantropom Desemp Hum 2000; 2(1):1-10.

9. Pereira MA, Rifas-Shiman SL, Kleinman KP, Rich-Edwards JW, Peterson KE, Gillman MW. Predictors of change in physical activity during and after pregnancy: Project Viva. Am J Prev Med 2007; 32(4):312-9.

10. Schmidt MD, Freedson PS, Pekow P, Roberts D, Sternfeld B, Chasan-Taber L. Validation of the Kaiser Physical Activity Survey in pregnant women. Med Sci Sports Exerc 2006; 38(1):42-50.

11. Chasan-Taber L, Schmidt MD, Roberts DE, Hosmer D, Markenson G, Freedson, PS. Development and validation of a pregnancy physical activity questionnaire. Med Sci Sports Exerc 2004; 36(10):1750-60.

12. Wildschut HI, Harker LM, Riddoch CJ. The potential value of a questionnaire for the assessment of habitual physical activity in pregnancy. J Psychosom Obstet Gynaecol 1993; 14(1):17-29.

13. Haasktad LAH, Gundersen I, Bo K. Self-reporting compared to motion monitor in the measurement of physical activity during pregnancy. Acta Obstet Gynecol Scand 2010; 89(6):749-56.

14. Craig CL, Marshall AL, Sjostrom M et al. International Physical Activity Questionnaire: 12-country reliability and validity. Med Sci Sports Exerc 2003; 35(8):1381-95.

15. Sattler MC, Jaunig J, Watson ED et al. Physical activity questionnaires for pregnancy: A systematic review of measurement properties. Sports Med 2018; 48(10):2317-46. doi: 10.1007/s40279-018-0961-x.

16. Silva FT, Araujo Júnior E, Santana EF, Lima JW, Cecchino GN, Silva Costa FD. Translation and cross-cultural adaptation of the Pregnancy Physical Activity Questionnaire (PPAQ) to the Brazilian population. Ceska Gynekol 2015; 80(4):290-8.

17. Brett KE, Wilson S, Ferraro ZM, Adamo KB. Self-report Pregnancy Physical Activity Questionnaire overestimates physical activity. Can J Public Health 2015 Apr; 106(5):e297-302. doi: 10.17269/cjph.106.4938.

18. Silva FG, Oliveira CB, Hisamatsu TM et al. Critical evaluation of physical activity questionnaires translated to Brazilian-Portuguese: A systematic review on cross-cultural adaptation and measurements properties. Braz J Phys Ther 2020; 24(3):187-218. doi: 10.1016/j.bjpt.2019.04.002.

19. Santos PC, Maciel LYS, Abreu S et al. Cultural adaptation and validation of the Pregnancy Physical Activity Questionnaire for the Portuguese population. PLoS One 2023; 18(1):e0279124. doi: 10.1371/journal. pone.0279124.

20. Bernardo D, Carvalho C, Leirós-Rodríguez R, Mota J, Santos PC. Comparison of the Portuguese version of the Pregnancy Physical Activity Questionnaire (PPAQ) with accelerometry for classifying physical activity among pregnant women with obesity. Int J EnvironRes. Public Health 2023; 20(2):929. doi 10.3390/ijerph20020929.

21. Chasan-Taber L, Park S, Marcotte RT, Staudenmayer J, Strath S, Freedson P. Update and novel validation of a Pregnancy Physical Activity Questionnaire. Am J Epidemiol 2023 Oct; 192(10):1743-53. doi: 10.1093/aje/kwad130.

22. Teixeira PC, Poudevigne M, Matsudo SMM, Matsudo VKR. Physical activity patterns and daily steps in Brazilian pregnant women's sample. Med Sport 2011; 15(2):44-50.

23. Sanda B, Vistad I, Haakstad LAH et al. Reliability and concurrent validity of the International Physical Activity Questionnaire short form among pregnant women. BMC Sports Sci Med Rehabil 2017; 9(7). doi: 10.1186/s13102-017-0070-4.

24. Kriska AM, Knowler WC, LaPorte RE et al. Development of questionnaire to relationship of physical activity and diabetes in Pima Indians. Diabetes Care 1990; 13(4):401-11.

25. Taylor HL, Jacobs Jr DR, Shucer B, Knudesn J, Leorn AS, DeBaker G. A questionnaire for the assessment of leisure-time physical activities. J Chron Dis 1978; 31(12):741-55.

26. Richardson MT, Leon AS, Jacobs JrDR, Ainsworth BE, Serfass R. Comprehensive evaluation of the Minnesota Leisure-Time Physical Activity Questionnaire. J Clin Epidemiol 1994; 47(3):271-81.

27. Shultz LO, Harper IT, Smith CJ, Kriska AM, Ravussin E. Energy intake and physical activity in Pima Indians: Comparison with energy expenditure measured by doubly-labeled water. Obes Res 1994; 2(6):541-8.

28. Gascoigne EL, Webster CM, Honart AW, Wang P, Smith-Ryan A, Manuck TA. Physical activity and pregnancy outcomes: An expert review. Am J Obstet Gynecol MFM 2023 Jan; 5(1):100758. doi: 10.1016/j.ajogmf.2022.100758.

29. St-Laurent A, Mony MM, Mathieu ME, Ruchat SM. Validation of the Fitbit Zip and Fitbit Flex with pregnant women in free-living conditions. J Med Eng Technol 2018; 42(4):259-64.

30. Ainslie PN, Reilly T, Westerterp KR. Estimating human energy expenditure: A review of techniques with particular reference to doubly labeled water. Sports Med 2003; 33(9):683-98.

31. Pivarnik JM, Stein AD, Rivera JM. Effect of pregnancy on heart rate/oxygen consumption calibration curves. Med Sci Sports Exerc 2002; 34(5):750-5.

32. Takito MY, Neri LCL, Benicio MHDA. Avaliação da reprodutibilidade e validade de questionário de atividade física para gestantes. Rev Bras Med Esporte. 2008; 14 (2): 132-8.

33. Hatch MC, Shu XO, McLean DE et al. Maternal exercise during pregnancy, physical fitness and fetal growth. Am J Epidemiol 1993; 137(10):1105-14.

34. Barnes DL, Adair LS, Popkin BM. Women's physical activity and pregnancy outcome: A longitudinal analysis from the Philippines. Int J Epidemiol 1991; 20(1):162-72.

35. Pivarnik JM. Potential effects of maternal physical activity on birth weight: Brief review. Med Sci Sports Exerc 1998; 30(3):400-6.

36. Wolfe LA, Davies GAL. Canadian guidelines for exercise in pregnancy. Clin Obstet Gynecol 2003; 46(2):488-95.

37. Zavorsky GS, Longo LD. Adding strength training, exercise intensity, and caloric expenditure to exercise guidelines in pregnancy. Obstet Gynecol 2011; 117(6):1399-402.

38. Ainsworth BE, Haskell WL, Whitt MC. Compendium of Physical Activities: An update of activity codes and MET intensities. Med Sci Sports Exerc 2000; 32(9):S498-S516.

39. 39.Herrmann SD, Willis EA, Ainsworth BE et al. 2024 Adult Compendium of Physical Activities: A third update of the energy costs of human activities. J Sport Health Sci 2024 Jan; 13(1):6-12. doi: 10.1016/j.jshs.2023.10.010.

40. Brown WJ, Ringuet C, Trost SG, Jenkins D. Measurement of energy expenditure of daily tasks among mothers of young children. J Sci Med Sport 2001; 4(4):379-85.

41. Butte NF, Wong WW, Treuth MS, Ellis KJ, Smith EO. Energy requirements during pregnancy based on total energy expenditure and energy deposition. Am J Clin Nutr 2004; 79(6):1078-87.

42. Byrne NM, Hills AP, Hunter GR, Weinsier RL, Schultz Y. Metabolic equivalent: One size does not fit all. J Appl Physiol 2005; 99(3):1112-9.

43. Gunn SM, Brooks AG, Whiters RT et al. Determining energy expenditure during some household and garden tasks. Med Sci Sports Exerc 2002; 34(5):895-902.

44. Chasan-Taber L, Freedsib PS, Roberts DE, Schmidt MD, Fragala MS. Energy expenditure of selected household activities during pregnancy. Res Q Exerc Sport 2007; 78(1):133-7.

45. Leenders NYJM, Sherman WM, Nagaraia HN. Comparisons of four methods of estimating physical activity in adult women. Med Sci Sports Exerc 2000; 32(7):1320-6.

46. Forsum E, Löf M. Energy metabolism during human pregnancy. Annu Rev Nutr 2007; 27:277-92.

47. O'Toole ML. Physiologic aspects of exercise in pregnancy. Clin Obstet Gynecol 2003; 46(2):379-89.

48. Pivarnik JM, Lee W, Miller JF. Physiological and perceptual responses to cycle and treadmill exercise during pregnancy. Med Sci Sports Exerc 1991; 23(4):470-5.

49. Artal R, Wiswell R, Romem Y, Dorey F. Pulmonary responses to exercise in pregnancy. Am J Obstet Gynecol 1986; 154:378-83.

50. Heenan AP, Wolfe LA, Davies GAL. Maximal exercise testing in late gestation: Maternal responses. Obstet Gynecol 2001; 97:127-34.

51. Khodiguian N, Jaque-Fortunato SV, Wiswell RA, Artal R. A comparison of cross-sectional and longitudinal methods of assessing the influence of pregnancy on cardiac function during exercise. Semin Perinatol 1996; 20(4):232-41.

52. Melzer K, Schutz Y, Boulvain M, Kayser B. Physical activity and pregnancy: Cardiovascular adaptations, recommendations and pregnancy outcomes. Sports Med 2010; 40(6):493-507.

53. McAuley SE, Jensen D, McGrath MJ, Wolfe LA. Effects of human pregnancy and aerobic conditioning on alveolar gas exchange during exercise. Can J Physiol Pharmacol 2005; 83(7):625-33.

54. Wolfe LA, Mottola MF. Aerobic exercise in pregnancy: An update. Can J Appl Physiol 1993; 18(2):117-47.

55. Forsum E, Löf M, Schoeller DA. Calculation of energy expenditure in women using the MET system. Med Sci Sports Exerc 2006; 38(8):1520-5.

56. Jędrzejko M, Nowosielski K, Poręba R, Ulman-Włodarz I, Bobiński R. Physical efficiency and activity energy expenditure in term pregnancy females measured during cardiopulmonary exercise tests with a supine cycle ergometer. J Matern Fetal Neonatal Med 2016; 29(23):3800-5. doi: 10.3109/ 14767058.2016.1147550.

57. Impact of physical activity during pregnancy and postpartum on chronic disease risk. Med Sci Sports Exerc 2006; 38(5):989-1006. doi: 10.1249/01.mss.0000218147.51025.8a.

58. Sorensen TK, Willians MA, Lee I-M, Dashow EE, Thompson ML, Luthy DA. Recreational physical activity during pregnancy and risk of preeclampsia. Hypertension 2003; 41(6):1273-80.

59. Marcoux S, Brisson J, Fabia J. The effect of leisure time physical activity on the risk of preeclampsia and gestational hypertension. J Epidemiol Community Health 1989; 43(2):147-52.

CAPÍTULO

12

Questionário de Atividade Física para Gestantes: Aplicação e Interpretação

Francisco Trindade Silva

INTRODUÇÃO

Atualmente, parece haver uma preocupação mundial crescente com a qualidade e o estilo de vida, bem como com as consequências e os efeitos nocivos da inatividade física à saúde. A prática da atividade física regular está associada à redução de mortes prematuras, doenças do coração, acidente vascular cerebral, câncer de cólon e mama e diabetes tipo 2. Além disso, interfere de maneira positiva na prevenção ou redução da hipertensão arterial e da obesidade, auxilia a prevenção ou redução da osteoporose e promove o bem-estar, reduzindo o estresse, a ansiedade e a depressão[1].

Na atualidade, como forma de compensar sua condição sedentária, as mulheres são encorajadas a fazer algum tipo de atividade física, adotando um estilo de vida saudável inclusive no período gestacional[2].

Nos últimos anos, as mulheres têm aderido à prática da atividade física, e o espírito esportivo tem tocado mulheres de todas as idades, incluindo grávidas que se encontram perto de realizar o parto[3]. Finalmente, mais que um estado de doença, a gravidez é considerada uma modificação no estado de saúde da mulher, e cada vez mais gestantes estão buscando programas de atividade física ao longo da gravidez[4].

No entanto, a avaliação do nível de atividade física em gestantes parece ser um ponto de partida para a compreensão e prescrição dessa prática. Estudos epidemiológicos se utilizam de instrumentos de medição subjetiva, como os questionários, e entre suas vantagens está o fato de não serem invasivos. Outras vantagens incluem a praticidade, a aceitabilidade e o baixo custo, o que torna viável sua adoção na prática diária. As medições objetivas de gasto energético com câmara calórica e técnica de água duplamente marcada são mais precisas, porém pouco práticas

para o estudo de grandes populações; por outro lado, essas medições são úteis para validar os questionários, representando a comprovação do estudo[5,6].

Em vista da necessidade de um instrumento para avaliação da atividade física na gestação, pesquisadores do Departamento de Bioestatística e Epidemiologia da Escola da Saúde Pública e Ciência da Saúde da Universidade de Massachusetts, nos EUA, construíram e validaram, no idioma inglês, um questionário específico para avaliação do nível de atividade física em gestantes, denominado *Pregnancy Physical Activity Questionnaire* (PPAQ), utilizando como critério de validação concorrente o sensor de movimento (acelerômetro uniaxial)[7].

O PPAQ passou pelo processo de adaptação transcultural (ATC) e foi indicado para a população brasileira[8,9], através de um processo de sucessivas etapas de avaliação de equivalências preconizado na literatura[10-13], e já vem sendo utilizado em estudos nacionais[8,9,14]. Desse modo, este capítulo tem por objetivo demonstrar a realização e interpretação do cálculo do nível de atividade física da gestante por meio do Questionário de Atividade Física para Gestantes (QAFG).

QUESTIONÁRIO DE ATIVIDADE FÍSICA PARA GESTANTES

A abordagem do QAFG é inovadora por diferir de outros questionários disponíveis, focando em uma combinação de atividades discriminadoras importantes para a gestante, como tarefas domésticas e cuidados com crianças, além das atividades ocupacionais e esportivas.

Originalmente estruturado na escala de Likert, levando em conta o ponto de vista das pessoas em relação às suas atividades físicas, o questionário é de fácil entendimento e preenchimento, podendo ser aplicado em qualquer fase gestacional. Apesar de padronizado para autoadministração[15], na proposta de validação para a população brasileira foi escolhida a entrevista, aumentando, assim, a captação em todos os níveis de escolaridade. Esse procedimento já foi utilizado em outras pesquisas, e o tempo de aplicação variou entre 10 e 12 minutos[14].

A primeira parte do questionário consta de duas questões que integram o cadastro inicial e estabelecem a data da última menstruação e a previsão do nascimento do bebê (veja o Anexo).

O questionário é dividido em seis categorias, contemplando 31 atividades/inatividades, como tarefas domésticas (cinco atividades), cuidar de outras pessoas (seis atividades), ocupacional (cinco atividades), esportes e exercício (nove atividades), transporte (três atividades) e inatividade (três inatividades), e traduz as atividades físicas quanto à intensidade. O Quadro 12.1 mostra a classificação e as questões que captam os níveis de atividade física durante a aplicação do QAFG.

PROTOCOLO DE AVALIAÇÃO

No Quadro 12.2, as questões do QAFG estão relacionadas com o gasto energético e nominadas como "condição". Refletem os valores em MET, apontando uma condição sedentária, atividade leve, atividade moderada ou atividade vigorosa. Em cada questão, a característica é demonstrada como tarefas domésticas/cuidar de outra pessoa, inatividade, transporte, ocupacional e exercício/esporte.

Para classificação do nível de atividade física da gestante, é necessário observar a atividade escolhida, o índice correspondente ao tempo em cada uma das escolhas, seu valor em MET e a frequência da atividade. Para algumas atividades, o valor é diário; para outras, já se encontra no formato semanal (Quadro 12.3). Os valores em MET estão relacionados às atividades do questionário e são oriundas do *Compêndio de Atividade Física*[6]. Para as questões 27 e 28 é necessário verificar o valor correspondente para cada nova escolha[6]. O questionário coleta a participação nas atividades, tarefas domésticas, cuidar de outra pessoa, ocupacional, esporte, exercício, transporte e momentos de inatividade, e sua relação com as questões é apresentada no Quadro 12.1.

Para cada questão escolhida pela gestante, o avaliador deverá verificar a escolha do tempo da atividade, que será considerado como um índice. Esse índice é multiplicado pelo valor do MET equivalente e, então, pelo valor no formato verificado na tabela com dias/semana. Alguns estão no formato diário, devendo, portanto, ser multiplicados por 7. Caso estejam no formato semanal, a multiplicação não é necessária (Figura 12.1). Para as questões 27 e 28, se for o caso, deve-se encontrar o valor do MET no compêndio de atividade[6]. Após ser realizado o somatório das questões escolhidas, divide-se pelo número das questões e outra vez por 7 para encontrar o gasto energético diário e posicioná-lo na classificação da atividade física.

Por exemplo, suponha que a terceira questão referente ao preparo das refeições tenha sido pontuada como 30 minutos a 1 hora por dia. Nesse caso, pega-se o índice dessa questão, que é 0,75 (Quadro 12.3), multiplica-se pelo MET da questão, que é 2,5 (Quadro 12.2), e pela frequência da questão, ou seja, 7 dias (Quadro 12.3). Portanto, têm-se, no final, 13,12 MET/semana (Figura 12.2).

Quadro 12.1 Adaptação das categorias, níveis de atividade física e questões relacionadas no Questionário de Atividade Física para Gestantes (QAFG)

Categorias	Questões
Tarefas domésticas	3, 13, 14, 15 e 16
Cuidar de outra pessoa	4, 5, 6, 7, 8 e 9
Ocupacional	29, 30, 31, 32 e 33
Esportes/exercício	20, 21, 22, 23, 24, 25, 26, 27 e 28
Transporte	17, 18 e 19
Inatividade	10, 11 e 12
Níveis de atividade física	**Questões**
Sedentária	10, 11, 19 e 29
Leve	3, 4, 6, 13, 14, 15, 17 e 31; as questões 27 e 28 são atividades em aberto (< 2,9 MET)
Moderada	5, 7, 8, 9, 12, 16, 18, 20, 21, 24, 25, 26, 30, 32 e 33; as questões 27 e 28 são atividades em aberto (≥ 3 e < 6 MET)
Vigorosa	22, 23 e questões 27 e 28 são atividades em aberto (≥ 6 MET)

MET: *Metabolic Equivalents Tasks*.

Quadro 12.2 Questões do Questionário de Atividade Física para Gestantes (QAFG), condição em MET e características

Opções	Condição				Características
	< 1,5 MET	1,5 a < 3,0 MET	3,0 a 6,0 MET	> 6,0 MET	
3		Leve			Tarefas domésticas/cuidar de outra pessoa
4		Leve			Tarefas domésticas/cuidar de outra pessoa
5			Moderado		Tarefas domésticas/cuidar de outra pessoa
6		Leve			Tarefas domésticas/cuidar de outra pessoa
7			Moderado		Tarefas domésticas/cuidar de outra pessoa
8			Moderado		Tarefas domésticas/cuidar de outra pessoa
9			Moderado		Tarefas domésticas/cuidar de outra pessoa
10	Sedentário				Inatividade
12			Moderado		Tarefas domésticas/cuidar de outra pessoa
13		Leve			Tarefas domésticas/cuidar de outra pessoa
14		Leve			Tarefas domésticas/cuidar de outra pessoa
17		Leve			Transporte
18			Moderado		Transporte
19	Sedentário				Transporte
11	Sedentário				Transporte
29	Sedentário				Ocupacional
30			Moderado		Ocupacional
31		Leve			Ocupacional
32			Moderado		Ocupacional
33			Moderado		Ocupacional
15		Leve			Tarefas domésticas/cuidar de outra pessoa
16			Moderado		Tarefas domésticas/cuidar de outra pessoa
20			Moderado		Esporte/exercício
21			Moderado		Esporte/exercício
22				Vigoroso	Esporte/exercício
23				Vigoroso	Esporte/exercício
24			Moderado		Esporte/exercício
25			Moderado		Esporte/exercício
26			Moderado		Esporte/exercício
27		Leve	Moderado	Vigoroso	Esporte/exercício
28		Leve	Moderado	Vigoroso	Esporte/exercício

Fonte: PPAQ instruções da Prof. Dr. Lisa Chasan-Taber, Sc.D. — orientação por e-mail para o autor — adaptada através de ATC em QAFG por Silva & Souza, 2007.

Quadro 12.3 Questões, índice dos tempos, valor em MET e frequência das atividades

Questões		Índice – Tempo a ser considerado em cada opção						Frequência
QAFG	Nenhuma	< 30 minutos por dia	De 30 minutos a 1 hora por dia	De 1 hora a 2 horas por dia	De 2 horas a 3 horas por dia	De 3 horas ou mais por dia	MET	Dias/ semana
3	0	0,25	0,75	1,5	2,5	3,0	2,5	X 7
4	0	0,25	0,75	1,5	2,5	3,0	2,5	X 7
5	0	0,25	0,75	1,5	2,5	3,0	3,0	X 7
6	0	0,25	0,75	1,5	2,5	3,0	3,0	X 7
7	0	0,25	0,75	1,5	2,5	3,0	2,8	X 7
8	0	0,25	0,75	1,5	2,5	3,0	4,0	X 7
9	0	0,25	0,75	1,5	2,5	3,0	3,0	X 7
10	0	0,25	0,75	1,5	2,5	3,0	1,8	X 7
12	0	0,25	0,75	1,5	2,5	3,0	3,0	X 7
13	0	0,25	0,75	1,5	2,5	3,0	2,5	X 7
14	0	0,25	0,75	1,5	2,5	3,0	2,3	X 7
17	0	0,25	0,75	1,5	2,5	3,0	2,5	X 7
18	0	0,25	0,75	1,5	2,5	3,0	4,0	X 7
19	0	0,25	0,75	1,5	2,5	3,0	1,0	X 7
11	0	0,25	1,25	3,0	5,0	6,0	1,0	X 7
29	0	0,25	1,25	3,0	5,0	6,0	1,8	X 7
30	0	0,25	1,25	3,0	5,0	6,0	3,0	X 7
31	0	0,25	1,25	3,0	5,0	6,0	2,0	X 7
32	0	0,25	1,25	3,0	5,0	6,0	4,5	X 7
33	0	0,25	1,25	3,0	5,0	6,0	3,3	X 7
15	0	0,25	0,75	1,5	2,5	3,0	3,0	Semanal
16	0	0,25	0,75	1,5	2,5	3,0	4,5	Semanal
20	0	0,25	0,75	1,5	2,5	3,0	3,5	Semanal
21	0	0,25	0,75	1,5	2,5	3.0	5,0	Semanal
22	0	0,25	0,75	1,5	2,5	3,0	6,0	Semanal
23	0	0,25	0,75	1,5	2,5	3,0	7,0	Semanal
24	0	0,25	0,75	1,5	2,5	3,0	3,5	Semanal
25	0	0,25	0,75	1,5	2,5	3,0	6,0	Semanal
26	0	0,25	0,75	1,5	2,5	3,0	4,5	Semanal
27	0	0,25	0,75	1,5	2,5	3,0	Compêndio	Semanal
28	0	0,25	0,75	1,5	2,5	3,0	Compêndio	Semanal

Fonte: PPAQ instruções da Prof. Dr. Lisa Chasan-Taber, Sc.D. – orientação por e-mail para o autor – adaptado através de ATC em QAFG por Silva & Souza, 2007.

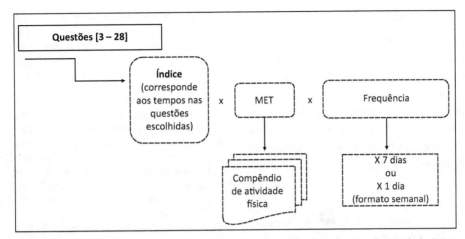

Figura 12.1 Diagrama e exemplo para cálculo dos escores do Questionário de Atividade Física para Gestantes (QAFG).

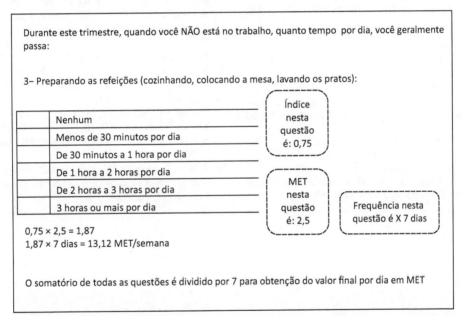

Figura 12.2 Exemplo para cálculo do MET/semana com o resultado da questão 3 do Questionário de Atividade Física para Gestantes (QAFG).

CLASSIFICAÇÃO

O tipo, intensidade, duração e frequência da atividade física são registrados em minutos ou horas por dia, durante o último trimestre, sendo cada mulher classificada em uma das seis categorias e em 33 atividades. Quanto à intensidade, classifica-se de acordo com a correspondência em MET (Quadro 12.4)[7].

Um MET é equivalente ao consumo de oxigênio relativo com o indivíduo em repouso (portanto, 1 MET = 3,5mL/kg/min)[16]. Para o cálculo do MET, divide-se a taxa de oxigênio relativa consumida (mL/kg/min) por 3,5, o que reflete quantas vezes mais a atividade física está acima do estado de repouso para as atividades de caminhada de leve a moderada intensidade, além das tarefas

domésticas. O *Compêndio de Atividades Físicas*, traduzido e adaptado para o português[17], também utiliza os parâmetros em MET, refletindo a intensidade para as outras atividades durante a gravidez apresentadas no trabalho *Energy Cost of Physical Activities During Pregnancy*, considerado referência na estruturação do gasto energético em gestantes[18].

Quadro 12.4 Classificação do nível de atividade física quanto ao gasto energético em MET do Questionário de Atividade Física para Gestantes (QAFG)

Classificação	Sedentária	Leve	Moderada	Vigorosa
MET	< 1,5	1,5 a < 3,0	3,0 a 6,0	> 6,0

Fonte: PPAQ instruções da Prof. Dr. Lisa Chasan-Taber, Sc.D.

CONSIDERAÇÕES FINAIS

Instrumento prático, de rápida aplicação e com respostas de fácil entendimento, o QAFG é considerado importante para avaliação do gasto energético na gestante e pode ser adotado para obtenção de informações sobre o nível de atividade física nessa população, estando indicado para estudos epidemiológicos e para incrementar os programas de saúde pública no Brasil que envolvam o período gestacional.

Referências

1. World Health Organization. World Health Day 2002. Sedentary lifestyle: A global public health problem. Disponível em: http://www.who.int/world-health-day/.
2. Baciuk EP, Pereira RIC, Cecatti JG, Cavalcante SR, Silveira C, Vallim ALA. Avaliação da capacidade física e sua importância na prescrição de exercícios durante a gestação. Femina 2006; 34(6):409-16.
3. Artal R, Wiswell RA, Drinkwater BL. O exercício na gravidez. 2. ed. São Paulo: Manole, 1999. 332p.
4. Verderi E. Gestante: Elaboração de programa de exercícios. São Paulo: Editora PHp, 2006:23.
5. Ainsworth BE, Haskell WL, Leon AS, Jacobs Jr DR, Montoye HJ, Sallis JF, Paffenbarger Jr RS. Compendium of physical activities: Classification of energy costs of human physical activities. Med Sci in Sports Exerc 1993; 25(1):71-80.
6. Ainsworth BE, Haskell WL, Whitt MC et al. Compendium of physical activities: An update of activity codes and MET intensities. Med Sci Sports Exerc 2000; 32(9 Suppl): S498-504.
7. Chasan-Taber L et al. Pregnancy Physical Activity Questionnaire – PPAQ. Med Sci Sports Exerc 2004; 36(10):1750-60.
8. Silva FT. Avaliação do nível de atividade física em gestantes [dissertação]. Fortaleza: Universidade Estadual do Ceará, 2007.
9. Silva FT, Costa FS. Transcultural adaptation of the Pregnancy Physical Activity Questionnaire – PPAQ to Portuguese: A tool for evaluation of physical activity in pregnancy Brazilian. Fiep Bulletin 2009; 79:318. Special edition – article II.
10. Herdman M, Fox-Rushby J, Badia X. A model of equivalence in the cultural adaptation of HRQoL instruments: The universalist approach. Qual Life Res 1998; 7(4):323-35.
11. Beaton DE et al. Guidelines for the process of cross-cultural adaptation of self-report measures. Spine 2000; 25(24):186-91.
12. Reichenheim ME, Moraes CL. Adaptação transcultural do instrumento Parent-Child Conflict Tactics Scales (CTSPC) utilizado para identificar a violência contra a criança. Cad Saúde Pública 2003; 19(6):1701-12.
13. Fiszman A et al. Adaptação transcultural para o português do instrumento Peritraumáticas Questionário de Experiências Dissociativo, Versão Auto-Aplicativa. Rev Psiquiatr Rio Grand Sul 2005; 27(2):151-8.
14. Silva FT. Avaliação do nível de atividade física durante a gestação. Rev Bras Ginecol Obstet 2007; 29:490-500.
15. Chasan-Taber L, Schimdt MD, Roberts DE, Hosmer D, Markenson G, Freedson PS. Development and validation of a pregnancy physical activity questionnaire. Med Sci Sports Exerc 2004; 36(10):1750-60.
16. McArdle WD, Katch FI, Katch VL. Exercise physiology: Nutrition, energy, and human performance. 7. ed. Philadelphia: Lippincott Williams & Wilkins, 2009.
17. Farinatti PTV. Apresentação de uma versão em português do Compêndio de Atividades Físicas: Uma contribuição aos pesquisadores e profissionais em fisiologia do exercício. Rev Bras Fisiolog Exerc 2003; 177:208.
18. Roberts D, Fragala MS, Pober D, Chasan-Taber L, Freedson OS. Energy cost of physical activities during pregnancy. Med Sci Sports Exerc 2002; 34:S124.

ANEXO
Questionário de Avaliação da Atividade Física para Gestantes – QAFG

Unidade de saúde	N

Data atual ___/___/___

É muito importante que você responda honestamente. Não há nenhuma resposta certa ou errada.
Nós estamos querendo saber o que você fez durante este trimestre.

---

1. Qual foi o dia de sua última menstruação? ___/___/___ ☐ Eu não sei ☐ Aproximadamente

2. Quando o seu bebê vai nascer? ___/___/___ ☐ Eu não sei

Durante este trimestre, quando você NÃO está no trabalho, quanto tempo você geralmente passa:

3. Preparando as refeições (cozinhando, colocando a mesa, lavando os pratos)

	Nenhum
	Menos de 30 minutos por dia
	De 30 minutos a 1 hora por dia
	De 1 a 2 horas por dia
	De 2 a 3 horas por dia
	3 horas ou mais por dia

4. Cuidando de criança (vestindo, banhando, alimentando enquanto você fica sentada)

	Nenhum
	Menos de 30 minutos por dia
	De 30 minutos a 1 hora por dia
	De 1 a 2 horas por dia
	De 2 a 3 horas por dia
	3 horas ou mais por dia

5. Cuidando de criança (vestindo, banhando, alimentando enquanto você está de pé)

	Nenhum
	Menos de 30 minutos por dia
	De 30 minutos a 1 hora por dia
	De 1 a 2 horas por dia
	De 2 a 3 horas por dia
	3 horas ou mais por dia

6. Brincando com criança enquanto você está sentada ou em pé

	Nenhum
	Menos de 30 minutos por dia
	De 30 minutos a 1 hora por dia
	De 1 a 2 horas por dia
	De 2 a 3 horas por dia
	3 horas ou mais por dia

7. Brincando com criança enquanto você está caminhando ou correndo

	Nenhum
	Menos de 30 minutos por dia
	De 30 minutos a 1 hora por dia
	De 1 a 2 horas por dia
	De 2 a 3 horas por dia
	3 horas ou mais por dia

8. Carregando criança nos braços

	Nenhum
	Menos de 30 minutos por dia
	De 30 minutos a 1 hora por dia
	De 1 a 2 horas por dia
	De 2 a 3 horas por dia
	3 horas ou mais por dia

9. Cuidando de idoso adulto, incapacitado

	Nenhum
	Menos de 30 minutos por dia
	De 30 minutos a 1 hora por dia
	De 1 a 2 horas por dia
	De 2 a 3 horas por dia
	3 horas ou mais por dia

10. Sentada: usando o computador, lendo, escrevendo ou falando ao telefone, não estando trabalhando

	Nenhum
	Menos de 30 minutos por dia
	De 30 minutos a 1 hora por dia
	De 1 a 2 horas por dia
	De 2 a 3 horas por dia
	3 horas ou mais por dia

(Continua)

ANEXO
Questionário de Avaliação da Atividade Física para Gestantes – QAFG *(Cont.)*

Durante este trimestre, quando você NÃO está no trabalho, quanto tempo você geralmente passa:

11. Assistindo TV ou vídeo

	Nenhum
	Menos de 30 minutos por dia
	De 30 minutos a 1 hora por dia
	De 1 a 2 horas por dia
	De 2 a 3 horas por dia
	3 horas ou mais por dia

12. Brincando com animais de estimação

	Nenhum
	Menos de 30 minutos por dia
	De 30 minutos a 1 hora por dia
	De 1 a 2 horas por dia
	De 2 a 3 horas por dia
	3 horas ou mais por dia

13. Fazendo limpeza leve (arrumar as camas, passar roupas, levar lixo para fora)

	Nenhum
	Menos de 30 minutos por dia
	De 30 minutos a 1 hora por dia
	De 1 a 2 horas por dia
	De 2 a 3 horas por dia
	3 horas ou mais por dia

14. Fazendo compras (roupas, comidas ou outros objetos)

	Nenhum
	Menos de 30 minutos por dia
	De 30 minutos a 1 hora por dia
	De 1 a 2 horas por dia
	De 2 a 3 horas por dia
	3 horas ou mais por dia

15. Fazendo limpeza mais pesada (aspirar, varrer, esfregar o chão, lavar roupas ou janelas)

	Nenhum
	Menos de 30 minutos por dia
	De 30 minutos a 1 hora por dia
	De 1 a 2 horas por dia
	De 2 a 3 horas por dia
	3 horas ou mais por dia

16. Empurrando cortador de grama, apanhando folhas ou trabalhando no jardim

	Nenhum
	Menos de 30 minutos por dia
	De 30 minutos a 1 hora por dia
	De 1 a 2 horas por dia
	De 2 a 3 horas por dia
	3 horas ou mais por dia

Indo a lugares...

Durante este trimestre, quanto tempo você geralmente passa:

17. Caminhando lentamente para pegar o ônibus, ir para o trabalho ou fazer visitas

	Nenhum
	Menos de 30 minutos por dia
	De 30 minutos a 1 hora por dia
	De 1 a 2 horas por dia
	De 2 a 3 horas por dia
	3 horas ou mais por dia

18. Caminhando rapidamente para pegar o ônibus, ir para o trabalho ou escola

	Nenhum
	Menos de 30 minutos por dia
	De 30 minutos a 1 hora por dia
	De 1 a 2 horas por dia
	De 2 a 3 horas por dia
	3 horas ou mais por dia

19. Dirigindo ou andando de carro ou de ônibus

	Nenhum
	Menos de 30 minutos por dia
	De 30 minutos a 1 hora por dia
	De 1 a 2 horas por dia
	De 2 a 3 horas por dia
	3 horas ou mais por dia

Para diversão ou exercício...

Durante este trimestre, quanto tempo você geralmente passa:

20. Caminhando lentamente por divertimento ou exercício

	Nenhum
	Menos de 30 minutos por dia
	De 30 minutos a 1 hora por dia
	De 1 a 2 horas por dia
	De 2 a 3 horas por dia
	3 horas ou mais por dia

21. Caminhando mais rápido por divertimento ou exercício

	Nenhum
	Menos de 30 minutos por dia
	De 30 minutos a 1 hora por dia
	De 1 a 2 horas por dia
	De 2 a 3 horas por dia
	3 horas ou mais por dia

22. Caminhando mais rápido ladeira acima, por divertimento ou exercício

	Nenhum
	Menos de 30 minutos por dia
	De 30 minutos a 1 hora por dia
	De 1 a 2 horas por dia
	De 2 a 3 horas por dia
	3 horas ou mais por dia

23. Fazendo "Cooper" (trote ou corrida moderada)

	Nenhum
	Menos de 30 minutos por dia
	De 30 minutos a 1 hora por dia
	De 1 a 2 horas por dia
	De 2 a 3 horas por dia
	3 horas ou mais por dia

24. Na aula de exercício pré-natal

	Nenhum
	Menos de 30 minutos por dia
	De 30 minutos a 1 hora por dia
	De 1 a 2 horas por dia
	De 2 a 3 horas por dia
	3 horas ou mais por dia

25. Nadando

	Nenhum
	Menos de 30 minutos por dia
	De 30 minutos a 1 hora por dia
	De 1 a 2 horas por dia
	De 2 a 3 horas por dia
	3 horas ou mais por dia

26. Dançando

	Nenhum
	Menos de 30 minutos por dia
	De 30 minutos a 1 hora por dia
	De 1 a 2 horas por dia
	De 2 a 3 horas por dia
	3 horas ou mais por dia

Fazendo outras coisas por divertimento ou exercício. Por favor, relacione as atividades:

27. _____
nome da atividade

	Nenhum
	Menos de 30 minutos por dia
	De 30 minutos a 1 hora por dia
	De 1 a 2 horas por dia
	De 2 a 3 horas por dia
	3 horas ou mais por dia

28. _____
nome da atividade

	Nenhum
	Menos de 30 minutos por dia
	De 30 minutos a 1 hora por dia
	De 1 a 2 horas por dia
	De 2 a 3 horas por dia
	3 horas ou mais por dia

Só preencha a próxima etapa se a gestante trabalha por salário, como voluntária ou se for estudante.
Se for dona de casa, desempregada ou incapacitada de trabalhar, você não precisa preencher esta etapa.

(Continua)

ANEXO
Questionário de Avaliação da Atividade Física para Gestantes – QAFG *(Cont.)*

No trabalho...

Durante este trimestre, quanto tempo você geralmente passa:

29. Sentada, trabalhando em sala de aula ou escritório

	Nenhum
	Menos de 30 minutos por dia
	De 30 minutos a 1 hora por dia
	De 1 a 2 horas por dia
	De 2 a 3 horas por dia
	3 horas ou mais por dia

30. Em pé ou caminhando lentamente no trabalho, carregando objetos (mais pesados que uma garrafa de refrigerante de 2 litros)

	Nenhum
	Menos de 30 minutos por dia
	De 30 minutos a 1 hora por dia
	De 1 a 2 horas por dia
	De 2 a 3 horas por dia
	3 horas ou mais por dia

31. Em pé ou caminhando lentamente no trabalho, não carregando nada

	Nenhum
	Menos de 30 minutos por dia
	De 30 minutos a 1 hora por dia
	De 1 a 2 horas por dia
	De 2 a 3 horas por dia
	3 horas ou mais por dia

32. Caminhando rapidamente no trabalho, carregando objetos (mais pesados que uma garrafa de refrigerante de 2 litros)

	Nenhum
	Menos de 30 minutos por dia
	De 30 minutos a 1 hora por dia
	De 1 a 2 horas por dia
	De 2 a 3 horas por dia
	3 horas ou mais por dia

33. Caminhando rapidamente no trabalho, não carregando nada

	Nenhum
	Menos de 30 minutos por dia
	De 30 minutos a 1 hora por dia
	De 1 a 2 horas por dia
	De 2 a 3 horas por dia
	3 horas ou mais por dia

Muito obrigado.

Prescrição de Exercícios Físicos na Gestação e Benefícios Maternos e Fetais

Juliana Lerche Vieira Rocha Pires

INTRODUÇÃO

É crescente a participação feminina na prática regular de exercícios físicos e esportes. Diante dessa realidade, é fundamental que o especialista que atende esse público esteja atualizado sobre os benefícios e riscos da execução, em especial durante a gravidez, por se tratar de uma fase da vida em que a mulher experimenta mudanças fisiológicas.

A promoção da saúde permeia a realização de exercícios, seja para prevenir, seja para controlar doenças. Somada à questão de saúde pública, a busca pela estética (principalmente entre as mulheres) insere a atividade física como um dos hábitos a serem almejados na rotina[1]. A Organização Mundial da Saúde identificou (na perspectiva das mulheres) que elas esperam que os cuidados pré-natais lhes proporcionem uma experiência positiva durante a gravidez. Esse conceito ultrapassa uma normalidade física e sociocultural, pois envolve uma gravidez saudável para o binômio mãe-recém-nascido (incluindo prevenção, tratamento dos riscos, doenças e morte) e uma transição eficaz para o trabalho de parto e o parto, além de uma maternidade positiva, incluindo a autoestima materna, a competência e a autonomia[2].

Em 1985, o *American College of Obstetricians and Gynecologists* (ACOG) publicou importante protocolo que se tornou um marco na Obstetrícia, pois desde então as gestantes foram incluídas nos programas de treinamento físico[3]. Apesar de bastante conservador na época, deve-se reconhecer o esforço da publicação para balizar tanto profissionais como grávidas na prática de atividade física estruturada.

O profissional de saúde – inserido na assistência ao pré-natal – deve estar ciente de que, em primeiro lugar, as alterações fisiológicas específicas induzidas pela gravidez são primariamente desencadeadas pelo aumento das demandas metabólicas maternas e fetais. Em segundo lugar, as mulheres são capazes de beneficiar-se de exercício regular durante a gestação (como em qualquer outra época de sua vida)[4].

Neste capítulo será ampliado o conhecimento sobre os benefícios maternos e fetais promovidos pelos exercícios na gravidez e por quê, quando, quais e como prescrever exercícios para gestantes.

A terminologia utilizada no meio acadêmico inclui:

- **Atividade física:** qualquer movimento corporal realizado quando ocorre contração muscular e com dispêndio energético acima do basal (repouso)[5]. É a melhor relação entre movimento humano e saúde (por exemplo, caminhar em direção a algum lugar ou dançar com alguém)[6].
- **Exercício:** considerado uma atividade física mais estruturada, objetiva a melhora na aptidão física e a promoção da saúde, sendo necessárias intensidade, frequência e duração determinadas (por exemplo, caminhar para algum lugar com número definido de passadas/minuto para que uma distância seja percorrida em intervalo estabelecido)[6].
- **Esporte:** prática física que envolve desempenho e competição (por exemplo, quando uma mulher deseja percorrer certa distância até algum lugar mais rapidamente do que qualquer outra mulher)[6].

Neste capítulo, é possível que um termo seja usado em detrimento de outro, mas é importante ter consciência sobre as distintas dimensões do movimento humano. De qualquer modo, alguns estudos podem alcançar resultados diferentes, pois utilizam diversos padrões de movimento e protocolos – atividade física, exercício, esporte recreacional, de competição ou de alto rendimento[6].

Ao longo da gravidez, é comum a ocorrência de um padrão de declínio no condicionamento físico das gestantes[7]. O MET (medidor de estimativa de gasto calórico total) é o método mais utilizado para avaliar a intensidade da atividade física, considerando-se a quantidade necessária de oxigênio para as funções metabólicas do organismo. Por meio do questionário de Chasan-Taber, as gestantes podem ser classificadas conforme seu padrão de atividade física: sedentária (METs < 1,5), leve (METs de 1,5 a 2,9), moderada (METs de 3 a 5,9) e vigorosa (METs ≥ 6). Diversos estudos (nacionais e internacionais) identificaram que a maioria das gestantes oscila entre o padrão sedentário de atividade física e o leve até o segundo trimestre, com a minoria praticando algum exercício no terceiro trimestre. Em vista dessa constatação, os profissionais da assistência pré-natal precisam receber treinamento adequado quanto ao planejamento e à sistemática da prescrição de exercícios a fim de modificar o padrão inato de exercício na gravidez[8].

Se em algum momento surgir a ideia de que seria mais seguro a gestante não praticar exercício, o profissional deverá apropriar-se do que a ACOG publicou em 2020: quando os exercícios são corretamente indicados, eles causam riscos mínimos e beneficiam a grande maioria das mulheres e seus filhos[9].

Considera-se que os principais fatores relacionados com o risco gestacional envolvem condições individuais, socioeconômicas e familiares, história reprodutiva anterior e condições e intercorrências clínicas ou obstétricas na gestação atual (Figura 13.1)[10]. Diversos são os benefícios maternos e fetais proporcionados pelos exercícios na gestação (Quadros 13.1 e 13.2).

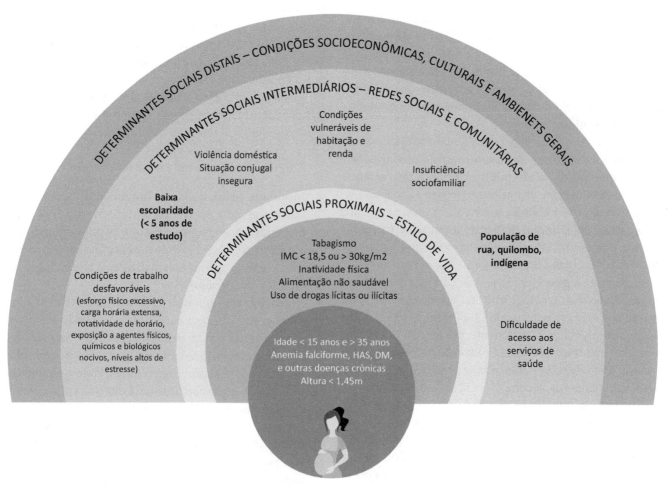

Figura 13.1 Fatores de risco determinantes da gravidez. (*DM*: diabetes *mellitus*; *HAS*: hipertensão arterial sistêmica.) (Reproduzida de Ministério da Saúde, 2019[10].)

Quadro 13.1 Benefícios maternos proporcionados pelo exercício na gravidez

- Diminuição da possibilidade de complicações obstétricas
- Redução da dor na cintura pélvica
- Menos percepção da dor corporal
- Redução do edema gestacional
- Redução de cãibras
- Prevenção de varizes e trombose venosa profunda
- Melhora da resistência e flexibilidade musculares
- Redução do estresse cardiovascular
- Menos risco de doenças hipertensivas
- Melhor controle de peso
- Melhora dos níveis de tolerância à glicose materna
- Redução da resistência à insulina
- Redução no risco de diabetes *mellitus* gestacional
- Melhora da densidade mineral óssea
- Promoção de crescimento mais favorável e funcional da placenta
- Menos risco de parto prematuro
- Menor duração da fase ativa do parto
- Diminuição da incidência de cesárea
- Menos tempo de hospitalização após o parto
- Melhor recuperação no puerpério
- Redução do absenteísmo ao trabalho
- Melhora nos ajustes posturais
- Redução da ansiedade e da insônia
- Diminuição da sensação de isolamento
- Contribuição para a autoconfiança e elevação da autoestima
- Melhora da autoimagem corporal

Fonte: adaptado das referências 4 a 7 e 11 a 32.

Quadro 13.2 Benefícios fetais proporcionados pelo exercício na gravidez

- Redução da adiposidade e do peso ao nascer (especialmente em fetos grandes para a idade gestacional)
- Redução do risco de macrossomia
- Aumento da tolerância ao estresse
- Melhora da saúde autonômica cardíaca
- Aceleração da maturação neurocomportamental
- Prevenção da transmissão intergeracional de deficiências metabólicas
- Impacto epigenético positivo
- Redução do risco de obesidade na infância
- Fortalecimento das respostas imunológicas
- Melhora do escore de Apgar

Fonte: adaptado das referências 4 a 7 e 11 a 32.

INDICAÇÃO E PRESCRIÇÃO PARA A PRÁTICA DE EXERCÍCIOS NO PERÍODO GESTACIONAL

Antes do início de qualquer atividade física/exercício, a gestante deve vir sendo acompanhada regularmente por profissional de saúde (médico ou enfermeiro) que conduza seu pré-natal. Sempre que possível, convém obter o encaminhamento para realização do exercício ou anotar o contato do profissional para esclarecimentos eventuais.

Praticamente todas as gestantes experimentam algum desconforto físico até o final da gravidez, ocasionando sintomas temporariamente incapacitantes em 25% dos casos. Essa circunstância pode tornar-se uma barreira para a participação da mulher em um programa de exercícios[33]. É oportuno que o fisioterapeuta desenvolva estratégias que minimizem os desconfortos e promova a saúde da unidade materno-fetal.

É fundamental que a gestante seja submetida a uma avaliação cuidadosa por parte do profissional que conduzirá o programa de exercício para garantir que não haja nenhum motivo de saúde para que os exercícios sejam evitados e contribuir para o sucesso do parto[10]. O profissional deverá ter formação acadêmica na área da saúde e conhecimento sobre a fisiologia da gestação e as principais complicações gravídicas, restrições ao exercício e situações em que este deve ser interrompido. Com essas informações em mãos, a prescrição de exercício deve ser individualizada de acordo com as particularidades de cada mulher.

Caso a gestação seja de risco habitual, as atividades físicas pré-gravidez podem ser mantidas. Recomenda-se que mesmo as mulheres sedentárias iniciem algum exercício durante o período gestacional[9].

Recomendações dos exercícios físicos na gravidez

Por que prescrever exercícios para gestantes?

Considerando que a inatividade física é o quarto principal fator de risco para mortalidade precoce em todo o mundo e que o sedentarismo na gestação e o ganho excessivo de peso são reconhecidos como fatores de risco independentes para a obesidade materna e complicações relacionadas à gravidez, justifica-se que as gestantes de risco habitual se exercitem regularmente[9].

Quando prescrever exercícios para gestantes?

Como durante a gravidez a mulher frequenta regularmente os serviços de saúde e em geral se sente mais motivada pela atenção prestada, esse é o momento ideal para adotar (ou reforçar) um estilo de vida saudável com a prática de atividade física. Cabe ao profissional incentivar a realização e minimizar as dúvidas que possam existir.

A prática deverá ser iniciada no primeiro trimestre, a partir de 12 semanas de gestação, e seguir até a data do parto – se o exercício for bem tolerado[9]. Caso a gestante permaneça sedentária, o exercício só poderá ser iniciado com segurança até que se completem 30 semanas de gestação[34].

Quais exercícios prescrever para gestantes?

Gestantes que já tinham o hábito de praticar atividade aeróbica de intensidade vigorosa (ou que eram fisicamente ativas antes de engravidar) poderão continuar a realizá-la, mas é prudente que o prestador de cuidados obstétricos seja consultado para identificar se ou como ajustar essa atividade[9].

Em caso de dor na coluna e cintura pélvica, é recomendada a realização de exercício dentro d'água (veja o Capítulo 16). A flutuabilidade reduz a sobrecarga osteoarticular, visto que a imersão é capaz de diminuir em aproximadamente 83% o peso materno[15].

Como prescrever exercícios para gestantes?

A ACOG[9] indica pelo menos 150 minutos de exercícios aeróbicos de moderada intensidade, divididos ao longo da semana. Em caso de dúvidas específicas sobre a segurança da prática, especialistas e subespecialistas deverão ser consultados (obstetras, especialistas em medicina materno-fetal, cardiologistas e pneumologistas).

As principais mudanças anatomofisiológicas que exigem cautela são o ganho de peso progressivo e a mudança no centro de gravidade. Essas alterações acarretam aumento nas forças das articulações e da coluna durante o levantamento de peso. O fortalecimento adaptado da musculatura paravertebral e abdominal pode minimizar o risco de dor na cintura pélvica.

A partir de 20 semanas de gestação, a posição supina deve ser evitada nos exercícios para não ocasionar hipotensão materna e redução da oxigenação fetal – por diminuição do retorno venoso em razão da compressão aortocava do útero gravídico (Figura 13.2). Além disso, a

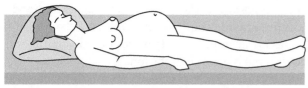

1. Posição supina

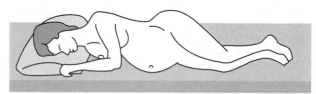

2. Posição lateral

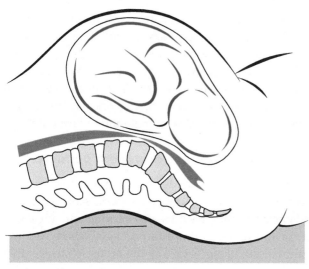

Visão lateral

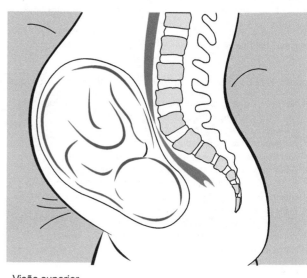

Visão superior

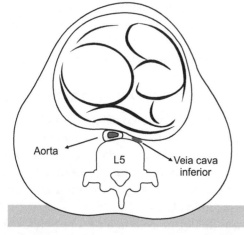

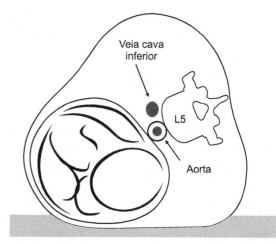

Cortes

Figura 13.2 Compressão e descompressão da veia cava inferior e da artéria aorta pelo útero gravídico nas posições supina e lateral.

Quadro 13.3 Escala de Borg de esforço percebido

6	
7	Muito, muito leve/fácil
8	
9	Um pouco leve/fácil
10	
11	Bastante leve/fácil
12	
13	Um pouco pesado/cansativo
14	
15	Pesado/cansativo
16	
17	Muito pesado/cansativo
18	
19	Muito, muito pesado/cansativo
20	

Fonte: ACOG, 2020[9].

gestante deve manter-se sempre hidratada, usar roupas leves e sutiã/*top* de apoio que possibilitem o movimento fluido, e a temperatura do local deve ser mantida estável para proteção contra estresse térmico e evitar defeitos do tubo neural[9].

Em virtude das mudanças hemodinâmicas maternas, a classificação de esforço percebido é mais eficaz do que parâmetros de frequência cardíaca para monitorizar se o exercício tem intensidade adequada. Nos treinos de intensidade moderada (para mulheres previamente ativas), a pontuação na escala de Borg deverá ser de 12 a 14 – um pouco difícil (Quadro 13.3). Nesse nível, a gestante

será capaz de manter a conversação enquanto se exercita. As grávidas que estavam sedentárias deverão seguir uma progressão mais gradual de exercício[9].

Os exercícios resistidos isométricos podem reduzir o suprimento sanguíneo para os órgãos esplâncnicos e a placenta, provocando sofrimento fetal por hipóxia. Isso ocorre, principalmente, quando são associados com manobra de Valsalva e realizados intensamente. Além disso, não devem ser realizados pelas gestantes com pré-eclâmpsia, pois aumentam a pressão arterial, a frequência cardíaca, o débito cardíaco e as catecolaminas sanguíneas[35]. Em gestantes saudáveis, são sugeridas poucas repetições, de modo a evitar as alterações cardiovasculares e com enfoque apenas nos exercícios que promovam benefício na postura da gestante – como no caso da estabilização vertebral.

Os exercícios de estabilização espinhal/vertebral são especialmente importantes nos casos de dor na coluna e não prejudicam a gravidez porque consistem em técnicas de baixa amplitude. Objetivam aperfeiçoar o controle neuromuscular e estimular o fortalecimento e a capacidade de resistência dos grupos musculares do tronco e do assoalho pélvico, os quais controlam a estabilidade dinâmica intersegmentar da coluna vertebral (Figura 13.3)[36]. É importante que a gestante não realize apneia ou Valsalva no momento da contração (Figura 13.4).

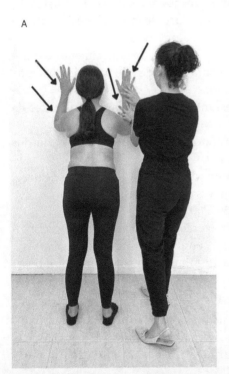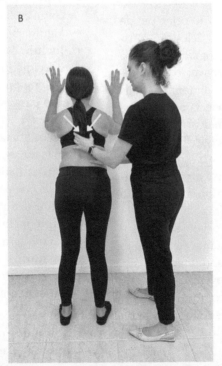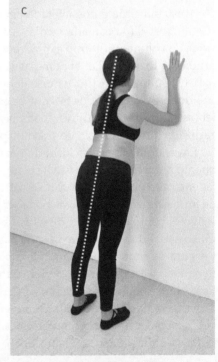

Figura 13.3 Exercício de estabilização vertebral. **A** Posicionamento correto: cotovelos, antebraços e palmas das mãos pressionam a parede durante a expiração. **B** A gestante é orientada a tentar aproximar as escápulas em toda a expiração do exercício. **C** Posicionamento do tronco alinhado com os membros inferiores e pés afastados na largura do quadril.

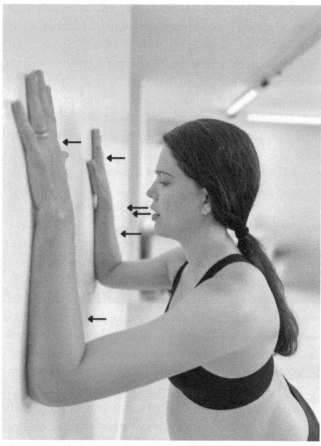

Figura 13.4 Durante o exercício de estabilização, a boca deverá permanecer entreaberta para facilitar a expiração e evitar apneia ou manobra de Valsalva.

A estabilização é possibilitada pela ação principal de três músculos (da camada média) – dois deles são músculos da coluna (multífido e quadrado lombar) e um do grupamento muscular abdominal (transverso abdominal). Este último constitui a musculatura abdominal mais profunda e é o único dos três que se conecta com as vértebras. Além disso, sua ativação também ocorre quando é realizada forte contração do assoalho pélvico[37].

Em relação aos exercícios abdominais, há controvérsia quanto à sua realização e não há consenso quanto às vantagens[35]. Em virtude do crescimento uterino, a capacidade de fortalecimento do abdome pode ser impedida pelo desenvolvimento da diástase de retos, associada à fraqueza muscular abdominal[16]. Uma forma bastante conveniente e segura de contração da musculatura abdominal consiste na inclinação pélvica posterior (retroversão pélvica)[38]. Esse exercício não aparenta causar desconforto ou sobrecarga, podendo ser realizado com a gestante sentada na bola, na cadeira, no chão ou até mesmo de pé (com os joelhos semiflexionados [Figura 13.5]).

Exercícios de alta intensidade ou prolongados (> 45 minutos) podem causar hipoglicemia; assim, pode ser necessária a ingestão calórica antes da atividade[9]. Um estudo com 679 gestantes que praticavam treino intenso de resistência (levantamento de peso olímpico, manobra de Valsalva e levantamento de peso supino) averiguou que todas as participantes eram capazes de levantar, pelo menos, 80% de uma repetição máxima (RM). A maioria dessas gestantes (66%) não relatou complicações durante a gravidez ou no pós-parto, apesar de apenas 34% terem continuado a prática de exercícios com manobra de Valsalva. Um fato significativo foi a proporção de incontinência urinária (IU) pós-parto entre essas praticantes (57%), em comparação com a população em geral (32%), mesmo sabendo que as mulheres (não grávidas) que participam de treinamento de alto impacto têm 41% de prevalência de IU. Por isso, é importante reforçar que o fisioterapeuta deve ser mais atuante nessa população[39].

SUGESTÃO DE PROTOCOLO GERAL

- **Treino para gestantes que estavam sedentárias[40]:**
  - **Frequência:** três a quatro vezes por semana.
  - **Intensidade:** moderada (12 a 14 da escala de Borg; capaz de conversar enquanto se exercita).
  - **Tempo:** iniciar com 15 minutos e progredir até 30 minutos.
  - **Tipo:** incluir exercícios aeróbicos e de resistência, como caminhada e uso de faixas de resistência ou alguma atividade agradável.
  - **Incluir:** 10 a 15 minutos de aquecimento e desaquecimento com atividades de baixa intensidade e alongamento.
- **Treino para gestantes regularmente ativas antes da gravidez[40]:**
  - **Frequência:** todos os dias ou a maior parte dos dias da semana.
  - **Intensidade:** moderada (13 a 14 da escala de Borg; capaz de conversar enquanto se exercita).
  - **Tempo:** de 30 a 60 minutos.
  - **Tipo:** incluir exercícios aeróbicos e com resistência moderada (conforme as sugestões abaixo).
  - **Incluir:** 10 a 15 minutos de aquecimento e desaquecimento com atividades de baixa intensidade e alongamento.

É importante que o fisioterapeuta conheça as condições clínicas que possam tornar necessária a interrupção do exercício (Quadro 13.4).

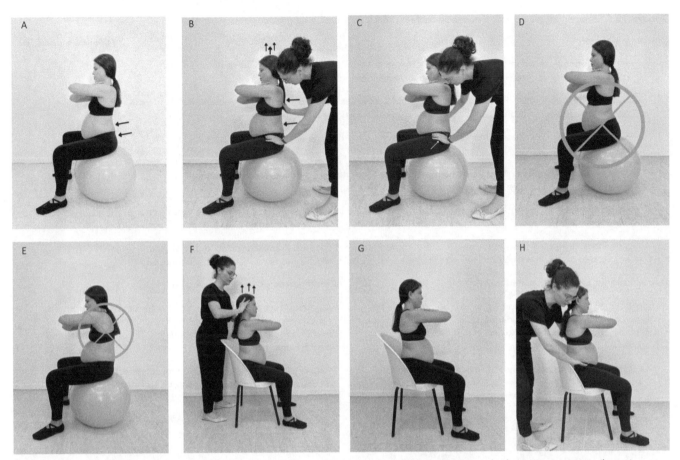

Figura 13.5A A gestante deverá iniciar o movimento com a pelve partindo da posição neutra. A posição dos braços é meramente ilustrativa, para melhor visualização da cintura pélvica. **B** Orientação sobre o correto posicionamento da coluna (em autocrescimento), das escápulas (ativadas) e da pelve (neutra). **C** Se a gestante não souber realizar corretamente o movimento, o fisioterapeuta deverá apoiar as mãos sobre as cristas ilíacas para direcionar o movimento correto – orientar que a expiração será acompanhada de retroversão pélvica e a inspiração realizada no retorno à posição neutra. **D** Para este exercício, em nenhum momento a gestante deverá fazer hiperlordose lombar e anteversão pélvica. **E** O movimento é restrito à pelve – orientar para que não haja movimento no nível da coluna torácica. **F** O mesmo exercício realizado na cadeira (em domicílio), sempre em autocrescimento. **G** Inicia-se o movimento com a pelve partindo da posição neutra. A posição dos braços é meramente ilustrativa, para melhor visualização da cintura pélvica. **H** O fisioterapeuta poderá apoiar as mãos sobre as cristas ilíacas para direcionar o movimento correto. Os pés deverão estar sempre apoiados no chão com os joelhos separados.

Quadro 13.4 Condições clínicas para interrupção do exercício

- Sangramento vaginal
- Dor abdominal
- Contrações dolorosas regulares
- Perda de líquido amniótico
- Dispneia antes do esforço
- Tontura
- Dor de cabeça
- Dor no peito
- Fraqueza muscular afetando o equilíbrio
- Dor ou edema na panturrilha

Fonte: ACOG, 2020[9].

CURIOSIDADES

Um ponto interessante identificado por um estudo de coorte do Reino Unido com 14.273 gestantes de feto único consistiu na associação positiva entre ter um animal de estimação (cachorro) e a prática de exercício (especialmente a caminhada) – foi considerada positiva a associação entre realização de caminhadas rápidas (2 horas ou mais por semana) e o fato de ter um cachorro (p < 0,001); as mulheres com peso adequado e sobrepeso se revelaram mais predispostas a realizar a atividade do que as obesas (p < 0,001), apesar de a atividade não ter influído no ganho de peso total da gestação[23].

Uma boa estratégia para adesão da gestante ao exercício consiste em verificar se ela tem animal de estimação e estimular a associação com o hábito de passear com o animal. Como se pode perceber, a escolha do programa de exercício dependerá das preferências da mulher e dos recursos disponíveis[6].

NÍVEL DE EVIDÊNCIA DAS RECOMENDAÇÕES

O Quadro 13.5 apresenta seis recomendações sobre a prática de exercício na gestação[16].

Quadro 13.5 Recomendações e nível de evidência sobre a prática de exercício na gestação

Recomendações		Nível de evidência
1	Todas as gestantes sem contraindicações devem ser encorajadas a participar de exercícios aeróbicos e de condicionamento de resistência como parte de um estilo de vida saudável	II-1, 2B
2	O objetivo adequado para o condicionamento aeróbico deve ser aquele capaz de manter bom nível de *fitness*/ boa forma sem tentar alcançar um pico ou treinar para uma competição atlética	II-1, 2C
3	As gestantes devem escolher atividades físicas que minimizem o risco de desequilíbrio e a possibilidade de causar trauma fetal	III-C
4	As gestantes devem ser alertadas de que o exercício não ocasiona nem aumenta a possibilidade de consequências desfavoráveis para a gravidez ou o feto	II-1, 2B
5	A realização de exercícios para o assoalho pélvico no puerpério imediato pode reduzir o risco de incontinência urinária futura	II-1C
6	As mulheres devem ser informadas de que a prática de exercício moderado durante a lactação não afeta a quantidade ou a composição do leite materno ou causa impacto negativo no crescimento do recém-nascido	I-A

Qualidade da avaliação da evidência	Classificação das recomendações
A qualidade da evidência relatada pela diretriz da Sociedade de Obstetras e Ginecologistas do Canadá se utiliza da avaliação do critério de evidência delineado no *Report of the Canadian Task Force on the Periodic Health Exam*	Recomendações incluídas nessas diretrizes foram adaptadas do método de *ranking* descrito na recomendação de classificação encontrada no *Report of the Canadian Task Force on the Periodic Health Exam*
I: Evidência obtida de pelo menos um estudo randomizado e controlado	A. Há boa evidência para apoiar a recomendação de que a condição seja considerada especificamente em um exame periódico de saúde
II-1: Evidência de estudos controlados bem desenhados sem randomização	B. Há razoável evidência que apoie a recomendação de que a condição seja considerada especificamente em um exame periódico de saúde
II-2: Evidência de estudos de coorte bem desenhados (prospectivos ou retrospectivos) ou estudos de caso-controle, preferencialmente de mais de um centro ou grupo de pesquisa	C. Há pouca evidência em relação à inclusão ou exclusão da condição em um exame periódico de saúde, mas podem ser feitas recomendações por outros motivos
II-3: Evidência obtida mediante a comparação entre tempos e lugares com ou sem intervenção; resultados dramáticos em experimentos não controlados poderiam ser incluídos nessa categoria	D. Há razoável evidência que apoie a recomendação de que a condição não seja considerada em um exame periódico de saúde
III: Opiniões de autoridades respeitadas baseadas em experiência clínica, estudos descritivos ou relatório de comitê de *experts*	E. Há boas evidências para apoiar a recomendação de que a condição seja excluída quando considerada em um exame periódico de saúde

Fonte: Davies *et al.*, 2003[16].

GESTANTE ATLETA

A gestante atleta pode praticar exercícios com maiores intensidade, duração e frequência, mas não deve competir. Essas mulheres estão acostumadas a treinar de maneira intensa, têm grande tolerância ao esforço físico, desprezam os sinais de exaustão corporal e continuam o exercício apesar do desconforto[9]. No entanto, a atleta grávida deve ter ciência de que as alterações fisiológicas da gravidez – ganho de peso, postura modificada e alteração no centro de gravidade e nas articulações e ligamentos – podem afetar e/ou limitar seu desempenho[9]. Como esse conjunto de fatores pode representar risco para a unidade materno-fetal, são necessárias maiores atenção e orientação.

CONSIDERAÇÕES FINAIS

Além dos variados tipos de exercícios que as gestantes poderão escolher, os fisioterapeutas (que são profissionais do movimento e da biomecânica) devem permanecer atentos a importantes questões que irão repercutir na melhor prática. O correto posicionamento influenciará a respiração adequada, o trabalho diafragmático, a expansão pulmonar e a oxigenação geral (fundamental no desempenho muscular). Segundo conhecimentos propagados na ioga e por De Gasquet[41] (apesar da inexistência de revisões sistemáticas ou ensaios clínicos – Base de dados Medline/PubMed, Lilacs, Biblioteca Cochrane, CINHAL – até março de 2024), a melhor postura deve ser aquela em que há maior espaço entre a pelve e as

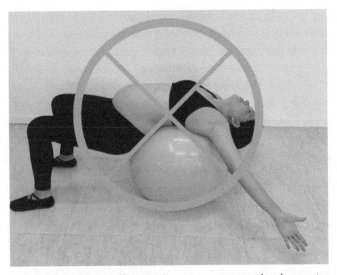

Figura 13.6 A gestante deverá evitar o aumento excessivo da curvatura anterior do tronco.

costelas, com constantes autocrescimento e alongamento da coluna. As variações anatômicas e étnicas também devem ser respeitadas, sempre com o objetivo de diminuir as tensões musculoarticulares em cada exercício[41].

Posições que ampliam a curvatura anterior do tronco devem ser evitadas a fim de prevenir aumento da diástase e prolapso uterino, uma vez que nessas posições há estiramento dos ligamentos uterossacros (Figura 13.6). As posições em assimetria de membro inferior e com fechamento do ângulo do quadril devem ser incentivadas por protegerem contra a ocorrência de hiperlordose lombar com consequentes desestabilização da região e dor (Figura 13.7)[41].

Para reduzir a chance de hipotensão supina, dispneia e diminuição da oxigenação fetal, recomenda-se a utilização de um triângulo sob a coluna de modo a manter uma angulação superior a 30 ou 40 graus entre o tronco e os membros inferiores (Figura 13.8).

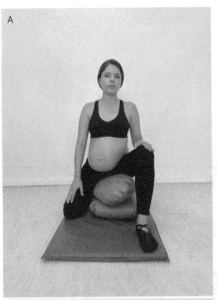

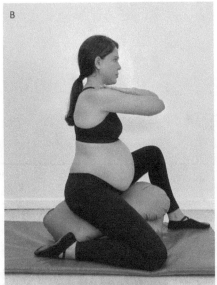

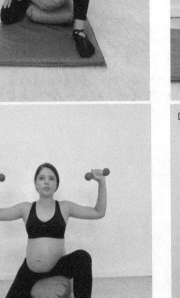

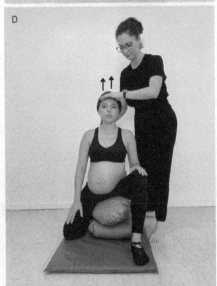

Figura 13.7A Posição em assimetria de membros inferiores com fechamento do ângulo de um dos lados do quadril. **B** Posicionamento sem aumento da lordose lombar. **C** A gestante se sente bem confortável para realizar exercícios de membros superiores nesta posição. **D** Orientação e correção para a gestante permanecer em autocrescimento.

Por oferecer mais resultados e prevenir lesões, a prática supervisionada de exercício deve ser incentivada. Além disso, a atividade deverá ser adaptada à realidade socioeconômica-cultural de cada mulher[42]. A promoção de funcionalidade e saúde é o objetivo do treino na gravidez, enquanto o apelo estético permanece em segundo plano[35].

Travesseiros com formatos especiais para acomodar o abdome ou as pernas (triangular e como um "ninho") são capazes de reduzir a dor na coluna, melhorar a posição para dormir e promover a adaptação para realização dos exercícios (Figura 13.9)[12]. O uso de cinto pélvico para estabilização da articulação sacroilíaca e do quadril também pode ser associado ao treino para facilitar o movimento e reduzir alguma dor própria desse período (Figura 13.10).

Cabe ressaltar que o treino muscular do assoalho pélvico deve tornar-se um elemento padrão de cuidado tanto pré como pós-natal (veja o Capítulo 14)[35]. Esse treino deve ser feito de modo intensivo e supervisionado, visto que seus efeitos são mais consistentes em prevenir a IU, ao final da gravidez e 6 meses após o parto, do que quando a gestante recebe apenas orientações (verbais ou escritas)[35].

A atualização do profissional de saúde é fundamental porque, quando não encontra amparo, a mulher acaba buscando informações por si própria em fontes nem sempre confiáveis, podendo até desenvolver ansiedade e colocar em risco a saúde materno-fetal[24].

A atualização constante e o *networking* entre os profissionais da área são fundamentais para levar a saúde de maneira mais eficaz e estratégica para a população especial de gestantes.

A despeito de ser de cerca de 40 semanas a previsão do tempo de gravidez, esse período passa rápido. Assim, as intervenções devem ser precisas, objetivas e assertivas, sem deixar de lado a humanização do cuidado.

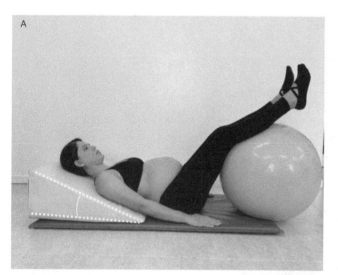
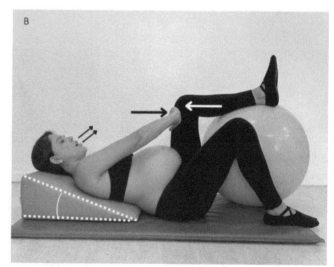

Figura 13.8A Exercícios na posição supina com triângulo sob as costas (com 30 a 40 graus de inclinação). **B** Exemplo de exercício de estabilização vertebral em assimetria, com contrapressão dos membros superior direito e inferior esquerdo durante a expiração, mantendo a inclinação de 30 graus do tronco.

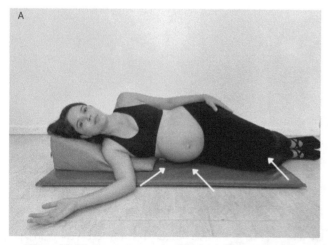
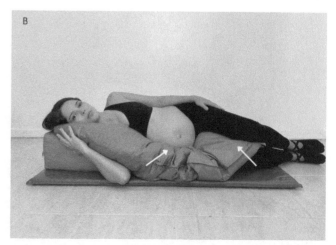

Figura 13.9A A gestante em decúbito lateral sem apoio sob o abdome sente desconforto. **B** Utensílios para apoio e conforto da gestante.

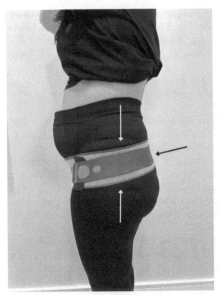 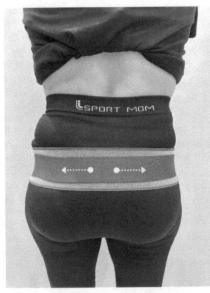 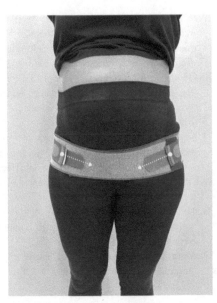

Figura 13.10 Cinto pélvico para estabilização sacroilíaca e de quadril. **A** Visão lateral. **B** Visão posterior. **C** Visão anterior.

Referências

1. Brasil, Ministério da Saúde. Áreas técnicas. Projetos de promoção à saúde. Disponível em: www.saude.gov.br. Acesso em: 23 out 2023.
2. World Health Organization. WHO recommendations on antenatal care for a positive pregnancy experience. Human Reproduction Program. Genebra: WHO, 2016.
3. ACOG Committee Obstetric Practice. ACOG Committee Opinion, Number 267. Exercise during pregnancy and the postpartum period. Obstet Gynecol 2002; 99(1):171-3.
4. Melzer K, Schutz Y, Boulvain M, Kayser B. Physical activity and pregnancy: Cardiovascular adaptations, recommendations and pregnancy outcomes. Sports Med 2010; 40(6):493-507.
5. Batista DC, Chiara VL, Gugelmin SA, Martins PD. Atividade física e gestação: Saúde da gestante não atleta e crescimento fetal. Rev Bras Saúde Matern Infant 2003; 3(2):151-8.
6. Matsudo VKR, Matsudo SMM. Atividade física e esportiva na gravidez. In: Tedesco JJ. A grávida. São Paulo: Atheneu, 2000: 59-81.
7. Lima F, Oliveira N. Gravidez e exercício. Rev Bras Reumatol 2005; 45(3):188-90.
8. Tavares JS, Melo ASO, Amorim MMR. Padrão de atividade física entre gestantes atendidas pela estratégia Saúde da Família de Campina Grande, PB. Rev Bras Epidemiol 2009; 12(1):10-9.
9. ACOG Committee Obstetric Practice. ACOG Committee Opinion, Number 804. Physical activity and exercise during pregnancy and the postpartum period. Obstet Gynecol 2020; 135(4):e178-e88.
10. Brasil, Ministério da Saúde. Nota técnica para organização da rede de atenção à saúde com foco na atenção primária à saúde e na atenção ambulatorial especializada – Saúde da mulher na gestação, parto e puerpério. Sociedade Beneficente Israelita Brasileira Albert Einstein. São Paulo: Hospital Israelita Albert Einstein: Ministério da Saúde, 2019.
11. Silva FT. Avaliação do nível de atividade física durante a gestação. Rev Bras Ginecol Obstet 2007; 29(9):490-500.
12. Hass JS, Jackson RA, Fuentes-Afflick E et al. Changes in the health status of women during and after pregnancy. Gen Intern Med 2005; 20(1):45-51.
13. Tsakiridis I, Bakaloudi DR, Oikonomidou AC, Dagklis T, Chourdakis M. Exercise during pregnancy: a comparative review of guidelines. J Perinat Med. 2020; 48 (6):519-525
14. Young G, Jewell D. Interventions for preventing and treating pelvic and back pain in pregnancy. Cochrane Database Syst Rev 2002; (1):CD001139.
15. Garshasbi A, Faghih Zadeh S. The effect of exercise on the intensity of low back pain in pregnant women. Int J Gynaecol Obstet 2005; (88):271-5.
16. Davies GA, Wolfe LA, Mottola MF et al. Exercise in pregnancy and the postpartum period. J Obstet Gynaecol Can 2003; 25(6):516-29.
17. Helmrich SP, Ragland DR, Paffenbarger SR. Prevention of non-insulin-dependent diabetes mellitus with physical activity. Med Sci Sports Exerc 1994; 26(7):824-30.
18. Ruchat SM, Davenport MH, Giroux I et al. Nutrition and exercise reduce excessive weight gain in normal-weight pregnant women. Med Sci Sports Exerc 2012; 44(8):1419-26.
19. American College of Sports Medicine; American Dietetic Association; Dietitians of Canada. Joint position statement: Nutrition and athletic performance. Med Sci Sports Exerc 2000; 32(12):2130-45.
20. Brown A, Avery A. Healthy weight management during pregnancy: What advice and information is being provided. J Hum Nutr Diet 2012; 25(4):378-87.
21. Barakat R, Cordero Y, Coteron J, Luaces M, Montejo R. Exercise during pregnancy improves maternal glucose screen at 24-28 weeks: A randomised controlled trial. Br J Sports Med 2012; 46(9):656-61.
22. Jovanik-Peterson L, Peterson CM. Exercise and the nutritional management of diabetes during pregnancy. Obstet Gynecol Clin North Am 1996; 23(1):75-86.
23. Westgarth C, Liu J, Heron J et al. Dog ownership during pregnancy, maternal activity, and obesity: A cross-sectional study. PLoS One 2012; 7(2):e31315.
24. Hartmann S, Bung P. Physical exercise during pregnancy – Physiological considerations and recommendations. J Perinat Med 1999; 27(3):204-15.
25. Cardozo L, Rovne, E, Wagg A, Wein A, Abrams P. (eds) Incontinence. 7. ed. Bristol, UK: ICI-ICS – International Continence Society, 2023.
26. Pires JLVR. Qualidade de vida de gestantes com incontinência urinária atendidas nas unidades básicas de saúde. Dissertação de mestrado. Fortaleza: Universidade de Fortaleza, 2009.
27. Bø K, Haakstad LA. Is pelvic floor muscle training effective when taught in a general fitness class in pregnancy? A randomised controlled trial. Physiotherapy 2011; 97(3):190-5.
28. Horns PN, Ratcliffe LP, Leggett JC, Swanson MS. Pregnancy outcomes among active and sedentary primiparous women. J Obstet Gynecol Neonatal Nurs 1996; 25(1):49-54.

29. Stevanović-Silva J, Beleza J, Coxito P, Costa RC, Ascensão A, Magalhães J. Fit mothers for a healthy future: Breaking the inter-generational cycle of non-alcoholic fatty liver disease with maternal exercise. Eur J Clin Invest 2022; 52(3):e13596.

30. Goudreau AD, Everest C, Nagpal TS et al. Elucidating the interaction between maternal physical activity and circulating myokines throughout gestation: A scoping review. Am J Reprod Immunol 2021; 86(5):e13488.

31. Newton ER, May L. Adaptation of maternal-fetal physiology to exercise in pregnancy: The basis of guidelines for physical activity in pregnancy. Clin Med Insights Women's Health 2017; 23(10).

32. Mottola MF, Artal R. Fetal and maternal metabolic responses to exercise during pregnancy. Early Hum Dev 2016; 94:33-41.

33. Bungum TJ, Peaslee DL, Jackson AW, Perez MA. Exercise during pregnancy and type of delivery in nulliparae. J Obstet Gynecol Neonatal Nurs 2000; 29(3):258-64.

34. Wolfe LA, Weissgerber TL. Clinical physiology of exercise in pregnancy: A literature review. J Obstet Gynaecol Can 2003; 25(6):473-83.

35. Ribeiro CP, Milanez H. Knowledge, attitude and practice of women in Campinas, São Paulo, Brazil with respect to physical exercise in pregnancy: A descriptive study. Reprod Health J 2011; 8(31):1-7.

36. Artal R, Wiswell RA, Drinkwater BL. O exercício na gravidez. Barueri: Manole, 1998.

37. Szymanski LM, Satin AJ. Exercise during pregnancy: Fetal responses to current public health guidelines. Obstet Gynecol 2012; 119(3):603-10.

38. Barros MC, Lopes MAB. Prática de exercícios resistidos na gravidez e no pós-parto. In: Lopes MAB, Zugaib M. (org.) Atividade física na gravidez e no pós-parto. Roca, 2009.

39. Prevett C, Kimber ML, Forner L, Vivo M, Davenport MH. Impact of heavy resistance training on pregnancy and postpartum health outcomes. Int Urogynecol J 2023; 34(2):405-11.

40. May LE, Allen JJ, Gustafson KM. Fetal and maternal cardiac responses to physical activity and exercise during pregnancy. Early Hum Dev 2016; 94:49-52.

41. Gasquet B. Bien-être et maternite. França: Albin Michel, 2022.

42. Blair SN. Physical activity, epidemiology, public health, and the American College of Sports Medicine. Med Sci Sports Exerc. 2003;35(9):1463.

CAPÍTULO 14

Treinamento dos Músculos do Assoalho Pélvico na Gestação

Thaiana Bezerra Duarte ▪ Elaine Cristine Lemes Mateus de Vasconcelos
Roberta Leopoldino de Andrade Batista ▪ Aline Moreira Ribeiro ▪ Cristine Homsi Jorge

INTRODUÇÃO

O ciclo gravídico-puerperal promove inúmeras repercussões no organismo feminino, predispondo alterações no assoalho pélvico (AP) que podem levar ao desenvolvimento de disfunções. O aumento progressivo do volume uterino na gestação acarreta sobrecarga do AP, o que pode resultar em trauma muscular, lesão nervosa e dano ao tecido conjuntivo, favorecendo o desenvolvimento de incontinência urinária, incontinência anal e prolapso de órgãos pélvicos.

O treinamento dos músculos do assoalho pélvico (MAP) durante a gestação tem o intuito de prevenir o desenvolvimento de incontinência urinária e anal, assim como preparar essa musculatura para o parto.

Nesse contexto, o presente capítulo visa explicitar as consequências da gestação e do parto sobre a musculatura do AP e fundamentar a prescrição do treinamento para essa musculatura, respaldada nas evidências científicas atuais disponíveis.

ANATOMIA FUNCIONAL DOS MÚSCULOS DO ASSOALHO PÉLVICO

O AP é uma estrutura complexa que engloba o conjunto de músculos, conexões neurais, vasos sanguíneos, fáscias e ligamentos, cujas funções são representadas pela manutenção das continências urinária e anal, auxílio na sustentação e suporte dos órgãos pélvicos (bexiga, vagina e reto) e permissão para passagem do feto durante o parto, sendo imprescindível, também, para a função sexual[1,2].

O AP é delimitado anteriormente pelo arco púbico, posteriormente pelo cóccix e lateralmente pelos ramos isquiopúbicos, ligamentos sacrotuberais e margens laterais do sacro e cóccix. Os MAP são formados, em sua maior porção, pelos músculos do grupo levantador do ânus[1,3].

O levantador do ânus constitui o diafragma pélvico e é subdivido em porções denominadas conforme suas inserções musculares e vísceras pélvicas com as quais esses feixes se relacionam. Frequentemente descrito como músculos separados, apesar da difícil distinção dos limites de cada parte e das funções similares que eles exercem, compreende os músculos isquiococcígeo, iliococcígeo e pubococcígeo, este último subdividido em puboperineal, pubovaginal, puboanal e puborretal. A parte isquiococcígea pode, às vezes, ser referida como um músculo separado, denominado músculo coccígeo (Figura 14.1). O músculo isquiococcígeo foi considerado vestigial, de acordo com a terminologia reportada pela *International Continence Society* (ICS) em 2021[4].

O músculo levantador do ânus funde-se contralateral e anteriormente à rafe anococcígea, dando origem à placa do levantador do ânus. Com o aumento da pressão intra-abdominal, as vísceras são lançadas sobre essa placa que, contraída, impede o prolapso genital. Assim, esses músculos são responsáveis pelo suporte dos órgãos pélvicos e também auxiliam a ação do esfíncter da uretra, vagina e reto, sendo compostos por 70% de fibras musculares do tipo I e 30% de fibras musculares do tipo II. Essa composição é capaz de manter o tônus muscular por períodos prolongados, bem como permitir a contração repentina quando há aumento da pressão intra-abdominal, como em caso de tosse, espirro e outros tipos de esforço físico[1,3].

O períneo, uma região com formato semelhante a um diamante (losango), encontra-se logo abaixo do AP. Uma linha arbitrária que une as tuberosidades isquiáticas divide o períneo em triângulo urogenital e triângulo anal[5]. O triângulo anal contém o canal anal e seus esfíncteres. O esfíncter anal inclui o esfíncter anal interno, formado por musculatura lisa, e o esfíncter anal externo, de composição muscular estriada esquelética. Esses esfíncteres se fundem superiormente ao músculo puborretal e desempenham importante papel na continência anal[5]. Por outro lado, o triângulo urogenital está dividido em duas partes por uma membrana perineal: o espaço perineal profundo, logo acima dessa membrana, e o espaço perineal superficial, abaixo[1].

Durante muito tempo, o espaço perineal profundo foi considerado uma região anatômica situada entre o diafragma urogenital e a membrana perineal, que, por sua vez, continha a uretra e o esfíncter uretral. No entanto, a existência do diafragma urogenital é incerta, e o esfíncter uretral é hoje reconhecido como pertencente à uretra, não mais somente a circundando. Nesse espaço se encontra o músculo transverso profundo do períneo, que atua para firmar o corpo perineal no plano mediano, ajudando a sustentar os canais viscerais que passam por eles. O esfíncter uretral consiste em músculos estriados e lisos intrínsecos da uretra e do músculo puboperineal (pubouretral), componente do músculo levantador do ânus que circunda a uretra. Tem como função comprimir a uretra, especialmente quando a bexiga contém líquido, exercendo importante papel na continência urinária. Tanto o músculo compressor da uretra como o esfíncter uretrovaginal promovem alongamento e compressão da uretra, auxiliando a continência[1].

Os músculos perineais superficiais correspondem às fibras dos músculos bulboesponjoso, isquiocavernoso e transverso superficial do períneo e auxiliam a função sexual do AP. O músculo bulboesponjoso ajuda no esvaziamento da uretra após o esvaziamento vesical, no estreitamento do orifício vaginal, no esvaziamento das secreções das glândulas vestibulares maiores e na ereção do clitóris. Nesta última função, há, também, a participação do músculo isquiocavernoso (Figura 14.2)[1].

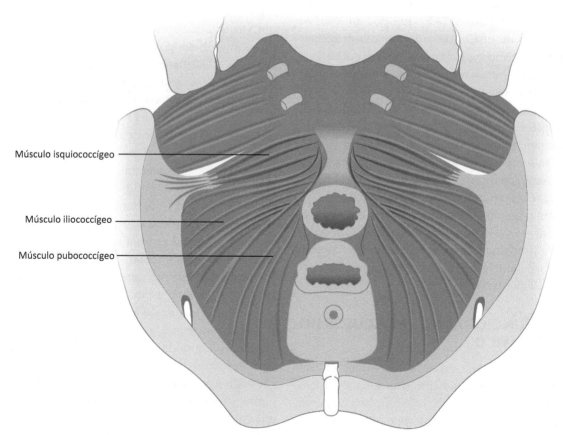

Figura 14.1 Músculos do assoalho pélvico. (Modificada de Strandring, 2010[6].)

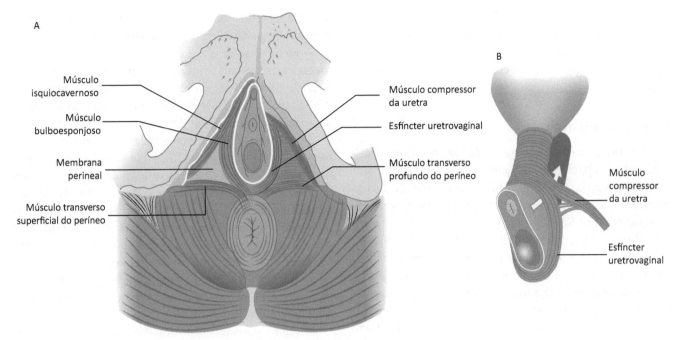

Figura 14.2 Músculos perineais. (Modificada de Strandring, 2010[6].)

MÚSCULOS DO ASSOALHO PÉLVICO NA GESTAÇÃO E NO PARTO

As modificações e adaptações fisiológicas impostas pela gravidez e pelo trabalho de parto têm efeito adverso sobre a estrutura e função dos músculos, nervos e fáscias que formam o complexo do AP[7].

A diminuição de força dos MAP possivelmente está associada a fatores hormonais e mecânicos relacionados com a sobrecarga imposta no decorrer da gestação. O peso corporal materno e o do útero gravídico aumentam a pressão sobre o AP, comprometendo sua função[8]. O aumento da elasticidade dos tecidos, decorrente do efeito hormonal da progesterona, atua como fator adicional para a fragilidade muscular. Como consequência, déficits nas atividades vesical e intestinal e na função sexual ocorrem com frequência, uma vez que esses músculos mantêm relação direta com a sustentação desses aparelhos e o auxílio da função esfincteriana[9].

O quadro pode ser agravado em gestações subsequentes, principalmente se houver ganho ponderal excessivo, além do próprio envelhecimento[7,8]. Após a menacme, são comuns queixas relacionadas à incontinência urinária e ao prolapso de órgãos pélvicos, principalmente em mulheres com número maior de gestações e partos vaginais[10].

O peso do feto e do útero gravídico também produz alterações anatômicas na bexiga e uretra. Há diferenças no ângulo entre o colo vesical e a uretra, produzindo uma abertura maior do colo vesical durante a gestação[11].

Apesar de a gravidez ser uma das causas das disfunções do AP em virtude das alterações que ocorrem nesse período, como as modificações da propriedade do colágeno e de outros tecidos conjuntivos[12], a via de parto, especialmente o parto vaginal, quando mal conduzido, pode ser um fator de risco para o desenvolvimento dessas disfunções (veja o Capítulo 24)[13,14].

Durante o trabalho de parto e no próprio parto, as lesões podem ocorrer por dois mecanismos: por lesão direta, causada pela lesão mecânica ou decorrente da distensão do próprio músculo, e por lesão indireta, causada pela lesão do nervo que o supre[15].

Parto – Lesão direta

A capacidade do AP de contribuir para a manutenção da continência pode ser comprometida pelo parto vaginal. Durante a descida fetal pelo canal de parto, há o alongamento dos músculos, fáscias e nervos, ocasionando, com frequência, rupturas da fáscia endopélvica e dos músculos, associadas ou não a trauma do nervo pudendo[16]. O músculo levantador do ânus pode alongar-se até cerca de metade de seu comprimento para circundar a cabeça fetal sem que ocorra lesão de suas fibras musculares[17].

O parto vaginal, a multiparidade, a episiotomia e a neuropatia do nervo pudendo ocasionada pela sobrecarga do períneo são fatores que aumentam o risco de lesão muscular e diminuem a força do AP[18,19].

Embora seja possível a recuperação dessas lesões, a deposição de tecido conjuntivo local não substitui o suporte pélvico do músculo lesionado, aumentando o risco de disfunções. Esses sintomas se tornam ainda mais evidentes tardiamente, como resultado do processo de envelhecimento que afeta a fáscia já anteriormente enfraquecida.

Parto – Lesão indireta

Durante o parto, pode haver danos aos nervos periféricos[20]. A capacidade do tecido nervoso de se alongar é menor, comparada à do tecido muscular e do tecido conjuntivo presente nas fáscias. Um nervo é capaz de alongar-se entre 6% e 22% além de seu comprimento inicial, enquanto o tecido muscular pode atingir até 200%[21].

À medida que pequenos nervos são separados das fibras musculares, a habilidade contrátil dessas fibras é diminuída e é perdida a função normal. Autores compararam a função do nervo pudendo antes e após o parto e observaram que a denervação do nervo pudendo pode acontecer em cerca de 80% das mulheres após o primeiro parto vaginal, ocorrendo, especialmente, durante a segunda fase do trabalho de parto[22]. Partos prolongados e recém-nascidos de grande peso aumentam o risco de lesão nervosa periférica[23].

EVIDÊNCIAS SOBRE O TREINAMENTO DOS MÚSCULOS DO ASSOALHO PÉLVICO NA GESTAÇÃO

O treinamento dos músculos do assoalho pélvico (TMAP) é definido como contrações voluntárias seletivas e repetitivas desses músculos, seguidas por relaxamento, sendo uma técnica segura, que não exige a utilização de equipamentos sofisticados e que apresenta evidências tanto para o tratamento das disfunções do AP decorrentes da gestação como para a prevenção de algumas dessas alterações[24,25].

Em relação à realização do TMAP como forma de prevenção da incontinência urinária, uma revisão sistemática da *Cochrane Library*, conduzida por Woodley e cols.[26], incluindo 624 mulheres provenientes de seis ensaios clínicos, concluiu que existe evidência moderada (RR: 0,38; IC95%: 0,20 a 0,72) de que a realização do TMAP em mulheres continentes durante a gravidez pode prevenir a incontinência urinária tanto na gestação como no pós-parto. A metanálise de Brennen e cols.[27] verificou, ainda, que tanto o TMAP realizado individualmente como em grupo é capaz de promover efeito similar. No entanto, esse efeito não permanece por mais de 3 a 6 meses após o parto[26].

Se, por um lado, há evidência científica em relação à prevenção das incontinências na gestação e no pós-parto, há certa incerteza quanto a seu efeito em relação ao tratamento de gestantes que já apresentam tais disfunções.

A metanálise de Lu e cols.[28] demonstrou que foram menores as perdas urinárias no grupo que realizou o TMAP, comparadas às do grupo controle (RR: 0,71; IC95%: 0,62 a 0,81). Além disso, o treinamento foi capaz de aumentar a força dos MAP.

No entanto, a revisão sistemática de Woodley e cols.[26] não encontrou diferença (RR: 0,70; IC95%: 0,44 a 1,13), havendo evidência de baixa qualidade em relação aos efeitos do TMAP nas gestantes com incontinência urinária. Talvez essa diferença no efeito do TMAP para tratamento das incontinências urinárias entre as mulheres gestantes e as da população em geral seja decorrente das próprias alterações da gravidez ou em função das barreiras para realização do exercício nesse período. Diante desse cenário, novos estudos precisam ser conduzidos para elucidar tais questões.

O efeito preventivo do TMAP não se limita às incontinências urinárias. O TMAP na gestação previne, também, a ocorrência de laceração perineal de terceiro e quarto graus (RR: 0,50; IC95%: 0,31 a 0,80)[25]. Contudo, poucos estudos reportam a influência desses exercícios sobre o parto. Apesar de alguns autores, como Agur e cols.[29], revelarem que os exercícios podem causar obstrução do canal de parto por levarem à hipertrofia muscular, Bø, Flete & Nystad[30] e Salvesen & Mørkved[31] mostraram que esses exercícios melhoram a flexibilidade, a força e o controle motor, o que facilita a descida e a rotação da cabeça do feto[32], bem como o período expulsivo.

Nesse sentido, a revisão sistemática de Du e cols.[32] demonstrou que, em primíparas, o TMAP reduziu em 28,33 minutos o primeiro estágio do trabalho de parto e em 10,41 minutos o segundo estágio.

Esses achados justificam a importância da incorporação do TMAP nos cuidados pré-natais. O ideal é que as gestantes, principalmente as com risco aumentado de desenvolver disfunções do AP, passem por uma avaliação individualizada com um fisioterapeuta especialista, a fim de que se possa iniciar o TMAP o mais precocemente possível, visando aos desfechos relativos ao parto e à prevenção das incontinências urinárias.

REALIZAÇÃO DO TREINAMENTO DOS MÚSCULOS DO ASSOALHO PÉLVICO NA GESTAÇÃO

Antes da prescrição do TMAP, é importante analisar a capacidade de contração voluntária dos MAP para que o treinamento seja bem-sucedido[26,33].

O fisioterapeuta deve considerar a força muscular, a resistência, a coordenação e todas as variáveis relacionadas à fisiologia do exercício ao prescrever o TMAP. O número de contrações dos MAP também é importante. São considerados com baixo número aqueles protocolos com menos de cinco contrações, com número moderado os com seis a 12 contrações e com número alto os com mais de 12 contrações. É importante que as contrações sejam próximas à contração voluntária máxima[26].

Não existe consenso acerca do melhor protocolo a ser usado em gestantes. Estes variam em relação ao número de repetições, ao tempo de contração e ao repouso. No entanto, é consensual que deva ser realizado segundo os princípios da fisiologia do exercício. Para a obtenção de melhores resultados, o protocolo deve ser supervisionado pelo menos uma vez por semana, e os exercícios devem ser realizados na maioria dos dias da semana, por no mínimo 3 meses, de modo a promover hipertrofia muscular e, consequentemente, melhorar a função muscular[34].

O TMAP pode ser prescrito no primeiro, segundo e terceiro trimestres gestacionais, com a duração de 4 a 28 semanas, segundo os estudos incluídos na metanálise de Zhang e cols.[25]. Por outro lado, a metanálise conduzida por Du e cols.[32] verificou que a duração do TMAP variou de 8 a 20 semanas entre os estudos, sendo o TMAP supervisionado por um fisioterapeuta. Os protocolos incluíram séries com uma a 12 contrações sustentadas por 3 a 10 segundos.

A revisão sistemática de Brennen e cols.[27] demonstrou que foram necessárias de 12 a 85 sessões de TMAP e que elas duravam entre 45 e 60 minutos.

Cabe destacar que o TMAP deve ser supervisionado por fisioterapeuta e que se faz necessária a adesão da mulher ao programa[35].

CONSIDERAÇÕES FINAIS

Diante das evidências disponíveis, recomenda-se a inclusão do TMAP como rotina no seguimento pré-natal, visando, também, à inclusão de ações no âmbito da atenção primária no atendimento de mulheres no ciclo gravídico-puerperal. O TMAP supervisionado e realizado em grupo pode otimizar os atendimentos e ser eficaz, desde que respeitados os princípios da fisiologia do exercício. Caso a supervisão seja realizada apenas uma vez por semana, as mulheres precisam receber orientações domiciliares adequadas para treino durante grande parte da semana por pelo menos 3 meses.

É importante que as grávidas e puérperas que tenham dificuldade em contrair os MAP sejam avaliadas pelo fisioterapeuta para que possam receber técnicas adequadas de facilitação da contração voluntária dos MAP e um programa de TMAP individualizado.

Referências

1. Messelink B, Benson T, Berghmans B et al. Standardization of terminology of pelvic floor muscle function and dysfunction: Report from the pelvic floor clinical assessment group of the International Continence Society. Neurourol Urodyn 2005; 24(4):374-80.
2. Easley DC, Abramowitch SD, Moalli PA. Female pelvic floor biomechanics: Bridging the gap. Curr Opin Urol 2017; 27(3):262.
3. Eickmeyer SM. Anatomy and physiology of the pelvic floor. Phys Med Rehab Clin 2017; 28(3):455-60.
4. Frawley H, Shelly B, Morin M et al. An International Continence Society (ICS) report on the terminology for pelvic floor muscle assessment. Neurourol Urodyn 2021; 40(5):1217-60.
5. Giraudet G, Patrouix L, Fontaine C et al. Three dimensional model of the female perineum and pelvic floor muscles. Eur J Obstet Gynecol Reprod Biol 2018; 226:1-6.
6. Standring S. Gray's anatomia. Rio de Janeiro: Elsevier, 2010.
7. Baruch Y, Manodoro S, Barba M et al. Prevalence and severity of pelvic floor disorders during pregnancy: Does the trimester make a difference? Healthcare (Basel) 2023; 11(8):1096.
8. Chen Y, Johnson B, Li F et al. The effect of body mass index on pelvic floor support 1 year postpartum. Reprod Sci 2016; 23(2):234-8.
9. Coll CM, Franco EM, Queral LA et al. Hormonal influence in stress urinary incontinence during pregnancy and postpartum. Reprod Sci 2022 Aug; 29(8):2190-9.
10. Zhou HH, Shu B, Liu TZ et al. Association between parity and the risk for urinary incontinence in women: A meta-analysis of case-control and cohort studies. Medicine (Baltimore) 2018; 97(28):e11443.
11. Falah-Hassani K, Reeves J, Shiri R et al. The pathophysiology of stress urinary incontinence: A systematic review and meta-analysis. Int Urogynecol J 2021 Mar; 32(3):501-52.
12. Routzong MR, Rostaminia G, Moalli PA et al. Pelvic floor shape variations during pregnancy and after vaginal delivery. Comput Methods Programs Biomed 2020 Oct; 194:105516.
13. Hage-Fransen MAH, Wiezer M, Otto A et al. Pregnancy- and obstetric-related risk factors for urinary incontinence, fecal incontinence, or pelvic organ prolapse later in life: A systematic review and meta-analysis. Acta Obstet Gynecol Scand 2021; 100:373-82.
14. Yang XJ, Sun Y. Comparison of caesarean section and vaginal delivery for pelvic floor function of parturients: A meta-analysis. Eur J Obstet Gynecol Reprod Biol 2019; 235:42-8.
15. Routzong MR, Rostaminia G, Moalli, PA et al. Pelvic floor shape variations during pregnancy and after vaginal delivery. Comput Methods Programs Biomed 2020; 194:105516.
16. Hallock JL, Handa VL. The epidemiology of pelvic floor disorders and childbirth: An update. Obstet Gynecol Clin North Am 2016; 43(1):1-13.
17. Sindhwani N, Bamberg C, Famaey N et al. In vivo evidence of significant levator ani muscle stretch on MR images of a live childbirth. Am J Obstet Gynecol 2017; 217(2):194.e1-8.
18. Schulten SFM, Claas-Quax MJ, Weemhoff M et al. Risk factors for primary pelvic organ prolapse and prolapse recurrence: An updated systematic review and meta-analysis. Am J Obstet Gynecol 2022; 227(2):192-208.
19. Lima CTS, Brito GA, Karbage SAL et al. Pelvic floor ultrasound finds after episiotomy and severe perineal tear: Systematic review and meta-analysis. J Matern Fetal Neonatal Med 2022; 35(12):2375-86.
20. Mahoney CK, Reid FM, Smith ARB et al. The impact of pregnancy and childbirth on pelvic sensation: A prospective cohort study. Sci Rep 2023; 13(1):1535.
21. Sultan AH, Kamm MA, Hudson CN. Pudendal nerve damage during labour: A prospective study before and after childbirth. Br J Obstet Gynaecol 1994; 1(1):22-8.
22. Allen RE, Hosker GL, Smith AR, Warrell DW. Pelvic floor damage and childbirth: A neurophysiological study. Br J Obstet Gynaecol 1990; 97(9):770-9.

23. Martinho N, Friedman T, Turel F et al. Birthweight and pelvic floor trauma after vaginal childbirth. Int Urogynecol J 2019 Jun; 30(6):985-90.

24. Ryhtä I, Axelin A, Parisod H et al. Effectiveness of exercise interventions on urinary incontinence and pelvic organ prolapse in pregnant and postpartum women: Umbrella review and clinical guideline development. JBI Evid Implement 2023; 21(4):394-408.

25. Zhang D, Bø K, Montejo R et al. Influence of pelvic floor muscle training alone or as part of a general physical activity program during pregnancy on urinary incontinence, episiotomy and third- or fourth-degree perineal tear: Systematic review and meta-analysis of randomized clinical trials. Acta Obstet Gynecol Scand 2023. (EPUB ahead of print.)

26. Woodley SJ, Lawrenson P, Boyle R et al. Pelvic floor muscle training for preventing and treating urinary and faecal incontinence in antenatal and postnatal women. Cochrane Database Syst Rev 2020; 5(5):CD007471.

27. Brennen R, Frawley HC, Martin J et al. Group-based pelvic floor muscle training for all women during pregnancy is more cost-effective than postnatal training for women with urinary incontinence: Cost-effectiveness analysis of a systematic review. J Physiother 2021; 67(2):105-14.

28. Lu J, Zhang H, Liu L et al. Meta-analysis of perinatal pelvic floor muscle training on urinary incontinence. West J Nurs Res 2021 Jun; 43(6):597-605.

29. Agur W, Steggles P, Waterfield M, Freeman R. Does antenatal pelvic floor muscle training affect the outcome of labour? A randomised controlled trial. Int Urogynecol J Pelvic Floor Dysfunct 2008; 19(1):85-8.

30. Bø K, Fleten C, Nystad W. Effect of antenatal pelvic floor muscle training on labor and birth. Obstet Gynecol 2009; 113(6):1279-84.

31. Salvesen KA, Mørkved S. Randomised controlled trial of pelvic floor effect muscle training during pregnancy. BMJ 2004; 329(7462):378-80.

32. Du Y, Xu L, Ding L, Wang Y, Wang Z. The effect of antenatal pelvic floor muscle training on labor and delivery outcomes: A systematic review with meta-analysis. Int Urogynecol J 2015 Oct; 26(10):1415-27.

33. Bump RC, Hurt WG, Fantl JA, Wyman JF. Assessment of Kegel exercise performance after brief verbal instruction. Am J Obstet Gynecol 1991; 165(2):322-9.

34. Dumoulin C, Cacciari LP, Hay-Smith EJC. Pelvic floor muscle training versus no treatment, or inactive control treatments, for urinary incontinence in women. Cochrane Database Syst Rev 2018; 10:CD005654.

35. Soave I, Scarani S, Mallozzi M, Nobili F, Marci R, Caserta D. Pelvic floor muscle training for prevention and treatment of urinary incontinence during pregnancy and after childbirth and its effect on urinary system and supportive structures assessed by objective measurement techniques. Arch Gynecol Obstet 2019 Mar; 299(3):609-23.

Massagem Perineal e Número Necessário para Tratar e Promover Benefício

Andrea Lemos

INTRODUÇÃO

O trauma perineal é definido como qualquer lesão à genitália que ocorra durante o parto espontâneo ou devido à incisão cirúrgica, como a episiotomia. Com alta incidência, apresenta repercussões não apenas no pós-parto imediato, mas também em longo prazo. Entre as técnicas descritas na literatura como forma de diminuir a incidência dessa condição está a massagem perineal, com o objetivo de aumentar a flexibilidade da musculatura perineal e diminuir a resistência muscular, permitindo, assim, o alongamento do períneo no parto sem se romper[1,2].

Diante do exposto, o presente capítulo tem por objetivo demonstrar a evidência da eficácia da massagem perineal no controle do trauma perineal e as técnicas de massagem que podem ser utilizadas. Além disso, pretende esclarecer o que é o número necessário para tratar e causar um benefício (NNTB) e como utilizá-lo e interpretá-lo no contexto da prática fisioterapêutica baseada em evidência.

TRAUMA PERINEAL

Durante o período expulsivo, a cabeça fetal, com diâmetro de aproximadamente 9cm, passará por um diâmetro inicial da fenda urogenital de cerca de 2,5cm[3,4]. Em outras palavras, há necessidade de distensão e alongamento de toda a estrutura neuromusculoligamentar para acomodar a passagem de uma dimensão quatro vezes maior do que o tamanho vaginal inicial.

O alongamento muscular provavelmente se inicia com a descida da cabeça fetal entre 1 e 2cm abaixo das espinhas isquiáticas (EI) e, possivelmente, a maior parte dos músculos profundos do assoalho pélvico atinge alongamento máximo até 2,9cm de descida fetal infe-

riormente às EI[5]. Um modelo teórico tridimensional computadorizado, simulando o alongamento da musculatura levantadora do ânus durante o parto vaginal, sugeriu que a porção medial do pubococcígeo seria a mais sobrecarregada[5]. Nessa simulação, houve alongamento máximo desse músculo entre 4,2 e 4,7cm abaixo das EI, o que excedeu em 217% o maior ponto de alongamento passivo não lesivo de um músculo estriado, indicando tendência maior de lesão do pubococcígeo no período expulsivo. Embora essa indicação derive de um fundamento teórico, há estudo mostrando, por meio de imagem de ressonância magnética, que dos 20% de defeitos detectados na musculatura levantadora do ânus, em uma amostra de 160 primíparas após o parto vaginal, 90,6% envolveram a porção pubovisceral (Figura 15.1)[6].

Diante da maior predisposição dos tecidos perineais para lesão, um dos principais objetivos da equipe de saúde no manejo do parto vaginal é minimizar e, até mesmo, prevenir o trauma perineal (Figura 15.1). Esse tipo de trauma acontece com 40% a 85% das mulheres submetidas a parto vaginal e está associado à morbidade materna em curto e longo prazo com o aparecimento de disfunções do assoalho pélvico[7-10]. As principais consequências incluem a presença de incontinências fecal e urinária, dispareunia, dor e desconforto perineal, que podem iniciar-se nos primeiros dias após o parto e prolongar-se por 3 meses ou mais de 1 ano[11-14]. A incidência de infecção da ferida varia de 0,1% a 23,6%, e a de deiscência da ferida, de 0,21% a 24,6%[15].

Estudos mostram que mulheres com trauma perineal apresentam aumento da frequência e duração da dor perineal e prejuízo nas funções muscular e sexual, comparadas às mulheres com períneo intacto após o parto[7,11,12].

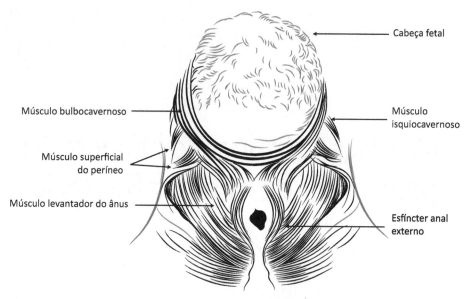

Figura 15.1 Alongamento dos músculos do assoalho pélvico durante a passagem da cabeça fetal no período expulsivo do parto.

Classicamente, a lesão perineal que acompanha o parto é classificada em quatro graus: o primeiro grau envolve a lesão de pele e da mucosa vaginal; o segundo envolve a fáscia e o músculo do corpo perineal; o terceiro, o complexo do esfíncter anal, sendo subdividido em 3a, quando menos de 50% do esfíncter anal são rompidos, 3b, quando mais de 50% do esfíncter anal são rompidos, ou 3c, quando os esfíncteres anais interno e externo são rompidos; por fim, o envolvimento da mucosa retal corresponde ao quarto grau (Figura 15.2)[16,17].

Com intuito de promover maior flexibilidade da musculatura e prevenir lacerações mais graves, a massagem na região perineal tem sido preconizada no período pré-natal ou mesmo durante o período expulsivo do parto.

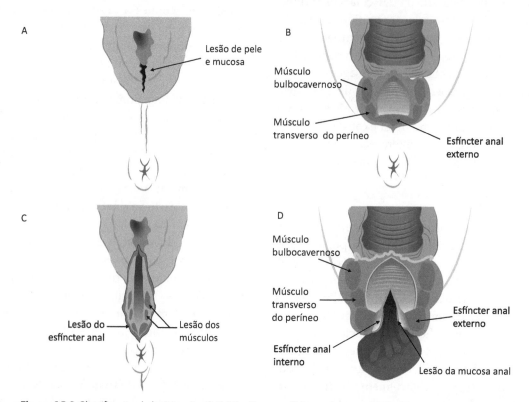

Figura 15.2 Classificação da lesão perineal. **A** Primeiro grau. **B** Segundo grau. **C** Terceiro grau. **D** Quarto grau.

EVIDÊNCIA DA EFICÁCIA DA MASSAGEM PERINEAL

Uma revisão sistemática da Cochrane sobre a eficácia da massagem perineal[14], envolvendo quatro ensaios clínicos com 2.497 mulheres, mostrou redução de 9% (RR: 0,91; IC95%: 0,86 a 0,96; quatro ensaios; 2.480 mulheres) nos traumas perineais com necessidade de sutura, apresentando NNTB de 15 (10 a 36), ou seja, para cada 15 mulheres que praticam a massagem perineal no pré-natal, pode ser evitado um caso de trauma perineal que exija sutura[18-21]. Além disso, houve redução significativa (16% [RR: 0,84; IC95%: 0,74 a 0,95; quatro ensaios; 2.480 mulheres]) na incidência de episiotomia com NNTB de 21 (12 a 75). Tais reduções foram significativas no grupo de mulheres sem parto vaginal prévio (RR: 0,83; IC95%: 0,73 a 0,95; quatro ensaios; 1.988 mulheres) e sem significância para as mulheres com parto vaginal prévio. Neste grupo, no entanto, houve diminuição de 55% (RR: 0,45; IC95%: 0,24 a 0,87, com NNTB = 13 [7 a 60]) na dor perineal 3 meses após o parto.

Um achado surpreendente na referida revisão, apresentado na análise de subgrupo, consistiu em uma relação inversa entre a redução do trauma e a frequência da prática da massagem[14]. Primigestas que se massageavam menos de 1,5 vez por semana mostraram redução de 16% (RR: 0,84; IC95%: 0,74 a 0,96; dois ensaios; 1.500 mulheres; NNTB = 9 [6 a 18]), comparado a uma redução de 8% para as mulheres que realizaram a massagem 1,5 a 3,4 vezes por semana (RR: 0,92; IC95%: 0,85 a 1,00; dois ensaios; 1.650 mulheres; NNTB = 22 [10 a 208]) e à insignificante redução de 7% para o grupo que a praticava mais de 3,5 vezes por semana (RR: 0,94; IC95%: 0,86 a 1,02).

O mesmo dado foi observado em relação à episiotomia: mulheres que realizavam massagem 1,5 vez por semana apresentaram redução significativa (RR: 0,72; IC95%: 0,57 a 0,91, com NNTB = 12 [7 a 31]), não sendo observado o mesmo efeito nas mulheres com prática mais frequente. No entanto, quando analisado o efeito da frequência da massagem sobre a dor perineal pós-parto em 3 meses, houve maior redução no subgrupo de mulheres mais assíduas (RR: 0,51; IC95%: 0,33 a 0,79; um ensaio; 701 mulheres; NNTB = 11 [7 a 24]), bem como tempo maior no período expulsivo (10 minutos [DM: 10,80 min; IC95%: 4,03 a 17,58]). Segundo os autores da revisão, a explicação pode estar no fato de tais mulheres, mais assíduas, poderem ter se mostrado mais motivadas para atingir um parto vaginal com períneo intacto e, consequentemente, mais propensas a prolongar o período expulsivo e recusar uma episiotomia, a menos que estivesse claro que esta seria realmente necessária.

Não houve diferença na incidência de lesão perineal de graus 1, 2 ou 3, bem como na proporção de partos instrumentais, satisfação sexual pós-parto, dor sexual no pós-parto, incontinência urinária, fecal e de flatos 3 meses após o parto e duração do segundo período do parto.

Em outro estudo observacional, com 179 mulheres, também não foi observado impacto nos achados de lesões do esfíncter anal (incontinência fecal, pressões manométricas e achados ultrassonográficos anais) no grupo que escolheu a massagem perineal, comparado ao controle[23].

Um estudo pioneiro, envolvendo um país africano (Nigéria) com 108 multíparas que realizaram a massagem perineal durante a gestação, comparadas a um grupo controle, mostrou redução de 35% na incidência de episiotomia (RR: 0,65; IC95%: 0,43 a 0,98; NNTB = 5) com chance de 75% de um períneo intacto (RR: 1,75; IC95%: 1,07 a 2,86)[24]. Houve, também, menor desenvolvimento de incontinência de flatos (RR: 0,32; IC95%: 0,11 a 0,91).

COMO ENTENDER O NÚMERO NECESSÁRIO PARA TRATAR E PROMOVER BENEFÍCIO

Na prática clínica baseada em evidência, é importante entender algumas medidas epidemiológicas e estatísticas para que o profissional possa aplicá-las de maneira adequada. O NNTB surge de uma medida de associação epidemiológica e traduz o tamanho do efeito de determinado tratamento. Consiste no número de pacientes que o profissional de saúde precisa tratar com uma terapia particular para prevenir um efeito adverso[25]. Esse número é calculado pelo inverso da redução absoluta do risco (Quadro 15.1) e tem a vantagem de converter o significado clínico e estatístico para o profissional de saúde e poder ser usado para extrapolar os achados dos estudos de ensaio clínico para determinado paciente[26].

Quadro 15.1 Cálculo de número necessário para tratar

Como calcular o número necessário para tratar (NNT)

$$NNT = 1/RAR$$
$$NNT = 1/R$$
$$RAR = RC - RT$$

- NNT — número necessário para tratar: número de pacientes que precisam ser tratados para que um evento seja evitado
- RAR — redução absoluta do risco: representa, em termos absolutos, o quão maior ou menor é o risco de desenvolver o evento no grupo tratado em relação ao grupo controle
- RC — risco no grupo controle: risco de desenvolver o evento no grupo que não recebeu a intervenção
- RT — risco no grupo tratado: risco de desenvolver o evento no grupo que recebeu a intervenção

Obviamente, não existe um valor específico para o NNTB designado como o menor efeito clinicamente válido. Um valor de NNTB que valha a pena clinicamente dependerá da relação entre a severidade do evento, os benefícios da intervenção e seus custos e riscos (monetários, inconveniências, desconfortos e efeitos colaterais). Desse modo, qualquer interpretação do NNTB deve ser aferida dentro desse contexto.

Um ponto importante a ser considerado ao transpor o resultado de um NNTB para a prática diz respeito ao risco de base do paciente a ser tratado em relação ao grupo controle do estudo em questão. O paciente pode apresentar níveis de risco que difiram do descrito no ensaio clínico ou na revisão sistemática. Para minimizar essas diferenças, há uma abordagem, baseada no método usado por Straus e cols.[27], em que o NNTB é ajustado por um fator denominado f, o qual descreve o risco do paciente em relação ao grupo não tratado (grupo controle) do estudo. Um f maior do que 1 é adotado quando o paciente para o qual os resultados serão utilizados apresenta risco maior do que os sujeitos do grupo controle do ensaio clínico, ao passo que um f menor do que 1 é utilizado quando esse risco é menor do que o apresentado no controle do ensaio clínico. Assim, de acordo com esse ajuste, tem-se o NNTB dividido pelo fator f do paciente em questão. Se o paciente apresenta risco maior, a divisão do NNTB por um número maior do que 1 fará diminuir o número de pacientes a serem tratados para se obter um benefício, enquanto que, se o paciente apresenta risco menor, a divisão do NNTB por um número menor resultará em um número maior de pacientes a serem tratados[28].

Apesar da subjetividade dessa avaliação, dependente da experiência clínica, essa abordagem consegue transpor de modo simples e rápido a extrapolação dos resultados para o paciente, assegurando uma decisão clínica mais sólida e confiável. Mesmo diante desse resultado, o profissional não deve esquecer-se de considerar a preferência do paciente na tomada final de decisão quanto ao tratamento.

ORIENTAÇÕES SOBRE A TÉCNICA DE MASSAGEM PERINEAL

A massagem perineal deve ser iniciada de 4 a 6 semanas antes da data provável do parto, ou seja, a partir de 34 ou 35 semanas. Preconiza-se a utilização de óleos à base de vitamina E, amêndoas ou óleo vegetal, como o azeite de oliva, sendo possível utilizar, também, lubrificantes vaginais solúveis em água. Não deve ser utilizado qualquer tipo de óleo mineral ou óleo indicado para bebês[29,30]. Em um ensaio que comparou o uso de óleo de jojoba com uma fórmula de óleo de amêndoa e azeite de oliva enriquecido com vitamina B1, B2, B6 e ácido graxo, não houve diferença em relação às lesões perineais e à episiotomia[31].

Apesar de alguns estudos preconizarem a massagem diária, não foram detectados melhores resultados nas que realizaram a massagem com mais frequência[14,19]. Portanto, deve ser recomendada a frequência de duas vezes por semana com duração de 5 a 10 minutos.

Ao analisar detalhadamente as técnicas de massagem perineal descritas nos estudos randomizados e controlados[18-20,24,32,33], percebe-se que elas envolvem não apenas a massoterapia em si, mas também alongamentos.

Inicia-se a massagem externamente na área perineal com movimentos circulares ou de deslizamento ao redor da vagina e no centro tendíneo do períneo por 20 a 30 segundos (Figura 15.3), sendo possível, também, o deslizamento do centro tendíneo em direção aos ísquios (Figura 15.4).

Após a massagem externa, orienta-se a gestante a introduzir os dois dedos polegares ou os dedos indicador e médio na vagina, a uma distância de aproximadamente 3 a 4cm. Inicialmente, deve-se massagear internamente, realizando semicírculos lateralmente em direção ao ânus por 20 a 30 segundos (Figura 15.5). Em seguida, deve-se aplicar uma pressão para baixo em direção ao ânus e para cada lado da vagina, até sentir

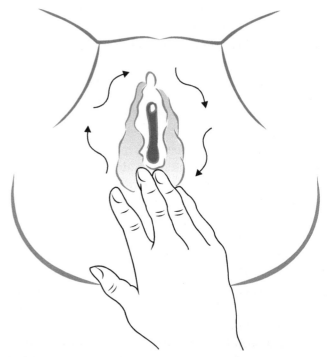

Figura 15.3 Massagem externa da região perineal com movimentos circulares ou de deslizamento.

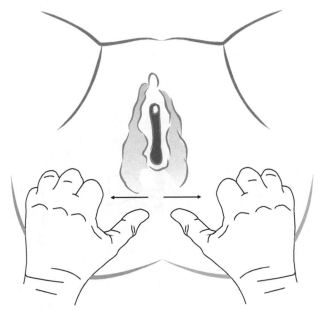

Figura 15.4 Massagem da musculatura superficial do períneo (transverso superficial do períneo).

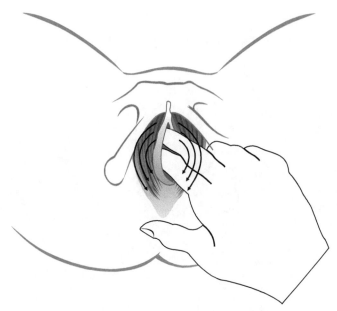

Figura 15.5 Massagem interna da musculatura profunda perineal com movimentos semicirculares lateralmente em direção ao ânus.

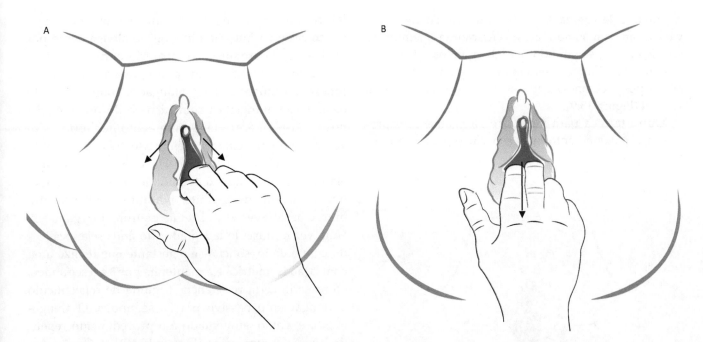

Figura 15.6 Alongamento da musculatura perineal nos sentidos laterais (**A**) e em direção ao ânus (**B**).

leve sensação de queimor ou alongamento, com duração de 2 minutos (Figura 15.6)[18]. Essa duração, preconizada pela maioria dos estudos sobre massagem perineal, traduz muito mais um alongamento do que uma massagem. Desse modo, para que o alongamento estático seja eficaz, orienta-se um tempo de 15 a 30 segundos, o qual, de acordo com os estudos, é suficiente para aumentar a flexibilidade[31-39]. Quanto ao número de repetições, não há aumento do alongamento muscular após duas a quatro repetições[28,40,41]. Ainda com os polegares, deve-se massagear a metade inferior do introito vaginal com um movimento que simula a letra U (Figura 15.7)[30].

Além disso, é possível alongar a musculatura superficial do períneo (principalmente o bulboesponjoso) com os dedos indicador e médio estendidos a 2 ou 3cm

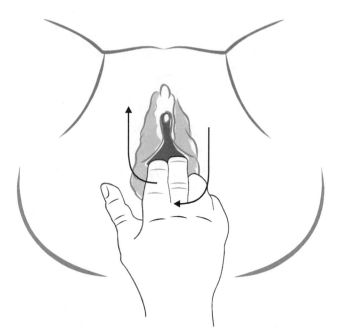

Figura 15.7 Massagem em forma de U na região interna inferior da vagina.

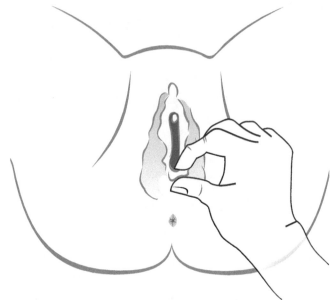

Figura 15.9 Massagem da pele ao redor do contorno vaginal.

do interior da vagina. Quando os dedos são abertos, a vagina também se abre até a sensação de queimor ou formigamento, segurando por 30 segundos a 1 minuto (Figura 15.8). Entre o dedo indicador e o polegar, também é possível massagear a pele ao redor do contorno vaginal (Figura 15.9).

Outra técnica para facilitar o alongamento e promover direcionamento mais específico para a muscu-

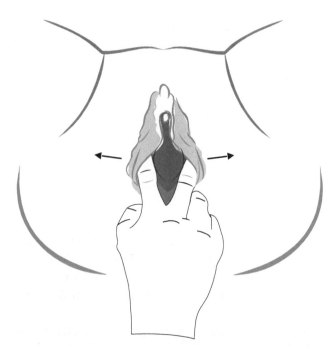

Figura 15.8 Alongamento da musculatura superficial do períneo (bulboesponjoso).

latura, como o levantador do ânus e o bulboesponjoso, consiste na inibição ativa ou no alongamento por facilitação neuromuscular proprioceptiva do tipo contrair/relaxar. Essa técnica promove o relaxamento reflexo do músculo a ser alongado, como resultado da inibição autogênica com disparo do órgão tendinoso de Golgi, acarretando um efeito inibitório reflexo na tensão muscular[42]. Além disso, há depressão do reflexo de Hoffman (reflexo H), que é uma medida eletromiográfica de excitabilidade muscular. A menor excitabilidade permite, portanto, o relaxamento muscular através do sistema neuromotor gama[43,44]. Uma vez o músculo levantador do ânus seja localizado com o dedo, solicita-se à gestante que realize uma contração isométrica e a mantenha por 3 a 6 segundos, oferecendo certa resistência, seguida de relaxamento e alongamento passivo por 30 segundos. O alongamento é, então, aumentado e o procedimento repetido duas a quatro vezes (Figura 15.10)[42,45]. Contrações submáximas, entre 20% e 60%, também parecem ser suficientes para obter o alongamento pós-isometria muscular[46].

A mesma técnica pode ser realizada no músculo bulboesponjoso. Introduzindo na vagina os dedos indicador e médio estendidos, solicita-se à gestante que prenda os dedos com a contração do bulboesponjoso, enquanto os dedos fornecerão resistência à tentativa de abertura do introito vaginal; seguem-se, então, o relaxamento e o alongamento passivo (Figura 15.11). A técnica de inibição ativa também auxilia a conscientização mus-

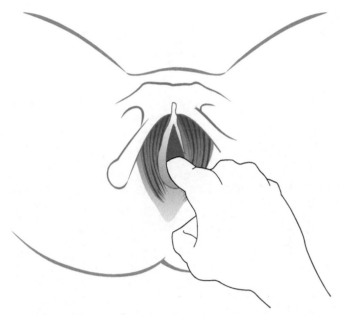

Figura 15.10 Alongamento do músculo pubovaginal com o dedo indicador por meio da técnica de inibição ativa.

cular dessa região, o que é importante para a preparação dessa musculatura para o parto.

O fisioterapeuta pode explicar tais manobras demonstrando diretamente na gestante, se ela assim desejar. É importante que ela realize a massagem para que o fisioterapeuta possa corrigir e conduzir o posicionamento dos dedos de maneira adequada.

Também é possível apenas informar a gestante por meio de folhetos explicativos, modelos anatômicos ou

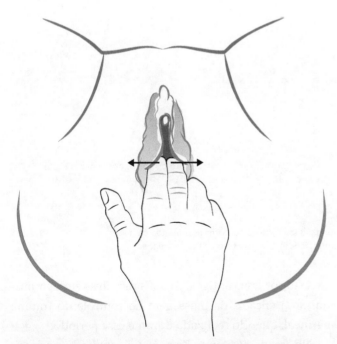

Figura 15.11 Alongamento do músculo bulboesponjoso segundo a técnica de inibição ativa.

diagramas, sendo fundamental a distribuição de instruções escritas de maneira clara e objetiva (Quadro 15.2). Um estudo mostrou que a adição de um vídeo às instruções impressas e verbais promove melhores resultados quanto à frequência da prática dessa massagem, comparada à distribuição apenas de informações impressas e verbais de rotina[47]. No entanto, vale ressaltar que é sempre mais efetivo considerar os encontros presenciais com o fisioterapeuta para que as dúvidas possam ser esclarecidas e aumente a confiança no método.

Orientação, demonstração e execução supervisionada sempre representam um diferencial no processo de aprendizado motor, principalmente no contexto da musculatura perineal. Um estudo japonês que randomizou os grupos de orientação da massagem perineal por meio de *smartphone website* e panfleto não detectou diferença quanto à frequência de acesso ao material[48]. No entanto, aproximadamente 80% das mulheres do grupo do *smartphone* declararam que o *site* foi útil para a prática da massagem[48]. O *site* continha cinco elementos: (1) informações sobre o efeito da massagem perineal; (2) informações sobre a técnica da massagem; (3) um quadro de mensagem para suporte; (4) um formulário de investigação para comunicação com o profissional; e (5) lembretes e mensagens de encorajamento.

Recomenda-se, também, a utilização de compressa quente na região do períneo nas primeiras sessões, de modo a aproveitar os efeitos térmicos do calor (vasodilatação e aumento da flexibilidade e do limiar da dor) e facilitar tanto a execução como os resultados da massagem[49].

Outro fator importante a ser considerado diz respeito ao encorajamento da motivação e à assiduidade dessa prática. No estudo de Labrecque e cols.[19], 60% das mulheres praticaram a massagem pelo menos quatro vezes por semana em 3 semanas. Elas recebiam telefonemas na primeira e terceira semanas após terem iniciado a massagem e eram orientadas a preencher um diário, indicando a execução. No estudo de Mynaugh, em que a técnica foi ensinada uma vez durante aulas de pré-natal, apenas 28% das mulheres praticaram a massagem[47].

O fisioterapeuta deve certificar-se de que não exista infecção urinária ou no trato genital inferior antes de preconizar a prática da massagem. A massagem perineal não deve ser utilizada nas gestantes com história de placenta prévia, descolamento prematuro de placenta, início de trabalho de parto prematuro, cérvice incompetente e amniorrexe prematura. Além disso, a massagem está contraindicada em casos de herpes ativo na região (Quadro 15.2).

Quadro 15.2 Orientações para massagem perineal digital antes do parto

1. Lave bem as mãos com sabão neutro e mantenha as unhas cortadas
2. Utilize um encosto para manter sua coluna elevada e mantenha os joelhos dobrados e as pernas afastadas
3. Utilize um lubrificante, como óleo de amêndoas ou lubrificante solúvel em água, para umedecer o períneo

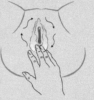

4. Massageie externamente o períneo com movimentos circulares ou de deslizamento por 30 segundos

5. Posicione seus polegares ou os dedos indicador e médio cerca de 3 a 4cm dentro da vagina

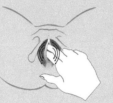

6. Faça movimentos semicirculares lateralmente no interior da vagina, em direção ao ânus, por 30 segundos

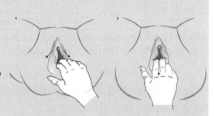

7. Puxe os dedos para os lados, até sentir uma sensação de alongamento lateralmente em sua vagina, e segure por 1 minuto
8. Empurre os dedos indicador e médio para baixo, em direção ao ânus, e segure por 1 minuto

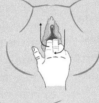

9. Realize em torno de 10 movimentos em forma de U na porção inferior da vagina

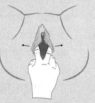

10. Alongue agora os dois lados ao mesmo tempo, tentando abrir a vagina

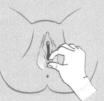

11. Massageie, entre os dedos indicador e polegar, a pele ao redor da vagina

12. Tente relaxar essa musculatura durante esses movimentos; concentre-se e relaxe também a musculatura do rosto, dos ombros e das pernas
13. Realize esses movimentos por 10 minutos
14. A frequência deve ser de duas vezes por semana
15. Essa massagem deve ser iniciada a partir de 34 semanas de gestação
16. Não desanime se sentir uma sensação de queimor nas primeiras semanas; isso irá passar a partir da segunda semana
17. Se seu companheiro for realizar a massagem, ele deve utilizar o dedo indicador e seguir as mesmas instruções

MASSAGEM PERINEAL DURANTE O SEGUNDO PERÍODO

A massagem perineal também pode ser realizada durante o segundo período do parto, para facilitar a descida da cabeça fetal. Apesar das controvérsias apontadas em estudos mais antigos, os mais recentes vêm demonstrando a eficácia da massagem no controle do trauma perineal, quando realizada durante esse período.

No estudo de Stamp, Kruzins & Crowther[50], randomizado e controlado, 1.340 mulheres receberam massagem perineal no segundo período, realizada pela enfermagem, em cada contração com movimentos em forma de U na região inferior da vagina. Esse estudo, entretanto, não contribuiu para o aumento da incidência de períneo intacto nem reduziu o risco de dor, dispareunia e problemas urinários e fecais no seguimento de 10 dias a 3 meses após o parto.

Outro estudo randomizado, envolvendo a massagem perineal no período expulsivo, também não mostrou redução nos índices de trauma do trato genital com a execução da prática[51]. Realizada durante e entre os puxos, a massagem era executada pela enfermeira com dois dedos no interior da vagina e pressão lateral e para baixo em direção ao reto.

Em estudo realizado no Irã com 90 primíparas de 18 a 30 anos de idade, um grupo realizou massagem perineal com vaselina no período expulsivo, e as mulheres massageadas apresentaram segundo período mais curto, períneos mais intactos e incidência menor de episiotomia e de lesão perineal de primeiro e segundo graus[52]. Outro estudo, conduzido na Turquia com 396 primíparas, também observou diminuição na incidência de episiotomia entre as mulheres que receberam a massagem nesse período[53].

Na revisão sistemática da Cochrane de 2017 sobre técnicas utilizadas no segundo período para reduzir o trauma perineal, a metanálise que envolveu os resultados de seis ensaios com 2.618 mulheres mostrou alta incidência de períneo intacto (RR: 1,74; IC95%: 1,11 a 2,73; baixa qualidade de evidência)[54]. Não houve diferença para trauma perineal que necessitasse sutura nem episiotomia, bem como para lesões perineais de primeiro e segundo graus. No entanto, as mulheres que receberam massagem experimentaram, em relação ao controle (*hands off* ou cuidados usuais), menos lesões de graus 3 e 4 (RR: 0,49; IC95%: 0,25 a 0,94; cinco estudos; 2.477 mulheres; qualidade de evidência moderada).

Em 2015, em estudo conduzido na Turquia, envolvendo 284 gestantes, a massagem foi realizada durante o primeiro período do parto (quatro vezes, com duração de 10 minutos e descanso de 30 minutos entre cada massagem)[55]. Os dois polegares do pesquisador foram introduzidos a uma distância de 2 a 3cm dentro da vagina e aplicada uma pressão nas paredes laterais da vagina. A massagem era pausada durante a contração. Durante o segundo período, o grupo de intervenção recebia mais 10 minutos de massagem. Como resultado, houve redução de 56% na incidência de episiotomia (RR: 0,44; IC95%: 0,33 a 0,58; NNTB = 3 [4 a 2]). Houve, também, diminuição do segundo período do parto tanto para as primíparas (DM: 4,33 minutos; IC95%: 3,47 a 5,19) como para as multíparas (DM: 1,33 minutos; IC95%: 0,67 a 2,00).

Em um estudo desenvolvido na Malásia com 156 nulíparas e que incluiu a prática da massagem perineal associada ao uso de compressa quente, comparada com *hands off*, para minimizar o trauma perineal, a massagem era efetuada durante as contrações com puxo até que o feto estivesse perto de coroar[56]. Os dedos indicador e médio eram introduzidos no introito vaginal e movidos lado a lado com leve pressão para baixo, sem que a mulher sentisse dor. A compressa quente era aplicada entre as contrações/puxos por meio de uma almofada encharcada em bacia com água (à temperatura de 50ºC) e depois espremida para retirada do excesso de água (a temperatura deveria estar entre 34°C e 44°C). Os resultados revelaram redução relativa de risco de 28% nas taxas de reparo perineal para o grupo da massagem e compressa (RR: 0,72; IC95%: 0,61 a 0,98; NNTB = 5 [2 a 8]). Houve menor incidência de lesão de grau 2 ou maior (RR: 0,72; IC95%: 0,58 a 0,97; NNTB = 5 [2 a 12]) e maior satisfação materna no grupo de intervenção, bem como menos episiotomia (RR: 0,72; IC95%: 0,52 a 0,98; NNTB = 8 [3 a 36]). Não houve diferença em relação a parto vaginal espontâneo, hemorragia pós-parto, escores de Apgar e pH do cordão umbilical.

Uma revisão sistemática de 2020 sobre o uso da massagem perineal durante o final do primeiro e segundo períodos, envolvendo nove ensaios clínicos com 3.374 mulheres, mostrou risco 51% menor de trauma perineal de grau 3 ou 4 (RR: 0,49; IC95%: 0,25 a 0,94)[57]. A incidência de períneo intacto foi maior no grupo da massagem (RR: 1,40; IC95%: 1,01 a 1,93), e a incidência da episiotomia foi menor (RR: 0,56; IC95%: 0,38 a 0,82). Na maioria dos estudos, a massagem era realizada pela enfermeira durante ou entre os puxos, executada com os dedos médio e indicador dentro da vagina, com leve pressão para os lados e para baixo, e tempo variando de 1 segundo em cada direção a 1 minuto durante 5 a 10 minutos, com lubrificante à base de água ou vaselina.

Em estudo mais recente (de 2022), que comparou massagem perineal e compressa quente com massagem perineal isolada, também conduzido na Malásia com 281 nulíparas, não mostrou diferença nas taxas de lesão perineal com sutura, episiotomia e parto espontâneo vaginal[58]. No entanto, as mulheres recomendariam mais a massagem com a compressa para uma amiga. Todavia, um estudo de 2023 que comparou compressa quente e massagem perineal com *hands on* (para controle da descida fetal) e que envolveu 848 mulheres em Portugal mostrou incidência maior de períneo intacto no grupo da massagem mais compressa quente (OR: 2,53; IC95%: 1,86 a 3,45), além de taxas menores de lesão perineal de segundo grau e episiotomia[59]. Além disso, houve menor lesão obstétrica do esfíncter anal com ou sem episiotomia e lesão de segundo grau com episiotomia. As mulheres desse estudo também recomendariam a intervenção para uma amiga.

OPINIÃO DAS MULHERES SOBRE A PRÁTICA DA MASSAGEM PERINEAL

Em 2001, Labrecque, Eason & Marcoux[60] publicaram a opinião de 684 mulheres que realizaram massagem perineal no pré-natal, as quais consideraram a técnica moderadamente aceitável. Essa aceitabilidade estava associada diretamente à frequência da prática, ou seja, as mulheres que realizaram a massagem menos de um terço dos dias propostos se sentiram menos positivas em relação à conduta.

De acordo com esse estudo, houve alguns problemas técnicos para a execução, como dificuldade de alcançar a vagina e encontrar uma posição confortável, cãibras nos dedos e punhos e dificuldade com as unhas. Foi consenso entre elas o relato de sensações desfavoráveis nas primeiras semanas, o que as levou a considerar a experiência negativa. Os comentários mais comuns foram que a massagem era dolorosa, desconfortável, desagradável e deixava a sensação de queimor. No entanto, essas queixas foram superadas por volta da segunda ou terceira semana, com melhora e facilidade na execução da massagem e diminuição da dor e do queimor. Foi relatado aumento da elasticidade do períneo e da tolerância para o alongamento. A participação do companheiro obteve aceitação de 59%. As mulheres relataram ser mais fácil e relaxante a realização da massagem pelo companheiro, e tal participação foi mencionada como fator forte de motivação. Ao serem questionadas se realizariam novamente a massagem em nova gestação, 79% responderam afirmativamente e 87% a recomendariam a outra gestante.

Não há relatos na literatura sobre a opinião das mulheres em relação à prática da massagem perineal durante o período expulsivo do parto. Entretanto, no estudo randomizado de Albers e cols.[47], envolvendo 403 primíparas e multíparas que realizaram a massagem durante o período, 13,4% pediram para interromper o procedimento.

IMPLICAÇÕES PARA A PRÁTICA BASEADA EM EVIDÊNCIA

Neste capítulo foi possível constatar que a massagem perineal digital pré-natal, iniciada em torno de 34 semanas gestacionais, reduz a incidência de trauma perineal que exija sutura e a incidência de episiotomia, bem como que as mulheres são menos propensas a reportar dor perineal 3 meses após o parto. Não há diferença em relação

à prevalência de incontinência urinária ou fecal e no que diz respeito à satisfação sexual no pós-parto para as praticantes dessa massagem.

Como, então, trazer essa evidência para a prática diária? Ao transferir essa evidência para a prática, é importante, como mencionado, que ela seja encaixada de acordo com a perspectiva da mulher. Além disso, é preciso expor pontualmente todos os benefícios e os custos dessa terapia. Como a massagem perineal é uma intervenção preventiva, exige motivação, informações adequadas, suporte e conhecimento por parte do fisioterapeuta. As expectativas fornecidas à gestante devem ser realistas, baseadas nos achados dos estudos científicos, para evitar desapontamentos e melhorar a adesão.

A título de exemplo, suponhamos que uma primigesta de 35 anos de idade procure o atendimento fisioterapêutico no pré-natal e indague sobre os benefícios da massagem perineal. Em sua história clínica, trata-se de uma mulher com diagnóstico de fibromialgia há 10 anos e história de dispareunia, e que deseja ter um parto normal. No outro espectro há uma grávida com 27 anos de idade, em sua segunda gestação, que já passou por um parto normal 3 anos antes, é praticante de intensa atividade física e não apresenta quaisquer intercorrências clínicas geniturinárias, a qual também pergunta sobre os possíveis benefícios da massagem. Qual delas mais se beneficiaria da massagem perineal? Em qual delas a recomendação seria maior?

Partindo da evidência disponível, observa-se que as mulheres sem parto vaginal prévio se beneficiaram mais e que, nas amostras estudadas, as participantes não apresentavam doenças musculoesqueléticas nem comprometimento geniturinário. Desse modo, a mulher com fibromialgia e dispareunia apresenta risco de base maior do que a população de controle (não tratada) relatada na revisão sistemática, podendo ser inferido para ela um fator f de 2 ou 3 (qualquer número maior do que 1). Com isso, o NNTB de 15 e 21 para evitar trauma perineal e episiotomia, respectivamente, passa a ter um ajuste, dividindo-se pelo fator f atribuído (será admitido o valor de 3), o que resulta em novo NNTB de 5 e 7. Em outras palavras, para esse caso específico haveria a necessidade de tratar bem menos a gestante para prevenir trauma perineal e episiotomia. Ela, com certeza, terá benefício maior com essa intervenção e, portanto, deve ser incentivada a realizá-la.

No caso da outra gestante, como apresenta risco de base clinicamente menor e já tem história de parto vaginal prévio, o NNTB deve ser dividido por um fator f menor do que 1 (0,5 ou 0,7), o que resulta em novo NNTB de 30 e 42 (admitindo um valor de f de 0,5). Por outro lado, para que os mesmos benefícios sejam alcançados, será necessário tratar um número bem maior de mulheres. Portanto, para esse caso, o fisioterapeuta precisa apresentar a evidência de forma muito clara e objetiva para que a gestante faça sua escolha e participe ativamente na eleição ou não dessa conduta.

Mesmo diante dessa evidência e da experiência clínica do fisioterapeuta em repassar e adotar tal recomendação, a mulher tem o direito de participar dessa escolha. No caso exemplificado, a gestante com história de fibromialgia poderia desejar, por escolha própria, não se submeter a sessões semanais de massagem por entender que seria inconveniente, mesmo sabendo que os benefícios superam os custos (inconveniências, desconforto no início da massagem) para seu caso específico. Do mesmo modo, a outra gestante, que se enquadrou em um NNTB maior, poderia optar pela massagem, acreditando que, apesar dos efeitos possivelmente mínimos, valeria a pena.

CONSIDERAÇÕES FINAIS

Em síntese, aqui está um exemplo simples e direto de como o profissional pode e deve realizar sua prática fisioterapêutica baseada em evidência. Trata-se de um modelo de prática que solicita uma mudança de raciocínio daquele molde clínico-terapêutico em que as condutas eram escolhidas e baseadas nos efeitos empíricos fisiológicos da intervenção.

Referências

1. Johanson R. Perineal massage for prevention of perineal trauma in childbirth. The Lancet 2000; 355(22):250-1.
2. Vendittelli F, Tabaste L, Janky E. Le massage périnéal ante-partum: Revue des essays randomisés. J Gynecol Obstet Biol Reprod 2001; 30:565-71.
3. Chitty LS, Altman DG, Henderson A, Campbell S. Charts of fetal size 2. Head measurements. Br. J Obstet Gynaecol 1994; 101(1):35-43.
4. DeLancey JOL, Hurd WW. Size of the urogenital hiatus in the levator ani muscles in normal women and women with pelvic organ prolapsed. Obstet Gynecol 1998; 91(3):364-8.
5. Lien KC, Mooney B, DeLancey JOL, Ashton-Miller JA. Levator ani muscle stretch induced by simulated vaginal birth. Obstet Gynecol 2004; 103(1):31-40.
6. DeLancey JOL, Kearney R, Chou Q, Speights S, Binno S. The appearance of levator ani muscle abnormalities in magnetic resonance images after vaginal delivery. Obstet Gynecol 2003; 101(1):46-53
7. McCandlish R, Bowler U, Van Asten H et al. A randomized controlled trial of care of the perineum during second stage of normal labour. Br J Obstet Gynaecol 1998; 105(12)1262-72.
8. Khaskheli M, Baloch S, Baloch AS. Obstetrical trauma to the genital tract following vaginal delivery. J Coll Physicians Surg Pak 2012; 22(2):95-7.
9. Patel DA, Thomason AD, Ransom DO et al. Childbirth and pelvic floor dysfunction: An epidemiologic approach to the assessment of prevention opportunities at delivery. Am J Obstet Gynecol 2006; 195(1):23-8.
10. Phillips C, Monga A. Childbirth and the pelvic floor: The gynaecological consequences. Obstet Gynecol 2012; 120(4):798-802.
11. Albers L, Garcia J, Renfrew M et al. Distribution of genital tract trauma in childbirth and related postnatal pain. Birth 1999; 26(1)11-7.

12. Barret G, Pendry E, Peacock J et al. Women's sexual health after childbirth. Br J Obstet Gynaecol 2000; 107(2):186-95.
13. Zhu L, Li L, Lang JH, Xu T. Prevalence and risk factors for peri and postpartum urinary incontinence in primiparous women in China: A prospective longitudinal study. Int Urogynecol J 2012; 23(5):563-72.
14. Beckmann MM, Stock OM. Antenatal perineal massage for reducing perineal trauma. Cochrane Database Syst Rev 2013; (4):CD005123.
15. Jones K, Webb S, Manresa M, Hodgetts-Morton V, Morris RK. The incidence of wound infection and dehiscence following childbirth-related perineal trauma: A systematic review of the evidence. Eur J Obstet Gynecol Reprod Biol 2019; 240:1-8.
16. Cunningham FG, Leveno KJ, Bloom SL, Gilstrap LC, Wenstrom KD. William's obstetrics. Stamford: Appleton & Lange, 2005: 429-30.
17. Fernando RJ, Williams AA, Adams EJ. Management of third and fourth degree perineal tears. RCOG Green top Guidelines 2007; 29:1-1.
18. Labrecque M, Marcoux S, Pinault J et al. Prevention of perineal trauma by perineal massage during pregnancy: A pilot study. Birth 1994; 21(1):20-5.
19. Labrecque M, Eason E, Marcoux S et al. Randomized controlled trial of prevention of perineal trauma by perineal massage during pregnancy. Am J Obstet Gynecol 1999; 180:593-600.
20. Shimada M. A randomized controlled trial on evaluating effectiveness of perineal massage during pregnancy in primiparous women. J Japan Academ Nurs Sci 2005; 25:22-9.
21. Shipman M, Boniface D, Tefft M et al. Antenatal perineal massage and subsequent perineal outcomes: A randomized controlled trial. Br J Obstet Gynaecol 1997; 104(7):787-91.
22. Labrecque M, Eason E, Marcoux S. Randomized trial of perineal massage during pregnancy: Perineal symptoms three months after delivery. Am J Obstet Gynecol 2000; 182(1 Pt 1):76-80.
23. Eogan M, Daly L, O'Herlihy C. The effect of regular antenatal perineal massage on postnatal pain and anal sphincter injury: A prospective observational study. J Matern Fetal Neonatal Med 2006; 19(4):225-9.
24. Ugwu EO, Iferikigwe ES, Obi SN, Eleje GU, Ozumba BC. Effectiveness of antenatal perineal massage in reducing perineal trauma and post-partum morbidities: A randomized controlled trial. J Obstet Gynaecol Res 2018; 44(7):1252-8.
25. Laupacis A, Sackett DL, Roberts RS. An assessment of clinically useful measures of the consequences of treatment. Engl J Med 1988; 318(26):1728-33.
26. Cook RJ, Sackett DL. The number needed to treat: A clinically useful measure of treatment effect. BMJ 1995; 310(6977):452-4.
27. Straus Se, Sackett DL. Applying evidence to the individual patient. Ann Oncol 1999; 10(1):29-32.
28. McAlister FA, Straus SE, Guyatt GH et al. Users' guides to the medical literature: XX. Integrating research evidence with the care of the individual patient. JAMA 2000; 283(21):2829-36.
29. Bodner-Adler B, Bodner K, Mayerhofer K. Perineal massage during pregnancy in primiparous women. Int J Gynaecol Obstet 2002; 78(1):51-3.
30. American College of Nurse-Midwives. Perineal massage in pregnancy. J Midwifery Women's Health 2005; 50(1):63-4.
31. Harley A, Pariente G, Kessous R et al. Can we find the perfect oil to protect the perineum? A randomized-controlled double-blind trial. J Matern Fetal Neonatal Med 2013; 26(13):1328-31.
32. Mei-Dan E, Walfisch A, Raz I et al. Effect of perineal massage during pregnancy on perineal trauma: A prospective controlled trial. Am J Obstet Gynecol 2004; 191:S189.
33. Alvery MD, Burket Ba. Effect of perineal massage on the incidence of episiotomy and perineal laceration in a nurse-midwifery service. J Nurse Midwifery 1986; 31(3):128-34.
34. McHugh MP, Magnusson SP, Gleim GW, Nicholas JA. Viscoelastic stress relaxation in human skeletal muscle. Med Sci Sports Exerc 1992; 24(12):1375-82.

35. Bandy WD, Irion JM. The effect of time on static stretch on the flexibility of the hamstring muscles. Phys Ther 1994; 74(9):845-50.

36. Bandy WD, Irion JM, Briggler M. The effect of time and frequency of static stretching on flexibility of the hamstring muscles. Phys Ther 1997; 77(10):1090-6.

37. Ayala F, Baranda Andujar PS. Effect of 3 different active stretch durations on hip flexion range of motion. J Strength Cond Res 2010; 24(2):430-6.

38. Cipriani D, Abel B, Pirrwitz D. A comparison of two stretching protocols on hip range of motion: Implications for total daily stretch duration. J Strength Cond Res 2003; 17(2):274-8.

39. Roberts JM, Wilson K. Effect of stretching duration on active and passive range of motion in the lower extremity. Br J Sports Med 1999; 33(4):259-63.

40. Taylor DC, Dalton Jr JD, Seaber AV, Garrett Jr WE. Viscoelastic properties of muscle-tendon units. The biomechanical effects of stretching. Am J Sports Med 1990; 18(3):300-9.

41. Medicine ACoS. ACSM's guidelines for exercise testing and prescription. 7. ed. Baltimore: Lippincot Williams Wilkins, 2006

42. Hutton RS. Neuromuscular basis of stretching exercises. In: Komi PV. Strength and power in Sports. Boston: Blackwell Scientific,1992: 29-38.

43. Condon SM, Hutton RS. Soleus muscle electromyographic activity and ankle dorsiflexion range of motion during four stretching procedures. Phys Ther 1987; 67(1):24-30.

44. Moore MA, Kukulka CG. Depression of Hoffmann reflexes following voluntary contraction and implications for proprioceptive neuromuscular facilitation therapy. Phys Ther 1991; 71(4):321-9; discussion 329-33.

45. Weiss J. Pelvic floor myofascial trigger points: Manual therapy for interstitial cystitis and the urgency-frequency syndrome. J Urol 2001; 166(6):2226-31.

46. Feland JB, Marin HN. Effect of submaximal contraction intensity in contract-relax proprioceptive neuromuscular facilitation stretching. Br J Sports Med 2004; 38(4):E18.

47. Mynaugh PA. A randomized study of two methods of teaching perineal massage: Effects on practice rates, episiotomy rates and lacerations. Birth 1991; 18(3):153-9.

48. Takeuchi S, Horiuchi S. Feasibility of a smartphone website to support antenatal perineal massage in pregnant women. BMC Pregnancy Chidbirth 2017; 17(1):354.

49. Michlovitz SL. Thermal agents in rehabilitation. 3. ed. Philadelphia: FA Davis Co, 1996. 405p.

50. Stamp G, Druzins G, Crowther C. Perineal massage in labour and prevention of perineal trauma: Randomized controlled trial. BMJ 2001; 322(7297):1277-80.

51. Albers L, Sedler K, Bedric E. Midwifery care measures in the second stage of labor and reduction of genital tract at birth: A randomized trial. J Midwifery Women's Health 2005; 50(5):365-72.

52. Geranmayeh M, Rezaei Habibabadi Z, Fallahkish B et al. Reducing perineal trauma through perineal massage with vaseline in second stage of labor. Arch Gynecol Obstet 2012; 285(1):77-81.

53. Karaçam Z, Ekmen H, Calisir H. The use of perineal massage in the second stage of labor and follow-up of postpartum perineal outcomes. Health Care Women Int 2012; 33(8):697-718.

54. Aasheim V, Nilsen ABV, Reinar LM, Lukassse M. Perineal techniques during the second stage of labour for reducing perineal trauma. Cochrane Database Syst Rev 2017; (6):CD006672.

55. Demirel G, Golbasi Z, Effect of perineal massage on the rate of episiotomy and perineal tearing. Int J Gynecol Obstet 2015; 131(2):183-6.

56. Goh YP, Tan PC, Hong JGS, Sulaiman S, Omar SZ. Combined massage and warm compress to the perineum during active second stage of labor in nulliparas. A randomized Trial. Int J Gynaecol Obstet 2021; 155(3):532-8.

57. Aquino CI, Guida M, Saccone G et al. Perineal massage during labor: A systematic review and meta-analysis of randomized controlled trials. J Matern Fetal Neonatal Med 2020; 33(6):1051-63.

58. Hong JGS, Abdullah N, Rajaratnam RK et al. Combined perineal massage and warm compress compared to massage alone during active second stage of labour in nulliparas: A randomized trial. Eur J Obstet Gynecol Reprod Biol 2022; 270:144-50.

59. Rodrigues S, Silva P, Rocha F et al. Perineal massage and warm compresses-randomized controlled trial for reduce perineal trauma during labor. Midwifery 2023; 124:103763.

60. Labrecque M, Eason E, Marcoux S. Women's views on the practice of prenatal perineal massage. BJOG 2001; 108(5):499-504.

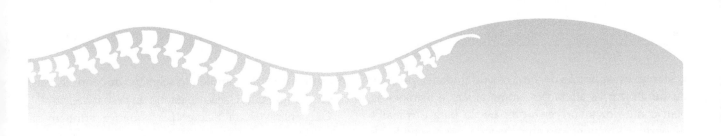

16 Fisioterapia Aquática na Gestação

Valéria Conceição Passos de Carvalho

INTRODUÇÃO

O período gestacional é singular na vida da mulher. Nele se processam muitas alterações biomecânicas, fisiológicas, hormonais e psicológicas para garantir o crescimento fetal[1]. Estudos demonstram que, nesse período, muitos sistemas do organismo materno vão modificar-se e adaptar-se, promovendo alterações nos sistemas cardiovascular, respiratório, renal, gastrointestinal e hematológico e podendo desencadear queixas, como incontinência urinária de esforço, aumento da frequência miccional, constipação intestinal, desconforto respiratório, cãibras, edema nos membros inferiores (MMII) e lombalgia, entre outras. O sistema musculoesquelético passa por alterações nas curvaturas da coluna vertebral, podendo afetar, também, o equilíbrio estático e dinâmico, bem como o padrão da marcha, o que aumenta o risco de quedas[1-3].

Nesse contexto, a fisioterapia aquática consiste em uma opção para promoção de saúde, prevenção e minimização dos desconfortos musculoesqueléticos que podem advir do período gestacional. Nos últimos 10 anos, essa modalidade terapêutica tem produzido evidências científicas sobre os desfechos relacionados ao período gestacional que, em sua maioria, demonstram vários benefícios em sua aplicabilidade nos desconfortos do período gestacional, sono, parto e puerpério[4-6]. A fisioterapia aquática se utiliza, portanto, das propriedades físicas da água, aliadas às técnicas específicas para proporcionar às gestantes benefícios no bem-estar físico e psicológico e, desse modo, melhorar a qualidade de vida.

BENEFÍCIOS DOS EXERCÍCIOS DURANTE A GESTAÇÃO

Muitas são as evidências dos benefícios do exercício físico durante a gravidez, favorecendo a prevenção dos transtornos biomecânicos e emocionais[5,7-11].

A atividade física bem orientada nesse período pode ser associada ao risco menor de desenvolvimento de doenças e à prevenção do ganho ponderal, bem como à melhora da qualidade de vida de modo geral. Ademais, sua indicação pode incrementar os índices de parto vaginal, além de atuar no controle da doença hipertensiva gestacional, diabetes gestacional, parto prematuro e baixo peso fetal ao nascer[12].

FISIOTERAPIA AQUÁTICA EM OBSTETRÍCIA

A Fisioterapia Aquática foi reconhecida como especialidade pelo Conselho Federal de Fisioterapia e Terapia Ocupacional (COFFITO) em 2014, apresentando como principais indicações: alívio da dor, relaxamento muscular, aumento da mobilidade articular, ganho de força muscular e melhora do equilíbrio e da coordenação motora[13].

A adoção da fisioterapia aquática como opção de terapia na gestação tem aumentado exponencialmente devido aos benefícios ao corpo promovidos pela imersão, como diminuição da força gravitacional, temperatura da água (que promove a sensação de bem-estar físico) e alívio do quadro álgico, além de facilitar a amplitude de movimento e a flexibilidade muscular[4]. Nessa perspectiva, a fisioterapia aquática destaca-se pelo planejamento e execução de programas de exercícios específicos para as gestantes e a aplicação de técnicas que ajudam a prevenir ou minimizar as alterações biomecânicas e fisiológicas, bem como por favorecer a preparação para o trabalho de parto e a recuperação no puerpério, promovendo, de maneira direta, um estado de saúde e bem-estar para a gestante.

De acordo com o *American College of Obstetricians and Gynecologists* (ACOG)[12] em sua edição de 2017, na qual atualiza as recomendações para a prática de atividade física em mulheres grávidas, observa-se a prescrição de programas de exercícios específicos na gravidez, de intensidade leve e moderada. A fisioterapia aquática pode ser citada entre essa programação de atividades, especialmente por se tratar de uma atividade com baixo impacto articular e pelo fato de utilizar as propriedades físicas da água, possibilitando a redução de quadros álgicos, o aumento da propriocepção corporal, o fortalecimento muscular, o alongamento e relaxamento, além de estimular os sistemas respiratório e vascular.

BENEFÍCIOS DA FISIOTERAPIA AQUÁTICA DURANTE A GESTAÇÃO

Os benefícios potenciais da fisioterapia aquática durante a gestação são explicados pelas propriedades físicas da piscina terapêutica e sua influência sobre o corpo imerso, que vão promover alterações fisiológicas em todos os sistemas do organismo materno.

Cancela-Carral e cols.[4] realizaram uma revisão sistemática de 17 ensaios clínicos randomizados (n = 2.439 gestantes, com idades entre 20 e 39 anos), na qual referem que a prática da fisioterapia aquática é adequada durante toda a gravidez. Os efeitos positivos podem ser observados na prevenção do ganho de peso excessivo, na melhora da imagem corporal, na diminuição das dores lombares, na melhoria dos níveis de tolerância materna à glicose e na prevenção de quadros de depressão. Os autores demonstraram em sua metanálise que os exercícios aquáticos têm efeitos positivos na prevenção do ganho de peso materno (DM: –1,66kg; IC95%: –2,67 a –0,66) e na redução das diferenças de médias de peso ao nascer (89,13g; IC95%: 143,18 a 35,08).

Da mesma forma, no estudo de Rocha e cols.[14] são elencados benefícios dessa modalidade terapêutica no que se refere à gestação, como chances menores de laceração perineal, redução no tempo do trabalho de parto e satisfação maior com a experiência do parto. Outro ensaio clínico controlado e randomizado, no qual o grupo de intervenção realizou exercício aquático em sessões de 1 hora, três vezes na semana, avaliou a depressão pós-natal por meio do Questionário de Edimburgo, sendo observada redução nos níveis de depressão no grupo de intervenção, quando comparado ao grupo de controle, bem como melhora em relação ao ganho de peso materno[1].

Os benefícios da fisioterapia aquática também se aplicam ao sono, cuja eficiência é fundamental para a manutenção de uma boa qualidade de vida. Nesse sentido, Rodriguez-Blanque e cols.[16] realizaram um ensaio clínico randomizado com 140 gestantes que se encontravam na 12ª semana de gestação e foram divididas em grupos de intervenção e de controle. Os resultados foram avaliados por meio do Índice de Qualidade do Sono de Pittsburgh, e os autores concluíram que os exercícios aquáticos na gravidez melhoraram a qualidade do sono em todos os aspectos.

PROPRIEDADES FÍSICAS DA ÁGUA UTILIZADAS NA FISIOTERAPIA AQUÁTICA NA GESTAÇÃO

As propriedades físicas da água e sua capacidade térmica desencadeiam efeitos terapêuticos, como alívio da dor e dos espasmos musculares, fortalecimento dos músculos e aumento de sua tolerância aos exercícios, manutenção ou aumento da amplitude de movimento das articulações, reeducação dos músculos paralisados, melhora da circulação, encorajamento das atividades funcionais e manutenção e melhora do equilíbrio, coordenação e postura[17,18].

A partir do conhecimento da hidrodinâmica e da hidrostática, que agem no corpo quando imerso, o fisioterapeuta pode, de acordo com as necessidades da gestante, determinar sua posição, profundidade da imersão e equipamentos que serão utilizados no tratamento. As principais propriedades utilizadas no protocolo de atendimento da gestante são:

- **Densidade:** consiste na relação entre a massa (kg) e o volume (m³) de determinado material ou corpo em dadas temperatura e pressão. A água apresenta densidade igual a 1, de modo que o objeto que tiver densidade menor flutuará e o que tiver densidade maior afundará[17-19].
- **Pressão hidrostática:** refere-se à relação entre a força por unidade de área que a água em repouso exerce contra a superfície do corpo, conhecida como *princípio de Pascal*, ou seja, quanto maior a profundidade do corpo imerso, maior a pressão exercida sobre ele[17-19].
- **Empuxo:** força resultante contrária à gravidade e exercida em toda a superfície do corpo, de modo que produz a flutuação (*lei de Arquimedes*). Quando o corpo está totalmente submerso, o empuxo é exatamente igual à força resultante que o fluido exerce sobre a superfície do corpo[17,18].

- **Viscosidade/fluxo:** caracteriza-se pela resistência do fluido decorrente da fricção entre as moléculas[17].
- **Turbulência:** decorrente do fluxo irregular das moléculas de água, é tanto maior quanto maior for a velocidade do movimento.
- **Calor específico/temperatura:** está relacionado à quantidade de energia necessária para que cada grama de água tenha aumento de temperatura equivalente a 1°C[17-19].
- **Refração:** fenômeno óptico que acontece em razão da alteração da velocidade da luz na mudança do meio de propagação. É a deflexão de um raio de luz quando este passa de um meio para outro de densidade diferente[17-19].

RESPOSTA MATERNA AOS EXERCÍCIOS AQUÁTICOS

De maneira geral, as propriedades físicas da água podem promover relaxamento muscular e redução da sensibilidade dolorosa e do espasmo muscular, favorecer a eficiência cardíaca e pulmonar, melhorar a força e elasticidade muscular e favorecer o ganho de massa magra e a consciência corporal, o que se reverte em saúde e bem-estar físico e emocional durante a gravidez.

EFEITOS MUSCULOESQUELÉTICOS

Os efeitos musculoesqueléticos são observados mediante a manutenção do ganho ponderal, refletindo um aumento de massa muscular, ou seja, massa magra, e minimizando o risco de obesidade na gestação[1,4,8].

No ambiente aquático, é possível realizar atividades com risco menor de lesão, como é o caso das entorses, visto que, durante a gravidez, a ação hormonal da relaxina promove a frouxidão ligamentar, podendo favorecer esse tipo de lesão[14,20]. Ademais, a flutuação promove uma sensação de liberdade, o que possibilita aumentar a amplitude de movimento sem resistência, de modo que o corpo submerso reduz o estresse articular e favorece a realização dos exercícios de alongamento[18].

Em relação à profundidade e à descarga de peso corporal, é possível afirmar que, quanto mais profunda a água, menos peso corporal é descarregado nos MMII, o que favorece a marcha, além de melhorar a consciência corporal, interferindo positivamente no equilíbrio[17,18].

Cabe ressaltar, ainda, que uma das principais queixas relacionadas ao período gestacional é o quadro álgico, especialmente na região lombar e/ou na cintura pélvica. Isso pode ser amenizado pelos efeitos térmicos da água, com a flutuabilidade e a redução da carga da massa corpórea, favorecendo os exercícios de alongamento,

fortalecimento abdominal e mobilizações pélvicas, que atuam na redução do quadro álgico[20].

Esses benefícios foram evidenciados por Vanz e cols.[19], que conduziram um estudo com a duração de 2 meses (50 minutos, duas vezes por semana, totalizando 16 sessões no meio aquático). A dor referida pelas sete gestantes avaliadas antes da intervenção, principalmente na região lombossacra, às vezes com irradiação para os MMII, foi suavizada ao final dos exercícios, revelando a efetividade da fisioterapia aquática na redução da dor e na melhora do estado geral de saúde das gestantes.

Ainda avaliando o aspecto dor, Backhausen e cols.[21] conduziram um estudo randomizado e controlado com 516 grávidas saudáveis com feto único, entre 16 e 17 semanas de gestação, que realizaram exercícios aquáticos duas vezes por semana, no período de 12 semanas. O desfecho primário avaliado foi a intensidade da dor lombar, medida pela escala *Low Back Pain Rating*, e o desfecho secundário foi relativo aos dias de licença médica, incapacidade devida à dor lombar e saúde geral. Os resultados demonstraram que a intensidade da dor lombar foi significativamente menor no grupo de exercícios aquáticos, principalmente ao final da gestação com 32 semanas; os outros parâmetros avaliados, no entanto, não apresentaram diferenças entre os grupos.

EFEITOS CARDIORRESPIRATÓRIOS E VASCULARES

Em relação aos efeitos cardiorrespiratórios, pode-se inferir melhora da função cardiovascular e da tolerância aos exercícios, visto que a ação do empuxo e a pressão hidrostática favorecem o débito cardíaco. Assim, no meio aquático, é possível a realização de atividades aeróbicas de forma mais segura, comparado com o mesmo exercício realizado no solo, evidenciando uma diferença de 15bpm[22,23].

Vale destacar que a capacidade da gestante de realizar exercícios aeróbicos é prejudicada, considerando que o volume sanguíneo, a frequência cardíaca, o volume sistólico e o débito cardíaco aumentam consideravelmente na gravidez, ocorrendo, ainda, aumento da ventilação minuto, que pode chegar a 50% do volume corrente em virtude de uma diminuição fisiológica da reserva pulmonar[1-3]. Desse modo, a imersão pode proporcionar melhora no padrão respiratório da gestante, favorecendo as trocas gasosas do binômio mãe-feto, devido à facilitação da expiração e à tonificação dos músculos inspiratórios.

Nessa perspectiva, a imersão favorece todo o sistema cardiovascular, tornando possível a realização de atividades aeróbicas com mais segurança, comparadas às executadas no solo[24,25]. Isso é corroborado pelos achados de Vázquez-Lara e cols.[26], que demonstraram o efeito de um programa de atividade física em meio aquático com 46 gestantes, distribuídas em grupo experimental e de controle, por um período de 6 semanas, sendo avaliadas constantes hemodinâmicas – pressão arterial sistólica e diastólica. O estudo revelou que, nas últimas sessões, as pressões arteriais foram significativamente maiores no grupo controle, assim como os valores relativos ao volume plasmático, que também apresentaram média superior.

Esses efeitos vasculares estão relacionados a aumento no volume de ejeção mediante o aumento da pressão venosa central e a facilitação do fechamento capilar devido à pressão hidrostática, o que resulta na diminuição da resistência vascular periférica. Por conseguinte, isso se reflete no aumento do volume de ejeção e do retorno venoso e na melhora da filtração renal, promovendo um efeito diurético que reduz a pressão arterial e o edema gestacional[25].

De acordo com o referido estudo de Vázquez-Lara e cols.[26], na imersão ocorreu aumento na fração de excreção de sódio (FENa), o que contribuiu para a melhora do equilíbrio hidrossalino, evitando o aumento excessivo do volume plasmático, habitual durante a gestação, e da atividade do eixo renina-aldosterona, reduzindo, assim, o edema sintomático gestacional.

RESPOSTA FETAL AO EXERCÍCIO AQUÁTICO MATERNO

Ainda são poucos os estudos que avaliam os efeitos dos exercícios aquáticos sobre o binômio mãe-feto durante a gravidez, mas é consensual que o bem-estar físico e mental materno é transferido para o feto[27].

No estudo pioneiro de Prevedel e cols.[28], os autores avaliaram as repercussões maternas e perinatais das gestantes que realizaram fisioterapia aquática, sendo observada adequada adaptação metabólica e cardiovascular materna à gestação e não determinando prematuridade nem baixo peso nos recém-nascidos. Isso pode ser ratificado por Salar-Andreu & Orts-Ruizn[20], que demonstraram que o exercício físico terapêutico no ambiente aquático previne patologias na região lombossacra e uroginecológicas, melhora as medidas antropométricas e tem repercussões no sono e na percepção de saúde da mãe, reforçando, portanto, a importância dessa atividade tanto para o bem-estar da mãe como do feto.

Entre as respostas positivas fetais ao exercício materno pode ser citada a alteração na frequência cardíaca fetal e no peso ao nascer. Cabe salientar que as atividades devem ser conduzidas de maneira leve e moderada para que os aumentos da frequência cardíaca fetal girem em torno de 10 a 30bpm[29].

Rodríguez-Blanque e cols.[11] e Aguilar-Cordero e cols.[15] realizaram uma pesquisa com 129 gestantes, 65 no grupo experimental e 64 no grupo controle, submetidas ao mesmo protocolo no ambiente aquático, mas com desfechos diferentes. Os autores dos dois estudos concluíram que as gestantes que realizaram acompanhamento com fisioterapia aquática apresentaram menor duração de trabalho de parto, melhoraram a qualidade de vida e obtiveram menos laceração de períneo e melhor índice de Apgar ao nascer.

Esses dados reforçam que a fisioterapia aquática durante a gestação pode influenciar positivamente as condições do recém-nascido, o que é exemplificado pela revisão sistemática de Pauleta e cols.[30], que avaliaram os efeitos da fisioterapia aquática no peso dos recém-nascidos, bem como no peso corporal da mulher. As gestantes saudáveis e maiores de 18 anos foram submetidas às atividades terapêuticas aquáticas duas a cinco vezes por semana, durante 20 a 60 minutos, com intensidades variando entre média/baixa e média/alta. Nos cinco ensaios clínicos randomizados analisados, os maiores efeitos estavam relacionados ao controle do ganho ponderal materno, sendo evitada uma série de complicações associadas, como complicações no parto e doenças metabólicas e cardiovasculares, embora o peso do recém-nascido não se tenha alterado. Assim, os autores consideram que a fisioterapia aquática parece ser segura tanto para as mulheres grávidas como para os fetos.

Esses dados, por sua vez, foram corroborados pelo ensaio clínico randomizado de Bacchi e cols.[31], que avaliaram 111 gestantes, divididas em grupos controle e experimental, as quais realizaram três sessões semanais de atividades aeróbicas e de resistência aquática, resultando em maior percentual de mulheres com ganho excessivo de peso materno no grupo controle, o que sugere, portanto, que as atividades aquáticas durante toda a gestação podem evitar o ganho excessivo de peso materno e, consequentemente, preservar o peso do recém-nascido.

PROGRAMA DE FISIOTERAPIA AQUÁTICA NA GESTAÇÃO

O atendimento aquático na gestação deve ser norteado por etapas específicas para a construção de um programa adequado e adaptado às necessidades individuais de cada gestante. Esse processo se inicia com uma avaliação detalhada, seguida de cuidados específicos no processo de imersão da gestante e, por fim, na escolha da proposta terapêutica baseada nos objetivos traçados. Esses objetivos incluem promover o fortalecimento muscular com ganho de massa magra, melhorar o metabolismo materno e as condições cardiorrespiratórias, favorecer a circulação venosa e linfática e a consciência corporal e perineal, facilitar a mobilização pélvica para o parto vaginal, promover relaxamento e redução de quadros álgicos, minimizar ou tratar as queixas relatadas pelas gestantes e fornecer orientações para a realização das atividades da vida diária e/ou profissionais.

Avaliação

A avaliação é de fundamental importância em qualquer área da Fisioterapia e, quando se trata de gestantes, deve contemplar suas características peculiares, contendo dados epidemiológicos, reprodutivos e clínicos e a descrição das principais queixas em relação a todos os sistemas. Para isso podem ser utilizados instrumentos validados para análise das queixas álgicas, qualidade de vida, vida sexual e disfunções pélvicas e miccionais (veja o Capítulo 10).

O exame físico completo deve ser realizado para elaboração de um protocolo terapêutico adequado às necessidades da mulher. A adequação biomecânica corporal da gestante deve ser levada em consideração no processo de avaliação para a tomada de decisão entre a amplitude de movimento normal e a comprometida de acordo com a idade gestacional.

Para a utilização da piscina terapêutica no processo de avaliação, vale lembrar que todas as gestantes se encontram aptas para realizar atividade física e podem se beneficiar da fisioterapia aquática; no entanto, devem ser levadas em consideração as indicações e contraindicações[5,12].

As contraindicações no ambiente aquático podem ser divididas em relativas (sensibilidade ao cloro, hidrofobia – cabe ressaltar que, em caso de gravidez gemelar, anemia sintomática, diabetes gestacional e hipertensão gestacional, quando controladas, o ambiente aquático é fundamental para seu manejo) e absolutas (ruptura de membrana, parto prematuro, sangramento vaginal persistente, placenta prévia após 28 semanas, pré-eclâmpsia, incompetência cervical, restrição do crescimento fetal, gravidez múltipla de grande ordem, como trigêmeos, desordens crônicas dos sistemas cardiovascular e respiratório, doença infecciosa aguda e diabetes 1 descontrolado)[5].

Cuidados com a utilização da piscina terapêutica no atendimento a gestantes

O atendimento das gestantes em ambiente aquático exige alguns cuidados, como:

- A pressão arterial deve ser aferida antes e após a imersão; a temperatura da água deve ser termoneutra (entre 30°C e 33°C), exceto para a técnica do *Watsu*, que exige temperaturas em torno de 34°C a 35°C[6]. A termocondutividade da água é 25 vezes maior, quando comparada ao solo, de modo que há redução do risco de hipertermia materna nas atividades aeróbicas submáximas e, por conseguinte, do aquecimento fetal[32].

- A água deve estar na altura do apêndice xifoide para evitar sobrecarga da pressão hidrostática sobre o gradil costal; assim, exercícios com imersão total devem ser conduzidos em curto espaço de tempo.

- A prescrição de exercícios para gestantes deve ser individualizada, sendo possível, no entanto, a formação de grupos com no máximo três gestantes, sempre observando as mesmas características e objetivos; entretanto, as gestantes consideradas de risco devem receber, obrigatoriamente, atendimento individual[32,33].

- A duração da terapia vai depender das características maternas e dos objetivos propostos, não devendo passar de 60 minutos.

- As respostas cardiovasculares e respiratórias da gestante ao esforço devem ser avaliadas por meio da Escala de Esforço Percebido de Borg, ferramenta prática, acessível e válida para monitorizar e prescrever a intensidade do exercício, que, nas gestantes, não deve ultrapassar 60%[33].

- Equipamentos aquáticos padronizados podem ser usados, como resistores ou flutuadores, dependendo do objetivo a ser alcançado[32].

PROGRAMA HIDROCINESIOTERAPÊUTICO

O entendimento da fisiologia materna é fundamental para o programa terapêutico, visto ser preciso analisar as características maternas individuais, como idade gestacional, idade materna, condicionamento físico e queixas apresentadas. Além disso, devem ser levadas em consideração as principais alterações fisiológicas e biomecânicas induzidas pelo exercício no meio aquático para, dessa forma, escolher a melhor proposta no momento de elencar os diferentes tipos de exercícios, intensidade (leve a moderada) e frequência (duas a quatro vezes por semana).

De maneira geral, o protocolo é dividido nas seguintes etapas:

- Aquecimento, em que são realizadas as atividades aeróbicas e de alongamento (até 15 minutos).
- Série principal, voltada para o alcance dos objetivos traçados para a gestante (até 30 minutos).
- Fase de relaxamento, momento em que são restabelecidos os parâmetros vitais no nível do repouso, favorecendo o bem-estar físico e emocional (até 15 minutos).

O Quadro 16.1 mostra as orientações para realização segura do programa de fisioterapia aquática com base nas recomendações da ACOG[12].

Aquecimento

O aquecimento pode consistir em caminhadas lentas e amparadas por "macarrão", de modo a auxiliar a deambulação, por meio do efeito esteira. Caso a gestante não seja sedentária, o aquecimento pode ser iniciado com atividade aeróbica (por exemplo, saltitar na cama elástica [Figuras 16.1 e 16.2]).

Quadro 16.1 Orientações para realização de um programa de fisioterapia aquática na gestação

Quando iniciar	Primeiro trimestre com mais de 12 semanas de gestação
Duração da sessão	30 a 60 minutos
Quantas vezes na semana	Pelo menos três a quatro vezes por semana
Intensidade do exercício	Em torno de 60% a 80%
Reportar desconforto escala de Borg	No máximo de intensidade moderada – 12 a 14
Quando parar	Continuar enquanto tolerar

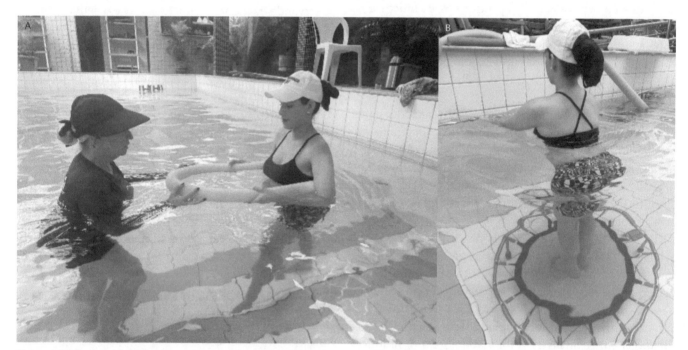

Figura 16.1A e B Aquecimento leve com caminhada auxiliada pelo flutuador – "espaguete" – para redução da turbulência. A cama elástica pode ser utilizada para uma atividade aeróbica de intensidade moderada.

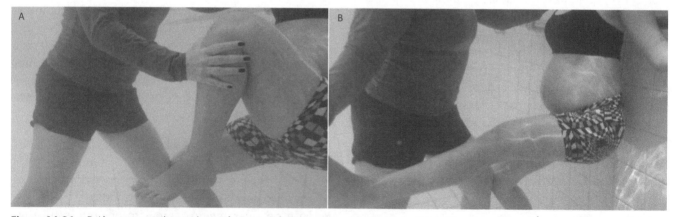

Figura 16.2A e B Alongamento de membros inferiores. O fisioterapeuta se posiciona em frente à gestante de modo a proporcionar estabilidade e segurança para realização do movimento ativo-assistido. O membro contralateral permanece flexionado para diminuir o esforço da coluna. O alongamento deve ser feito dentro do limite da amplitude de movimento da gestante, sem dor, por 20 segundos.

Série principal

São realizados exercícios que promovam maior ganho de flexibilidade, de acordo com a idade gestacional, fortalecimento muscular, melhora do condicionamento cardiorrespiratório, conscientização corporal e perineal e redução do quadro álgico e do edema gravídico, entre outros (Figuras 16.3 a 16.8).

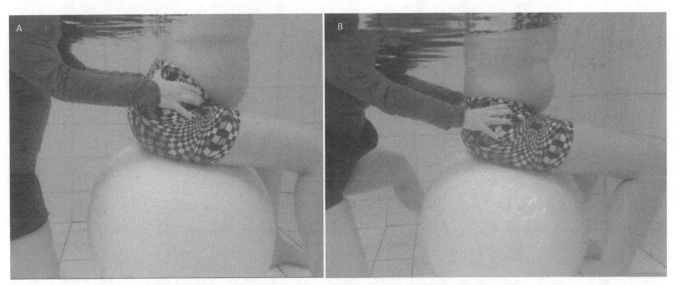

Figura 16.3A e B Exercício de mobilização pélvica (anteroversão e retroversão).

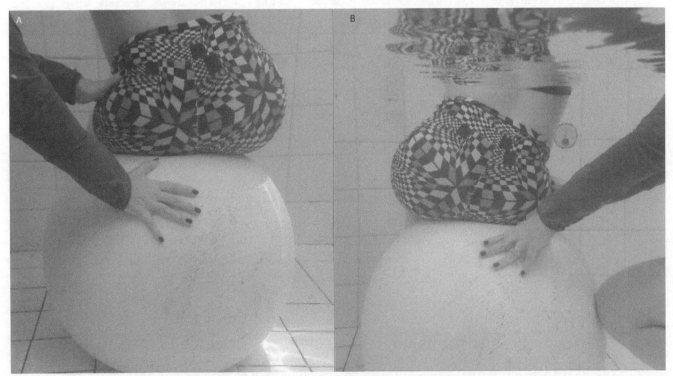

Figura 16.4A e B Exercício de mobilização pélvica (lateralização).

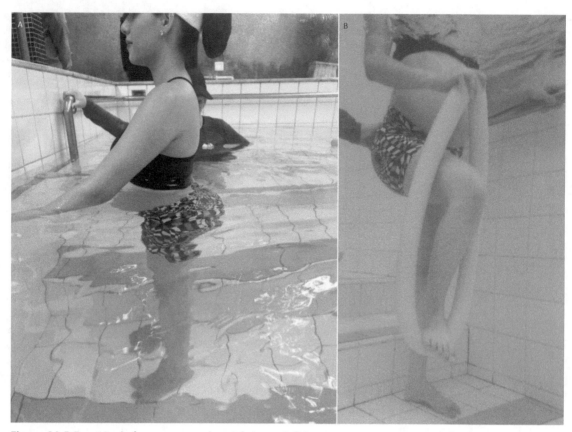

Figura 16.5 Exercício de força para membros inferiores. O fisioterapeuta se posiciona ao lado da gestante para dar estabilidade e segurança na realização do movimento. **A** Exercício de flexão realizado de forma livre (intensidade leve). **B** Exercício de flexão realizado com resistor (intensidade moderada) – série de 10 ou 12 movimentos, de acordo com as condições da gestante.

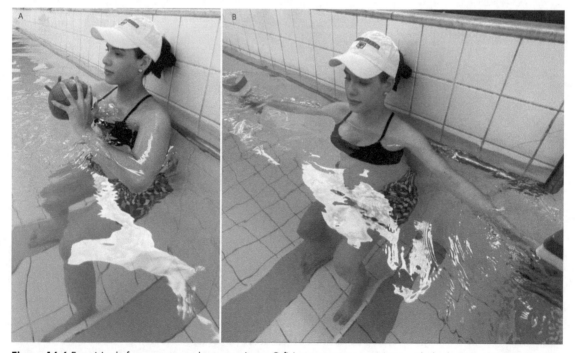

Figura 16.6 Exercício de força para membros superiores. O fisioterapeuta se posiciona ao lado da gestante para dar estabilidade e segurança na realização do movimento. **A** Exercícios de flexão e extensão realizados com a bola cheia de água para facilitar o movimento (intensidade leve). **B** Mesmo exercício realizado com o resistor (intensidade moderada) – série de 10 ou 12 movimentos, de acordo com as condições da gestante.

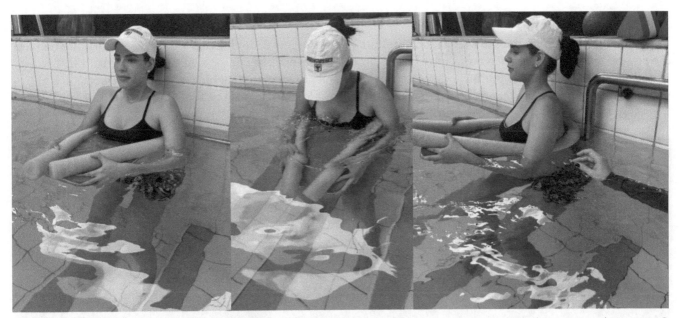

Figura 16.7A a **C** Exercício para a musculatura abdominal realizado em diagonal, dentro do limite da amplitude de movimento da gestante. O "espaguete" e uma prancha são utilizados para promover pequena resistência contra o movimento (atividade leve) — série de 10 ou 12 movimentos, de acordo com as condições da gestante.

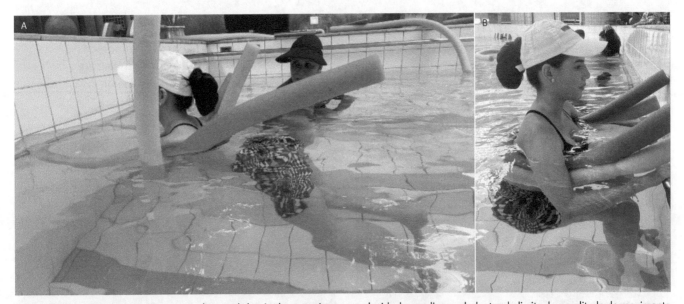

Figura 16.8A e **B** Exercício para a musculatura abdominal com resistores e velocidade em diagonal, dentro do limite da amplitude de movimento da gestante (atividade moderada) — série de 10 ou 12 movimentos, de acordo com as condições da gestante.

Relaxamento

De preferência, o relaxamento é realizado em flutuação supino (caso a gestante não refira incômodo com a entrada de água no ouvido) por meio de mobilizações, pompagens e manipulações na coluna vertebral, hidromassagem e movimentos de alongamento. Caso não seja possível a flutuação, a gestante pode realizar o relaxamento mediante mobilização pélvica associada à hidromassagem na postura sentada (Figuras 16.9 a 16.13).

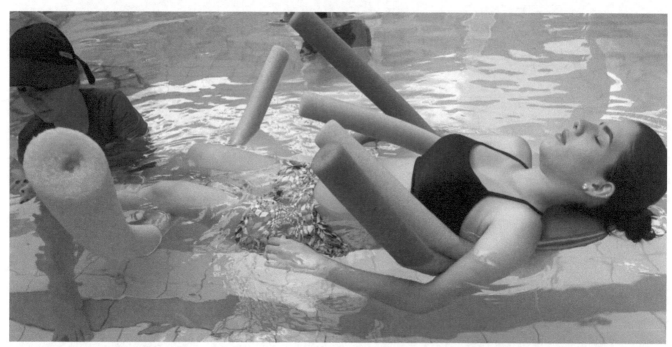

Figura 16.9 Relaxamento em flutuação com auxílio dos flutuadores, sem imersão da cabeça, sendo realizadas mobilização e hidromassagem nos membros inferiores.

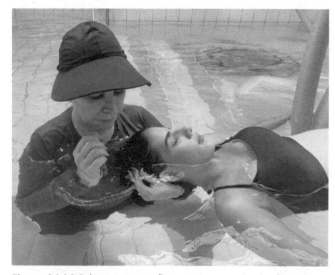

Figura 16.10 Relaxamento em flutuação com auxílio dos flutuadores, com imersão da cabeça, sendo realizados mobilização, alongamentos e hidromassagem na região cervical.

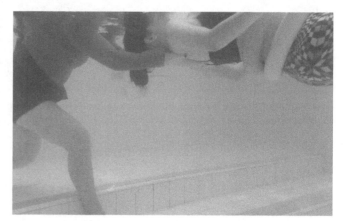

Figura 16.11 Relaxamento em flutuação com auxílio dos flutuadores, com imersão da cabeça, sendo realizados mobilização, alongamentos e hidromassagem na região dorsal.

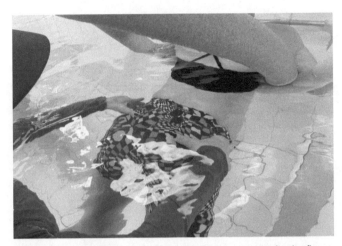

Figura 16.12 Relaxamento em ortostatismo/prono com auxílio dos flutuadores, sendo realizados mobilização e alongamentos na coluna vertebral.

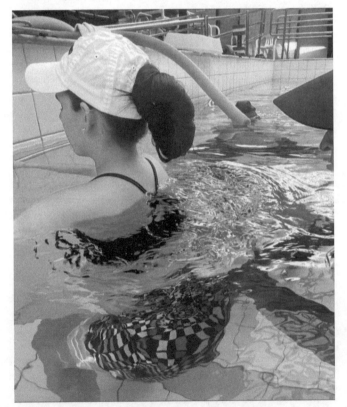

Figura 16.13 Relaxamento em ortostatismo, sendo realizada a hidromassagem na coluna vertebral.

WATSU NA GESTAÇÃO

Técnica inspirada no Shiatsu, o *Watsu* é realizado em ambiente aquático e aquecido e se caracteriza por produzir alongamentos e manipulações terapêuticas em movimentos ritmados. A técnica foi desenvolvida por Harold Dull nos anos 1980 para promover o bem-estar pessoal, sendo aplicada em água à temperatura em torno de 35°C. O fisioterapeuta deve posicionar o indivíduo em supino com as mãos em flutuação, realizando

movimentos padrões, normalmente circulares e lentos, com a aplicação de tração suave no intuito de mobilizar e alongar as fáscias e os músculos[34,35].

A utilização do *Watsu* em gestantes é justificada pelas várias alterações biomecânicas que acontecem no corpo gravídico, associadas às queixas álgicas, que podem resultar em estresse e fadiga. Nesse sentido, Schitter e cols.[34] conduziram um estudo em que avaliaram os efeitos do *Watsu* para as queixas relacionadas à gravidez em mulheres saudáveis que se encontravam com 34 semanas de gestação. O *Watsu* foi realizado em duas intervenções de 60 minutos, em água a 35°C, e seus efeitos foram acompanhados por meio de exames de ultrassom e dados fisiológicos, psicométricos e qualitativos. Os autores concluíram que o método reduziu os níveis de estresse e dor, promoveu relaxamento e melhora no humor, melhorando, portanto, as condições de saúde física e mental das gestantes analisadas (Figuras 16.14 a 16.16).

CONSIDERAÇÕES FINAIS

Nos últimos anos têm sido produzidas boas evidências científicas sobre os benefícios de um programa de Fisioterapia Aquática na gestação, cujos efeitos são evidenciados não apenas durante a gravidez, mas que se prolongam no trabalho de parto e no puerpério.

A indicação pode ser uma boa escolha de obstetras e gestantes, por se tratar de atendimento realizado por profissional apto e com conhecimento de todo o processo fisiológico e biomecânico que envolve a gestação. Ademais, o programa é conduzido em ambiente seguro, de baixo impacto, lúdico e que reduz não somente as queixas álgicas, mas previne o aumento ponderal e melhora as condições cardiorrespiratórias e vasculares, proporcionando, portanto, melhor qualidade de vida nessa fase da gestação.

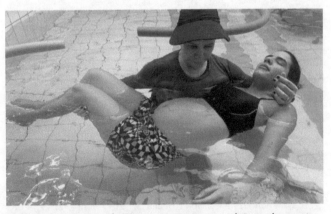

Figura 16.14 Técnica de *Watsu* – gestante em posição supina, sustentada pelo fisioterapeuta em flutuação – postura padrão para realização de movimentos circulares e lentos com leve tração para mobilização e alongamento de fáscias e músculos.

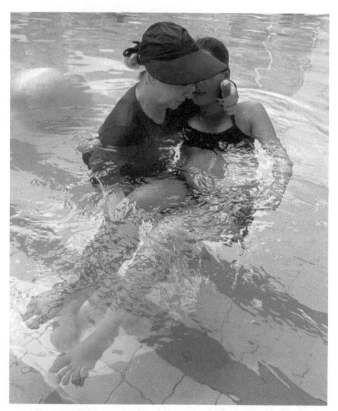

Figura 16.15 Técnica de *Watsu* − gestante em posição supina, sustentada pelo fisioterapeuta em flutuação − postura chamada de "cadeirinha", para realização de leve tração na região cervical.

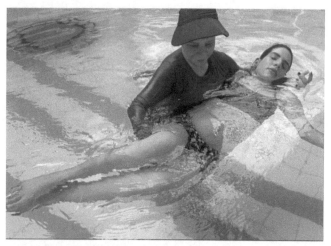

Figura 16.16 Técnica de *Watsu* − gestante em posição supina, sustentada pelo fisioterapeuta em flutuação − postura para realização de movimentos circulares e lentos com leve tração para mobilizar e alongar fáscias e músculos dos membros inferiores.

Referências

1. Thompson EL, Vamos CA, Daley EM. Physical activity during pregnancy and the role of theory in promoting positive behavior change: A systematic review. J Sport Health Sci 2017 Jun; 6(2):198-206. doi: 10.1016/j.jshs.2015.08.001.

2. Conder R, Zamani R, Akrami M. The biomechanics of pregnancy: A systematic review. J Funct Morphol Kinesiol 2019 Dec; 4(4):72. doi: 10.3390/jfmk4040072.

3. Kazma JM, van den Anker J, Allegaert K, Dallmann A, Ahmadzia HK. Anatomical and physiological alterations of pregnancy. J Pharmacokinet Pharmacodyn 2020 Aug; 47(4):271-85. doi: 10.1007/s10928-020-09677-1.

4. Cancela-Carral JM, Blanco B, López-Rodríguez A. Therapeutic aquatic exercise in pregnancy: A systematic review and meta-analysis. J Clin Med 2022 Jan; 11(3):501. doi: 10.3390/jcm11030501.

5. Mottola MF, Davenport MH, Ruchat SM et al. 2019 Canadian guideline for physical activity throughout pregnancy. Br J Sports Med 2018 Nov; 52(21):1339-46. doi: 10.1136/bjsports-2018-100056.

6. Carvalho VCP. Benefícios da Fisioterapia Aquática no período gestacional: Evidências científicas Fisioterapia Brasil 2020; 21(1Supl):S1-S95. doi: 10.33233/fb.v21i1.3927.

7. Cilar Budler L, Budler M. Physical activity during pregnancy: A systematic review for the assessment of current evidence with future recommendations. BMC Sports Sci Med Rehabil 2022 Jul; 14(1):133. doi: 10.1186/s13102-022-00524-z.

8. Barakat R, Refoyo I, Coteron J, Franco E. Exercise during pregnancy has a preventative effect on excessive maternal weight gain and gestational diabetes. A randomized controlled trial. Braz J Phys Ther 2019 Mar-Apr; 23(2):148-55. doi: 10.1016/j.bjpt.2018.11.005.

9. Krzepota J, Sadowska D, Biernat E. Relationships between Physical Activity and quality of life in pregnant women in the second and third trimester. Int J Environ Res Public Health 2018 Dec; 15(12):2745. doi: 10.3390/ijerph15122745.

10. Lawan A, Awotidebe AW, Oyeyemi AL, Rufa'i AA, Oyeyemi AY. Relationship between physical activity and health related quality of life among pregnant women. Afr J Reprod Health 2018 Sep; 22(3):80-9. doi: 10.29063/ajrh2018/v22i3.9.

11. Rodríguez-Blanque R, Aguilar-Cordero MJ, Marín-Jiménez AE, Menor-Rodríguez MJ, Montiel-Troya M, Sánchez-García JC. Water exercise and quality of life in pregnancy: A randomised clinical trial. Int J Environ Res Public Health 2020 Feb; 17(4):1288. doi: 10.3390/ijerph17041288.

12. American College of Obstetricians and Gynecologists. ACOG Committee Opinion No. 804: Physical activity and exercise during pregnancy and the postpartum period obstetrics and gynecology. ACOG 2021 Feb; 137(2):375-6. doi: 10.1097/AOG.0000000000004266.

13. Conselho Federal de Fisioterapia e Terapia Ocupacional. Resolução 443, de 3 de setembro de 2014. Disciplina a Especialidade Profissional de Fisioterapia Aquática e dá outras providências. Brasília: COFFITO 2014. Disponível em: https://www.coffito.gov.br/nsite/?p=3205. Acesso em: 22 set 2023.

14. Rocha AOB, Luísa BGC, Lima GA, Dayanne MGF, Beatriz MRO, Falcão MSM. Fisioterapia acuática em el embarazo. Environ Smoke 2020; 12;3(1):057-68. Disponível em: https://environmental-smoke.com.br/index.php/EnvSmoke/article/view/68. Acesso em: 02 out 2023.

15. Aguilar-Cordero MJ, Sánchez-García JC, Blanque RR, López AMS, Mur-Villar N. Moderate physical activity in an aquatic environment during pregnancy (SWEP Study) and its influence in preventing postpartum depression. J Am Psychiatr/Nurses Assoc 2019; 25(2):112-21. doi: 10.1177/1078390317753675.

16. Rodriguez-Blanque R, Sánchez-García J, Sánchez-López A, Mur-Villar N, Aguilar-Cordero M. A influência da atividade física na água na qualidade do sono em mulheres grávidas: Um ensaio randomizado. Nascimento de Mulheres 2018; 31:e51-e58. doi: 10.1016/j.wombi.2017.06.018.

17. Cohen M, Parreira P, Baratella T. Fisioterapia Aquática. 1. ed. São Paulo: Editora Manole, 2010.

18. Jakaitis F. Reabilitação Aquática. Manuais de Especialização. Albert Einstein-Sociedade Israelita Brasileira. São Paulo: Editora Manole, 2016.

19. Vanz MRC, Maronesi CTP, Malysz K. Efeitos da fisioterapia aquática durante o período gestacional. Departamento de Ciências da Saúde da Universidade Regional Integrada do Alto Uruguai e

das Missões – Câmpus de Erechim. Monografia (Curso de Fisioterapia) 2019. Disponível em: http://repositorio.uricer.edu.br/handle/35974/401.

20. Salar-Andreu C, Orts-Ruíz C. Beneficios del ejercicio terapéutico en agua en mujeres embarazadas. Revisión sistemática. Rev Investig Activ Acuáticas 2020; 4(7):3-9. doi: 10.21134/riaa.v4i7.1813.

21. Backhausen MG, Tabor A, Albert H, Rosthøj S, Damm P, Hegaard HK. The effects of an unsupervised water exercise program on low back pain and sick leave among healthy pregnant women – A randomised controlled trial. PLoS One 2017 Sep; 12(9):e0182114. doi: 10.1371/journal.pone.0182114.

22. Trindade CO, Oliveira EC, Coelho DB, Casonatto J, Becker LK. Effects of aquatic exercise in post-exercise hypotension: A systematic review and meta-analysis. Front Physiol 2022; 13:834812. doi: 10.3389/fphys.2022.834812.

23. Park SY, Kwak YS, Pekas EJ. Impacts of aquatic walking on arterial stiffness, exercise tolerance, and physical function in patients with peripheral artery disease: A randomized clinical trial. J Appl Physiol (1985) 2019 Oct; 127(4):940-9. doi: 10.1152/japplphysiol.00209.2019.

24. Kappel JR, Amaral FA, Waecherdt NV et al. Efeitos da fisioterapia aquática na força muscular respiratória de idosos. Braz J Desenvolver [Internet] 2023; 9(1):4764-79. Disponível em: https://ojs.brazilianjournals.com.br/ojs/index.php/BRJD/article/view/56668.

25. Brito IL, Santos LMA, Matias P. O efeito da fisioterapia aquática na saúde da mulher durante o período gestacional: Uma revisão integrativa. Sempesq 2020; 7(2019):Anais da Sempesq. Disponível em: https://eventos.set.edu.br/al_sempesq/article/view/12577.

26. Vázquez-Lara JM, Ruiz-Frutos C, Rodríguez-Díaz L, Ramírez-Rodrigo J, Villaverde-Gutiérrez C, Torres-Luque G. Effect of a physical activity program in the aquatic environment on haemodynamic constants in pregnant women. Enferm Clin 2018 Sep-Oct; 28(5):316-25. doi: 10.1016/j.enfcli.2017.07.009.

27. Bos SC, Macedo A, Marques M et al. O efeito positivo na gravidez protege a depressão pós-parto? Rev Bras Psiquiatria 2013; 35(1):5-12. doi: 10.1016/j.rbp.2011.11.002.

28. Prevedel TTS, Calderon IMP, De Conti MH, Consonni EB, Rudge MVC. Repercussões maternas e perinatais da hidroterapia na gravidez maternal e perinatal. RBGO 2003; 25(1):53-9. doi: 10.1590/S0100-72032003000100008.

29. Azevedo EB, Felício SL. Prática de atividades/exercícios aquáticos e seus efeitos na gestante e no neonato: Uma revisão sistemática. Ensaios e Ciência C Biológicas Agrárias e da Saúde 2022; 26(1):117-29. doi: 10.17921/1415-6938.2022v26n1p117-129. Disponível em: https://ensaioseciencia.pgsscogna.com.br/ensaioeciencia/article/view/9389. Acesso em: 7 nov 2023.

30. Pauleta ACM, Rebelo P, Silva PM. Efeitos da fisioterapia aquática no peso corporal da mulher grávida e do recém-nascido: Revisão sistemática. Instituto Politécnico de Lisboa, Mestrado Escola Superior de Tecnologia da Saúde de Lisboa, 2022. Disponível em: http://hdl.handle.net/10400.21/14749.

31. Bacchi M, Mottola MF, Perales M, Refoyo I, Barakat R. Aquatic activities during pregnancy prevent excessive maternal weight gain and preserve birth weight: A randomized clinical trial. Am J Health Promot 2018 Mar; 32(3):729-35. doi: 10.1177/0890117117697520.

32. Brearley AL, Sherburn M, Galea MP, Clarke SJ. Pregnant women maintain body temperatures within safe limits during moderate-intensity aqua-aerobic classes conducted in pools heated up to 33 degrees Celsius: An observational study. J Physiother 2015; 61(4):199-203. doi: 10.106/j.jphys.2015.08.004.

33. Scherr J, Wolfarth B, Christle JW, Pressler A, Wagenpfeil S, Halle M. Associations between Borg's rating of perceived exertion and physiological measures of exercise intensity. Eur J Appl Physiol 2013 Jan; 113(1):147-55. doi: 10.1007/s00421-012-2421-x.

34. Schitter AM, Nedeljkovic M, Baur H, Fleckenstein J, Raio L. Effects of passive hydrotherapy WATSU (WaterShiatsu) in the third trimester of pregnancy: Results of a controlled pilot study. Evid Based Complement Alternat Med 2015; 2015:437650. doi: 10.1155/2015/437650.

35. Schitter AM, Fleckenstein J, Frei P, Taeymans J, Kurpiers N, Radlinger L. Applications, indications, and effects of passive hydrotherapy WATSU (WaterShiatsu) — A systematic review and meta-analysis. PLoS One 2020 Mar; 15(3):e0229705. doi: 10.1371/journal.pone.0229705.

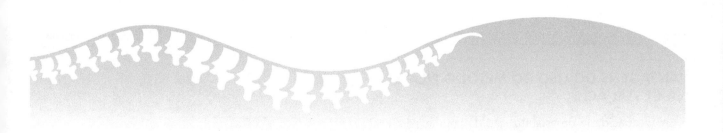

Método Pilates no Ciclo Gravídico-Puerperal

Belisa Duarte Ribeiro de Oliveira ▪ Vitor Caiaffo Brito

INTRODUÇÃO

Entre as modalidades de exercícios amplamente conhecidas por seus benefícios na gestação, o Pilates é uma opção para fisioterapeutas com a devida formação. Fundamentado em princípios biomecânicos e de controle motor, o método oferece um repertório de exercícios que enfatizam o fortalecimento muscular, o alongamento e o equilíbrio postural, aspectos cruciais para a saúde da mulher durante a gestação.

Ao longo deste capítulo serão explorados os fundamentos científicos que embasam a prática do Pilates na gestação, destacando os benefícios físicos e obstétricos que podem ser alcançados por meio dessa modalidade. Além disso, serão oferecidas considerações específicas que deverão ser levadas em consideração no planejamento e na condução de sessões de Pilates para gestantes, sempre visando à segurança e ao bem-estar tanto da mãe como da criança.

A partir da análise crítica de evidências científicas e da experiência clínica, este capítulo fornecerá uma visão abrangente e atualizada sobre o papel do Pilates na promoção da saúde e do bem-estar durante a gestação, oferecendo aos profissionais de saúde da mulher uma ferramenta para aprimorar a qualidade da assistência prestada às gestantes.

HISTÓRICO

O método de condicionamento físico denominado Pilates foi desenvolvido por Joseph Pilates no início da década de 1920 e tem como base um conceito denominado, pelo próprio autor, "contrologia"[1]. Segundo Pilates[2], a contrologia refere-se ao controle consciente de todos os movimentos musculares do corpo, consistindo na utilização e aplicação correta das forças que atuam em cada um dos movimentos do corpo com o completo conhecimento de seus mecanismos funcionais e o total entendimento dos princípios de equilíbrio e gravidade aplicados a cada movimento no estado dinâmico e em repouso.

Nos exercícios de estabilização da coluna, como os que se utilizam de tatames ou bolas, recentemente o método Pilates vem ganhando reconhecimento como uma opção para melhorar a estabilidade da coluna vertebral, bem como a força e/ou resistência dos músculos do tronco (abdominal e lombar)[3]. O método tem sido utilizado em diversas situações, desde para promoção de saúde da população em geral até o tratamento de doenças específicas, envolvendo o sistema neuromusculoesquelético, como fibromialgia e lombalgias de diversas causas.

Embora o primeiro ensaio clínico a abordar o Pilates e os distúrbios musculares só tenha sido publicado em 2006[4], havendo poucos relatos na literatura sobre sua aplicação na população de gestantes[5,6], seus princípios podem ser utilizados, se adaptados, tanto na prevenção como no tratamento de distúrbios musculoesqueléticos decorrentes da gravidez, especialmente a lombalgia. A não inclusão da população gestante nos estudos que participaram das últimas revisões sistemáticas sobre o assunto[7-9] impossibilita a confirmação de evidências científicas a respeito da eficácia desse método nessa população específica, apesar dos relatos de bons resultados na população não grávida adulta, inclusive no tratamento da lombalgia não específica[10,11].

VANTAGENS DO USO DO MÉTODO PILATES NA GESTAÇÃO

A incapacidade de estabilização da coluna vertebral causada pelo desequilíbrio na função dos músculos extensores e flexores do tronco presente na gestação é um forte indicativo para o desenvolvimento da lombalgia[12,13]. Portanto, o fortalecimento de toda a cadeia muscular pertencente a esse "arcabouço" pode respaldar o tratamento[14] e a prevenção desse tipo de distúrbio tão comum na gestação, além de preparar a gestante para mudanças biomecânicas típicas da gravidez. Além disso, algumas vantagens podem ser observadas com a realização do Pilates na gestação:

- A força elástica utilizada em parte dos exercícios tem menos impacto sobre as articulações.
- O método respiratório empregado evita manobras de Valsalva prolongadas, que podem prejudicar o fluxo uteroplacentário.
- Tem efeito relaxante na musculatura acessória da respiração.
- Mantém o tônus e a flexibilidade de grupos específicos necessários para uma adequada adaptação da biomecânica corporal, a qual muda com o passar das semanas gestacionais.
- Estimula a ativação dos músculos estabilizadores do tronco.
- Evita compensações musculares comuns em outros exercícios não supervisionados.
- Incorpora a contração da musculatura do assoalho pélvico em todos os exercícios prescritos.

PRINCÍPIOS

Com base no fortalecimento da "casa de força", que se refere a toda a cadeia muscular que estabiliza o abdome, a região lombar e a musculatura profunda da pelve (Figura 17.1), o método Pilates contém seis princípios básicos[15] que norteiam a prática adequada dos exercícios:

- **Centralização:** considerado o principal foco do método Pilates, esse princípio se refere à concentração dos exercícios na parte do corpo conhecida como *power house* – a casa de força. A contração da *power house* (abdome, paravertebral lombar e assoalho pélvico) deve ser ensinada no primeiro contato da gestante com o método, para que seja ativada corretamente em todos os exercícios. Independentemente da posição em que a grávida se encontre ou dos movimentos de seu corpo, o fortalecimento do

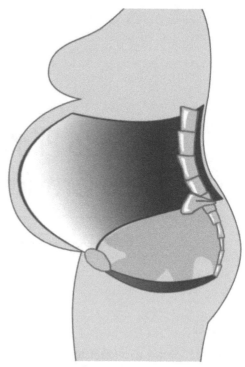

Figura 17.1 Centro de força (*power house*) – musculatura paravertebral lombar, transverso abdominal e camada profunda do assoalho pélvico.

centro de força deve ser o objetivo primordial do exercício.

- **Concentração:** princípio importante na medida em que a mente deve guiar o corpo durante a realização do exercício. Desse modo, deve-se evitar a desatenção da gestante que está realizando o exercício, a qual deve ser orientada a se concentrar nos movimentos enquanto eles estão sendo executados. A concentração, portanto, é fundamental enquanto o movimento está sendo realizado.
- **Controle:** refere-se ao fato de, quando um exercício está sendo realizado a partir do centro de força, o praticante necessitar ter o controle total – mental e muscular – dos movimentos.
- **Precisão:** diz respeito à qualidade do movimento durante o exercício, que deve ser realizado com precisão, evitando compensações de músculos inadequados. Ilustra esse princípio o ditado "não importa quantos exercícios são feitos, mas como são realizados".
- **Respiração:** o método Pilates se utiliza de um padrão respiratório diferenciado, que facilita e padroniza o ritmo respiratório com a execução do exercício. A gestante deve ser orientada a realizar uma inspiração costal inferior durante a preparação do movimento e, durante a expiração, o movimento deve ser executado com o acionamento

da musculatura profunda do abdome (transverso abdominal), paravertebrais lombares e músculos do assoalho pélvico. É de extrema importância que todos os exercícios sejam realizados em sintonia com o ritmo respiratório, de modo a melhorar a circulação de sangue oxigenado para todos os tecidos do corpo.

- **Fluidez:** refere-se à capacidade de associação e sucessão de um exercício para outro durante uma sessão de Pilates, para que a gestante que o esteja praticando seja estimulada a recrutar de forma sucessiva e aliada as cadeias musculares específicas para cumprir seu objetivo.

EVIDÊNCIAS SOBRE O MÉTODO PILATES

Atualmente, são conhecidos sete ensaios clínicos que envolvem a população gestante com o método Pilates (base de dados: Medline/Pubmed 2016-2024; Cochrane 2024)[15-21]. Como evidência direta, a literatura dispõe de quatro revisões sistemáticas com metanálises de estudos, envolvendo 1.991 gestantes[22-25] e enfocando desfechos obstétricos (dores em geral[22,24], dor lombopélvica relacionada à gestação[22] e ganho de peso gestacional[25]), desfechos perinatais (incidência de parto vaginal *versus* cesariana[23,25], intensidade da dor no parto[24], uso de analgesia peridural[23], tempo de período expulsivo e episiotomia[23]) e neonatais (índice de Apgar no primeiro e quinto minutos[23]). Em razão da variedade de desfechos analisados, os resultados dos estudos ainda são heterogêneos, porém autores já conseguem observar um efeito positivo em todos os desfechos testados, com exceção das dores em geral durante a gestação, quando comparados a cuidados habituais, o que reforça seu uso como boa alternativa enquanto método de atividade física para essa população.

Apesar dos resultados reportados, os autores alertam para a necessidade de mais estudos na área e para a heterogeneidade encontrada entre os desfechos analisados, indicando cautela na interpretação desses achados quando comparados a outros métodos de exercício. Exige-se, também, o cuidado de não indicar o método para tratamento de distúrbios do assoalho pélvico na gestação, uma vez que ainda não há evidências disponíveis (desfecho não analisado nas revisões sistemáticas e apenas um ensaio clínico[26] desfavorável à técnica) que apoiem seu uso para esse fim.

COMO REALIZAR?

O programa básico do método Pilates inclui uma sequência de exercícios de solo ou em aparelhos específicos com 1 hora de duração e compostos de alongamentos ativos de cadeias musculares específicas, fortalecimento da musculatura abdominal e paravertebral, bem como exercícios para aumento de flexibilidade da musculatura da coluna e outras partes do corpo (Figuras 17.2 a 17.7). Nos sistemas intermediário e avançado são introduzidos, gradualmente, exercícios de extensão do tronco, além de outros para o corpo inteiro, procurando melhorar a relação de equilíbrio agonista/antagonista[1,27,28].

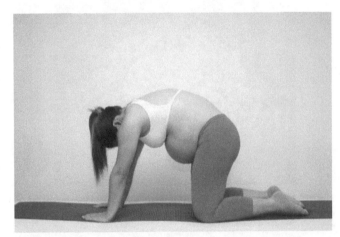

Figura 17.2 Exercício para mobilização de coluna vertebral – gestante em quatro apoios; pelve em retroversão associada à flexão do pescoço.

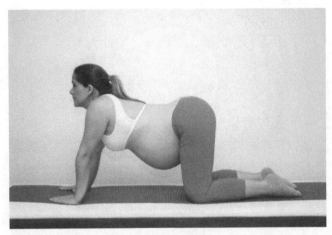

Figura 17.3 Exercício para mobilização de coluna vertebral – gestante em quatro apoios; pelve em anteversão associada à extensão do pescoço.

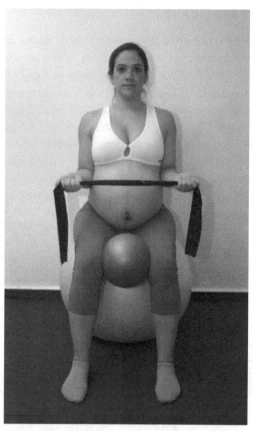

Figura 17.4 Exercício de fortalecimento de músculos romboides e adutores em superfície instável (bola suíça), facilitando a contração paravertebral.

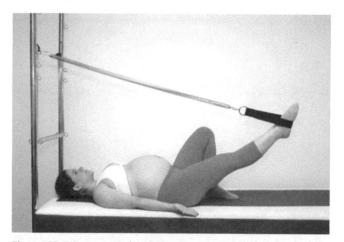

Figura 17.5 Exercício de fortalecimento de musculatura estabilizadora de quadril. Movimentos de flexão e extensão de quadril podem ser realizados nessa posição, associados a movimentos de rotação.

PILATES DURANTE A GESTAÇÃO

O Pilates pode ser realizado em gestantes que nunca praticaram o método antes da gravidez, porém é recomendável que ele seja iniciado apenas a partir do segundo trimestre, podendo ser continuado até a última semana de gestação. As que praticavam o método

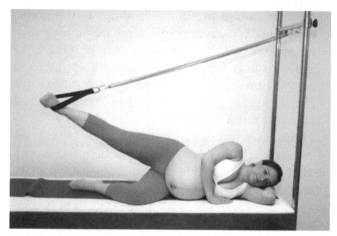

Figura 17.6 Exercício de fortalecimento de adutores em decúbito lateral. O alinhamento corporal deve ser observado para evitar compensações durante a realização do movimento.

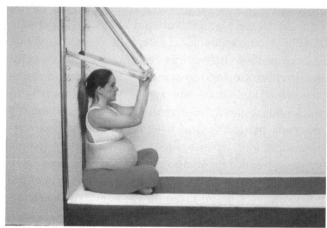

Figura 17.7 Exercício de fortalecimento de tríceps com carga de força elástica.

antes da gestação ou as praticantes de atividade física podem continuar a utilizar o método com redução de pelo menos 30% da carga de exercícios, se acompanhadas da certificação do acompanhamento médico pré-natal.

Como em qualquer exercício realizado durante a gestação, a monitorização da intensidade do exercício, os cuidados com o aumento da temperatura ambiente e o uso de roupas leves devem ser constantes. A intensidade deve ser acompanhada por meio da Escala de Percepção de Esforço de Borg ou do teste da fala (em que a mulher é capaz de conversar sem alterações no ritmo respiratório que possam interferir na fala[29]). Além desses, cuidados específicos para cada fase da gravidez devem ser levados em consideração no planejamento da sessão para cada praticante (Quadro 17.1).

É importante que as informações sobre os objetivos do método e a maneira de respirar durante os exercícios

Quadro 17.1 Observações e prioridades durante a sessão de Pilates para cada trimestre gestacional

Primeiro trimestre (1 a 13 semanas) Praticantes iniciantes no método	Segundo trimestre (14 a 27 semanas)	Terceiro trimestre (28 a 40 semanas)
Enfatizar exercícios de pouca carga, melhora da consciência corporal e mobilidade da coluna	Aumentar a observação de possíveis compensações de aumento da lordose lombar durante o exercício	Aumentar a carga nos exercícios para membros superiores, para preparação dos cuidados pós-natais com o neonato
Evitar exercícios abdominais excêntricos	Evitar alongamentos excessivos ou forçados	Priorizar exercícios para mobilização da pelve
Estimular a regularidade das sessões (duas ou três vezes por semana)	Priorizar cadeias musculares de fortalecimento para adaptação da biomecânica gestacional: ■ Alongamento de cadeia anterior do tórax e fortalecimento de rotadores externos dos ombros ■ Fortalecimento de romboides e paravertebrais lombares em exercícios isolados ■ Fortalecimento de rotadores internos e externos dos quadris	Nas últimas semanas, evitar sincronizar a contração abdominal com a contração do assoalho pélvico voluntariamente, para facilitar o entendimento da dinâmica do parto normal, que irá demandar contração abdominal, associada ao relaxamento do períneo
Priorizar exercícios leves e globais, bem distribuídos durante toda a sessão	Enfatizar exercícios para contração de transverso abdominal, sempre de forma concêntrica	Aumentar a atenção aos sinais preditivos do trabalho de parto: contrações e perdas de líquido ou sangue
Evitar decúbito dorsal por tempo prolongado (> 3 minutos)	Inserir os exercícios voluntários de assoalho pélvico na dinâmica de exercícios para outras partes do corpo	–

Permanecer atento aos exercícios que possam aumentar o risco de quedas ou escorregões
Otimizar a sequência de realização dos exercícios em cada decúbito por vez e, desse modo, evitar mudanças excessivas entre os eixos vertical e horizontal durante a sessão
Orientar a gestante para que as mudanças posturais sejam lentas

sejam passadas à gestante desde a primeira sessão. Como as gestantes costumam apresentar dificuldades relativas ao padrão costal inferior solicitado durante as primeiras sessões, é primordial o acompanhamento contínuo do terapeuta. Para tanto, é comum um melhor entendimento quando o terapeuta solicita que a gestante "inspire separando as últimas costelas e expire juntando-as, colocando o umbigo em direção às costas durante o movimento".

Ao final da sessão, é importante reservar de 5 a 10 minutos para o relaxamento final, o qual pode ser destinado a alongamentos passivos da musculatura acessória e orientações gerais sobre alguns exercícios que podem ser adaptados para o domicílio.

A falta de evidência científica sobre o método na população gestante sugere que esse tema ainda exige cautela dos profissionais habilitados e o conhecimento de estudos de boa qualidade metodológica para que o fisioterapeuta com formação no método Pilates tenha respaldo para implementar qualquer intervenção nessa população.

PILATES NO PUERPÉRIO

O puerpério é caracterizado como uma fase de readaptação do corpo feminino à nova condição de não gestante[30]. Nessa fase, é importante que o acompanhamento fisioterapêutico mantenha a atenção nas mudanças características desse momento e possa correlacionar sua intervenção a tais mudanças (veja o Capítulo 46). Desse modo, o método Pilates pode ser usado como ferramenta para readaptação do esquema corporal da mulher. Além de prevenir desconfortos musculoesqueléticos comuns nessa fase, pode ser adotado para condicionar a mãe às novas condições biomecânicas de seu corpo e prepará-lo para atividades funcionais específicas, relacionadas com os cuidados com o recém-nascido.

Em síntese, alguns dos objetivos do método Pilates na fase puerperal são:

■ Melhorar o condicionamento físico materno.
■ Aumentar a estabilidade do tronco.
■ Prevenir alterações posturais decorrentes da mudança do esquema corporal.

- Prevenir/tratar a fraqueza muscular do assoalho pélvico e, consequentemente, a incontinência urinária.
- Diminuir a diástase do músculo reto abdominal.
- Diminuir a incidência de dores e/ou tensões musculares.
- Adaptar funcionalmente o corpo para os cuidados com o recém-nascido.

O método pode ser utilizado no puerpério de mulheres que o praticaram durante a gestação, das sedentárias ou daquelas que praticaram outro tipo de exercício físico durante a gravidez. Nos três casos, as primeiras sessões devem ser dedicadas ao conhecimento do novo esquema corporal. O começo ou o retorno à atividade física pós-parto deve ser realizado a partir de 6 semanas de puerpério, período em que o sistema cardiovascular está retornando aos parâmetros não gravídicos, o que é válido tanto para as que tiveram parto normal como para as submetidas à cesariana.

Cabe lembrar que a transição musculoesquelética do período gestacional para o período puerperal materno se dá de maneira muito rápida, considerando a mudança brusca que ocorre no centro de gravidade (agora posteriorizado em relação ao período gestacional) e no peso (perdido com a saída do recém-nascido e seus anexos) logo após o parto, mas a adaptação do esquema corporal é lenta e exige uma readaptação biomecânica. Nesse contexto, é importante que nos primeiros atendimentos os músculos abdominais sejam reconhecidos pela mãe, tanto por fazerem parte da dinâmica da estabilização do tronco como por participarem do padrão ventilatório adotado em todos os exercícios realizados (Figuras 17.8 e 17.9).

A dor em toda a região paravertebral, especialmente na lombar, é uma queixa frequente na fase puerperal. Alongamentos nessa região são válidos durante todas as sessões para alívio de tensão nessa área (Figura

17.10), especialmente nos primeiros minutos, devendo ser acompanhados por exercícios de mobilização de coluna (Figura 17.11), a fim de favorecer o aumento dos espaços intervertebrais, diminuídos durante a gestação em razão da sobrecarga nessa região. Vale salientar que, durante toda a gestação, caso haja aumento da lordose lombar, favorecido pelo encurtamento do músculo iliopsoas, este deve ser alongado também durante a fase puerperal com o objetivo de favorecer o retorno da pelve à posição neutra, bem como movimentações ativas da articulação coxofemoral (Figuras 17.11 e 17.12), para estimular os estabilizadores do quadril.

O fortalecimento da musculatura paravertebral é outro mecanismo importante que pode auxiliar a reeducação postural das puérperas (Figuras 17.13 e 17.14), devendo ser incluído para aumentar a estabilidade do tronco, concomitantemente ao fortalecimento do músculo transverso do abdome (Figuras 17.15 a 17.17). Além de favorecer o retorno da estabilização do tronco, juntamente com a musculatura paravertebral lombar, o fortalecimento dos músculos abdominais diminui a flacidez

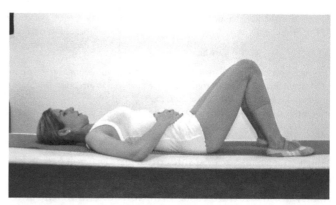

Figura 17.9 Percepção corporal da contração do músculo transverso abdominal durante a realização dos exercícios.

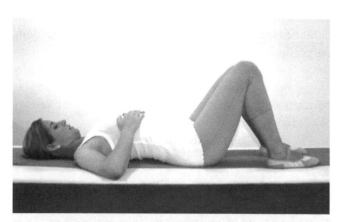

Figura 17.8 Compreensão corporal do padrão costal inferior usado durante o método Pilates.

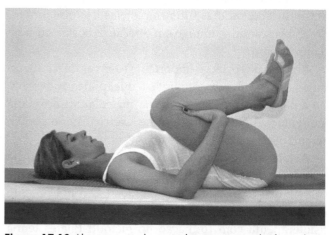

Figura 17.10 Alongamento da musculatura paravertebral em decúbito dorsal. A abdução e a rotação externa dos quadris facilitam o alongamento de mulheres com o abdome ainda protruso.

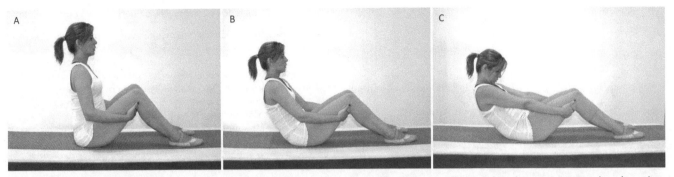

Figura 17.11A a **C** Fragmentações de exercício de mobilização de coluna paravertebral. A mobilização de todos os segmentos da coluna deve ser acompanhada pelo terapeuta para correta realização do exercício.

resultante do estiramento muscular na gestação e melhora a circulação intestinal, que pode estar diminuída e comprometida, haja vista as queixas de constipação consequentes à perda de água decorrente da amamentação

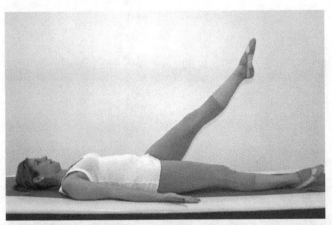

Figura 17.12 Alongamento dos músculos isquiotibiais e iliopsoas em decúbito dorsal com auxílio de carga elástica.

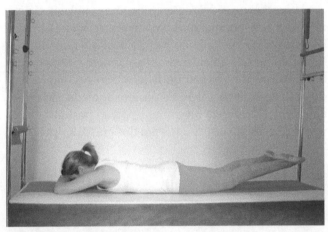

e à diminuição da movimentação corporal diária devido à rotina puerperal.

A diástase do músculo reto abdominal, queixa muito comum no puerpério, está correlacionada à baixa atividade abdominal naquelas mulheres que apresentam distância maior do que 3cm entre os feixes do músculo reto[31,32]. Portanto, o fortalecimento desses músculos deve ser incentivado para prevenção e tratamento dessa alteração nas gestantes que praticam o método Pilates. No caso de gestantes que apresentem diástase do músculo

Figura 17.14 Exercício de fortalecimento da musculatura paravertebral lombar em decúbito dorsal.

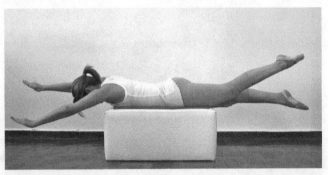

Figura 17.13 Exercício de mobilização ativa da articulação coxofemoral e fortalecimento da musculatura estabilizadora do quadril em decúbito dorsal.

Figura 17.15 Exercício de fortalecimento da musculatura paravertebral lombar, torácica e cervical em decúbito dorsal.

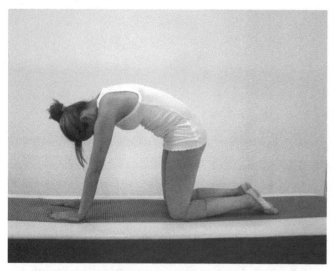

Figura 17.16 Fortalecimento do músculo transverso do abdome associado à mobilização da coluna com a gestante em quatro apoios.

Quadro 17.2 Cuidados e orientações à puérpera que pratica Pilates

- Observar e evitar tensão e aumento de pressão abdominal durante os exercícios
- Orientar (se possível, reservadamente) a contração correta da musculatura perineal para evitar comandos musculares invertidos (com expulsão perineal) durante os exercícios (gestantes com baixa consciência perineal não devem ser estimuladas às contrações errôneas durante a sessão)
- Incentivar a mamada antes da sessão, a fim de diminuir o peso das mamas durante os exercícios
- Esclarecer a importância do uso do sutiã com alças reforçadas durante as sessões, especialmente em caso de grande aumento de volume mamário
- Estimular o uso de absorventes mamários durante a sessão para evitar possíveis desconfortos e constrangimentos causados pelo vazamento de leite

reto abdominal no puerpério, é importante que exercícios abdominais excêntricos sejam evitados para que grandes aumentos de pressão abdominal não ampliem as distâncias entre os dois feixes musculares. O Quadro 17.2 lista outros cuidados e orientações aos quais o profissional deve estar atento ao atender uma puérpera.

Alterações na cadeia anterior do tórax também são comuns na fase puerperal. A amamentação, por exemplo, pode interferir bastante no padrão postural adotado pelas mulheres que amamentam regularmente. Em virtude do aumento do volume de leite e, consequentemente, do peso das mamas, além da posição adotada durante a amamentação, desenvolve-se um padrão postural de hipercifose torácica e encurtamento dos músculos peitorais

e rotadores internos da articulação do ombro. Assim, o alongamento dos peitorais e o estímulo à adoção de padrões de rotação externa do ombro também devem ser incluídos no protocolo da sessão, especialmente quando a frequência da amamentação ainda é elevada (Figura 17.18). Da mesma maneira, os cuidados com o recém-nascido demandam aumento de força nos membros superiores, especialmente dos músculos flexores do antebraço. Assim, o fortalecimento desses músculos pode evitar possíveis compensações musculares e posturais da coluna vertebral em atividades cotidianas, incluindo carregar a criança no colo e os banhos (Figuras 17.19 e 17.20).

Por fim, bem como na gestação, os exercícios perineais merecem uma atenção especial durante a fase puerperal. Seja em virtude da ação hormonal da relaxina durante os meses gestacionais, seja por traumas decorrentes da laceração causada no parto vaginal, a flacidez

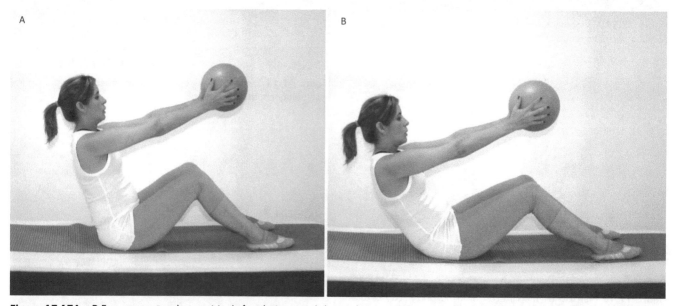

A   B

Figura 17.17A e B Fragmentações de exercício de fortalecimento abdominal associado à mobilização ativa da coluna vertebral. A bola facilita o alinhamento corporal durante a realização do exercício.

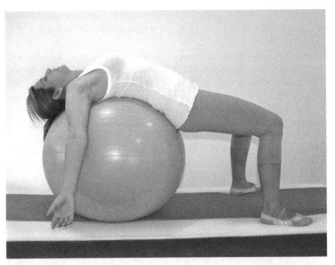

Figura 17.18 Alongamento da musculatura anterior de tronco, encurtada com frequência em razão da postura anteriorizada em consequência do peso da mama e do carregamento do recém-nascido.

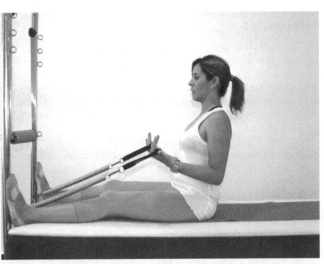

Figura 17.20 Fortalecimento do bíceps braquial com carga de força elástica. Neste caso, o exercício foi associado a uma postura que favorece o alongamento de toda a cadeia posterior dos membros inferiores.

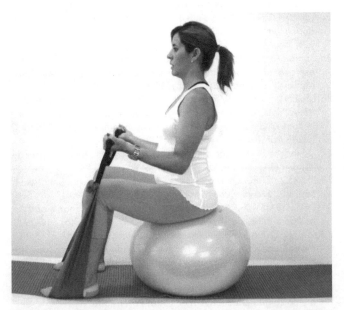

Figura 17.19 Fortalecimento do bíceps braquial com carga de força elástica. A superfície instável estimula a estabilização paravertebral.

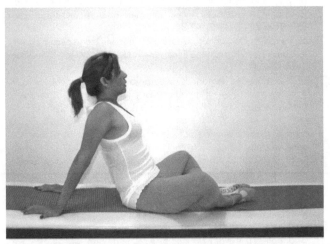

Figura 17.21 Exercício focalizado de fortalecimento perineal. A abdução dos quadris facilita o não uso compensatório dos músculos adutores dessa articulação durante a realização do exercício.

muscular do assoalho pélvico pode ter sérias consequências sobre o sistema urogenital, sendo a principal causa da incontinência urinária de esforço. Mesmo naquelas mulheres que não realizaram esses exercícios durante a gestação, o uso da musculatura perineal deve ser estimulado durante toda a sessão (Figura 17.21), inclusive com exercícios específicos para outras cadeias musculares, como os membros superiores.

A adoção do método Pilates pela puérpera deve ser estimulada não só para o tratamento de disfunções, mas para a realização plena dos que o procuram como meio de promoção de saúde. O conhecimento do processo fisiológico puerperal é essencial para o profissional que trabalha com essa população, o qual deve atualizar sempre seus conhecimentos para otimização dos benefícios proporcionados pelo método.

CONSIDERAÇÕES FINAIS

Conforme observado neste capítulo, o método Pilates se apresenta como meio alternativo de condicionamento físico e tratamento para os principais desconfortos da gestação e do puerpério. Sua aplicação exige do profissional conhecimento a respeito das mudanças fisiológicas ao longo da gestação, bem como de fontes de pesquisa que embasem sua aplicação. Apesar dos benefícios encontrados na literatura atual, ainda são necessárias pesquisas com metodologias adequadas, especialmente ensaios clínicos, para comprovar protocolos que possam beneficiar as gestantes e as puérperas praticantes do método.

Referências

1. Siler B. The Pilates Body. New York: Broadway Books, 2000.
2. Gallagher SP, Kryzanowska R. The complete writings of Joseph H Pilates: Return to life through Contrology and your health. Bainbridge Books, 2000.
3. Bernardo LM. The effectiveness of Pilates training in healthy adults: An appraisal of the research literature. J Bodyw Mov Ther 2007; 11:106-10.
4. Donzelli S, Di Domenica E, Cova AM, Galletti R, Giunta N. Two different techniques in the rehabilitation treatment of low back pain: A randomized controlled trial. Eura Medicophys 2006; 42(3):205-10.
5. Balogh A. Pilates and pregnancy. RCM Midwives 2005; 8(5):220-2.
6. Robinson L. Pilates in pregnancy: the Body Control method. Pract Midwife 2007; 10(3):24-6.
7. Posadzki P, Lizis P, Hagner-Derengowska M. Pilates for low back pain: A systematic review. Complement Ther Clin Pract 2011; 17:85-89.
8. Pereira LM, Obara K, Dias JM et al. Comparing the Pilates method with no exercise or lumbar stabilization for pain and functionality in patients with chronic low back pain: Systematic review and meta-analysis. Clin Rehabilitation 2012; 26(1):10-20.
9. Lim EC, Poh RL, Low AY, Wong WP. Effects of Pilates-based exercises on pain and disability in individuals with persistent nonspecific low back pain: A systematic review with meta-analysis. J Orthop Sports Phys Ther 2011; 41(2):70-80.
10. La Touche R, Escalante K, Linares MT. Treating non-specific chronic low back pain through the Pilates Method. J Bodyw Mov Ther 2008; 12(4):364-70.
11. Cruz-Ferreira A, Fernandes J, Laranjo L, Bernardo LM, Silva A. A systematic review of the effects of Pilates method of exercise in healthy people. Arch Phys Med Rehabil 2011; 92(12):2071-81.
12. Lee JH, Hoshino Y, Nakamura K, Kariya Y, Saita K, Ito K. Trunk muscles weakness as a risk factor for low back pain: A 5-year prospective study. Spine (Phila Pa 1976) 1999; 24(1):54-7.
13. Smith D, Bissell G, Bruce-Low S, Wakefield C. The effect of lumbar extension training with and without pelvic stabilization on lumbar strength and low back pain. J Back Musculoskelet Rehabil 2011; 24(4):241-9.
14. Muscolino JE, Cipriani S. Pilates and the "powerhouse". J Bodywork Mov Ther 2004; 8:15.
15. Ghandali NY, Iravani M, Habibi A, Cheraghian B. The effectiveness of a Pilates exercise program during pregnancy on childbirth outcomes: a randomised controlled clinical trial. BMC Pregnancy Childbirth 2021 Jul; 21(1):480.
16. Rodríguez-Díaz L, Ruiz-Frutos C, Vázquez-Lara JM, Ramírez-Rodrigo J, Villaverde-Gutiérrez C, Torres-Luque G. Effectiveness of a physical activity program based on the Pilates method in pregnancy and labour. Enferm Clin 2017 Sep-Oct; 27(5):271-7.
17. Sonmezer E, Özköslü MA, Yosmaoğlu HB. The effects of clinical pilates exercises on functional disability, pain, quality of life and lumbopelvic stabilization in pregnant women with low back pain: A randomized controlled study. J Back Musculoskelet Rehabil 2021; 34(1):69-76.
18. Aktan B, Kayıkçıoğlu F, Akbayrak T. The comparison of the effects of clinical Pilates exercises with and without childbirth training on pregnancy and birth results. Int J Clin Pract 2021 Oct; 75(10):e14516.
19. Kim HB, Hyun AH. Psychological and biochemical effects of an online Pilates Intervention in pregnant women during Covid-19: A randomized pilot study. Int J Environ Res Public Health. 2022 Sep 1; 19(17):10931.
20. Mazzarino M, Kerr D, Morris ME. Feasibility of pilates for pregnant women: A randomised trial. J Bodyw Mov Ther 2022 Oct; 32:207-12.
21. Dias NT, Ferreira LR, Fernandes MG, Resende APM, Pereira-Baldon VS. A Pilates exercise program with pelvic floor muscle contraction: Is it effective for pregnant women? A randomized controlled trial. Neurourol Urodyn 2018 Jan; 37(1):379-84.
22. Ferraz VS, Peixoto VS, Peixoto C, Resstel APF, de Paula YTC, Pegogare ABGS. Effect of the pilates method on pain and quality of life in pregnancy: A systematic review and meta-analysis. J Bodyw Mov Ther 2023 Jul; 35:220-7.
23. Baradwan S, Khadawardi K, Alayed NM et al. The effect of Pilates exercise during pregnancy on delivery outcomes: A systematic review and meta-analysis. Women Health 2024 Feb; 64(2):131-41.
24. Yilmaz T, Taş Ö, Günaydin S, Kaya HD. The effect of Pilates on pain during pregnancy and labor: A systematic review and meta-analysis. Rev Assoc Med Bras (1992) 2023 Sep; 69(10):e20230441.
25. Zaman AY. Obstetric, maternal, and neonatal outcomes after Pilates exercise during pregnancy: A systematic review and meta-analysis. Medicine (Baltimore) 2023 May; 102(21):e33688.
26. Dias NT, Ferreira LR, Fernandes MG, Resende APM, Pereira-Baldon VS. A Pilates exercise program with pelvic floor muscle contraction: Is it effective for pregnant women? A randomized controlled trial. Neurourol Urodyn 2018 Jan; 37(1):379-84.
27. Gallagher SP, Kryzanowska R (eds.). The Pilates® method of body conditioning. Bainbridge Books, 1999.
28. Blum CL. Chiropractic and Pilates therapy for the treatment of adult scoliosis. J Manipulat Physiol Ther 2002; 25:E3.
29. Davies GA, Wolfe LA, Mottola MF et al. Exercise in pregnancy and the postpartum period. J Obstet Gynaecol Can 2003; 25(6):516-29.
30. Artal R, O'Toole M. Guidelines of the American College of Obstetricians and Gynecologists for exercise during pregnancy and the postpartum period. Br J Sports Med 2003; 37:6-12.
31. Gilleard WL, Brown JM. Structure and function of the abdominal muscles in primigravid subjects during pregnancy and the immediate postbirth period. Phys Ther 1996; 76(7):750-62.
32. Oliveira BDR, de Andrade AD, Lemos A, Brito VC, Pedrosa ML, Silva TNS. Abdominal muscle electrical activity during labor expulsive stage: A cross-sectional study. Rev Bras Fisioter 2011; 15(6):445-51.

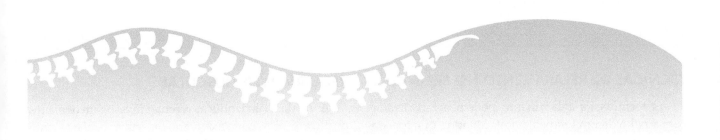

18 Técnicas de Relaxamento na Gestação

Leila Maria Alvares Barbosa

INTRODUÇÃO

A gestação é uma fase da vida em que são experimentadas mudanças físicas, sociais e psicológicas. Fatores como insegurança quanto ao momento ideal para ter um filho, falta de apoio do parceiro e familiares, preocupações em relação ao momento do parto, patologias relacionadas à gestação e questões econômicas predispõem o surgimento de estresse, ansiedade e depressão em gestantes. Essas condições podem favorecer o surgimento de pré-eclâmpsia, restrição do crescimento intrauterino e parto prematuro, entre outros[1-3].

Na tentativa de prevenir tais repercussões, diversas técnicas são utilizadas a fim de promover o relaxamento no período gestacional. Além disso, o relaxamento também tem sido empregado como abordagem para promoção da saúde materno-fetal e como técnica específica para controle de ansiedade e dor no momento do parto. O objetivo deste capítulo é, portanto, descrever algumas técnicas de relaxamento, assim como as evidências científicas para sua utilização no pré-natal.

EMBASAMENTO PSICOFISIOLÓGICO DO RELAXAMENTO

O relaxamento é um processo psicofisiológico em que as reações psicológicas e fisiológicas interagem de maneira complementar, promovendo a saúde física e mental[4,5]. Quanto aos fatores psicológicos, ocorre ativação do sistema límbico, envolvendo tanto o componente motivacional como o emocional. Essas reações estão relacionadas com aumento dos afetos positivos, redução de pensamentos negativos e aparecimento da sensação de prazer, que induzem o estado de relaxamento e melhoram os sintomas de estresse, ansiedade e depressão.

A resposta fisiológica do relaxamento é originada no hipotálamo e tem o intuito de diminuir a excitação no sistema nervoso (SN) central. Quando um indivíduo está sob situação de estresse, ocorrem reações fisiológicas para preparar o organismo para a ação. Esse mecanismo, conhecido como "resposta de fuga ou luta", é ativado pelo SN simpático. A "resposta de relaxamento" é o oposto fisiológico e psicológico da resposta ao estresse de fuga ou luta, sendo caracterizada pela redução da atividade do SN simpático[5,6].

O cortisol é considerado o hormônio do estresse, e níveis elevados desse hormônio corticosteroide estão relacionados à sensação de medo e raiva, além de aumento da frequência cardíaca e da pressão arterial. Após o relaxamento, ocorre redução dos níveis de cortisol[5], favorecendo a diminuição das frequências cardíaca e respiratória e da pressão arterial. No Quadro 18.1 estão expostas as principais implicações fisiológicas do estresse (ativação do SN simpático) e do relaxamento (ativação do SN parassimpático).

Quadro 18.1 Implicações fisiológicas em resposta ao estresse e ao relaxamento

Condição fisiológica	Resposta ao estresse	Resposta ao relaxamento
Frequência cardíaca	Aumenta	Diminui
Pressão arterial	Aumenta	Diminui
Frequência respiratória	Aumenta	Diminui
Tensão muscular	Aumenta	Diminui
Sudorese	Aumenta	Diminui
Volume de veias e capilares	Diminui	Aumenta
Peristaltismo intestinal	Diminui	Aumenta

TÉCNICAS DE RELAXAMENTO NO PRÉ-NATAL

As técnicas de relaxamento podem ser realizadas com auxílio de um terapeuta ou facilitador, que irá contribuir para adoção e manutenção do estado de relaxamento. Em uma sessão para promoção do relaxamento são considerados, basicamente, três pontos: orientação, ambiente e técnica. A orientação funciona como uma ferramenta motivacional e permite aumentar o interesse da mulher em realizar a terapia. O terapeuta deve discutir com ela os benefícios da técnica e interrogá-la sobre as possíveis sensações experimentadas durante a sessão. Os olhos podem permanecer abertos ou fechados, a depender da preferência de cada gestante. No entanto, é importante ressaltar que o relaxamento é conseguido mais facilmente com os olhos fechados, por favorecer a manutenção da concentração.

O ambiente deve ser favorável ao relaxamento, com temperatura agradável, luz suave e nível baixo de ruído, podendo haver música ambiente. Se a técnica de relaxamento necessitar da voz do terapeuta para guiar a sessão, este deve se posicionar em local onde a mulher possa escutá-lo bem e, de preferência, evitar caminhar pela sala para não distrair a ouvinte. A gestante pode estar sentada (com apoio nas costas, pés e cabeça), em posição supina elevada (angulação de 30 graus entre tronco e membros inferiores) ou em decúbito lateral. O uso de roupas confortáveis e a retirada de acessórios que possam comprimir a circulação da gestante são indicados. Caso a grávida esteja deitada, são utilizados travesseiros para manter o corpo em posição mais confortável. À medida que ela relaxa, pode haver a necessidade de movimentar o corpo para assumir nova posição e favorecer o estado de relaxamento maior.

Estudos realizados com a população de gestantes no período de 2017 a 2024 descrevem o uso das seguintes técnicas de relaxamento: relaxamento muscular, imaginação guiada, ioga, massagem terapêutica, musicoterapia e *mindfulness*. Esses estudos apresentam heterogeneidade quanto a aspectos como duração, característica da amostra e tipo/tempo de intervenção. Entre os efeitos positivos das técnicas de relaxamento no pré-natal podem ser citados: diminuição de estresse, ansiedade e sintomas de depressão, redução da pressão arterial e das frequências cardíaca e respiratória, menor duração do trabalho de parto, aumento da ocorrência de parto vaginal espontâneo e diminuição do parto instrumental ou cesariana, peso maior e melhores escores de Apgar do neonato[7-12]. A seguir são descritas algumas técnicas de relaxamento, assim como os resultados de suas aplicações durante o período gestacional.

RELAXAMENTO MUSCULAR

As evidências científicas recentes investigam os efeitos de duas técnicas de relaxamento muscular: o relaxamento muscular progressivo (RMP) e a técnica de relaxamento de Benson. O RMP, descrito por Edmund Jacobson na década de 1920, associa o estado de tensão muscular ao relaxamento. O método consiste em promover o relaxamento ativo e direcionado dos músculos de membros, tronco e cabeça[13]. Durante a aplicação do RMP, a grávida deve manter uma respiração tranquila e evitar realizar apneia. O ideal é associar a inspiração à contração de um grupo muscular específico e, em seguida, associar a expiração ao relaxamento do mesmo grupo muscular.

Inicialmente, o terapeuta explica como a técnica é realizada, os benefícios e a importância da prática do RMP em casa. A ideia é que o RMP se transforme em hábito, e para isso precisa ser praticado e aperfeiçoado. A aplicação do método aqui exposto obedece a uma sequência de trabalho com 16 grupos musculares (Quadro 18.2).

A gestante deve focar a atenção e contrair o grupo muscular mencionado pelo terapeuta, sustentar a contração por 5 a 10 segundos e, em seguida, relaxar completamente por 10 a 15 segundos (o relaxamento não deve ocorrer de forma gradual). A praticante será orientada a observar a diferença entre os estados de tensão e relaxamento muscular no intuito de extrapolar a utilização da técnica para a vida diária, estimulando a capacidade de promover o estado de relaxamento quando necessário.

Um exemplo é o trabalho do primeiro grupo muscular (mão e antebraço dominantes), que pode ser realizado com a seguinte orientação para a gestante: "Feche os dedos da mão direita. Mantenha a contração e perceba a tensão na mão e antebraço. Agora relaxe completamente e de forma rápida. Perceba que os músculos estão relaxados. Observe a diferença entre a contração e o relaxamento muscular."

Nos anos 1970, Herbert Benson[6] descreveu a *resposta de relaxamento* como uma resposta fisiológica observada a partir da prática de técnicas em que o indivíduo produz o relaxamento, como meditação e ioga, entre outras. Apesar da diversidade de técnicas, alguns elementos parecem ser necessários para provocar a resposta de relaxamento: ambiente tranquilo, posição confortável, atitude passiva (ou seja, abandonar pensamentos que surjam durante a realização da técnica) e um objeto mental (ou seja, um som, palavra ou frase repetida silenciosa ou audivelmente).

A seguir são descritos os passos para a prática da técnica de relaxamento de Benson:

1. Sentar-se em posição confortável.
2. Fechar os olhos.

Quadro 18.2 Descrição dos grupos musculares, regiões corporais e ações orientadas na técnica de relaxamento muscular progressivo

Grupo muscular	Região corporal	Ação muscular
1	Mão e antebraço dominantes	Flexionar os dedos da mão
2	Braço dominante	Empurrar o cotovelo na direção do colchonete
3	Mão e antebraço não dominantes	Flexionar os dedos da mão
4	Braço não dominante	Empurrar o cotovelo na direção do colchonete
5	Porção superior da face	Levantar as sobrancelhas o máximo que conseguir, enrugando a testa
6	Porção média da face	Apertar os olhos e enrugar o nariz
7	Porção inferior da face	Cerrar os dentes e puxar os cantos da boca para trás
8	Pescoço	Puxar o queixo na direção do peito, porém sem tocá-lo
9	Tronco, ombros e parte superior das costas	Levar os ombros para trás na tentativa de juntar as escápulas
10	Abdome	Contrair os músculos do abdome, puxando o umbigo em direção às costas
11	Coxa dominante	Contrair os músculos da coxa sem tirar o membro inferior do colchonete
12	Perna dominante	Dorsiflexionar o tornozelo e estender os dedos sem tirar o calcanhar do colchonete
13	Pé dominante	Realizar flexão plantar, inversão do tornozelo e flexão dos dedos
14	Coxa não dominante	Contrair os músculos da coxa sem tirar o membro inferior do colchonete
15	Perna não dominante	Dorsiflexionar o tornozelo e estender os dedos sem tirar o calcanhar do colchonete
16	Pé não dominante	Realizar flexão plantar, inversão do tornozelo e flexão dos dedos

3. Relaxar profundamente todos os músculos, começando pelos pés e progredindo até o rosto.
4. Respirar pelo nariz e ter consciência da própria respiração. A cada expiração, dizer a palavra "um" silenciosamente, para si própria.
5. Continuar com essa prática por 20 minutos. Benson sugere que a praticante abra os olhos para verificar o tempo, mas que não coloque um alarme. Ao final, deve sentar-se em silêncio por alguns minutos, primeiro com os olhos fechados e depois com os olhos abertos.
6. Manter uma atitude passiva e permitir que o relaxamento ocorra em seu próprio ritmo, ou seja, ignorar pensamentos que apareçam durante a realização da técnica e continuar repetindo a palavra "um" silenciosamente.

Além das técnicas previamente descritas, existem outros métodos de relaxamento, como o *relaxamento aplicado* (RA), que consiste no treino de técnicas respiratórias associadas ao relaxamento muscular até que a gestante consiga relaxar em qualquer circunstância, ou seja, até que adquira a habilidade de aplicar as técnicas aprendidas nas diversas situações que possam surgir na vida diária[14,15]. A filosofia do método é a de que o relaxamento é uma habilidade, assim como andar de bicicleta, e, para aprendê-lo, são necessários tempo e prática. Depois de aprender a relaxar, a gestante poderá aplicar a técnica a qualquer momento. O aprendizado do método consiste em um processo gradual composto pelas seguintes fases:

1. **Relaxamento progressivo:** composto pela realização do protocolo de RMP (previamente descrito) em sessões de aproximadamente 15 a 20 minutos. O trabalho dos grupos musculares é fragmentado em duas sessões: na primeira é realizado o RMP para a musculatura de membros superiores, face e pescoço; a segunda sessão é iniciada com o trabalho da musculatura citada anteriormente, seguida pelos grupos musculares do tronco e membros inferiores. A gestante também deve realizar o treinamento em casa, durante 15 minutos, duas vezes ao dia, de preferência pela manhã e à noite. Na terceira sessão já se pode progredir para a próxima fase, dependendo do aprendizado da praticante.
2. **Relaxamento de liberação:** essa fase tem a duração, aproximadamente, de 1 a 2 semanas e objetiva reduzir o tempo de relaxamento de 15 a 20 minutos para 5 a 7 minutos. O terapeuta elimina das instruções a fase referente à contração muscular, e a gestante deverá apenas relaxar. As orientações para o relaxamento

iniciam no topo da cabeça e seguem gradualmente até alcançar os pés. Caso a gestante não consiga relaxar a musculatura completamente nas primeiras sessões, o instrutor pode orientá-la a contrair e depois relaxar o grupo muscular específico, até que esteja apta a realizar apenas o relaxamento.

3. **Relaxamento condicionado:** o objetivo é criar um condicionamento entre a instrução para relaxar e a condição de estar relaxada. Essa fase é focada na respiração. No início da sessão, a gestante é orientada a relaxar por si própria através do relaxamento de liberação e, quando conseguir chegar ao relaxamento profundo, deve fazer um sinal para o terapeuta com o dedo indicador. Nesse momento, o educador observa as incursões respiratórias da praticante e inicia as orientações quanto ao controle da respiração. O terapeuta pronuncia as palavras *inspirar* e *relaxar* pouco antes da inspiração e da expiração, respectivamente. Após cinco repetições, a grávida irá, por si só, mentalizar os comandos *inspirar* e *relaxar* durante 1 minuto. Em seguida, o terapeuta repete quatro a cinco vezes as instruções de *inspirar* e *relaxar*, e a série é finalizada com a gestante mentalizando os comandos durante 2 minutos.

Caso apresente dificuldade para imaginar os dois comandos, ela pode imaginar apenas a palavra *relaxar*, que é a palavra que deverá ser condicionada. Ao fim da sequência, a gestante é solicitada a estimar o tempo necessário para ficar relaxada e é orientada a tentar diminuir cada vez mais esse tempo. Depois de um intervalo de 10 a 15 minutos, a série é repetida novamente. O treinamento dessa fase tem a duração de 1 a 2 semanas e, com a prática, vai ocorrendo a diminuição do tempo necessário para a gestante conseguir ficar relaxada.

4. **Relaxamento diferenciado:** essa etapa tem como objetivo ensinar a mulher a empregar o RA em qualquer local e situação. A gestante executa diferentes atividades enquanto mantém relaxados os músculos que não estão sendo utilizados. A primeira sessão é iniciada com a praticante tentando promover o relaxamento desde a cabeça até os pés enquanto se senta em uma cadeira. Quando está sentada, a gestante é orientada a movimentar diferentes regiões corporais, mantendo o restante do corpo livre de tensões. No começo dessa fase, os exemplos de movimentos incluem elevar um membro superior seguido do outro, movimentar um membro inferior e em seguida o contralateral ou movimentar a cabeça. A instrução para mover determinadas regiões deve ser acompanhada do encorajamento para relaxar as outras partes do corpo não envolvidas na tarefa. Atividades mais elaboradas, como escrever e falar ao telefone, são exercitadas em um segundo momento. Ao final, a gestante é questionada sobre possíveis dificuldades e estratégias utilizadas para lidar com elas.

Na sessão seguinte, a praticante tentará relaxar enquanto se mantém de pé e, por último, enquanto está caminhando. Inicialmente, ela pode andar de forma lenta e atrapalhada, mas, com a prática, conseguirá caminhar da maneira habitual, mantendo o relaxamento dos músculos que não estão sendo utilizados. O tempo necessário para o relaxamento durante as atividades diminui aos poucos e, ao fim da segunda sessão, pode chegar a 60 a 90 segundos.

5. **Relaxamento rápido:** os objetivos dessa fase são ensinar a gestante a relaxar em situações não estressantes e reduzir o tempo necessário para obter o relaxamento. Para contemplar esses objetivos, o treinamento deve ser realizado 15 a 20 vezes por dia, em situações habituais. A praticante deverá fazer três respirações profundas, expirando lentamente, pensar na palavra *relaxar* antes de cada expiração e tentar relaxar o máximo possível os músculos não envolvidos na atividade. Exemplos de atividades incluem falar ao telefone e abrir um armário. Nessa fase, a mulher pode selecionar determinados momentos no dia em que esteja estressada ou ansiosa para realizar o relaxamento condicionado. Depois de cerca de 1 a 2 semanas de prática do relaxamento rápido, o tempo necessário para ficar relaxada diminui para 20 a 30 segundos.

6. **Treinamento aplicado:** nessa etapa, o relaxamento será aplicado em situações estressantes com o objetivo de mostrar à gestante que ela pode lidar e até mesmo anular o estado de ansiedade. É importante que ela compreenda que a primeira tentativa pode não apresentar boa eficácia do RA, mas o fato de impedir que ocorra o aumento da ansiedade já é positivo. A praticante deve ser estimulada a tentar aperfeiçoar a técnica ao máximo. Em geral, o treino se prolonga por duas ou três sessões com exposição, por 10 a 15 minutos, a uma variedade (duas a três) de circunstâncias que despertem ansiedade e/ou estresse. Costumam ser utilizadas imagens que estimulem o estado de ansiedade. A intenção é provocar situações em que a praticante possa aplicar o relaxamento, promovendo o controle ou a eliminação da ansiedade. Por exemplo, se a mulher está ansiosa em relação ao momento do parto vaginal, o terapeuta pode mostrar uma imagem ou vídeo de um trabalho de parto e treinar o controle da ansiedade nessa situação. Outra possibilidade é treinar o RA em situações habituais que despertem a ansiedade.

Evidências científicas sobre o relaxamento muscular no pré-natal

A eficácia do RMP foi avaliada em um ensaio clínico randomizado (ECR) com 250 primigestas (idade gestacional de 21 a 22 semanas) de risco habitual que relatavam estresse de intensidade mínima a moderada, alocadas em grupo controle (cuidados de rotina do pré-natal) e grupo intervenção (RMP com duração de 20 a 25 minutos). Nesse estudo, a técnica de RMP foi ensinada individualmente a cada gestante com a ajuda de um vídeo, e as voluntárias foram orientadas a realizar o RMP diariamente em casa. Ao comparar os grupos após a intervenção, verificou-se que as gestantes que realizaram RMP apresentaram diminuição significativa do estresse relacionado à gestação e da ansiedade (geral, traço e estado), menor ocorrência de todas as complicações maternas e fetais/neonatais investigadas, maior idade gestacional no momento do parto e menor ocorrência de depressão pós-parto, bem como tiveram neonatos com peso maior ao nascer[16].

Alguns desfechos substitutos foram avaliados em um ECR com 88 primíparas (idade gestacional de 26 a 34 semanas) diagnosticadas com pré-eclâmpsia leve e alocadas em grupo controle (cuidados de rotina do pré-natal) e grupo intervenção. As gestantes do grupo de intervenção receberam aulas informativas (sobre pré-eclâmpsia e relaxamento) e foram submetidas a 12 sessões de exercícios de RMP com duração de, aproximadamente, 45 minutos, duas vezes por semana, durante 6 semanas, além de receberem um CD com os exercícios para realizar a técnica diariamente em casa. Ao ser comparado com o grupo controle, o grupo intervenção apresentou média menor de pressão arterial sistólica, pressão arterial diastólica, proteína urinária de 24 horas, glicemia de jejum e frequência cardíaca fetal, além de média maior de peso fetal ao nascer e de número de movimentos fetais[17].

Em um ECR com amostra de gestantes de alto risco (idade gestacional de 20 a 24 semanas), o grupo intervenção (n = 46) foi submetido a 16 sessões de relaxamento muscular corporal (RMP e técnica de Benson) com duração de 30 minutos, sendo oito sessões no consultório e oito em domicílio com auxílio de um CD. No grupo controle (n = 50), o relaxamento de Benson foi realizado durante 10 minutos com conteúdo completamente diferente, sendo considerado um placebo para a intervenção de relaxamento muscular corporal. Ao fim do estudo, o grupo intervenção apresentou média menor de pressão arterial sistólica, nível menor de estresse (avaliado pela Escala de Depressão, Ansiedade e Estresse) e prevalência menor de pré-eclâmpsia, em comparação ao grupo controle[18].

O efeito da técnica de relaxamento de Benson foi avaliado em estudo com 80 primigestas (idade gestacional de 32 a 35 semanas) que foram submetidas à fertilização *in vitro* para engravidar, alocadas em grupos controle (cuidados de rotina do pré-natal) e intervenção (técnica de Benson). Nesse estudo, a intervenção foi aplicada em grupos de gestantes que assistiram a quatro aulas educacionais com temáticas sobre gestação e parto, seguidas da realização da técnica de Benson (com duração de 10 a 20 minutos). Essas gestantes foram orientadas a aplicar a técnica em casa, no mínimo uma vez ao dia, com auxílio de um CD educativo. Ao comparar os grupos após a intervenção, verificou-se que as gestantes que realizaram a técnica de Benson apresentaram diminuição significativa da ansiedade (geral, traço e estado) e maior apego materno-fetal (avaliado pela Escala de Apego Materno-Fetal) na primeira mamada após o parto[19].

IMAGINAÇÃO GUIADA

A imaginação guiada (IG) é um método que se baseia na hipnoterapia e consiste no direcionamento do pensamento para criar imagens positivas. Trata-se de uma ferramenta cognitiva que possibilita a utilização dos cinco sentidos (visão, audição, tato, olfato e paladar), não se restringindo à imaginação de figuras mentais. Consiste em uma experiência consciente e agradável, criada pelo indivíduo, que extrapola o campo da imaginação e é transposta para a vida real, promovendo alterações fisiológicas no corpo. Para realizar a técnica, é sugerida a seguinte sequência[20]:

1. **Relaxamento/centralização:** antes de iniciar a IG, deve ser trabalhada a capacidade da gestante de relaxar e manter o estado de relaxamento. A praticante se posiciona confortavelmente, fecha os olhos e realiza três respirações profundas, imaginando que, ao expirar, está eliminando as tensões. Ela será orientada a conscientizar-se quanto ao posicionamento do corpo e ao local onde se encontra para sentir-se segura e favorecer o retorno à situação de vida real ao fim da sessão. O terapeuta a orienta no sentido de esvaziar o pensamento e imaginar que a mente é como uma tela em branco, na qual algumas imagens serão projetadas. Em seguida, sugere imagens, locais e pessoas que estão nessa tela, e a praticante deve imaginar características, como detalhes do local, objetos e sons. A ouvinte precisa permanecer com o pensamento focado nessas sensações e compreender que tais imagens poderão ser sentidas e percebidas como se acontecessem em circunstâncias reais.

2. **Imaginação:** o ideal é que a praticante experimente diferentes sensações, porém, no começo da terapia, apenas um dos sentidos pode dominar a imaginação. A percepção de mais de um sentido pode demorar a ocorrer, exigindo tempo e prática. Para facilitar, o terapeuta pode sugerir o que vai acontecer, deixando as informações mais vagas no início e dando mais detalhes em seguida. Nesse ponto, o terapeuta orienta a gestante para se imaginar na tela e sugere situações com o máximo de sensações possíveis, como toque, cheiro, som, sabor e movimentos. Palavras e frases que incluam diferentes sensações devem ser encorajadas para que a praticante vivencie um momento rico em informações, experiências e relaxamento profundo.

O terapeuta pode questionar a gestante quanto às suas preferências para decidir sobre a imagem a ser abordada, no intuito de possibilitar a criação de situações agradáveis. Por exemplo, se a gestante gosta de ir à praia e tem melhores experiências nesse ambiente, podem ser guiadas imagens nesse local. O instrutor pode estabelecer um plano de ação para ter em mente como a sessão será conduzida, levando em consideração, além das preferências da praticante, o tempo disponível para a sessão e os equipamentos necessários. Durante a IG, recomenda-se a utilização de palavras firmes e positivas, devendo ser evitadas palavras negativas ou ameaçadoras.

A parte final da sessão deve ser conduzida de modo tranquilo, para o retorno gradual à situação da vida real. A gestante será orientada a deixar as imagens em seus respectivos locais e a fazer o caminho de volta de maneira inversa. Por exemplo, se ela iniciou a sessão abrindo uma porta, caminhou por uma sala ampla e chegou a uma varanda, onde várias cenas foram criadas, deve retornar de maneira inversa: sair da varanda, passar pela sala, fechar a porta e, por fim, chegar à sala de atendimento. Em seguida, o instrutor orienta a gestante a movimentar lentamente o corpo, iniciando pelas extremidades – mãos e pés. Nesse momento, verifica-se se a gestante está acordada, pois ela pode adormecer durante a sessão, o que é aceitável. É possível sugerir que a ouvinte se espreguice e, quando estiver preparada, abra os olhos. É importante esclarecer que ela poderá voltar à cena imaginária no momento que desejar, enfatizando que a IG pode ser realizada em outro ambiente que não o consultório.

Quando um instrutor está iniciando os atendimentos com a IG, o ideal é treinar a aplicação da técnica em parentes e amigos, para aperfeiçoá-la. A repetição do método proporcionará conhecimento e experiência necessários para sua aplicação.

3. **Comunicação/reflexão:** após abrir os olhos, a gestante é estimulada a falar sobre a experiência vivida. O terapeuta pode ajudar, lembrando as sensações percebidas e induzindo a gestante a refletir sobre a técnica. O ideal é explorar ao máximo os sentimentos alcançados pela gestante e favorecer a percepção do bem-estar que a IG proporciona. Cabe ressaltar que algumas mulheres podem preferir escrever o que foi experimentado, e o terapeuta deve disponibilizar-se para entrar em contato com a praticante, caso ela deseje descrever a experiência sentida em outro momento.

Evidências científicas sobre a imaginação guiada no pré-natal

O efeito da IG foi avaliado em um grupo de 38 gestantes de risco habitual (idade gestacional menor que 33 semanas), que utilizaram, durante 5 semanas, um aplicativo móvel para iOS, denominado *PregPal* e criado especificamente para essa população. O conteúdo dos áudios das imagens guiadas, desenvolvido a partir da análise de entrevistas com gestantes, abordou os seguintes temas: (1) introdução e noções básicas de imagens guiadas; (2) sono e relaxamento; (3) bebê; (4) atividade física; (5) alimentação saudável; (6) sentir-se bem. Ao final do estudo, observou-se melhora nos índices relacionados à saúde mental (avaliados pela Escala de Depressão, Ansiedade e Estresse [DASS-21]), aos aspectos associados à imagem corporal (avaliados pela *Body Image in Pregnancy Scale* [BIPS]) e ao aumento do nível de atividade física (avaliados pelo Questionário de Atividade Física na Gravidez [PPAQ])[21].

Gestantes (idade gestacional de 28 a 36 semanas) com grau leve a moderado de estresse, ansiedade ou depressão, segundo o DASS-21, foram incluídas em um ECR com um grupo de intervenção (técnica de IG e RMP) e um grupo de controle (acompanhamento pré-natal de rotina). Os autores compararam os grupos na quarta e sétima semanas do estudo e observaram que, ao longo do tempo, o grupo de intervenção apresentou escores menores de estresse (p = 0,004) e depressão (p = 0,045), porém não houve diferença nos escores de ansiedade (p = 0,236)[22].

IOGA

A ioga se utiliza de exercícios posturais (*asanas*), técnicas de respiração (*pranayamas*) e meditação para controlar a energia vital (*prana*)[23]. A manutenção de posturas, associada ao controle respiratório, favorece o estabelecimento da calma e o relaxamento da participante. A prática da ioga durante o pré-natal deve levar em consideração o trimestre gestacional e a experiência prévia com a técnica, antes da gestação. O ideal é iniciar os exercícios logo no primeiro trimestre, pois cada trimestre gestacional é focado em atividades específicas.

No primeiro trimestre são realizados movimentos leves associados à respiração profunda, no intuito de favorecer o relaxamento e possibilitar uma adaptação mais tranquila à nova condição da mulher. A manutenção de posturas, de preferência na posição ortostática, é realizada no segundo trimestre, objetivando o ganho de força muscular e o trabalho respiratório adequado, enquanto o útero está em crescimento. Nesse período, a ioga irá promover melhora da agilidade, força, energia e capacidade respiratória. Por fim, no terceiro trimestre, a ioga irá preparar a mulher mental e fisicamente para o parto. Os exercícios são realizados, preferencialmente, na posição sentada, e o trabalho da musculatura do assoalho pélvico é intensificado. O treino respiratório é essencial para promover a manutenção de uma respiração efetiva durante o trabalho de parto[24].

Evidências científicas sobre a ioga no pré-natal

Três revisões sistemáticas publicadas recentemente avaliaram a eficácia da ioga. As amostras dos estudos incluídos variaram quanto a trimestre de gestação (primeiro, segundo ou terceiro), risco gestacional (risco habitual ou alto risco), condições de risco gestacional (doenças hipertensivas, diabetes gestacional, entre outros) e morbidades associadas (ansiedade, depressão, entre outras). Também houve variabilidade no protocolo da prática de ioga, a saber: frequência (de uma única sessão à prática diária), quantidade de sessões (de uma a 126 sessões), duração da sessão (de 20 a 120 minutos) e duração do tratamento (de 4 a 20 semanas). Poucos estudos investigaram os efeitos adversos, os quais não foram observados[23,25,26].

Desfechos maternos relacionados ao parto foram avaliados em revisão sistemática (sete artigos; n = 808), na qual as praticantes de ioga apresentaram chance maior de parto via vaginal (seis estudos; *odds ratio* [OR]: 1,71; IC95%: 1,24 a 2,37), chance menor de parto prematuro (dois estudos; OR: 0,46; IC95%: 0,28 a 0,74), peso menor ao nascer (quatro estudos; diferença de média [DM]: −169,71; IC95%: −255,60 a −83,81), menor duração do primeiro estágio do trabalho de parto, em minutos (três estudos; DM: −120,78; IC95%: −166,33 a −75,23), e menor duração do segundo estágio do trabalho de parto, em minutos (três estudos; DM: −5,23; IC95%: −8,31 a −2,15)[25].

Uma revisão sistemática (13 artigos; n = 379) identificou que gestantes com depressão apresentaram melhora nos escores de depressão (cinco estudos; diferença de média padronizada [DMP]: −1,93; IC95%: −3,08 a −0,77) e de ansiedade (dois estudos; DMP: −0,86; IC95%: −1,22 a −0,50) após a prática de ioga. Não houve diferença nos escores de ansiedade e depressão em gestantes sem depressão[26].

Os resultados das metanálises de outra revisão sistemática (31 artigos; n = 2.413) demonstraram, no grupo praticante de ioga: redução do estresse percebido (cinco estudos; DMP: −1,03; IC95%: −1,55 a −0,52), diminuição dos sintomas de ansiedade (11 estudos; DMP: −0,91; IC95%: −1,49 a −0,33), redução dos sintomas de depressão (12 estudos; DMP: −0,47; IC95%: −0,90 a −0,04), menor duração do trabalho de parto, em minutos (seis estudos; DM: −117,75; IC95%: −153,80 a −81,71), e maior chance de parto por via vaginal (12 estudos; OR: 2,57; IC95%: 1,52 a 4,35)[23].

MASSAGEM TERAPÊUTICA

Na massagem terapêutica ou massoterapia, a manipulação de tecidos moles em qualquer parte do corpo é realizada com intuito de promover diminuição da tensão muscular e aumento da circulação sanguínea. De acordo com a literatura, a massagem deve ser aplicada com pressão moderada (considerada agradável e não dolorosa) nas regiões de cabeça, ombros, coluna, braços, mãos, pés ou em todo o corpo[27]. Entre as técnicas básicas utilizadas para essa finalidade estão deslizamento, amassamento, fricção, pinçamento e vibração.

Evidências científicas sobre a massoterapia no pré-natal

Os resultados das metanálises de uma revisão sistemática (oito estudos com mulheres com 8 a 30 semanas de gestação) demonstraram que o grupo submetido à massoterapia apresentou menor intensidade dos sintomas de ansiedade (cinco estudos; DMP: −0,59; IC95%: −1,06 a −0,12) e de depressão (quatro estudos; DMP: −5,95; IC95%: −8,11 a −3,80). O protocolo de massoterapia, realizado por parceiro, massoterapeuta ou pesquisador treinado/experiente, variou quanto à frequência (uma a duas vezes por semana), à quantidade de sessões (seis a 24 sessões), à duração da sessão (10 a 20 minutos) e à duração do tratamento (5 a 16 semanas). Os estudos incluídos não descrevem se houve ou não efeito adverso nas gestantes que receberam a massagem[28].

Em outra revisão sistemática, os autores descrevem que, de acordo com os resultados dos estudos individuais, as gestantes que receberam massagem relaxante apresentaram aumento da imunoglobulina A (IgA), redução do cortisol/noradrenalina, aumento da dopamina/serotonina, diminuição da dor lombar e nos membros inferiores e menos ansiedade e depressão durante a gestação e no pós--parto. Além disso, os efeitos no feto/neonato dessas gestantes foram: taxa menor de prematuridade, peso maior ao nascer, menos hormônios de estresse e melhor desempenho em testes neurológicos e de comportamento[27].

MUSICOTERAPIA

Incluída nas Práticas Integrativas e Complementares em Saúde (PICS) do Sistema Único de Saúde (SUS), a musicoterapia se utiliza dos benefícios da música e/ou de seus elementos (som, ritmo, melodia e harmonia) em diversas condições de saúde. Para administração dessa técnica, a gestante pode ficar passiva, apenas escutando a música, ou ativa, participando e construindo a música com o terapeuta[29]. No que concerne ao fisioterapeuta, é possível colocar músicas para a mulher ouvir durante a sessão. A escolha das músicas ou estilo musical pode ser feita pelo terapeuta ou pela própria gestante.

Evidências científicas sobre a musicoterapia no pré-natal

O efeito agudo do relaxamento foi avaliado em 38 gestantes (idade gestacional de 30 a 40 semanas), que utilizaram fone de ouvido e foram posicionadas confortavelmente em uma poltrona semirreclinada, em ambiente com luz e ruídos reduzidos. O relaxamento foi aplicado durante 10 minutos com as voluntárias alocadas em três grupos: musicoterapia (ouviam uma música relaxante), IG (ouviam um roteiro de imaginação guiada) e repouso (nada ouviam). As gestantes permaneceram em repouso 10 minutos antes e após a intervenção. Ao final do estudo, observou-se redução do estresse materno nos três grupos, porém sem diferença entre eles[30].

Duas revisões sistemáticas recentes buscaram investigar os benefícios da musicoterapia na gestação, parto e pós-parto. Os protocolos dos estudos com amostras de gestantes que ficaram passivas à terapia (ou seja, apenas ouvindo as músicas) foram conduzidos de maneira individual ou em grupo, com frequência de uma a três vezes por semana, por 15 minutos a 3 horas, durante três a 14 sessões, em um período de 3 dias a 12 semanas. Os autores da revisão não descrevem se os efeitos adversos foram investigados. Os resultados dos estudos individuais mostraram que, ao ser comparado com o grupo de controle, o grupo de musicoterapia apresentou menos estresse, diminuição da ansiedade (geral, traço e estado) e menor frequência cardíaca fetal basal[31,32].

MINDFULNESS

O *mindfulness* significa "atenção plena" – trata-se de uma técnica que busca a manutenção da atenção no momento presente, de modo intencional e sem julgamentos. Além disso, é interessante que o indivíduo adote uma postura de curiosidade, abertura e aceitação das experiências corporais e ambientais do momento presente[33]. Intervenções baseadas em *mindfulness* para gestantes incluem meditação com observação de sensações corporais, meditação focada na respiração, caminhada consciente e alimentação consciente[34]. É necessário que o fisioterapeuta receba qualificação profissional para aplicação dessa técnica.

Evidências científicas sobre o *mindfulness* no pré-natal

Os efeitos das intervenções baseadas em *mindfulness* foram investigados em revisão sistemática (21 estudos; n = 1.765) em que os autores procederam à análise do subgrupo de gestantes que tinham ou não problemas de saúde mental (depressão, ansiedade ou alto nível de estresse percebido). Em comparação aos controles, as gestantes com problemas de saúde mental que fizeram *mindfulness* apresentaram efeito significativo na remissão da depressão (10 estudos; DMP: –1,03; IC95%: –1,48 a –0,58), da ansiedade (nove estudos; DMP: –0,91; IC95%: –1,42 a –0,39) e do estresse (sete estudos; DMP: –0,50; IC95%: –0,88 a –0,12). A análise das mulheres sem problemas de saúde mental revelou que o grupo de intervenção com *mindfulness* apresentou menor ansiedade (três estudos; DMP: –0,59; IC95%: –0,99 a –0,19), porém não houve diferença nos desfechos depressão (sete estudos; DMP: –0,12; IC95%: –0,36 a 0,12) e estresse (seis estudos; DMP: –1,24; IC95%: –2,60 a 0,11)[35].

Os resultados das metanálises de outra revisão sistemática (25 estudos; n = 2.495; idade gestacional de 0 a 36 semanas) demonstraram que as gestantes do grupo praticante de *mindfulness* apresentaram diminuição dos sintomas de ansiedade (17 estudos; DMP: –1,29; IC95%: –2,09 a –0,49) e depressão (22 estudos; DMP: –0,77; IC95%: –1,09 a –0,44) em comparação ao grupo de controle[36]. Nessas revisões, os protocolos de *mindfulness* tiveram duração de 4 a 9 semanas, e a maioria das intervenções envolveu oito sessões semanais de 2 a 3 horas com 30 a 45 minutos de prática por dia[35,36].

ORIENTAÇÕES PARA REDUZIR O ESTRESSE

É fundamental que os profissionais de saúde compreendam a importância de orientar condutas domiciliares para diminuir a irritabilidade e a ansiedade da gestante. As orientações devem ser guiadas para enfatizar a realização de atividades nas quais ela se sinta bem e evitar as que estimulem o aumento de estresse e ansiedade. Esse é um procedimento simples e possibilita que a pessoa participe ativamente da promoção à saúde, aumentando as chances de melhora e a eficácia do tratamento, caso exista algum grau de ansiedade ou estresse a ser trabalhado.

A gestante pode ser orientada a eliminar fatores que favoreçam o estado de estresse e a participar de atividades que promovam o relaxamento e a sensação de bem-estar. Por exemplo, se gosta de ir à praia, assistir televisão ou passear com as amigas, deve-se enfatizar a realização dessas tarefas. Em contrapartida, atividades das quais a mulher não gosta, como discutir com o companheiro, devem ser evitadas. Entre as orientações para reduzir o estresse podem ser citadas: atividades domésticas (cozinhar, assistir televisão, ler ou escutar música, entre outras), atividades fora de casa (sair de casa, caminhar ou fazer compras, entre outras), interação positiva com outras pessoas (brincar com crianças, visitar ou conversar com amigos ou família) e controle dos pensamentos (diminuir a frequência de pensamentos negativos e pensar de forma otimista)[37].

CONSIDERAÇÕES FINAIS

As técnicas de relaxamento são métodos não farmacológicos que promovem efeitos psicológicos, como diminuição de estresse, ansiedade e depressão, e fisiológicos, como redução da frequência cardíaca e pressão arterial, favorecendo a diminuição de complicações e desconfortos durante a gestação e o parto. A gestante deve ser esclarecida quanto às particularidades de cada técnica e à importância de realizar os exercícios em casa. O aperfeiçoamento do método será conseguido com a prática, e o ambiente de tratamento deve favorecer o relaxamento.

O fisioterapeuta deve conhecer as possibilidades terapêuticas e os possíveis efeitos das técnicas de relaxamento, de modo a possibilitar que a mulher experimente o período gestacional de forma mais prazerosa e tranquila, com menos risco de comprometimento tanto para ela como para seu filho. Além disso, essas técnicas, uma vez treinadas no pré-natal, também podem ser úteis no trabalho de parto e devem ser sempre estimuladas para uso nesse momento.

Referências

1. Araji S, Griffin A, Dixon L et al. An overview of maternal anxiety during pregnancy and the post-partum period. J Ment Health Clin Psychol 2020; 4(4):47-56.
2. Saur AM, Santos MA. Risk factors associated with stress symptoms during pregnancy and postpartum: Integrative literature review. Women Health 2021; 61(7):651-67.
3. Yin X, Sun N, Jiang N et al. Prevalence and associated factors of antenatal depression: Systematic reviews and meta-analyses, Clin Psychol Rev 2021; 83:101932.
4. Toussaint L, Nguyen QA, Roettger C et al. Effectiveness of progressive muscle relaxation, deep breathing, and guided imagery in promoting psychological and physiological states of relaxation. Evid Based Complement Alternat Med 2021; 2021:5924040.
5. Raad G, Tanios J, Azoury J et al. Neurophysiology of cognitive behavioural therapy, deep breathing and progressive muscle relaxation used in conjunction with ART treatments: A narrative review. Hum Reprod Update 2021; 27(2):324-38.
6. Benson H, Kotch JB, Crassweller KD. The relaxation response: A bridge between psychiatry and medicine. Med Clin North Am 1977; 61(4):929-38.
7. Aguilera-Martín Á, Gálvez-Lara M, Blanco-Ruiz M et al. Psychological, educational, and alternative interventions for reducing fear of childbirth in pregnant women: A systematic review. J Clin Psychol 2021; 77(3):525-55.
8. Domínguez-Solís E, Lima-Serrano M, Lima-Rodríguez JS. Non-pharmacological interventions to reduce anxiety in pregnancy, labour and postpartum: A systematic review. Midwifery 2021; 102:103126.
9. Guo P, Zhang X, Liu N et al. Mind-body interventions on stress management in pregnant women: A systematic review and meta-analysis of randomized controlled trials. J Adv Nurs 2021; 77(1):125-46.
10. Zhu Y, Wang R, Tang X et al. The effect of music, massage, yoga and exercise on antenatal depression: A meta-analysis. J Affect Disord 2021; 292:592-602.
11. Leutenegger V, Grylka-Baeschlin S, Wieber F et al. The effectiveness of skilled breathing and relaxation techniques during antenatal education on maternal and neonatal outcomes: A systematic review. BMC Pregnancy Childbirth 2022; 22(1):856.
12. Abera M, Hanlon C, Daniel B et al. Effects of relaxation interventions during pregnancy on maternal mental health, and pregnancy and newborn outcomes: A systematic review and meta-analysis. PLoS One 2024; 19(1):e0278432.
13. Jacobson E. You must relax. 5. ed. London: Unwin Paperbacks, 1980.
14. Ost LG. Applied relaxation: Description of a coping technique and review of controlled studies. Behav Res Ther 1987; 25(5):397-409.
15. Barbosa L. Técnicas de relaxamento na gestação. In: Lemos A. Fisioterapia obstétrica baseada em evidências. 1. ed. Rio de Janeiro: MeedBook, 2014.
16. Rajeswari S, SanjeevaReddy N. Efficacy of progressive muscle relaxation on pregnancy outcome among anxious Indian primi mothers. Iran J Nurs Midwifery Res 2019; 25(1):23-30.
17. Ghorbannejad S, MehdizadehTourzani Z, Kabir K et al. The effectiveness of Jacobson's progressive muscle relaxation technique on maternal, fetal and neonatal outcomes in women with non-severe preeclampsia: A randomized clinical trial. Heliyon 2022; 8(6):e09709.
18. Valiani M, Bahadoran P, Azizi M et al. The effect of body relaxation techniques on pre-eclampsia syndrome. Iran J Nurs Midwifery Res 2023; 28(3):320-5.
19. Toosi M, Akbarzadeh M, Ghaemi Z. The effect of relaxation on mother's anxiety and maternal-fetal attachment in primiparous IVF mothers. J Natl Med Assoc 2017; 109(3):164-71.
20. Galyean BC. Guided imagery in education. In: Sheikh AA, Sheikh KS. Imagery in education: Imagery in the educational process. Nova Iorque: Baywood, 1985: 161-77.
21. Giacobbi Jr P, Symons Downs D, Haggerty T et al. Feasibility and acceptability of guided imagery to sequentially address multiple health behaviors during pregnancy. J Midwifery Women's Health 2021; 66(5):664-70.
22. Nasiri S, Akbari H, Tagharrobi L et al. The effect of progressive muscle relaxation and guided imagery on stress, anxiety, and depression of pregnant women referred to health centers. J Educ Health Promot 2018; 7:41.

23. Corrigan L, Moran P, McGrath N et al. The characteristics and effectiveness of pregnancy yoga interventions: A systematic review and meta-analysis. BMC Pregnancy Childbirth 2022; 22(1):250.

24. Freedman FB. Yoga for pregnancy, birth, and beyond. London: Dorling Kindersley, 2004.

25. Rong L, Dai LJ, Ouyang YQ. The effectiveness of prenatal yoga on delivery outcomes: A meta-analysis. Complement Ther Clin Pract 2020; 39:101157.

26. Lin IH, Huang CY, Chou SH et al. Efficacy of prenatal yoga in the treatment of depression and anxiety during pregnancy: A systematic review and meta-analysis. Int J Environ Res Public Health 2022; 19(9):5368.

27. Mueller SM, Grunwald M. Effects, side effects and contraindications of relaxation massage during pregnancy: A systematic review of randomized controlled trials. J Clin Med 2021; 10(16):3485.

28. Hall HG, Cant R, Munk N et al. The effectiveness of massage for reducing pregnant women's anxiety and depression; systematic review and meta-analysis. Midwifery 2020; 90:102818.

29. Brasil. Ministério da Saúde. Secretaria de Atenção à Saúde. Departamento de Atenção Básica. Manual de implantação de serviços de práticas integrativas e complementares no SUS – Brasília: Ministério da Saúde, 2018.

30. Bauer I, Hartkopf J, Wikström AK et al. Acute relaxation during pregnancy leads to a reduction in maternal electrodermal activity and self-reported stress levels. BMC Pregnancy Childbirth 2021; 21(1):628.

31. Shimada BMO, Santos MDSOMD, Cabral MA et al. Interventions among pregnant women in the field of music therapy: A systematic review. Rev Bras Ginecol Obstet 2021; 43(5):403-13.

32. Ji C, Zhao J, Nie Q et al. The role and outcomes of music therapy during pregnancy: A systematic review of randomized controlled trials. J Psychosom Obstet Gynaecol 2024; 45(1):2291635.

33. Bishop SR, Lau M, Shapiro S et al. Mindfulness: A proposed operational definition. Clin Psychol Sci Pract 2004; 11(3):230-41.

34. Lucena L, Frange C, Pinto ACA et al. Mindfulness interventions during pregnancy: A narrative review. J Integr Med 2020; 18(6):470-7.

35. Yan H, Wu Y, Li H. Effect of mindfulness-based interventions on mental health of perinatal women with or without current mental health issues: A systematic review and meta-analysis of randomized controlled trials. J Affect Disord 2022; 305:102-14.

36. Leng LL, Yin XC, Ng SM. Mindfulness-based intervention for clinical and subthreshold perinatal depression and anxiety: a systematic review and meta-analysis of randomized controlled trial. Compr Psychiatry 2023; 122:152375.

37. Urizar Jr GG, Milazzo M, Le HN et al. Impact of stress reduction instructions on stress and cortisol levels during pregnancy. Biol Psychol 2004; 67(3):275-82.

Distúrbios Neuromusculoesqueléticos Relacionados à Gestação

Milena Andrade Barbosa Bezerra ▪ Renato de Souza Melo ▪ Andrea Lemos
Daniella Araújo de Oliveira ▪ Sheva Castro Dantas de Sousa
Camilla Fernandes de Melo ▪ Ana Paula Lima

INTRODUÇÃO

A decisão sobre o título mais adequado para este capítulo envolveu, no mínimo, uma questão semântica, uma vez que o objetivo era abordar aqui várias condições dolorosas que envolvessem o sistema neuromusculoesquelético na gestação. Na maioria das vezes há apenas um comportamento disfuncional, observado somente na avaliação clínico-funcional. Outras vezes ocorre um processo fisiopatológico pontual. A escolha do termo *disfunção* seria, portanto, inapropriada. Primeiro porque esse termo se refere unicamente aos desvios da função de um órgão ou sistema e, por conseguinte, seriam excluídas as condições em que também ocorre uma alteração estrutural. Optar por *patologia* não se adequaria à proposta do capítulo, pois não se trata do relato de doenças da gestação. Utilizar a palavra *desconforto*, que significa, literalmente, ausência de conforto ou comodidade, também não seria adequado, uma vez que algumas condições poderiam ser minimizadas, não recebendo o devido valor clínico e, portanto, diagnóstico e terapêutico. Assim, a opção pela palavra *distúrbio* nos pareceu mais pertinente e prudente, pois é possível abranger alterações de natureza estrutural e funcional desencadeadas ou exacerbadas pela gestação[1].

Em seguida, a escolha da expressão *relacionada à gestação* acompanhou o mesmo raciocínio adotado na nomenclatura da dor lombopélvica gestacional, a qual engloba a condição que ocorre tanto durante o período gestacional como no início do puerpério[1].

As alterações fisiológicas da gravidez, do trabalho de parto e do puerpério aumentam o risco materno de complicações neuromusculares. Estima-se que praticamente todas as mulheres experimentem algum grau de desconforto musculoesquelético durante o período gestacional[2]. Apesar da alta prevalência, ainda são poucos os estudos randomizados e controlados sobre as disfunções musculoesqueléticas relacionadas à gestação. Grande parte da literatura disponível é baseada em séries de casos e na opinião de especialistas com base na experiência prática clínica.

Este capítulo tem por objetivo detalhar algumas das disfunções neuromusculoesqueléticas mais comuns no período gravídico-puerperal, com exceção da dor lombopélvica gestacional. Além disso, pretende abordar e direcionar o tratamento fisioterapêutico mais eficaz para cada caso, incluindo definição, etiologia, quadro clínico e as evidências disponíveis na literatura quanto ao tratamento fisioterapêutico e à conduta fisioterapêutica para cada disfunção.

SÍNDROME DO TÚNEL DO CARPO

Definição/etiologia

A síndrome do túnel do carpo (STC) é causada pela compressão do nervo mediano que passa pelo túnel do carpo sob o retináculo dos flexores, no punho[3-6]. Clinicamente reconhecida pela diminuição da função nervosa sensorial e às vezes motora de uma ou de ambas as mãos[3,4], é a mononeuropatia mais frequente na gravidez, ocorrendo, principalmente, no terceiro trimestre, mas também podendo surgir desde o início da gestação[4,5]. De acordo com a literatura, a incidência sofre grande variação, oscilando entre 0,85% e 70% dos casos[4].

A STC apresenta etiologia multifatorial. Entre as causas relacionadas à gestação estão alterações metabólicas, flutuações hormonais e retenção de fluidos, que podem ocasionar edema local e alterar o conteúdo-continente na região do túnel do carpo[4,6]. O diabetes gestacional também pode desempenhar papel significativo em razão da desaceleração generalizada de condução do nervo[6].

Sintomatologia/quadro clínico

Uma queixa frequente da gestante com STC consiste em parestesia e dor, principalmente na mão (polegar, dedo indicador, dedo médio e metade radial do dedo anular), podendo irradiar-se para o antebraço e o ombro[3-5]. Os sintomas parecem ser mais evidentes após períodos de imobilidade, enquanto a paciente dorme, ou após movimentos repetitivos das mãos[4]. Muitas pacientes se queixam de despertares muito frequentes em razão da ocorrência de seus sintomas durante a noite[4]. Nos períodos da manhã, a dor pode ser intensa, repercutindo em dificuldade para segurar objetos e realizar movimentos delicados[4].

Avaliação

Deve ser realizada uma anamnese completa, obedecendo aos passos descritos a seguir:

- **História clínica da paciente.**
- **Exame físico.**
- **Testes de padrões motores e sensoriais:**
  - **Teste de compressão do túnel do carpo:** o examinador utiliza seu polegar para comprimir o nervo mediano do túnel do carpo. O teste será positivo se surgir parestesia em 30 segundos após a compressão (Figura 19.1)[5].

- **Teste de Phalen:** o examinador realiza flexão passiva no punho da paciente. O teste será positivo se surgir parestesia em 60 segundos após a flexão mantida. Nesse teste, é importante não flexionar o cotovelo (Figura 19.2)[5].
- **Teste de Tinel:** consiste na percussão direta do nervo mediano no túnel do carpo, sendo considerado positivo quando há reprodução de parestesia[5].
- **Teste de força com utilização de dinamômetro:** as alterações neuromusculoesqueléticas do punho costumam favorecer a redução da força de preensão da mão. Para avaliação dessa variável, pode ser recomendado o teste de dinamometria, um teste de administração que, quando realizado corretamente, fornece informações objetivas que contribuem para análise da função da mão. Ao constatar a necessidade de padronização do posicionamento durante o teste, a *American Society of Hand Therapists* (ASHT) passou a recomendar que a mulher esteja confortavelmente sentada e com ombro aduzido, cotovelo fletido a 90 graus, antebraço em posição neutra e punho variando de 0 a 30 graus de extensão. Antes do teste, a voluntária deverá ser familiarizada com o equipamento e encorajada a realizar o máximo de força de preensão possível e mantê-la por 10 segundos (isometria). O procedimento deve ser repetido três vezes com intervalos de 1 minuto. A força resultante deverá ser a média aritmética obtida das três medidas realizadas. A literatura aponta como valor de referência, para jovens do gênero feminino, uma capacidade média de alcançar 20kgf durante a realização do teste[7].
- **Exames de imagem.**
- **Testes de condução nervosa e eletroneuromiografia:** considerados o padrão ouro para diagnóstico de STC, os achados iniciais desses testes incluem aumento da latência sensorial e motora do nervo mediano. Quando

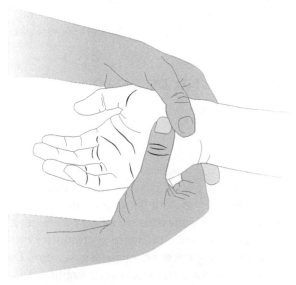

Figura 19.1 Teste de compressão do túnel do carpo.

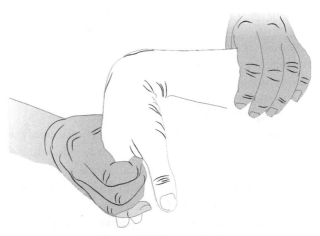

Figura 19.2 Teste de Phalen.

os testes de compressão do túnel do carpo, de Phalen e Tinel são positivos, a especificidade supera os 98%, sendo geralmente desnecessária a realização de estudos eletrodiagnósticos[5].

Intervenção fisioterapêutica

Evidência disponível

Em virtude da alta taxa de resolução espontânea (em metade dos casos os sintomas desaparecem em 1 ano, e em dois terços, após 3 anos)[6] e diante da condição da gestação, o tratamento conservador é o mais apropriado, devendo a cirurgia ser indicada (no pós-parto) apenas quando há comprometimento funcional debilitante e a fisioterapia não foi eficaz. Os resultados da revisão sistemática da Cochrane sobre o tratamento não cirúrgico para STC na população em geral, envolvendo 21 estudos e 884 pacientes, demonstra evidência ainda limitada sobre os benefícios em curto prazo de imobilizações, ultrassom e mobilização dos ossos do carpo[8]. Do mesmo modo, outra revisão, também da Cochrane (16 estudos e 741 pacientes), mais especificamente sobre o efeito dos exercícios e mobilizações, também mostra baixa qualidade de evidência para respaldar esses procedimentos[9].

Duas outras revisões sistemáticas revelam que o uso de injeções locais de corticoesteroides também pode ser eficaz no tratamento da STC[10,11]. Além disso, outra revisão sistemática observou que o uso isolado de órteses foi capaz de reduzir a dor em sujeitos com STC, e a redução se manteve após 6 meses de tratamento[12].

Objetivo

Modalidades de tratamento não cirúrgico, como a fisioterapia, são destinadas a aliviar a dor e melhorar a mobilidade. Além disso, um dos objetivos é o controle da força necessária para as habilidades funcionais.

Conduta

Como a flexão ou extensão constante do punho, especialmente à noite, pode resultar em aumento da dor e dormência, a orientação adequada para o uso de órteses de posicionamento (tala de posicionamento do punho com dedos livres) pode frenar os efeitos deletérios e atuar como coadjuvante na redução da dor e promoção da drenagem linfática. É importante a orientação para uso não prolongado desse dispositivo, restringindo-o ao período noturno e quando necessário em atividades laborais, com retiradas programadas a cada 3 horas de uso.

Alongamentos passivos suaves dos músculos dos quirodáctilos, punho e antebraço por 20 ou 30 segundos,

com três repetições e a frequência de duas vezes ao dia, possibilitarão o deslizamento das miofibrilas contráteis e a manutenção das condições fisiológicas na unidade miofascial, desfavorecendo, assim, a deposição de tecido fibroso[13,14].

A princípio, devem ser enfatizados os exercícios funcionais que envolvam o restabelecimento das funções neuromusculares e a redução da cascata inflamatória decorrente do sofrimento tecidual nas articulações radiocárpicas, entre a ulna e o carpo e carpometacárpica, mediante mobilizações suaves de Maitland (graus I e II), massagem transversa de Cyriax, mobilizações miofasciais e inibição de pontos-gatilho[13,14].

As mobilizações neurais poderão contribuir para melhora do fluxo axonal desde as saídas nervosas no plexo braquial até a fusão do axônio nos músculos do punho e da mão. Orientações também podem ser fornecidas quanto às posturas de automobilização do trajeto dos nervos mediano, radial e ulnar[15].

Procedimentos coadujuvantes do tipo ultrassom pulsátil, com potência de $0,8w/cm^2$ e tempo de aplicação que considere o cálculo correspondente ao resultado da divisão da área tecidual a ser tratada pela área de radiação efetiva do transdutor (*effective radiating area* [ERA]), devem ser preconizados para melhorar a permeabilidade da membrana e reduzir os catabólitos presentes[16,17].

A eletroestimulação nervosa transcutânea (TENS) pode ser aplicada para reduzir a dor a partir de estímulos antagônicos velocidade-dependentes (teoria da comporta da dor), bem como estímulos a receptores opioides gama na medula espinhal e na região do bulbo ventral, ativação de receptores muscarínicos na coluna dorsal e medula espinhal rostral e liberação de substâncias analgésicas endógenas mediante o controle descendente das vias de modulação da dor[18]. Em geral, utiliza-se a técnica paralela na região ventral do punho com duração de pulso para ativação apenas sensorial ($< 100\mu s$), amplitude alta, porém confortável, e sem a ocorrência de contração muscular por 30 a 50 minutos. Para produção de estímulos analgésicos por diferentes mecanismos e melhora da tolerância à corrente, podem ser utilizadas variações entre baixa e alta frequência com varredura entre 4 e $100Hz$[18].

A utilização de compressas frias por 20 minutos, com panquecas constituídas por gelo triturado imerso em água gelada e depositadas em saco encoberto por tecido macio, colocado sobre a região dolorosa, poderá promover alívio temporário da inflamação e redução dos espasmos e desconfortos associados à STC[4,19].

A abordagem fisioterapêutica deverá envolver ainda orientações quanto às atividades de vida diária e como lidar com o recém-nascido após o parto, de modo a não realizar movimentos repetitivos nem manter o punho em flexão por longos períodos, a fim de minimizar os sintomas da STC e oferecer uma amamentação mais confortável tanto para a mãe como para o neonato[4,16].

TENOSSINOVITE ESTENOSANTE DE DE QUERVAIN

Definição/etiologia

A tenossinovite estenosante de De Quervain caracteriza-se como inflamação da bainha do abdutor longo e extensor curto do polegar, no primeiro compartimento dorsal do punho, que atinge os tecidos sinoviais peritendinosos e os tecidos próprios dos tendões. Acometendo mais frequentemente as mulheres na faixa etária entre os 30 e os 50 anos, essa doença está associada, principalmente, a trauma crônico secundário e sobrecarga das atividades diárias das mãos e do punho, podendo também ser causada por outros fatores, como alterações endócrinas e retenção de líquido no final do período gestacional e de amamentação, mas em muitos casos não há uma causa bem definida[20-22].

A literatura vem evidenciando o desenvolvimento de tenossinovite de De Quervain cerca de 8 meses pós-parto, em decorrência de traumas repetitivos do punho e polegar resultantes do transporte prolongado de crianças pesadas com o pulso em flexão e desvio ulnar e o polegar em extensão[21].

Sintomatologia/quadro clínico

Dor em projeção no processo estiloide, com ou sem irradiação; perda de força ao realizar atividades de vida diária, como carregar o recém-nascido na fase de pós-parto, perda do movimento do polegar e inchaço no punho[20,22]. Trata-se de doença autolimitada, uma vez que geralmente ocorre resolução depois do término do período de aleitamento materno[21].

Avaliação

Deve ser realizada anamnese completa, obedecendo aos passos destacados a seguir:

- História clínica da paciente.
- Exame físico.
- Testes de padrões motores e sensoriais: o teste de Finkelstein é considerado patognomônico para a doença e consiste na flexão completa do polegar até a palma da mão, seguida por desvio ulnar do punho, sendo considerado positivo quando há dor (Figura 19.3)[20].
- Exames de imagem: a ultrassonografia (USG) identifica se há espessamento no primeiro túnel extensor[20].

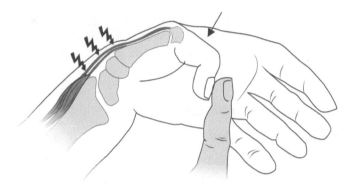

Figura 19.3 Teste de Finkelstein.

A ressonância nuclear magnética (RNM) também pode identificar espessamento da bainha do tendão, promovendo mais precisão na localização e extensão do tendão e tecidos adjacentes à articulação do punho. No entanto, esses procedimentos devem ser evitados no período da gravidez[7].

Intervenção fisioterapêutica

Evidência disponível

Uma revisão sistemática da Cochrane, com envolvimento de apenas um ensaio clínico controlado com 18 gestantes ou lactantes, comparou a aplicação de injeção de esteroide com metilprednisolona e bupivacaína e a utilização de tala de imobilização do polegar[22]. Todas as mulheres do grupo de injeção (n = 9) obtiveram alívio completo da dor, ao passo que nenhuma participante do grupo de tala de imobilização do polegar obteve alívio completo da dor dentro de 1 a 6 dias após a intervenção. Não foram relatados eleitos colaterais ou complicações locais da injeção de esteroides.

No entanto, a aplicabilidade desses resultados na prática clínica diária é limitada, uma vez que eles se baseiam apenas em um ensaio clínico controlado com pequeno número de participantes, e a qualidade metodológica foi considerada pobre[22]. Outras duas revisões sistemáticas observaram que as injeções com corticosteroides são mais eficazes para tratamento da tenossinovite de De Quervain do que a imobilização isolada, com benefício ainda maior quando as duas intervenções (injeção e imobilização) são combinadas[23,24].

Objetivo

Os objetivos da terapêutica consistem em aliviar a dor e permitir a função livre de dor, facilitando, assim, as atividades de vida diária, bem como os cuidados com o recém-nascido.

Conduta

O tratamento atual para tenossinovite de De Quervain na gravidez e no início da lactação consiste em terapia conservadora, uma vez que parte das queixas desaparece no pós-parto[25]. Lançar mão de um arsenal medicamentoso pode ser prejudicial tanto para a mãe como para o feto. Por isso, a aplicação de injeções de cortisona e o uso de anti-inflamatórios devem ser realizados após o parecer do obstetra que acompanha a gestante[21,25].

Pode-se prescrever imobilização relativa do polegar com uso de órteses de posicionamento e alongamento dos músculos do polegar e dos músculos intrínsecos da mão, flexores e extensores do punho. Cabe considerar que as algias de punho e mão precisam ser tratadas por meio de abordagem mais globalizada, com ênfase para todo o segmento a partir da coluna cervical, cintura escapular, cotovelo, punho e mão. Desse modo, procedimentos de mobilização cervical e glenoumeral passiva a partir de movimentos diagonais suaves, conforme preconizado pelo método de facilitação neuromuscular proprioceptiva (FNP), mobilizações miofasciais no segmento da sétima vértebra cervical (C7) ao occípito, pompagens e trações cervicais poderão auxiliar a redução dos sintomas do membro superior em razão da liberação das raízes nervosas do plexo braquial[26].

A hiperalgesia apresentada poderá ser reduzida através da corrente tetrapolar dinâmica com frequência portadora de 4.000Hz e amplitude modulada de frequência entre 10 e 100Hz. A principal vantagem dessa corrente é o aumento do limiar doloroso com o máximo de conforto para a paciente por reduzir ao mínimo a excitabilidade cutânea dolorosa e indesejável[27].

Cabe ressaltar que fenômenos associados, envolvendo dor, edema, calor e rubor, deverão ser tratados por meio de hipotermia a partir da crioterapia, imobilização relativa e compressão[28,29].

Conforme a mulher se recupera, as mobilizações teciduais e articulares com graus progressivos de estímulo mecânico e sensorial ajudarão a restabelecer as funções dos tecidos envolvidos[21,25].

SÍNDROME DO DESFILADEIRO TORÁCICO

Definição/etiologia

A síndrome do desfiladeiro torácico (SDT) é uma das entidades clínicas mais controversas na Medicina, representando um espectro de desordens que abrangem três síndromes relacionadas: compressão do plexo braquial e de um conjunto de nervos no pescoço e na axila (SDT neurogênica), compressão da artéria ou veia subclávia, que são grandes vasos sanguíneos do tórax superior (SDT vasculares), e um tipo não específico de SDT[30,31]. A SDT acomete mais mulheres, em razão da maior propensão para retenção de líquidos e das mudanças posturais impostas pela gavidez, e os sintomas iniciam, geralmente, entre os 20 e os 50 anos de idade[31].

Alguns médicos ainda duvidam da existência da SDT, uma vez que não há teste objetivo para sua confirmação, sendo relatada, também, controvérsia quanto à verdadeira incidência, a qual varia entre três e 80 casos por mil habitantes[31]. Uma variedade de doenças integra o diagnóstico diferencial de SDT, como lesões do manguito rotador e fibromialgia, entre outras, em virtude da semelhança da sintomatologia. Na maioria das vezes, a SDT é um diagnóstico de exclusão[30,31]. São escassos os relatos sobre a prevalência da SDT em grávidas, mas o histórico de fatores de risco e comorbidades pode aumentar a incidência dessa síndrome.

Sintomatologia/quadro clínico

As características clínicas da SDT podem envolver sintomas neurológicos e vasculares do membro superior, incluindo dores na região dos ombros e pescoço, as quais se irradiam para o braço, parestesia, dormência, paresia ou paralisia dos músculos inervados pelo plexo braquial, redução dos pulsos arteriais na extremidade afetada, descoloração, isquemia, edema e, em alguns casos, fenômeno de Raynaud[30-32]. Os sintomas são frequentemente desencadeados por um evento traumático discreto[31].

Avaliação

O diagnóstico da SDT pode ser dificultado pela variedade de sintomas e gravidade[30,31]. Para diagnosticá-la, o examinador deve proceder à avaliação da seguinte maneira:

- **História clínica da paciente:** perguntar sobre sintomas, atividades físicas e laborais.
- **Exame físico:** procurando sinais externos de síndrome, como uma depressão no ombro, coloração pálida no braço ou limitação dos movimentos.
- **Testes de provocação para reprodução dos sintomas:**
  - **Manobra de Adson:** para esse teste, a mulher deve virar a cabeça em direção ao ombro sintomático enquanto estende o braço, o pescoço e o ombro para longe de seu corpo. Enquanto inspira, o examinador verifica se há pulsação no braço estendido. O teste é considerado positivo quando a pulsação está diminuída ou os sintomas são reproduzidos durante a manobra[31,32]. A manobra

avalia se a área do triângulo interescaleno, margeado pelos músculos escalenos anterior e médio e pela primeira costela, está hipertrofiada, retraída ou apresenta variações anatômicas que possam comprimir a porção proximal do plexo braquial e da artéria subclávia (Figura 19.4)[31,32].

- **Teste da postura militar:** com os ombros retraídos e deprimidos, solicita-se que a mulher inspire e, se forem reproduzidos, os sintomas ocorrerão em razão da elevação da costela. O teste avalia a compressão do feixe neurovascular entre a clavícula e a primeira costela, especialmente quando a clavícula é deprimida por longos períodos[32].
- **Teste de Roos:** a partir da posição sentada, o examinador pede que a gestante/puérpera mantenha os cotovelos na altura dos ombros, enquanto empurra os ombros para trás. A mulher deverá abrir e fechar as mãos repetidamente por alguns minutos. O teste é positivo quando ocorre a reprodução dos sintomas[32].

- **Exames de imagem:**
  - **Radiografia da coluna cervical e do tórax:** pode revelar uma costela extra (costela cervical) e também excluir outras condições que possam estar causando os sintomas; contudo, durante a gestação, uma boa avaliação física poderá ser suficiente para a obtenção de conclusões diagnósticas de modo a evitar a exposição a esse tipo de radiação[31].
  - **Eletromiografia (EMG):** possibilita a análise da atividade de músculos e nervos, medindo a velocidade de condução dos impulsos através de um nervo e avaliando possíveis danos. Na gestante, deve ser considerada a relação custo-benefício e

verificada a real necessidade desse ou de qualquer outro exame que possa ser desagradável e doloroso para ela.

Muitas vezes, o diagnóstico de SDT é estabelecido depois de descartadas outras condições que podem causar sintomas unilaterais de dor no braço, fraqueza ou perda sensorial, ou os três. A falta de critérios diagnósticos para SDT pode resultar em uma variedade de anomalias, como uma costela cervical (síndrome da costela cervical), fibras fasciais anômalas e anormalidades na origem ou inserção dos músculos escalenos anterior ou medial[30].

Intervenção fisioterapêutica
Evidência disponível

Para a maioria das mulheres com SDT, é comum oferecer um tratamento conservador. A literatura relata melhora com tratamento conservador em 50% a 90% dos caso na população não gestante[31]. São escassos os estudos com gestantes que demonstrem efetividade da fisioterapia com resolução nesse período. De acordo com a revisão sistemática da Cochrane sobre o tratamento da SDT na população em geral, é necessária uma definição concensual dos critérios diagnósticos, sendo imprescindível a realização de ensaios clínicos randomizados de alta qualidade para estabelecimento de critérios e comparação das intervenções mais eficazes para o tratamento dessa síndrome[30]. Na revisão citada foi incluído um estudo que comparou o uso de toxina butolínica no músculo escaleno à injeção salina como placebo. O resultado não demonstrou melhora da dor e da incapacidade, mas constatou melhora da parestesia. Outro estudo registrou melhora dos sintomas com o uso de TENS, o que também não confirma uma evidência de eficácia desse procedimento, principalmente em longo prazo[33].

Objetivo

Se os sintomas demonstrarem a presença de inflamação, o objetivo inicial do tratamento consistirá em eliminar o mecanismo causador e controlar o quadro inflamatório, diminuir a pressão biomecânica, aumentando a mobilidade dos tecidos na região do desfiladeiro torácico, aumentar a flexibilidade de estruturas retraídas e corrigir vícios posturais[32].

Conduta

A conduta adotada inclui a modificação de comportamentos mediante orientações à mulher para que evite atividades que provoquem dor e posições extremas do

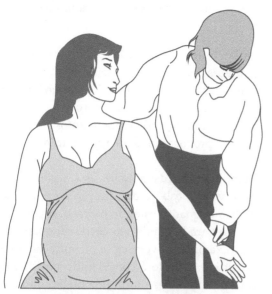

Figura 19.4 Manobra de Adson.

braço, bem como adequação do ambiente doméstico, técnicas manuais e de autoalongamento (coluna cervical e cintura escapular, principalmente dos músculos escalenos e peitorais), manobras de mobilização neural, programa de exercícios que envolvam percepção postural, fortalecimento muscular e resistência à fadiga, bem como exercícios de relaxamento, utilizando a respiração diafragmática para descontrair o tórax superior[31].

O restabelecimento do alinhamento postural cervicodorsal, a mobilização inferior da primeira costela, o alongamento da cadeia inspiratória e a realização de exercícios de conscientização corporal por meio do método de Feldekrais (técnica de educação somática que busca promover a tomada de consciência de si a partir da experimentação do movimento) ou similar poderão contribuir sobremaneira para redução dos sinais e sintomas.

SÍNDROME DE MERALGIA PARESTÉSICA

Definição/etiologia

Meralgia parestésica é uma condição clínica comum causada por danos ao nervo cutâneo lateral da coxa, um nervo sensitivo que atravessa a coxa, passando medialmente à espinha ilíaca anterossuperior e profundamente ao ligamento inguinal (Figura 19.5)[2,34]. Acentuação da lordose lombar, aumento do volume abdominal, ganho de peso, diabetes *mellitus*, retenção hídrica, aumento progressivo da tensão da parede abdominal, variação

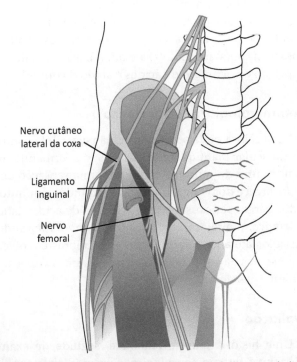

Nervo cutâneo lateral da coxa

Ligamento inguinal

Nervo femoral

Figura 19.5 Compressão do nervo cutâneo lateral da coxa pelo ligamento inguinal.

anatômica, trauma durante o parto e trabalho de parto prolongado são fatores de risco para o desenvolvimento dessa síndrome[2,34,35].

Sintomatologia/quadro clínico

Os sintomas da meralgia parestésica resultam em dor, queimação, dormência e formigamento na região anterior e lateral da coxa. Assim como acontece com a STC relacionada com a gravidez, a síndorme de meralgia parestésica geralmente desaparece após o parto[2,33-35].

Avaliação

O diagnóstico da síndrome da meralgia parestésica é clínico e fácil, tornando fundamentais a coleta da história clínica e o exame físico:

- **Exames de imagem (radiografia da coluna lombar, RNM da coluna lombar, USG pélvica ou tomografia computadorizada [TC]):** podem ser necessários em caso de suspeita de lesão estrutural[32], mas devem ser evitados durante a gestação.
- **Estudos de condução nervosa:** raramente é necessária a confirmação por meio desse estudo, que pode mostrar redução na velocidade de condução sensorial e/ou redução da amplitude ou ausência de resposta[32].
- **Exame com eletrodos de agulha inseridos nos músculos paravertebrais, iliopsoas e quadríceps:** pode ajudar a excluir neuropatia femoral, plexopatia lombar e radiculopatia envolvendo L2-L3.

Cabe enfatizar que procedimentos de avaliação por meio de métodos invasivos com a introdução de agulhas (como na eletroneuromiografia) e de imagem poderão ser descartados em razão do descorforto causado e do risco para o feto. Além disso, é preciso lembrar que uma boa avaliação física, na maioria dos casos, será suficiente para o diagnóstico da lesão.

Intervenção fisioterapêutica

Evidência disponível

O tratamento conservador pode incluir a prevenção de fatores externos de compressão e possíveis traumas. Um estudo mostrou resultados favoráveis com o uso de TENS[33]. A revisão sistemática da Cochrane sobre o tratamento da meralgia parestésica em pacientes de ambos os sexos, envolvendo condutas conservadoras, uso de corticosteroides e anestésicos locais e cirurgia, concluiu que, como não havia ensaios clínicos e os resultados baseados em estudos observacionais foram contraditórios, não há evidência objetiva para escolha adequada ou prioritária de qualquer tratamento[34]. No entanto, o fato de se tratar de relato de casos e no não acompanhamento implica diretamente a confiabilidade e, portanto, a generalização dos resultados. Outra revisão sistemática observou que injeções de esteroides podem desempenhar papel importante para melhorar os sintomas e as complicações da meralgia parestésica, especialmente em curto prazo[36].

Objetivo

Os objetivos do tratamento são aliviar o quadro álgico, otimizar o retorno venoso e a circulação periférica, eliminar vícios posturais e orientar quanto ao vestuário.

Conduta

As recomendações para as mulheres grávidas incluem evitar tanto o uso de vestuário apertado na região do quadril como carregar crianças pesadas, colocando-as sentadas no quadril ipsilateral. Mudanças frequentes de postura durante o trabalho também devem ser estimuladas[2,34], bem como alongamento muscular (extensores lombares, flexores do quadril, obturador externo, glúteos mínimo e médio, tensor da fáscia lata) e reeducação postural.

A escolha da modalidade de tratamento para meralgia parestésica pode ser influenciada pelos fatores ligados à doença, como duração dos sintomas e seu curso natural. Portanto, pode ser difícil avaliar a importância de qualquer intervenção em longo prazo, uma vez que o resultado pode ser atribuído ao curso natural da doença, à intervenção ou a ambos[2].

Condutas de mobilização neural do nervo cutâneo lateral a partir da adução do quadril com a gestante posicionada em decúbito lateral, com flexão do quadril e do joelho, poderão melhorar a mobilidade axônio-tubo neural, restaurar o fluxo axoplasmático e reduzir pontos de tensão que restringem a motilidade fisiológica do nervo cutâneo lateral[15]. Além disso, procedimentos de estimulação sensório-motora com materiais de diferentes texturas, mobilizações suaves e controladas do quadril, estímulos sensoriais superficiais e profundos controlados por algometria de pressão e estimulação térmica sensitiva superficial com uso dos filamentos de Von Frey poderão auxiliar a redução da hiperalgesia primária e secundária presente nessas pacientes[15].

CÃIBRAS

Definição/etiologia

As cãibras musculares são um problema comum, caracterizado pela contração involuntária do músculo de modo repentino e bastante doloroso[33]. Muitas mulheres experimentam cãibras nas pernas durante a gravidez.

Esse problema comum envolve 33% das mulheres entre 24 e 36 semanas de gravidez, aumentando à medida que a gestação evolui, e é experimentado por cerca de metade das grávidas[37-39].

Quanto à etiologia, as cãibras musculares verdadeiras podem ocorrer nas seguintes situações: doenças do neurônio motor inferior, certas alterações metabólicas (como na gestação), quadros de depleção aguda do volume extracelular, síndromes genéticas, como efeito colateral de medicamentos e, em alguns casos, especialmente em idosos, por motivos desconhecidos[37,38,40].

Especialmente durante a gestação, possíveis mecanismos têm sido sugeridos como causadores das cãibras, como retorno venoso diminuído, resultante da elevação da pressão intra-abdominal e da ação da progesterona, reduzindo o tônus na musculatura venosa, deficiências nutricionais provocadas pelas exigências do feto em crescimento e, ainda, frouxidão ligamentar decorrente da ação do hormônio relaxina[34,35]. A relaxina inibe a calmodulina e o influxo do cálcio no miométrio para promover relaxamento e evitar contração uterina prematura. Portanto, em razão desse efeito sistêmico, toda a musculatura apresenta-se em estado de hipocalcemia[41,42]. Com a deficiência de cálcio ocorre diminuição do limiar neuromuscular de excitabilidade, o que precipita o aparecimento das cãibras[42,43]. Além disso, o aumento da demanda funcional dos flexores plantares também tem sido lembrado como fator de exacerbamento dos sintomas[39,44].

Embora a cãibra não cause danos permanentes ao músculo, pode ser muito dolorosa e, infelizmente, é mais frequente à noite, na hora de dormir. A grávida costuma levantar-se da cama, andar e realizar alongamentos e massagens no(s) músculo(s) afetado(s), o que resulta em dispersão do acúmulo de ácidos e alívio da dor[37,38].

Sintomatologia/quadro clínico

Uma cãibra pode ser reconhecida pela súbita contração muscular mantida, como se estivesse formando um nó no ventre do músculo, causando uma sensação desconfortável e dor com a duração de segundos a minutos. A dor parece ser causada pelo acúmulo de ácidos lático e pirúvico, o que acarreta a contração involuntária dos músculos afetados. Normalmente, as cãibras envolvem os músculos da panturrilha ou do pé e muitas vezes despertam a gestante do sono[38,40].

Avaliação

Uma história clínica detalhada, seguida de exame físico (investigação neurológica) e exames laboratoriais, ajuda a determinar as várias causas das cãibras musculares[37,38,40]. Os exames laboratoriais, no entanto, só são prescritos em situações muito específicas, com intuito de dosar os níveis de cálcio, sódio e magnésio no organismo materno[38].

Na EMG, a contração involuntária do músculo aparece associada ao disparo repetitivo de altas taxas de potenciais de ação das unidades motoras (até 150 por segundo). O número de unidades motoras ativadas e a frequência de suas descargas aumentam gradativamente durante o episódio de cãibra[37]. No entanto, esse exame não é necessário em gestantes, bastando a descrição clínica para caracterizar sua presença.

Intervenção fisioterapêutica

Evidência disponível

De maneira geral, a literatura relata que a prática supervisionada de atividades físicas e hábitos de vida e de alimentação saudáveis são fundamentais para o bom funcionamento do organismo. Especialmente no caso de gestantes, deve haver um acompanhamento constante por parte do nutricionista e do obstetra no que se refere à complementação de vitaminas e minerais deficientes nesse período, como cálcio, cloreto de sódio e magnésio[38,40].

Um estudo que comparou suplementação de magnésio para gestantes com um grupo placebo não observou diferença na ocorrência e frequência dos episódios de cãibras[38]. Outra revisão sistemática da Cochrane observou que o uso de magnésio, cálcio, cálcio associado à vitamina D e vitamina D isolada reduziu a frequência das cãibras e a intensidade da dor[45]. No entanto, não está claro, nas evidências revisadas, se as intervenções orais (com magnésio, cálcio, cálcio/vitamina D e vitamina D) constituem tratamento eficaz e seguro para cãibras nas pernas durante a gravidez em virtude da baixa certeza das evidências analisadas.

Objetivo

Os objetivos do tratamento incluem aliviar o quadro álgico, manter a funcionalidade nas realizações das atividades de vida diária e melhorar o retorno venoso para, assim, diminuir a recorrência das cãibras.

Conduta

Estão indicados alongamentos dos membros inferiores, enfatizando os músculos gastrocnêmio e solear, principalmente antes de iniciar a prática dos exercícios de leve a moderada intensidade. Em muitos casos, há uma resposta ineficaz ao alongamento e, por isso, essa conduta deve ser substituída pela realização de técnicas de inibição posicional, também conhecidas como técnica de Jones ou *Strain & Counterstrain Technique* (SCST).

Criada em 1955 por Lawrence H. Jones, a técnica combina determinada posição espacial tridimensional de conforto de um tecido mediante o monitoramento de um ponto sensível com o fator tempo para alcançar um estado de inibição ou "silêncio neurológico"[46]. Em outras palavras, o princípio da técnica consiste em palpar o ponto, desencadeando a dor, e em seguida buscar a posição de relaxamento, obtida com a aproximação das inserções musculares associada à compressão do ponto-gatilho.

Os principais efeitos do relaxamento posicional são provocar redução do tônus muscular, aumentar a mobilidade e normalizar as funções. Tem sido demonstrado que a aplicação das técnicas de relaxamento posicional poderá reduzir a frequência de descarga do sistema gama do fuso muscular responsável pela tração crônica intrafusal, permitindo o relaxamento muscular e a restauração funcional[47].

Além dessas condutas, mobilização ativa dos pés (dorsiflexão) várias vezes ao dia, massagens suaves e relaxantes, mobilizações miofasciais no local afetado, uso de meias elásticas e caminhadas leves, até mesmo antes de deitar-se, são condutas eficazes[37,48]. Para movimentação ativa livre do tornozelo, a gestante pode ser orientada, de maneira lúdica, a desenhar virtualmente o alfabeto com os pés em momentos diferentes do dia.

DOR NAS COSTELAS E NEURALGIA INTERCOSTAL

Definição/etiologia

Algumas mulheres desenvolvem alterações sensoriais na distribuição das raízes nervosas torácicas e/ou intercostais, acarretando dor na margem das costelas inferiores[30]. As modificações fisiológicas da gravidez e do trabalho de parto, parto e puerpério aumentam o risco materno de complicações neuromusculares[35].

O mecanismo proposto para o desenvolvimento da neuralgia intercostal consiste no fato de, à medida que ocorre o crescimento do útero gravídico, haver modificação da configuração do tórax: a circunferência total aumenta 5 a 7cm em virtude das mudanças na função dos arcos costais, o que pode ser observado a partir do aumento progressivo do ângulo subcostal, que desloca as costelas para cima e para fora, e dos diâmetros torácicos anteroposterior e transverso e, ainda, do deslocamento do diafragma[9,50]. A força mecânica sobre o gradil costal, em razão do crescimento uterino e do consequente aumento do volume abdominal, comprime as raízes nervosas intercostais durante o período gestacional[35].

Sintomatologia/quadro clínico

Uma vez excluída qualquer patologia intra-abdominal (após avaliação médica), a dor torácica neuropática durante a gravidez tem causas variadas, incluindo lesões na medula espinhal, radiculopatia e irritação dos troncos nervosos, como é o caso da neuralgia intercostal[35]. A dor também pode ser resultante do alongamento dos músculos abdominais em sua inserção nas costelas, sendo sentida de forma intermitente e geralmente unilateral, podendo ser referida na parede abdominal lateral e desaparecendo rapidamente após o parto, uma vez que a pressão no nervo ou raiz é aliviada[35].

Avaliação

Inicialmente, buscam-se investigar antecedentes pessoais de traumas na região torácica (por exemplo, fissuras nas costelas decorrentes de quedas). Os exames convencionalmente utilizados, como radiografias, em busca de evidências de possíveis fraturas ou fissuras nas costelas, e EMG, para localizar pontos potenciais de fibrilação ou ondas positivas nos músculos paravertebrais na região, não devem ser procedimentos investigativos preferenciais para avaliação da gestante. A investigação de alterações morfológicas e sensoriais na distribuição das raízes nervosas deve ser analisada pelo médico acompanhante, visto que esses procedimentos apresentam riscos para o desenvolvimento do feto e/ou razoável desconforto para a genitora[35].

Intervenção fisioterapêutica

Evidência disponível

Há na literatura uma lacuna de estudos científicos que abordem a ocorrência de dor nas costelas durante o período gestacional, bem como de evidências quanto às melhores técnicas a serem aplicadas pela Fisioterapia.

Objetivo

Os objetivos da intervenção fisioterapêutica incluem o alívio das da dor e a orientação quanto aos padrões respiratórios e posturais.

Conduta

A conduta preconizada consiste em crioterapia para alívio instantâneo da hiperalgesia e promoção do reequilíbrio musculoesquelético por meio de exercícios respiratórios, técnicas de reequilíbrio toracoabdominal (RTA), mobilização das costelas e alongamentos do membro superior, associando a elevação dos braços acima da cabeça e/ou flexão lateral de tronco e fortalecimento de músculos da cadeia posterior. Correções posturais fundamentadas em *isostretching* ou Pilates podem oferecer alívio para a dor. A associação de condutas corretivas posturais e hidroterapia poderá potencializar os efeitos desejados[48].

COCCIDÍNIA

Definição/etiologia

A coccidínia consiste na presença de dor em torno do cóccix, sendo considerada um sintoma e não um diagnóstico[51,52]. Normalmente, a paciente sente o desconforto quando está sentada e, especialmente, quando muda da posição sentada para a de pé. Os casos são predominantes entre as mulheres, o que pode ser explicado pelo fato de terem o cóccix mais proeminente e, presumivelmente, mais propenso a apresentar lesões[51].

Lesões na articulação sacrococcígea podem ocorrer durante a gravidez ou no parto. Após o nascimento, o cóccix pode tornar-se subluxado, cicatrizar em extensão e apresentar hipomobilidade. Além disso, a dor no cóccix pode ter início após o posicionamento em litotomia durante o parto, sugerindo que uma pressão prolongada pode ser a causa de seu desencadeamento[51]. Consequentemente, o tecido mole sobre a extremidade distal torna-se bastante dolorido[53].

Em geral, a etiologia permanece obscura e, na maioria dos casos, não há nenhuma causa identificável (etiologia idiopática). Em outras situações, a causa está relacionada a anormalidades musculoesqueléticas na região coccígea. As dores são atribuídas a trauma local, decorrente de quedas, lesão repetitiva, pressão local sobre a parte mais proeminente do cóccix, inflamação dos vários ligamentos dessa articulação, hérnia de disco na região lombossacra ou estado nevrálgico devido à irritação dos nervos sacrais.

Sintomatologia/quadro clínico

A coccidínia raramente é encontrada por si só. O paciente típico apresenta dor lombar e comprometimento da ciática, irradiando-se para baixo em uma ou em ambas as pernas. A dor não costuma estender-se abaixo dos joelhos[52]. A nomenclatura é confusa no que se refere à coccidínia associada a outras síndromes. Segundo Polsdorfer[52], *coccidínia* e *síndrome do piriforme* coexistem como manifestações de trauma ou esforços excessivos nessa região. *Artrite traumática sacrococcígea* e *tendinite do piriforme* são designações mais exatas para essas duas entidades. A queixa frequente é de dor ou alteração da sensibilidade nos trocanteres maiores dos fêmures em razão do espasmo muscular do piriforme e dos músculos gêmeos, bem como nos tendões circundantes[52].

Às vezes, os músculos piriforme e gêmeos são usados em excesso em virtude do tipo de marcha comum entre as mulheres grávidas, em consequência do excesso de peso e do aumento da circunferência abdominal. Essa marcha é caracterizada pela inclinação para trás e rotação externa do quadril a cada passo, ou seja, com balanço de um lado para outro em forma circular para contrabalançar o excesso de peso anterior[52].

Avaliação

- **História clínica:** buscam-se investigar antecedentes pessoais (traumas, cirurgias, número de gestações e tipos de parto, atividades laborais e de vida diária).
- **Exame físico:** apenas dois elementos do exame físico dizem respeito especificamente a essa condição:
  - Por meio de toque retal é avaliada a musculatura local, sendo observados múltiplos pontos dolorosos em decorrência do espasmo muscular.
  - Para avaliação das origens dos músculos piriforme e gêmeos, que estão fora do alcance do dedo ao toque retal, o examinador pedirá à paciente que se sente ou se deite em decúbito dorsal, cruzando as pernas, e puxe cada joelho em direção ao bíceps braquial oposto (posição de alongamento do piriforme). O examinador pode melhorar essa manobra, ficando atrás da paciente e ajudando-a a realizar o movimento. Haverá certo ângulo de tração que deflagrará um quadro doloroso na nádega, caracterizando o espasmo nos músculos piriforme e gêmeos. A abdução resistida do quadril também se revela dolorosa nos casos de coccidínia[52].
- **Exames de imagem:** TC e RNM serão úteis para investigação da presença ou não de hérnias de disco e compressões nervosas, bem como para identificação das estruturas de tendões e localização de anormalidades na articulação sacrococcígea e nos músculos circundantes, porém segue a orientação de que uma boa avaliação física poderá eliminar a necessidade desses exames no período gestacional[51,52].

Intervenção fisioterapêutica

Evidência

Os estudos são inconclusivos em relação à maioria das técnicas utilizadas em Fisioterapia para tratamento da coccidínia; no entanto, evidenciam que a manipulação do cóccix mostra-se efetiva em cerca de 85% dos casos[51,52].

Objetivo

Os objetivos da intervenção fisioterapêutica consistem em debelar o quadro álgico e promover melhor qualidade de vida da gestante.

Conduta

O tratamento inclui alongamento do músculo piriforme, exercícios de condicionamento físico, uso de compressas quentes e/ou frias, mobilização do cóccix, massagem de Thiele e orientações posturais, como uso de almofada em forma de anel de borracha para sentar-se[51-54].

Mobilização do cóccix

A manipulação é realizada com a gestante deitada na lateral esquerda do fisioterapeuta, o qual insere seu dedo indicador (com luva e lubrificante) no reto, colocando o polegar sobre o cóccix externamente (Figura 19.6). Movimentos de deslizamento anterior/posterior e tração longitudinal podem ser aplicados para mobilizar a articulação. A manobra deve durar cerca de 1 minuto, tomando-se o devido cuidado com a mucosa retal[51]. Em casos de luxação e fraturas na fase aguda, esse procedimento é contraindicado.

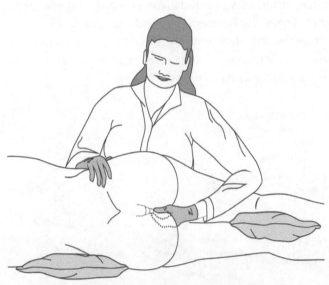

Figura 19.6 Mobilização do cóccix.

Massagem de Thiele

A massagem de Thiele consiste em técnica adotada para tratamento dos músculos levantador do ânus e coccígeo. Thiele acreditava que o espasmo do levantador do ânus seria responsável pelo desconforto causado pela coccidínia e que a infecção anorretal muitas vezes seria um fator causal[54].

Descrição da técnica

- As fibras musculares são massageadas com movimentos circulares em toda a extensão, desde a origem até a inserção dos músculos.
- Usa-se a pressão máxima que a gestante possa tolerar.
- Ao mesmo tempo, a mulher deve tentar relaxar a musculatura.
- Recomendam-se de dez a quinze repetições para cada lado do reto, diariamente, por 5 a 6 dias.

Presumivelmente, as manipulações estendem-se aos ligamentos e permitem movimentos comuns à medida que eles se tornam indolores ao longo do tratamento[51]. Após as manobras, costuma haver desconforto local por alguns dias, e a gestante deve ser orientada a realizar compressas de gelo sobre a região coccígea várias vezes ao dia e sentar-se sobre a almofada, a fim de reduzir a pressão sobre o cóccix[51,52].

DOR NO LIGAMENTO REDONDO

Definição/etiologia

Anatomicamente, o ligamento redondo estende-se desde a lateral do útero até o monte de Vênus e contém veias, artérias, vasos linfáticos e nervos (Figura 19.7). As varizes do ligamento redondo consistem em veias proeminentes dentro do ligamento e são mais comuns na gravidez, quando aumenta o fluxo sanguíneo e há redução do tônus da parede dos vasos[55,56].

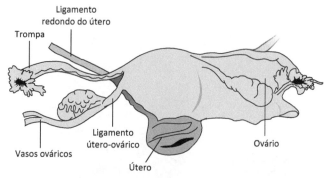

Figura 19.7 Ligamento redondo do útero.

Fisiologicamente, a formação de varizes do ligamento redondo durante a gravidez se deve a múltiplos mecanismos, incluindo a ação da progesterona no relaxamento do músculo liso, ocasionando a dilatação das veias, bem como débito cardíaco elevado, o que leva a uma congestão venosa. Associado ao crescimento do útero gravídico, que acarreta obstrução nas veias pélvicas, isso resulta em ingurgitamento venoso e estiramento exacerbado do ligamento redondo[55,56].

Sintomatologia/quadro clínico

As varizes do ligamento redondo constituem importante entidade clínica por poderem causar sintomas semelhantes aos da hérnia, na ausência de uma hérnia verdadeira. O diagnóstico deve ser considerado em mulheres grávidas que apresentem massa inguinal, sendo estabelecido por meio de USG a fim de descartar uma exploração cirúrgica desnecessária e qualquer morbidade associada[55].

O diagnóstico diferencial de massa inguinal inclui hérnia, adenopatia, endometriose e varizes. As varizes do ligamento redondo e as hérnias inguinais podem ser clinicamente indistinguíveis porque ambas podem apresentar-se de maneira semelhante: ao tossir, sente-se uma pulsação no local afetado com redução da pulsação ao mudar de posição. A capacidade de redução dessas varizes decorre do fato de as veias não conterem válvulas e, portanto, poderem esvaziar-se parcialmente com a mudança de posição[55].

As varizes do ligamento redondo costumam apresentar-se como uma protuberância na virilha e causam leve desconforto. Deve-se atentar para o fato de que a dor no ligamento redondo pode ser intermitente e exacerbada pela atividade física[57].

As varizes do ligamento redondo em geral se manifestam clinicamente por inchaço e sensibilidade na região da virilha, o que pode ser provocado pela pressão intra-abdominal aumentada em casos de tosse ou manobra de Valsalva. Um sinal indicativo da presença de varizes no ligamento redondo consiste na coexistência de varizes vulvares ou em membros inferiores[56].

Em geral, os sintomas se resolvem em cerca de 2 semanas após o parto[55,56]. Em alguns casos, devido à distensão abdominal, pode haver estiramento que envolve o ligamento, causando dor aguda em pontada em seu trajeto durante a realização de alguns movimentos.

Avaliação

- **Exame físico:** em geral, a pele da virilha assume aparência avermelhada; a região apresenta-se protuberante e um pouco edemaciada. A massa inguinal é suavemente palpável, mas completamente redutível com a mudança de posição supina[56].

- **Exames de imagem:** à USG, pode-se observar ingurgitamento dos vasos pélvicos (uni ou bilateralmente), estendendo-se a partir da parede lateral da pelve até os grandes lábios[47]. O Doppler colorido é utilizado para confirmar a natureza vascular[55,56].

Intervenção fisioterapêutica

Evidência

Há na literatura uma lacuna com relação aos benefícios da Fisioterapia no tratamento da dor no ligamento redondo.

Objetivo

O objetivo da intervenção fisioterapêutica é reduzir a dor e o desconforto causados pela massa inguinal.

Conduta

A conduta preconizada consiste em alongamento miofascial e da musculatura abdominal, associado a padrões respiratórios, crioterapia na inserção pubiana e orientações posturais.

DISFUNÇÃO DE JOELHO E PATELA

Definição/etiologia

A gravidez pode ser fator de risco para lesão no joelho e na patela em virtude das alterações fisiológicas que ocorrem nesse período, incluindo aumento de peso corporal, mudança postural e várias alterações hormonais. Ao longo do período gestacional, a frouxidão das articulações periféricas aumenta como resultado do incremento de relaxina. Associa-se a isso o ganho de peso durante a gravidez, que pode aumentar o risco para disfunções de joelho e patela, repercutindo como episódios intensos de dor[50]. Estudos mostram que aproximadamente 22% das gestantes experimentam dor que envolve os joelhos[39,58].

Em outros casos, a gestação pode exacerbar quadros álgicos de patologias preexistentes, como a síndrome de hiperpressão patelar e/ou o desalinhamento patelar, bem como lesão de ligamentos e meniscos.

Sintomatologia/quadro clínico

A gestante pode sentir-se incapaz de suportar o peso de seu corpo ao caminhar ou realizar algum agachamento em decorrência da instabilidade na articulação do joelho, podendo ocorrer bloqueio articular, o qual repercute como dor, derrame articular (edema) e limitação dos movimentos[59].

Nas gestantes que já apresentavam a síndrome de hiperpressão ou desalinhamento patelar, o quadro clínico característico dessas patologias pode ressurgir com dor, edema, aumento de temperatura e limitação do movimento.

Avaliação

- **História clínica:** deve-se buscar investigar antecedentes pessoais (traumas, cirurgias, atividades laborais e de vida diária) e história pregressa de qualquer comprometimento patelar, ligamentar ou de menisco. Portanto, deve ser considerado se essas alterações surgiram com a gravidez ou se são condições preexistentes exacerbadas na fase gravídica.
- **Exame físico:** os joelhos devem ser inspecionados em busca de cicatrizes cirúrgicas e edema, devendo ser avaliados o grau de instabilidade articular e a amplitude de movimenos, flexibilidade, força e reação proprioceptiva estática e dinâmica, bem como realizados os testes de instabilidade ligamentar.
- **Exames de imagem:** não é recomendável submeter o binômio mãe-feto às radiações.

Intervenção fisioterapêutica

Evidência

Em virtude da falta de estudos específicos direcionados para o período gestacional, as evidências disponíveis são fundamentadas em populações de não gestantes[51-54]. A terapia baseia-se em condutas que associam o ganho de força dos estabilizadores dinâmicos do joelho a estímulos proprioceptivos alternados e com graus progressivos de exigência (compatível com as necessidades da gestante) para o sistema neuromusculoesquelético, incluindo a execução de tarefas que envolvam exercícios de *biofeedback* (retroalimentação) e *feedforward* (antecipação à ação)[60-63].

Não há consenso na literatura sobre os reais benefícios da utilização de fitas adesivas, conhecidas como *tapes* ou *Kinesio tapping*, para melhorar o alinhamento postural. Esses dispositivos, contudo, promovem efeito placebo favorável para redução dos sinais e sintomas clínicos. Por outro lado, embora incipientes, existem evidências clínicas que apontam, principalmente, para um efeito favorável na melhora do *feedback* de propriocepção e da postura dos ligamentos, bem como na redução da dor e do desconforto em indivíduos com instabilidade patelofemoral[60-63].

Objetivo

O objetivo da intervenção é aliviar ou debelar o quadro álgico e melhorar a função articular.

Conduta

Devem ser realizados alongamentos da musculatura dos membros inferiores, bem como fortalecimento do quadríceps (respeitando as angulações da articulação do joelho – cadeia cinética aberta: 60 a 90 graus; cadeia cinética fechada: 30 a 60 graus) e do vasto medial oblíquo, cocontração de ísquio e quadríceps (trabalhando a isometria do quadríceps), para potencializar o equilíbrio dinâmico, e exercícios de estabilização segmentar para a articulação do joelho.

São necessárias orientações quanto aos posicionamentos para evitar sobrecarga na articulação do joelho. Os agachamentos precisam ser evitados, e está contraindicado o trabalho na postura de cócoras.

PARALISIA FACIAL

Definição/etiologia

A paralisia de Bell (PB), uma neuropatia facial periférica de início agudo, é uma das causas mais frequentes de paralisia facial dos neurônios motores inferiores, respondendo por 60% a 75% de todos os casos de paralisia facial[64,65]. Acomete indivíduos de várias idades e ambos os sexos, com incidência anual variando de 11,5 a 53,3 por 100 mil pessoas em múltiplas populações[66-69].

A etiologia exata da PB ainda não está completamente esclarecida. Embora a causa permaneça idiopática, ela é fortemente associada a certas infecções virais que resultam em inflamação nervosa, causando edema focal, desmielinização e isquemia[70,71]. Durante a gravidez e no período pós-parto, a PB apresenta-se como entidade clínica distinta. Um estudo epidemiológico demonstrou aumento de 3,3 vezes na incidência de PB em pacientes grávidas, em comparação com mulheres não grávidas[72]. Estudos subsequentes relataram diminuição da incidência no início da gravidez, seguida por aumento de duas a quatro vezes durante o terceiro trimestre e no período pós-parto imediato[73-75].

Embora a associação exata entre gravidez e PB ainda não esteja clara, parece que a maioria dos casos ocorre durante o terceiro trimestre e no período pós-parto imediato[76]. Foi levantada a hipótese de que certas alterações fisiológicas durante a gravidez causam ou contribuem para o aparecimento de paralisia facial aguda, como estado de hipercoagulabilidade, hipertensão ou eclâmpsia, aumento da água corporal total, alterações nos níveis de estrogênio e progesterona, tolerância diminuída à glicose, aumento dos níveis de cortisol, imunossupressão e aumento da suscetibilidade a infecções virais, particularmente o vírus herpes simples[72,74,77,78].

Vários estudos demonstraram associação significativa entre PB e distúrbios hipertensivos, como pré-eclâmpsia, sendo de quatro a seis vezes mais prevalente em pacientes com PB do que na população grávida em geral[75,76,79,80]. Isso pode potencialmente piorar o edema do nervo facial dentro do canal de Falópio com a subsequente isquemia neuronal.

A apresentação da PB durante a gravidez assemelha-se à observada em não grávidas; no entanto, as grávidas têm probabilidade maior de desenvolver paralisia completa com recuperação incompleta[81]. Não está claro se isso se deve a fatores intrínsecos à gravidez ou a taxas mais baixas de tratamento médico.

Estudos anteriores indicaram que mulheres grávidas apresentam resultados de recuperação significativamente piores; no entanto, esses estudos são limitados em razão da falta de relatórios detalhados sobre as taxas de tratamento ou de um viés evidente no tratamento[74,82]. Mais recentemente, foi observado que as grávidas com paralisia facial apresentam piores escores estáticos de sincinesia e de função facial, em comparação com um grupo correspondente de não grávidas, o que não pode ser explicado apenas pelas diferenças nos tratamentos[73].

Está claro que essas gestantes são menos propensas a receber terapia precoce com corticosteroides, e o atraso ou a não instituição dessa terapia resulta em piores resultados em longo prazo[73,74]. Presume-se que isso se deva a preocupações tradicionais quanto à segurança do uso de corticosteroides durante a gravidez.

Sintomatologia/quadro clínico

O quadro clínico da PB apresenta gravidade variada, e os sintomas costumam desenvolver-se de forma aguda, atingindo o pico em aproximadamente 1 semana após a lesão, quando a assimetria facial se encontra bem estabelecida. Os sintomas raras vezes se manifestam bilateralmente e tendem a melhorar gradativamente em semanas ou meses, dependendo da gravidade do dano neural[83].

Comumente ocorrem fraqueza ou paralisia dos músculos da face (hemiface em casos de acometimento unilateral), desvio da comissura labial para o lado sadio e apagamento do sulco nasolabial, e a clínica pode estar associada a episódios de dormência, dor leve, aumento da sensibilidade sonora e alteração do paladar. Em geral, a fraqueza envolve todos os ramos do nervo facial, resultando em fechamento incompleto das pálpebras, diminuição do lacrimejamento, incompetência oral, fala prejudicada e expressão facial alterada[84].

Nos casos em que há comprometimento motor bilateral, contração do músculo frontal preservada, movimentos extraoculares anormais, perda auditiva, zumbido e vertigem, convém realizar diagnóstico diferencial de lesão de neurônio motor superior ou lesões em outros pares de nervos cranianos[83].

Avaliação

A avaliação deve ser criteriosa e incluir a investigação detalhada da história clínica da gestante, além do exame da função neuromuscular facial, determinando o grau de fraqueza muscular, presença de dor e parestesias.

História clínica

- Investigar fatores de risco, como diabetes, hipertensão, mudanças fisiológicas da gestação, como aumento da água corporal total, considerando situações atípicas. Devem ser investigadas doenças autoimunes, causa infecciosa (otite média), redução da imunidade, fraturas em ossos da face ou têmporas, tumores e neurocirurgia. Além disso, devem ser coletadas informações sobre idade e lateralidade.
- Averiguar a instalação dos sinais e sintomas, início e progressão, que podem incluir dor auricular posterior, diminuição ou aumento do lacrimejamento, hiperacusia, alteração do paladar, dificuldade, no lado afetado, de levantar a sobrancelha, piscar e fechar os olhos, sorrir e fazer beicinho e sialorreia.
- Observar o início repentino dos sintomas com pico entre 1 e 3 dias.
- Observar se houve história prévia de trauma, cirurgia recente e infecção localizada.
- Averiguar se houve doença prodrômica anterior: hiperacusia, dor de ouvido e distúrbios do paladar e secura dos olhos.
- Observar mudança na fala e na aparência facial.
- Exame físico:
  - Deve ser realizado o exame funcional dos nervos cranianos (especialmente o VII par) e avaliada a motricidade dos músculos da face (pedir à gestante para levantar a sobrancelha, sorrir e fazer beicinho). Investiga-se dificuldade/incapacidade de fechar o olho com função orbicular fraca (abrir o olho contra resistência). Além disso, deve ser testada a sensibilidade dos territórios do nervo facial, nomeadamente a porção externa do canal auditivo externo e os dois terços anteriores da língua (verificar presença de hiperacusia e alterações do gosto, respectivamente).

- Alguns instrumentos, como o sistema de House-Brackmann[85,86] e o Sistema Sunnybrook de Graduação Facial[87], são mais objetivos para avaliação da gravidade dos sintomas e acompanhamento das mulheres. O sistema de House-Brackmann contém uma escala ordinal de I (normal) a VI (paralisia total), enquanto o Sistema Sunnybrook de Graduação Facial é baseado na avaliação em repouso e com movimento e na existência de sincinesias associadas a movimentos voluntários específicos. O sistema contém uma escala contínua de 0 (paralisia completa) a 100 (função normal).
- Recomenda-se a avaliação das funções sensoriais e da dor, como[88,89]:
  - Acuidade visual (acuidade monocular e binocular).
  - Função palpebral por meio dos reflexos corneopalpebral, de piscar e glabelar.
  - Função dos músculos extrínsecos do olho (capacidade de acompanhar objetos em diferentes direções; observar presença de nistagmo ou oftalmoplegia).
  - Função das glândulas e canal lacrimais (presença de secura e reflexo lacrimal).
  - Função auditiva (acusia, hipoacusia, hiperacusia).
  - Sensações relacionadas à audição e à função vestibular (tontura, queda, zumbido e vertigem).
  - Função olfativa (anosmia, hiposmia).
  - Função gustativa (ageusia, hipogeusia).
  - Função tátil (alteração de sensibilidade na orelha e meato auditivo externo).
  - Função de ingestão (convém avaliar a capacidade de sugar, morder, mastigar, salivar, manipular os alimentos na boca e deglutir).
  - Os demais pares cranianos devem ser avaliados.
- Diagnóstico diferencial:
  - A perda da função frontal e do envolvimento da testa indica lesão do neurônio motor inferior, ou seja, lesão no nervo facial. Essa alteração não está presente na paralisia facial central, relacionada com acidente vascular cerebral. Na paralisia facial central há somente alteração motora.
  - Observar salivação excessiva e alterações na fala (função da comunicação expressiva, representada pela afasia de Broca, e receptiva, como a afasia de Wernicke) e diferenciá-las das alterações na fala relacionadas com acidente vascular cerebral[90].
  - Deve-se investigar erupção cutânea/dor no ouvido (síndrome de Ramsay-Hunt).
- Sempre que houver dúvida quanto ao estado do nervo facial, podem ser realizados testes eletrodiagnósticos que avaliem o grau de lesão do nervo e a integridade do músculo[91].

- Exames complementares, como TC e RNM, são úteis quando o diagnóstico ainda não é definitivo; no entanto, esses exames devem ser solicitados com muita cautela no período gestacional.
- Cabe lembrar que é essencial uma abordagem individualizada e segura para a mãe e o feto e que atenda às principais necessidades físicas da mãe.

Intervenção fisioterapêutica

Evidência

A indicação de tratamento fisioterapêutico para paralisia facial periférica inclui manobras de terapia manual e massagens para gestantes com fraqueza grave ou paralisia completa (graus V e VI na escala de House-Brackmann)[92]. A eficácia da eletroestimulação não está clara, havendo evidências de que pode piorar o resultado, agravando as sincinesias[93,94]. Até o momento não há evidência de alta qualidade que indique que a terapia com *laser* de baixa ou alta intensidade, oxigênio por câmara hiperbárica, injeções intratimpânicas de esteroides ou bloqueio do gânglio estrelado sejam mais efetivos do que o tratamento medicamentoso padrão[95-98]. Evidências de alta qualidade ainda são insuficientes para recomendar o uso de acupuntura para tratamento precoce da PB ou de suas sequelas[99-101].

Objetivo

O tratamento objetiva a prevenção e o manejo das sequelas de recuperação incompleta, como sincinesias, hipertonicidade e fraqueza residual.

Conduta

Devem ser promovidas atividades de educação em saúde, prescritos exercícios adequados e fornecido suporte a intervalos curtos de tempo para monitorar a reabilitação da mulher.

Embora uma revisão da Cochrane de 2010 tenha apontado evidências de baixa qualidade para realização de exercícios faciais para reabilitação em longo prazo nos casos de PB[99], estudos posteriores descreveram melhorias nos escores de função facial após a prescrição dos exercícios[102].

A Fisioterapia desempenha papel essencial ao orientar sobre a função dos músculos faciais e as mudanças pós-lesão[102], bem como ao fornecer cuidados necessários para a saúde ocular e estratégias relacionadas à alimentação e ingestão de líquidos.

A massagem facial, ensinada como parte das atividades domiciliares, visa melhorar a circulação sanguínea na região da face[102,103]. As mulheres devem ser devidamente instruídas sobre o tratamento em casa, recebendo orientações dos fisioterapeutas e da equipe multidisciplinar.

A abordagem combinada terapia passiva/exercícios ativos necessita de mais estudos para estabelecimento de sua eficácia. No entanto, estudos sugerem que os exercícios ativos no lado afetado visam promover movimentos mais simétricos, isolados e controlados, minimizando a ativação de padrões motores anormais[70,102]. No lado não afetado, o treinamento para reduzir movimentos exagerados desde os estágios iniciais pode ajudar a diminuir a assimetria e facilitar o retorno do movimento do lado afetado[70].

O retreinamento neuromuscular, adaptado individualmente, progride de exercícios ativos assistidos para ativos e, em alguns casos, exercícios resistidos, sempre reavaliando as mudanças funcionais, a simetria em repouso e os movimentos voluntários da gestante[104]. O uso de toxina botulínica apresentou resultados satisfatórios tanto na função como na qualidade de vida[70].

A maior parte da reabilitação ocorre no período pós-natal, e é fundamental que a intensidade e o número de repetições dos exercícios prescritos respeitem o período puerperal e a privação de sono da mãe[70].

Estudos clínicos têm destacado a capacidade da Fisioterapia de melhorar sintomas e contribuir para a recuperação funcional de gestantes com paralisia facial, especialmente quando integrada a uma equipe multiprofissional. No entanto, mais pesquisas são necessárias para avaliar a eficácia de diferentes modalidades de tratamento e determinar os melhores protocolos de intervenção para essa população específica[70].

CONSIDERAÇÕES FINAIS

Diante do exposto, observa-se que, embora seja alta a prevalência dos distúrbios neuromusculoesqueléticos na gestação, os estudos ainda são escassos e observa-se uma lacuna na literatura sobre as evidências da efetividade das intervençõe fisioterapêuticas nesse período, restando traduzir o conhecimento existente por meio de evidências indiretas resultantes de outras populações.

O conhecimento dos fenômenos fisiopatológicos, bem como dos fatores de risco e comorbidades apresentadas pela gestante, poderá incidir em diferentes respostas ao tratamento fisioterapêutico e precisa ser bem consolidado para a escolha do tratamento. Do mesmo modo, a compreensão dos mecanismos de ação dos recursos utilizados e a participação da mulher diante da evidência exposta, associada à experiência clínica, devem completar a decisão terapêutica em resposta a cada caso específico.

Referências

1. Organização Mundial da Saúde. Classificação estatística internacional de doenças e problemas relacionados à saúde. 10a revisão. Edusp, 1998.

2. Borg-Stein J, Dugan S, Gruber J. Musculoskeletal aspects of pregnancy. Am J Phys Med Rehabil 2005; 84:180-92.

3. Verdugo RJ, Salinas RA, Castillo JL, Cea JG. Surgical versus non-surgical treatment for carpal tunnel syndrome. Cochrane Database Syst Rev 2008; (4):CD001552. doi: 10.1002/14651858. CD001552.pub2.

4. O'Donnell MJ, Elio R, Day D. Carpal tunnel syndrome: Coping during pregnancy and breastfeeding. Nurs Womens Health 2010; 14(4):318-21.

5. Ablove RH, Ablove TS. Prevalence of carpal tunnel syndrome in pregnant women. Wisconsin Med J 2009; 108(4):194-6.

6. Padua L, Di Pasquale A, Pazzaglia T, Liotta GA, Librante A, Mondelli M. Systematic review of pregnancy – Related carpal tunnel syndrome. Muscle Nerve 2010: 697-792.

7. Figueiredo IM, Sampaio RF, Mancini MC, Silva FCM, Souza MAP. Teste de força de preensão utilizando o dinamômetro Jamar. Acta Fisiatr 2007; 14(2):104-10.

8. O'Connor D, Marshall SC, Massy-Westropp N, Pitt V. Non-surgical treatment (other than steroid injection) for carpal tunnel syndrome. Cochrane Database Syst Rev 2003; (1):CD003219. doi: 10.1002/14651858.CD003219.pub1.

9. Page MJ, O'Connor D, Pitt V, Massy-Westropp N. Exercise and mobilization interventions for carpal tunnel syndrome. Cochrane Database Syst Rev 2012; (6):CD009899. doi: 10.1002/14651858. CD009899.pub6.

10. Yang FA, Wang HY, Kuo TY et al. Injection therapy for carpal tunnel syndrome: A systematic review and network meta-analysis of randomized controlled trials. PLoS One 2024; 19(5):e0303537.

11. Mao B, Li Y, Yin Y, Zhang Z, Li J, Fu W. Local corticosteroid injection versus physical therapy for the treatment of carpal tunnel syndrome: A systematic review and meta-analysis of randomized controlled trials. Asian J Surg 2024; 47:89-99.

12. Figueiredo DS, Ariboni RR, Tucci HT, Carvalho RP. Effects of wrist orthoses in reducing pain in individuals with carpal tunnel syndrome: A systematic review. Disabil Rehabil 2024; 12:1-9. doi: 10.1080/09638288.2023.2301019.

13. Ruiz-Sáez M, Fernández-de-las-Peñas C, Blanco CR, Martínez-Segura R, García-León R. Changes in pressure pain sensitivity in latent myofascial trigger points in the upper trapezius muscle after a cervical spine manipulation in pain-free subjects. J Manipulative Physiol Ther 2007; 30(8):578-83.

14. Sobral MKM, Silva PG, Vieira RAG, Siqueira GR. A efetividade da terapia de liberação posicional (TLP) em pacientes com cervicalgia. Fisioter Mov 2010; 23(4):513-21.

15. Butler DS. Mobilização do sistema nervoso. São Paulo: Manole, 2003.

16. Michlovitz SL. Conservative interventions for carpal tunnel syndrome. J Orthop Sports Phys Ther 2004; 34(10):589-600.

17. Prentice WE. Modalidades terapêuticas em medicina esportiva. 2. ed. Porto Alegre: Artmed, 2004.

18. Santana JM, Silva LFS, Resende MA, Sluka KA. Transcutaneous electrical nerve stimulation at both high and low frequencies activates ventrolateral periaqueductal grey to decrease mechanical hyperalgesia in arthritic rats. Neuroscience 2009; 163:1233-41.

19. Knight KL. Crioterapia no tratamento das lesões esportivas. São Paulo: Manole, 2000.

20. Uribe WAJ, Buendia GDPP, Rodriguez JMF, Vieira Filho JGC. Tenossinovites De Quervain: Uma nova proposta no tratamento cirúrgico. Rev Bras Cir Plást 2010; 25(3):465-9.

21. Anderson SE, Steinbach LS, Monaco DD, Bonel HM, Hurtienne Y, Voegelin E. "Baby wrist": MRI of an overuse syndrome in mothers. AJR 2004; 182:719-24.

22. Peters-Veluthamaningal C, van der Windt DAWM, Winters JC, Meyboom-de Jong B. Corticosteroid injection for de Quervain's tenosynovitis. Cochrane Database Syst Rev 2009; (3):CD005616. doi: 10.1002/14651858.CD005616.pub3.

23. Cevik J, Keating N, Hornby A, Salehi O, Seth I, Rozen WM. Corticosteroid injection versus immobilization for the treatment of De Quervain's tenosynovitis: A systematic review and meta-analysis. Hand Surg Rehabil 2024; 43:101694.

24. Frizziero A, Maffulli N, Saglietti C et al. A practical guide to injection therapy in hand tendinopathies: A systematic review of randomized controlled trials. J Funct Morphol Kinesiol 2024; 9:146.

25. Avci S, Yilmaz C, Savli U. Comparison of nonsurgical treatments measures for de Quervain's disease of pregnancy and lactation. J Hand Surg Am 2002; 27(2):322-4.

26. Winters MV, Blake CG, Trost JS et al. Passive versus active stretching of hip flexor muscle in subjects with limited hip extension: A randomized clinical trial. Phys Ther 2004; 84(9):800-7.

27. Watson T. Eletroterapia – Prática baseada em evidências. 12. ed. Elsevier, 2009.

28. Boyce SH. Ice/cryotherapy and management of soft tissue injuries. Emerg Med J 2009; 26(1):76.

29. Duffield R. Cooling interventions for the protection and recovery of exercise performance from exercise-induced heat stress. Med Sport Sci 2008; 53:89-103.

30. Povlsen B, Thomas H, Povlsen SD. Treatment for thoracic outlet syndrome. Cochrane Database Syst Rev 2014; (11):CD007218. doi: 10.1002/14651858.CD007218.pub1.

31. Huang JH, Zager EL. Thoracic outlet syndrome. Neurosurgery 2004; 55(4):897-903.

32. Kisner C, Colby LA. Exercícios terapêuticos: Fundamentos e técnicas. 4. ed. Barueri, SP: Manole, 2005.

33. Fisher AP, Hanna M. Transcutaneous electrical nerve stimulation in meralgia paraesthetica of pregnancy. Br J Obstet Gynaecol 1987; 94(6):603-4.

34. Khalil N, Nicotra A, Rakowicz W. Treatment for meralgia paraesthetica. Cochrane Database Syst Rev 2012; CD004159. doi: 10.1002/14651858.CD004159.pub3.

35. Sax TW, Rosenbaum RB. Neuromuscular disorders in pregnancy. Muscle Nerve 2006; 34:559-71.

36. Jawaid W, Haider S, Shoaib N, Azhar N, Siddiqui AS. Steroid efficacy in meralgia paresthetica: A systematic review and meta-analysis. Pak J Med Sci 2024; 40:200-8.

37. Miller TM, Layzer RB. Muscle cramps. Muscle Nerve 2005; 32:431-42.

38. Araújo CAL, Lorena SB, Cavalcanti GCS, Leão GLS, Tenório GP, Alves GB. Oral magnesium supplementation for leg cramps in pregnancy – An observational controlled trial. Plos One 2020; 10(1):e0227497.

39. Ponnapula P, Boberg JS. Lower extremity changes experienced during pregnancy. J Foot Ankle Surg 2010; 49:452-8.

40. Page EW, Page PE. Leg cramps in pregnancy: Etiology and treatment. Obstet Ginecol 1953; 1(1):94-100.

41. McLennan AG. The role of the hormone relaxin in human reproduction and pelvic girdle relaxation. Scand J Rheumatol 1991; 88:7-15.

42. Mull JW, Bill AH. Variations of serum calcium and phosphorus during pregnancy. Am J Obstet Gynecol 1934; 27:510-7.

43. Norris Fh, Casteiger EL, Chatfield PO. An electromyographic study of induced and spontaneous muscle cramps. Electroencephalogr Clin Neurophysiol 1957; 9(1):139-47.

44. Foti T, Davids JR, Bagley AA. A biomechanical analysis of gait during pregnancy. J Bone Joint Surg Am 2002; 82A:625-30.

45. Luo L, Zhou K, Zhang J, Xu L, Yin W. Interventions for leg cramps in pregnancy. Cochrane Database Syst Rev 2020; 12(12):CD010655.

46. Blanco CR, de las Peñas CF, Xumet JEH, Algaba CP, Rabadán MF, de las Quintana MCL. Changes in active mouth opening following

a single treatment of latente myofascial trigger points in the masseter muscle involving post-isometric relaxation ou strain/counterstrain. J Bodywork Movem Ther 2006; 10(3):197-205.

47. Chaitow L, Brooks J. Técnicas de liberación posicional. 3. ed. Barcelona: Elsevier, 2009.

48. Henscher U. Fisioterapia em ginecologia. Vila Mariana, SP: Santos, 2007.

49. Caromano F, Sayuri E, Cruz CMV, Candeloro JM, Burti JS, Andrade LZ. Mobilidade torácica e pressões respiratórias máximas durante a gestação. Rev Fisioter Bras 2006; 7(1):5-7.

50. Jensen D, Webb KA, O'Donnell DE. Chemical and mechanical adaptations of the respiratory system at rest and during exercise in human pregnancy. Appl Physiol Nutr Metab 2007; 32(6):1240-50.

51. Wray CC, Easom S, Hoskinson J. Coccydinia: aetiology and treatment. J Bone Joint Surg Am 1991; 73-B(2):335-8.

52. Polsdorfer R. Three case studies: Coccydynia and the orthopaedic rectal examination. J Orthoped Med 1992; 14:1-13.

53. Saunders HD. Evaluation, treatment and prevention of musculoskeletal disorders. Viking Press, 1985.

54. Thiele GH. Coccygodynia cause and treatment. Dis Colon Rectum 1963: 422-36.

55. McKenna DA, Carter JT, Poder L et al. Round ligament varices: sonographic appearance in pregnancy. Ultrasound Obstet Gynecol 2008; 31:355-7.

56. Lee DK, Bae SW, Moon H, Kim YK. Round ligament varicosities mimicking inguinal hernia in pregnancy. J Korean Surg Soc 2011; 80:437-9.

57. Medina RS, Chew CIL, Ruvalcaba JHS, Ambriz BO, Pastor VSD, Trejo AT. Quiste del ligamento redondo, una lesión rara que simula hernia inguinal: Reporte de un caso. Cir Ciruj 2007; 75:477-9.

58. Vullo VJ, Richardson JK, Hurvitz EA. Hip knee and foot pain during pregnancy and the postpartum period. J Fam Pract 1996; 43:63-8.

59. Flik K, Anderson K, Urmey W, Wickiewicz T. Locked knee during pregnancy. Arthroscopy 2004; 20(2):191-5.

60. Moya AR. Bandas neuromusculares. Portugal: Aneid/APBNM, 2009.

61. Pei YC, Fu TC, Wong AMK et al. Effect of Kinesio taping on muscle strength in athletes – A pilot study. J Sports Sci Med 2008; 11:198-201.

62. Ernst GP, Kawaguchi J, Saliba E. Effect of patelar taping on knee kinetics of patients with patellofemoral pain syndrome. J Orthop Sports Phys Ther 1999; 29:66.

63. Hinman RS, Bennell KL, Crossley KM et al. Immediate effects of adhesive tape on pain and disability in individuals with knee osteoarthritis. Reumatology 2003; 42:865-9.

64. Baugh RF, Basura GJ, Ishii LE et al. Clinical practice guideline: Bell's palsy. Otolaryngol Head Neck Surg 2013; 149(3 Suppl):S1-27.

65. Singh A, Deshmukh P. Bell's palsy: A review. Cureus 2022; 14(10):e30186.

66. Monini S, Lazzarino AI, Iacolucci C, Buffoni A, Barbara M. Epidemiology of Bell's palsy in an Italian health district: Incidence and case-control study. Acta Otorhinolaryngol Ital 2010; 30(4):198.

67. Diego-Sastre JI, Prim-Espada MP, Fernández-García F. The epidemiology of Bell's palsy. Rev Neurol 2005; 41(5):287-90.

68. Movahedian B, Ghafoornia M, Saadatnia M, Falahzadeh A, Fateh A. Epidemiology of Bell's palsy in Isfahan, Iran. Neurosciences (Riyadh) 2009; 14(2):186-7.

69. Rogalska E, Skowronek-Bała B, Świerczyńska A, Kaciński M. Bell's palsy in malopolska's children in 2010-2014 years. Przegl Lek 2016; 73(3):170-3.

70. Fuzi J, Spencer S, Seckold E, Damiano S, Meller C. Bell's palsy during pregnancy and the post-partum period: A contemporary management approach. Am J Otolaryngol 2021; 42(3):102914.

71. Zhang W, Xu L, Luo T, Wu F, Zhao B, Li X. The etiology of Bell's palsy: A review. J Neurol 2020; 267(7):1896-905.

72. Hilsinger Jr RL, Adour KK, Doty HE. Idiopathic facial paralysis, pregnancy, and the menstrual cycle. Ann Otol Rhinol Laryngol 1975; 84(4 Pt 1):433-42.

73. Phillips KM, Heiser A, Gaudin R, Hadlock TA, Jowett N. Onset of Bell's palsy in late pregnancy and early puerperium is associated with worse long-term outcomes. Laryngoscope 2017; 127(12):2854-9.

74. Gillman GS, Schaitkin BM, May M, Klein SR. Bell's palsy in pregnancy: A study of recovery outcomes. Otolaryngol Head Neck Surg 2002; 126(1):26-30.

75. Shapiro JL, Yudin MH, Ray JG. Bell's palsy and tinnitus during pregnancy: Predictors of pre-eclampsia? Three cases and a detailed review of the literature. Acta Otolaryngol 1999; 119(6):647-51.

76. Katz A, Sergienko R, Dior U, Wiznitzer A, Kaplan DM, Sheiner E. Bell's palsy during pregnancy: Is it associated with adverse perinatal outcome? Laryngoscope 2011; 121(7):1395-8.

77. Vrabec JT, Isaacson B, Van Hook JW. Bell's palsy and pregnancy. Otolaryngol Head Neck Surg 2007; 137(6):858-61.

78. Hussain A, Nduka C, Moth P, Malhotra R. Bell's facial nerve palsy in pregnancy: A clinical review. J Obstet Gynaecol 2017; 37(4):409-15.

79. Shmorgun D, Chan WS, Ray JG. Association between Bell's palsy in pregnancy and pre-eclampsia. QJM 2002; 95(6):359-62.

80. Falco NA, Eriksson E. Idiopathic facial palsy in pregnancy and the puerperium. Surg Gynecol Obstet 1989; 169(4):337-40.

81. Massey EW, Guidon AC. Peripheral neuropathies in pregnancy. Continuum (Minneap Minn) 2014; 20(1 Neurology of Pregnancy):100-14.

82. Peitersen E. Bell's palsy: The spontaneous course of 2,500 peripheral facial nerve palsies of different etiologies. Acta Otolaryngol Suppl 2002; (549):4-30.

83. Dalrymple SN, Row JH, Gazewood J. Bell's palsy: Rapid evidence review. Am Fam Physician 2023; 107(4):415-20.

84. Khan AJ, Szczepura A, Palmer S et al. Physical therapy for facial nerve paralysis (Bell's palsy): An updated and extended systematic review of the evidence for facial exercise therapy. Clin Rehabil 2022; 36(11):1424-49.

85. Ikeda M, Nakazato H, Hiroshige K, Abiko Y, Sugiura M. To what extent do evaluations of facial paralysis by physicians coincide with self-evaluations by patients: Comparison of the Yanagihara method, the House-Brackmann method, and self-evaluation by patients. Otol Neurotol 2003; 24(2):334-8.

86. Yen TL, Driscoll CL, Lalwani AK. Significance of House-Brackmann facial nerve grading global score in the setting of differential facial nerve function. Otol Neurotol 2003; 24(1):118-22.

87. Syahirah WW, Sundaraj SK. Clinical and non-clinical initial assessment of facial nerve paralysis: A qualitative review. J Appl Biomed 2014; 34(2).

88. Okland TS, Willens SH, Pepper JP. Synkinesis and communicative participation. Facial Plast Surg Aesthet Med 2023; 25(3):258-63.

89. Pan DR, Clark NW, Chiang H, Kahmke RR, Phillips BT, Barrett DM. The evolution of facial reanimation techniques. Am J Otolaryngol 2023; 44(3):103822.

90. Aditya V. LMN facial palsy in pregnancy: An opportunity to predict preeclampsia-report and review. Case Rep Obstet Gynecol 2014; 2014:626871.

91. White H, Rosenthal E. Static and dynamic repairs of facial nerve injuries. Oral Maxillofac Surg Clin North Am 2013; 25(2):303-12.

92. Vaughan A, Gardner D, Miles A, Copley A, Wenke R, Coulson S. A systematic review of physical rehabilitation of facial palsy. Front Neurol 2020; 11:222.

93. Kim J, Choi JY. The effect of subthreshold continuous electrical stimulation on the facial function of patients with Bell's palsy. Acta Otolaryngol 2016; 136(1):100-5.

94. Marotta N, Demeco A, Inzitari MT, Caruso MG, Ammendolia A. Neuromuscular electrical stimulation and shortwave diathermy in

unrecovered Bell's palsy: A randomized controlled study. Medicine (Baltimore) 2020; 99(8):e19152.

95. Javaherian M, Moghaddam BA, Tajali SB, Dabbaghipour N. Efficacy of low-level laser therapy on management of Bell's palsy: A systematic review. Lasers Med Sci 2020; 35(6):1245-52.

96. Alayat MS, Elsodany AM, El Fiky AA. Efficacy of high- and low-level laser therapy in the treatment of Bell's palsy: A randomized double-blind placebo-controlled trial. Lasers Med Sci 2014; 29(1):335-42.

97. Holland NJ, Bernstein JM, Hamilton JW. Hyperbaric oxygen therapy for Bell's palsy. Cochrane Database Syst Rev 2012; 2012(2):CD007288.

98. Chung JH, Park CW, Lee SH et al. Intratympanic steroid injection for Bell's palsy: Preliminary randomized controlled study. Otol Neurotol 2014; 35(9):1673-8.

99. Teixeira LJ, Valbuza JS, Prado GF. Physical therapy for Bell's palsy (idiopathic facial paralysis). Cochrane Database Syst Rev 2011; (12):CD006283.

100. Lindsay RW, Robinson M, Hadlock TA. Comprehensive facial rehabilitation improves function in people with facial paralysis: a 5-year experience at the Massachusetts Eye and Ear Infirmary. Phys Ther 2010; 90(3):391-7.

101. Watson GJ, Glover S, Allen S, Irving RM. Outcome of facial physiotherapy in patients with prolonged idiopathic facial palsy. J Laryngol Otol 2015; 129(4):348-52.

102. Nicastri M, Mancini P, Seta D et al. Efficacy of early physical therapy in severe Bell's palsy: A randomized controlled trial. Neurorehabil Neural Repair 2013; 27(6):542-51.

103. Fujiwara K, Furuta Y, Yamamoto N, Katoh K, Fukuda S. Factors affecting the effect of physical rehabilitation therapy for synkinesis as a sequela to facial nerve palsy. Auris Nasus Larynx 2008; 45(4):732-9.

104. Karp E, Waselchuk E, Landis C, Fahnhorst J, Lindgren B, Lyford-Pike S. Facial rehabilitation as noninvasive treatment for chronic facial nerve paralysis Otol Neurotol 2019; 40(2):241-5.

CAPÍTULO 20

Dor Lombar e da Cintura Pélvica Relacionada à Gestação: Aspectos Epidemiológicos e Quadro Clínico

Andrea Lemos

INTRODUÇÃO

O número de mulheres acometidas por dor na região lombopélvica na gestação vem aumentando desde a década de 1970[1]. Isso, na verdade, traduz uma situação dita como "condição natural de desconforto gestacional" para uma "condição patológica" e que, portanto, merece ser cuidada. Essa releitura é importante por representar uma mudança no paradigma de que a lombalgia é um processo inerente ao período gestacional e, como tal, termina sendo subestimada e, muitas vezes, negligenciada. Com a ascensão social e a evolução da inserção das mulheres no mercado de trabalho, elas próprias não entendem nem admitem a lombalgia como uma condição temporária que comporia um quadro intrínseco das "dores normais da gestação". Ao contrário, questionam e buscam não só tratamento, mas a prevenção, e solicitam dos profissionais do pré-natal a solução.

Este capítulo tem por objetivo apresentar a nova terminologia/nomenclatura utilizada para designar o quadro álgico que envolve a coluna lombossacra e as articulações sacroilíacas na gestação e abordar os aspectos epidemiológicos. Além disso, pretende discorrer sobre as evidências científicas em relação aos possíveis fatores de risco associados à dor lombopélvica gestacional e esmiuçar o quadro clínico dessa condição.

HISTÓRICO

Historicamente, a dor lombopélvica é relatada desde a época de Hipócrates (400 a.C.), segundo o qual o alargamento da sínfise púbica ocorreria apenas durante o primeiro parto e assim permaneceria em partos futuros, o que foi chamado de "disfunção pélvica"[2,3]. A partir dessa premissa, vários autores pesquisaram o relaxamento das articulações da sínfise púbica e sacroilíacas, alguns acreditando tratar-se de um processo normal, enquanto outros o consideravam um fenômeno patológico[2].

O hormônio relaxina só foi descoberto em 1926, o que aumentou o entendimento em relação ao processo de relaxamento sofrido pelas articulações pélvicas na gestação[4,5]. Com essa descoberta, os estudos começaram a estipular um ponto de corte indicativo para uma separação patológica da sínfise púbica e tentaram encontrar uma relação causal direta entre a maior dosagem desse hormônio e os sintomas dolorosos[2,3]. Nesse processo, contrariando esse raciocínio, surge um estudo que não encontra tal relação, e com isso aparece pela primeira vez na literatura a expressão *insuficiência pélvica*[2]. Essa nova abordagem tentava estabelecer que a dor na sínfise seria consequência de um processo de descalcificação anormal, decorrente de um distúrbio no metabolismo do cálcio na gestação[5,6]. Essa expressão foi, então, incorporada na literatura e utilizada por outros autores[5,7].

No início do século XX começaram a surgir estudos mostrando a frequência do comprometimento da dor lombopélvica e um esboço do que seria uma possível prevalência, ainda com critérios diagnósticos bastante frouxos[5,6]. A partir daí, mais ênfase foi dada à sintomatologia e ao quadro clínico esperado. Com a evolução das avaliações objetivas de dor e o desenvolvimento de questionários específicos, o foco dos estudos dessa condição deixou de ser o relaxamento das articulações para tornar-se o quadro álgico[8].

Com o aumento da incidência de dor lombopélvica, novos enfoques foram sendo dados às pesquisas, principalmente seu impacto na qualidade de vida e nos custos para a sociedade[8-10]. Atualmente, os estudos vêm evoluindo quanto à apresentação dos possíveis fatores de risco, ao refinamento de uma terminologia adequada e aos critérios diagnósticos com uso de testes precisos e acurados[11-14].

Desse modo, o acometimento da cintura pélvica e/ou lombar durante o período gestacional é entendido agora como um processo fisiopatológico multifatorial que interfere de forma moderada a grave na qualidade de vida da mulher e que precisa ser compreendido.

TERMINOLOGIA

A terminologia utilizada para descrever a dor que envolve as regiões lombar e pélvica durante a gestação não apresenta uniformidade na literatura, existindo um grande número de expressões e termos empregados para indicar essa condição e persistindo a dúvida se eles abordam a mesma entidade patológica. Tal fato se reflete diretamente na falta de consenso em relação ao diagnóstico e, consequentemente, ao tratamento dessa afecção no período gestacional.

Em 1962, Walde[6] foi o primeiro a descrever as diferenças entre dor da cintura pélvica e dor lombar na gestação. De acordo com esse autor, a dor da cintura pélvica estava relacionada ao processo de enfraquecimento da sínfise e das sacroilíacas imposto pela gestação, enquanto a dor lombar seria como uma dor lombossacra sem qualquer outra característica que não fosse relacionada à gestação.

Em 2004, Wu e cols.[11], ao realizarem uma revisão sistemática com o banco de dados da Medline sobre terminologia, prevalência e apresentação clínica da dor lombar e pélvica gestacional no período de 1966 a setembro de 2002, encontraram 24 expressões diferentes para indicar a situação, como "relaxamento das articulações pélvicas na gestação", "insuficiência pélvica", "relaxamento da cintura pélvica", "instabilidade pélvica", "artropatia pélvica", "dor pélvica posterior", "dor pélvica periparto" e "instabilidade pélvica", entre outras. Percebe-se que a maioria dessas denominações carrega um possível mecanismo fisiopatológico, quando relatam "instabilidade", "insuficiência", "artropatia" e "relaxamento", mas, de fato, tal mecanismo continua incerto[15,16].

Além disso, outras denominações são adicionadas à expressão inicial, levando em consideração o início de aparecimento da dor, o que causa mais confusão, como "durante a gravidez", "na gravidez", "desde a gravidez", "depois da gravidez", "pós-parto" e "periparto"[11].

Em 1994, Östgaard e cols.[17] propuseram a expressão *dor pélvica posterior* para distinguir os problemas relacionados à dor lombar e à dor na região pélvica, indicando, inclusive, um teste para diagnosticar a presença de dor pélvica posterior e um desenho com a diferença da dis-

tribuição desse sintoma. Em 2004, no entanto, o mesmo autor, com outros colaboradores, ao realizar a revisão sistemática previamente descrita sobre o tema, propôs uma análise crítica da expressão e verificou que tal denominação excluía a presença de dor na região púbica, local comum de queixas na gravidez. Além disso, a designação isolada *dor pélvica* poderia estar mais associada aos problemas ginecológicos do que aos problemas musculoesqueléticos. A partir dessa revisão, foi proposta uma nova nomenclatura para essa condição: *dor da cintura pélvica relacionada à gestação* e *dor lombar relacionada à gestação*.

Em 2005, um comitê europeu, formado por dois fisioterapeutas, dois cirurgiões ortopédicos e um clínico anatomista, lançou as diretrizes sobre diagnóstico e tratamento para a dor da cintura pélvica, incluindo esse comprometimento durante o período gestacional já utilizando a nova expressão[18].

Desse modo, a dor da cintura pélvica relacionada à gestação é considerada uma forma específica de dor na região inferior da coluna com início durante o período gestacional ou imediatamente no período pós-parto (até 3 semanas)[12]. Essa dor ocorre separadamente ou em conjunto com a dor lombar e está relacionada com a estabilidade inadequada das articulações da cintura pélvica, excluindo-se as desordens ginecológicas e urológicas, bem como as dores originadas nos intestinos e tecidos ao redor da pelve. A dor pode incluir a sínfise púbica e/ou as articulações sacroilíacas de forma uni ou bilateral.

Portanto, como definição, a dor da cintura pélvica relacionada à gestação está localizada entre as cristas ilíacas posteriores e as pregas glúteas, particularmente na região da articulação sacroilíaca. Essa dor pode irradiar-se para a coxa posteriormente e pode ocorrer em conjunção ou separadamente do envolvimento da sínfise púbica[12].

Por outro lado, a dor lombar relacionada à gestação é localizada na região lombar, acima do sacro, e caracteriza outra síndrome diferente da dor da cintura pélvica[19]. Caracteriza-se por restrição do movimento na região lombar, e tanto a palpação dos músculos eretores da coluna como a flexão anterior exacerbam a dor[17]. De acordo com Wu e cols.[11], a expressão *dor lombopélvica* pode ser utilizada quando não se estabelece nenhuma distinção entre a dor lombar e a dor da cintura pélvica.

Apesar de na literatura atual ser preconizada a distinção entre a dor da cintura pélvica e a dor lombar, não é fácil detectar essa diferença. Uma vez excluídas as outras causas de dor lombar, o diagnóstico deve basear-se na clínica (local, característica e intensidade da dor e disfunção motora) e nos testes de provocação álgica.

PREVALÊNCIA/INCIDÊNCIA

A prevalência da dor lombopélvica gestacional apresenta uma variação de 4% a 76% entre os estudos, com média de 45% durante a gestação e 25% no pós-parto[11,20-23]. Há divergência, também, em relação à incidência, sendo registrada uma variação entre 7,6, 15 e 160 para cada 1.000 gestantes[8]. Essa variação extrema nos dados é justificada pelas diferenças metodológicas entre os estudos em relação à definição da terminologia, aos procedimentos diagnósticos empregados e aos critérios de inclusão considerados, ocasionando, assim, vieses na estimativa dessa prevalência.

Quando os dados são coletados a partir dos prontuários médicos ou quando descritos pelas próprias gestantes, há um impacto diferente na estimativa da prevalência. Quando as mulheres relatam a presença da dor, detecta-se aumento de 20% na prevalência tanto durante a gestação como no pós-parto. Ao descreverem a dor, elas pontuam até a dor leve, que normalmente não implica a necessidade de atenção médica, enquanto os médicos diagnosticam sintomas suficientemente sérios para precisar de auxílio médico[11].

A dor da cintura pélvica é uma condição mais comum em relação à dor lombar isoladamente. Quando se avalia separadamente a prevalência da dor da cintura pélvica em relação à dor lombar, observa-se uma prevalência de 33% a 55% de envolvimento da cintura pélvica antes da 20ª semana gestacional e de 60% a 70% na fase tardia da gestação[13,24,25].

De modo geral, estima-se que 50% das gestantes serão afetadas por algum tipo de dor lombopélvica relacionada à gestação (cintura pélvica e/ou lombar) em algum ponto no ciclo gravídico-puerperal[12,26,27].

FATORES DE RISCO

Na literatura, múltiplos fatores de risco são descritos como causa da dor lombopélvica gestacional (Quadro 20.1). No entanto, esses fatores nem sempre são descritos do mesmo modo, e os resultados apresentados são contraditórios e conflituosos. As discrepâncias acontecem em função das diferenças nos desenhos dos estudos e, mais uma vez, devido aos procedimentos de diagnóstico e de classificação.

Para dar credibilidade aos resultados de estudos observacionais que objetivam avaliar fatores de risco, devem ser priorizados os estudos com amostra representativa da população em foco e que demonstrem homogeneidade na comparação entre os grupos e controlem os fatores confundidores envolvidos na relação causal, mediante uma análise estatística multivariada e/ou estratificada. Desse modo, observa-se na literatura que são poucos os trabalhos que seguiram rigor metodológico adequado para inferir as possíveis relações causais envolvendo a dor lombopélvica gestacional.

As diretrizes europeias, ao avaliarem os fatores de risco em estudos com maior rigor metodológico, concluíram que há uma evidência forte de que a dor lombar prévia (OR: 1,8 a 2,2) e o trauma pélvico prévio (OR: 2,8) sejam os principais fatores de risco para o desenvolvimento da dor da cintura pélvica relacionada à gestação, mostrando uma chance duas vezes maior nas mulheres com essas condições[12].

Quadro 20.1 Fatores de risco avaliados na literatura para dor da cintura pélvica e dor lombar relacionada à gestação

Fatores físicos	Fatores psicossociais	Fatores hormonais	Fatores periparto	Outros
Idade materna	Nível de estresse	Relaxina	Peso fetal	Dor lombar prévia à gestação
Peso materno	Satisfação no trabalho Período no trabalho	Uso de contraceptivos orais	Período expulsivo prolongado	História prévia de dor da cintura pélvica e/ou lombar relacionada à gestação
Altura materna	Nível socioeconômico	–	Parto traumático	Dor lombar na menstruação
Índice de massa corporal materno	Nível educacional	–	Excessiva abdução do quadril	Trauma pélvico
Paridade	–	–	Anestesia epidural	Número de gravidezes
Etnia materna	–	–	Cesariana	Período entre as gestações
Fumo	–	–	Parto instrumental	Trabalho extenuante
Álcool	–	–	–	–
Exercício/ sedentarismo	–	–	–	Aborto prévio
Densidade mineral óssea materna	–	–	–	–

O estudo de Albert e cols.[28], em análise multivariada, encontrou a dor lombar prévia, o trauma prévio na pelve ou na coluna lombar e a multiparidade como fatores de risco importantes para o desenvolvimento da dor lombopélvica, com uma razão de chances (OR) entre 2 e 3,5. Wu e cols.[11], em revisão sistemática de 34 estudos, consideraram haver forte evidência quando pelo menos 10 trabalhos mencionavam o fator de risco, com pelo menos metade deles pontuando significativamente para determinado fator sem que outro estudo o contradissesse. A partir desses parâmetros preestabelecidos, esses autores encontraram forte evidência para trabalho extenuante (árduo), dor lombar prévia e história prévia de dor da cintura pélvica e/ou dor lombar relacionada à gestação.

O único fator de risco que encontra consenso na literatura, favorecendo o desenvolvimento da dor lombopélvica gestacional, é a história de dor lombar prévia à gestação ou na gestação anterior[8,12,17,21,23,28-34]. Mulheres com esse histórico aumentam duas vezes o risco de desenvolvimento de dor na gestação atual. Nesse caso, 85% das mulheres desenvolverão a dor lombopélvica na próxima gestação[8,35]. A provável explicação para o envolvimento da dor prévia na região lombopélvica na etiologia da dor seria o resultado de um comprometimento tecidual, o qual predisporia o desenvolvimento subsequente de sintomas.

O trabalho extenuante/árduo (rotações e flexões da coluna várias vezes por hora) mostra uma relação conflituosa nos achados da literatura, havendo a evidência de uma chance 1,4 vez maior entre as mulheres com trabalho físico exagerado, enquanto outros estudos não atestam essa associação[12,23,26,32,36].

A atuação da multiparidade como fator de risco importante é contraditória: alguns estudos apontam uma associação[20,28-30,37-40] e outros não[21,23,35,36,41-46]. Recentemente, um estudo de coorte de 2010, envolvendo 75.939 mulheres, detectou uma associação entre paridade e dor da cintura pélvica com risco maior para primíparas (OR: 1,9; IC95%: 1,9 a 2,0) e secundíparas (OR: 2,4; IC95%: 2,3 a 2,6), comparadas às nulíparas[32]. Além disso, a associação com paridade mostrou-se mais forte nas gestantes com dor da cintura pélvica severa do que naquelas sem dor severa, ou seja, as secundíparas com dor da cintura pélvica severa apresentavam risco maior (OR: 2,3; IC95%: 2,1 a 2,6) do que as primíparas (OR: 3,2; IC95%: 2,9 a 3,7) com a mesma sintomatologia. Essa associação entre paridade e aumento dos níveis de dor da cintura pélvica já havia sido verificada em outro estudo[47].

Embora esses resultados advenham de uma coorte com amostra representativa, reforçando, assim, a participação da multiparidade nesse processo, é importante analisar de forma crítica a influência da paridade e sua interação com outros possíveis fatores de risco. O controle dos fatores de confundimento disponíveis na literatura talvez ainda seja insuficiente para demonstrar a complexa inter-relação dos fatores de risco envolvidos na dor lombopélvica gestacional. O incremento no trabalho psicossocial também tem sido associado à dor lombopélvica. Mães que já têm filhos podem experimentar dor maior devido ao aumento da demanda para os cuidados com os filhos e o trabalho adicional nos afazeres domésticos[22,48]. Assim, a ausência desse controle na relação entre paridade e dor lombar pode interferir em tal associação, bem como a ausência de controle da ação hormonal como fator confundidor, uma vez que estudos mostram que as multíparas têm maior mobilidade nas articulações, comparadas às nulíparas[2,49,50].

Em relação à influência da idade materna como fator de risco, há uma sugestão na literatura de que esse fator, associado ao número de gravidezes, segue um risco em forma de U, o qual seria mais alto para as mulheres jovens na primeira gestação devido à imaturidade do corpo[11]. Em seguida haveria uma diminuição desse risco, que voltaria a aumentar para as mulheres mais velhas ou em gravidezes mais tardias, quando mais uma vez haveria risco maior de lesão dos tecidos. Apesar dessa indicação, ainda são contraditórios os achados dos estudos em relação a tal fator: enquanto alguns mostram relação com idade mais avançada, outros revelam associação com idade jovem[12,26,36]. No entanto, os estudos mais controlados encontraram associação com a idade jovem[17,32,33]. Uma coorte de 9 anos, conduzida na Noruega e envolvendo 75.939 gestantes, mostrou que as mulheres com menos de 25 anos se queixaram de dor mais frequentemente (OR: 1,6; IC95%: 1,4 a 1,7) do que as de 35 anos ou mais[32].

Há controvérsias em relação ao papel da relaxina na etiologia da dor lombopélvica gestacional. Alguns trabalhos mostram aumento na concentração da relaxina sérica como fator de risco para o desenvolvimento da dor lombopélvica[51,52], enquanto outros não comprovam tal correlação[53-56].

A relaxina, em conjunto com outros hormônios, promove aumento na lassidão ligamentar com consequente aumento da movimentação das articulações pélvicas. Esse fato sempre foi pontuado na literatura como um dos motivos para o desencadeamento da dor na região lombopélvica. No entanto, alguns estudos mostram não haver relação entre a presença de dor lombopélvica e o aumento de movimentação dessas articulações[6,57-59] nem entre a intensidade da dor e a positividade dos testes de provocação álgica[60].

Em uma revisão sistemática publicada em 2012, envolvendo seis estudos, foi demonstrado que três dos quatro estudos com melhor controle metodológico não revelaram associação positiva entre os níveis de relaxina e a dor lombopélvica gestacional[61]. No entanto, essa evidência ainda apresenta vieses, pois os estudos disponíveis apresentaram falhas quanto ao controle dos fatores confundidores e na maneira de diagnosticar a dor lombopélvica. Uma coorte na Suécia com 356 mulheres, avaliando a hipermobilidade generalizada das articulações, não demonstrou associação entre a hipermobilidade e a dor da cintura pélvica na gestação e 9 meses após o parto[62]. Entretanto, as mulheres com hipermobilidade articular generalizada apresentaram risco maior de reportar maior intensidade da dor no início da gestação, comparadas às sem hipermobilidade. Ademais, nas gestantes com hipermobilidade e índice de massa corporal (IMC) acima de $25kg/m^2$ era maior a chance de apresentarem dor na cintura pélvica no início da gestação, comparadas às mulheres sem hipermobilidade e com IMC abaixo de $25kg/m^2$ no início da gestação.

Outra coorte, realizada na Noruega com 283 mulheres, também não verificou associação entre hipermobilidade generalizada e dor da cintura pélvica[63]. Contudo, as mulheres com hipermobilidade e IMC pré-gestacional acima de $25kg/m^2$ apresentaram escores maiores de dor à noite, comparadas às com mobilidade articular normal e IMC pré-gestacional abaixo de $25kg/m^2$.

Embora o ganho de peso, e consequentemente o ICM maior, seja cogitado como um dos principais fatores de risco, essa associação ainda é bastante incerta e duvidosa[12,23,26,27,30,34,45,64]. Apesar de resultados na literatura apontarem risco (OR: 1,8; IC95%: 1,7 a 1,9) com IMC de $30kg/m^2$ ou maior, outros estudos não demonstram nenhuma relação[27,29,30,32].

O sedentarismo também já foi apontado como possível fator de risco; no entanto, vários estudos não conseguiram detectar tal associação[12,23,26,65]. Apesar de a prática regular de exercício e o condicionamento físico também não se revelarem fatores de proteção na maioria dos estudos[12,23,26,32,65], outros estabeleceram essa relação[17,66,67]. Entretanto, parece haver o consenso de que a prática atenua a intensidade da dor lombopélvica[68,69].

Não há evidência suficiente e, portanto, são incertos os resultados sobre altura materna (menor), peso materno (maior), peso fetal (maior), período expulsivo prolongado[70-72], etnia[41,42,73], história de dor lombar na menstruação[34,36] e tabagismo[17,21-23,28,36,39,47,48,67,74], bem como sobre a idade da menarca. A menarca precoce tem sido associada a níveis mais altos de estrogênio e, consequentemente, à influência maior no tecido conjuntivo e ao aumento da mobilidade articular. Todavia, ainda há incerteza quanto a essa associação[47,75-77].

Quanto aos fatores sociais e educacionais, a evidência de associação também é incerta e imprecisa[12,78,79]. Embora a coorte da Noruega com 75.939 gestantes tenha mostrado risco (OR: 1,3; IC95%: 1,1 a 1,4) para as mulheres com menos de 12 anos de estudo, em relação àquelas com 17 anos ou mais, antes de sua generalização, principalmente para a realidade de outros países, esses resultados devem ser interpretados com ressalva diante do nível socioeconômico do país do estudo[32].

Além dos fatores descritos, o estresse emocional também tem sido elencado como provável fator de risco nos estudos (OR: 1,6; IC95%: 1,5 a 1,8)[32] no contexto da dor lombopélvica gestacional, apesar de não haver confirmação em grande parte deles[12]. Estudos mais recentes mostram a associação entre a depressão e o desenvolvimento e a intensidade da dor da cintura pélvica, podendo aumentar a chance em quase três vezes (OR: 2,9)[80,81].

Um estudo de base populacional, utilizando o banco de registro de nascimento da Suécia com dados entre 1997 e 2018 para investigar a hereditariedade como fator de risco para dor da cintura pélvica relacionada à gestação, encontrou um *harzard ratio* ajustado (HRA) de 2,09 (IC95%: 1,85 a 2,37) entre gêmeas em uma população de 109.147 mulheres[82]. O risco familiar também esteve presente entre irmãs (HRA: 1,78; IC95%: 1,74 a 1,82), irmãs por parte da mãe (HRA: 1,16; IC95%: 1,06 a 1,28), irmãs por parte do pai (HRA: 1,09; IC95%: 1,024 a 1,16) e primas (HRA: 1,09; IC95%: 1,07 a 1,12), ou seja, as mulheres com dor tinham maior proporção de parentes com história de diagnóstico de dor da cintura pélvica relacionada à gestação do que as que não apresentavam dor.

Por fim, há evidência de ausência de associação entre uso de contraceptivos orais[21,29,53], tempo entre as gestações[12,18], aborto prévio[42,83], densidade mineral óssea[84], estado marital[12,18], gravidez não planejada[12,18], uso de epidural durante o parto[42,64,85] e gestação por fertilização[86], que também não está associada a risco maior de dor lombopélvica persistente no pós-parto.

A proposta da literatura[23,28], que realizou análise de regressão logística multivariada para avaliar essa relação causal, é a de que não existe um único fator responsável para o desenvolvimento da dor lombopélvica gestacional, mas uma complexa coparticipação e inter-relação de vários fatores físicos e psicossociais.

Entre 2014 e janeiro de 2024, após pesquisa no Medline/PubMed, não há achados de revisão sistemática sobre fatores de risco para dor lombopélvica na gestação. Uma revisão de escopo de 2020 concluiu que a literatura sobre os fatores de risco é incompleta e que declarações sobre tais fatores deveriam refletir a limitação e a incerteza atuais[87].

Ainda não é possível prever quem irá desenvolver a dor lombopélvica relacionada à gestação. No entanto, o entendimento dos fatores de risco envolvidos no processo oferece uma percepção mais acurada das possíveis gestantes pertencentes a uma zona de risco. Sugere-se, assim, o reconhecimento, por ordem de evidência e importância, dos fatores de risco para a dor lombopélvica relacionada à gestação.

Portanto, pretende-se que não só o fisioterapeuta, mas todos os profissionais de saúde que assistem a mulher no pré-natal possam identificar aquelas com maior potencial para desencadear ou exacerbar o quadro de dor lombopélvica e encaminhá-las para tratamento preventivo. Com isso, objetiva-se atuar na atenção primária dessa disfunção. A educação pré-natal associada a exercícios de mulheres assintomáticas com histórico de dor lombar prévia mostrou efeitos positivos na prevenção e regressão da dor lombopélvica[88]. Associado a esses achados, um estudo controlado com 208 primíparas demonstrou que o fornecimento de orientações às mulheres no início da gestação diminuiu a gravidade da dor durante o curso da gestação[89].

Didaticamente, será apresentada uma classificação hierárquica dos fatores de risco de acordo com o nível de evidência disponível encontrado na literatura (Quadro 20.2). Aqueles cujos estudos com bom controle metodológico encontraram forte associação, sem oposição por outros estudos, serão considerados *evidência forte*. Aqueles para os quais bons estudos apontam tanto para uma associação positiva como negativa serão considerados *evidência conflitante*. Aqueles cuja maioria dos estudos aponta para uma não associação, com poucos bons estudos mostrando associação, mas ainda com grande controvérsia na literatura, não havendo um estudo com superioridade metodológica para diferenciar e fortalecer os resultados, enfraquecendo a evidência, serão considerados como *evidência duvidosa/insuficiente/incerta*. Por último, os fatores de risco em que foi verificada ausência de associação serão considerados como *evidência de ausência*.

Seguindo esse raciocínio, é possível considerar três perfis de gestantes dentro de três zonas de risco (vermelha, amarela e verde [Quadro 20.3]): aquelas que não apresentam dor lombopélvica, mas com um fator de risco de evidência forte (zona vermelha), aquelas com ausência da dor lombopélvica, mas com dois ou mais

Quadro 20.2 Evidência disponível sobre os fatores de risco envolvidos na dor lombopélvica relacionada à gestação

Evidência	Fator de risco
Forte	▪ Dor lombar prévia à gestação ▪ Dor lombopélvica na gestação anterior ▪ Trauma prévio na pelve ▪ História familiar de dor da cintura pélvica na gestação
Conflitante	▪ Trabalho árduo ▪ Multiparidade ▪ Idade
Insuficiente Duvidosa Incerta	▪ Altura materna (menor) ▪ Peso materno (maior) ▪ IMC (maior) ▪ Peso fetal (maior) ▪ Etnia ▪ Sedentarismo ▪ Nível educacional baixo ▪ Estresse emocional ▪ História de dor no período menstrual ▪ Idade da menarca ▪ Tabagismo ▪ Relaxina ▪ Período expulsivo prolongado
Evidência de ausência	▪ Uso de contraceptivos orais (recente) ▪ Anestesia epidural ▪ Período entre as gestações ▪ Gravidez não planejada ▪ Estado marital ▪ Densidade mineral óssea ▪ Aborto prévio

IMC: índice de massa corporal.

Quadro 20.3 Perfis das gestantes em relação à zona de risco para o desenvolvimento da dor lombopélvica relacionada à gestação

Dor	Fator de risco	Zona de risco	Indicação
Ausente	■ Dor lombar prévia à gestação ■ Dor lombopélvica na gestação anterior ■ Trauma prévio na pelve ■ História familiar de dor da cintura pélvica na gestação		Prevenção fisioterapêutica
Ausente	■ Fatores de risco combinados: ■ Multiparidade + idade < 25 anos ■ Trabalho extenuante + idade < 25 anos ■ Trabalho extenuante + multiparidade ■ Diástase dos retos abdominais ≥ 3,5 + multiparidade ou idade < 25 anos ou trabalho extenuante		Prevenção fisioterapêutica
Ausente	■ Altura materna (menor) ■ Peso materno (maior) ■ IMC (maior) ■ Peso fetal (maior) ■ Etnia ■ Sedentarismo ■ Nível educacional baixo ■ Estresse emocional ■ História de dor no período menstrual ■ Tabagismo ■ Período expulsivo prolongado ■ Uso de contraceptivos orais ■ Anestesia epidural ■ Período curto entre as gestações ■ Gravidez não planejada ■ Mãe solteira ■ Aborto prévio		Promoção de saúde

IMC: índice de massa corporal.

fatores de evidência conflitante (zona amarela) e aquelas com ausência de dor e fatores de risco de evidência duvidosa/insuficiente/incerta ou de ausência (zona verde). Nos dois primeiros grupos, o início da fisioterapia preventiva está indicado o mais precocemente possível.

Portanto, uma gestante que se apresente no primeiro trimestre gestacional com histórico de quaisquer fatores de risco, com forte evidência (dor lombar prévia e/ou trauma prévio na pelve e/ou histórico familiar de dor da cintura pélvica na gestação), deve ser encaminhada à fisioterapia para início do trabalho preventivo, mesmo que não apresente nenhuma sintomatologia lombopélvica. Da mesma maneira, aquelas gestantes que apresentam uma combinação dos outros fatores de risco de evidência conflitante, sem sintomatologia, são consideradas dentro da zona amarela e também devem ser encaminhadas para tratamento preventivo, principalmente nos seguintes casos: multíparas com idade abaixo de 25 anos e multíparas ou mulheres com menos de 25 anos que desenvolvam trabalho extenuante.

Em relação à presença de diástase de reto abdominal, há uma lacuna na literatura quanto ao ponto de corte ideal em que essa separação poderia estar associada ao desenvolvimento da dor lombopélvica. Para esse caso específico, o respaldo será baseado nos achados do estudo de Gilleard & Brown[90], em que foi verificada redução na habilidade de gerar torque com diástase a partir de 3,5cm no nível da cicatriz umbilical. Embora essa informação seja proveniente de um estudo observacional, é a única pontual e disponível na literatura atual sobre uma possível influência da diástase na estabilidade pélvica da gestante. Como a musculatura abdominal tem participação fundamental na biomecânica pélvica, torna-se prudente e cauteloso, até que novos estudos sejam desenvolvidos, considerar dentro da zona amarela uma gestante que apresente esse sinal, principalmente se estiver associado a outros fatores, como multiparidade, idade e/ou trabalho extenuante.

FISIOPATOLOGIA

A fisiopatologia do desenvolvimento da dor lombopélvica relacionada à gestação permanece incerta e, de certo modo, especulativa, tendo sido propostos vários mecanismos, como mecânicos[2], hormonais[51], metabólicos[84] e degenerativos[6].

Um dos mecanismos mais frequentemente sugeridos na literatura é o biomecânico[11,26,43,91,92]. De acordo com essa teoria, o aumento de peso adquirido na gestação, associado ao aumento do diâmetro abdominal, tem como consequência a transferência do centro de gravidade anteriormente, o qual é contrabalançado pela adaptação postural (aumento da lordose lombar) com consequente sobrecarga na região inferior da coluna. Além disso, soma-se a distensão da musculatura abdominal com resultante fadiga muscular, o que acarreta maior sobrecarga na coluna para suportar todo o peso extra. Entretanto, um número significativo de gestantes inicia o quadro álgico no primeiro trimestre, quando o crescimento uterino ainda não provocou tais ajustes posturais, enfraquecendo, assim, essa possível explicação.

Outra hipótese com plausibilidade biológica cogitada na literatura, também para explicar melhor o caminho fisiopatológico da dor lombopélvica, consiste na combinação entre o hormônio relaxina e as alterações biomecânicas impostas pela gravidez. O raciocínio empírico e linear torna possível a seguinte explicação: a relaxina afetaria a laxidão dos ligamentos e, como resultado desse aumento da flexibilidade ligamentar, haveria maior movimentação nas articulações pélvicas, o que, em conjunto com as modificações biomecânicas (decorrentes do ajuste para acomodação do crescimento uterino), levaria ao surgimento da dor. No entanto, essa explanação teórica parece não ser tão convincente, quando confrontada com as evidências encontradas pelos estudos com dosagens do hormônio relaxina, uma vez que não há, como já mencionado, uma relação entre altas dosagens de relaxina e presença de dor lombopélvica[60]. Além disso, um estudo revela não haver relação entre o aumento da lordose lombar e a presença da dor[45].

Percebe-se, portanto, que o mecanismo patogênico não pode ser explicado apenas pelas modificações hormonais e adaptações posturais, envolvendo uma complexa inter-relação da unidade neuromuscular-proprioceptiva e óssea. A estabilização da região lombopélvica depende de uma interação integrativa dos componentes ósseo e muscular, além do controle motor e emocional[93,94].

A região pélvica atua como uma plataforma que serve para transferir a carga do tronco para os membros inferiores. Para isso, precisa estar bem estabilizada para que essa transferência ocorra de maneira segura, minimizando as forças de cisalhamento entre as articulações. Essa estabilização depende de alguns mecanismos:

1. A configuração anatômica dos ossos e articulações e ligamentos – estrutura, orientação e forma – determinando a expressão *fechamento da forma*[94].
2. A função dos músculos e fáscias – o *fechamento de força*[95,96].

3. A função neural apropriada, relacionada ao controle motor (padrão de ativação muscular) e ao estado emocional[97-100].

Assim, a hipótese mais atual baseia-se no fato de esses mecanismos, de algum modo, falharem em fornecer suporte adequado para suprir a sobrecarga musculoesquelética imposta pela gestação. Essa desorganização resulta em prejuízo na transferência de carga para a pelve, contribuindo para o disparo de sintomas periféricos nociceptivos. Com o aparecimento da dor e da fadiga, cria-se, assim, um círculo vicioso[101-103]. Essa teoria, até que seja refutada, vem sendo aceita, uma vez que existem mulheres que, mesmo com todas as alterações e adaptações hormonais e biomecânicas no período gestacional, não desenvolvem a dor lombopélvica. Nelas, os mecanismos de estabilização que envolvem a região conseguem adaptar-se e atuar de modo a manter a integridade do sistema, apesar do estresse no sistema músculo-ósseo-articular. Além disso, estudos mostram que o tratamento direcionado com exercícios de treinamento com foco no controle motor e na estabilização apresenta resultados significativos para controle da dor[104,105].

O entendimento dessa fisiopatologia é de fundamental importância para justificar e explicar os objetivos do tratamento e, com isso, delinear melhor a conduta fisioterapêutica específica para essa condição. Diante dos avanços dos modelos explicativos de estabilização segmentar da região lombopélvica, não se admite mais o simples raciocínio de que a gestante com dor lombopélvica precisa "fortalecer a musculatura abdominal e alongar a musculatura paravertebral". Esse paradigma, criado sem nenhum respaldo científico, urge ser transposto, uma vez que começam a surgir as evidências sobre o uso dos princípios da estabilização segmentar associado à educação da gestante na condução do tratamento.

PROGNÓSTICO

Em geral, o prognóstico é bom para a maioria das mulheres com dor lombopélvica relacionada à gestação, desaparecendo nos primeiros 3 meses após o parto. O acometimento da cintura pélvica torna a dor mais intensa e incapacitante do que quando envolve apenas a lombar. Além disso, essa combinação é um preditor para dor no pós-parto. Do mesmo modo, um número maior de articulações afetadas está associado à persistência da dor no pós-parto[106,107].

Mesmo assim, os sintomas podem persistir por até 3 meses em cerca de 38% a 43% e 55% das mulheres e até 1 ano pós-parto em 13,8% das mulheres[15,74,108,109]. Há estudos mostrando, ainda, que 7% a 9% das gestantes apresentam dor persistente 2 anos após o parto[88,110,111]. As mulheres com dor persistente após o parto geralmente apresentaram maior intensidade da dor durante a gestação (pontuação > 6 na Escala Visual Analógica)[111].

O ganho e a retenção de peso no pós-parto têm influência negativa para manutenção da dor no pós-parto[43,107]. Da mesma maneira, sintomas depressivos também apresentam efeito negativo no prognóstico[74,107]. Além disso, multiparidade, idade acima de 29 anos e maior quantidade de testes positivos de provocação álgica são fatores de risco para a continuidade da dor no pós-parto (Quadro 20.4)[33,43,64,112,113]. Um estudo observou que, quando atinge uma pontuação maior do que 4, o teste de elevação ativa da perna reta é forte preditor para disfunção relacionada à dor lombopélvica no pós-parto[114]. Uma revisão sistemática mostrou que a síndrome da cintura pélvica 6 meses após o parto persistiu mais facilmente nas mulheres que utilizaram muletas, eram obesas e tinham dor grave nas três localizações da pelve durante a gestação, bem como idade jovem de menarca e a presença de estresse emocional[115].

A reincidência da dor lombopélvica também é comum em gravidez subsequente, com frequência de 41% a 77%; na maioria dos casos, essa condição reaparece de forma mais grave[37,116,117].

Uma revisão sistemática de 2020 demonstrou, na metanálise, os seguintes fatores de risco para dor da cintura pélvica no pós-parto: IMC maior que 25 antes da gestação (OR: 2,80; IC95%: 1,13 a 6,98), história de dor lombar antes da gestação (OR: 2,75; IC95%: 2,08 a 3,64), dor da cintura pélvica na gestação (OR: 3,75; IC95%: 2,71 a 4,72), depressão na gestação (OR: 1,43; IC95%: 1,04 a 1,96) e trabalho pesado na gestação (OR: 1,37; IC95%: 1,01 a 1,88)[115]. Uma coorte que acompanhou 120 mulheres nas 10 semanas finais da gestação até 6 semanas após o parto demonstrou que uma pobre recuperação da dor da cintura pélvica nas primeiras 6 semanas pós-parto está associada à multiparidade, à dor da cintura pélvica antes da gestação e a uma alta intensidade de dor durante a gestação[118].

O comportamento sedentário no quarto mês de gestação também está associado à persistência da dor lombopélvica gestacional 10 meses após o parto em primíparas (aumentando o risco em 28%), mas não em multíparas[119]. Mulheres mais fisicamente ativas obtêm escores melhores no Índice de Incapacidade de Oswestry (IIO) 6 meses após o parto. Para cada 1.000 passos caminhados, há redução de 2 pontos nos escores do IIO, o que sugere a necessidade de 3.000 passos para melhorar clinicamente o IIO. A perda de peso também mostra correlação moderada entre a intensidade da dor lombopélvica gestacional e os escores de questionários de incapacidade. Para cada quilograma de peso perdido no sexto mês após o parto, há redução de 2 pontos no questionário da cintura pélvica e de 0,8 ponto no IIO, além de redução de 1,2 ponto na dor[120].

Em caso de dor lombopélvica no pós-parto, as mulheres relatam piora do sono[121], diminuição do autorrelato de saúde[122], prejuízo nas habilidades de trabalho e cuidados com suas crianças e estresse psicológico e emocional[123,124].

Uma coorte da Noruega, com 52.678 mulheres, encontrou associação entre o relato de náusea apenas e de náusea e vômito e dor da cintura pélvica[125]. O histórico de náusea aumentou duas vezes mais a chance de dor da cintura pélvica entre o quarto e o sexto mês após o parto (*odds ratio* ajustado [ORA]: 2,14; IC95%: 1,70 a 2,71), o que também foi observado nas mulheres que relataram náusea e vômito (ORA: 2,83; IC95%: 2,25 a 3,75). Os autores sugerem que esses achados estariam relacionados com o aumento das doses hormonais na gestação. Apesar do grande número amostral, esses resultados devem ser interpretados com cautela, uma vez que a aquisição dos desfechos se deu por meio do relato das participantes e não houve uma base teórica hierarquizada dos fatores confundidores que poderiam intervir nessa relação.

QUADRO CLÍNICO

Dor

O início da dor lombopélvica relacionada à gestação ocorre em torno de 18 semanas, atingindo o pico entre 24 e 36 semanas. No entanto, também pode começar no primeiro trimestre ou apenas 3 semanas após o parto[11]. A presença de dor no primeiro trimestre é forte preditor de dor no terceiro trimestre[27].

Quadro 20.4 Fatores de risco para persistência da dor lombopélvica relacionada à gestação no pós-parto

- Alto número de testes positivos de provocação álgica para a região pélvica
- Altas pontuações na EVA de dor (> 6)
- Início da dor no primeiro trimestre
- Envolvimento da lombar e da cintura pélvica
- Localização da dor envolvendo mais de uma articulação
- Multiparidade
- Idade > 29 anos
- Pontuação > 4 no teste de elevação ativa da perna reta
- IMC > 25 antes da gestação
- Dor da cintura pélvica na gestação
- História de dor lombar antes da gestação
- Depressão na gestação
- Trabalho pesado na gestação

EVA: escala visual analógica; IMC: índice de massa corporal.
Fonte: Östgaard, Roos-Harisson & Zetherstiön, 1996; Orvieto *et al.*, 1994; Albade *et al.*, 2012; Taimela, Kankaanpoa & Luoto, 1999; Sullivan *et al.*, 2002[33,42,61,102,103].

A localização da dor varia entre os estudos, não existindo um local exato e específico para aparecimento desse sintoma[12,17,22,30,41,126]. Enquanto a dor lombar se concentra na região lombar, a dor da cintura pélvica tem como foco a região do sacro, entre as cristas ilíacas e as pregas glúteas, podendo irradiar-se para a coxa posteriormente. O envolvimento da sínfise púbica pode ocorrer em conjunto ou separadamente do envolvimento sacral. Essa diferenciação deve ser sempre estabelecida precocemente na avaliação para que o diagnóstico funcional seja raciocinado de maneira correta.

A dor da cintura pélvica relacionada à gestação é classificada em cinco subgrupos, de acordo com a localização e o envolvimento das articulações pélvicas[127]:

- **Síndrome da cintura pélvica:** dor diária nas três articulações pélvicas, confirmada por meio da positividade dos testes de provocação álgica.
- **Sinfisiólise:** dor diária na sínfise púbica apenas, confirmada com positividade dos testes de provocação álgica da sínfise. Não implica separação da sínfise púbica de fato.
- **Síndrome sacroilíaca unilateral:** dor diária em uma articulação sacroilíaca, confirmada pela positividade dos testes de provocação para a mesma articulação.
- **Síndrome sacroilíaca bilateral:** dor diária nas duas articulações sacroilíacas, confirmada pela positividade dos testes de provocação para ambas as articulações.
- **Miscelânea:** dor diária em uma ou mais articulações pélvicas, mas com resultados objetivos inconsistentes (por exemplo, história de dor na sínfise púbica e achados objetivos em apenas uma articulação sacroilíaca).

Estudos revelam que a intensidade da dor, utilizando-se uma Escala Visual Analógica de 0 a 10cm, estaria em torno de 5 a 6cm e que a dor na cintura pélvica tende a ser mais intensa do que a dor lombar durante a gestação[17,30,33]. A descrição da natureza da dor também difere, sendo utilizados adjetivos mais fortes para a dor na cintura pélvica, como "sensação de opressão", "dor enfadonha', "pontada fina" ou "queimor", enquanto a dor lombar, muitas vezes, é relatada como uma dor "cansada"[9,128]. A dor é maior quando envolve mais articulações tanto na gestação como no pós-parto[129].

Quando há positividade do teste de provocação pélvica posterior e elevação ativa da perna reta na 18ª semana gestacional, pode ser predita uma dor persistente por mais de 5 dias na semana. Mulheres com teste de provocação pélvica posterior positivo revelam curso mais desconfortável de dor, comparadas àquelas com positividade apenas do teste de elevação ativa da perna reta[130].

Movimentos e coordenação

A dor da cintura pélvica é intermitente e precipitada por posturas sustentadas de forma prolongada, geralmente começando em torno de 30 minutos após a adoção de determinada postura (sentada, caminhada ou ortostática). Nesse caso, as queixas de dor são maiores durante as atividades de subir escadas, descarga desigual de peso nos membros inferiores quando na postura de pé, virar-se na cama e rotação de tronco[11,18,101,128].

O movimento de flexão anterior do tronco é afetado mais pela dor lombar relacionada à gestação do que na cintura pélvica, enquanto as flexões laterais exacerbam mais a dor na cintura pélvica.

Um dado que merece ser destacado quanto às gestantes portadoras de dor na cintura pélvica é a forma de relato clínico da sintomatologia. Há uma mudança na percepção do movimento dos membros inferiores, fenômeno denominado *catching of the leg*. Esse sintoma é relatado como dificuldade de mover uma ou ambas as pernas para frente durante a marcha e/ou uma sensação de paralisia ou peso ao realizar o teste de elevação ativa da perna reta[101,131]. Tal fato merece ser mencionado, uma vez que não há relato dessas sensações nas gestantes com dor lombar. Em movimento de flexão e extensão do tronco, é menor a ativação paraespinhal detectada pela eletromiografia nas gestantes com comprometimento lombopélvico, em comparação com as gestantes não acometidas[27].

Repercussões funcionais

Entre as gestantes com diagnóstico de dor lombar e/ou na cintura pélvica, um terço sofre com dor grave, a qual interfere em sua qualidade de vida, e 80% relatam algum tipo de interferência em suas atividades diárias[37]. Há relatos de incapacidade severa em torno de 30% a 36% e de incapacidade moderada em 40% das gestantes com dor lombopélvica[24,30,132]. Cabe ressaltar que o comprometimento causado pela dor lombar e a dor na cintura pélvica sempre tem impacto maior na funcionalidade, comparado ao envolvimento apenas da cintura pélvica ou lombar[24].

Além da funcionalidade, há também interferência na saúde geral e na qualidade de vida dessas mulheres. Em um estudo que envolveu 160 mulheres no final da gestação, a redução na qualidade de vida foi maior entre aquelas com dor lombopélvica, comparadas às gestantes sem tal condição[25]. Em outra pesquisa, com 313 gestantes, houve interferência no estado de saúde, sendo obtidos valores menores nas gestantes com envolvimento conjunto da cintura pélvica e lombar[112]. Há prevalência três vezes maior de depressão pós-parto entre as mulheres com dor lombopélvica, em comparação com as que não apresentam esse quadro[133].

Entre as repercussões funcionais relacionadas à dor lombopélvica gestacional estão a dificuldade de uma marcha mais acelerada e a incapacidade de percorrer longas distâncias[9,128], além de queixas nas mudanças posturais do chão para a posição de pé, de sentada para de pé e ao virar-se na cama, as quais são mais acentuadas na grávida com dor na cintura pélvica. Gestantes também relatam dificuldade para vestir-se e pegar e carregar pesos pequenos[10,134]. A atividade sexual é bastante afetada: 82% das mulheres com dor lombopélvica apresentam problemas e 20% não conseguem a penetração[9]. Qualquer aumento da pressão abdominal (tosse, espirro, defecação) aumenta o quadro doloroso, principalmente em caso de dor na cintura pélvica.

A dor na cintura pélvica é mais incapacitante, afeta mais o sono e exige uso maior de muletas[10]. Quanto maior o número de articulações envolvidas na síndrome da dor na cintura pélvica, maiores os problemas funcionais e a incapacidade causada, bem como a persistência dessa dor após o parto[106,135]. Há uma chance quatro vezes maior de acordar à noite devido à presença da dor (OR: 4,3; IC95%: 2,5 a 7,4) e de uso de muletas (OR: 4,6; IC95%: 2,7 a 7,2) entre as gestantes com comprometimento de todas as articulações da cintura pélvica, comparadas às mulheres com dor apenas na região anterior da pelve[10].

Em estudo que envolveu 870 gestantes portadoras de dor na cintura pélvica, a severidade das queixas, calculada por meio de um índice para medir a influência da dor pélvica nas atividades diárias, mostrou, após análise de regressão multivariada, que as maiores pontuações estavam associadas a semanas gestacionais mais avançadas, idade jovem, histórico de natação e limitação ou

dor na flexão e rotação interna passiva da articulação do quadril[128].

A falta de padronização na utilização de questionários para avaliar o impacto da dor lombopélvica gestacional nas habilidades funcionais dificulta a comparação e a interpretação dos resultados. Encontram-se na literatura estudos que se utilizam do *Disability Rating Index*[25,30,136], *Roland Disability Questionnaire*[16], *Oswestry Disability Index*[24,65,91] e *Quebec Pain Disability Scale*[59,137], nenhum dos quais é específico para a população de gestantes. Em 2011, no entanto, um grupo de pesquisa da Noruega propôs um questionário específico para a dor na cintura pélvica relacionada à gestação (*Pelvic Girdle Questionnaire*)[138], o qual foi adaptado transculturalmente e validado para o Brasil[139,140].

Além das repercussões na funcionalidade e qualidade de vida, o acometimento da região lombopélvica também acarreta detrimento socioeconômico com consequente aumento de absenteísmo no trabalho[1,141]. Na Suécia há, em média, um absenteísmo contabilizado em 7 semanas relacionado à dor lombopélvica gestacional, implicando perda da produtividade e custos adicionais para os serviços de saúde.

Uma revisão sistemática sobre a experiência da mulher com dor na cintura pélvica relacionada à gestação demonstra impacto nas funções domésticas e nos cuidados com as crianças, associado a sintomas de raiva, frustração e emoções negativas[142]. Ademais, as mulheres se tornam mais propensas a apresentar cansaço e irritação em razão da dor e se reconhecem incapazes e dependentes de terceiros. Há, também, chance maior de depressão e aumento do medo em relação ao parto e à interferência em sua atuação no trabalho.

Em resumo, entender as características peculiares do quadro clínico desencadeado por cada entidade fisiopatológica é crucial para auxiliar o diagnóstico diferencial entre a dor lombar e a dor localizada na cintura pélvica (Quadro 20.5).

Quadro 20.5 Diferenças clínicas entre a dor na cintura pélvica relacionada à gestação e a dor lombar relacionada à gestação

Dor na cintura pélvica	Dor lombar
Local: regiões sacral e glútea, sínfise púbica	Local: região lombar
Maior intensidade no relato da dor	Menor intensidade no relato da dor
Natureza da dor: pontada fina, enfadonha	Natureza da dor: cansada
Maior incapacidade funcional relatada	Menor incapacidade funcional relatada
Repercussões na percepção de movimento dos MMII — *catching the leg*	Não há relato de alterações na percepção de movimentos nos MMII
Flexão lateral exacerba a dor	Flexão anterior exacerba a dor
Posturas prolongadas exacerbam a dor	–

MMII: membros inferiores.

CONSIDERAÇÕES FINAIS

A contextualização em relação à prevalência, à nomenclatura, aos fatores de risco, à etiologia e ao quadro clínico da dor na cintura pélvica e lombar relacionada à gestação, além de fundamental, é essencial para a compreensão dos critérios diagnósticos. Com base nesses conceitos, torna-se fácil não só compreender o direcionamento e a condução do tratamento, mas também alicerçar os fundamentos para uma posterior conduta baseada em evidência tanto para a intervenção como para a prevenção.

Referências

1. Sydsjo A, Sydsjo G, Wijma B. Increase in sick leave rates caused by back pain among pregnant Swedish women after amelioration of social benefits. A paradox. Spine 1998; 23:1986-90.

2. Abramson D, Roberts SM, Wilson PD. Relaxation of the pelvic joints in pregnancy. Surg Gynecol Obstet 1934; 58:595-613.

3. Heyman J, Lundqvist A. The symphysis pubis in pregnancy and parturition. Acta Obstet Gynecol Scand 1932; 12:191-226.

4. Hisaw FL. Experimental relaxation of the pubic ligament of the guinea pig. Proc Soc Exp Biol Med 1926; 23(23):661-3.

5. Genell S. Studies on insufficientia pelvis (gravidarum et puerperarum) Acta Obstet Gynecol Scand 1949; 28:1-33.

6. Walde J. Obstetrical and gynecological back and pelvic pains, especially those contracted during pregnancy. Acta Obstet Gynecol Scand Suppl 1962; 41(suppl 2):11-53.

7. Berezin D. Pelvic insufficiency during pregnancy and after parturition. Acta Obstet Gynecol Scand1954; 33(suppl 3):1-101.

8. Bastiaanssen JM, Bastiaenen CHG, Essed GGM, Van den Brandt PA. A historical perspective on pregnancy-related low back and/ or pelvic girdle pain. Eur J Obstet Gynecol Reprod Biology 2005; 120:3-14.

9. Hansen A, Jensen DV, Wormslev M et al. Symptom-giving pelvic girdle relaxation in pregnancy, II: Symptoms and clinical signs. Acta Obstet Gynecol Scand1999; 78:111-5.

10. Robinson HS, Eskild A, Heiberg E, Eberhard-Gran M. Pelvic girdle pain in pregnancy: The impact on function. Acta Obtet Gynecol 2006; 85:160-4.

11. Wu WH, Meijer OG, Uegaki K et al. Pregnancy-related pelvic girdle pain (PPP), I: Terminology, clinical presentation, and prevalence. Eur Spine J 2004; 3:575-89.

12. Vleeming A, Albert HB, Östgaard HC, Sturesson B, Stuge B. European guidelines for the diagnostic and treatment of pelvic girdle pain. Eur Spine J 2008; 17:794-819.

13. Robinson HS, Veierod MB, Mengshoel AM, Vollestad NK. Pelvic girdle pain- associations between risk factors in early pregnancy and disability or pain intensity in late pregnancy: A prospective cohort study. BMC Musculoskeletal Disorders 2010; 11(91):1-12.

14. Robinson HS, Mengshoel AM, Bjelland EK, Vøllestad NK. Pelvic girdle pain, clinical tests and disability in late pregnancy. Man Ther 2010, 15:280-5.

15. Nilsson-Wikmar L, Harms-Ringdahl K, Pilo C, Pahlbäck M. Back pain in women post-partum is not a unitary concept. Physiother Res Int 1999; 4:201-13.

16. Padua L, Padua R, Bondi R et al. Patient-oriented assessment of back pain in pregnancy. Eur Spine J 2002; 11:272-5.

17. Östgaard HC, Zetherstrom G, Roos-Hansson E, Svanberg B. Reduction of back and posterior pelvic pain in pregnancy. Spine 1994; 19:894-900.

18. Vleeming A, Albert H, Östgaard HC, Sturesson B, Stuge B. European guidelines on the diagnosis and treatment of pelvic girdle pain. European Commission, Research Directorate-General, Department of Policy, Coordination and Strategy, 2005. Disponível em: www.backpaineurope.org.

19. Albert HB, Godskesen M, Westergaard J. Evaluation of clinical tests used in classification procedures in pregnancy-related pelvic joint pain. Eur Spine J 2000; 9:161-6.

20. Mantle MJ, Greenwood RM, Currey HL. Backache in pregnancy. Rheumatol Rehabil 1977; 16:95-101.

21. Berg G, Hammar M, Möller-Jensen J, Lindén U, Thorblad J. Low back pain during pregnancy. Obstet Gynecol 1998; 1:71-5.

22. Endresen EH. Pelvic pain and low back pain in pregnant women – An epidemiological study. Scand J Rheumatol 1995; 24:135-41.

23. Larsen EC, Wilken-Jensen C, Hansen A et al. Symptom-giving pelvic girdle relaxation in pregnancy, I: Prevalence and risk factors. Acta Obstet Gynecol Scand 1999; 78:105-10.

24. Gutke A, Östgaard H, Öberg B. Pelvic girdle pain and lumbar pain in pregnancy: A cohort study of the consequences in terms of health and functioning. Spine 2006; 31(5):149-55.

25. Olsson C, Nilsson-Wikmar L. Health-related quality of life and physical ability among pregnant women with and without back pain in late pregnancy. Acta Obstet Gynecol Scand 2004; 83:351-7.

26. Perkins J, Hammer RL, Loubert PV. Identification and management of pregnancy-related low back pain. J Nurse Midwifery 1998; 43:331-40.

27. Sihvonen T, Huttunen M, Makkonen M, Airaksinen O. Functional changes in back muscle activity correlate with pain intensity and prediction of low back pain during pregnancy. Arch Phys Med Rehabil 1998; 79(1):210-2.

28. Albert HB, Godskesen M, Korsholm L, Westergaard JG. Risk factors in developing pregnancy-related pelvic girdle pain. Acta Obstet Gynecol 2006; 85:539-44.

29. Östgaard HC, Andersson GB. Previous back pain and risk of developing back pain in a future pregnancy. Spine 1991; 16:432-6.

30. Kristiansson P, Svärdsudd K, Von Schoultz B. Back pain during pregnancy: A prospective study. Spine 1996; 21:702-9.

31. Brynhildsen J, Hansson A, Persson A, Hammar M. Follow-up of patients with low back pain during pregnancy. Obstet Gynecol 1998; 91:182-6.

32. Bjelland EK, Eskild A, Johansen R, Eberhard-Gran M. Pelvic girdle pain in pregnancy: The impact of parity. Am J Obstet Gynecol 2010; 203:146.e1-6.

33. Östgaard HC, Roos-Hansson E, Zetherström G. Regression of back and posterior pelvic pain after pregnancy. Spine 1996; 21(2):777-80.

34. Shi Z, Yan F, Lu Y, Liu W, Wang Z, Zhang H. Pregnancy-related low back/pelvic girdle pain; prevalence, severity and risk factors in Zhengzhou, China. J Back Musculoskelet Rehabil 2023; 34(4):895-902.

35. Stapleton DB, MacLennan AH, Kristiansson P. The prevalence of recalled low back pain during and after pregnancy: A south Australian population survey. Aust NZ J Obstet Gynaecol 2002; 42:428-85.

36. Wang S, Dezinno P, Maranets I et al. Low back pain during pregnancy: Prevalence, risk factors, and outcomes. Obstet Gynecol 2004; 104:65-70.

37. Mens JM, Vleeming A, Stoeckart R, Stam HJ, Snijders CJ. Understanding peripartum pelvic pain. Implications of a patient survey. Spine 1996; 21:1363-9.

38. Nwuga VCB. Pregnancy and back pain among upper class Nigerian women. Aust J Physiother 1982; 28:8-11.

39. Svensson H, Anderson G, Hagstad A, Jansson P. The relationship of low-back pain to pregnancy and gynecology factors. Spine 1990; 15:371-5.

40. Worku Z. Prevalence of low-back pain in Lesotho mothers. J Manipulative Physiol Ther 2000; 23:147-54.

41. Fast A, Shapiro D, Ducommun EJ, Friedmann LW, Bouklas T, Floman Y. Low-back pain in pregnancy. Spine 1987; 12:368-71.

42. Orvieto R, Achiron A, Ben-Rafael Z, Gelernter I, Achiron R. Low-back pain of pregnancy. Acta Obstet Gynecol Scand 1994; 73:209-14.

43. To WW, Wong MW. Factors associated with back pain symptoms in pregnancy and the persistence of pain 2 years after pregnancy. Acta Obstet Gynecol Scand 2003; 82:1086-91.

44. Saugstad LF. Persistent pelvic pain and pelvic joint instability. Eur J Obstet Gynecol Reprod Biol 1991; 41:197-201.

45. Bullock JE, Jull GA, Bullock MI. The relationship of low back pain to postural changes during pregnancy. Austr J Physiother 1987; 33:10-7.

46. Östgaard HC, Anderson GB, Wennergren M. The impact of low back and pelvic pain in pregnancy on the pregnancy outcome. Acta Obstet Gynecol Scand 1991; 70:21-4.

47. Mogren IM, Pohjanen AI. Low back pain and pelvic pain during pregnancy: Prevalence and risk factors. Spine 2005; 30:983-91.

48. Juhi M, Andersen PK, Olsen J, Andersen AM. Psychosocial and physical work environment, and risk of pelvic pain in pregnancy: A study within the Danish national birth cohort. J Epidemiol Community Health 2005; 59:580-5.

49. Calguneri M, Bird HA, Wright V. Changes in joint laxity occurring during pregnancy. Ann Rheum Dis 1982; 41:126-8.

50. Garras DN, Carothers JT, Olson SA. Single-leg-stance (flamingo) radiographs to assess pelvic instability: How much motion is normal? J Bone Joint Surg Am 2008; 90:2114-8.

51. MacLennan A, Nicolson R, Green RC, Bath M. Serum relaxin and pelvic pain of pregnancy. Lancet1986; 2:243-4.

52. Kristiansson P, Svärdsudd K, Von Schoultz B. Serum relaxin, symphyseal pain and back pain during pregnancy. Am J Obstet Gynecol 1996; 5:1342-7.

53. Bjorklund K, Bergström S, Nordström ML, Ulmsten U. Symphyseal distention in relation to serum relaxin levels and pelvic pain in pregnancy. Acta Obstet Gynecol Scand 2000; 79(4):269-75.

54. Hansen A, Jensen DV, Larsen, E, Wilken-Jensen C, Petersen LK. Relaxin is not related to symptom-giving pelvic girdle relaxation in pregnant women. Acta Obstet Gynecol Scand 1996; 75:245-9.

55. Albert H, Godskesen M, Westergaard JG, Chard T, Gunn L. Circulating levels of relaxin are normal in pregnant women with pelvic pain. Eur J Obstet Gynecol Reprod Biol 1997; 74;19-22.

56. Peterson LK, Hvidman L, Uldbjerg N. Normal serum relaxin in women with disabling pelvic pain during pregnancy. Gynecol Obstet Invest 1994; 38(1):21-3.

57. Mens JMA, Poll-Goudzwaard A, Stam HJ. Mobility of the pelvic joints in pregnancy-related lumbopelvic pain: A systematic review. Obstet Gynecol Surv 2009; 64(3):200-8.

58. Sturesson B, Selvik G, Udén A. Movements of the sacroiliac joint: A roentgen stereophotogrammetric analysis. Spine1989; 14:162-5.

59. Damen L, Buyruk HM, Guler_Uysal F, Lotgering FK, Snijders CJ, Stam HJ. Pelvic pain during pregnancy is associated with asymmetric laxity of the sacroiliac joints. Acta Obstet Gynecol Scand 2001; 80(11):1019-24.

60. Vollestad NK, Torjesen PA, Robinsons HS. Association between the serum levels of relaxin and responses to the active straight leg raise test in pregnancy. Man Ther 2012; 17(3):225-30.

61. Aldabe D, Ribeiro DC, Milosavljevic S, Bussey MD. Pregnancy-related pelvic girdle pain and its relationship with relaxin levels during pregnancy: A systematic review. Eur Spine J 2012; 21(9):1769-76.

62. Ahlqvist K, Bjelland K, Pingel R et al. Generalized joint hypermobility and the risk of pregnancy-related pelvic girdle pain: Is body mass index of importance? – A prospective cohort study. Acta Obstet Gynecol Scand 2023; 102(10):1259-68.

63. Robinson HS, Lindgren A, Bjelland EK. Generalized joint hypermobility and risk of pelvic girdle pain in pregnancy: Does body mass index matter? Physiother Theory Pract 2022; 38(12):2222-9.

64. Mogren IM. BMI, pain and hyper-mobility are determinants of long-term outcome for women with low back pain and pelvic pain during pregnancy. Eur Spine J 2006; 15:1093-102.

65. Mogren IM. Physical activity and persistent low back pain and pelvic pain post-partum. BMC Public Health 2008; 8:417.

66. Gjestland K, Bo K, Owe KM, Eberhard-Gran M. Do pregnant women follow exercise guidelines? Prevalence data among 3,482 women, and prediction of low back pain, pelvic girdle pain and depression. Br J Sports Me 2012; 0:1-6.

67. Mogren IM. Previous physical activity decreases the risk of low back pain and pelvic pain during pregnancy. Scand J Public Health 2005; 33:300-6.

68. Garshasbi A, Faghihzadesh S. The effect of exercise on the intensity of low back pain in pregnant women. Int J Gynaecol Obstet 2005, 88(3):271-5.

69. Thorell E, Kristiansson P. Pregnancy related back pain, is it related to aerobic fitness? A longitudinal cohort study. BMC Pregnancy and Childbirth 2010; 12(30).

70. Russell R, Groves P, Taub N et al. Assessing long-term backache after childbirth. BMJ 1993; 306:1299-303.

71. Butler R, Fuller J. Back pain following epidural anaesthesia in labour. Can J Anaesth 1998; 45(8):724-8.

72. MacArthur C, Knox G, Lewis M. Epidural analgesia during childbirth: Association with backache is real. BMJ 1993; 307:64.

73. Russell R, Dundas R, Reynolds F. Long-term backache after childbirth: Prospective search for causative factors. BMJ 1996; 312:1384-8.

74. Van De Pol G, Van Brummen HJ, Bruinse HW, Heintz AP, Van Der Vaart CH. Pregnancy-related pelvic girdle pain in the Netherlands. Acta Obstet Gynecol Scand 2007; 86:416-22.

75. Bjelland EK, Eberhard-Gran M, Nielsen CS, Eskild A. Age at menarche and pelvic girdle syndrome in pregnancy: A population study of 74.973 women. BJOG 2011; 118:1646-52.

76. Kumle M, Weiderpass E, Alsaker E, Lund E. Use of hormonal contraceptives and occurrence of pregnancy-related pelvic pain: A prospective cohort study in Norway. BMC Pregnancy Childbirth 2004; 4:11.

77. Saugstad LR. Is persistent pelvic pain and pelvic joint instability associated with early menarche and with oral contraceptives? Eur J Obstet Gynecol Reprod Biol 1991; 41:203-6.

78. Bjorlund K, Bergstrom S. Is pelvic pain in pregnancy a welfare complaint? Acta Obstet Gynecol Scand 2000; 79:24-30.

79. Stafne SN, Vollestad NK, Morkved S, Salvesen KA, Robinson HS. Impact of job adjustment, pain location and exercise on sick leave due to lumbopelvic pain in pregnancy: A longitudinal study. Scand J Prim Health Care 2019; 37(2):218-26.

80. Long G, Yao ZY, Na Y, Ping Y, Wei S, Mingsheng T. Different types of low back pain in relation to pre- and post-natal maternal depressive symptoms. BMC Pregnancy Childbirth 2020; 20:551.

81. Algard T, Kalliokoski P, Ahlqvist K, Schlager A, Kristiansson P. Role of depressive symptoms on the development of pelvic girdle pain in pregnancy; a prospective inception cohort study. Acta Obstet Gynecol Scand 2023; 102(10):1281-9.

82. Kristiansson P, Zoller B, Dahl N, Kalliokoski P, Hallqvist J, Li X. Heredity of pregnancy-related pelvic girdle pain in Sweden. Acta Obstet Gynecol Scand 2023; 102(10):1250-8.

83. Fung BK, Kwong CM, Ho ES. Low back pain of women during pregnancy in the mountainous district of central Taiwan. Chin Med J 1993; 51:103-6.

84. Bjorklund K, Naessen T, Nordstrom ML, Bergstrom S. Pregnancy-related back and pelvic pain and changes in bone density. Acta Obstet Gynecol Scand 1999; 78:681-5.

85. Reynolds F, Russell R. Epidural analgesia does not cause long-term backache. BMJ 1998; 316:69-70.

86. Lardon E, St-Laurent A, Babineau V, Descarreaux M, Ruchat SM. Lumbopelvic pain, anxiety, physical activity and mode of concep-

tion: A prospective cohort study of pregnancy women. BMJ 2018; 8(11):e022508.

87. Wuytack F, Begley C, Daly D. Risk factors for pregnancy-related pelvic girdle pain a scoping review. BMC Pregnancy Childbirth 2020; 20(1):739.

88. Östgaard HC, Zetherstrom G, Roos-Hansson E. Back pain in relation to pregnancy: A 6 year follow-up. Spine 1997; 22:2945-50.

89. Mantle MJ, Holmes J, Currey HL. Backache in pregnancy, II: Prophylactic influence of back care classes. Rehumatol Rehabil 1981; 20:227-32.

90. Gilleard WL, Brown JM. Structure and function of the abdominal muscles in primigravid subjects during pregnancy and the immediate postbirth period. Phys Ther 1996; 76(7):750-61.

91. Sabino J, Grauer JN. Pregnancy and low back pain. Curr Rev Musculoskelet Med 2008; 1(2):137-41.

92. Östgaard HC, Andersson GBJ, Schultz AB, Miller JA. Influence of some biomechanical factors on low-back pain in pregnancy. Spine 1993; 18(1):61-5.

93. Vleeming A, Pool-Goudzwaard AL, Hammudoghlu D, Stoeckart R, Snijders CJ, Mens JMA. The function of the long dorsal sacroiliac ligament: Its implication for understanding low back pain. Spine (Phila Pa 1976) 1996; 21(5):556-62.

94. Vleeming A, Stoeckart R, Volkers ACW, Snijders CJ. Relation between form and function in the sacroiliac joint, I: Clinical anatomical aspects. Spine (Phila Pa 1976) 1990; 15(2):130-2.

95. Vleeming A, Pool-Goudzwaard AL, Stoeckart R, van Wingerden JP, Snijders CJ. The posterior layer of the thoracolumbar fascia: Its function in load transfer from spine to legs. Spine (Phila Pa 1976) 1995; 20(7):753-8.

96. Richardson CA, Snijders CJ, Hides JA, Damen L, Pas MS, Storm J. The relationship between the transversely oriented abdominal muscles, sacroiliac joint mechanics and low back pain. Spine (Phila Pa 1976) 2002; 27(4):399-405.

97. Bo K, Stein R. Needle EMG registration of striated urethral wall and pelvic floor muscle activity patterns during cough, Valsalva, abdominal, hip adductor and gluteal muscles contractions in nulliparous healthy females. Neurourol Urodyn 1994; 13(1):35-41.

98. Hodges PW, Moseley GL. Pain and motor control of the lumbopelvic region: Effect and possible mechanisms. J Electromyogr Kinesiol 2003; 13(4):361-70.

99. Hodges PW. Changes in motor planning of feedforward postural responses of the trunk muscles in low back pain. Exp Brain Res 2001; 141(2):261-6.

100. Lee D. The pelvic girdle pain. An approach to the examination and treatment of the lumbopelvic-hip region. Churchill Livingstone:Edinburgh 2007. 3. ed. 267 p.

101. Sturesson B, Udén G, Udén A. Pain pattern in pregnancy and "catching" of the leg in pregnant women with posterior pelvic pain. Spine 1997; 22(1):880-3.

102. Taimela S, Kankaanpaa M, Luoto S. The effect of lumbar fatigue on the ability to sense a change in lumbar position. Spine 1999; 24:1322-7.

103. Sullivan PB, Beales J, Beetham JA et al. Altered motor control strategies in subjects with sacroiliac joint pain during the active straight-leg-raise test. Spine 2002; 27(1):E1-E8.

104. Stuge B, Laerum E, Kirkesola G. The efficacy of a treatment program focusing on specific stabilizing exercises for pelvic girdle pain after pregnancy. Spine 2004; 29(4):351-9.

105. Nilsson-Wikmar L, Holm K, Oijerstedt R. Effect of three different physical therapy treatments on pain and activity in pregnant women with pelvic girdle pain: A randomized clinical trial with 3, 6, and 12 months follow up postpartum. Spine 2005; 30(8):850-6.

106. Albert HB, Godskesen M, Westergaard J. Incidence of four syndromes of pregnancy-related pelvic pain. Acta Obstet Gynecol 2002; 27:2831-4.

107. Wuytack F, Daly D, Curtis E, Begley C. Prognostic factors for pregnancy-related pelvic girdle pain, a systematic review. Midwifery 2018; 66:70-8.

108. Turgutt F, Turgutt M, Cetinsahin M. A prospective study of persistent back pain after pregnancy. Eur J Obstet Gynecol Reprod Biol 1998; 80(1):45-8.

109. Lindal E, Hauksson A, Arnardottir S, Hallgrímsson JP. Low back pain, smoking and employment during pregnancy and after delivery – A 3 month follow-up study. J Obstet Gynaecol 2000; 20(3):263-6.

110. Noren L, Östgaard S, Johansson G. Lumbar back and posterior pelvic pain during pregnancy: A 3 year follow up. Eur Spine J 2002; 11(3):267-71.

111. Albert H, Godskesen M, Westergaard J. Prognosis in four syndromes of pregnancy related pelvic pain. Acta Obstet Gynecol Scand 2001; 80(6):505-10.

112. Gutke AG, Östgaard HC, Oberg B. Predicting persistent pregnancy-related low back pain. Spine 2008; 33(12):E386-E393.

113. Rost CC, Jacqueline J, Kaiser A, Verhagen AP, Koes BW. Prognosis of women with pelvic pain during pregnancy: A long-term follow-up study. Acta Obstet Gynecol Scand 2006; 85:771-7.

114. Vollestad NK, Stuge B. Prognostic factors for recovery from postpartum pelvic girdle pain. Eur Spine J 2009; 18:718-26.

115. Wiezer M, Hage-Fransen MAH, Otto A et al. Risk factors for pelvic girdle pain postpartum and pregnancy related low back pain postpartum; a systematic review and meta-analysis. Musculoskelet Sci Pract 2020; 48:102154.

116. Association of Chartered Physiotherapists in Women's Health. Guidance for health professionals: Pregnancy-related pelvic girdle pain; formerly known as symphysis pubis dysfunction (SPD). ACPWH, 2011.

117. Aslan E, Fynes M. Symphysial pelvic dysfunction. Curr Opin Obstet Gynecol 2007;19:133-39.

118. Gausel AM, Malmqvist S, Andersen K et al. Subjective recovery from pregnancy-related pelvic girdle pain the first 6 weeks after delivery: A prospective longitudinal cohort study. Eur Spine J 2020; 29(3):556-63.

119. Aota E, Kitagaki K, Tanaka K et al. The impact of sedentary behavior after childbirth on postpartum lumbopelvic pain prolongation: A follow-up cohort study. J Women Health (Larchmt) 2021; 30(12):1804-11.

120. Girard MP, O'Shaughnessy J, Doucet C, Ruchat SM, Descarreaux M. Association between physical activity, weight loss, anxiety, and lumbopelvic pain in postpartum women. J Manipulative Physiol Ther 2020; 43(6):655-66.

121. Beales D, Lutz A, Thompson J et al. Disturbed body perception, reduced sleep, and kinesiophobia in subjects with pregnancy-related persistent lumbopelvic pain and moderate levels of disability: an exploratory study. Man Ther 2016; 21:69-75.

122. Bergström C, Persson M, Mogren I. Pregnancy-related low back pain and pelvic girdle pain approximately 14 months after pregnancy – Pain status, self-rated health and family situation. BMC Pregnancy Childbirth 2014; 14:48.

123. Close C, Sinclair M, Liddle D et al. Women's experience of low back and/or pelvic pain (LBPP) during pregnancy. Midwifery 2016; 37:1-8.

124. Wuytack F, Curtis E, Begley C. Experiences of first-time mothers with persistent pelvic girdle pain after childbirth: Descriptive qualitative study. Phys Ther 2015; 95(10):1354-64.

125. Chortatos A, Iversen PO, Haugen M, Eberhard-Gran M, Bjelland ED, Veierod MB. Nausea and vomiting in pregnancy-association with pelvic girdle pain during pregnancy and 4-6 months post-partum. BMC Pregnancy Childbirth 2018; 18(1):137.

126. Vleeming A, De Vries HJ, Mens JM, Van Wingerden JP. Possible role of the long dorsal sacroiliac ligament in women with peripartum pelvic pain. Acta Obstet Gynecol Scand 2002; 81:430-6.

127. Albert HB, Godskesen M, Westergaard JG. Incidence of four syndromes of pregnancy-related pelvic joint pain. Spine 2002; 27(24):2831-4.
128. Röst CCM, Jacqueline J, Kaiser A. Pelvic pain during pregnancy. A descriptive study of signs and symptoms of 870 patients in primary care. Spine 2004; 29(22):2567-72.
129. Dunn G, Egger MJ, Shaw JM et al. Trajectories of lower back, upper back, and pelvic girdle pain during pregnancy and early postpartum in primiparous women. Women's Health 2019;15:1-8.
130. Malmqvist S, Kjaermann I, Andersen K et al. Can a bothersome course of pelvic pain from mid-pregnancy to birth be predicted? A Norwegian prospective longitudinal SMS-Track study. BMJ 2018; 8(7):e021378.
131. Mens JMA, Vleeming A, Snijders J, Koes BW, Stam HJ. Reliability and validity of the active straight leg raise test in posterior pelvic pain since pregnancy. Spine 2001; 26(10):1167-71.
132. Östgaard HC, Zetherström G, Roos-Hansson E et al. Prevalence of back pain in pregnancy. Spine 1991; 16:549-52.
133. Gutke A, Josefsson A, Oberg B. Pelvic girdle pain and lumbar pain in relation to postpartum depressive symptoms. Spine (Phila Pa 1976) 2007; 32:1430-6.
134. Lile J, Perkins J, Hammer RL, Loubert PV. Diagnostic and management strategies for pregnant women with back pain. JAAPA 2003; 16:31-44.
135. Croft P. The question is not "have you got it"? But "how much of it have you got"? Pain 2009; 141:6-7.
136. Wedenberg K, Moen B, Norling A. A prospective randomized study comparing acupuncture with physiotherapy for low-back and pelvic pain in pregnancy. Acta Obstet Gynecol Scand 2000; 79:331-5.
137. Mens MD, Jan MA. Responsiveness of outcome measurements in rehabilitation of patients with posterior pelvic pain since pregnancy. Spine 2002; 27(10):1110-5.
138. Stuge B, Garratt A, Jenssen HK, Grotle M. The pelvic girdle questionnaire: A condition-specific instrument for assessing activity limitations and symptoms in people with pelvic girdle pain. Phys Ther 2011; 91(7):1096-108.
139. Simões LCF, Teixeira-Salmela LF, Wanderley ELS, Barros RR, Laurentino GEC, Lemos A. Adaptação transcultural do "Pelvic Girdle Questionnaire" (PGQ) para o Brasil. Acta Fisiatr 2016; 23(4):166-71.
140. Simões L, Teixeira-Salmela LF, Magalhães L et al. Analysis of test-retest reliability, construct validity and internal consistency of the Brazilian version of the Pelvic Guirdle Questionnaire. J Manipulative Physiol Ther 2018; 41(5):425-33.
141. Noren L, Östgaard S, Nielsen TF, Östgaard HC. Reduction of sick leave for lumbar back and posterior pelvic pain in pregnancy. Spine 1997; 22:2157-60.
142. Mackenzie J, Murray E, Lusher J. Women's experiences of pregnancy related pelvic girdle pain: A systematic review. Midwifery 2018; 56:102-11.

Dor Lombar e da Cintura Pélvica Relacionada à Gestação: Avaliação e Tratamento Fisioterapêutico

Andrea Lemos ▪ Gisela Rocha de Siqueira ▪ Thaynara do Nascimento Paes Barreto

INTRODUÇÃO

O diagnóstico diferencial entre a dor lombar e a dor na cintura pélvica relacionada à gestação deve ser estabelecido por meio da coleta detalhada da história e do exame clínico. Cabe salientar que essas condições clínicas são variadas e que, portanto, precisam ser identificadas e diferenciadas para que os objetivos do tratamento sejam mais bem delineados e individualizados.

O raciocínio clínico para o diagnóstico diferencial deve, em primeiro lugar, excluir todas as outras causas de dor lombar, antes de ser iniciada a distinção propriamente dita entre a dor na cintura pélvica e a lombar relacionada à gestação. Os métodos de diferenciação devem incluir local da dor, característica, gravidade, fatores provocantes, disfunções funcionais e os testes de provocação álgica.

A avaliação da dor lombopélvica da gestante deve priorizar a aplicação de testes que apresentem altas reprodutibilidade, sensibilidade e especificidade e que sejam de fácil execução e interpretação[1].

Uma vez estabelecido e definido o diagnóstico, torna-se mais fácil traçar os objetivos, direcionar as metas e escolher as condutas do tratamento. Desse modo, o objetivo deste capítulo é apresentar, de forma válida e reprodutível, a avaliação fisioterapêutica da gestante com queixa de dor na região lombopélvica e a condução da intervenção fisioterapêutica baseada em evidências.

INVESTIGAÇÃO DAS CAUSAS DE DOR LOMBAR NÃO RELACIONADAS À GESTAÇÃO

Toda gestante com sintomas álgicos envolvendo a região lombar e/ou pélvica deve ter sua avaliação iniciada pela região lombar. O objetivo é excluir as doenças graves (ou *red flags*) que envolvem a coluna lombar não relacionadas ao processo gestacional, como infecções, fraturas, doenças malignas ou disfunções neurológicas graves.

O diagnóstico da dor lombar é frequentemente baseado nos sintomas e na história clínica da mulher, uma vez que a maioria dos testes disponíveis para auxiliar esse diagnóstico não pode ser aplicada na gestante em virtude da modificação do padrão de mobilidade lombar e dos riscos para o feto[2].

Por conseguinte, o primeiro passo da avaliação deve consistir na identificação da queixa principal e dos sinais e sintomas referidos. É importante identificar o local específico da sintomatologia, a frequência e duração de aparecimento, as condições que melhoram ou pioram os sintomas e o horário mais frequente de aparecimento. A história clínica deve ser avaliada com cautela para identificação da evolução dos sintomas ao longo do tempo.

Na gestação, são considerados como *red flags* os casos de dor lombar que apresentam: (1) dor intensa e incapacitante que piora com o tempo, que não muda ao movimento ou que não melhora com o repouso ou com o tratamento; (2) dor lombar associada a alterações neurológicas, como irradiação, fraqueza, dormência ou formigamento nos membros inferiores e alterações na função urinária ou intestinal; e (3) dor lombar associada a febre, calafrios, perda de peso ou fadiga.

Nesses casos, precisa ser realizada uma avaliação mais criteriosa, por meio de testes de condução motora e sensitiva e dos reflexos, e a gestante deve ser encaminhada para diagnóstico preciso da disfunção não relacionada à gestação.

Em 20% a 90% dos casos, a sintomatologia da dor relacionada à gestação está associada a uma dor leve que piora durante a noite, na maior parte das vezes no terceiro trimestre. A dor grave pode ocorrer em um terço dos casos, embora desapareça dentro de 3 meses. Estima-se que de 7% a 8% das gestantes experimentem um quadro de dor crônica lombar e que 25% ainda sofram dessa condição 1 ano após o parto[3-7].

A dor lombar relacionada à gestação caracteriza-se como uma dor surda, mais pronunciada à flexão do tronco e exacerbada pela palpação da musculatura espinhal, podendo ser localizada ou referida para as coxas e, menos frequentemente, para a parte inferior do abdome (veja o Capítulo 20)[8,9].

O exame físico deve incluir inspeção, palpação, testes de condução motora e sensitiva, avaliação dos reflexos e testes de força e de mobilidade global da coluna, assim como alguns testes especiais.

A presença de fraqueza muscular ou mudança de respostas reflexas envolvendo os membros inferiores, as alterações de sensibilidade nas nádegas, membros inferiores ou períneo e a disfunção do intestino ou da bexiga são incomuns na gestação e, portanto, são sinais que podem sugerir envolvimento neurológico na dor lombar[10].

Uma disfunção que pode ser a causa da dor lombar com envolvimento neurológico é a doença degenerativa do disco intervertebral associada à hérnia de disco. Mais de 90% dos casos de dor lombar com comprometimento neural ocorrem nos níveis de L4/L5 e L5/S1. Existem poucos estudos sobre a incidência de hérnia de disco em gestantes, mas algumas pesquisas sugerem que provavelmente é mais elevada do que 1 em 10 mil[11].

O diagnóstico da hérnia de disco na gestante pode ser estabelecido por meio do exame clínico. A queixa de dor na lombar que se irradia para a região posterior da coxa com distribuição típica da dor isquiática (face externa da perna e todo o pé, exceto para as porções do arco do pé e do maléolo interno) tem sensibilidade relativamente elevada, mas especificidade incerta para o diagnóstico de hérnia de disco[12,13].

O teste de Lasègue (Figura 21.1) pode ser utilizado para avaliação do comprometimento neurológico associado à hérnia de disco, sendo composto de duas etapas: inicialmente, realiza-se o teste de elevação da perna reta, em que o quadril do lado do membro afetado deve ser flexionado com o joelho estendido a fim de tracionar passivamente o nervo isquiático e provocar sintomas sugestivos de tensão da raiz nervosa[14]. O teste é considerado positivo quando há a reprodução da dor ciática na amplitude entre 30 e 70 graus. Em seguida, é realizada a flexão do quadril com o joelho fletido, diferenciando a dor isquiática da dor da articulação coxofemoral. Esse teste tem sensibilidade relativamente alta (91%), mas especificidade baixa (26%) para o diagnóstico de hérnia de disco[15].

Além do teste de elevação da perna reta, também pode ser realizado o teste cruzado de elevação da perna reta, em que a perna não afetada é testada por meio do mesmo procedimento, sendo considerado positivo quando há a reprodução da dor isquiática[14]. Esse teste, em contraste, é mais específico (88%), porém menos sensível (29%), quando comparado ao teste de elevação da perna reta.

Os sintomas relacionados ao comprometimento isquiático podem indicar, também, compressão periférica do nervo, como na síndrome do piriforme, devendo, portanto, ser realizado o diagnóstico diferencial. A síndrome do piriforme é uma disfunção de etiologia mecânica causada pela compressão do nervo isquiático pelo músculo piriforme quando da transposição deste pelo nervo na região glútea. O principal motivo da compressão é uma possível tensão ou encurtamento muscular proveniente de má postura, hipertrofia muscular ou uma variação anatômica do músculo piriforme ou do nervo[16]. Na gestante, o diagnóstico da síndrome

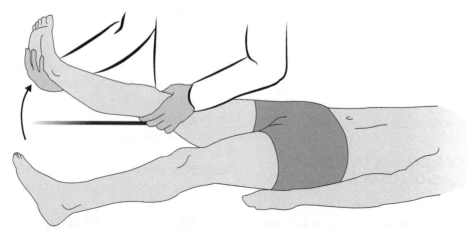

Figura 21.1 Teste de Lasègue.

do piriforme deve ser exclusivamente clínico, mediante palpação da região glútea e identificação de *trigger point* (ponto-gatilho) no piriforme, o qual, ao ser estimulado, desencadeia dor nas regiões lombar, glútea e trocantérica, bem como na porção posterior da coxa e em toda a região anterolateral e posterolateral da perna e no pé[17,18].

Os pontos-gatilho miofasciais (PGM) são pequenas áreas hipersensíveis localizadas em bandas musculares tensas palpáveis no músculo esquelético que, quando ativos, desencadeiam dor local e referida em áreas distantes ou adjacentes, espontaneamente ou sob estímulo mecânico[19]. Em músculos assintomáticos, os pontos-gatilho permanecem latentes e não desencadeiam dor espontânea, somente reproduzem uma sintomatologia dolorosa, de menor intensidade, local ou referida, quando estimulados.

Além do piriforme, devem ser avaliados outros pontos-gatilho nos músculos localizados na coluna lombar e no trajeto nervoso do nervo isquiático para identificação de outros locais de compressão que possam contribuir para o aparecimento da sintomatologia dolorosa da gestante.

Na avaliação do quadro álgico e do grau do comprometimento neurológico, também deve ser levado em consideração o tempo de evolução do quadro clínico da gestante. A presença de um déficit neurológico de instalação rápida e progressiva ou grave, incluindo distúrbios motores em mais de um nível, incontinência fecal e disfunção da bexiga, pode ser um sinal sugestivo da síndrome da cauda equina. A retenção urinária é o sinal mais frequentemente associado a essa síndrome (90% de sensibilidade)[20], enquanto na ausência desse sinal a probabilidade é de aproximadamente 1 em 10 mil.

Outra doença neurológica que poderia estar relacionada à dor lombar é a estenose do canal vertebral lombar; no entanto, as evidências sobre a utilidade da história e do exame físico para identificá-la ainda são escassas. A dor irradiada para a perna, a pseudoclaudicação e o alívio da dor ao sentar-se podem ser sinais sugestivos, porém estudos mostram sensibilidade e especificidade moderadas ou baixas (< 75%)[21].

Uma perda grave e progressiva da mobilidade lombar em todos os planos, que se inicia na articulação sacroilíaca e segue de maneira ascendente pela coluna lombar até atingir a coluna cervical, pode ser sugestiva de história de espondilite anquilosante, quando associada a outros fatores de risco, como idade mais jovem, rigidez matinal por mais de 30 minutos, melhora da dor com o exercício e despertar em razão da dor durante a segunda parte da noite[22].

Além da avaliação das queixas e da história da doença atual, devem ser investigados os antecedentes pessoais e familiares de infecção ou de câncer e o uso de medicamentos. Jarvik & Deyo[23] descrevem que um quadro de lombalgia associado à infecção vertebral pode incluir sinais como febre, uso de drogas endovenosas ou história de infecção recente. Por outro lado, o surgimento de um quadro de lombalgia associado a uma história prévia de câncer, a perda de peso inexplicada e a ausência de melhora após 1 mês foram relacionados à maior probabilidade de câncer[23].

As disfunções em outros órgãos, como as doenças nos sistemas geniturinário, cardiovascular e gastrointestinal, também precisam ser investigadas, uma vez que é possível que provoquem dor referida na região lombar[7]. Finalizada a investigação das outras causas da dor lombar, deve-se, em seguida, conduzir a avaliação clínica da dor da cintura pélvica.

AVALIAÇÃO CLÍNICA DIFERENCIAL ENTRE DOR NA CINTURA PÉLVICA E DOR LOMBAR RELACIONADA À GESTAÇÃO

Uma vez excluídas as outras causas de dor lombar não relacionadas à gestação, o próximo passo consiste em estabelecer o diagnóstico diferencial clínico-funcional entre a dor na cintura pélvica e a dor lombar relacionada à gestação. Vale destacar que a presença de uma não exclui a possibilidade da outra, ou seja, algumas gestantes podem apresentar as duas condições associadas.

O primeiro ponto importante a ser investigado consiste na descrição específica da localização da dor, sua natureza e em quais mudanças posturais ela é exacerbada. Recomenda-se a utilização de um diagrama com a representação do corpo, onde a gestante possa hachurar o local da dor, o que pode ser complementado pelo fisioterapeuta.

A dor da cintura pélvica localiza-se na região sacroilíaca e profunda glútea, entre as cristas ilíacas posteriores e as pregas glúteas, com envolvimento ou não da sínfise púbica, podendo irradiar-se para a coxa posteriormente. A dor lombar concentra-se na região lombar, acima do sacro, de forma localizada ou difusa, apresentando pontos de tensão na musculatura paravertebral. A dor na cintura pélvica é intermitente, muitas vezes deflagrada por determinadas posturas, enquanto a dor na lombar tende a ser mais contínua[24,25].

As mulheres com dor na cintura pélvica apresentam quadro álgico pior do que as com dor lombar. Assim, a pontuação na Escala Visual Analógica é maior, e a descrição adjetiva da natureza da dor é mais forte e mais elaborada (veja o Capítulo 20). Quanto aos fatores provocantes, a dor na cintura pélvica é desencadeada ou exacerbada nas posturas sustentadas (de pé ou sentada) de maneira prolongada, durante o ato sexual e em caso de aumento da pressão intra-abdominal (tosse, espirro ou defecação)[24,25].

Informações sobre sensação de peso, incoordenação ou falha nos movimentos envolvendo os membros inferiores com dificuldade em movê-los para frente durante a marcha (catching the leg) devem ser sempre investigadas, pois caracterizam clinicamente queixas relacionadas à dor na cintura pélvica[26].

Em relação à funcionalidade, são maiores as queixas das gestantes com dor na cintura pélvica, as quais relatam mais dificuldade para vestir-se, subir escadas, virar-se na cama e percorrer longas distâncias. Além disso, o sono e a função sexual são mais afetados nos casos de dor na cintura pélvica[25]. Há maior dificuldade de execução do movimento de flexão do tronco nas mulheres com dor lombar, exacerbando o quadro doloroso, ao passo que o movimento de flexão lateral da coluna está mais comprometido naquelas com dor na cintura pélvica (veja o Capítulo 20).

AVALIAÇÃO DA DOR NA CINTURA PÉLVICA

Uma vez averiguados os aspectos clínico-funcionais entre a dor na cintura pélvica e a lombar, a próxima etapa consiste na avaliação física da pelve.

Quando se trata da avaliação física da região pélvica, a literatura preconiza duas abordagens: a aplicação dos testes palpatórios ou topográficos, para que sejam observadas anormalidades no alinhamento e nos movimentos pélvicos, e a utilização de testes de provocação álgica, com o objetivo de reproduzir os sintomas apresentados pela gestante.

Os testes palpatórios designados para avaliação da simetria topográfica da região pélvica e do movimento de pontos anatômicos específicos apresentam pouca validade[27,28]. Estudos radiográficos em indivíduos com comprometimento da região sacroilíaca demonstram movimentos muito pequenos, na ordem de 2mm ou menos de 2 graus e até 0,2 grau na postura com descarga de peso[29,30]. Desse modo, torna-se difícil avaliar com fidedignidade tal alteração de movimento por meio da palpação. De acordo com Freburger & Riddle[31], o emprego desses testes para avaliação da articulação sacroilíaca não é válido para identificação de mulheres com disfunção envolvendo essa região.

Os testes de provocação álgica vêm sendo cada vez mais difundidos e preconizados pela literatura para avaliação de dores lombares não específicas e disfunção da articulação sacroilíaca nas diversas populações, uma vez que apresentam melhor evidência científica em relação à validade e à reprodutibilidade[28,31].

Inúmeros trabalhos propõem uma série de testes para avaliação da dor na cintura pélvica relacionada à gestação. No entanto, alguns falham em obter resultados favoráveis quanto à sensibilidade e à especificidade (Quadro 21.1). Portanto, diante da atual situação em que se encontram os profissionais de saúde, caracterizada pela necessidade de realização da prática baseada em evidência, são necessários tanto a divulgação como o emprego dos testes que vêm apresentando validade e reprodutibilidade nos estudos. Além disso, a aplicação de grande número de testes na gestante é desnecessária e cansativa, além de muitas vezes inviável, e o custo-benefício para avaliação do curso da doença é desfavorável.

Quadro 21.1 Definição e interpretação de sensibilidade, especificidade e índice *kappa*

Sensibilidade	Probabilidade de um teste ser positivo na presença da doença, isto é, avalia a capacidade do teste de detectar a doença quando ela está presente (por exemplo, um teste com sensibilidade de 0,9 ou 90% terá um resultado positivo em 90 das 100 pessoas que apresentam a doença)
Especificidade	Probabilidade de um teste ser negativo na ausência da doença, isto é, avalia a capacidade do teste de afastar a doença quando ela está ausente (por exemplo, um teste com especificidade de 0,8 ou 80% resultará em resultado negativo em 80 das 100 pessoas que não têm a doença)
Índice *kappa*	Teste de concordância interobservador que mede o grau de concordância além do que seria esperado tão somente pelo acaso Seus valores variam de +1 (concordância perfeita) a –1 (discordância total) Desse modo, interpreta-se o *kappa* considerando os seguintes valores[27]: ■ < 0: ausência de concordância ■ 0 a 0,19: concordância pobre ■ 0,20 a 0,39: concordância considerável ■ 0,40 a 0,59: concordância moderada ■ 0,60 a 0,79: concordância substancial ■ 0,80 a 1,00: concordância excelente – quase perfeita Como regra geral, valores > 0,7 já são considerados como bom nível de concordância para a maioria dos estatísticos

Fonte: Sturesson, Udén & Udén,1997[26].

As diretrizes propostas pelo comitê europeu sobre diagnóstico e tratamento da dor na cintura pélvica recomendam os seguintes testes para avaliação clínica da gestante[18]:

- **Testes clínicos para avaliação da dor na articulação sacroilíaca:**
  - Teste de provocação da dor pélvica posterior.
  - Teste de Patrick.
  - Teste de Gaenslen.
- **Teste clínico pélvico funcional:** elevação ativa da perna reta.
- **Testes para a sínfise púbica:**
  - Palpação da sínfise púbica.
  - Teste modificado de Trendelenburg.
- **Teste do ligamento sacroilíaco longo dorsal:** palpação do ligamento sacroilíaco longo dorsal.

Para análise da presença de disfunção na região sacroilíaca, o teste de provocação da dor pélvica posterior, também denominado P4 ou *thigh thrust test*, foi inicialmente descrito por Ostgaard, em 1994, ao avaliar 342 mulheres. Com sensibilidade de 0,81/0,84 a 0,93 e especificidade de 0,80 a 0,98 e *kappa* de 0,70, nesse teste ocorre a sobrecarga da região sacroilíaca ao ser exercida pressão longitudinal sobre o fêmur da gestante, cujo quadril se encontra em flexão de 90 graus[1,32,33].

No teste de Patrick ou Fabere, a pressão exercida sobre a região sacroilíaca é garantida pela abdução e rotação externa forçada dos joelhos. Esse teste tem sensibilidade de 0,40 a 0,70, especificidade de 0,98 a 0,99 e *kappa* de 0,54 a 0,62[1,34].

Existem poucas pesquisas sobre o teste de Gaenslen; no entanto, Dreyfuss e cols.[35] encontraram sensibilidade de 0,68 e especificidade de 0,38. Durante a execução do teste, a hiperextensão do quadril exerce força de rotação na pelve, no plano sagital, através do eixo transversal da articulação sacroilíaca. A força de rotação provoca mobilidade anormal, acompanhada de dor local ou referida no lado da lesão[36].

O teste de elevação ativa da perna reta avalia a capacidade de transferência de cargas dos membros inferiores para o tronco, sendo considerado, portanto, um teste funcional. Estudos radiográficos realizados durante o teste sugerem que, durante a elevação da perna, o osso pélvico do lado testado é forçado em rotação anterior sobre um eixo horizontal próximo à articulação sacroilíaca[37]. Cabe destacar que esse teste é ativo, distinguindo-se do teste de elevação da perna reta, o qual é realizado de forma passiva com o objetivo de promover tração nervosa do nervo ciático. Apresenta sensibilidade de 0,87 e especificidade entre 0,94 e 0,97

para discriminação entre mulheres com dor da cintura pélvica e saudáveis[1,38,39].

O teste de elevação ativa da perna reta pode ser pontuado pela própria mulher ou por examinador experiente que observe a velocidade de elevação da perna, a aparição de qualquer tremor na perna, a quantidade de rotação no tronco e expressões verbais e não verbais do examinando. Há boa correlação (coeficiente de correlação intraclasse [ICC]: 0,77) entre a pontuação dada pela mulher e a determinada pelo examinador.

Na avaliação da sínfise púbica, a palpação pode revelar deslocamento anteroposterior ou superoinferior da borda superior da sínfise púbica ou do tubérculo púbico[1]. A palpação de toda a superfície anterior da sínfise púbica com a mulher na posição supina geralmente provoca dor na gestante com disfunção na cintura pélvica que persiste por mais de 5 segundos após a remoção da mão do examinador. Esse teste tem sensibilidade de 0,60 a 0,87, especificidade de 0,85 a 0,99 e *kappa* de 0,55 a 0,89[1,33,40].

No teste modificado de Trendelenburg não se objetiva averiguar a fraqueza do glúteo médio, mas o disparo de algum sintoma álgico na sínfise púbica, sendo por isso considerado "modificado". O teste é considerado positivo quando há dor na sínfise púbica. Tem sensibilidade de 0,60 a 0,62, especificidade de 0,99 e *kappa* de 0,52 a 0,63[1,34].

O ligamento sacroilíaco longo dorsal é uma estrutura comumente dolorosa à palpação em mulheres com dor pélvica[41]. O teste é considerado positivo quando a dor persiste por mais de 5 segundos após a palpação[1]. É importante conhecer a localização anatômica desse ligamento para que a palpação seja precisa. Originado no terceiro e quarto segmentos sacrais, ele ascende para a espinha ilíaca posterossuperior e a extremidade posterior do lábio interno da crista ilíaca (Figura 21.2). Desempenha uma função importante por estabelecer conexões com a aponeurose do músculo eretor, a camada posterior da fáscia toracolombar e o ligamento sacrotuberoso[41,42]. Esse teste tem sensibilidade de 0,21/0,49 a 0,70/0,74, especificidade de 0,76/0,86 a 0,98/1,00 e *kappa* de 0,34[1,40,41].

Conforme destacado, é possível observar que esses testes apresentam alta especificidade, ou seja, uma vez obtido um resultado negativo, é muito provável que a gestante não apresente dor na cintura pélvica.

Apesar de a movimentação passiva da articulação do quadril não ter sido preconizada pelas diretrizes citadas, um estudo mostra correlação entre tal movimentação e as queixas funcionais mensuradas através de um índice de queixas funcionais, especialmente os movimentos de flexão e rotação interna[43]. Para complementar, outro

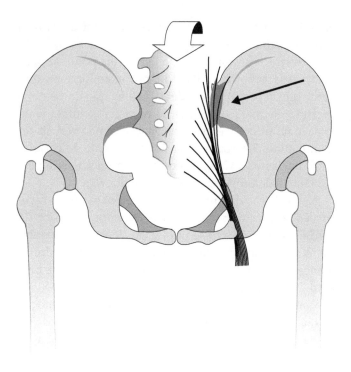

Figura 21.2 Ligamento sacroilíaco longo dorsal.

estudo, avaliando 535 mulheres em uma coorte, registrou sensibilidade de 0,70 para abdução passiva e 0,67 para adução, com coeficiente *kappa* de 0,89 e 0,87, respectivamente[1]. Desse modo, diante dos resultados favoráveis quanto à reprodutibilidade desse teste e enquanto se aguardam mais estudos sobre o papel do quadril, é importante também incluí-lo na avaliação. A descrição do teste, assim como a interpretação do resultado, é mostrada no Quadro 21.2.

De acordo com as recomendações das diretrizes europeias, não há sustentação para indicação de radiografia convencional, tomografia computadorizada e cintilografia para diagnóstico da dor na cintura pélvica relacionada à gestação, as quais devem ser usadas apenas no pós-parto, no intuito de proteger o feto contra os efeitos da radiação inonizante[24].

CONSIDERAÇÕES SOBRE A EXECUÇÃO DOS TESTES DE PROVOCAÇÃO ÁLGICA PARA DOR NA CINTURA PÉLVICA

Para realização dos testes de provocação álgica, vale salientar que é preciso obter a localização exata da dor, pois a falta de precisão é uma fonte de erro de interpretação nesse tipo de teste. Para isso, torna-se imprescindível que o examinador se certifique minuciosamente da postura de execução do teste e do que esperar como resultado para interpretá-lo de maneira correta.

Para uma avaliação objetiva da dor na cintura pélvica, em cada teste pode ser utilizada a Escala Modificada do Colégio Americano de Reumatologia (CAR)[44] proposta por Mens e cols.[45], com variação de zero a três: 0 corresponde à ausência de dor; 1 representa a dor de intensidade leve, caracterizada por ausência de hesitações, caretas ou retiradas durante a execução do teste; 2 significa dor moderada, com caretas ou hesitações durante a realização do teste; e 3, a dor insuportável, quando o examinador não completa o teste devido à retirada do membro inferior.

Como a maior parte desses testes apresenta especificidade mais alta do que a sensibilidade, existe consenso de que seu uso deve ser combinado para minimizar os resultados falso-negativos[24].

Uma vez realizados todos os testes, e de acordo com o resultado, enquadra-se a gestante nos subgrupos da dor na cintura pélvica: síndrome da cintura pélvica, síndrome sacroilíaca unilateral, síndrome sacroilíaca bilateral, sinfisiólise e miscelânea (veja o Capítulo 20)[1,46].

Vale ressaltar que a palpação das sacroilíacas apresenta sensibilidade muito baixa (0,11 a 0,15) para detecção de comprometimento na presença das síndromes sacroilíacas uni ou bilaterais, não sendo, portanto, justificada sua inclusão no exame físico[1].

Outros testes comumente utilizados em mulheres com comprometimento da região sacroilíaca, como o teste de compressão e o teste de separação (em que se exerce pressão nessas articulações em decúbito dorsal e lateral), também não apresentam boa sensibilidade na população gestante e não devem ser utilizados[1,24]. Além disso, testes clássicos que avaliam a mobilidade da região lombar, como o teste de Schobber, não são indicados para avaliação da gestante por não serem passíveis de execução completa em virtude do aumento do volume abdominal.

Considera-se a ocorrência de dor na cintura pélvica quando a gestante apresenta dor na região sacroilíaca e profunda glútea com envolvimento ou não da sínfise púbica (como descrito previamente) durante a gravidez ou até 3 meses após o parto. Para confirmação do diagnóstico, é necessária positividade no teste de provocação da dor pélvica posterior ou no teste de elevação ativa da perna reta em um ou em ambos os lados, e pelo menos um dos outros três testes (palpação do ligamento sacroilíaco longo dorsal, palpação da sínfise púbica e teste de Trendelenburg) necessita apresentar positividade[24,47,48]. Quanto ao diagnóstico da dor lombar relacionada à gestação, não há na literatura testes específicos para rastrear tal condição, restando apenas o diagnóstico clínico de caracterização e localização da dor (acima do sacro, na região lombar) e as diferenças de impacto funcional já mencionadas. Caso a gestante seja enquadrada nos critérios diagnósticos de dor na

Quadro 21.2 Testes de provocação álgica para dor na cintura pélvica relacionada à gestação

Testes para a articulação sacroilíaca	Execução do teste	Resultado
Provocação da dor pélvica posterior (S: 0,81/0,84 a 0,93; E: 0,80 a 0,98; *kappa*: 0,70[29])	Com a gestante na postura supina, MMII em extensão, o terapeuta flexiona um quadril a 90 graus e o joelho a aproximadamente 120 graus e exerce pressão no sentido longitudinal em direção ao fêmur; a pelve é estabilizada pela outra mão do examinador na espinha ilíaca anterior contralateral Repete-se o teste com o outro membro inferior	Se a gestante referir dor na região profunda glútea ou na sacroilíaca do lado testado, o teste é considerado positivo
Teste de Patrick ou Fabere (S: 0,40 a 0,70; E: 0,98 a 0,99; *kappa*: 0,54/0,62[29,31])	Com a gestante na postura supina, uma perna é flexionada, abduzida e rodada externamente até que o calcanhar se posicione no joelho oposto Estabiliza-se a pelve pela espinha ilíaca anterior contralateral e traciona-se a perna flexionada para baixo	Se ocorrer dor nas articulações sacroilíacas ou na sínfise púbica, o teste é considerado positivo
Teste de Gaenslen (S: 0,68; E: 0,38[32])	Com a gestante em supino, flexionam-se ao máximo o joelho e o quadril do mesmo lado, e a mulher, então, envolve o joelho flexionado com as mãos, enquanto o examinador também auxilia essa hiperflexão O membro oposto é hiperestendido em relação à articulação do quadril para fora da cama com o joelho flexionado, enquanto o examinador executa pressão no topo do joelho	O teste é considerado positivo caso a gestante sinta dor na região sacroilíaca no local da provocação do teste
Teste pélvico funcional	**Execução do teste**	**Resultado**
Elevação ativa da perna reta (S: 0,58 a 0,87; E: entre 0,94 e 0,97 [29,36,37])	Com a gestante na postura supina, pernas estendidas e 20cm afastadas, é dado o seguinte comando: "tente levantar suas pernas, uma após a outra, acima do colchão, até aproximadamente 20cm, sem dobrar os joelhos"	A dificuldade de execução do teste é graduada através da seguinte escala: 0 = sem dificuldade; 1 = dificuldade mínima; 2 = alguma dificuldade; 3 = dificuldade moderada; 4 = muita dificuldade; 5 = incapaz de realizar A graduação pode ser fornecida pela mulher ou determinada pelo terapeuta, o que irá exigir maiores habilidade e experiência com esse exame

(Continua)

Quadro 21.2 Testes de provocação álgica para dor na cintura pélvica relacionada à gestação *(Cont.)*

Teste para a sínfise púbica	Execução do teste	Resultado
Palpação da sínfise púbica (S: 0,60 a 0,8; E: 0,85 a 0,99; *kappa*: 0,55 a 0,89 [29,30,38])	Com a gestante em supino, palpa-se firmemente a porção anterior e superior da sínfise púbica	Se a palpação causar dor que persista por mais de 5 segundos após a remoção da mão do examinador, o teste é considerado positivo e a dor deve ser pontuada; se a dor desaparecer dentro de 5 segundos, é considerado apenas como ponto sensível
Teste modificado de Trendelenburg (S: 0,60 a 0,62; E: 0,99; *kappa*: 0,52 a 0,63[29,31])	A gestante fica de pé sobre uma perna e flexiona a outra em angulação de 90 graus para o quadril e o joelho	Se a dor aparecer na sínfise púbica, o teste é considerado positivo
Teste do ligamento sacroilíaco longo dorsal	Execução do teste	Resultado
Palpação do ligamento sacroilíaco longo dorsal (S: 0,21/0,49 a 0,70/0,74; E: 0,76/0,86 a 0,98/1,00; *kappa*: 0,34 [29,38,39])	Com a gestante em decúbito lateral, com leve flexão dos joelhos e quadris, o ligamento é palpado bilateralmente abaixo da parte caudal da espinha ilíaca posterossuperior e acima das articulações sacroilíacas	Se a palpação causar dor persistente por mais de 5 segundos após remoção da mão do examinador, o resultado é considerado como dor; se a dor desaparecer dentro de 5 segundos, é considerado sensível
Testes para o quadril	Execução do teste	Resultado
Movimentação passiva do quadril (S: 0,70 para abdução passiva e 0,67 para adução; *kappa*: 0,89 e 0,87, respectivamente[29])	Com a gestante em decúbito dorsal, realizam-se os movimentos passivos da articulação do quadril: abdução, adução (da posição de repouso), extensão (da posição de flexão) e rotações interna e externa (em 0 e 90 graus de flexão de quadril)	Em caso de evidência de dor, relutância ou restrição do movimento, o teste deve ser considerado positivo; em caso de dor, o ângulo em que é descrita primeiro deve ser pontuado e o movimento interrompido

E: especificidade; *kappa*: valor de *kappa*; MMII: membros inferiores; S: sensibilidade.

cintura pélvica, mas também apresente dor na região lombar, ela será diagnosticada com as duas condições. A sequência para o diagnóstico da dor lombar e da dor na cintura pélvica pode ser visualizada no fluxograma apresentado na Figura 21.3.

AVALIAÇÃO FUNCIONAL DAS GESTANTES PORTADORAS DE DOR LOMBOPÉLVICA

As repercussões da dor lombopélvica na funcionalidade devem ser averiguadas por meio de instrumentos de avaliação funcional. Encontram-se na literatura vários estudos que utilizaram instrumentos genéricos de avaliação funcional da dor lombar de maneira geral, como o Questionário de Oswestry[49], a *Quebec Pain Disability Scale*[46,50] e o Questionário Roland-Morris de Incapacidade[51], já validados para a população brasileira[52,53]. No entanto, é importante salientar que nenhum desses instrumentos foi construído para a população gestante e que não há relato de validação para essa população.

Em 2006, Van de Pol e cols.[54] desenvolveram o *Pregnancy Mobility Index* para avaliar a mobilidade domiciliar e fora de casa e as atividades domésticas normais em uma escala que variava de "nenhum

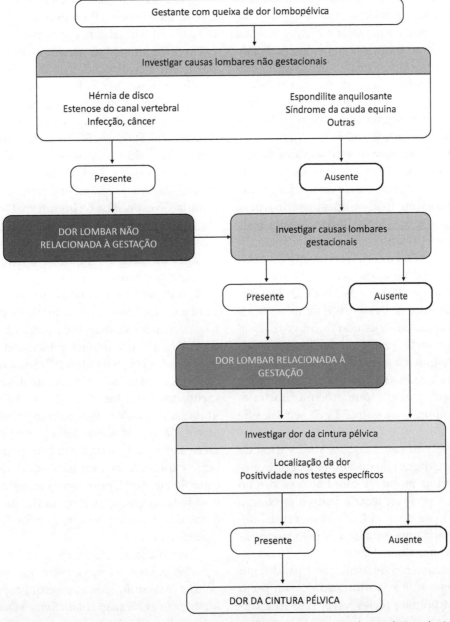

Figura 21.3 Fluxograma para avaliação da dor lombar e na cintura pélvica relacionada à gestação.

problema para realizar as tarefas" e "algum esforço para realizar a tarefa" à "impossibilidade de realizar as tarefas ou apenas possível com ajuda de outros". No entanto, após essa publicação, o uso desse instrumento não foi observado em outros estudos, e também não há relato de validação desse instrumento para a população brasileira.

Em 2011 surgiu um questionário específico para dor da cintura pélvica relacionada à gestação, desenvolvido por um grupo escandinavo (*Pelvic Girdle Questionnaire* [PGQ])[48]. O instrumento consta de 25 perguntas que envolvem atividades de vida diária, mudanças posturais, dor, sono e coordenação de movimentos. Os itens estão relacionados a duas subescalas: atividades (20 itens) e sintomas (cinco itens) (veja o Anexo 1). Sua pontuação é calculada em porcentagem e a leitura interpretada de modo que, quanto maior o valor numérico, maior a disfunção. Esse questionário foi adaptado transculturalmente e validado para o Brasil (*Pelvic Girdle Questionnaire – Brasil* [PGQ Brasil]) e apresentou boa validade de construto, confiabilidade teste-reteste (ICC para subescala de atividade: 0,97; IC95%: 0,95 a 0,98; ICC para a subescala sintomas: 0,98; IC95%: 0,97 a 0,98) e boa consistência interna[55,56].

Há divergência na literatura quanto ao valor da mínima mudança importante (MMI) do questionário. De acordo com Stuge e cols.[48], um escore de mudança menor do que 25 para o escore total do questionário e para a subescala atividade e inferior a 20 para a subescala sintoma deve ser interpretado como insignificância clínica. No estudo de Ogollah e cols.[57], no entanto, a MMI foi 3 para o escore total do questionário, 9 para a subescala PGQ atividade e 13 para a escala PGQ sintoma. Vale destacar a diferença nos estudos quanto ao desenho e à população incluída. O estudo de Stuge e cols.[48] consistiu em uma coorte que envolveu mulheres no último trimestre de gestação e no pós-parto, enquanto os dados do estudo de Ogollah e cols.[57] foram obtidos de ensaio clínico com grávidas que procuravam tratamento para dor lombopélvica entre 13 e 31 semanas de gestação.

Stuge e cols.[48] destacam ainda que a MMI variou de acordo com os valores basais do questionário. Por exemplo, ao se avaliarem as mulheres com baixo escore no PGQ, uma MMI de 6 pode ser discriminativo, enquanto para mulheres com escores no PGQ nos percentis médios e altos é necessária uma mudança de pelo menos 31 e 39 para diferenciar a melhora clínica.

Quando um instrumento de avaliação é produzido em outra língua para que seja utilizado em um novo país, cultura e/ou idioma, precisa haver não só a tradução linguística, mas a adaptação cultural, para que a validade de conteúdo do instrumento seja mantida conceitualmente em diferentes culturas. Isso acarreta maiores fidedignidade e confiança nos resultados do impacto causado por uma doença ou seu tratamento[58,59].

Desse modo, recomenda-se a utilização do questionário de dor da cintura pélvica em caso de comprometimento da cintura pélvica. No entanto, apesar de inespecífico para a população gestante, é possível utilizar os instrumentos genéricos já validados para a língua portuguesa, como o de Oswestry (veja o Anexo 2)[53], quando há comprometimento da dor lombar, até que seja desenvolvido um instrumento mais específico, envolvendo as duas condições clínicas. A MMI para o Questionário de Oswestry utilizado em gestantes é de 3 pontos[57].

Ainda são incipientes os estudos que investigam a mobilidade funcional da gestante. Entende-se por mobilidade funcional a maneira pela qual as pessoas são capazes de mover-se no ambiente com o objetivo de participar das atividades de vida diária e de trabalho e movimentar-se de um local para outro, incluindo movimentos de ortostatismo, curvar-se, subir degraus ou escadas e a marcha[60]. Os testes *Time Up and Go*[61,62], *Five Times Sit-to-Stand* (5TSS)[60] e o de caminhada de 10 metros[61,62] têm sido propostos na literatura. No entanto, apesar da boa confiabilidade inter e intra-avaliadores para gestantes, ainda não há pontos de corte para essa população específica na literatura. Desse modo, não seria válida a inserção desses testes para avaliação funcional da gestante com dor lombopélvica em virtude da falta de interpretabilidade dos resultados específicos para gestantes.

Um estudo bem conduzido objetivou desenvolver um consenso sobre um conjunto de desfechos (*core outcome set*) para avaliação da efetividade do tratamento da dor na cintura pélvica relacionada à gestação tanto na pesquisa como na clínica[63]. Seus resultados mostraram cinco desfechos críticos que deveriam ser minimamente mensurados: frequência da dor, intensidade/gravidade da dor, função/incapacidade/limitação da atividade, qualidade de vida relacionada à saúde e evitação por medo. A evitação por medo vem sendo bastante explorada nos estudos sobre dor lombar na população em geral, porém não tem sido extensivamente estudada na gestação. Entretanto, deve ser investigada como desfecho importante e incluída na ficha de avaliação.

Quanto à mensuração da qualidade de vida durante a gestação, uma revisão mostra que os questionários genéricos mais utilizados nas pesquisas, entre 2011 e 2021, foram o *Short Form 36 Health Survey Questionnaire* (SF-36), o *Short Form 12 Health Survey Questionnaire* (SF-12) e o questionário de qualidade de vida da versão abreviada da Organização Mundial da Saúde (WHOQOL-BREF)[64]. Essa revisão concluiu que obesidade, dor lombar e dor na cintura pélvica relacionada à gestação e hiperêmese gravídica foram as condições com repercussão na qualidade de vida mais encontradas na gestação. Portanto, seria um ponto relevante a inclusão desses questionários na avaliação do fisioterapeuta para averiguar o resultado de sua intervenção.

O Anexo 3 apresenta a proposta de um protocolo de avaliação para gestantes com dor lombar e/ou na cintura pélvica relacionada à gestação.

INTERVENÇÃO FISIOTERAPÊUTICA PARA DOR LOMBOPÉLVICA GESTACIONAL

Apenas 50% das mulheres acometidas por dor lombopélvica gestacional irão procurar a ajuda de um profissional de saúde e 70% receberão algum tipo de tratamento[65]. Essa busca pelo tratamento ocorre, em geral, em torno de 26 semanas de gravidez[66]. Portanto, um diagnóstico correto e diferencial entre o acometimento da cintura pélvica e o da lombar torna-se imperioso para o direcionamento adequado do tratamento.

De maneira geral, os principais objetivos do tratamento são educação da gestante, alívio da dor, ativação do sistema proprioceptivo neuromuscular, controle da mobilidade pélvica e redução do estresse emocional no sistema muscular.

Como mencionado no capítulo anterior, é importante conhecer os fatores de risco relacionados à dor lombopélvica gestacional para que possam ser identificadas as mulheres com maior predisposição para essa condição e iniciado precocemente um trabalho preventivo. As gestantes que apresentam fatores de risco, mesmo na ausência de sintomatologia dolorosa, devem iniciar um trabalho muscular de fortalecimento, principalmente para os grupos musculares que estabilizam a região lombopélvica (abdominais, multífidos, diafragma e assoalho pélvico).

Diversas técnicas e modalidades fisioterapêuticas podem ser utilizadas para alívio da dor lombopélvica, como educação da gestante, exercício terapêutico, uso do calor, crioterapia, cintas de apoio, travesseiros posturais, utilização de correntes elétricas, terapia manual articular e muscular, técnicas de relaxamento, terapias alternativas e complementares e massagens[67-70].

Educação da gestante

O programa de educação da gestante é frequentemente implementado no início da gravidez para combater a ocorrência ou o aumento da intensidade da dor lombar ou da cintura pélvica. Alguns estudos mostram que a educação da gestante sobre a dor reduz a intensidade e a ansiedade, diminui a quantidade de licenças médicas e previne dores lombares pós-parto prolongadas[71,72] e a recorrência no acompanhamento de 6 anos[73].

As mulheres devem ser educadas quanto aos aspectos anatômicos e fisiológicos da coluna vertebral, bem como a respeito das mudanças que ocorrem durante a gravidez, fatores de risco para dor lombar e da cintura pélvica relacionada à gestação e sintomas comuns[74-81]. Ademais, devem ser fornecidas orientações posturais e ergonômicas específicas para a gestante quanto à realização das atividades de vida diária, profissionais e de lazer que não provoquem dor, além de estratégias para manejo da dor e relaxamento, exercícios e pausas curtas e descanso otimizado[75,76,79,81-83]. Devem ser fornecidas orientações pela equipe multidisciplinar sobre autocuidado, nutrição, ganho de peso, vacinas, medicamentos e informações sobre a preparação para o parto e pós-parto[76,78-80] e educação comportamental[76,77,79,82,83].

A combinação de exercício e educação parece ser mais eficaz na redução da dor e incapacidade em mulheres grávidas com dor lombar e/ou dor pélvica do que o uso isolado da educação[84].

Terapias alternativas e complementares

As terapias alternativas e complementares têm sido objeto de estudo de várias pesquisas com gestantes. As mais populares incluem acupuntura, aurículo-acupuntura e ioga. Estudos têm evidenciado que essas abordagens terapêuticas podem ser um meio eficaz não farmacológico para redução da dor lombar durante a gravidez[73,85].

Acupuntura (do latim *acus*, agulha; *punctura*, punção) é um método de tratamento complementar que integra a Medicina Tradicional Chinesa (MTC) e envolve a penetração de agulhas finas na pele ou a estimulação manual e/ou elétrica dos pontos de acupuntura ou pontos-gatilho[86-92]. A aurículo-acupuntura consiste na acupuntura aplicada a pontos específicos na orelha, correspondentes a diferentes partes do corpo e sistemas orgânicos.

As evidências científicas atuais apoiam a eficácia e segurança da acupuntura como opção de intervenção não farmacológica para dor lombar e pélvica durante a gravidez[86,87,93,94]. O tratamento com acupuntura durante a gravidez reduziu a dor e aumentou a função e capacidade de trabalho[86,87,93,94]. Entretanto, ainda são necessários mais estudos padronizados de alta qualidade para confirmar e fortalecer a base de evidências[86,87,93-95]. No entanto, no segundo e terceiro trimestres de gravidez, está contraindicada a estimulação dos pontos na região lombossacra, ou seja, segmentos somáticos de acordo com a inervação do útero, uma vez que pode induzir o trabalho de parto prematuro[96,97].

Diversos pontos de acupuntura distribuídos ao longo dos principais meridianos energéticos podem ser estimulados para tratamento da dor lombopélvica gestacional e melhora da qualidade de vida da gestante no que diz respeito à realização das atividades de vida diária (Quadro 21.3)[98].

Alguns estudos mostraram que a estimulação de determinados pontos pode causar aborto, como *Hegu* (IG4), do meridiano do intestino grosso, localizado na metade do segundo metacarpo, entre o primeiro e segundo ossos metacarpais ou sobre a saliência muscular ao aduzir o polegar; *Sanyinjiao* (BP6), situado no meridiano baço-pâncreas, na face medial da perna, 3cm acima da extremidade do maléolo medial, na fossa posterior à margem medial da tíbia; e *Zhiyin* (B67), do meridiano da bexiga, localizado na margem ungueal lateral do quinto dedo do pé[99-101]. No entanto, essa ação é útil quando se deseja a indução do trabalho de parto, como em caso de gravidez prolongada. Além disso, as informações sobre a segurança em longo prazo da acupuntura para a dor lombopélvica ges-

tacional ainda são escassas. Apenas alguns estudos, com amostras de tamanho insuficiente, relataram ausência de influências negativas sobre o peso infantil e o escore de Apgar[86,98].

Calor terapêutico

A termoterapia consiste na aplicação de qualquer substância que adicione calor ao corpo, resultando em elevação da temperatura do tecido e consequente aumento do fluxo sanguíneo, do metabolismo e da extensibilidade do tecido conjuntivo.

De acordo com a modalidade ou energia utilizada, a terapia do calor pode ser superficial ou profunda[102]. Existem várias modalidades térmicas, como recursos físicos de contato (bolsas térmicas) e equipamentos produtores de energia mecânica (ultrassom) e de energia eletromagnética (micro-ondas e ondas curtas).

As diretrizes europeias recomendam o uso de compressas quentes para alívio das dores lombar e pélvica relacionadas à gestação[67]. As bolsas térmicas podem ser um recurso prático utilizado pela gestante para aquecimento superficial, relaxamento muscular e alívio da dor[2]. Já os equipamentos produtores de calor profundo,

Quadro 21.3 Pontos de acupuntura utilizados no tratamento da dor na cintura pélvica em gestantes

Pontos	Localização anatômica
VG20 *(Baihui)*	Na cabeça, sobre a linha mediana posterior, 5cun superiores à linha posterior de inserção do cabelo, no meio da linha que liga o ápice das duas orelhas
B26 *(Guanyuanshu)* bilateral	Na região lombossacra, abaixo do processo espinhoso da quinta vértebra lombar, 1,5cun lateral à linha média posterior
B32 *(Ciliao)* bilateral	No sacro, sobre o segundo orifício sacral
B33 *(Zhongliao)* bilateral	No sacro, medial e inferior ao B32 *(Ciliao)*
B54 *(Zhibian)* bilateral	Na nádega e no nível do quarto orifício sacral, 3cun laterais à crista sacral mediana
R11 *(Henggu)* bilateral	Na região pélvica, 5cun inferiores ao centro da cicatriz umbilical e 0,5cun lateral à linha média anterior
B60 *(Kunlun)* bilateral	Posterior ao maléolo lateral, na metade da distância entre o ápice do maléolo externo e o tendão calcâneo
VB30 *(Huantiao)* bilateral	Face posterior do quadril, na união do terço médio com o externo, na linha traçada que passa pelo trocanter maior do fêmur e a articulação sacrococcígea
BP12 *(Chongmen)* bilateral	Situa-se na face anterior da articulação coxofemoral, a 3,5cun lateral à linha média.
E36 *(Zusanli)* bilateral	1cun lateral à margem anterior da tíbia, entre os músculos tibial anterior e extensor comum dos dedos

B: meridiano da bexiga; BP: meridiano do baço-pâncreas; cun: unidade básica de medida na acupuntura, corresponde à medida tomada da falange distal do polegar, em sua parte mais larga, no nível da articulação interfalangiana; E: meridiano do estômago; IG: meridiano do intestino grosso; R: meridiano do rim; VB: meridiano da vesícula biliar; VG: meridiano vaso governador.
Fonte: Evensen, Kväle & Brækken, 2016[62].

como ultrassom, micro-ondas e ondas curtas, são contraindicados durante todas as fases da gravidez.

A utilização do ultrassom terapêutico sobre o útero gravídico oferece risco ao embrião que se encontra em processo de constante divisão e mudanças celulares[103], pois a energia mecânica pode causar cavitação e elevação de temperatura[104]. Com base nessas informações, estudos com animais foram desenvolvidos para analisar os efeitos do ultrassom no útero gravídico[105,106], os quais verificaram que o ultrassom pode provocar lesões no embrião, resultando em aborto[72] e diferenças no peso do coração, fígado, rins e pulmões fetais, quando da utilização do modo contínuo[106].

A exposição da gestante às micro-ondas ou às ondas curtas pode acarretar inúmeros riscos de malformações congênitas e aborto, como observado em estudos com animais[107,108]. Alguns estudos desenvolvidos com fisioterapeutas gestantes que trabalhavam com ondas curtas também mostraram riscos semelhantes[109-112].

Crioterapia

A crioterapia é definida como a aplicação terapêutica de uma substância que remove o calor do corpo, resultando em diminuição da temperatura do tecido.

A crioterapia diminui o fluxo de sangue no tecido, causando vasoconstrição, e reduz o metabolismo do tecido, a utilização de oxigênio, a inflamação e o espasmo muscular. Além disso, há redução da aferência sensorial com a consequente anestesia local[102].

As diretrizes citadas recomendam o uso do frio para alívio da dor lombar e pélvica relacionada à gestação por meio de pacotes de gelo, *spray* pulverizador de vapor frio, massagem com gelo e turbilhão frio[67].

Entre as várias formas de aplicação está a criomassagem, que apresenta alguns benefícios em relação ao gelo mantido, promovendo mais rapidamente a redução da temperatura com início da analgesia em torno de 4 a 5 minutos e tempo de analgesia de 30 minutos a 1 hora. Além disso, são obtidos efeitos associados à massagem[113-115].

O frio é aplicado por meio do contato do gelo diretamente na pele, na área a ser tratada, devendo ser realizada pressão firme, de modo a massagear o músculo com o gelo. O tempo de aplicação deve ser em torno de 15 a 20 minutos, e o gelo não deve passar mais de 5 segundos no mesmo local[116,117], sendo preconizados como pontos a musculatura paravertebral, pontos musculares de tensão específicos ou pontos-gatilho presentes.

Outro modo de aplicação do frio é por meio de compressas de gelo (bolsas com termogel ou bolsa plástica com gelo picado), em torno de 20 minutos, para que sejam alcançados os efeitos fisiológicos[113]. É importante que as bolsas térmicas sejam sempre aplicadas sobre toalha umedecida, para evitar queimaduras na pele causadas pelo gelo.

Estimulação elétrica nervosa transcutânea

A estimulação elétrica nervosa transcutânea (TENS) é um recurso a ser utilizado para controle da dor lombopélvica em gestantes. Seu efeito neurofisiológico baseia-se na teoria de liberação de opioides endógenos pelo encéfalo e na teoria da comporta da dor, segundo a qual o recrutamento das fibras aferentes Aβ do corno posterior da medula impede ou dificulta a ativação de fibras finas, as quais conduzem a dor[85].

Quando utilizada na região lombossacra para controle da dor lombar durante o parto, não há efeitos negativos para o feto[118,119]. No entanto, durante a gestação, deve-se ter cautela com seu uso. Além das contraindicações gerais ao uso de correntes elétricas, como marca-passo cardíaco e implantes metálicos, e a presença de disfunções cardiovasculares não controladas e alterações de sensibilidade, alguns cuidados precisam ser observados quando se utiliza a TENS em gestantes.

Segundo Frampton[120], a TENS não deve ser utilizada nos primeiros 3 meses de gestação e não deve ser aplicada no abdome ou na região suprapúbica da gestante. Para as mulheres com útero mais sensível e que vêm apresentando mais contrações de Braxton-Hicks ou com histórico de ameaça de abortamento ou aborto, o uso da TENS deve ser evitado.

Está contraindicado o uso da TENS em pontos de acupuntura que estimulam o trabalho de parto (LI4 – dorso da mão entre o polegar e indicador; SP6; BL60; BL67 – na metade da perna internamente e tornozelo; GB21 – terço médio do trapézio). Caso se perceba a estimulação de contrações uterinas com o uso de TENS, o tratamento deve ser interrompido[121].

Massagem terapêutica

As técnicas de massagem podem ser úteis e têm se mostrado eficazes para alívio da dor lombar e na cintura pélvica da gestante como parte de um programa de tratamento multifatorial individualizado[24].

Field e cols. demonstraram, em diversos estudos com mulheres gestantes, que a aplicação de massagem terapêutica por 20 minutos, duas vezes por semana, durante 5 semanas, diminuiu a ansiedade[122,123] e a depressão[122,125], reduziu a ocorrência de quadro álgico na coluna[122], diminuiu a intensidade da dor e promoveu melhora do humor e do sono[123]. Além disso, os autores relataram redução dos níveis de cortisol e, consequentemente, da atividade excessiva do feto, bem como diminuição das taxas de prematuridade[124].

Os estudos sugerem que os efeitos da massagem podem ser explicados pela teoria da comporta da dor[126]. Outra hipótese é a de que esses efeitos sejam mediados pela atividade vagal aumentada, a qual é identificada imediatamente após a sessão de massagem e se deve, provavelmente, à estimulação dos receptores de pressão que são inervados por fibras aferentes vagais, as quais se projetam para o sistema límbico, envolvido na regulação e na secreção do cortisol[124].

Terapia manual

Apesar de alguns estudos apontarem as mobilizações articulares e manipulações da coluna como opções seguras e também eficazes para mulheres grávidas acometidas por dores lombar e pélvica mecânicas[127-129], ainda há poucos ensaios clínicos randomizados e, portanto, são limitadas as evidências sobre o efeito da terapia manual osteopática ou a terapia craniossacral.

Vários modelos teóricos sobre o desarranjo morfológico das articulações sacroilíacas têm sido propostos na literatura como mecanismo causal do disparo doloroso em mulheres com comprometimento dessas articulações de maneira geral. Há uma série de propostas de tratamento utilizando manipulações, mobilizações e técnicas de energia muscular com intuito de reposicionar as articulações sacroilíacas. No entanto, são muito poucas as evidências sobre seus efeitos isolados no controle da sintomatologia[130]. Para que essa acepção seja não só entendida, mas também mais bem compreendida, é importante desmistificar alguns conceitos relacionados às articulações sacroilíacas com base em fatos evidentes encontrados na literatura[131-133].

O movimento da sacroilíaca não pode ser palpado manualmente de forma fidedigna, principalmente em posturas com descarga de peso[30,134,135]. Não há estudo demonstrando, com instrumento acurado e válido, as alterações posicionais da sacroilíaca, assim como nenhum estudo conseguiu confirmar, por meio de um instrumento válido, que uma manipulação altere a posição das articulações pélvicas. A dor aliviada pelo procedimento resulta da inibição nociceptiva através de fatores neuroinibitórios resultantes da propriocepção da mobilidade e da alteração de padrões de ativação muscular As alterações da pelve observadas clinicamente são decorrentes de mudanças na atividade dos músculos do tronco e da pelve, e não de modificações posicionais das sacroilíacas[131-133]. Além disso, os sinais clínicos de alteração na estabilidade pélvica por meio do teste de elevação ativa da perna reta mostram aumento do movimento na sínfise púbica, e não nas sacroilíacas[37].

Em revisão sistemática sobre quiropraxia em gestantes, foram encontrados apenas estudos com delineamentos de baixo rigor metodológico – estudos antes e depois e série de casos –, o que invalida quaisquer conclusões mais pontuais sobre a eficácia das manipulações nessa população[136]. Ademais, os estudos envolvendo manipulações ou mobilizações em gestantes apresentam amostra pequena e sem um grupo de controle, o que inviabiliza conclusões válidas[71,137,138]. Desse modo, não há evidência para recomendar essas técnicas.

Diante do exposto, a manipulação na gestante deve ser realizada com muita cautela, apenas em grau 1, com o único objetivo de atuar no tecido mole e promover alívio sintomático.

Quanto à tração, seu uso está contraindicado na gestação, não havendo respaldo científico quanto aos benefícios e à segurança de sua utilização.

Exercícios terapêuticos

Exercícios terapêuticos são amplamente recomendados para alívio da dor lombar e na cintura pélvica relacionada à gestação. Diversos tipos de exercícios são descritos na literatura para execução antes e durante a gestação: de fortalecimento muscular para a musculatura paravertebral e o abdome, para o core e o assoalho pélvico, de alongamento e flexibilidade, com bola suíça, exercícios de Kegel, hidroterapia e exercícios aeróbicos de baixo impacto[139,140]. No entanto, a literatura não determina o exercício mais eficaz, uma vez que os tipos e protocolos de exercícios variam amplamente entre os estudos[94].

Os exercícios de alongamento suaves são amplamente recomendados para prevenção e alívio da tensão e da dor lombar e na cintura pélvica durante a gestação[9]. Os músculos que devem ser incluídos no protocolo de exercícios de alongamento são os isquiotibiais, glúteo máximo, piriforme, paravertebrais lombares, quadrado lombar, latíssimo do dorso, escalenos e trapézios. Estudo recente mostrou que os exercícios de alongamento foram tão eficientes quanto os de estabilização segmentar (core) para melhora da dor e do equilíbrio e para atividade muscular do tronco após 6 semanas de intervenção em gestantes com dor lombar[141].

Os exercícios para o core (multífidos e transverso do abdome), o diafragma e o assoalho pélvico têm por objetivo promover o recrutamento e o treinamento muscular das gestantes que apresentem deficiência do controle motor desses músculos. Esses músculos trabalham em sinergia e desempenham papéis cruciais na manutenção da postura, na estabilidade lombopélvica e no suporte dos órgãos abdominais e pélvicos, especialmente durante a gravidez[142,143].

A deficiência desses músculos acarreta problemas relacionados à estabilidade e ao suporte das regiões lombar e pélvica, como dor lombar e na cintura pélvica relacionada à gestação, incontinência urinária, instabilidade pélvica e diástase abdominal.

Estudos mostraram que exercícios estabilizadores reduzem significativamente a intensidade da dor, melhoram a função e diminuem a incapacidade em mulheres com dor lombar e na cintura pélvica relacionada à gestação tanto durante a gravidez como no pós-parto[76,139,144]. Estudo recente indica que os exercícios de core associados aos cuidados habituais no alívio da dor promoveram melhora da capacidade e da qualidade de vida de mulheres grávidas com dor lombar e na cintura pélvica[141].

Associados ao protocolo de estabilização, exercícios de fortalecimento e resistência muscular dos músculos paravertebrais e dos membros superiores e inferiores podem não só auxiliar a estabilização da coluna e da cintura pélvica, mas são efetivos e seguros para recuperar a funcionalidade da gestante e reduzir a fadiga[145]. Estudos sugerem que 12 semanas de exercícios resistidos de intensidade baixa a moderada durante a gravidez são eficazes para melhorar a sensação de energia e reduzir a fadiga física e mental percebida pelas gestantes durante o segundo e terceiro trimestres[146].

Exemplo de um programa de exercícios terapêuticos

Um programa de exercícios para a gestante deve incluir alongamento muscular, estabilização lombopélvica e treinamento do assoalho pélvico.

O programa de exercícios deve ser iniciado com uma série de alongamentos, envolvendo a musculatura da coluna (paravertebrais, grande dorsal, quadrado lombar, trapézio, escaleno, esternocleidomastóideo), da cintura pélvica e membros inferiores (isquiotibiais, quadríceps, adutores, rotadores externos e internos, tensor da fáscia lata e glúteos) e da cintura escapular e membros superiores (peitorais, deltoides e romboides).

Seguem alguns exemplos de exercícios de estabilização e fortalecimento que podem ser utilizados no tratamento da mulher com dor lombar e/ou na cintura pélvica relacionada à gestação. A seleção de um ou outro exercício irá depender do diagnóstico, de achados clínicos e do propósito da fisioterapia, se preventiva ou de intervenção.

Alguns cuidados precisam ser pontuados em relação a determinados exercícios. Os exercícios que envolvem os isquiotibiais podem provocar dor. Como há atraso na ativação do glúteo máximo em mulheres com dor que envolve a sacroilíaca, pode ocorrer alteração na estabilização dessa articulação. Dessa maneira, a ativação do

bíceps femoral pode ocorrer precocemente no lado sintomático para auxiliar a extensão do quadril e compensar o atraso de ativação, possibilitando, assim, aumento da estabilização em razão da transmissão de força pelo ligamento sacrotuberoso[147]. Desse modo, exercícios de extensão do quadril precisam ser treinados na dominância do glúteo máximo e com suporte dos músculos que participam da unidade interna de estabilização (transverso, assoalho pélvico, multífidos e diafragma); caso contrário, exacerbarão a dor.

Qualquer treino dos músculos superficiais (eretores da espinha: longuíssimo, iliocostal e espinhal) sem a ativação concomitante da musculatura profunda está contraindicado, pois irá desencadear ou piorar o quadro álgico. Na presença de dor lombopélvica, há hiperatividade dessa musculatura, a qual deve, portanto, ser desestimulada e reeducada em consonância com o recrutamento da musculatura estabilizadora local[148,149]. Assim, os exercícios mais elaborados de estabilização que envolvem os membros superiores e/ou inferiores devem ser executados em fase mais adiantada do tratamento para que haja um controle intrínseco.

A contração do transverso do abdome em associação à contração do assoalho pélvico será sempre prioritária para qualquer prescrição de exercício envolvendo outros grupos musculares. Como os exercícios da musculatura do períneo necessitam boa conscientização corporal e a maioria das mulheres não entende apenas as instruções verbais, executando-os de maneira errônea[150,151], faz-se necessária, pelo menos, a visualização do movimento do períneo durante a execução dos exercícios para que seja comprovada a correta realização da atividade proposta.

Cada exercício de estabilização pode ser realizado em três séries de 10 repetições[152]. Para um resultado satisfatório, é necessário um programa de treinamento de três vezes por semana, que pode ser distribuído em duas sessões de fisioterapia presenciais e um treino para casa[152,153].

Inicialmente, pode ser realizado um exercício de conscientização da contração do músculo transverso do abdome em associação à contração dos músculos do períneo. Caso haja dificuldade no entendimento da contração perineal, esta deve ser trabalhada isoladamente antes. A gestante deve ser posicionada com o tronco elevado de 30 a 40 graus em relação aos membros inferiores e com os pés apoiados na maca. Como estímulo à contração, pode ser tentado o contato manual com o abdome . Orienta-se a gestante a "encolher a barriga" e "contrair o períneo" em três séries de 10 respirações (Figura 21.4).

A conscientização também é possível ao se utilizar uma faixa elástica em torno do abdome, associada à expiração. A gestante é orientada a direcionar o umbigo no sentido da coluna enquanto expira, ao mesmo tempo que estica as extremidades da faixa envolta no abdome e contrai o períneo (Figura 21.5). A partir da conscientização da ativação muscular pela gestante, deve-se estimular a contração em diferentes posições (ponte, quatro apoios e sentado e decúbito lateral [Figura 21.6]). Uma vez a gestante consiga manter uma contração sustentada dos músculos profundos, sem fadiga nas diferentes posições, podem ser introduzidos os movimentos dos membros superiores e inferiores e da coluna, associados

à cocontração dos estabilizadores da coluna e dos músculos perineais (Figura 21.7).

Em seguida, avança-se com os exercícios que se utilizam de uma superfície instável (bola suíça) e trabalho isométrico

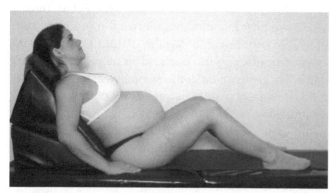

Figura 21.4 Conscientização da contração dos músculos transverso do abdome e perineal.

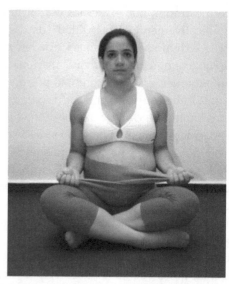

Figura 21.5 Conscientização da contração dos músculos transverso do abdome e perineal por meio de faixa elástica.

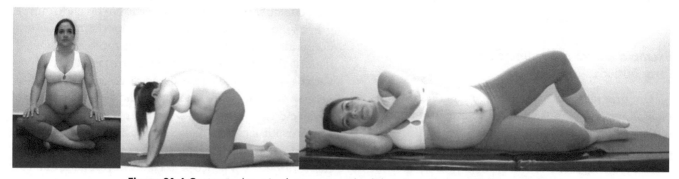

Figura 21.6 Contração dos músculos transverso do abdome e perineal em diversas posições.

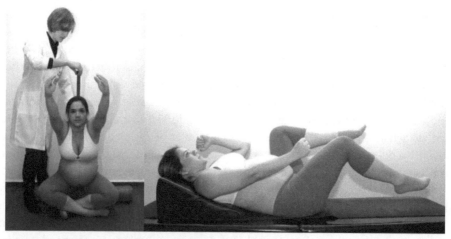

Figura 21.7 Associação da contração dos músculos transverso do abdome e perineal com os movimentos dos membros superiores e/ou inferiores.

do membro superior ou inferior (Figura 21.8). O trabalho de fortalecimento muscular dos membros superiores e inferiores e da coluna pode ser estimulado nessa fase, mas também deve respeitar o princípio de recrutamento auto-

mático dos músculos profundos (Figura 21.9). A sequência de exercícios mais avançados pode incluir o uso de resistência elástica e exercícios envolvendo a ação simultânea tanto dos membros superiores como dos inferiores.

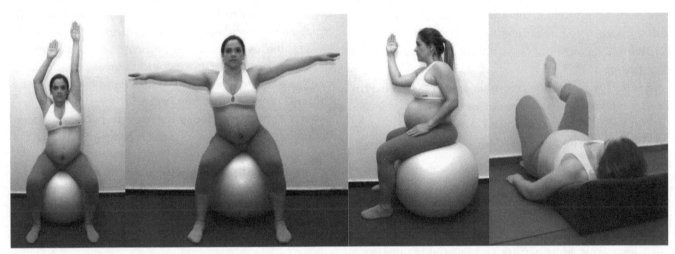

Figura 21.8 Associação da contração dos músculos transverso do abdome e perineal com os movimentos dos membros superiores e/ou inferiores em superfície instável e isometria dos membros.

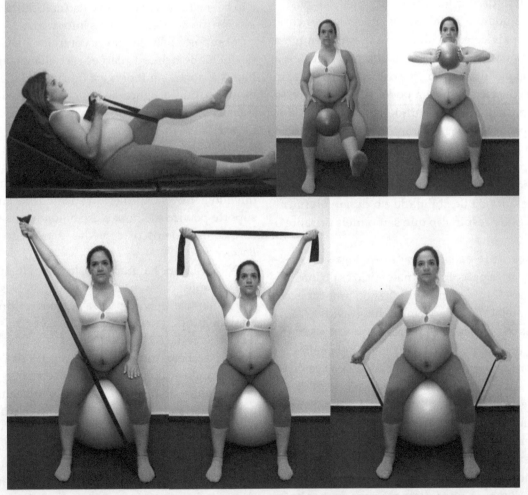

Figura 21.9 Associação da contração dos músculos transverso do abdome e perineal com fortalecimento dos músculos dos membros superiores e inferiores e do tronco, utilizando faixas elásticas e bolas.

Outros tipos de exercícios terapêuticos

Outros exercícios também podem atuar para melhorar a função dos músculos do assoalho pélvico, como os de Kegal[154], tratamento criado na década de 1970 por Arnold Kegel para treinamento da contratilidade do musculo pubococígeo que apresenta resultados satisfatórios na melhora da incontinência urinária durante a gestação e no pós-parto[155,156].

Exercícios realizados com bola suíça no terceiro trimestre também são bastante utilizados durante a gestação. Um estudo relatou melhora da estabilidade pélvica, da dor lombar e da funcionalidade em gestantes entre 20 e 22 semanas[157].

O Pilates também é uma forma de exercício de baixo impacto, focado no fortalecimento do core, na melhoria da postura e na flexibilidade, sendo particularmente benéfico durante a gravidez (veja o Capítulo 17).

A ioga, uma prática milenar que combina posturas físicas (asanas) com técnicas de respiração (pranaiama) e meditação, tem se mostrado uma ferramenta eficaz no alívio da dor lombar gestacional. As posturas de ioga ajudam a fortalecer os músculos do core, do assoalho pélvico e da coluna. Ao mesmo tempo, a prática aumenta a flexibilidade, o que pode reduzir a tensão muscular e melhorar a postura. A respiração profunda e consciente da ioga pode reduzir o estresse e a tensão muscular, contribuindo para alívio da dor lombar. A prática de ioga durante a gravidez não só ajuda a aliviar a dor lombar, mas também pode preparar o corpo e a mente da gestante para o trabalho de parto, mediante o fortalecimento de músculos importantes, a melhora da flexibilidade e o desenvolvimento de técnicas de respiração que serão úteis durante o parto[158,159].

Intervenções pré-natais baseadas em ioga são consideradas seguras e parecem ser mais eficazes do que outras atividades físicas, como caminhar ou praticar exercícios para melhorar a dor lombar na gravidez, além de sintomas de ansiedade, depressão e estresse[160-162]. Um estudo recente mostrou que a ioga foi benéfica ao aliviar a dor lombar de mulheres grávidas no terceiro trimestre[163].

A hidroginástica (ou hidroterapia) é outra estratégia recomendada que tem demonstrado reduzir a dor e, consequentemente, a necessidade de licença médica para mulheres com dor lombar durante a gravidez[140]. Uma revisão sistemática descreve redução na intensidade da dor lombar e no afastamento por doença após a realização de hidroginástica (veja o Capítulo 16).

Cintas e suportes pélvicos para controle da mobilidade pélvica

O uso de cintas e suportes pélvicos tem sido difundido clinicamente como uma maneira de fornecer apoio extrínseco às estruturas pélvicas e, de certo modo, controlar sua mobilidade. Como sua prescrição se baseia em resultados de modelos teóricos[164], estudos em cadáveres[165] e outros estudos com limitações metodológicas[166,167], seus benefícios são controversos e ainda não há evidência forte quanto à sua eficácia.

Ao compararem o uso do suporte pélvico associado ao exercício com o exercício isolado, alguns estudos não mostraram diferença entre os grupos quanto à redução do quadro álgico e à melhora da funcionalidade[168,169]. No entanto, outros estudos demonstram benefícios positivos do uso de suporte pélvico para controle da dor[71,170-173].

A revisão da Cochrane sobre intervenções para dor lombopélvica gestacional conclui que a adição do cinto pélvico à informação diminui mais a dor do que o exercício mais informação ou apenas informação[153]. Todavia, não há melhora da dor com o uso do cinto pélvico rígido adicionado ao exercício mais informação.

O suporte pélvico parece controlar a mobilidade e a flexibilidade das articulações sacroilíacas, além de melhorar a dor, o equilíbrio e a funcionalidade[174]. Estudos mostram que a aplicação de cinto pélvico melhora a transferência de carga no teste de elevação ativa da perna reta[37] e reduz os escores do teste[173].

O uso da cinta pélvica por mulheres com dor na cintura pélvica mais de 6 meses após o parto aumenta em 20% a força dos adutores, mensurada por meio de um dinamômetro[175]. Outro estudo demonstra que o uso do suporte pélvico melhora a estabilidade postural e o escore do teste de risco de quedas mensurado pelo *Biodex Balance System*[176].

Na gestação, há aumento do risco de quedas (27% das gestantes caem durante a gestação). Desse modo, o uso do suporte pélvico pode auxiliar o controle da instabilidade proporcionada pelas alterações musculoesqueléticas da gestação.

Há, também, diminuição da largura da pelve posterior, quando se comparam as mulheres que usam cinto pélvico antes do parto com as que o utilizam depois do parto. A assimetria também diminui com o uso do cinto no final da gestação e após o parto, em relação a seu uso apenas no pós-parto[177]. Em média, o uso dos suportes pélvicos melhora 20mm na Escala Visual Analógica de dor[178,179], apresentando dor menos difusa, com menores intensidade e duração, e melhora nas atividades de vida diária[171,172,179,180].

O efeito analgésico proporcionado pelos suportes pélvicos tem sido cogitado na literatura com base no princípio da propriocepção proporcionada em dois níveis. O primeiro é o estímulo dos proprioceptores localizados na superfície e nas camadas profundas da pele e também na articulação sacroilíaca, como nas terminações nervosas (células de Merkel, corpúsculos de Pacini e corpúsculos de Ruffini)[181,182]. A força de compressão dos ligamentos da articulação sacroilíaca, associada à compressão pélvica externa, pode estimular esses receptores, que auxiliam a manutenção do controle postural e o controle motor[183,184]. Portanto, a ativação dos proprioceptores proporciona estímulo somatossensorial que influi no posicionamento da articulação sacroilíaca e no controle neuromotor dos músculos da pelve[185,186]. O segundo nível seria a ativação das fibras Aα e β, que bloqueiam a dor por meio do mecanismo de controle neural proposto por Melzack & Wall em 1965 (teoria das comportas da dor)[187,188].

Ademais, a cinta pode ainda desempenhar um efeito biomecânico ao promover o fechamento automático da pelve, aumentando a força de fechamento[164] e diminuindo a frouxidão[185]. Pode induzir uma mudança na atividade muscular[189-191], embora tais mudanças não sejam confirmadas por todos os estudos[186], e liberar os ligamentos sacroilíacos (sacroespinhoso, sacrotuberoso e sacroilíacos interósseos)[192].

Portanto, diante do exposto, os suportes ou cintas pélvicas podem estabilizar a articulação sacroilíaca e, como consequência, reduzir a dor. Na prática, existem duas maneiras de orientar a utilização do suporte pélvico. Nos casos das gestantes com dor lombar, pode-se prescrever uma faixa elástica que forneça maior apoio à região lombar. A gestante é orientada a realizar uma retroversão pélvica e passar a faixa nessa posição, suspendendo a barriga. A faixa funcionará como estímulo para manutenção da pelve em posição mais neutra, fornecendo *biofeedback* proprioceptivo para melhora da postura.

Quando há envolvimento da lombar e da sínfise púbica, essa forma de aplicação da cinta elástica está contraindicada. Nesses casos, em particular, o envolvimento da sínfise púbica implica outra leitura do envolvimento biomecânico nesse processo. A dor na sínfise púbica é decorrente de um desarranjo muscular entre os músculos abdominais, isquiotibiais e adutores. O encurtamento dos músculos isquiotibiais associado à tração abdominal, em virtude do crescimento uterino, desequilibra o posicionamento da sínfise púbica, causando tensão na musculatura adutora com consequente dor. Nesses casos, portanto, se o uso da cinta for orientado com retroversão pélvica associada à suspensão da barriga, mais tração será incutida na musculatura abdominal

com repercussão nos adutores e na sínfise púbica, aumentando a dor.

Nos casos de comprometimento da cintura pélvica, o objetivo do suporte pélvico é aumentar a compressão das articulações sacroilíacas e, consequentemente, diminuir o cisalhamento. Nesse caso, a faixa pode envolver toda a cintura pélvica na altura da sínfise púbica ou logo abaixo da espinha ilíaca anterossuperior (EIAS). No entanto, um estudo mostra efetividade maior quando a faixa é utilizada abaixo da EIAS, apesar de tal efeito ter sido demonstrado apenas na postura prona e em população não gestante[193,194]. Cabe ressaltar que não é a força aplicada que controla melhor a mobilidade, e sim o posicionamento[193,194].

Vários tipos de suportes e cintas pélvicas são recomendados para caminhadas e atividades de vida diária durante a gestação. No entanto, não há respaldo na literatura sobre um tipo específico a ser indicado e a dosimetria adequada de horas de uso diário[174]. Contudo, seu uso é bem tolerado e apresenta grandes aceitabilidade e satisfação[166,172,173].

Por fim, como o uso de faixas, cintas ou suportes pode causar desconforto ou até mesmo dor, a recomendação deve ser sempre orientada com cautela para os quadros com maior comprometimento álgico e por período curto. É comum a apreensão de algumas mulheres quanto a um possível efeito deletério da pressão sobre o feto. No entanto, seu uso é seguro, não acarretando efeitos adversos[195]. As evidências quanto à melhora da qualidade de vida da gestante e seu uso no pós-parto ainda são insuficientes[166].

Taping/kinesio taping

O uso de *kinesio taping* (KT) para tratamento da dor lombopélvica durante a gestação e no pós-parto popularizou-se na última década. Entretanto, a literatura ainda não oferece evidência suficiente para seu uso. Estudo-piloto[196] e série de casos[197] (não adequados para avaliação da eficácia do tratamento) demonstram redução da dor lombopélvica gestacional com o uso de KT, enquanto outros, realizados em população adulta não gestante, não verificaram diferença entre o grupo de controle e o grupo do KT[198-200].

Uma revisão sistemática recente incluiu sete ensaios clínicos com moderado risco de viés (a maioria dos estudos sem sigilo de alocação e sem cegamento) com amostras pequenas (variando de 20 a 53 participantes), comparações heterogêneas e diferentes durações das aplicações do KT[201]. O estudo concluiu que o uso de KT apresentou efeito positivo na melhora da dor e funcionalidade. No entanto, quando se analisa criticamente essa revisão, observa-se que o tamanho do efeito da metanálise para dor e funcionalidade (por meio do Questionário de Incapacidade de Roland Morris) foi calculado pela diferença de média padronizada (DMP) e apresentou alta heterogeneidade. Esse cálculo (DMP) implica uma leitura no resultado em unidade de desvio padrão (UDP), o que não reflete a mudança na unidade da escala.

Quando convertemos a UDP, multiplicando pelo desvio padrão do grupo de controle de um estudo[202], observamos que o valor encontrado não atinge a mínima diferença clínica para dor, que seria de 2 pontos[203] e 7/8 para o Questionário de Roland Morris[204]. Apenas o grupo com 1 semana de intervenção alcançou o valor de 2,27 pontos, o qual desapareceu no grupo com mais de 1 semana.

Refizemos também a metanálise do estudo, considerando como tamanho do efeito a diferença de média (DM), e obtivemos, para o desfecho dor, uma DM de 2,39 com IC95% de 3,41 a 1,37 e alta heterogeneidade (I^2 = 92%; p < 0,00001). Observa-se que a DM atinge a mínima diferença clínica, porém o resultado é impreciso clinicamente, pois, no pior cenário do IC95%, a diminuição da dor seria de apenas 1,37. Fizemos o mesmo com a funcionalidade, e a DM obtida foi de 2,63 com IC95% de 4,00 a 1,26 (I^2 = 83%; p < 0,0001), que definitivamente não atinge a mínima diferença clínica do questionário.

Assim, observa-se que o KT parece resultar em melhora que margeia e não atinge a significância clínica. Ademais, o seguimento dos estudos não foi suficiente para que se delineassem quaisquer efeitos prolongados com o uso de KT.

Em outra revisão com metanálise de rede, com o objetivo de avaliar os tratamentos para dor lombar gestacional, os autores concluíram, com apenas um estudo de KT (com baixa qualidade de evidência), que este parecia melhorar a dor, mas que seria necessário ter cautela ao analisar esse resultado e realizar futuros ensaios randomizados de alta qualidade para acessar a eficácia[205].

Desse modo, ainda não há respaldo na literatura para indicação do uso de KT para tratamento da dor lombopélvica gestacional e incapacidade. Caso o fisioterapeuta deseje utilizá-lo, que fiquem claros para a gestante os efeitos subclínicos e em curto prazo observados nos estudos.

REDUÇÃO DO IMPACTO DO ESTRESSE EMOCIONAL NO SISTEMA NEUROMUSCULAR

O estado emocional pode ter impacto significativo na função neuromusculoesquelética do indivíduo a partir do estresse, podendo levar à adoção de padrões mo-

tores indicativos de uma postura defensiva. Isso pode ser explicado pela liberação contínua de altos níveis de adrenalina e cortisol, deixando o corpo em estado de "luta ou fuga", o qual se expressa fisicamente por meio do aumento do tônus muscular[206-208]. A hipertonia dos músculos da pelve e dos paravertebrais provoca, respectivamente, aumento da compressão das articulações sacroilíacas[167,209] e da coluna lombar, o que pode desencadear o aparecimento da dor lombopélvica. É importante compreender e considerar todo esse mecanismo, uma vez que o próprio estado gravídico-puerperal tem repercussões psicológicas.

O conhecimento do estado emocional e a educação da gestante em relação ao problema mecânico da dor lombopélvica são importantes fatores que devem estar associados ao tratamento fisioterapêutico, sendo essencial a introdução de técnicas de relaxamento nos casos em que for detectado estresse emocional. A associação dessas medidas possibilitará a redução do tônus muscular exacerbado e a diminuição da compressão articular[149,210].

Estudos que consideram as questões psicológicas na dor lombopélvica gestacional estão sendo desenvolvidos e mostram tanto o impacto emocional na recuperação como resultados favoráveis quando é adotada uma abordagem psicossocial no tratamento fisioterapêutico, principalmente no puerpério[211,212]. A crença positiva na melhora da dor lombopélvica é um fator prognóstico importante na recuperação da dor e disfunção lombopélvica em puérperas[211]. Nos casos de estresse acentuado, no entanto, é necessário o encaminhamento da mulher para um psicólogo, de modo a dar início a um acompanhamento comportamental e cognitivo associado à fisioterapia.

MANEJO DA DOR LOMBOPÉLVICA NO PARTO

Algumas recomendações são preconizadas pela Associação dos Fisioterapeutas na Saúde da Mulher do Reino Unido[213] quanto ao manejo do parto em gestantes com dor na cintura pélvica. Prioritariamente, deve-se evitar abdução excessiva, principalmente sob o efeito de analgesia peridural.

Antes do trabalho de parto, pode-se estimar o arco de abdução livre de dor: mede-se a distância interna máxima entre os joelhos que a mulher consegue alcançar sem a presença da dor e, a partir dessa medida, evita-se o afastamento dos membros inferiores além desse ponto.

As posturas mais confortáveis para a mulher devem ser enfatizadas, e as mudanças posturais precisam ser frequentemente realizadas para evitar sobrecarga nas articulações pélvicas. A posição de litotomia não deve ser incentivada e, caso seja utilizada, deve ser mantida por curto período. Dessa maneira, no período expulsivo devem ser priorizadas as posturas lateral esquerda, de quatro apoios ou de joelhos com suporte, evitando a postura de cócoras[213]. Outra opção seria a imersão na água durante o trabalho de parto e o parto na água.

No momento da sutura do períneo, os membros inferiores também devem ser bem posicionados, evitando abdução excessiva e mantendo-os no arco de movimento livre de dor.

A presença da dor lombopélvica não é imprescindível para indicação de cesariana. Não há evidência de que a cesárea eletiva ofereça benefícios e vantagens em relação à recuperação, ao prognóstico ou ao risco de recidiva para as mulheres portadoras de dor lombopélvica. Ao contrário do que se pensa quanto a um possível efeito protetor da cesárea, um estudo que envolveu 464 mulheres mostrou que a cesariana eletiva aumentou de três a quatro vezes o risco de dor lombopélvica persistente no pós-parto[214]. No entanto, nos casos extremos em que há impossibilidade de maior abdução dos membros inferiores, alguns autores preconizam a indicação de cesariana[69,215]. Caso a dor lombopélvica tenha início logo após o parto, a mulher deve ser imediatamente encaminhada à fisioterapia.

DOR LOMBOPÉLVICA NO PÓS-PARTO

Após o parto, as queixas de dor lombopélvica frequentemente desaparecem dentro de um período de 6 meses, mas 5% a 37% das mulheres relatam a permanência dos sintomas anos após[216], podendo repercutir negativamente nas atividades de vida diária e profissionais e com prejuízo para a qualidade de vida.

O manejo da dor lombopélvica no puerpério pode ser fundamentado na prescrição dos mesmos recursos fisioterapêuticos utilizados durante a gestação; contudo, diversos estudos têm demonstrado redução do quadro álgico no pós-parto mediante a adoção de um programa de exercícios de estabilização da coluna lombopélvica associado a uma orientação postural e ergonômica[45] e um conceito de treinamento domiciliar orientado pelo fisioterapeuta[217,218].

A supervisão regular do fisioterapeuta para realização dos exercícios irá permitir a execução apropriada dos movimentos e, com isso, prevenir o aparecimento de novas lesões, sendo considerada um aspecto relevante para a adesão ao tratamento[219].

Uma revisão sistemática demonstrou boas evidências relacionadas às intervenções baseadas no princípio do modelo biopsicossocial[212]. Essa abordagem biopsicossocial no tratamento da dor lombopélvica no pós-parto

tem revelado efeitos positivos no alívio da dor em curto prazo[217,218].

Essa proposta de tratamento atesta que os fatores psicológicos e sociais também devem ser associados às variáveis biológicas para compreensão da dor lombopélvica após o parto. Assim, o tratamento psicológico necessita ser integrado com outros componentes terapêuticos, como a fisioterapia e a terapia clínica medicamentosa. Nesse modelo, a dor no pós-parto é vista como um padrão comportamental psicofisiológico interativo que não pode ser separado em componentes físicos e psicossociais independentes e distintos[220].

CONSIDERAÇÕES FINAIS

Neste capítulo foi destacada a importância de uma avaliação criteriosa para o diagnóstico clínico da dor lombar e na cintura pélvica relacionada à gestação por meio de testes específicos e relatos clínicos. Ademais, diante de diferentes abordagens de tratamento, é importante que o fisioterapeuta atue de maneira individualizada, de acordo com as queixas específicas de cada gestante, para poder selecionar a melhor intervenção.

Referências

1. Albert H, Godskesen M, Westergaard J. Evaluation of clinical tests used in classification procedures in pregnancy-related pelvic joint pain. Eur Spine J 2000; 9(2):161-6.
2. Sabino J, Grauer JN. Pregnancy and low back pain. Curr Rev Musculoskelet Med 2008; 1(2):137-41.
3. Backhausen MG, Bendix JM, Damm P, Tabor A, Hegaard HK. Low back pain intensity among childbearing women and associated predictors. A cohort study. Women Birth 2019; 32(4):e467-e476.
4. Ben Nessib D, Armi S, Ferjani H et al. Low back pain in pregnant women: A necessary or an avoidable evil? Musculoskeletal Care 2023; 21(3):865-70.
5. Amayri A, Khalayli N, Haj Ali D, Kudsi M. Low back pain in a sample of Syrian pregnant women: A cross☐sectional study. Health Sci Rep 2023; 6(7):e1389.
6. Verstraete EH, Vanderstraeten G, Parewijck W. Pelvic girdle pain during or after pregnancy: A review of recent evidence and a clinical care path proposal. Facts Views Vis Obgyn 2013; 5(1):33-43.
7. Gutke A, Olsson CB, Völlestad N, Öberg B, Wikmar LN, Robinson HS. Association between lumbopelvic pain, disability and sick leave during pregnancy – A comparison of three Scandinavian cohorts. J Rehabil Med 2014; 46(5):468-74.
8. Berber MA, Satılmış İG. Characteristics of low back pain in pregnancy, risk factors, and its effects on quality of life. Pain Manag Nurs 2020; 21(6):579-86.
9. Liddle SD, Pennick V. Interventions for preventing and treating low-back and pelvic pain during pregnancy. Cochrane Database Syst Rev 2015; 2015(9):CD001139.
10. Perkins J, Hammer RL, Loubert PV. Identification and management of pregnancy-related low back pain. J Nurse Midwifery 1998; 43(5):331-40.
11. LaBan MM, Rapp NS. Low back pain of pregnancy: Etiology, diagnosis, and treatment. Phys Med Rehab Clin North Ame1996;7 (3):473-86.

12. Hoogen HM van den, Koes BW, Eijk JT van, Bouter LM. On the accuracy of history, physical examination, and erythrocyte sedimentation rate in diagnosing low back pain in general practice. A criteria-based review of the literature. Spine (Phila Pa 1976) 1995; 20(3):318-27.

13. Vroomen PC, Krom MC, Knottnerus JA. Diagnostic value of history and physical examination in patients suspected of sciatica due to disc herniation: A systematic review. J Neurol 1999; 246(10):899-906.

14. Chou R, Qaseem A, Snow V et al. Diagnosis and treatment of low back pain: A joint clinical practice guideline from the American College of Physicians and the American Pain Society. Ann Intern Med 2007; 147(7):478-91.

15. Devillé WL, Windt DA van der, Dzaferagić A, Bezemer PD, Bouter LM. The test of Lasègue: Systematic review of the accuracy in diagnosing herniated discs. Spine (Phila Pa 1976) 2000; 25(9):1140-7.

16. Fagundes LEAS, Carnevalli FU, Pelozo Jr O, Garbelotti Jr SA. Variações anatômicas entre o nervo isquiático e o músculo piriforme e sua relação com a síndrome do piriforme. Fisioter Bras 2006: 90-4.

17. Chen WS, Wan YL. Sciatica caused by piriformis muscle syndrome: Report of two cases. J Formos Med Assoc 1992; 91(6):647-50.

18. Durrani Z, Winnie AP. Piriformis muscle syndrome: An underdiagnosed cause of sciatica. J Pain Symptom Manage 1991; 6(6):374-9.

19. Simons DG, Travell JM, Simon LS. Travel and Simon's myofascial pain and dysfunction: The trigger point manual. Baltimore: Williams and Wilkins, 1983. P1-10382q.

20. Deyo RA, Rainville J, Kent DL. What can the history and physical examination tell us about low back pain? JAMA 1992; 268(6):760-5.

21. Graaf I, Prak A, Bierma-Zeinstra S, Thomas S, Peul W, Koes B. Diagnosis of lumbar spinal stenosis: A systematic review of the accuracy of diagnostic tests. Spine (Phila Pa 1976) 2006; 31(10):1168-76.

22. Rudwaleit M, Metter A, Listing J, Sieper J, Braun J. Inflammatory back pain in ankylosing spondylitis: A reassessment of the clinical history for application as classification and diagnostic criteria. Arthritis Rheum 2006; 54(2):569-78.

23. Deyo RA, Diehl AK. Cancer as a cause of back pain: Frequency, clinical presentation, and diagnostic strategies. J Gen Intern Med 1988; 3(3):230-8.

24. Vleeming A, Albert HB, Ostgaard HC, Sturesson B, Stuge B. European guidelines for the diagnosis and treatment of pelvic girdle pain. Eur Spine J 2008; 17(6):794-819.

25. Wu WH, Meijer OG, Uegaki K et al. Pregnancy-related pelvic girdle pain (PPP), I: Terminology, clinical presentation, and prevalence. Eur Spine J 2004; 13(7):575-89.

26. Sturesson B, Udén G, Udén A. Pain pattern in pregnancy and 'catching' of the leg in pregnant women with posterior pelvic pain. Spine (Phila Pa 1976) 1997; 22(16):1880-3; discussion 1884.

27. Potter NA, Rothstein JM. Intertester reliability for selected clinical tests of the sacroiliac joint. Phys Ther 1985; 65(11):1671-5.

28. Riddle DL, Freburger JK. Evaluation of the presence of sacroiliac joint region dysfunction using a combination of tests: A multicenter intertester reliability study. Phys Ther 2002; 82(8):772-81.

29. Sturesson B, Selvik G, Udén A. Movements of the sacroiliac joints. A roentgen stereophotogrammetric analysis. Spine (Phila Pa 1976) 1989; 14(2):162-5.

30. Sturesson B, Uden A, Vleeming A. A radiostereometric analysis of the movements of the sacroiliac joints in the reciprocal straddle position. Spine (Phila Pa 1976) 2000; 25(2):214-7.

31. Freburger JK, Riddle DL. Using published evidence to guide the examination of the sacroiliac joint region. Phys Ther 2001; 81(5):1135-43.

32. Ostgaard HC, Zetherström G, Roos-Hansson E. The posterior pelvic pain provocation test in pregnant women. Eur Spine J 1994; 3(5):258-60.

33. Kristiansson P, Svärdsudd K. Discriminatory power of tests applied in back pain during pregnancy. Spine (Phila Pa 1976) 1996; 21(20):2337-43; discussion 2343-44.

34. Wormslev M, Juul AM, Marques B, Minck H, Bentzen L, Hansen TM. Clinical examination of pelvic insufficiency during pregnancy. An evaluation of the interobserver variation, the relation between clinical signs and pain and the relation between clinical signs and physical disability. Scand J Rheumatol 1994; 23(2):96-102.

35. Dreyfuss P, Michaelsen M, Pauza K, McLarty J, Bogduk N. The value of medical history and physical examination in diagnosing sacroiliac joint pain. Spine (Phila Pa 1976) 1996; 21(22):2594-602.

36. Gaenslen FJ. Sacro-iliac arthrodesis: Indications, author's technic and end-results. J Am Med Assoc 1927; 89(24):2031-5.

37. Mens JM, Vleeming A, Snijders CJ, Stam HJ, Ginai AZ. The active straight leg raising test and mobility of the pelvic joints. Eur Spine J 1999; 8(6):468-73.

38. Mens JM, Vleeming A, Snijders CJ, Koes BW, Stam HJ. Reliability and validity of the active straight leg raise test in posterior pelvic pain since pregnancy. Spine (Phila Pa 1976) 2001; 26(10):1167-71.

39. Damen L, Buyruk HM, Güler-Uysal F, Lotgering FK, Snijders CJ, Stam HJ. The prognostic value of asymmetric laxity of the sacroiliac joints in pregnancy-related pelvic pain. Spine (Phila Pa 1976) 2002; 27(24):2820-4.

40. Larsen EC, Wilken-Jensen C, Hansen A et al. Symptom-giving pelvic girdle relaxation in pregnancy. I: Prevalence and risk factors. Acta Obstet Gynecol Scand 1999; 78(2):105-10.

41. Vleeming A, Vries HJ, Mens JMA, Wingerden J-P van. Possible role of the long dorsal sacroiliac ligament in women with peripartum pelvic pain. Acta Obstet Gynecol Scand 2002; 81(5):430-6.

42. Vleeming A, Pool-Goudzwaard AL, Hammudoghlu D, Stoeckart R, Snijders CJ, Mens JM. The function of the long dorsal sacroiliac ligament: Its implication for understanding low back pain. Spine (Phila Pa 1976) 1996; 21(5):556-62.

43. Röst CCM, Jacqueline J, Kaiser A, Verhagen AP, Koes BW. Pelvic pain during pregnancy: A descriptive study of signs and symptoms of 870 patients in primary care. Spine (Phila Pa 1976) 2004; 29(22):2567-72.

44. Wolfe F, Smythe HA, Yunus MB et al. The American College of Rheumatology 1990 criteria for the classification of fibromyalgia. Report of the Multicenter Criteria Committee. Arthritis Rheum 1990; 33(2):160-72.

45. Mens JMA, Vleeming A, Snijders CJ, Ronchetti I, Ginai AZ, Stam HJ. Responsiveness of outcome measurements in rehabilitation of patients with posterior pelvic pain since pregnancy. Spine (Phila Pa 1976) 2002; 27(10):1110-5.

46. Albert HB, Godskesen M, Westergaard JG. Incidence of four syndromes of pregnancy-related pelvic joint pain. Spine (Phila Pa 1976) 2002; 27(24):2831-4.

47. Stuge B, Laerum E, Kirkesola G, Vøllestad N. The efficacy of a treatment program focusing on specific stabilizing exercises for pelvic girdle pain after pregnancy: A randomized controlled trial. Spine (Phila Pa 1976) 2004; 29(4):351-9.

48. Stuge B, Garratt A, Krogstad Jenssen H, Grotle M. The pelvic girdle questionnaire: A condition-specific instrument for assessing activity limitations and symptoms in people with pelvic girdle pain. Phys Ther 2011; 91(7):1096-108.

49. Mogren IM. Physical activity and persistent low back pain and pelvic pain post-partum. BMC Public Health 2008; 8:417.

50. Damen L, Buyruk HM, Güler-Uysal F, Lotgering FK, Snijders CJ, Stam HJ. Pelvic pain during pregnancy is associated with asymmetric laxity of the sacroiliac joints. Acta Obstet Gynecol Scand 2001; 80(11):1019-24.

51. Padua L, Padua R, Bondì R et al. Patient-oriented assessment of back pain in pregnancy. Eur Spine J 2002; 11(3):272-5.

52. Nusbaum L, Natour J, Ferraz MB, Goldenberg J. Translation, adaptation and validation of the Roland-Morris questionnaire – Brazil Roland-Morris. Braz J Med Biol Res 2001; 34:203-10.

53. Vigatto R, Alexandre NMC, Correa Filho HR. Development of a Brazilian Portuguese version of the Oswestry Disability Index: Cross-cultural adaptation, reliability, and validity. Spine (Phila Pa 1976) 2007; 32(4):481-6.

54. Pol G van de, Leeuw JRJ, Brummen HJ van, Bruinse HW, Heintz APM, Vaart CH van der. The Pregnancy Mobility Index: A mobility scale during and after pregnancy. Acta Obstet Gynecol Scand 2006; 85(7):786-91.

55. Simões LCF, Teixeira-Salmela LF, Wanderley ELS, Barros RR, Laurentino GEC, Lemos A. Cross-cultural adaptation of "Pelvic Girdle Questionnaire" (PGQ) to Brazil. Acta Fisiátrica 2016; 23(4):166-71.

56. Simões L, Teixeira-Salmela LF, Magalhães L et al. Analysis of test-retest reliability, construct validity, and internal consistency of the Brazilian version of the Pelvic Girdle Questionnaire. J Manipulative Physiol Ther 2018; 41(5):425-33.

57. Ogollah R, Bishop A, Lewis M, Grotle M, Foster NE. Responsiveness and minimal important change for pain and disability outcome measures in pregnancy-related low back and pelvic girdle pain. Phys Ther 2019; 99(11):1551-61.

58. Beaton DE, Bombardier C, Guillemin F, Ferraz MB. Guidelines for the process of cross-cultural adaptation of self-report measures. Spine (Phila Pa 1976) 2000; 25(24):3186-91.

59. Wild D, Grove A, Martin M et al. Principles of good practice for the translation and cultural adaptation process for Patient-Reported Outcomes (PRO) measures: Report of the ISPOR Task Force for Translation and Cultural Adaptation. Value Health 2005; 8(2):94-104.

60. Yenişehir S, Çıtak Karakaya İ, Sivaslıoğlu AA, Özen Oruk D, Karakaya MG. Reliability and validity of Five Times Sit to Stand Test in pregnancy-related pelvic girdle pain. Musculoskelet Sci Pract 2020; 48:102157.

61. Evensen NM, Kvåle A, Braekken IH. Reliability of the Timed Up and Go test and Ten-metre Timed Walk Test in pregnant women with pelvic girdle pain. Physiother Res Int 2015; 20(3):158-65.

62. Evensen NM, Kvåle A, Bräekken IH. Convergent validity of the Timed Up and Go Test and Ten-metre Timed Walk Test in pregnant women with pelvic girdle pain. Man Ther 2016; 21:94-9.

63. Remus A, Smith V, Gutke A et al. A core outcome set for research and clinical practice in women with pelvic girdle pain: PGP-COS. PLoS One 2021; 16(2):e0247466.

64. Boutib A, Chergaoui S, Marfak A, Hilali A, Youlyouz-Marfak I. Quality of life during pregnancy from 2011 to 2021: Systematic review. Int J Women's Health 2022; 14:975-1005.

65. Mogren IM, Pohjanen AI. Low back pain and pelvic pain during pregnancy: prevalence and risk factors. Spine (Phila Pa 1976) 2005; 30(8):983-91.

66. Norén L, Ostgaard S, Nielsen TF, Ostgaard HC. Reduction of sick leave for lumbar back and posterior pelvic pain in pregnancy. Spine (Phila Pa 1976) 1997; 22(18):2157-60.

67. Airaksinen O, Brox JI, Cedraschi C et al. Chapter 4. European guidelines for the management of chronic nonspecific low back pain. Eur Spine J 2006; 15(Suppl 2):S192-300.

68. Davenport MH, Marchand A-A, Mottola MF et al. Exercise for the prevention and treatment of low back, pelvic girdle and lumbopelvic pain during pregnancy: A systematic review and meta-analysis. Br J Sports Med 2019; 53(2):90-8.

69. Vermani E, Mittal R, Weeks A. Pelvic girdle pain and low back pain in pregnancy: A review. Pain Pract 2010; 10(1):60-71.

70. Engeset J, Stuge B, Fegran L. Pelvic girdle pain affects the whole life – A qualitative interview study in Norway on women's experiences with pelvic girdle pain after delivery. BMC Res Notes 2014; 7:686.

71. Berg G, Hammar M, Möller-Nielsen J, Lindén U, Thorblad J. Low back pain during pregnancy. Obstet Gynecol 1988; 71(1):71-5.

72. Kihlstrand M, Stenman B, Nilsson S, Axelsson O. Water-gymnastics reduced the intensity of back/low back pain in pregnant women. Acta Obstet Gynecol Scand 1999; 78(3):180-5.

73. Ostgaard HC, Roos-Hansson E, Zetherström G. Regression of back and posterior pelvic pain after pregnancy. Spine (Phila Pa 1976) 1996; 21(23):2777-80.

74. Ozdemir S, Bebis H, Ortabag T, Acikel C. Evaluation of the efficacy of an exercise program for pregnant women with low back and pelvic pain: A prospective randomized controlled trial. J Adv Nurs 2015; 71(8):1926-39.

75. Eggen MH, Stuge B, Mowinckel P, Jensen KS, Hagen KB. Can supervised group exercises including ergonomic advice reduce the prevalence and severity of low back pain and pelvic girdle pain in pregnancy? A randomized controlled trial. Phys Ther 2012; 92(6):781-90.

76. Stafne SN, Salvesen KÅ, Romundstad PR, Stuge B, Mørkved S. Does regular exercise during pregnancy influence lumbopelvic pain? A randomized controlled trial. Acta Obstet Gynecol Scand 2012; 91(5):552-9.

77. Sonmezer E, Özköslü MA, Yosmaoğlu HB. The effects of clinical pilates exercises on functional disability, pain, quality of life and lumbopelvic stabilization in pregnant women with low back pain: A randomized controlled study. J Back Musculoskelet Rehabil 2021; 34(1):69-76.

78. Miquelutti MA, Cecatti JG, Makuch MY. Evaluation of a birth preparation program on lumbopelvic pain, urinary incontinence, anxiety and exercise: A randomized controlled trial. BMC Pregnancy Childbirth 2013; 13:154.

79. Holden SC, Manor B, Zhou J, Zera C, Davis RB, Yeh GY. Prenatal yoga for back pain, balance, and maternal wellness: A randomized, controlled pilot study. Glob Adv Health Med 2019; 8:2164956119870984.

80. Abu MA, Abdul Ghani NA, Shan LP et al. Do exercises improve back pain in pregnancy? Horm Mol Biol Clin Investig 2017; 32(3):/j/hmbci.2017.32.issue-3/hmbci-2017-0012/hmbci-2017-0012.xml.

81. Yıldırım P, Basol G, Karahan AY. Pilates-based therapeutic exercise for pregnancy-related low back and pelvic pain: A prospective, randomized, controlled trial. Turk J Phys Med Rehabil 2022; 69(2):207-15.

82. Sarkar PK, Singh P, Dhillon MS, Singh A, Bhattacharya S. Impact of two intervention packages on the health and fitness of ante – and post-natal women attending in a teaching hospital. J Family Med Prim Care 2021; 10(10):3738-47.

83. Backhausen MG, Tabor A, Albert H, Rosthøj S, Damm P, Hegaard HK. The effects of an unsupervised water exercise program on low back pain and sick leave among healthy pregnant women – A randomised controlled trial. PLoS One 2017; 12(9):e0182114.

84. Diez-Buil H, Hernandez-Lucas P, Leirós-Rodríguez R, Echeverría-García O. Effects of the combination of exercise and education in the treatment of low back and/or pelvic pain in pregnant women: Systematic review and meta-analysis. Int J Gynaecol Obstet 2024; 164(3):811-22.

85. Eisenberg DM, Davis RB, Ettner SL et al. Trends in alternative medicine use in the United States, 1990-1997: Results of a follow-up national survey. JAMA 1998; 280(18):1569-75.

86. Kvorning N, Holmberg C, Grennert L, Aberg A, Akeson J. Acupuncture relieves pelvic and low-back pain in late pregnancy. Acta Obstet Gynecol Scand 2004; 83(3):246-50.

87. Wedenberg K, Moen B, Norling A. A prospective randomized study comparing acupuncture with physiotherapy for low-back and pelvic pain in pregnancy. Acta Obstet Gynecol Scand 2000; 79(5):331-5.

88. Bishop A, Ogollah R, Bartlam B et al. Evaluating acupuncture and standard care for pregnant women with back pain: The EASE Back pilot randomised controlled trial (ISRCTN49955124). Pilot Feasibility Stud 2016; 2:72.

89. Elden H, Fagevik-Olsen M, Ostgaard H-C, Stener-Victorin E, Hagberg H. Acupuncture as an adjunct to standard treatment for pelvic girdle pain in pregnant women: Randomised double-blinded controlled trial comparing acupuncture with non-penetrating sham acupuncture. BJOG 2008; 115(13):1655-68.

90. Lund I, Lundeberg T, Lönnberg L, Svensson E. Decrease of pregnant women's pelvic pain after acupuncture: A randomized controlled single-blind study. Acta Obstet Gynecol Scand 2006; 85(1):12-9.

91. Nicolian S, Butel T, Gambotti L et al. Cost-effectiveness of acupuncture versus standard care for pelvic and low back pain in pregnancy: A randomized controlled trial. PLoS One 2019; 14(4):e0214195.

92. Elden H, Ladfors L, Olsen MF, Ostgaard H-C, Hagberg H. Effects of acupuncture and stabilising exercises as adjunct to standard treatment in pregnant women with pelvic girdle pain: Randomised single blind controlled trial. BMJ 2005; 330(7494):761.

93. Smith C, Crowther C, Beilby J. Pregnancy outcome following women's participation in a randomised controlled trial of acupuncture to treat nausea and vomiting in early pregnancy. Complement Ther Med 2002; 10(2):78-83.

94. Gutke A, Betten C, Degerskär K, Pousette S, Olsén MF. Treatments for pregnancy-related lumbopelvic pain: A systematic review of physiotherapy modalities. Acta Obstet Gynecol Scand 2015; 94(11):1156-67.

95. Pai MYB, Hohl A, Souza LRC, Mendes MV, Sampaio LCS, Tsai AWW. Acupuncture for pregnancy-related pain in the lower back and posterior pelvic girdle. Rev Assoc Med Bras 1992; 69(Suppl 1):e2023S101.

96. Zharkin N. Acupuncture in obstetrics. J Chin Med 1990; (33):10-13.

97. Xinnong C. Chinese acupuncture and moxibustion. Beijing: Foreign Languages Press, 1987: 330.

98. Elden H. Treatment modalities for pelvic girdle pain in pregnant women. Tese. Goteborg, Sweden: University of Gothenburg, 2008.

99. Yu XZ. Observation of hastening of parturition and induction of labour with acupuncture. Chin J Integrat Trad Western Med 1981; 1(1):12-15.

100. Lin PC. Observation of the effect of acupuncture and oxytocin intravenous perfusion for expediting labour. Chin Acupunct Moxib 1992; 12(6):281-83.

101. Ma WZ. Clinical observation of the influence of puncturing different points on the whole stage of labour. Chin Acupunct Moxib 1995; 15(3):130-1.

102. Nadler SF, Weingand K, Kruse RJ. The physiologic basis and clinical applications of cryotherapy and thermotherapy for the pain practitioner. Pain Physician 2004; 7(3):395-9.

103. Low J, Reed A. Eletroterapia explicada: Princípios e práticas. São Paulo: Manole, 2001.

104. Delisa JA, Gans BM. Tratado de medicina de reabilitação: Princípios e prática. 3. ed. São Paulo: Manole, 2002.

105. Silva EC et al. Efeito abortivo do ultrassom terapêutico em ratas Rev Unorp 2006; 5(12):25-47.

106. Oliveira RP. Efeito do ultrassom terapêutico em ratas prenhes. Dissertação. Faculdade de Medicina da Universidade Federal de Juiz de Fora, Juiz de Fora, 2007.

107. Leach WM. Genetic, growth, and reproductive effects of microwave radiation. Bull N Y Acad Med 1980; 56(2):249-57.

108. Brown-Woodman PD, Hadley JA, Richardson L, Bright D, Porter D. Evaluation of reproductive function of female rats exposed to radiofrequency fields (27.12 MHz) near a shortwave diathermy device. Health Phys 1989; 56(4):521-5.

109. Lerman Y, Jacubovich R, Green MS. Pregnancy outcome following exposure to shortwaves among female physiotherapists in Israel. Am J Industl Med 2001; 39:499-504.

110. Kallen B, Malmquist G, Moritz U. Delivery outcome among physiotherapists in Sweden: Is non-ionized a fetal hazard? Arch Environ Health 1982; 37:81-4.

111. Taskinen H, Kyyronen P, Hemmink K. Effects of ultrasound shortwaves and physical exertion on pregnancy outcome in physiotherapists. J Epidemiol Community Health 1990; 44:196-201.

112. Ouellet-Hellstrom R, Stewart WF. Miscarriages among female physical therapists who report using radio- and microwave-frequency electromagnetic radiation. Am J Epidemiol 1993; 138(10):775-86.

113. Zemke JE, Andersen JC, Guion WK, McMillan J, Joyner AB. Intramuscular temperature responses in the human leg to two forms of cryotherapy: Ice massage and ice bag. J Orthop Sports Phys Ther 1998; 27(4):301-7.

114. Myrer JW, Measom G, Durrant E, Fellingham GW. Cold- and hot-pack contrast therapy: Subcutaneous and intramuscular temperature change. J Athl Train 1997; 32(3):238-41.

115. Merrick MA, Knight KL, Ingersoll CD, Potteiger JA. The effects of ice and compression wraps on intramuscular temperatures at various depths. J Athl Train 1993; 28(3):236-245.

116. Lowden BJ, Moore RJ. Temperature changes in muscle during cold therapy and following sustained contraction. Aust J Sports Med 1977; 9:8-12.

117. Waylonis GW. The physiologic effects of ice massage. Arch Phys Med Rehabil 1967; 48(1):37-42.

118. Dowswell T, Bedwell C, Lavender T, Neilson JP. Transcutaneous electrical nerve stimulation (TENS) for pain relief in labour. Cochrane Database Syst Rev 2009; (2):CD007214.

119. Mello LFD, Nóbrega LF, Lemos A. Estimulação elétrica transcutânea no alívio da dor do trabalho de parto: Revisão sistemática e metanálise. Braz J Phys Ther 2011; 15:175-84.

120. Frampton V. Estimulação nervosa elétrica transcutânea (TENS). In: Kitchen S, Bazin S. Eletroterapia de Clayton. 10. ed. São Paulo: Manole, 1998.

121. Kubista E, Kucera H, Müller-Tyl E. Initiating contractions of the gravid uterus through electro-acupuncture. Am J Chin Med (Gard City NY) 1975; 3(4):343-6.

122. Field T, Diego MA, Hernandez-Reif M, Schanberg S, Kuhn C. Massage therapy effects on depressed pregnant women. J Psychosom Obstet Gynaecol 2004; 25(2):115-22.

123. Field T, Hernandez-Reif M, Hart S, Theakston H, Schanberg S, Kuhn C. Pregnant women benefit from massage therapy. J Psychosom Obstet Gynaecol 1999; 20(1):31-8.

124. Diego MA, Field T, Hernandez-Reif M, Deeds O, Ascencio A, Begert G. Preterm infant massage elicits consistent increases in vagal activity and gastric motility that are associated with greater weight gain. Acta Paediatr 2007; 96(11):1588-91.

125. Field T, Diego M, Hernandez-Reif M, Deeds O, Figueiredo B. Pregnancy massage reduces prematurity, low birthweight and postpartum depression. Infant Behav Dev 2009; 32(4):454-60.

126. Foster JM, Sweeney BP. The mechanisms of acupuncture analgesia. Br J Hosp Med 1987; 38(4):308-12.

127. Stuber KJ, Wynd S, Weis CA. Adverse events from spinal manipulation in the pregnant and postpartum periods: A critical review of the literature. Chiropr Man Therap 2012; 20:8.

128. Licciardone JC, Buchanan S, Hensel KL, King HH, Fulda KG, Stoll ST. Osteopathic manipulative treatment of back pain and related symptoms during pregnancy: A randomized controlled trial. Am J Obstet Gynecol 2010; 202:43.e1-8.

129. Elden H, Östgaard H-C, Glantz A, Marciniak P, Linnér A-C, Olsén MF. Effects of craniosacral therapy as adjunct to standard treatment for pelvic girdle pain in pregnant women: A multicenter, single blind, randomized controlled trial. Acta Obstet Gynecol Scand 2013; 92(7):775-82.

130. Stuge B, Hilde G, Vollestad N. Physical therapy for pregnancy-related low back and pelvic pain: A systematic review. Acta Obstet Gynecol Scand 2003; 82(11):983-90.

131. Wright A. Hypoalgesia post-manipulative therapy: A review of a potential neurophysiological mechanism. Man Ther 1995; 1(1):11-6.

132. Pickar JG. Neurophysiological effects of spinal manipulation. Spine J 2002; 2(5):357-71.

133. Tullberg T, Blomberg S, Branth B, Johnsson R. Manipulation does not alter the position of the sacroiliac joint. A roentgen stereophotogrammetric analysis. Spine (Phila Pa 1976) 1998; 23(10):1124-8; discussion 1129.

134. Wurff P van der, Hagmeijer RH, Meyne W. Clinical tests of the sacroiliac joint. A systematic methodological review. Part 1: Reliability. Man Ther 2000; 5(1):30-6.

135. Van der Wurff P, Hagmeijer RH, Meyne W. Clinical test of sacroiliac joint. A systematic methodological review. Part II: reliability. Manual Therapy 2000; 5(2):89-96.

136. Stuber KJ, Smith DL. Chiropractic treatment of pregnancy-related low back pain: A systematic review of the evidence. J Manipul Physiol Ther 2008; 31(6):447-54.

137. Daly JM, Frame PS, Rapoza PA. Sacroiliac subluxation: A common, treatable cause of low-back pain in pregnancy. Fam Pract Res J 1991; 11(2):149-59.

138. McIntyre IN, Broadhurst NA. Effective treatment of low back pain in pregnancy. Aust Fam Physician 1996; 25(9 Suppl 2):S65-7.

139. Garshasbi A, Faghih Zadeh S. The effect of exercise on the intensity of low back pain in pregnant women. Int J Gynaecol Obstet 2005; 88(3):271-5.

140. Granath AB, Hellgren MSE, Gunnarsson RK. Water aerobics reduces sick leave due to low back pain during pregnancy. J Obstet Gynecol Neonatal Nurs 2006; 35(4):465-71.

141. Hamed Mamipour, Samira Farazmehr, Hossein Negahban et al. Effect of core stabilization exercises on pain, functional disability, and quality of life in pregnant women with lumbar and pelvic girdle pain: A randomized controlled trial. M Manipul Physiol Therap 2023; 46(1):27-36.

142. Kluge J, Hall D, Louw Q, Theron G, Grové D. Specific exercises to treat pregnancy-related low back pain in a South African population. Int J Gynaecol Obstet 2011; 113(3):187-91.

143. Ghaderi F, Mohammadi K, Amir Sasan R, Niko Kheslat S, Oskouei AE. Effects of stabilization exercises focusing on pelvic floor muscles on low back pain and urinary incontinence in women. Urology 2016; 93:50-4.

144. Mørkved S, Salvesen KA, Schei B, Lydersen S, Bø K. Does group training during pregnancy prevent lumbopelvic pain? A randomized clinical trial. Acta Obstet Gynecol Scand 2007; 86(3):276-82.

145. O'Connor PJ, Poudevigne MS, Cress ME, Motl RW, Clapp JF. Safety and efficacy of supervised strength training adopted in pregnancy. J Phys Act Health 2011; 8(3):309-20.

146. Ward-Ritacco C, Poudevigne MS, O'Connor PJ. Muscle strengthening exercises during pregnancy are associated with increased energy and reduced fatigue. J Psychosom Obstet Gynaecol 2016; 37(2):68-72.

147. Hungerford B, Gilleard W, Hodges P. Evidence of altered lumbopelvic muscle recruitment in the presence of sacroiliac joint pain. Spine (Phila Pa 1976) 2003; 28(14):1593-600.

148. Hodges PW. Core stability exercise in chronic low back pain. Orthop Clin North Am 2003; 34(2):245-54.

149. Hodges PW, Moseley GL. Pain and motor control of the lumbopelvic region: Effect and possible mechanisms. J Electromyogr Kinesiol 2003; 13(4):361-70.

150. Thompson JA, O'Sullivan PB. Levator plate movement during voluntary pelvic floor muscle contraction in subjects with incontinence and prolapse: A cross-sectional study and review. Int Urogynecol J Pelvic Floor Dysfunct 2003; 14(2):84-8.

151. Dietz HP, Wilson PD, Clarke B. The use of perineal ultrasound to quantify levator activity and teach pelvic floor muscle exercises. Int Urogynecol J Pelvic Floor Dysfunct 2001; 12(3):166-8; discussion 168-9.

152. Stuge B, Holm I, Vøllestad N. To treat or not to treat postpartum pelvic girdle pain with stabilizing exercises? Man Ther 2006; 11(4):337-43.

153. Pennick VE, Young G. Interventions for preventing and treating pelvic and back pain in pregnancy. Cochrane Database Syst Rev 2007; (2):CD001139.

154. Ohtake PJ, Borello-France D. Rehabilitation for women and men with pelvic-floor dysfunction. Phys Ther 2017; 97(4):390-2.

155. Qi H. Effect of kegel training and nursing intervention on psychological state and functional recovery of postpartum pelvic floor muscle dysfunction. Heilongjiang Med J 2021; 45:2198-200.

156. Pair LS and Somerall WE Jr. Urinary incontinence: Pelvic floor muscle and behavioral training for women. Nurse Pract 2018; 43:21-5.

157. Yan C-F, Hung Y-C, Gau M-L, Lin K-C. Effects of a stability ball exercise program on low back pain and daily life interference during pregnancy. Midwifery 2014; 30(4):412-9.

158. Petric M, Vauhnik R, Jakovljevic M. The impact of hatha yoga practice on flexibility: A pilot study. Altern Integr Med 2014; 3(2):2-10.

159. Oyarzabal EA, Seuferling B, Babbar S, Lawton-O'Boyle S, Babbar S. Mind-body techniques in pregnancy and postpartum. Clin Obstet Gynecol 2021; 64(3):683-703.

160. Jiang Q, Wu Z, Zhou L, Dunlop J, Chen P. Effects of yoga intervention during pregnancy: A review for current status. Am J Perinatol 2015; 32(6):503-14.

161. Kwon R, Kasper K, London S, Haas DM. A systematic review: The effects of yoga on pregnancy. Eur J Obstet Gynecol Reprod Biol 2020; 250:171-7.

162. Villar-Alises O, Martinez-Miranda P, Martinez-Calderon J. Prenatal yoga-based interventions may improve mental health during pregnancy: An overview of systematic reviews with meta-analysis. Int J Environ Res Public Health 2023; 20(2):1556.

163. Rahayu B. Prenatal yoga to relief back pain among pregnant women. EMBRIO 2023; 15(1):28-33.

164. Snijders CJ, Vleeming A, Stoeckart R. Transfer of lumbosacral load to iliac bones and legs. Part 1: Biomechanics of self-bracing of the sacroiliac joints and its significance for treatment and exercise. Clin Biomech (Bristol, Avon) 1993; 8(6):285-94.

165. Vleeming A, Buyruk HM, Stoeckart R, Karamursel S, Snijders CJ. An integrated therapy for peripartum pelvic instability: A study of the biomechanical effects of pelvic belts. Am J Obstet Gynecol 1992; 166(4):1243-7.

166. Szkwara JM, Milne N, Hing W, Pope R. Effectiveness, feasibility, and acceptability of Dynamic Elastomeric Fabric Orthoses (DEFO) for managing pain, functional capacity, and quality of life during prenatal and postnatal care: A systematic review. Int J Environ Res Public Health 2019; 16(13):2408.

167. Richardson CA, Snijders CJ, Hides JA, Damen L, Pas MS, Storm J. The relation between the transversus abdominis muscles, sacroiliac joint mechanics, and low back pain. Spine (Phila Pa 1976) 2002; 27(4):399-405.

168. Nilsson-Wikmar L, Holm K, Oijerstedt R, Harms-Ringdahl K. Effect of three different physical therapy treatments on pain and activity in pregnant women with pelvic girdle pain: A randomized clinical trial with 3, 6, and 12 months follow-up postpartum. Spine (Phila Pa 1976) 2005; 30(8):850-6.

169. Depledge J, McNair PJ, Keal-Smith C, Williams M. Management of symphysis pubis dysfunction during pregnancy using exercise and pelvic support belts. Physical Therapy 2005; 85(12):1290-300.

170. Ostgaard HC, Zetherström G, Roos-Hansson E, Svanberg B. Reduction of back and posterior pelvic pain in pregnancy. Spine (Phila Pa 1976) 1994; 19(8):894-900.

171. Carr CA. Use of a maternity support binder for relief of pregnancy-related back pain. J Obstet Gynecol Neonatal Nurs 2003; 32(4):495-502.

172. Flack NA, Hay-Smith EJC, Stringer MD, Gray AR, Woodley SJ. Adherence, tolerance and effectiveness of two different pelvic support belts as a treatment for pregnancy-related symphyseal pain – A pilot randomized trial. BMC Pregnancy Childbirth 2015; 15:36.

173. Fitzgerald CM, Bennis S, Marcotte ML, Shannon MB, Iqbal S, Adams WH. The impact of a sacroiliac joint belt on function and pain using the active straight leg raise in pregnancy-related pelvic girdle pain. PM R 2022; 14(1):19-29.

174. Quintero Rodriguez C, Troynikov O. The effect of maternity support garments on alleviation of pains and discomforts during pregnancy: A systematic review. J Pregnancy 2019; 2019:2163790.

175. Mens JM. Does a pelvic belt reduce hip adduction weakness in pregnancy-related posterior pelvic girdle pain? A case-control study. Eur J Phys Rehabil Med 2017; 53(4):575-81.

176. Cakmak B, Inanir A, Nacar MC, Filiz B. The effect of maternity support belts on postural balance in pregnancy. PM R 2014; 6(7):624-8.

177. Morino S, Ishihara M, Umezaki F et al. The effects of pelvic belt use on pelvic alignment during and after pregnancy: A prospective longitudinal cohort study. BMC Pregnancy and Childbirth 2019; 19(1):305.

178. Kalus SM, Kornman LH, Quinlivan JA. Managing back pain in pregnancy using a support garment: A randomised trial. BJOG 2008; 115(1):68-75.

179. Bertuit J, Van Lint CE, Rooze M, Feipel V. Pregnancy and pelvic girdle pain: Analysis of pelvic belt on pain. J Clin Nurs 2018; 27(1-2):e129-e137.

180. Mens JMA, Pool-Goudzwaard A, Stam HJ. Mobility of the pelvic joints in pregnancy-related lumbopelvic pain: A systematic review. Obstet Gynecol Surv 2009; 64(3):200-8.

181. Vilensky JA, O'Connor BL, Fortin JD et al. Histologic analysis of neural elements in the human sacroiliac joint. Spine (Phila Pa 1976) 2002; 27(11):1202-7.

182. Varga E, Dudas B, Tile M. Putative proprioceptive function of the pelvic ligaments: Biomechanical and histological studies. Injury 2008; 39(8):858-64.

183. McCloskey DI. Human proprioceptive sensation. J Clin Neurosci 1994; 1(3):173-7.

184. Shaffer SW, Harrison AL. Aging of the somatosensory system: A translational perspective. Phys Ther 2007; 87(2):193-207.

185. Arumugam A, Milosavljevic S, Woodley S, Sole G. Effects of external pelvic compression on form closure, force closure, and neuromotor control of the lumbopelvic spine – A systematic review. Man Ther 2012; 17(4):275-84.

186. Soisson O, Lube J, Germano A et al. Pelvic belt effects on pelvic morphometry, muscle activity and body balance in patients with sacroiliac joint dysfunction. PLoS One 2015; 10(3):e0116739.

187. Treede R-D. Gain control mechanisms in the nociceptive system. Pain 2016; 157(6):1199-204.

188. Kumar K, Abbas M, Rizvi S. The use of spinal cord stimulation in pain management. Pain Manag 2012; 2(2):125-34.

189. Snijders CJ, Ribbers MT, Bakker HV de, Stoeckart R, Stam HJ. EMG recordings of abdominal and back muscles in various standing postures: Validation of a biomechanical model on sacroiliac joint stability. J Electromyogr Kinesiol 1998; 8(4):205-14.

190. Park K-M, Kim S-Y, Oh D-W. Effects of the pelvic compression belt on gluteus medius, quadratus lumborum, and lumbar multifidus activities during side-lying hip abduction. J Electromyogr Kinesiol 2010; 20(6):1141-5.

191. Jung H-S, Jeon H-S, Oh D-W, Kwon O-Y. Effect of the pelvic compression belt on the hip extensor activation patterns of sacroiliac joint pain patients during one-leg standing: A pilot study. Man Ther 2013; 18(2):143-8.

192. Sichting F, Rossol J, Soisson O, Klima S, Milani T, Hammer N. Pelvic belt effects on sacroiliac joint ligaments: A computational approach to understand therapeutic effects of pelvic belts. Pain Physician 2014; 17(1):43-51.

193. Mens JMA, Damen L, Snijders CJ, Stam HJ. The mechanical effect of a pelvic belt in patients with pregnancy-related pelvic pain. Clin Biomech (Bristol, Avon) 2006; 21(2):122-7.

194. Damen L, Spoor CW, Snijders CJ, Stam HJ. Does a pelvic belt influence sacroiliac joint laxity? Clin Biomech (Bristol, Avon) 2002; 17(7):495-8.

195. Beaty CM, Bhaktaram VJ, Rayburn WF, Parker MJ, Christensen HD, Chandrasekaran K. Low backache during pregnancy. Acute hemodynamic effects of a lumbar support. J Reprod Med 1999; 44(12):1007-11.

196. Kuciel N, Sutkowska E, Cienska A, Markowska D, Wrzosek Z. Impact of Kinesio Taping application on pregnant women suffering from pregnancy-related pelvic girdle pain – Preliminary study. Ginekol Pol 2017; 88(11):620-5.

197. Draper C, Azad A, Littlewood D, Morgan C, Barker L, Weis CA. Taping protocol for two presentations of pregnancy-related back pain: A case series. J Can Chiropr Assoc 2019; 63(2):111-8.

198. Luz Jr MA, Sousa MV, Neves LAFS, Cezar AAC, Costa LOP. Kinesio Taping® is not better than placebo in reducing pain and disability in patients with chronic non-specific low back pain: A randomized controlled trial. Braz J Phys Ther 2015; 19(6):482-90.

199. Added MAN, Costa LOP, Freitas DG et al. Kinesio Taping does not provide additional benefits in patients with chronic low back pain who receive exercise and manual therapy: A randomized controlled trial. J Orthop Sports Phys Ther 2016; 46(7):506-13.

200. Parreira PCS, Costa LCM, Takahashi R et al. Kinesio taping to generate skin convolutions is not better than sham taping for people with chronic non-speci[]c low back pain: A randomised trial. J Physiother 2014; 60(2):90-6.

201. Xue X, Chen Y, Mao X et al. Effect of kinesio taping on low back pain during pregnancy: A systematic review and meta-analysis. BMC Pregnancy and Childbirth 2021; 21(1):712.

202. Higgins JP, Green S. Cochrane handbook for systematic reviews of interventions: Cochrane Book Series 2023.

203. Ostelo RWJG, Deyo RA, Stratford P et al. Interpreting change scores for pain and functional status in low back pain: Towards international consensus regarding minimal important change. Spine (Phila Pa 1976) 2008; 33(1):90-4.

204. Stratford PW, Binkley JM, Riddle DL, Guyatt GH. Sensitivity to change of the Roland-Morris Back Pain Questionnaire: part 1. Phys Ther 1998; 78(11):1186-96.

205. Chen L, Ferreira ML, Beckenkamp PR, Caputo EL, Feng S, Ferreira PH. Comparative efficacy and safety of conservative care for pregnancy-related low back pain: A systematic review and network meta-analysis. Phys Ther 2021; 101(2):pzaa200.

206. Greenberg JS. Administração do estresse. 6. ed. São Paulo: Manole 2002. 390p.

207. Sandler JL, Becker GE. Addressing the relationship between back pain and distress in your patient. J Musc Med 1993; 10(12):26-39.

208. Holstege G, Bandler R, Saper CB. The emotional motor system. Prog Brain Res 1996; 107:3-6.

209. Wingerden JP van, Vleeming A, Buyruk HM, Raissadat K. Stabilization of the sacroiliac joint in vivo: Verification of muscular contribution to force closure of the pelvis. Eur Spine J 2004; 13(3):199-205.

210. Cox JM. Perspectivas psicológicas no tratamento da dor lombar. In: Cox JM. Dor lombar: Mecanismo, diagnóstico e tratamento. São Paulo: Manole 2002: 679-88.

211. Vollestad NK, Stuge B. Prognostic factors for recovery from postpartum pelvic girdle pain. Eur Spine J 2009; 18:718-26.

212. Ferreira CWS, Alburquerque-Sendı N F. Effectiveness of physical therapy for pregnancy-related low back and/or pelvic pain af-

ter delivery: A systematic review. Physiother Theory Pract 2013; 29(6):419-31.

213. Association of Chartered Physiotherapists in Women's Health (ACPWH). Guidance for health professionals: Pregnancy-related pelvic girdle pain; formerly known as symphysis pubis dysfunction (SPD). 2011.

214. Mogren IM. Does caesarean section negatively influence the post-partum prognosis of low back pain and pelvic pain during pregnancy? Eur Spine J 2007; 16(1):115-21.

215. Owens K, Pearson A, Mason G. Symphysis pubis dysfunction — A cause of significant obstetric morbidity. Eur J Obstet Gynecol Reprod Biol 2002; 105(2):143-6.

216. Ronchetti I, Vleeming A, Wingerden JP van. Physical characteristics of women with severe pelvic girdle pain after pregnancy: A descriptive cohort study. Spine (Phila Pa 1976) 2008; 33(5):E145-151.

217. Bastiaenen CHG, Bie RA, Wolters PMJC et al. Effectiveness of a tailor-made intervention for pregnancy-related pelvic girdle and/or low back pain after delivery: Short-term results of a randomized clinical trial [ISRCTN08477490]. BMC Musculoskelet Disord 2006; 7:19.

218. Bastiaenen CHG, Bie RA, Vlaeyen JWS et al. Long-term effectiveness and costs of a brief self-management intervention in women with pregnancy-related low back pain after delivery. BMC Pregnancy Childbirth 2008; 8:19.

219. Liddle SD, Baxter GD, Gracey JH. Exercise and chronic low back pain: What works? Pain 2004; 107(1-2):176-90.

220. Turk DC, Monarch ES. Biopsychosocial perspective on chronic pain. In: Turk DC, Gatchel RJ (eds). Psychological approaches to pain management: A pratictionner's handbook. New York: Guilford Press 2002: 1-29.

ANEXO 1
Questionário de Cintura Pélvica
Pelvic Girdle Questionnaire – Brasil (PGQ Brasil)

Até que ponto você sente dificuldade em fazer as atividades listadas abaixo por causa da dor na cintura pélvica? Para cada atividade, marque a opção que melhor descreve como você está hoje.

Qual a dificuldade para você realizar as atividades abaixo por causa da dor na cintura pélvica?	Nenhuma (0)	Pouca (1)	Alguma (2)	Muita (3)
1. Vestir-se				
2. Ficar em pé por menos de 10 minutos				
3. Ficar em pé por mais de 60 minutos				
4. Curvar-se				
5. Ficar sentada por menos de 10 minutos				
6. Ficar sentada por mais de 60 minutos				
7. Andar por menos de 10 minutos				
8. Andar por mais de 60 minutos				
9. Subir escadas				
10. Fazer trabalhos domésticos				
11. Carregar objetos leves				
12. Carregar objetos pesados				
13. Levantar-se/sentar-se				
14. Empurrar um carrinho de compras				
15. Correr				
16. Realizar atividades esportivas				
17. Deitar-se				
18. Virar na cama				
19. Ter uma vida sexual normal				
20. Empurrar algo com um pé				
Quanta dor você sente?	Nenhuma (0)	Pouca (1)	Alguma (2)	Muita (3)
21. Pela manhã				
22. À noite				
Até que ponto, por causa da dor na cintura pélvica:	De modo algum (0)	Pouco (1)	Até certo ponto (2)	Muito (3)
23. Sua(s) perna(s) falha(m)?				
24. Você faz coisas mais lentamente?				
25. Seu sono é interrompido?				

Procedimento para pontuação: as pontuações foram resumidas e recalculadas para porcentagem de 0 (nenhum problema) a 100 (grande problema).

ANEXO 2
Questionário de Oswestry para Avaliação da Dor Lombar

Por favor, responda este questionário. Ele foi desenvolvido para dar-nos informações sobre como seu problema nas costas ou pernas tem afetado sua capacidade de realizar as atividades da vida diária.
Por favor, responda todas as seções. **Assinale em cada uma delas apenas a resposta que mais claramente descreve sua condição no dia de hoje.**

Seção 1 – Intensidade da dor
( ) Não sinto dor no momento.
( ) A dor é muito leve no momento.
( ) A dor é moderada no momento.
( ) A dor é razoavelmente intensa no momento.
( ) A dor é muito intensa no momento.
( ) A dor é a pior que se pode imaginar no momento.

Seção 2 – Cuidados pessoais (lavar-se, vestir-se etc.)
( ) Posso cuidar de mim mesma normalmente sem que isso aumente a dor.
( ) Posso cuidar de mim mesma normalmente, mas sinto muita dor.
( ) Sinto dor ao cuidar de mim mesma e faço isso lentamente e com cuidado.
( ) Necessito de alguma ajuda, porém consigo fazer a maior parte dos meus cuidados pessoais.
( ) Necessito de ajuda diária na maioria dos aspectos de meus cuidados pessoais.
( ) Não consigo me vestir, lavo-me com dificuldade e permaneço na cama.

Seção 3 – Levantar objetos
( ) Consigo levantar objetos pesados sem aumentar a dor.
( ) Consigo levantar objetos pesados, mas isso aumenta a dor.
( ) A dor me impede de levantar objetos pesados do chão, mas consigo levantá-los se estiverem convenientemente posicionados, por exemplo, sobre uma mesa.
( ) A dor me impede de levantar objetos pesados, mas consigo levantar objetos leves a moderados, se estiverem convenientemente posicionados.
( ) Consigo levantar apenas objetos muito leves.
( ) Não consigo levantar ou carregar absolutamente nada.

Seção 4 – Caminhar
( ) A dor não me impede de caminhar qualquer distância.
( ) A dor me impede de caminhar mais de 1.600 metros (aproximadamente 16 quarteirões de 100 metros).
( ) A dor me impede de caminhar mais de 800 metros (aproximadamente 8 quarteirões de 100 metros).
( ) A dor me impede de caminhar mais de 400 metros (aproximadamente 4 quarteirões de 100 metros).
( ) Só consigo andar usando uma bengala ou muletas.
( ) Fico na cama a maior parte do tempo e preciso me arrastar para ir ao banheiro.

Seção 5 – Sentar
( ) Consigo sentar em qualquer tipo de cadeira durante o tempo que quiser.
( ) Consigo sentar em uma cadeira confortável durante o tempo que quiser.
( ) A dor me impede de ficar sentada por mais de 1 hora.
( ) A dor me impede de ficar sentada por mais de meia hora.
( ) A dor me impede de ficar sentada por mais de 10 minutos.
( ) A dor me impede de sentar.

Seção 6 – Ficar em pé
( ) Consigo ficar em pé o tempo que quiser sem aumentar a dor.
( ) Consigo ficar em pé durante o tempo que quiser, mas isso aumenta a dor.
( ) A dor me impede de ficar em pé por mais de 1 hora.
( ) A dor me impede de ficar em pé por mais de meia hora.
( ) A dor me impede de ficar em pé por mais de 10 minutos.
( ) A dor me impede de ficar em pé.

Seção 7 – Dormir
( ) Meu sono nunca é perturbado pela dor.
( ) Meu sono é ocasionalmente perturbado pela dor.
( ) Durmo menos de 6 horas por causa da dor.
( ) Durmo menos de 4 horas por causa da dor.
( ) Durmo menos de 2 horas por causa da dor.

Seção 8 – Vida sexual
( ) Minha vida sexual é normal e não aumenta minha dor.
( ) Minha vida sexual é normal, mas causa um pouco mais de dor.
( ) Minha vida sexual é quase normal, mas causa muita dor.
( ) Minha vida sexual é severamente limitada pela dor.
( ) Minha vida sexual é quase ausente por causa da dor.
( ) A dor me impede de ter uma vida sexual.

Seção 9 – Vida social
( ) Minha vida social é normal e não aumenta a dor.
( ) Minha vida social é normal, mas aumenta a dor.
( ) A dor não tem nenhum efeito significativo em minha vida social, porém limita alguns interesses que demandam mais energia, como, por exemplo, esporte etc.
( ) A dor tem restringido minha vida social e não saio de casa com tanta frequência.
( ) A dor tem restringido minha vida social ao meu lar.
( ) Não tenho vida social por causa da dor.

Seção 10 – Locomoção (ônibus/carro/táxi)
( ) Posso ir a qualquer lugar sem sentir dor.
( ) Posso ir a qualquer lugar, mas isso aumenta a dor.
( ) A dor é intensa, mas consigo me locomover durante 2 horas.
( ) A dor restringe-me a locomoções de menos de 1 hora.
( ) A dor restringe-me a pequenas locomoções necessárias de menos de 30 minutos.
( ) A dor impede de locomover-me, exceto para receber tratamento.

ANEXO 3
Ficha de Avaliação para Dor Lombar e na Cintura Pélvica Relacionada à Gestação

I. IDENTIFICAÇÃO DA GESTANTE
Nome:_____
Idade:_____ Idade gestacional:_____
Paridade:_____

II. ANAMNESE
Queixa principal:_____
_____

História clínica:_____
_____

ANTECEDENTES PESSOAIS:
( ) Câncer (local/tipo _____)
( ) Infecção (local/tipo _____)
( ) Doença neurológica (tipo _____)
( ) Doença reumática (tipo _____)
( ) Dor lombopélvica prévia à gestação
( ) Dor lombopélvica na gestação anterior
( ) Trauma pélvico (local:_____)
( ) Outros:_____

MEDICAMENTOS:_____

CARACTERÍSTICAS ESPECÍFICAS DA DOR
Distribuição da dor: ( ) localizada ( ) difusa ( ) irradiada
Localização específica da dor (marcar na figura) _____
Tipo/natureza da dor_____
Escala visual analógica dor (0 a 10) _____
Início da sintomatologia _____
Circunstâncias de aparecimento da dor_____
Horários mais frequentes de aparecimento _____
Condições que pioram_____
Condições que melhoram_____
Comportamento da dor ao sentar: ( ) piora   ( ) melhora   ( ) não se altera
Comportamento da dor ao ficar de pé: ( ) piora   ( ) melhora   ( ) não se altera
Comportamento da dor no repouso: ( ) piora   ( ) melhora   ( ) não se altera
Comportamento da dor ao movimento: ( ) piora   ( ) melhora   ( ) não se altera
Interferência da dor no sono: ( ) sim   ( ) não
Interferência da dor nas atividades sexuais: ( ) sim   ( ) não
Interferência da dor nas atividades de vida diária ou profissionais:_____

SINTOMAS ASSOCIADOS:
( ) Sensação de peso (local_____)   ( ) Formigamento (local_____)
( ) Adormecimento (local_____)   ( ) Fadiga muscular (local_____)
( ) Fraqueza (local_____)   ( ) Falha no movimento (local _____)
( ) Incoordenação/desequilíbrio (local_____)
( ) Disfunção do intestino/bexiga (tipo_____ início_____)
( ) Disfunção neurológica (tipo_____ início_____tempo de instalação_____)
( ) Claudicação (tipo_____ início_____)
( ) Rigidez: ( ) matinal   ( ) ao repouso – duração da rigidez: ( ) < 30min   ( ) > 30min
( ) Disfunção gástrica (tipo_____início_____)
( ) Outros: _____ (local_____)

III. EXAME FÍSICO
Inspeção_____
_____
Palpação_____
_____

(Continua)

ANEXO 3
Ficha de Avaliação para Dor Lombar e na Cintura Pélvica Relacionada à Gestação *(Cont.)*

IV. MOBILIDADE DA COLUNA

Flexão: ( ) normal   ( ) reduzida   ( ) presença de dor
Extensão: ( ) normal   ( ) reduzida   ( ) presença de dor
Rotação para a direita: ( ) normal   ( ) reduzida   ( ) presença de dor
Rotação para a esquerda: ( ) normal   ( ) reduzida   ( ) presença de dor
Inclinação para a direita: ( ) normal   ( ) reduzida   ( ) presença de dor
Inclinação para a esquerda: ( ) normal   ( ) reduzida   ( ) presença de dor

V. TESTES PARA AVALIAÇÃO DA COLUNA

Testes de sensibilidade para os membros inferiores:_____
_____
Reflexos (patelar e aquileu)_____
_____

Teste de elevação da perna reta (passivo):   D: _____   E: _____
Teste de Lasègue (flexão do quadril para diagnóstico diferencial): D: _____   E: _____
Teste cruzado de elevação da perna reta: D: _____   E: _____
Palpação do piriforme: D: _____   E: _____

> **INTERPRETAÇÃO:**
> DOR LOMBAR NÃO RELACIONADA À GESTAÇÃO:( ) PRESENTE   ( ) AUSENTE
> DOR LOMBAR RELACIONADA À GESTAÇÃO:( ) PRESENTE   ( ) AUSENTE

VI. TESTES DE PROVOCAÇÃO ÁLGICA PARA A CINTURA PÉLVICA (Pontuação pela Escala Modificada pelo CAR)

Escala Modificada – Colégio Americano de Reumatologia (CAR), proposta por Mens, Vleeming & Snijers, 2002

0	Não há presença de dor
1	Leve – sem hesitações, caretas ou retiradas
2	Moderada – dor mais caretas ou hesitações
3	Insuportável – examinador não completa o teste devido à retirada

Teste de provocação da dor pélvica posterior :   D:_____   E: _____
Teste de Patrick :   D:_____   E: _____
Teste de Gaenslen: D:_____   E: _____
Palpação da sínfise púbica:
Palpação do ligamento sacroilíaco longo dorsal: D:_____   E: _____
Teste modificado de Trendelenburg: D:_____   E: _____
Elevação ativa da perna reta: D:_____   E: _____

(0: sem dificuldade; 1: dificuldade mínima; 2: alguma dificuldade; 3: dificuldade moderada; 4: muita dificuldade; 5: impossível de realizar – Mens, Vleeming & Snijders, 1999.)

VII. OUTROS TESTES

ADM PASSIVA – MOVIMENTOS DO QUADRIL – Pontuar o grau de aparecimento da dor.
Flexão: D:_____   E: _____
Extensão: D:_____   E: _____
Rotação interna: D:_____   E: _____
Abdução: D:_____   E: _____
Adução: D:_____   E: _____
Rotação externa: D:_____   E: _____

> **INTERPRETAÇÃO:**
> DOR DA CINTURA PÉLVICA: ( ) PRESENTE   ( ) AUSENTE

VIII. CLASSIFICAÇÃO (Albert, Godskesen & Westergaard, 2000)

	Síndrome da cintura pélvica
	Sinfisiólise
	Síndrome sacroilíaca unilateral
	Síndrome sacroilíaca bilateral
	Miscelânea

IX. DADOS ANTROPOMÉTRICOS

Peso:_____ Altura:_____ IMC:_____ (□ Baixo peso □ Adequado □ Sobrepeso □ Obesa)
Diástase dos retos do abdome: (3cm acima CU)_____ (CU):_____ (2cm abaixo CU):_____

X. AVALIAÇÃO FUNCIONAL

Questionário de Oswestry: _____

ADM: amplitude de movimento; CU: cicatriz umbilical; D: direita; E: esquerda; IMC: índice de massa corporal.

22 Distância dos Músculos Retos Abdominais no Ciclo Gravídico-Puerperal

Andrea Lemos ▪ Mallison da Silva Vasconcelos

INTRODUÇÃO

Com a progressão da gravidez, os músculos abdominais vão sendo submetidos a uma extrema distensão com aumento da linha da cintura e alongamento dos músculos retos abdominais. Nesse processo, sob influência hormonal, pode haver separação das faixas dos retos, condição denominada *diástase dos músculos retos abdominais* (DMRA)[1], um achado comum na gestação e que pode causar prejuízo à funcionalidade dessa musculatura.

Este capítulo tem por objetivo descrever as adaptações da musculatura abdominal na gestação e os aspectos epidemiológico-clínicos relacionados ao aumento da distância entre os músculos retos abdominais. Além disso, pretende-se, também, demonstrar a abordagem fisioterapêutica de avaliação e tratamento para esse distúrbio.

MORFOLOGIA E NOMENCLATURA

A parede abdominal é formada tanto de uma parte muscular como de tecido conjuntivo e cumpre um papel importante em numerosas atividades fisiológicas, incluindo os movimentos e a estabilização do tronco, mecanismo do vômito, parto e função de eliminação[2-6].

Os músculos oblíquos interno e externo e transverso abdominal revestem a porção ventrolateral, enquanto os músculos retos abdominais formam a porção ventroanterior (Figura 22.1).

O tecido conjuntivo que forma a linha média é composto pela linha *alba* e a bainha do reto abdominal, as quais são mais importantes para a estabilidade desse sistema em relação à biomecânica[2].

A linha *alba* é uma faixa fibrosa caracterizada pela fusão das aponeuroses dos músculos oblíquos externo e interno e transverso abdominal. A estrutura da linha *alba*

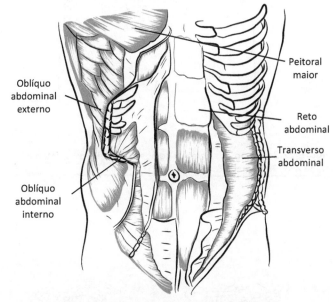

Figura 22.1 Músculos da parede abdominal.

é composta por uma malha tridimensional de fibras colágenas dispostas obliquamente em duas direções e transversalmente (Figura 22.2), com algumas fibras circulares adicionais interligadas na região do umbigo[2]. Representa o ponto ventral de inserção dos músculos da cinta abdominal, e sua largura é conhecida como *distância inter-retos* (DIR), variando ao longo de seu comprimento do processo xifoide até a sínfise púbica, sendo mais estreita abaixo do umbigo e larga acima dele[4,7]. O aumento na distância inter-retos é chamado DMRA[1,8], expressão convencional utilizada para definir essa separação, que pode ocorrer em vários pontos, como também apresentar-se em diferentes larguras ao longo da linha *alba*. A DMRA é causada pela perda de fixação dos músculos retos abdominais em suas respectivas bainhas (Figura 22.3).

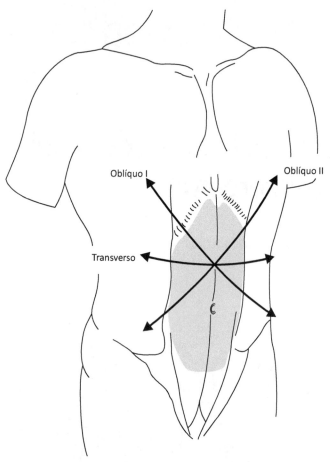

Figura 22.2 Direção das fibras de colágeno da linha *alba*. (Modificada de Axer, Keyserlingk & Prescher, 2001[2].)

A bainha do reto abdominal dispõe-se anterior e posteriormente, revestindo o músculo reto abdominal. A bainha anterior é composta pelas aponeuroses entrelaçadas dos músculos oblíquos externos e da lâmina anterior do oblíquo interno, enquanto a bainha posterior consiste na lâmina posterior fundida da aponeurose do músculo oblíquo interno e da aponeurose do músculo transverso abdominal. A bainha do reto abdominal contém uma linha que se apresenta de forma crescente (linha arqueada de Douglas) e define a transição entre a bainha posterior, que cobre os três quartos superiores do músculo, e a fáscia transversal, que reveste o quarto inferior[7].

ADAPTAÇÕES MORFOLÓGICAS DA PAREDE ABDOMINAL NA GESTAÇÃO E NO PÓS-PARTO

Na gestação, uma série de adaptações da musculatura abdominal tem por objetivo suportar o estiramento e o peso abdominal impostos pelo crescimento uterino. A dedução de uma possível hipertrofia nos retos, nesse período, provém dos achados morfológicos de alguns estudos. Há alteração na espessura, largura e distância inter-retos, que se tornam mais finos e largos, não retornando aos valores iniciais até 12 meses após o parto. A área de secção transversa aumenta na gestação e diminui rapidamente na oitava semana, retornando ao normal em 12 meses, o que sugere o desenvolvimento de hipertrofia em resposta ao aumento de carga[5]. No entanto, há também achados ultrassonográficos que revelam alta ecogenicidade do reto abdominal[5]. Alta ecogenicidade em ultrassonografia muscular tem sido atribuída à infiltração de tecido não contrátil, como gordura e colágeno[9].

Ademais, estudos em modelos animais (ratas e coelhas) mostram aumento nos diâmetros tanto de fibras tipo I como de fibras tipo II nos retos abominais durante a gestação, sugerindo que, provavelmente, essas alterações possam ocorrer também nos humanos[10-12]. Outros achados revelam aumento do comprimento mediossagital abdominal entre 4,5 e 11cm durante a gestação[13,14]. Um provável mecanismo de explicação pode ser alicerçado no processo de plasticidade muscular. Quando um músculo é submetido a um alongamento progressivo e continuado, há aumento do número de sarcômeros em séries – no final da fibra em direção ao tendão – processo denominado *miofibrilogênese*, com consequente hipertrofia muscular e desenvolvimento de tensão máxima no novo comprimento[15-17].

A miofibrilogênese é o resultado de alterações na expressão gênica, com proliferação de células miossatélites localizadas entre o sarcolema e a lâmina basal de miofibras maduras, que se fundiram com células de fibras musculares preexistentes[16,18]. O alongamento

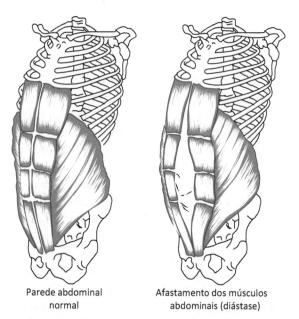

Parede abdominal normal

Afastamento dos músculos abdominais (diástase)

Figura 22.3 Diástase dos músculos retos abdominais.

prolongado, portanto, proporciona a ativação de um dos canais do sarcolema, que responde ao estresse mecânico externo, permitindo a entrada de cálcio na célula. O fluxo de cálcio ativa a fosfatase calcineurina e, quando o fator de transcrição NF-ATI é transportado para o interior do núcleo, a hipertrofia muscular é induzida[19].

Hipóteses fisiológicas recentes justificam a manutenção da função abdominal através das modificações respiratórias decorrentes da gestação. O estado de hipocapnia, em virtude da hiperventilação, levaria a uma condição de alcalose tecidual com consequente constrição dos diversos músculos lisos e modificação de suas trocas iônicas[4]. Como a fáscia abdominal apresenta músculo liso, na forma de miofibroblastos, responderia ao estado de hipocapnia por meio da alteração de sua composição e da diminuição do volume da substância fundamental amorfa[20]. Além disso, a fáscia abdominal está em constante tensão progressiva na gestação, e essa tensão mecânica é necessária para a transição de seus fibroblastos para miofibroblastos. Desse modo, o ambiente alcalino (proporcionado pela hipocapnia) facilitaria a contração da fáscia abdominal por intermédio da actina muscular lisa alfa contida em seus miofibroblastos (Figura 22.4)[4,20]. De acordo com Lee e cols.[4], essas adaptações poderiam representar um mecanismo protetor para contrabalançar as alterações morfológicas da musculatura abdominal.

Sob a influência hormonal da relaxina e da progesterona que atua no tecido conjuntivo, provocando modificações nas fibras de colágeno no interior do músculo e na linha *alba*, as faixas do músculo reto abdominal afastam-se. O aumento tanto dessa distância como dos ângulos de inserção dos retos ocorre entre 18 e 30 semanas e entre 26 e 38 semanas gestacionais, respectivamente[13].

PREVALÊNCIA E INCIDÊNCIA DA DIÁSTASE DOS MÚSCULOS RETOS ABDOMINAIS

A descrição da prevalência de DMRA em gestantes é escassa na literatura (base de dados da Medline/Pubmed 1966-2024). Boissonault & Blaschak[1] relataram a prevalência de 27% no segundo trimestre e de 66% no terceiro trimestre, com maior ocorrência de DMRA na região umbilical (52% dos casos), seguida da supraumbilical (36%).

O estudo de Lemos e cols.[21], ao avaliar a presença de diástase em 120 primigestas, tornou questionável o cálculo de prevalência da DMRA com base nos valores de referência da DIR descritos em estudos anteriores. De acordo com os autores, dependendo do ponto de corte utilizado para considerar a presença de DMRA na gestação, haveria variabilidade nos resultados. Caso fosse

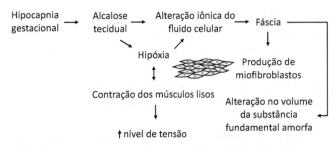

Figura 22.4 Tensão da fáscia abdominal decorrente da hipocapnia gestacional.

considerado o padrão citado por Rath e cols.[7], ter-se-ia uma prevalência de 99%. Ao se utilizar o parâmetro de 2cm, como citado na maioria dos estudos, a prevalência seria de 78,3%. Finalmente, se fosse considerada a referência estabelecida por Noble (3cm)[22], ter-se-ia uma prevalência de 27,5%.

Estudos mostram divergência quanto à resolução da DMRA no período puerperal, com retorno em 4 semanas[13], 5 a 7 semanas[5] e 8 semanas[1], podendo, em alguns casos, estender-se por até 24 meses[4,9,10,14]. Em relação ao pós-parto imediato, apesar da escassez da literatura, encontram-se prevalências de 34,9%, 53% e 68% para DMRA[1,23-25] e 36% no período de 3 meses após o parto[1]. Mota e cols.[26], em análise de coorte, reportam a presença de DMRA em 52% das mulheres entre 6 e 8 semanas pós-parto, em 53% entre 12 e 14 semanas pós-parto e em 39% em 6 meses após o parto.

ETIOLOGIA E FATORES DE RISCO

A etiologia da DMRA não está totalmente elucidada. Algumas modificações hormonais e biomecânicas provenientes da gestação têm sido atribuídas a seu desenvolvimento. Acredita-se que, sob a influência hormonal da relaxina e da progesterona (que agem sobre o tecido conjuntivo, provocando modificações nas fibras de colágeno dentro dos músculos abdominais, como na linha *alba*), ambos os feixes do reto abdominal, normalmente paralelos, se afastam e as articulações da pelve se tornam flexíveis, tornando mais instável essa região[27]. As mudanças na estática e dinâmica do esqueleto decorrentes do crescimento uterino podem promover anteversão pélvica, acompanhada ou não de hiperlordose lombar, com tendência à horizontalização do osso sacro[27]. Essas alterações determinam mudança do ângulo de inserção dos músculos abdominais e pélvicos, resultando em distensão excessiva com consequente prejuízo do vetor de força desses músculos e diminuição na força de contração[13,28]. Alterações na configuração da caixa torácica também sobrecarregam a inserção da musculatura, exercendo mais tensão.

Além das modificações gravídicas citadas, outros fatores, como idade (> 34 anos), nível de atividade física, tamanho da pelve, ganho de peso durante a gestação, obesidade, multiparidade, gestações múltiplas, peso fetal, polidrâmnio, tipo de parto e curtos intervalos interpartal, foram relatados como de risco para DMRA (Figura 22.5)[23,29-31].

Apesar das muitas conjecturas existentes sobre os fatores associados à DMRA, as evidências baseadas em estudos com gestantes são escassas e não estão completamente elucidadas na literatura. Em um estudo de caso-controle que envolveu 1.235 mulheres (55 casos e 1.180 controles), para avaliar os fatores etiológicos associados à DMRA em gestantes, idade, multiparidade, ganho de peso materno e gestações múltiplas foram considerados fatores preditores para DMRA[23]. Contudo, alguns aspectos relacionados à seleção das participantes, bem como tamanho amostral, métodos de avaliação, descrição da exclusão de fatores de confundimento e escolha das medidas de associação, tornam questionável a validade do estudo.

Uma coorte de Portugal, envolvendo 84 primíparas, teve como objetivo avaliar os seguintes fatores de risco para o desenvolvimento de DMRA (2cm abaixo do umbigo) 6 meses após o parto[32]: idade materna, índice de massa corporal (IMC) pré-gestacional, ganho de peso gestacional, IMC aos 6 meses pós-parto, escore de hipermobilidade de Beighton, peso ao nascimento, circunferência abdominal no fim da gestação, nível de exercício e relação entre DMRA e dor lombopélvica. Essa coorte acompanhou as primíparas na 35ª semana e em 6 a 8, 12 a 14 e 24 a 26 semanas após o parto. No entanto, não encontrou associação entre os fatores de risco supracitados e a DMRA nem entre dor lombopélvica e DMRA, ou seja, as mulheres com DMRA não apresentaram mais chances de terem dor lombopélvica.

REPERCUSSÃO DA DIÁSTASE DOS MÚSCULOS RETOS ABDOMINAIS NOS DIFERENTES SISTEMAS

As alterações ocasionadas pelo aumento na largura da separação entre os retos abdominais, como dos ângulos de inserção nos planos coronal e sagital, podem comprometer todo o grupo muscular abdominal devido às conexões aponeuróticas entre eles e, consequentemente, afetar a magnitude de torque. Como consequência, sempre se conjecturou a interferência dessa desvantagem biomecânica nas funções desempenhadas pela musculatura abdominal nos diferentes sistemas.

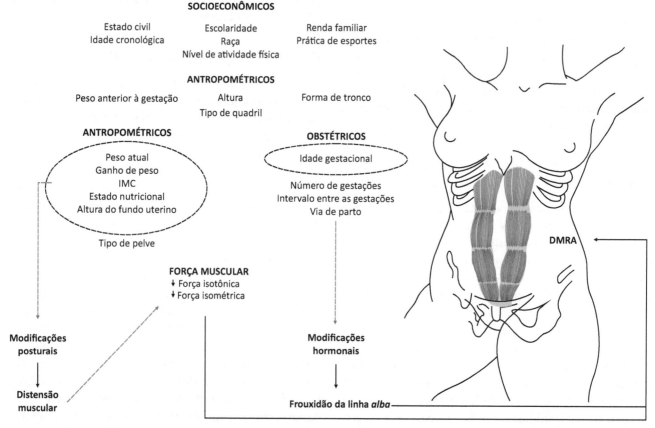

Figura 22.5 Fatores de risco envolvidos no desenvolvimento da diástase dos retos abdominais na gestação (*DMRA*).

A função da musculatura abdominal na estabilização da postura já está bem estabelecida. A atividade tônica da musculatura abdominal é aumentada na postura ortostática, e essa atividade se encontra também elevada de acordo com a pressão exercida pelo conteúdo abdominal na parede do abdome[33]. O músculo transverso abdominal é responsável pela estabilização da coluna lombopélvica a partir da transferência de tensão para a fáscia toracoabdominal. A presença de DMRA poderia interferir nesse mecanismo e, consequentemente, desencadear um quadro álgico ou precipitar quadros dolorosos já existentes.

Uma diástase de 3,5cm ou mais interfere na capacidade de realização dos movimentos de flexão de tronco[13]. Outro estudo mostra que, entre as gestantes com queixas de dor lombar, 74,4% apresentaram DMRA, e a intensidade da dor era maior nesse grupo do que nas mulheres sem essa sintomatolgia[34]. A inserção do oblíquo externo, do oblíquo interno e do transverso abdominal é alterada quando há DMRA, o que pode comprometer a função da parede abdominal e precipitar o desenvolvimento de pontos-gatilho. Os pontos-gatilho desenvolvem-se na musculatura abdominal e promovem respostas somatoviscerais, incluindo urgência, frequência miccional e, possivelmente, dor[35].

A associação entre disfunções do assoalho pélvico e DMRA também foi pontuada em estudo que avaliou uma população atendida em serviço de Uroginecologia[36]. Cinquenta e dois por cento das mulheres avaliadas apresentaram DMRA e, dessas, 66% tinham pelo menos uma disfunção do assoalho pélvico, como incontinência urinária ou fecal ou prolapso dos órgãos pélvicos. As características observadas nas mulheres com DMRA avaliadas nesse estudo foram idade elevada, gravidade das queixas, multiparidade e fraqueza do assoalho pélvico.

Além da estabilização do tronco e da coativação dos músculos do assoalho pélvico, os músculos abdominais também participam do processo ventilatório[37]. Um tônus abdominal adequado é necessário para que, na inspiração, a descida do centro frênico do diafragma seja controlada e as costelas se expandam. Da mesma maneira, essa musculatura é importante na expiração, principalmente na forçada. Apesar dos questionamentos quanto à influência da DMRA na geração de força muscular respiratória, um estudo com 120 primíparas mostrou não haver correlação entre a distância de reto abdominal e essa força[21].

A hipótese de que a DMRA poderia influenciar a geração de força durante o período expulsivo do parto foi avaliada pelo estudo de Oliveira e cols.[6]. Os autores encontraram correlação negativa entre a diástase umbilical e os parâmetros eletromiográficos do músculo reto abdominal, sugerindo que a presença da diástase não seria um fator influente na geração de esforços voluntários no período de expulsão fetal. Durante o puxo expulsivo, na presença de diástase extensa, há projeção anterior do útero em direção à abertura, promovendo uma desvantagem mecânica no alinhamento axial do feto em direção à pelve e tornando esse esforço ineficaz[38].

Uma revisão sistemática com o objetivo de identificar os sintomas autorrelatados pelas pacientes com DMRA encontrou uma potencial associação entre DMRA e as variáveis saúde física e funcionalidade, imagem corporal, dor abdominal (inchaço ou desconforto) e incontinência fecal, porém com base em uma evidência insuficiente para confirmar essas associações[39]. Essa revisão não encontrou associação entre DMRA e presença e gravidade da dor lombopélvica e incontinência urinária[39].

Um grande aumento da distância inter-reto no puerpério pode interferir na imagem corporal da mulher com insatisfação corporal e restrição nas atividades, foi o que encontrou o estudo de Crommert e cols.[40], ao avaliar a experiência de mulheres com essa condição.

É importante que o fisioterapeuta, ao tratar a DMRA, foque não só na recuperação da distância inter-retos, mas avalie e identifique sintomas, como imagem corporal, desconforto abdominal e qualidade de vida.

CRITÉRIOS DIAGNÓSTICOS PARA DIÁSTASE DOS MÚSCULOS RETOS ABDOMINAIS

Os critérios utilizados para diagnosticar a DMRA através da DIR também não estão claramente estabelecidos[1,13,21]. A maioria dos estudos utiliza arbitrariamente o parâmetro de 2cm[1,24,35,38], sem quaisquer questionamentos, ou os critérios estabelecidos por Noble[22], que adota como patológica uma DIR com valores acima da largura de "dois dedos" ou aproximadamente 3cm. São perceptíveis, nesse caso, a carência de um embasamento morfológico ou biomecânico e a baixa reprodutibilidade interavaliador, pura e simplesmente pelas variações individuais anatômicas da largura dos dedos.

Outro parâmetro que tem servido como guia para estudos mais recentes[5,21] é o estudo de Rath e cols.[7], que, por meio de tomografias abdominopélvicas, encontrou valores de 5 a 6mm, 19 a 23mm e 5 a 6mm para os locais acima do umbigo, no umbigo e abaixo do umbigo, respectivamente, em indivíduos com idade inferior a 45 anos. A partir desses valores, os autores consideraram a presença de diástase em caso de afastamento que excede 10mm acima do umbigo, 27mm no nível umbilical e 9mm abaixo do umbigo. No entanto, tais resultados também apresentam precisão questionável, uma vez que não houve distinção entre os gêneros e a amostra foi pequena (20 sujeitos), incluindo uma faixa etária ampla (10 a 45 anos).

Em 2009, um estudo suíço avaliou os valores da distância inter-reto de 150 mulheres (com idades entre 20 e 45 anos, nulíparas, e com índice de massa corporal < 30kg/m²) e encontraram grande variação na largura da linha *alba* através da ultrassonografia[42]. Os autores utilizaram três pontos de referência para mensuração da DIR e concluíram que a linha *alba* pode ser considerada normal até uma largura de 15mm no xifoide, até 22mm no ponto de referência de 3cm acima da cicatriz umbilical e até 16mm no ponto de referência de 2cm abaixo do umbigo.

Em 2011, surgiram na literatura valores da DIR para uma população feminina brasileira de nulíparas na faixa etária de 20 a 29 anos, considerando uma média de 4,58mm (4,5cm acima do umbigo), 5,67mm (no umbigo) e 4,32mm (4,5cm abaixo do umbigo)[21]. Tomando por base os valores postulados por Rath e cols.[7], em que foi considerado um aumento aproximado de 40% para as distâncias supra e infraumbilicais e de 17% na umbilical para o diagnóstico de normalidade da diástase, os autores do estudo sugeriram, a partir do limite superior dos intervalos de confiança dos dados do presente estudo, os seguintes valores: 10mm para o nível supra e infraumbilical e 13mm para o nível umbilical na faixa etária de 20 a 29 anos[21].

Em outro estudo com ultrassonografia, envolvendo 84 primíparas, a linha *alba* foi mensurada durante a gestação e 6 meses após o parto[26]. A normalidade da linha *alba* foi definida pelos percentis 20 e 80. Durante a gestação, os percentis 20 e 80 corresponderam a 49 a 79mm (2cm abaixo do umbigo), 54 a 86mm (2cm acima do umbigo) e 44 a 79mm (5cm acima do umbigo). Em 6 meses após o parto, os percentis 20 e 80 foram de 9 a 21mm (2cm abaixo do umbigo), 17 a 28mm (2cm acima do umbigo) e 12 a 24mm (5cm acima do umbigo).

Em 2019, um consenso da Sociedade de Hérnia Alemã considerou normal uma separação dos músculos retos abdominais de até 2cm e a dividiu em categorias leve (< 3cm), moderada (3 a 5cm) e grave (> 5cm), com base no estudo de Ranney[43,44].

Em estudo retrospectivo mais recente sobre a largura da linha *alba* em adultos, envolvendo homens (174) e mulheres (155) submetidos à tomografia computadorizada por suspeita de apendicite ou cálculo renal, a prevalência da diástase (> 2 a 3cm acima do umbigo) foi de 57%[45]. Esse estudo mostra, no percentil 80, valores de 10mm no apêndice xifoide, 27mm entre o apêndice xifoide e o umbigo, 34mm acima do umbigo, 32mm no umbigo, 25mm 2cm abaixo do umbigo e 4mm entre o umbigo e a sínfise púbica.

Diante do exposto, observa-se que ainda não existe na literatura (Medline/PubMed, CINAHAL, LILACS, SCOPUS−janeiro de 2024) uma definição da distância inter--retos baseada em amostra populacional representativa.

Observa-se, também, que não há homogeneidade, nos estudos publicados até o presente momento, quanto ao ponto anatômico ideal para mensuração e determinação da DMRA. Os primeiros pontos morfológicos descritos na literatura para mensuração no período de gestação/puerpério foi proposto por Boissonault & Blaschak em 1988[1]. Nesse estudo foram considerados três pontos anatômicos: 4,5cm acima do umbigo, no nível umbilical e 4,5cm abaixo do umbigo. A partir dessa publicação, vários outros estudos seguiram adotando essas referências[6,8,13,21,24,28,34,46].

Em 2007, no entanto, ao avaliarem 20 mulheres no pré-operatório de abdominoplastia através da ultrassonografia, Mendes e cols.[47] detectaram distanciamento maior da linha *alba*: 3cm acima do umbigo, 2cm abaixo do umbigo e na região umbilical. Os pontos supra e infraumbilicais serviram, posteriormente, como referência para o artigo de Beer e cols.[38], que analisaram a largura da linha *alba* em mulheres nulíparas suíças, além do ponto do apêndice xifoide.

MÉTODOS DE AVALIAÇÃO

Avaliação da diástase dos músculos retos abdominais

A utilização de exames de imagem, como ultrassonografia, tomografia computadorizada (TC) e ressonância magnética (RM), tem sido descrita na literatura para avaliação da DIR[7,42,47,48]. Por motivos de segurança, a TC e a RM não são utilizadas na prática clínica com gestantes, sendo preferível optar pela ultrassonografia e o paquímetro, preferencialmente o digital (Figura 22.6).

A ultrassonografia vem sendo cada vez mais utilizada pelos fisioterapeutas como ferramenta para diagnóstico e tratamento (como *feedback*) da DMRA. Pirri e cols.[49] conduziram um estudo para averiguar a confiabilidade interexaminador e a variabilidade das mensurações do ultrassom para a musculatura abdominal e concluíram que a ultrassonografia é uma modalidade não invasiva, confiável e custo-efetiva para análise dos músculos abdominais − confiabilidade intraexaminador (coeficiente de correlação intraclasse [CCI]: > 0,90) e interexaminador (CCI: 0,74 a 0,90)[50]. Entretanto, exige avaliadores experientes com treinamento específico, e o custo pode ser alto para as mulheres.

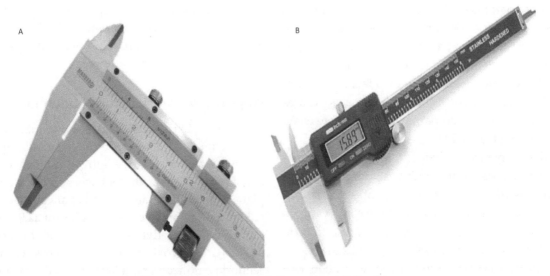

Figura 22.6 Paquímetros. **A** Convencional. **B** Eletrônico.

Desse modo, ainda recomendamos a utilização do paquímetro para acompanhamento da redução da DMRA na prática clínica. Comparado ao ultrassom, o paquímetro apresenta valor de *kappa* de 0,65, sensibilidade de 89,7%, especificidade de 75%, valor preditivo positivo de 82,5% e valor preditivo negativo de 84,6%[51,52], demonstrando, também, boa confiabilidade interexaminador (CCI de 0,86 para a região supraumbilical e de 0,96 para a região umbilical)[53]. No entanto, é importante ressaltar que, quando se comparam as mensurações da ultrassonografia com o paquímetro, este demonstra pobre concordância no diagnóstico de DMRA e na medição da distância inter-retos[53]. Portanto, para fins de pesquisa clínica, a orientação seria utilizar a ultrassonografia para diagnosticar com acurácia a DMRA. Van de Water & Benjamin[51,52] acreditam que a escolha do instrumento para avaliar a DMRA depende do propósito da análise. Para avaliação da largura da DMRA como resultado de um tratamento, é desejável pequena medida de erro; portanto, recomenda-se o ultrassom ou o paquímetro.

A utilização do paquímetro, instrumento usado para medir simetricamente a distância entre dois pontos, foi proposta em 1997 por Boxer & Jones[54]. Trata-se de um método barato, de fácil empregabilidade e que apresenta alta reprodutibilidade, bem como boa confiabilidade intraobservador[8,54]. Preconizada na década de 1970, a mensuração bidigital, apesar de simples, não é um método acurado e, assim, não deve ser utilizada.

Para mensuração da distância inter-retos, a mulher deverá adotar a postura de decúbito dorsal com membros inferiores flexionados e braços estendidos ao lado do corpo. Solicita-se que ela realize flexão anterior do tronco com braços estendidos, de modo que o ângulo inferior das escápulas não toque o leito[1]. A cada flexão, as bordas mediais dos retos devem ser palpadas e demarcadas nos pontos de referência com lápis dermográfico. Em seguida, a gestante deve retornar à posição inicial, e mede-se a distância com o paquímetro perpendicular às bordas demarcadas (Figura 22.7).

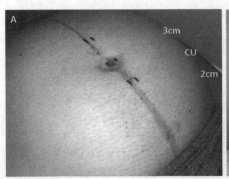
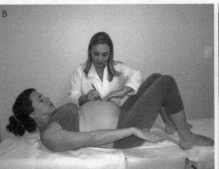
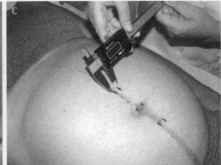

Figura 22.7 Mensuração da diástase dos músculos retos abdominais. **A** Demarcação dos pontos. **B** Identificação e demarcação do espaço entre os músculos. **C** Mensuração da distância com o paquímetro. (*CU:* cicatriz umbilical.)

Os pontos anatômicos de referência e os parâmetros utilizados como ponto de corte, propostos por Beer e cols.[42], têm sido sugeridos para avaliação da DMRA por ser este, até o momento, o único estudo realizado com instrumento de maior acurácia em uma faixa etária ampla de nulíparas. Os valores encontrados pelos autores podem ser utilizados como parâmetros de referência e estão descritos na Figura 22.8.

Além desses pontos, também se recomenda a mensuração da região da cicatriz umbilical, por se tratar de um dos pontos anatômicos mais frequentes de diástase na gestante. Para esse ponto, será adotado como valor de referência o estudo de Lemos e cols.[21] com o resultado de uma população de nulíparas (veja a Figura 22.8).

A classificação da gravidade da diástase também não é fácil, em virtude da lacuna de estudos populacionais em gestantes com amostra significativa para estabelecer uma estratificação. No entanto, Lo e cols.[23], em seu estudo de caso-controle, propõem a seguinte classificação:

- **Normal:** separação de 2,5cm ou menos acima, abaixo ou no umbigo, sem saliência abdominal.
- **Leve:** separação menor do que 2,5cm com saliência abdominal acima, abaixo ou no umbigo ou entre 2,5 e 3,5cm, com ou sem distensão abdominal.

- **Moderada:** qualquer separação acima de 3,5cm e abaixo de 5cm, com ou sem saliência abdominal.
- **Grave:** qualquer separação maior do que 5cm, com ou sem saliência abdominal.

Palpação da musculatura abdominal

A palpação da musculatura abdominal é importante para verificar a presença de pontos-gatilho que podem desencadear dor pélvica e outros sintomas relacionados à disfunção do assoalho pélvico. A técnica de palpação plana e em pinça pode ser usada para avaliação da musculatura da parede abdominal (Figura 22.9). A primeira técnica é mais efetiva para localização dos pontos-gatilho nas áreas próximas às inserções ósseas, enquanto a segunda é utilizada para localização dos pontos-gatilho nas áreas centrais do ventre muscular dos músculos abdominais[35].

Para distinguir a sensibilidade dos pontos-gatilho de patologias viscerais, recomenda-se aumentar a tensão da parede abdominal durante a avaliação. Para isso, solicita-se à mulher (puérpera – fase tardia) que eleve ambas as pernas da mesa de exame, bem como a cabeça e os ombros, como se fosse sentar-se ou realizar ambos os movimentos. No caso das gestantes, elevam-se passivamente os membros inferiores, ao mesmo tempo que ela

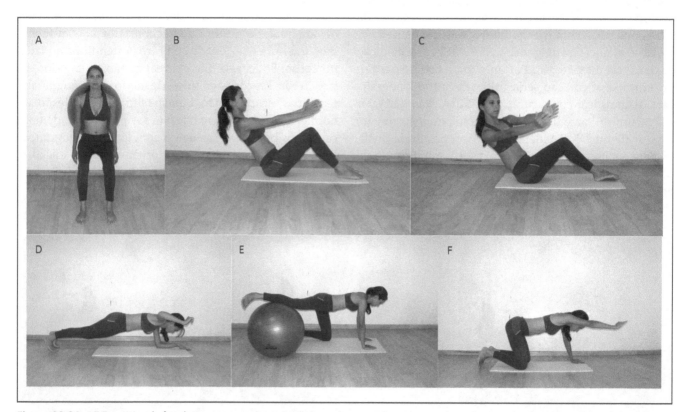

Figura 22.8A a **F** Exercícios de fortalecimento para os estabilizadores do tronco (sempre associar contração do transverso abdominal e do assoalho pélvico). As posturas estimulam a contração isométrica dos estabilizadores lombares e promovem fortalecimento dos músculos abdominais.

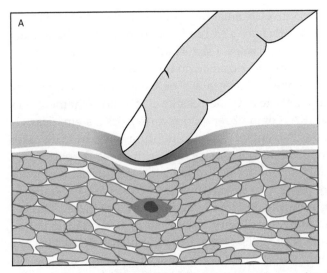
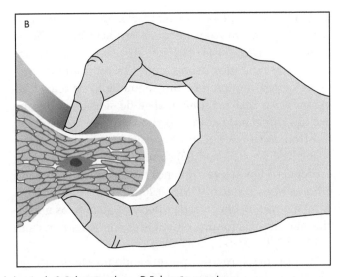

Figura 22.9 Técnica de palpação da musculatura abdominal. **A** Palpação plana. **B** Palpação em pinça.

eleva ativamente a cabeça e os ombros. Enquanto palpa a área sensível, o examinador solicita à mulher que realize as manobras e, se ela referir aumento da sensibilidade ou dor, isso indicará a presença de um ponto-gatilho. Caso a sensibilidade ou a dor diminua, a dor poderá ser visceral[35].

EVIDÊNCIAS CIENTÍFICAS DA EFICÁCIA DOS EXERCÍCIOS ABDOMINAIS PARA CORREÇÃO DA DIÁSTASE DOS MÚSCULOS RETOS ABDOMINAIS

Durante a gravidez, os exercícios abdominais devem ser recomendados com critério, após avaliação minuciosa da distância inter-retos e a constatação de uma diástase considerável para a gestante. Existem poucas referências de alta qualidade acerca da eficácia dos exercícios abdominais na prevenção ou correção da DMRA, e as existentes provêm de estudos de caso, estudos quase-experimentais e poucos ensaios clínicos (com pequenas amostras), comprometendo, assim, a extrapolação dos resultados. No entanto, a fisioterapia deve ser a escolha de primeira linha na condução do tratamento da DMRA[48].

Em 2021 foi publicada uma revisão sistemática sobre a evidência dos exercícios abdominais e para o assoalho pélvico na recuperação da DMRA no pós-parto[55]. Trata-se de uma revisão bem conduzida, com baixo risco de viés, utilizando seis bases de dados, apesar da restrição linguística adotada. Foram incluídos sete estudos (dois ensaios clínicos-piloto e cinco ensaios clínicos), que analisaram mulheres na faixa etária de 18 a 45 anos com poucos dias até 3 anos de pós-parto. O ponto de corte para considerar a DMRA variou entre 2 e 2,5cm ou a largura de dois dedos. Os autores encontraram grande heterogeneidade nos protocolos de exercícios, em que o período variava de 6 a 16 semanas, com repetições de 40 a 210 por semana.

A qualidade de evidência dos estudos incluídos foi muito baixa. Um estudo com um programa de fisioterapia que envolvia a realização de flexão curta de tronco (*curl up*) foi mais efetivo em reduzir a distância inter-retos, comparado com o grupo de intervenção mínima (DM: –1,28; IC95%: –1,60 a –0,69)[56] e outro estudo, envolvendo a eletroestimulação (34+5mA, largura de pulso de 100 a 600µS e pulso de 1 a 500 pulsos/s) com exercícios abdominais, foi mais eficaz em diminuir a distância inter-retos, comparado com exercícios abdominais isoladamente (DM: –0,65; IC95%: –0,85 a –0,46)[57]. Os achados da revisão mostraram qualidade muito baixa de evidência de que o treino de flexão curta de tronco seria mais efetivo do que a intervenção mínima, pois o nível de evidência foi baseado em ensaios únicos com alto risco de viés.

Na mesma revisão foram incluídos dois ensaios clínicos-piloto com dados sobre a ativação do músculo transverso, comparado com intervenção mínima. A metanálise mostrou que o treino do transverso foi efetivo em reduzir a distância inter-retos (DM: –0,63; IC95%: –1,25 a –0,01), com base em uma qualidade de evidência muito baixa. Ao comparar esses resultados com os dos estudos que associaram a contração da musculatura do assoalho pélvico, a revisão mostrou resultados controversos, também baseados em uma qualidade de evidência muito baixa, de três estudos incluídos.

Em 2023, outra revisão sistemática, com pesquisa em seis bases de dados eletrônicas (até agosto de 2021), incluiu 16 ensaios (698 mulheres), envolvendo o tratamento da DMRA no pós-parto, e mostrou que os exercícios abdominais promovem pequena redução na distância inter-retos (DM: –0,43; IC95%: –82 a –0,05), comparado com os cuidados usuais, com base em uma certeza de evidência moderada e um seguimento de 6 a 12 semanas[58]. Ao realizar uma análise de sensibilidade que excluiu um estudo com alto risco de viés, o resultado mostrou menor redução na distância inter-retos (DM: –0,29; IC95%: –0,51 a –0,06) com base em alta certeza de evidência. Não houve diferença no tratamento imediato 6 horas após o parto (DM: –0,20; IC95%: –0,47 a 0,07). Também não foi encontrada diferença quando os exercícios abdominais foram comparados com o uso de cinta (DM: 1,02; IC95%: –2,35 a 0,3).

Depois dessa revisão, pesquisando no Medline/PubMed, Biblioteca Cochrane e LILACS, utilizando os descritores "diastasis" e "postpartum" (janeiro de 2024), foram encontrados seis ensaios clínicos sobre o tratamento de DMRA com exercícios, sendo dois com o uso de cinta (discutido no final deste capítulo).

Um ensaio de 2022 randomizou, de 2 a 6 meses após o parto, 66 mulheres na faixa etária de 25 a 35 anos[59]. Durante 6 semanas, ambos os grupos realizaram exercícios abdominais em casa e uma vez por semana com o fisioterapeuta. O grupo de intervenção consistiu no uso de *biofeedback* com eletrodo intravaginal para contração da musculatura do assoalho pélvico, associado à eletroestimulação dos músculos retos abdominais, três vezes por semana, durante 6 semanas. Os parâmetros da eletroterapia foram: frequência de 80 pulsos/minuto, largura de pulso de 0,1 a 0,5ms e razão *on:off* de 4:10s com intensidade acrescida até que a mulher sentisse o estímulo sem dor. Para o grupo de controle, a eletroestimulação também foi realizada sem o *biofeedback*, todavia os autores não relataram a frequência semanal. Foi observada melhora de 0,4cm na distância inter-retos em favor do grupo do *biofeedback* (DM: –0,4; IC95%: –59 a –0,26) concomitantemente a uma melhora no componente físico do questionário de qualidade de vida *Short Form-36*.

Há, ainda, um ensaio com eletroacupuntura com exercícios abdominais comparado a um grupo controle só com exercícios abdominais, envolvendo 110 mulheres de 20 a 45 anos com DMRA de 42 dias a 1 ano após o parto[60]. A eletroacupuntura foi realizada uma vez por dia em acupontos no abdome com intensidade de 4 a 6mA, durante 30 minutos, cinco vezes por semana, por 2 semanas. Os autores relataram melhora da distância inter-retos em ambos os grupos, em uma comparação intragrupo, com base nos valores de "p" na segunda e na 26ª semana, bem como melhora intergrupo na segunda e na 26ª semana na região umbilical. O ensaio também constatou melhora nos dados eletromiográficos do assoalho pélvico, da elasticidade da linha *alba* e da força dos músculos abdominais por meio de valores significativos de "p", sem demonstrar o tamanho do efeito do tratamento.

Também são escassos os estudos que demonstraram a eficácia da eletroestimulação no fechamento da DMRA, como observado nas revisões sistemáticas citadas. No entanto, há na literatura um estudo de caso, envolvendo três puérperas, primíparas de parto normal, em que foi utilizada eletroestimulação de média frequência para tratamento da diástase, obtendo-se diminuição de 1cm na região supraumbilical[62]. O estudo utilizou os seguintes parâmetros: frequência portadora de 2.500Hz, frequência modulada de 100Hz com tempo de contração de 6 segundos e tempo de repouso de 6 segundos durante 20 minutos, três vezes por semana, durante 6 semanas.

Outro ensaio randomizado com avaliador mascarado, com o objetivo de averiguar os efeitos de um programa de exercícios abdominais com elevação da cabeça e do tronco a partir da posição supina e com trabalho dos oblíquos, comparado com um grupo de controle sem exercício, não melhorou a distância inter-retos, mas também não piorou[63]. O programa foi orientado por telefone ou *Face Time* (por um fisioterapeuta) para ser realizado em casa e teve a duração de 12 semanas (10 minutos por dia, cinco vezes por semana), envolvendo 70 mulheres com 6 a 12 semanas de pós-parto. Houve melhora da espessura do reto abdominal (DM: 0,7mm; IC95%: 0,1 a 1,3) e da força abdominal (DM: 9Nm; IC95%: 3 a 16). No entanto, ainda é incerto se esses ganhos são válidos clinicamente. O programa de exercício não mudou a *endurance* muscular ou a gravidade das desordens do assoalho pélvico, dor lombar e dor abdominal.

Seguindo a mesma linha do ensaio citado, outro estudo, de 2022, utilizou a videoconferência para instruir sobre os exercícios abdominais, comparado com orientação presencial de 37 mulheres com 6 meses até 1 ano de pós-parto[64]. O programa teve a duração de 6 semanas, utilizando exercícios de estabilização duas vezes por semana, durante 40 minutos. Não houve diferença quanto à distância inter-retos, *endurance* estática do tronco e espessura muscular entre os grupos.

Diante do exposto, observa-se que ainda não há consenso sobre quais exercícios abdominais utilizar para o tratamento da DMRA. De acordo com a pesquisa de Keller[65] com os credenciados da Associação Americana de Fisioterapia (seção de saúde da mulher), 89% dos fisioterapeutas utilizam a contração do transverso abdominal e 87% a musculatura do assoalho pélvico. Alguns estudos mostram que a contração correta do assoalho pélvico acarreta cocontração do transverso abdominal[67-70]. Entretanto, outros estudos têm demonstrado que a contração do transverso em conjunto com a contração do assoalho pélvico aumenta a distância inter-retos, ao passo que a contração abdominal (*curl up*) com flexão de tronco em supino diminui essa distância[71-77].

Enquanto a maioria dos fisioterapeutas objetiva reduzir a distância inter-retos com a reeducação da DMRA, Lee & Hodge[75] expressam uma opinião diferente para restauração das habilidades funcionais da linha *alba*. De acordo com esses autores, seria mais importante recuperar a tensão da linha *alba* do que reduzir a distância inter-retos. Eles argumentam que a tensão causada pela ativação do transverso deveria ser mantida na linha *alba* durante os exercícios abdominais com o objetivo de transferir força entre os lados da parede abdominal e, portanto, prevenir a protrusão do conteúdo abdominal. Em seu estudo com 26 mulheres com DMRA e 17 controles saudáveis, os autores demonstraram, por meio do ultrassom, que a flexão de tronco (*curl up*) com pré-ativação do transverso por meio de contração do assoalho pélvico resultou em menor estreitamento da distância inter-retos do que uma flexão de tronco sem a pré-ativação e menor distorção da linha *alba*. Portanto, eles sugerem que a contração do transverso pode fortalecer a linha *alba* e que isso deveria ser um ponto-chave na recuperação da DMRA. A hipótese seria que uma linha *alba* intacta e não tensa não se distorce durante uma flexão de tronco devido à tensão criada pela contração do transverso abdominal.

Cabe ressaltar, também, que o prazo e a quantidade de carga requerida com o exercício para síntese de colágeno e modificação significativa das propriedades mecânicas são maiores no tecido conjuntivo (> 12 semanas) do que na musculatura[78]. Desse modo, é possível conjecturar que talvez os exercícios propostos nos estudos não tenham atingido a carga e o tempo adequados para essa remodelagem.

Diante do exposto, é possível observar que não há ensaios clínicos com amostra grande, e os existentes apresentam resultados contraditórios e com mínimos efeitos clínicos, não existindo um protocolo padrão baseado em uma qualidade de evidência alta. Apesar disso, a fisioterapia deve atuar, uma vez que exercícios de fortalecimento abdominal melhoram a autopercepção, a autoimagem, a saúde física e a funcionalidade, bem como beneficiam os aspectos psicossociais, devendo, por isso, ser encorajados. Ademais, estudos mostram que a repercussão da DMRA vai além do aumento da distância inter-retos[39,40], podendo estar relacionada a estresse, medo do movimento, aumento do IMC, insatisfação corporal e dor lombopélvica que interfere nas atividades de vida diária.

PRESCRIÇÃO DE EXERCÍCIOS ABDOMINAIS

Durante a gestação

Não há na literatura (Medline/PubMed, LILACS, Biblioteca Cochrane, CINAHL; pesquisa realizada até janeiro de 2024) evidência de protocolo que atue de forma preventiva durante a gestação contra o desenvolvimento da diástase. No entanto, ênfase deve ser dada aos principais músculos que estabilizam a região lombopélvica: transverso abdominal, assoalho pélvico, multífidos e diafragma (unidade interna). Além desses, outros músculos (unidade externa) também desempenham papel importante por meio de sistemas cruzados, como grande dorsal, oblíquos, latíssimo do dorso, eretor da espinha, glúteos, adutores e rotadores laterais do quadril.

A atuação correta de toda essa musculatura proporciona adequada transferência de tensão para a fáscia toracolombar, o que facilita a manutenção da arquitetura anatômica e poderia evitar um grande afastamento dos retos abdominais. Portanto, os exercícios devem enfocar a ação conjunta e funcional de toda essa musculatura.

A preocupação com o trabalho da musculatura abdominal deve ter início a partir de 18 semanas de gestação, período em que têm início as alterações estruturais de separação e inserção muscular e, principalmente, nas gestantes com fatores de risco, como multíparas, obesas, mulheres com mais de 35 anos de idade e com ganho de peso excessivo[13,23].

Em caso de diástase na gestação, o principal objetivo é evitar a exacerbação do quadro, pois muitas vezes, devido ao processo de crescimento uterino, não se consegue corrigir a separação nesse período. Dessa maneira, os exercícios devem estar voltados, principalmente, para os músculos que compõem a unidade interna. A gestante precisa aprender a contração associada do transverso abdominal e do assoalho pélvico

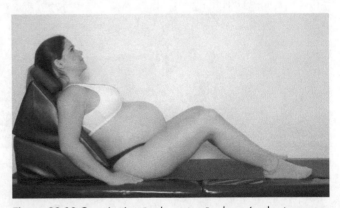

Figura 22.10 Conscientização da contração dos músculos transverso abdominal e perineal.

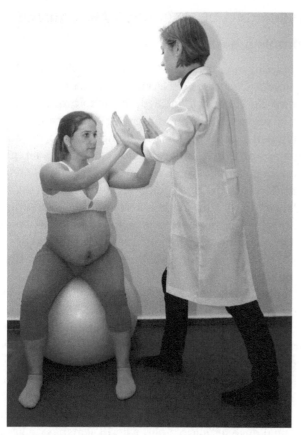

Figura 22.11 Contração do músculo transverso abdominal e do assoalho pélvico associada à isometria de membro superior.

em diversas posturas (Figura 22.10). Uma vez obtido o controle dessa cocontração muscular, podem ser iniciados os movimentos que envolvem o membro superior (Figura 22.11).

Em virtude de todas as alterações estruturais e biomecânicas da musculatura abdominal, os exercícios de flexão de tronco devem ser prescritos com muita cautela, observando, principalmente, a postura adotada e exigindo-se a cocontração do músculo transverso abdominal. Portanto, podem ser prescritos exercícios de flexão da parte superior do tronco com retroversão pélvica na postura sentada (Figura 22.12) ou utilizando suporte para manter elevação de tronco entre 30 e 40 graus (Figura 22.13), sempre com a contração do transverso abdominal e do assoalho pélvico e em pequenas amplitudes. Na postura com suporte, é importante observar o vetor de força que se pretende construir. O sentido do movimento deve ser sempre para frente e para cima (movimento da cabeça e da cintura escapular) e não para baixo, como costuma acontecer quando não é fornecida a orientação adequada.

Os exercícios abdominais com rotação de tronco estão contraindicados, assim como os exercícios abdominais com elevação de membros inferiores.

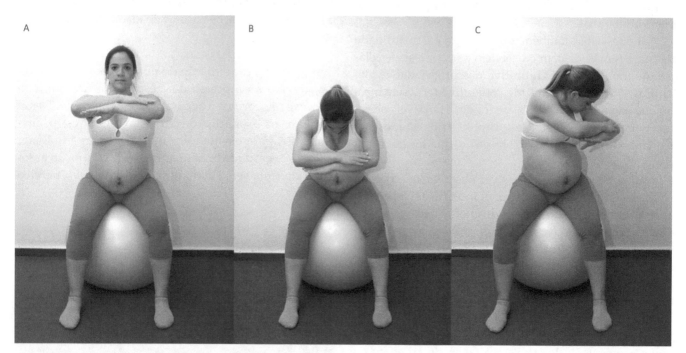

Figura 22.12A a **C** Exercícios abdominais de flexão da parte superior do tronco na postura sentada com contração do músculo transverso abdominal e do assoalho pélvico associada à expiração.

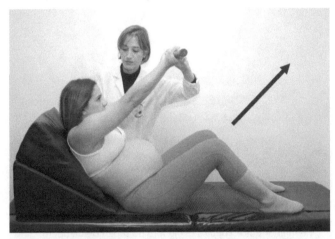

Figura 22.13 Contração do músculo transverso abdominal com elevação da cabeça e da cintura escapular e contração dos músculos do assoalho pélvico. Observe o sentido do movimento pela indicação da seta.

Período puerperal

Durante o pós-parto, a recomendação para emprego dos exercícios abdominais pode ser útil nas primeiras 24 horas após o parto normal. A DIR também deve ser levada em consideração para programação do tipo de exercício que deve progredir no pós-parto tardio e ganhar maior intensidade[28,41].

Vale enfatizar que o programa de exercício para a musculatura abdominal no pós-parto consiste em um treino de força. Gluppe e cols.[55] alertam que esse treino de força deve seguir as recomendações do Colégio Americano de Medicina do Esporte[79], que recomenda 60% a 70% de repetição máxima – 1RM (*endurance* muscular < 50% de 1RM), duas a quatro séries (*endurance* muscular < 2), oito a 12 repetições (*endurance* muscular de 15 a 20),

duas a três vezes por semana, com aumento gradual no programa de treinamento.

Conforme observado, não há protocolo funcional definido baseado em evidência proposto por ensaios clínicos randomizados e com amostra adequada. A evidência existente mostra pequenos ganhos na diminuição da distância inter-retos com os exercícios abdominais.

No puerpério imediato está indicado iniciar com exercícios para o transverso abdominal, podendo ser utilizada uma faixa elástica ou cinta elástica, ou as próprias mãos da gestante ao redor da cintura, para que a sensação de fechamento da cinta abdominal proporcionada pelo exercício possa ser mais bem compreendida (Figura 22.14)[66]. O ideal é que esses exercícios sejam associados a padrões ventilatórios que facilitem a expiração em diferentes posturas. Além disso, podem ser associados a movimentos de báscula pélvica. Apesar de um estudo ter observado que uma contração do transverso com elevação do tronco (*curl up*) foi capaz de diminuir a distância inter-retos e causar menor distorção da linha *alba*, esse estudo foi realizado com mulheres no pós-parto tardio, o que dificulta a extrapolação para um pós-parto imediato[75].

Além disso, a contração do transverso abdominal deve ser associada à contração da musculatura perineal, uma vez que há ativação sincrônica dessas musculaturas, o que melhora o recrutamento do transverso abdominal[45]. Estudos com ultrassom observaram que a cocontração do assoalho pélvico aumenta a espessura do transverso abdominal, devendo, portanto, ser incentivada. Esse exercício pode ser realizado com o auxílio da imagem do ultrassom como *biofeedback* para a gestante[80,81]. No entanto, observa-se que, em um período pós-parto

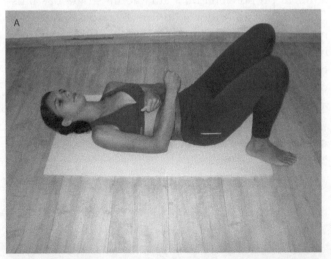
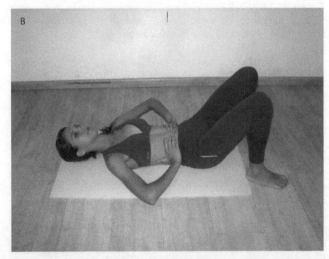

Figura 22.14 Exercício para o músculo transverso abdominal. Gestante em supino com joelhos e quadris flexionados e pés apoiados. Uma faixa é colocada ao redor da cintura, cruzando-a (**A**). A gestante realiza a contração do músculo transverso abdominal (umbigo em direção à coluna), puxando a faixa e expirando. As mãos ao redor da cintura podem ser utilizadas para propriocepção (**B**).

de 6 meses até 1 ano, o exercício abdominal com flexão de tronco e utilização dos oblíquos não aumentou a DMRA[63]. Portanto, acreditamos que, no período pós-parto tardio, é possível utilizar esses exercícios desde o início do tratamento, considerando uma diástase de até 40mm (Figuras 22.15 a 2.18)[63]. Além disso, estudos mostram que a contração do transverso associada à do assoalho pélvico aumenta a distância inter-retos[77,82].

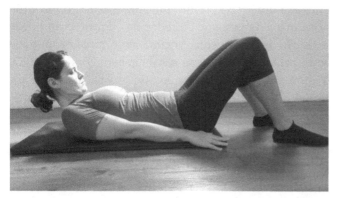

Figura 22.15 A mulher deve inspirar e, na expiração, elevar a cabeça com encaixe do queixo em direção ao tórax.

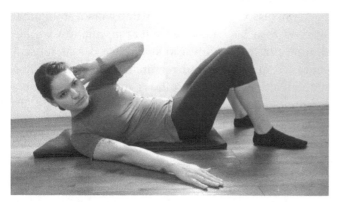

Figura 22.16 A mulher inspira e expira elevando a cabeça e a parte superior do tronco, de forma oblíqua, até que o ângulo inferior das escápulas esteja fora da superfície de contato.

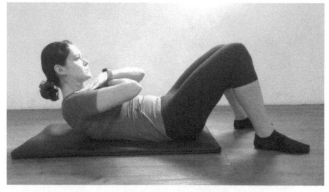

Figura 22.17 A mulher inspira e expira elevando a cabeça e a parte superior do tronco com os braços cruzados na frente do tronco, até que o ângulo inferior das escápulas esteja fora da superfície de apoio.

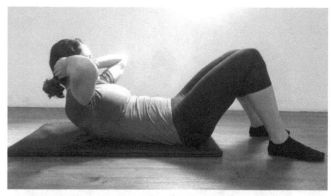

Figura 22.18 A mulher inspira e expira elevando a cabeça e a parte superior do tronco com os braços cruzados acima da cabeça, até que o ângulo inferior das escápulas esteja fora da superfície de apoio.

A posição de canivete (elevação de cabeça, tronco, membros superiores e membros inferiores simultaneamente) deve ser evitada em razão da possibilidade de aumentar a separação dos retos abdominais e causar lesões ou disfunção na coluna lombar.

A progressão dos exercícios abdominais exigirá exercícios futuros, envolvendo a participação dos membros superiores e inferiores, com ativação de toda a musculatura estabilizadora lombopélvica[23,38,83,84]. Em seguida, adotam-se os exercícios mais avançados, que envolvam não só a estabilização lombopélvica, mas também da cintura escapular. Esses exercícios devem ser iniciados com tempo mínimo de 5 minutos, progredindo para tempos maiores de manutenção da postura, e só deverão ser prescritos quando houver regressão da diástase (Quadro 22.1).

Nessa fase de estabilização, podem ser escolhidos outros métodos de intervenção, como o Pilates e a ginástica hipopressiva (veja os Capítulos 17 e 48). O Pilates também proporciona uma atuação integrada das musculaturas estabilizadoras do tronco, ao passo que a ginástica hipopressiva promove ativação reflexa tanto da musculatura abdominal como da perineal[85-87]. Antes da divulgação dos estudos mais recentes, preconizava-se a contração do assoalho pélvico com qualquer exercício abdominal; no entanto, a evidência dos estudos expe-

Quadro 22.1 Pontos de referências e valores da distância inter-retos encontrados em nulíparas

Ponto de referência	Valor
Apêndice xifoide	15mm
3cm acima da cicatriz umbilical	22mm
2cm abaixo da cicatriz umbilical	16mm
Umbilical	13mm

Fonte: Lemos et al., 2011[21]; Beer et al., 2009[42].

rimentais demonstra aumento da distância inter-retos quando essa musculatura é utilizada[82]. Além disso, há comprometimento da força e *endurance* da musculatura abdominal até 6 meses após o parto, reforçando a necessidade do estabelecimento de um protocolo de exercícios de maneira progressiva e funcional[88].

A DMRA pode tornar-se uma complicação mais séria no pós-parto, e o fisioterapeuta deve estar ciente dos critérios clínicos descritos na literatura[4], os quais podem sugerir a necessidade de uma cirurgia de reparação (Quadro 22.2).

A correção cirúrgica da DMRA consiste na plicatura da musculatura e, geralmente, é acompanhada de outros procedimentos estéticos, como abdominoplastia e lipoaspiração. As técnicas podem ser empregadas por via aberta ou laparoscópica[89,90].

A complicação mais comum da cirurgia é o desenvolvimento de seroma. Outras complicações incluem hematomas, necrose da pele, infecções da ferida operatória, deiscência, dor pós-operatória e lesões nervosas e recorrência, cuja taxa pode passar de 40%. Segundo relatos, a cirurgia laparoscópica tem promovido tempo menor de recuperação, redução da dor e infecção da ferida operatória[89].

USO DO *KINESIO TAPING*®

Desenvolvido por Kenzo Kase em 1970[91], o *kinesio taping*® (KT) consiste em uma intervenção comumente utilizada que ganhou popularidade para tratamento de

várias condições neuromusculoesqueléticas, desde dor lombar até instabilidade articular, espasticidade, linfedema e dor miofascial. No entanto, a eficácia desse recurso ainda é muito controversa, não havendo evidência suficiente para preconizar sua utilização na prática clínica[92]. Feito de material mais fino e elástico do que as bandagens, o KT pode permanecer por 3 dias consecutivos na pele em razão de sua resistência à água e estrutura permeável ao ar[93].

De acordo com os fabricantes, o KT promove microdobras na pele, provocando sua elevação em relação ao tecido subjacente. Isso facilitaria a liberação da pressão nos tecidos abaixo da pele e promoveria espaço para o movimento do fluido linfático[92]. Apesar de o mecanismo de ação neuromuscular não ser totalmente compreendido, é difundido que os efeitos mecânicos do KT facilitam a ativação muscular, aumentando a circulação sanguínea e linfática e diminuindo a dor devido às supressões neurológicas[93-95]. Além disso, o KT pode regular a tensão do músculo e da fáscia[96]. Uma das teorias para ativação muscular seria a estimulação de mecanorreceptores a partir de sua aplicação na pele. A ativação desses mecanorreceptores causaria uma despolarização local e a transmissão de impulsos nervosos para o sistema nervoso central pelas fibras aferentes[96]. Outra explicação teórica é que a tensão muscular poderia ser indiretamente influenciada pela fáscia. Como a fáscia é responsável pela transmissão de força, regulação do movimento e proteção da biomecânica correta do corpo, haveria uma relação com a contração muscular e, com isso, afetaria o sistema dinâmico musculoesquelético[97].

Observa-se, portanto, que o KT carece de bases neurofisiológicas mais fundamentadas, e muitas dessas suposições ainda não foram comprovadas pela literatura atual.

Em caso de uso em mulheres com DMRA, supõe-se que o KT promoveria proteção da linha *alba*, suporte na regeneração tecidual e ativação muscular e fortaleceria os efeitos da cinesioterapia[98]. Ademais, se utilizado na linha *alba*, teria o objetivo de aproximar os ventres musculares. No entanto, um estudo mostra que a aplicação do KT no músculo reto abdominal não resultou em mudança nos parâmetros de velocidade de força[95].

Os estudos sobre o KT na DMRA ainda são incipientes[99-101], com amostras pequenas[99,100,102] e ausência de métodos de avaliação objetivos para mensuração da ativação muscular, força e *endurance* (por exemplo, uso de eletromiografia e dinamômetro isocinético)[99,102,103]. Ademais, há estudos com mensurações digitais[101], amostras por conveniência[101] e sem descrição adequada da randomização[102].

Quadro 22.2 Critérios clínicos para reparação cirúrgica para diástase dos músculos retos abdominais

1. A mulher deve estar com pelo menos 1 ano de pós-parto e ter histórico de participação em programa de reabilitação para a região lombopélvica que tenha falhado na recuperação da dor lombopélvica e/ou incontinência urinária
2. Distância inter-retos maior do que o normal e conteúdo abdominal facilmente palpável através da fáscia
3. As cargas verticais múltiplas revelam a falha na transferência de suporte de peso para a cintura pélvica:
   (a) Desalinhamento da articulação sacroilíaca ou sínfise púbica durante a transferência de peso para uma única perna (teste de Trendelenburg ou Trendelenburg modificado)
   (b) Desalinhamento da articulação sacroilíaca ou sínfise púbica durante o agachamento ou no esforço de passar de sentada para de pé
4. O teste de elevação ativa da perna é positivo, e o esforço para levantar a perna melhora com a aproximação da pelve (suporte externo bimanual ou com faixa elástica)
5. Os testes articulares para articulação sacroilíaca e sínfise púbica (mobilidade e estabilidade) são normais
6. Os testes para sistema neural são normais; a mulher é capaz de realizar cocontração do transverso abdominal, multífido e assoalho pélvico

Fonte: adaptado de Lee *et al.*, 2008[4].

Um estudo-piloto com amostra de 30 mulheres (6 a 12 semanas pós-parto), divididas em quatro grupos (KT mais exercício, exercício, KT e controle) e acompanhadas durante 12 semanas, mostrou que os grupos de KT mais exercício e de exercício isoladamente apresentaram redução maior da DMRA, comparados aos outros grupos, e que o uso isolado de KT teve efeito mínimo na redução da distância inter-retos abdominais[100]. No entanto, essas reduções são baseadas nos valores de "p", e não em uma diferença da média da distância inter-retos.

Outro estudo, também com amostra pequena (24 mulheres entre 6 e 12 semanas pós-parto), utilizou KT por 48 horas na horizontal em um grupo, cruzando a linha *alba* em todo o comprimento do reto abdominal, enquanto o outro grupo utilizou fita cirúrgica de algodão. O estudo mostrou, por meio de análise intragrupo, redução significativa na diástase no grupo que usou KT[103]. Quando analisada a diferença entre os grupos ao final do tratamento, observou-se uma diferença de média de 0,40cm na região umbilical (IC95%: 0,1 a 0,6), de 0,40cm na supraumbilical (IC95%: 0,01 a 0,78) e sem diferença na região infraumbilical, ou seja, os resultados não refletem melhora clínica significativa e apresentam imprecisão no intervalo de confiança, que poderia reduzir apenas 0,01cm. Esse estudo também avaliou dados eletromiográficos do reto abdominal e não observou diferença com o uso de KT.

Um estudo (40 mulheres com 6 semanas de pós-parto) comparou o uso de KT associado a exercícios abdominais com a eletroestimulação (80 pulsos/min; largura de pulso de 0,1 a 0,5ms) associada a exercícios abdominais em um tratamento de 4 semanas, com três sessões por semana[102]. Os resultados mostram uma diferença de média na mensuração da diástase, favorecendo o grupo de eletroestimulação mais exercícios (região umbilical: 1,05cm; região supraumbilical: 0,65cm). Apenas a mensuração infraumbilical favoreceu o grupo de KT mais exercício abdominal (0,50cm). Todavia, não há intervalo de confiança para que seja possível avaliar a precisão clínica desses resultados.

Um ponto importante a ser destacado é que a maioria dos estudos com KT revela resultados com valores de "p" e muitas comparações intragrupos (antes e depois de cada grupo). Em ensaios clínicos, é importante averiguar a eficácia de um tratamento, demonstrando o tamanho do efeito com diferença entre os grupos ao final do tratamento, o que não tem relação com o valor de "p". O valor de "p" mostra apenas a probabilidade de encontrar a diferença de um resultado onde essa diferença não existe. Desse modo, é importante que estudos futuros sobre o tema verifiquem a diferença entre os grupos para mostrar a magnitude do efeito do trata-

mento pretendido por meio de medidas de associação, como risco relativo, *odds ratio*, redução absoluta de risco, número necessário para tratar e diferença de média.

Diante do exposto, até o momento (outubro de 2024) não há suporte na literatura para respaldar o uso de KT no tratamento da DMRA, devendo ser realizados estudos randomizados bem controlados e com amostra adequada.

USO DE FAIXAS ELÁSTICAS E CINTAS ABDOMINAIS

De acordo com Keller e cols.[65], em uma enquete para membros da seção de saúde da mulher da Associação Americana de Fisioterapia, 56% dos fisioterapeutas prescrevem um suporte abdominal durante a fase pós-parto para atividades extenuantes de mulheres com DMRA, 39,7% orientam o uso do suporte para execução de exercícios e 38,5% o recomendam para atividades diárias. No entanto, o mecanismo pelo qual o uso desses suportes auxilia a recuperação da DMRA é incerto e carece de uma base biomecânica e neurofisiológica para sua indicação.

Supõe-se, empiricamente, que o suporte abdominal (cintas, faixas e espartilhos) promoveria proteção contra a formação de colágeno e seguraria os músculos da parede abdominal em posição mais curta ao se moverem. Isso proporcionaria um processo de remodelação das fibras musculares por meio da redução do número de sarcômeros em série e encurtamento das fibras de tecido conjuntivo[104]. Outra possibilidade seria a promoção de *feedback*, que alteraria a ativação muscular[105]. No entanto, estudos com técnicas mais específicas de avaliação muscular e tecidual são necessários para elucidar os possíveis benefícios na dinâmica muscular abdominal.

Um estudo utilizou faixa (*abdominal binding*) sem a descrição adequada de seu posicionamento, o que comprometeu diretamente sua reprodutibilidade, contando com amostra pequena (29 mulheres), na terceira semana pós-parto, acompanhamento por 12 semanas e reavaliação em 6 meses[104]. Nesse estudo foram avaliados quatro grupos: exercícios abdominais, faixa, exercícios abdominais mais faixa e controle. O estudo mostra melhora na atitude da mulher, quanto à imagem corporal e à aparência de sua cintura e abdome, no grupo que utilizou a faixa no seguimento de 6 meses apenas, sem associação com diferença na perda de peso, circunferência da cintura ou IMC. No seguimento de 6 meses, o estudo não encontrou efeito clinicamente significativo para o grupo de exercícios abdominais nos desfechos propostos: distância inter-retos, flexão de tronco e *endurance*, intensidade da dor (abdominal, lombar e pélvica) e queixas urogine-cológicas e incapacidade relacionada à dor lombar.

Outro estudo randomizado comparou o uso de faixa elástica (Tubigrip®) ao de uma cinta de suporte rígido manufaturada com material à base de bambu[106]. Sessenta e seis mulheres foram randomizadas na primeira semana pós-parto e orientadas a utilizar a faixa pelo máximo de tempo em que se sentissem confortáveis durante o dia e/ou à noite, por 8 semanas, bem como a realizar um programa de exercício (transverso abdominal mais assoalho pélvico) em casa. Em ambos os grupos, houve redução de 46% da diástase, sem diferença entre eles em relação ao tempo de uso.

Os autores acreditam que o uso de suportes não interferiu na diminuição da diástase além do que seria esperado pelo prognóstico dessa condição[106]. Eles compararam os resultados encontrados com o estudo de Coldrom e cols.[5], os quais verificaram DMRA de 42mm no primeiro dia pós-parto, reduzindo para 23mm em 8 semanas pós-parto, enquanto seus resultados mostraram uma DMRA de 46mm na primeira semana e de 25mm na oitava semana. Desse modo, os resultados supracitados evidenciam a dispensabilidade da prescrição de cintas abdominais no pós-parto.

Um estudo observacional, utilizando ultrassom, avaliou a DMRA em mulheres (2 a 4 semanas pós-parto) em repouso e realizando exercícios abdominais com *taping* (transversalmente acima e abaixo do umbigo), Tubigrip® (faixa elástica) e apenas exercício[107]. Foi observada redução significativa (19%) na DMRA durante o exercício de flexão anterior do tronco, enquanto não houve mudança adicional na distância inter-retos com o uso dos suportes associado aos exercícios abdominais (contração do transverso com assoalho pélvico, elevação de uma perna com 90 graus de flexão de quadril e joelho e elevação do tronco em decúbito lateral)[107].

Em estudo realizado na Turquia, Kaya & Menek[108] avaliaram, durante 6 a 12 semanas após o parto, 45 mulheres com DMRA submetidas a um tratamento de 8 semanas e randomizadas em três grupos de 15: (1) estabilização do core; (2) estabilização do core mais uso de espartilho (*corset*) e (3) uso de espartilho. O estudo revelou uma diferença na distância inter-retos para o grupo 2, baseado no valor de "p". No entanto, ao se calcular a diferença de média entre os grupos 1 e 2 (DM: 1,83; IC95%: –0,92 a 4,58), 1 e 3 (DM: 1,83; IC95%: –0,92 a 4,58) e 2 e 3 (DM: –0,64; IC95%: –3,4 a 2,21), não foi observada diferença, pois todos os intervalos de confiança tocaram a linha de nulidade. Quanto à *endurance* do tronco, o grupo que realizou exercício mais uso de espartilho obteve maior duração no teste, com valor de 6 segundos (DM: 6,58; IC95%: 0,13 a 13,02), não havendo diferença entre os

grupos 1 e 2 (DM: –3,49; IC95%: –9,57 a 2,59) e os grupos 2 e 3 (DM: 3,09; IC95%: –2,15 a 8,33). Em relação à flexão de tronco, foi calculada uma diferença que favoreceria o grupo 2 (core + espartilho) em relação ao grupo 3 (espartilho) de 0,42 em uma escala de 0 a 5 (DM: 0,42; IC95%: 0,01 a 0,84) e que favoreceria o grupo core + espartilho em 0,56, comparado ao grupo *corset* (DM: 0,56; IC95%: 0,17 a 0,96). No entanto, pode-se observar que o ganho não atinge uma diferença clínica em relação à escala.

Isso posto, verificou-se que o uso de cintas, faixas ou espartilhos não acrescenta melhora clínica significativa na recuperação da DMRA e, portanto, não deve ser prescrito. Caso a gestante deseje usá-los, que seja pelo conforto e que esteja consciente da evidência.

CONSIDERAÇÕES FINAIS

A DMRA é uma condição comum durante o ciclo gravídico-puerperal e, apesar de incipientes e controversos, os relatos na literatura sobre sua repercussão nos diversos sistemas devem receber a atenção do fisioterapeuta. É importante que a avaliação seja realizada de maneira acurada para que os ganhos com a intervenção fisioterapêutica possam ser mais bem mensurados e, assim, acompanhados e divulgados.

Referências

1. Boissonnault JS, Blaschak MJ. Incidence of diastasis recti abdominis during the childbearing year. Phys Therap 1988; 68(7):1082-6.
2. Axer H, Keyserlingk DG, Prescher A. Collagen fibers in linea alba and rectus sheaths. I. General scheme and morphological aspects. J Surg Res 2001; 96(1):127-34.
3. Amorim CR, Nahas FX, Cândido V et al. Tensile strength of the posterior and anterior layer of the rectus abdominis muscle sheath in cadavers. Acta Cirurg Bras 2007; 22(4):255-9.
4. Lee DG, Lee LJ, McLaughlin L. Stability, continence and breathing: The role of fascia following pregnancy and delivery. J Bodyw Mov Ther 2008; 12(4):333-48.
5. Coldron Y, Stokes MJ, Newham DJ, Cook K. Postpartum characteristics of rectus abdominis on ultrasound imaging. Manual Therapy 2008; 13(2):112-21.
6. Oliveira BDR, Andrade ADD, Lemos A, Brito VC, Pedrosa ML, Silva TNS. Abdominal muscle electrical activity during labor expulsive stage: A cross-sectional study. Rev Bras Fisiot 2011; 15(6):445-51.
7. Rath AM, Attali P, Dumas JL, Goldlust D, Zhang J, Chevrel JP. The abdominal linea alba: An anatomo-radiologic and biomechanical study. Surg Radiol Anat 1996; 18(4):281-8.
8. Hsia M, Jones S. Natural resolution of rectus abdominis diastasis. Two single case studies. Aust J Physiother 2000; 46(4):301-7.
9. Reimers K, Reimers CD, Wagner S, Petzke I, Paetzke I, Pongratz DE. Skeletal muscle sonography: A correlative study of echogenicity and morphology. J Ultras Med 1993; 12(2):73-7.
10. Martin WD. A study of the effect of pregnancy on muscle fibers of the rectus abdominis muscle of the rat. Anat Rec 1979; 195:455-62.
11. Lalatta CG, Barazzoni AM, Lucchi ML et al. Fiber sizes and histochemical characteristics of the rectus abdominis muscle of the rabbit under conditions of pregnancy and mechanically induced stress. Anat Record 1988; 222:136-44.

12. Lalatta CG, Barazzoni AM, Lucchi ML et al. Histochemical types and sizes of fibers in the rectus abdominis muscle of guinea pig: Adaptive response to pregnancy. Anat Record 1987; 217:23-9.

13. Gilleard WL, Brown JMM. Structure and function of the abdominal muscles in primigravid subjects during pregnancy and the immediate post-birth period. Phys Ther 1996; 76(7):750-62.

14. Fast A, Weiss L, Ducommun EJ, Evelyn M, Butler JG. Low back pain in pregnancy: Abdominal muscles, sit-up performance, and back pain. Spine 1989; 15(1):28-30.

15. Williams PE, Goldspink G. Changes in sarcomeres length and physiological properties in immobilized muscle. J Anat 1978; 127:459-68.

16. Goldspink G, William P, Simpson H. Gene expression in response to muscle stretch. Clin Orthop Relat Res 2002; 403S:S146-S152.

17. De Deyne PG. Application of passive stretch and its implications for muscle fibers. Phys Ther 2001; 81:819-27.

18. Cantini M, Massimino ML, Bruson A, Catani C, Libra LD, Carraro U. Macrophages regulate proliferation and differentiation of satellite cells. Biochem Biophys Res Commun 1994; 202:1688-96.

19. Sakiyama K, Abe S, Tamatsu Y, Ide Y. Effects of stretching stress on the muscle contraction proteins of skeletal muscle myoblasts. Biomed Res 2005; 26:61-8.

20. Hinz B. Masters and servants of the force : The role of matrix adhesions in myofibroblast force perception and transmission. Eur J Cell Biol 2006; 85:175-81.

21. Lemos A, Souza AI, Andrade AD, Figueiroa JN, Cabral-Filho JE. Pregnancy inter-recti abdominis distance has no impact on respiratory strength. J Phys Ther Sci 2011; 23(5):757-60.

22. Noble E. Essential exercises for the childbearing year: A guide to health and comfort before & after your baby is born. 1. ed. London: UK Editions, 1978.

23. Lo T, Candido G, Janssen P. Diastasis of the recti abdominis in pregnancy: Risk factors and treatment. Physiother Can 1999: 32-7.

24. Bursch SG. Interrater reliability of diastasis recti abdominis measurement. PhysTher 1987; 67:1077-9.

25. Hannaford RT. An investigation of the incidence, degree and possible predisposing factors of rectus diastasis in the immediate postpartum period. J Nation Obstet Gynaecol Group Austr Physioter Assoc 1985; 4:29-34.

26. Mota P, Pascoal AG, Carita AI, Bo K. Normal width of the inter-recti distance in pregnant and postpartum primiparous women. Musculoskelet Sci Pract 2018; 35:34-7.

27. Mann L, Kleinpaul JF, Mota CB, Santos SG. Alterações biomecânicas durante o período gestacional : Uma revisão. Motriz 2010; 16(3):730-41.

28. Mesquita LA, Machado AV, Andrade AV. Fisioterapia para redução da diástase dos músculos retos abdominais no pós-parto. Rev Bras Ginecol Obstet 1999; 21(5):267-72.

29. Leite ACNM, Araújo KKBC. Diástase dos retos abdominais em puérperas e sua relação com variáveis obstétricas. Fisioter Mov 2012; (2):389-97.

30. Rett M, Braga M, Bernardes N, Andrade S. Prevalence of diastasis of the rectus abdominis muscles immediately postpartum: Comparison between primiparae and multiparae. Rev Bras Fisiot 2009; 13(4):275-80.

31. Turan V, Colluoglu C, Turkyilmaz E, Korucuoglu U. Prevalence of diastasis recti abdominis in the population of young multiparous adults in Turkey. Ginekol Pol 2011; 82(11):817-21.

32. Mota PGF, Pascoal AG, Carita AI, Bø K. Prevalence and risk factors of diastasis recti abdominis from late pregnancy to 6 months postpartum, and relationship with lumbo-pelvic pain. Man Ther 2015; 20(1):200-5.

33. Troyer A. Mechanical role of the abdominal muscles in relation to posture. Resp Phy 1983; 53:341-53.

34. Parker MA, Millar ALL, Dugan SASA. Diastasis rectus abdominis and lumbo-pelvic pain and dysfunction-are they related? J Women's Health Phys Therap 2008; 32(1):15-22.

35. Ferguson LW, Gerwin R. Clinical mastery in the treatment of myofascial pain. 1. ed. Baltimore: Lippincott Williams & Wilkins, 2004.

36. Spitznagle TM, Leong FC, Van Dillen LR. Prevalence of diastasis recti abdominis in a urogynecological patient population. Int Urogynecol J Pelvic Floor Dysfunct 2007; 18(3):321-8.

37. De Troyer A. Functional anatomy of respiratory muscles. Clin Chest Med 1988; 9:175-92.

38. Thornto SL, Thornton SJ. Management of gross divarication of the recti abdominis in pregnancy and labour. Physiotherapy 1993; 79(7):457-8.

39. Aparicio LF, Rejano-Campo M, Donnelly GM, Vicente-Campos V. Self-reported symptoms in women with diastasis rectus abdominis: A systematic review. Gynecol Obstet Hum Reprod 2021; 50(7):101995.

40. Crommert ME, Fieril KP, Gustavsson C. Women's experiences of living with increased inter-recti distance after childbirth: An interview study. BMC Women's Health 2020; 20(1):260.

41. Sheppard S. The role of transverse abdominis in postpartum correction of gross divarication recti. Manual Therapy 1996; 1(4):214-6.

42. Beer GM, Schuster A, Seifert B, Manestar M, Mihic-Probst D, Weber SA. The normal width of the linea alba in nulliparous women. Clinical Anatomy 2009; 22(6):706-11.

43. Reinpold W, Kockerling F, Bittner R et al. C. Classification of rectus diastasis — A proposal by the German Hernia Society (DHG) and the International Endohernia Society (IEHS). Front Surg 2019; 6:1.

44. Ranney B. Diastasis recti and umbilical hernia causes, recognition and repair. SDJ Med 1990; 43:5-8.

45. Kaufmann RL, Reiner CS, Dietz UA, Clavien PA, Vonlanthen R, Kaser AS. Normal width of the linea Alba, prevalence and risk factors for diastasis recti abdominis in adults — A cross-sectional study. Hernia 2022; 26(2):609-18.

46. Silva MM. Análise morfométrica da diástase dos músculos retos do abdome no puerpério imediato (tese). Universidade Federal de Pernambuco, 2003.

47. Mendes DDA, Nahas FX, Veiga DF et al. Ultrasonography for measuring rectus abdominis muscles diastasis. Acta Cirurg Bras 2007; 22(3):182-6.

48. Radhakrishnan M, Ramamurthy K. Efficacy and challenges in the treatment of diastasis recti abdominis — A scoping review on the current trends and future perspectives. Diagnostics (Basel) 2022; 12(9):2044.

49. Pirri C, Todros S, Fede C et al. Inter-rater reliability and variability of ultrasound measurements of abdominal muscles and fasciae thickness. Clin Anat 2019; 32:948-60.

50. Mota P, Pascoal AG, Sancho F, Bø K. Test-retest and intrarater reliability of 2-dimensional ultrasound measurements of distance between rectus abdominis in women. J Orthop Sports Phys Ther 2012; 42:940-6.

51. van de Water ATM, Benjamin DR. Measure DRAM with a purpose: Diagnose or evaluate. Arch Gynecol Obstet 2014; 289(1):3-4.

52. van de Water ATM, Benjamin DR. Measurement methods to assess diastasis of the rectus abdominis muscle (DRAM): A systematic review of their measurement properties and meta-analytic reliability generalization. Man Ther 2016; 21:41-53.

53. Belo M, Melo A, Delgado A, Costa A, Anísio V, Lemos A. The digital caliper's interrater reliability in measuring the interrecti distance and its accuracy in diagnosing the diastasis of rectus abdominis muscles in the third trimester of pregnancy. J Chiropr Med 2020; 19(2):136-44.

54. Boxer S, Jones S. Intra-rater reliability of rectus abdominis diastasis measurement using dial calipers. Aust J Physiother 1997; 43(2):109-14.

55. Gluppe S, Engh ME, Bø K. What is the evidence for abdominal and pelvic floor muscle training to treat diastasis recti abdominis postpartum? A systematic review with meta-analysis. Braz J Phys Ther 2021; 25(6):664-75.

56. Bobowik PZ, Dabek A. Physiotherapy in women with diastasis of the rectus abdominis muscles. Adv Rehabil Postep Rehabil 2018; (3):1117.

57. Kamel DM, Yousif AM. Neuromuscular electrical stimulation and strength recovery of postnatal diastasis recti abdominis muscles. Ann Rehabil Med 2017; 41(3):465-74.

58. Benjamin DR, Frawley HC, Shields N et al. Conservative interventions may have little effect on reducing diastasis of the rectus abdominis in postnatal women – A systematic review and meta-analysis. Physiotherapy 2023; 119:54-71.

59. Liang P, Liang M, Shi S, Liu Y, Xiong R. Rehabilitation programme including EMG-biofeedback- assisted pelvic floor muscle training for rectus diastasis after childbirth: A randomised controlled trial. Physiotherapy 2022; 117:16-21.

60. Liu Y, Zhu Y, Jiang L et al. Efficacy of electro-acupuncture in postpartum with diastasis recti abdominis: A randomized controlled clinical trial. Front Public Health 2022; 15(10):1003361.

61. Chiarello CM, Falzone LA, McCaslin KE, Patel MN, Ulery KR. The effects of an exercise program on diastasis recti abdominis in pregnant women. J Women's Health Phys Therap 2005; 29(1):11-6.

62. Borges FS, Valentins EC. Tratamento da flacidez e diástase do reto-abdominal no puerpério de parto normal com o uso de eletroestimulação muscular com corrente de média frequência – Estudo de caso. Rev Bras Fisiot Dermato-Funcional 2002; 1(1):1-8.

63. Gluppe SB, Engh ME, Bø K. Curl-up exercises improve abdominal muscle strength without worsening inter-recti distance in women with diastasis recti abdominis postpartum: A randomised controlled trial. J Physiother 2023; 69(3):160-7.

64. Kim S, Yi D, Yim J. The effect of cores exercise using online video-conferencing platform and offline-based intervention in postpartum woman with diastasis recti abdominis. Int J Environ Res Public Health 2022; 19(2):7031.

65. Keeler J, Albrecht M, Eberhardt L, Horn L, Donnelly C, Lowe D. Diastasis recti abdominis: A survey of women's health specialists for current physical therapy clinical practice for postpartum women. J Women's Health Phys Ther 2012; 36(3):131-42.

66. Dreeben-Irimia O. Physical therapy clinical handbook for PTAs. 2. ed. Jones & Bartllet Learning Publ 2012.

67. Sapsford RR, Hodges PW, Richardson CA, Cooper DH, Markwell SJ, Jull GA. Co-activation of the abdominal and pelvic floor muscles during voluntary exercises. Neurourol Urodyn 2001; 20(1):31-42.

68. Pereira LC, Botelho S, Marques J et al. Are transversus abdominis/oblique internal and pelvic floor muscles coactivated during pregnancy and postpartum? Neurourol Urodynam 2013; 32(5):416-9.

69. Silva VR, Riccetto CL, Martinho NM, Marques J, Carvalho LC, Botelho S. Training through gametherapy promotes coactivation of the pelvic floor and abdominal muscles in young women, nulliparous and continents. Int Braz J Urology 2016; 42(4):779-86.

70. Vesentini G, El Dib R, Righesso LAR et al. Pelvic floor and abdominal muscle cocontraction in women with and without pelvic floor dysfunction: A systematic review and meta-analysis. Clinics 2019; 74:e1319.

71. Sancho MF, Pascoal AG, Mota P, Bø K. Abdominal exercises affect inter-rectus distance in postpartum women: A two-dimensional ultrasound study. Physiotherapy 2015; 101(3):286-91.

72. Mota PG, Pascoal AG, Carita AI, Bø K. The immediate effects on inter-rectus distance of abdominal crunch and drawing-in exercises during pregnancy and the postpartum period. J Orthop Sports Phy Ther 2015; 45(10):781-8.

73. Chiarello CM, McAuley JA, Hartigan EH. Immediate effect of active abdominal contraction on inter-recti distance. J Orthop Sports Phy Ther 2016; 46(3):177-83.

74. Pascoal AG, Dionisio S, Cordeiro F, Mota P. Inter-rectus distance in postpartum women can be reduced by isometric contraction of the abdominal muscles: A preliminary case-control study. Physiotherapy 2014; 100(4):344-8.

75. Lee D, Hodges PW. Behavior of the linea alba during a curl-up task in diastasis rectus abdominis: An observational study. J Orthop Sports Phy Ther 2016; 46(7):580-9.

76. Beamish N, Green N, Nieuwold E, McLean L. Differences in linea alba stiffness and linea alba distortion between women with and without diastasis recti abdominis: The impact of measurement site and task. J Orthop Sports Phys Ther 2019: 1-30.

77. Gluppe SB, Engh ME, Bø K. Immediate effect of abdominal and pelvic floor muscle exercises on interrecti distance in women with diastasis recti abdominis who were parous. Phys Ther 2020; 100(8):1372-83.

78. Kjær HM, Langberg K, Heinemeier ML et al. From mechanical loading to collagen synthesis, structural changes and function in human tendon. Scand J Med Sci Sports 2009; 19:500-10.

79. Garber CE, Blissmer B, Deschenes MR et al. American College of Sports Medicine position stand. Quantity and quality of exercise for developing and maintaining cardiorespiratory, musculoskeletal, and neuromotor fitness in apparently healthy adults: guidance for prescribing exercise. Med Sci Sports Exerc 2011; 43(7):13341359.

80. Bø K, Sherburn M, Allen T. Transabdominal ultrasound measurement of pelvic floor muscle activity when activated directly or via a transversus abdominis muscle contraction. Neurourol Urodyn 2003; 22(6):582-8.

81. Arab AM, Chehrehrazi M. The response of the abdominal muscles to pelvic floor muscle contraction in women with and without stress urinary incontinence using ultrasound imaging. Neurourol Urodyn 2011; 30(1):117-20.

82. Theodorsen NM, Strand LI, Bø K. Effect of pelvic floor and transversus abdominis muscle contraction on inter-rectus distance in postpartum women: A crossectional experimental study. Physiotherapy 2019; 105:315-20.

83. Hodges PW. Core stability exercise in chronic low back pain. Orthop Clin North Am 2003; 34(2):245-54.

84. Akuthota V, Ferreiro A, Moore T, Fredericson M. Core stability exercise principles. Curr Sports Med Rep 2008; 7(1):39-44.

85. Pereira LM, Obara K, Dias JM et al. Comparing the Pilates method with no exercise or lumbar stabilization for pain and functionality in patients with chronic low back pain: Systematic review and meta-analysis. Clin Rehabilitation 2012; 26(1):10-20.

86. Caufriez M. Techniques abdominales hypopressives et rééducation uro-gynécologique. Kinésithérapie Scientifique 1995; (351):53-5.

87. Ithamar L, Silva NN, Rodrigues MAB, Moura Filho AG, Lemos A. Análise eletromiográfica da musculatura abdominal durante a ginástica abdominal hipopressiva nas posições supina e ortostática. Rev Bras Saúde Mater-Infant 2012; 12(supl.1):S95.

88. Liaw LJ, Hsu MJ, Liao CF, Liu MF, Hsu AT. The relationships between inter-recti distance measured by ultrasound imaging and abdominal muscle function in postpartum women: A 6-month follow-up study. J Orthop Sports Phys Ther 2011; 41(6):435-43.

89. Tadiparthi S, Shokrollahi K, Doyle GS, Fahmy FS. Rectus sheath plication in abdominoplasty: Assessment of its longevity and a review of the literature. J Plast Reconstr Aesthet Surg 2012; 65(3):328-32.

90. Siddiky AH, Kapadia CR. Laparoscopic plication of the linea alba as a repair for diastasis recti – A mesh free approach. J Surg Case Reports 2010; (5):3.

91. Kase K, Tatsuyuki H, Tomoki O. Kinesiotaping perfect manual. Kinesio Taping Association, 1996.

92. Morris D, Jones D, Ryan H, Ryan CG. The clinical effects of Kinesio® Tex taping: A systematic review. Physiother Theory Pract 2013; 29(4):259-70.

93. Castro-Sanchez AM, Lara-Palomo IC, Matarán-Peñarrocha GA et al. Kinesio taping reduces disability and pain slightly in chronic non-specific low back pain: A randomised trial. J Physother 2012; 58:89-95.

94. Bicici S, Karatas N, Baltaci G. Effect of athletic taping and kinesiotaping on measurements of functional performance in basketball players with chronic inversion ankle sprains. Int J Sports Phys Ther 2012; 7:154-66.

95. Lins CA, Neto FL, Amorim AB, Macedo LB, Brasileiro JS. Kinesio Taping does not alter neuromuscular performance of femoral quadriceps or lower limb function in healthy subjects: Randomized, blind, controlled, clinical trial. Man Ther 2013; 18:41-5.

96. Ptak A, Konieczny G, Stefanska M. The influence of short-term kinesiology taping on force – Velocity parameters of rectus abdominis muscle. J Back Musculoskelet Rehabil 2013; 26:291-7.

97. Vithoulka I, Beneka A, Malliou P et al. The effects of Kinesio taping on quadriceps strength during isokinetic exercises in healthy non athlete women. Isokinet Exerc Sci 2010; 18:1-6.

98. Martins MRC, Moraes BZF, Fabri DC et al. Do abdominal binders prevent seroma formation and recurrent diastasis following abdominoplasty? Aesthet Surg J Oct 2022; 42(11):1294-302.

99. Gursen C, Inanoglu D, Kaya S, Akbayrak T, Baltaci G. Effects of exercise and Kinesio taping on abdominal recovery in women with cesarean section: A pilot randomized controlled trial. Arch Gynecol Obstet 2016; 293(3):557-65.

100. Tuttle LJ, Fasching J, Keller A et al. Noninvasive treatment of postpartum diastasis recti abdominis: A pilot study. J Women's Health Phys Ther 2018; 42(2):1-11.

101. Pawar PA, Yeole UL, Navale M, Patil K. Effect of kinesiotaping on diastasis recti in post-partum women. Indian J Public Health Res Devel 2020; 11(6):692-7.

102. Situt G, Kanase S. Effectiveness of NMES and taping on diastasis recti in postnatal women. J Ecophysiol Occup Health 2021; 21(3):105-11.

103. Ptaszkowska L, Gorecka J, Paprocka-Borowicz M et al. Immediate effects of Kinesio Taping on rectus abdominis diastasis in postpartum women-preliminary report. J Clin Med 2021; 10(21):5043.

104. Keshwani N, Mathur S, McLean L. The impact of exercise therapy and abdominal binding in the management of diastasis recti abdominis in the early post-partum period: A pilot randomized controlled trial. Physiother Theory Pract 2021; 37(9):1018-33.

105. McNair P, Heine P. Trunk proprioception: Enhancement through lumbar bracing. Arch Phys Med Rehabil 1999; 80:96-9.

106. Depledge J, McNair P, Ellis R. The effect of Tubigrip and a rigid belt on rectus abdominus diastasis immediately postpartum: A randomised clinical trial. Musculoskelet Sci Pract 2023; 63:102712.

107. Depledge J, McNair P, Ellis R. Exercises, Tubigrip and taping: Can they reduce rectus abdominis diastasis measured three weeks post-partum? Musculoskelet Sci Pract 2021; 53:102381.

108. Kaya AK, Menek MY. Comparison of the efficiency of core stabilization exercise and abdominal corset in the treatment of postpartum diastasis recti abdominis. Eur J Obstet Gynecol Reprod Biol 2023; 285:24-30.

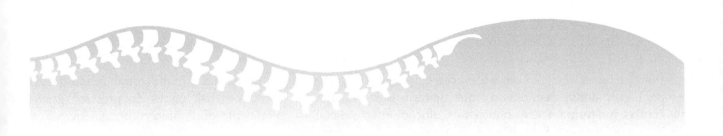

CAPÍTULO
23

Distúrbios Vasculares
Relacionados à Gestação

Juliana Netto Maia ▪ Andrea Lemos

INTRODUÇÃO

O sistema venoso tem como função promover o retorno do sangue circulante do corpo para o coração, e os principais vasos responsáveis por essa função são as veias. As paredes das veias são compostas por três finas camadas de pouca elasticidade (comparadas às artérias), constituídas de tecidos elásticos, muscular e colágeno, e classificadas como um sistema de baixa pressão. Essa anatomia torna possível grande distensibilidade, o que faz esse sistema reter alta porcentagem de sangue circulante, mantendo pressões relativamente baixas e se caracterizando como um sistema de alta capacitância. Em sua estrutura também se encontram válvulas unidirecionais que permitem que o fluxo sanguíneo siga em direção ao coração, mantendo, assim, sua função adequada[1].

Durante a gestação, fatores hormonais, aumento do volume circulante e compressões mecânicas sobre as veias, entre outros fatores, podem desencadear uma série de alterações no sistema venoso das mulheres. Desse modo, este capítulo tem por objetivo descrever a abordagem fisioterapêutica nos principais distúrbios vasculares relacionados ao período gestacional.

INSUFICIÊNCIA VENOSA CRÔNICA

Durante a gestação, como discutido em capítulos anteriores, o corpo da mulher sofre uma série de adaptações fisiológicas, como alterações do volume sanguíneo e endócrinas que irão repercutir no sistema venoso. A junção de maior volume sanguíneo, associado ao relaxamento da musculatura lisa dos vasos decorrente da ação hormonal e do estado pró-inflamatório gestacional, leva as gestantes a apresentarem, comumente, quadro de insuficiência venosa crônica (IVC) com aparecimento

de varizes e desenvolvimento de edema, principalmente nos membros inferiores.

Atualmente, em razão da dificuldade de diferenciar seu aparecimento decorrente de um histórico prévio ou dos fatores gestacionais, é difícil definir a incidência de varizes durante a gestação. Todavia, os estudos mostram que 40% a 60% das mulheres grávidas apresentam essa patologia durante a gravidez[2-5].

As varizes são decorrentes do enfraquecimento da válvula localizada na parede das veias e que faz o sangue estagnar. A veia distendida impede que o sangue retorne adequadamente, promovendo, assim, problemas de circulação e favorecendo o aparecimento de edema. As veias dos membros inferiores são as mais comumente acometidas, porém pode haver comprometimento, também, da vulva ou do reto, as denominadas varizes vulvares e hemorroidas[6].

Vários são os fatores que contribuem para o desenvolvimento da IVC nesse período. Por muito tempo defendeu-se que a compressão provocada pelo útero sobre as veias pélvicas e ilíacas seria o principal fator desencadeante. No entanto, em cerca de 70% a 80% das mulheres que apresentam varizes durante a gestação, os sintomas aparecem dentro de 2 a 3 semanas após a mulher engravidar, demonstrando que mesmo no primeiro trimestre, quando o crescimento uterino não está aumentado, já se encontram alterações vasculares com a consequente formação de varizes[7]. Percebe-se, portanto, que a explicação mecânica parece exercer maior contribuição nas mulheres no terceiro trimestre e, consequentemente, outros fatores devem estar relacionados com essa etiopatogenia[8-10].

As alterações hormonais são consideradas as principais responsáveis pelo desencadeamento dos distúrbios vasculares na gestação[11,12]. Com a elevação da progesterona, há hipotonia das fibras da musculatura lisa e das células que formam o arcabouço musculoconjuntivo da parede venosa[13]. Essa ação desencadeia redução da excitabilidade e aumento da distensibilidade. Somado a isso, a liberação do estrogênio, por aumentar o fluxo arterial para o útero e a pelve, repercute como incremento do fluxo do retorno venoso em direção ao sistema venoso gástrico e, assim, causa um obstáculo funcional nas veias ilíacas externas, transmitindo o fluxo venoso às veias dos membros inferiores[14]. Ademais, o aumento da circulação pélvica e da volemia, assim como a predisposição genética e as alterações prévias da estrutura anatômica dos vasos, também parece interferir na falha de um sistema de retorno eficaz durante esse período[10].

As alterações mecânicas e hormonais juntam-se às alterações hemodinâmicas, incluindo a compressão fetal das veias ilíacas, vasodilatação e estase/redução da velocidade do fluxo e incompetência valvular. A partir desse cenário, há maior propensão para o desenvolvimento de edema, principalmente nos membros inferiores, uma vez que há um desequilíbrio entre o aporte de líquido, retirado dos capilares sanguíneos pela filtragem, e a drenagem desse líquido[15].

Apesar do entendimento atual a respeito das alterações descritas, ainda assim a patogênese da IVC não é completamente compreendida, sendo necessárias mais pesquisas para decifrar, principalmente, seus efeitos nos fetos e recém-nascidos[16]. Uma das linhas de pesquisa nos últimos anos dedica-se à investigação do estado pró-inflamatório característico da gravidez, quando as citocinas medeiam a sinalização que direciona os processos biológicos que constituem a gravidez desde a implantação do embrião até o parto[16]. Não fica claro se a inflamação é causada pela IVC ou se a IVC é parcialmente uma consequência da inflamação. Assim, é importante a continuidade das pesquisas sobre esse aspecto para o entendimento não só do papel da condição pró-inflamatória da gestação no desenvolvimento da IVC, mas também das repercussões que podem surgir para o feto ou recém-nascido[16].

O edema gestacional é uma das queixas mais comuns entre as gestantes e responsável pela maior procura à assistência fisioterapêutica, ocorrendo, principalmente, durante o final do segundo e no terceiro trimestre de gestação. Um acúmulo generalizado de água de até 7 litros pode ser fisiológico na gravidez. Esse aumento na reserva de água é fundamental para a grávida garantir uma troca contínua de líquidos com o feto através da placenta; no entanto, quando demasiado, pode causar incômodo, desconforto e dor[17].

A etiologia do edema é multifatorial, sendo decorrente das adaptações fisiológicas do processo gestacional, como aumento do líquido corporal, elevando a permeabilidade capilar, e relaxamento da musculatura lisa (decorrente dos hormônios), promovendo maior distensibilidade dos vasos. Ocorre, também, retenção de sódio, resultado da elevação de estrogênio, e provavelmente, apesar das controvérsias, a diminuição da impulsão durante a marcha reduz a efetividade das bombas impulso-aspirativas (Figura 23.1)[17,18].

Quadro clínico e intervenção fisioterapêutica na insuficiência venosa crônica

As mulheres que apresentam IVC geralmente se queixam de dores consideráveis, cãibras noturnas, dormência, formigamento, sensação de peso e dor nos membros

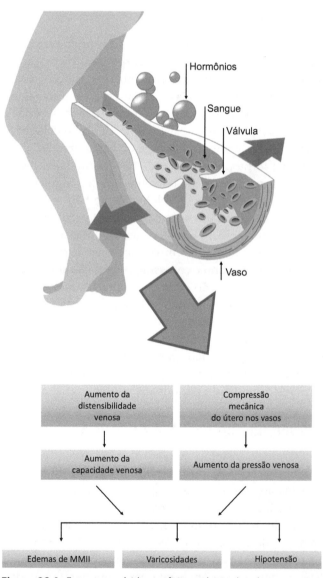

Figura 23.1. Fatores envolvidos na fisiopatologia do edema e varizes na gestação. (*MMII*: membros inferiores.)

inferiores. A pele ao redor da veia varicosa também pode coçar, latejar ou parecer estar queimando. Os sintomas tendem a piorar após longos períodos em pé e a cada gravidez sucessiva. Para algumas mulheres, entretanto, as veias varicosas ou o edema podem causar pouco ou nenhum desconforto[6]. Na prática clínica, o protocolo geralmente proposto para alívio desses sintomas consiste em drenagem linfática, uso de meias compressivas e cinesioterapia por meio de exercícios miolinfocinéticos.

Drenagem linfática manual

Entre as modalidades fisioterapêuticas disponíveis para tratamento do edema e melhora das varizes de membro inferior está a drenagem linfática manual (DLM). No entanto, há uma lacuna na literatura (Base de dados Medline/PubMed, LILACS, Biblioteca Cochrane – até março de 2024) quanto a estudos experimentais que demonstrem a eficácia da técnica na população gestante.

O único estudo encontrado consistiu em um ensaio clínico não aleatorizado que avaliou o efeito da DLM imediatamente após a sessão e 2 horas depois por meio de questionário de satisfação elaborado pelas pesquisadoras, em que as gestantes classificavam a sensação de peso, dor, formigamento e inchaço, usando como parâmetro a Escala de Borg. O estudo aponta melhora significativa de todos os parâmetros avaliados, quando comparadas as pontuações antes e após a DLM[19].

As evidências que envolvem outras populações ainda são insuficientes e inconclusivas quanto às repercussões fisiológicas e aos efeitos clínicos[20-23]. Estudos com imagem mostram que a drenagem linfática manual melhora a função linfática contrátil superficial (epifacial), facilitando o movimento da linfa em direção mais aprofundada[24-26]. Além disso, a drenagem promove o movimento do fluido para os linfáticos proximais e influi na proliferação dos linfáticos colaterais, o que facilita a coleta do líquido[27].

Estudos sugerem, também, uma influência sistêmica da DLM, com interferência no sistema nervoso autônomo e mudanças na secreção de serotonina, histamina, adrenalina e noradrenalina[28,29]. Há ainda resultados, provenientes de um ensaio clínico com 14 atletas, que mostram queda nos níveis séricos de enzimas musculares (lactato desidrogenase e aspartato aminotransferase) no grupo submetido a duas sessões de drenagem de 45 minutos (logo após o exercício e 24 horas depois)[30].

Embora esses achados reflitam os possíveis efeitos anatomofisiológicos locais e sistêmicos da DLM, é importante destacar que esses aspectos foram averiguados em indivíduos normais ou com a presença de linfedema e que, portanto, continuam pouco explorados nos estudos com a população gestante. Um estudo de caso publicado no periódico *Lancet* em 1989[31], envolvendo uma gestante e uma puérpera com síndrome nefrótica, mostrou que a drenagem linfática promove natriurese com aumento do peptídeo natriurético plasmático e da albumina sérica e com efeito da sessão durando de 2 a 3 dias e controle do edema entre duas e quatro sessões por semana.

É incerto, também, o possível efeito da DLM sobre os parâmetros clínicos cardiovasculares, como pressão arterial e frequência cardíaca. Isso reforça uma decisão judiciosa e cautelosa nos casos de gestantes portadoras de síndromes hipertensivas, tornando esse procedimento uma contraindicação relativa nessas condições, caso não haja estabilidade clínica.

O princípio básico da drenagem linfática consiste em aumentar a produção da linfa que, por sua vez, desembocará no sistema venoso. Assim, é necessário ter cautela quanto à sua prescrição para gestantes, e alguns cuidados relacionados ao posicionamento precisam ser pontuados durante a realização da técnica. A posição supina, assim como o decúbito lateral direito, provoca compressão da veia cava, dificultando o retorno venoso. Desse modo, a técnica deve ser realizada com a mulher em decúbito lateral esquerdo (Figura 23.2) ou em decúbito dorsal, com angulação maior do que 30 graus entre o tronco e os membros inferiores, uma vez que a compressão da veia cava é aliviada nessa angulação[32]. O posicionamento adequado da gestante, bem como o entendimento das repercussões da técnica, é fundamental para sua aplicabilidade.

Uma vez que a técnica da drenagem linfática manual se propõe a acelerar o retorno venoso, é importante salientar que esses leitos venosos já estão sobrecarregados na gestação devido ao aumento do volume sanguíneo. Em mulheres não gestantes observa-se que, na posição ortostática, cerca de 63% do volume sanguíneo estão nas veias e 15% nas artérias, sendo o restante dividido pelas artérias terminais, capilares e vênulas. Nessa posição, a pressão hidrostática venosa é de, aproximadamente, 90mmHg. À medida que ocorre alteração da postura ortostática para decúbito dorsal, essa pressão cai vertiginosamente para 10mmHg em razão da diminuição da ação da gravidade, facilitando o retorno venoso[33]. Na gestante, entretanto, a postura supina exerce compressão na veia cava, o que dificulta o retorno venoso. A drenagem nessa posição irá, portanto, guiar o fluxo venolinfático para um local obstruído dentro de um sistema com maior volemia. Desse modo, podem-se exacerbar os sintomas de uma síndrome de hipotensão supina

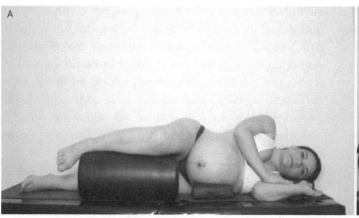
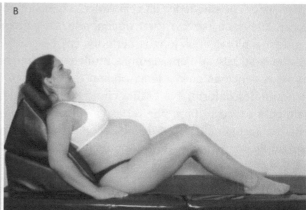

Figura 23.2 Posturas para realização da drenagem linfática manual em gestantes. **A** Decúbito lateral esquerdo com suporte na região abdominal e apoio para os membros inferiores. **B** Gestante com tronco elevado (> 30 graus, para evitar compressão da veia cava e da artéria aorta), não devendo hiperflexionar os membros inferiores, de modo a impedir compressão nas veias inguinais.

com queda da pressão, escurecimento visual e taquicardia (veja o Capítulo 7).

Essa contextualização fisiológica e mecânica torna mais fácil compreender a contraindicação da drenagem linfática na gestante em postura supina. Da mesma maneira, também não se orienta a postura sentada ou com os membros inferiores flexionados em virtude da demasiada compressão que o útero provoca sobre as veias ilíacas e pélvicas nessa posição.

Como o procedimento aumenta o retorno venoso, são sempre recomendáveis a aferição da pressão arterial e a observância dos sinais de desconforto (tontura, falta de ar, escurecimento da visão, taquicardia e náuseas). Na presença desses sintomas, a drenagem deve ser interrompida e a gestante posicionada em decúbito lateral esquerdo até a melhora do quadro.

Em geral, a técnica é realizada seguindo a via fisiológica do sistema linfático com manobras de pressão suaves (cerca de 30mmHg) e lentas, podendo ser iniciadas com a abordagem cervical ou estimulação da região cervical, com o terapeuta realizando leves compressões com a polpa digital dos polegares sobre a face medial da clavícula da gestante (Figura 23.3)[34]. Em seguida, é realizada a drenagem dos membros inferiores (Figura 23.4).

Tratamento do edema de face

Além do edema dos membros inferiores, as mulheres se queixam de edema de face, também havendo a possibilidade de drenagem linfática manual nessa região. Para realização da técnica, pode-se utilizar um triângulo de espuma que promova angulação de 30 graus entre o tronco e os membros inferiores apoiados em semiflexão.

Cabe ressaltar que a drenagem facial inicia com o estímulo dos linfonodos cervicais. Como eles se encon-

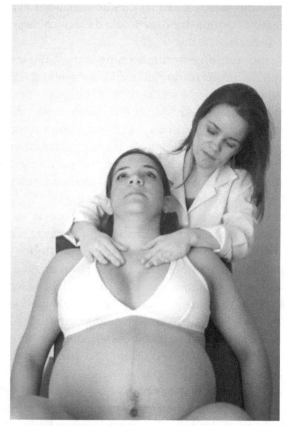

Figura 23.3 Estimulação na região cervical, que pode ser realizada antes de iniciada a técnica da drenagem linfática manual dos membros inferiores.

tram próximos aos barorreceptores localizados no seio carotídeo, é necessário mais cuidado para não estimular esses barorreceptores e provocar hipotensão. Para isso, as manobras devem ser realizadas delicadamente, com pressão suave nessa região. Em seguida, realizam-se manobras de captação e evacuação, seguindo a fisiologia linfática da face, como descrito na Figura 23.5.

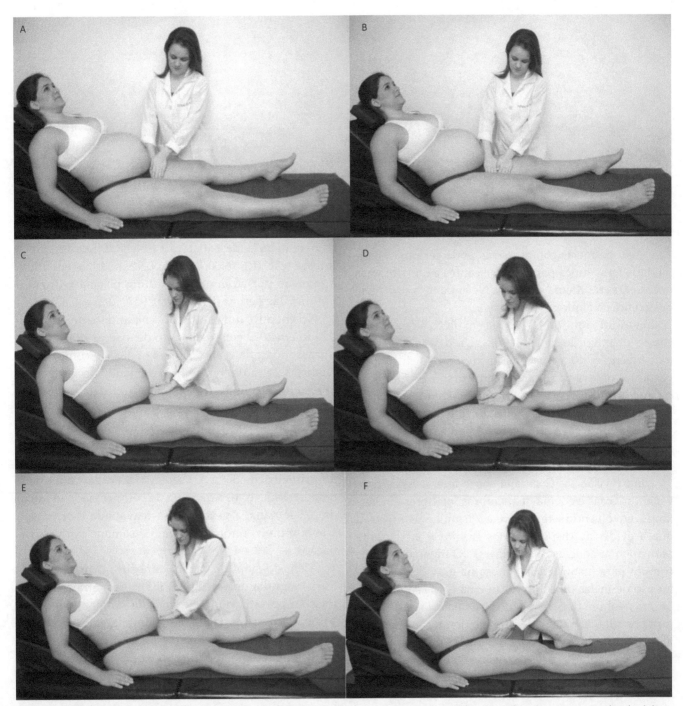

Figura 23.4 Sequência da drenagem linfática manual em membros inferiores. Inicia-se com estímulos aos linfonodos inguinais realizados bilateralmente (**A**). Os segmentos (coxas e pernas) podem ser divididos em três, e as manobras em ondas devem ser iniciadas na face medial da coxa (**B**); em seguida, face anterior para medial (**C e D**) e face lateral em direção à medial (**E**). Com a perna levemente fletida, realiza-se a drenagem da face posterior da coxa (**F**). A mesma sequência deve ser repetida na perna e, posteriormente, a linfa deve ser drenada por toda a face medial do membro inferior, finalizando com a estimulação dos linfonodos inguinais.

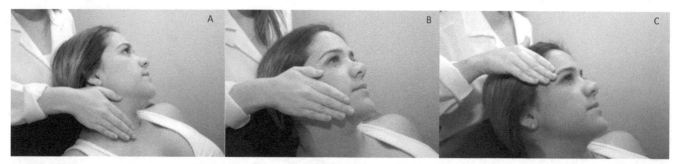

Figura 23.5 Sequência da drenagem linfática manual da face. **A** Estímulo dos linfonodos cervicais bilateralmente. **B** Manobras em ondas de proximal ao linfonodo cervical à distal. **C** Sequência das manobras em ondas na região da fronte.

Meias compressivas

O uso de meias compressivas pode ser uma possibilidade terapêutica para alívio e controle dos sintomas decorrentes de edema e varizes. No entanto, a evidência dessa eficácia ainda é inconclusiva.

Em estudo randomizado que envolveu 42 mulheres com o objetivo de avaliar a eficácia da meia elástica na prevenção do aparecimento de varizes durante a gestação, observou-se que esse recurso não foi eficaz quanto ao desfecho[35]. O estudo envolveu três grupos de gestantes: utilizando meias de 20 e 30mmHg e um grupo de controle. Apesar do resultado, houve melhora da dor e do edema nos grupos que utilizaram as meias.

Uma revisão da Cochrane sobre intervenções para veias varicosas e edema de membros inferiores em gestantes, envolvendo sete estudos e 326 mulheres, mostrou que a evidência disponível nos ensaios é insuficiente para apontar conclusões confiáveis[6]. O tratamento mais comum para insuficiência venosa na gravidez consiste no uso de meias de compressão e na elevação dos pés, porém nenhum desses métodos é embasado pela literatura por falta de ensaios clínicos randomizados relevantes. Dois estudos sobre o uso de meias de compressão foram apresentados nessa revisão: um que comparou o uso das meias com repouso em posição lateral esquerda e o outro com aplicação da reflexologia e repouso por 15 minutos para redução do edema nas pernas. O uso das meias compressivas não se mostrou eficaz no controle do edema, mas apenas na redução dos sintomas associados. No entanto, esse resultado se baseou somente em dois estudos com amostras pequenas e metodologia comprometida[6].

A mesma revisão cita outro ensaio clínico que comparou a reflexologia (55 participantes) ao repouso e outro estudo que comparou a imersão em água (32 mulheres) ao repouso, ambos com o propósito de avaliar a redução do edema[6]. A reflexologia reduziu significativamente os sintomas associados ao edema (RR: 9,09; IC95%: 1,41 a 58,54). O mesmo estudo mostrou tendência de satisfação e aceitabilidade com a intervenção (RR: 6,00; IC95%: 0,92 a 39,11), enquanto a imersão por 20 minutos em uma piscina reduziu o volume das pernas (RR: 0,43; IC95%: 0,22 a 0,83)[6].

No entanto, um estudo do tipo antes e depois, realizado em 2022 com o objetivo de avaliar por meio de ultrassonografia a eficácia das meias de compressão, analisou 24 mulheres com 36 semanas de gestação e apresentação clínica de edema bilateral na parte inferior da perna[36]. As mulheres foram avaliadas e diagnosticadas na 36ª semana de gestação através do sinal de cacifo quanto à presença de edema em membros inferiores. A pesquisa foi dividida em dois momentos: no primeiro, da 36ª à 37ª semana, a mulher era orientada a não fazer uso da meia de compressão; no início da 37ª semana, a gestante era reavaliada e orientada a usar a meia, retornando na 38ª semana para reavaliação[36].

Além do sinal de cacifo, também foi realizada ultrassonografia dos membros inferiores, através de ultrassom portátil, no início de cada semana, que mensurou a espessura da pele, incluindo epiderme, derme e tecido subcutâneo acima da fáscia. A mensuração foi realizada no segmento inferior da perna, a 6cm da parte superior do maléolo medial e 1cm dentro da borda anterior da tíbia. Todas as 24 mulheres apresentaram edema bilateral nas pernas, sem acometimento das coxas. Dos 48 membros avaliados, em dez o edema desapareceu após o uso das meias. As alterações no nível da espessura da pele da perna antes e depois do uso de meias elásticas diminuíram significativamente (0,34 + 0,71mm *vs.* −0,78 + 0,99mm; p < 0,0001)[36]. Entre as 24 mulheres, 19 sentiram-se mais confortáveis com o uso das meias e 11 relataram dificuldade quanto ao manejo. Apesar desse resultado, é importante ressaltar que se trata de um estudo quase-experimental que não conta com grupo controle e, portanto, não pode comprovar a eficácia de tratamento.

Um ensaio clínico randomizado e cego do mesmo grupo de autores, com duas publicações para averiguar desfechos diferentes, objetivava avaliar o efeito do uso da meia de compressão no refluxo venoso de membros inferiores de gestantes[37,38]. O estudo envolveu gestantes saudáveis com 10 a 15 semanas de gestação e classificação CEAP (classificação clínica, etiológica, anatômica e patológica) até 3. As gestantes do grupo intervenção utilizaram meia de compressão de 20 a 30mmHg na altura dos joelhos aproximadamente 8 horas por dia, desde o primeiro exame clínico e ultrassonográfico, no início do estudo, até a segunda avaliação, ao final da gravidez. O grupo controle não usou as meias. Foram usados um questionário para avaliar as dificuldades e vantagens relacionadas com o uso das meias, perimetria dos tornozelos (3cm acima do maléolo medial)[37] e avaliação ultrassonográfica para registrar o tempo de refluxo venoso e o pico de refluxo[38].

Das 60 gestantes recrutadas, 30 usaram as meias compressivas e as outras 30 participaram do grupo controle. Ao final do estudo, os autores destacaram que a maioria das mulheres não teve dificuldade em usar as meias, relatando sentir diferença nos sintomas referentes ao peso nas pernas. As gestantes do grupo intervenção apresentaram aumento menor (p < 0,05) nos diâmetros do tornozelo. As diferenças médias nos diâmetros dos tornozelos direito e esquerdo do início ao final da gestação foram, respectivamente, de 0,15 e 0,15cm no grupo intervenção e de 1,73 e 1,87cm no grupo controle[37]. O tempo de refluxo da veia safena magna no grupo intervenção foi de 0,13s no início e 0,04s ao final da gestação na perna direita e de 0,02s e 0,24s (p < 0,0001) no grupo controle. Nenhuma gestante do grupo intervenção apresentou refluxo patológico ao final da gestação[38].

Ao prescrever meias compressivas, é importante observar a extensão do acometimento do edema e/ou das varizes para definição do modelo mais adequado (3/4, 7/8 ou calça). Em seguida, dependendo da gravidade do quadro, deve ser determinada a compressão. Por fim, para definição do tamanho, deve-se realizar a perimetria de tornozelo, panturrilha e coxa, de preferência no período matinal (Quadro 23.1).

Recomenda-se o uso da meia logo pela manhã, ao despertar. Caso não seja possível, os membros inferiores devem ser elevados por 20 minutos antes da utilização. Do mesmo modo, preconiza-se a elevação dos membros inferiores antes de removê-la. Não se aconselha nem se recomenda dormir com a meia.

Cinesioterapia (exercícios miolinfocinéticos)

Por ser bastante comprometido pela ação da gravidade, o sistema de drenagem linfovenosa precisa do auxílio de outros segmentos para facilitar sua função. Entre os facilitadores do retorno venolinfático se destacam a contração muscular e a elevação dos membros a favor da gravidade.

Com base nesses dois mecanismos, preconiza-se a realização de exercícios miolinfocinéticos para tratamento da insuficiência venosa. De acordo com o quadro clínico apresentado, os exercícios devem ser realizados de maneira ativa ou passiva ou ativo-assistida, e a intensidade dependerá de cada mulher.

Preconizam-se exercícios que estimulem a função das bombas de impulso aspirativas, as quais têm como objetivo mobilizar o sangue venoso do membro inferior. Descritas por Brizzio[39] como estruturas funcionais com a característica não só de impulsionar o sangue que sai das veias, mas também de aspirar o que chega até elas e assim acelerar o fluxo sanguíneo, são classificadas em sete segmentos que se distribuem entre o hálux e a região glútea e promovem, de forma sincrônica, o aumento do retorno venoso. Desse modo, nas gestantes com edema de membros inferiores, os exercícios devem ser realizados, de preferência, com os membros elevados e a estimulação da contração de toda a musculatura do membro inferior. Um bom exercício sincrônico para essa musculatura consiste na flexão simultânea das articulações de tornozelo, joelho e quadril, seguida por extensão.

Para os casos de edema mais simples e que se estendem até a perna, a gestante pode ser orientada a escrever o alfabeto com a articulação do tornozelo cinco vezes ao dia.

Quadro 23.1 Prescrição de meias de compressão para gestantes

Quadro clínico	Modelo	Compressão
Início da gestação, edema discreto e telangiectasias	3/4 ou 7/8	15mmHg
Edema vespertino mais proeminente, telangiectasias e varizes pouco mais evidentes	3/4 ou 7/8	20 a 30mmHg
Edema severo	3/4 ou 7/8	30 a 40mmHg
Terceiro trimestre da gestação, alterações trombofílicas, varizes em região proximal da coxa	Meia-calça	20 a 30mmHg

VARIZES VULVARES

O surgimento de varizes vulvares pode ser comum durante a gestação; no entanto, é difícil estimar com segurança a prevalência dessa condição patológica, uma vez que as varicosidades vulvares costumam permanecer sem diagnóstico em virtude da localização atípica das veias varicosas, da relutância das mulheres em consultar um médico e, em alguns casos, da ausência de qualquer desconforto[40]. A literatura relata incidência de até 4%, sendo mais comumente diagnosticada no terceiro trimestre da gravidez e podendo aparecer, também, a partir de 18 semanas[10,41].

Como descrito em capítulos anteriores, a gestação é um período caracterizado por muitas alterações hemodinâmicas que podem ocasionar distúrbios venosos na pelve. As veias genitais sofrem alterações não só hemodinâmicas, mas também anatômicas, em decorrência da combinação de três fatores: (1) a baixa resistência uteroplacentária, que atua como fístulas arteriovenosas, provocando dilatação e tortuosidade venosa; (2) a compressão das veias ilíacas, principalmente a ilíaca comum esquerda, e da veia cava inferior, em razão do crescimento uterino, que repercute com o aumento da dilatação das veias pélvicas proximais; e (3) o alto nível hormonal nesse período, ampliando as complicações venosas. Assim, com o aumento da pressão e o excesso de complicações, surgem as varizes genitais, as quais regridem apenas parcialmente após o parto.

A drenagem da vulva é realizada através das veias pudendas externa, superficial e profunda, com a pudenda externa drenando para a grande safena. O acúmulo se deve a uma incompetência valvular da veia pudenda superficial externa ou da veia pudenda interna e da veia ilíaca interna[43,44].

Os sintomas mais comumente relatados pelas gestantes incluem a presença de edema na região vulvovaginal, bem como de pressão, dor no períneo, queimor, edema dos lábios vulvares e do períneo, prurido e maceração cutânea da região das varizes. Os sintomas tendem a agravar-se quando a gestante permanece em bipedestação por período maior e durante atividades físicas e interferem diretamente na relação sexual[40,41,44,45].

Na gravidez, o exame instrumental limita-se à ultrassonografia duplex das veias do períneo e dos membros inferiores, a qual é importante para excluir trombose latente na veia cava inferior na presença de sintomas inespecíficos[40]. Recomenda-se o tratamento conservador, uma vez que esse quadro, na maioria das vezes, se reverte após o parto[44,45]. Exercícios de contração rápida (< 1 segundo) da musculatura do assoalho pélvico com aproximadamente 30% a 40% da contração voluntária máxima precisam ser incentivados várias vezes ao dia em séries de dez repetições. Outra possibilidade terapêutica consiste na drenagem linfática manual da região pélvica, seguida do uso da meia-calça compressiva para gestantes, que irá promover a compressão elástica nessa região com o objetivo de diminuir a congestão venolinfática e facilitar o retorno venoso.

Na técnica de drenagem manual linfática, inicia-se com estímulo dos linfonodos inguinais (5 minutos de movimentos circulares), seguindo para as manobras de ondas, que devem ser realizadas nos grandes lábios, em direção aos linfonodos previamente estimulados (de proximal para distal). A manobra em ondas precisa ser realizada em ambos os grandes lábios e, ao final, estimulam-se novamente os linfonodos da região inguinal.

Além disso, é importante recomendar a elevação dos membros inferiores e o controle do ganho de peso. Quando os sintomas persistem além de 6 semanas após o parto, são preconizados tratamentos mais invasivos, como escleroterapia ou cirurgia[46].

Está contraindicado o uso de compressas quentes no local, e os exercícios envolvendo a postura de cócoras devem ser evitados nessas mulheres.

HEMORROIDAS

Durante a gestação, as mulheres estão mais predispostas a desenvolver um quadro de hemorroida em razão do aumento da pressão intra-abdominal, desidratação, prisão de ventre e alterações hormonais[47]. Estima-se que 25% a 35% das gestantes são afetadas por essa condição[48,49].

As hemorroidas são decorrentes de alargamento e edema das veias hemorroidárias externas, que ficam próximas ao canal anal, e na maioria dos casos são assintomáticas; no entanto, podem surgir queixas, como coceira, queimação, edema no ânus, evacuações dolorosas e sangramentos[50,51].

Raramente é necessária a abordagem cirúrgica, uma vez que os sintomas tendem a desaparecer após o parto[52]. Para aliviar o desconforto, recomenda-se tratamento conservador, que consiste em orientações alimentares, hidratação, exercícios para a musculatura do assoalho pélvico e orientações comportamentais quanto ao uso do banheiro (posicionamento e frequência). No período agudo do quadro, pode ser recomendado o uso de uma almofada com orifício central. Quanto aos agentes termoterapêuticos, há estudos quase-experimentais em populações não gestantes que sugerem redução dos sintomas dolorosos e relaxamento do esfíncter anal com banhos mornos a temperaturas entre 40°C e 50°C por 10 minutos[53,54].

As gestantes com hemorroidas podem beneficiar-se dos exercícios perineais, seguindo o mesmo raciocínio de prescrição para as varizes vulvares, ou seja, contrações submáximas e rápidas. Nesses casos, deve ser evitada a postura de cócoras.

Quanto às evidências disponíveis, não há ensaios clínicos que tenham avaliado a prática de exercícios perineais para controle dos sintomas (Base de dados Medline/PubMed, LILACS, Biblioteca Cochrane – até março de 2024).

Uma revisão da Cochrane sobre o tratamento conservador dos sintomas e/ou complicações das hemorroidas na gestação e no puerpério concluiu que alguns medicamentos orais podem aliviar os sintomas, mas se revelou inconclusiva quanto à eficácia de algumas técnicas mais utilizadas, como orientações sobre dieta, aumento da ingesta líquida, uso de agentes termoterapêuticos e melhora dos hábitos de frequência ao banheiro[52].

Um ensaio clínico realizado em 2022 teve por objetivo avaliar a segurança e a eficácia de intervenções dietéticas e comportamentais em gestantes para prevenção de hemorroidas durante a gravidez e após o parto[55]. O grupo intervenção foi orientado a comer a intervalos regulares, consumir pelo menos 1,5L de líquidos, evitar alimentos que causassem prisão de ventre, consumir uma colher de sopa de farelo e duas a cinco ameixas secas diariamente, consumir todos os dias cerca de 300g de frutas, 500g de vegetais e 30g de nozes e fazer exercícios e/ou caminhada diária por 30 a 60 minutos, três a cinco vezes por semana. Além disso, foram dadas recomendações específicas para a defecação. Ao final do estudo, os autores descreveram que o grupo intervenção apresentou taxa significativamente menor de hemorroidas no momento da alta da unidade obstétrica após o parto (RR: 0,38; IC95%: 0,24 a 0,59), quando comparado ao grupo controle, que não recebeu orientações[55]. Não houve diferença significativa na taxa de aborto espontâneo entre os grupos.

TROMBOEMBOLISMO VENOSO

Principal causa de morte materna nos países desenvolvidos, o tromboembolismo venoso (TEV) pode ser subdividido clinicamente em duas condições: trombose venosa profunda (TVP) e tromboembolismo pulmonar (TEP). Durante a gestação, a mulher apresenta chance quatro vezes maior de desenvolver alguns desses quadros, comparada às de mesma faixa etária não gestantes[55]. Vale ressaltar que o quadro pode desenvolver-se desde o primeiro trimestre, sendo aproximadamente 80% de TEV e 20% a 25% de TEP[57,58].

Durante a gestação, ocorre um estado de hipercoagulabilidade e estase sanguínea (veja o Capítulo7)[59], associado ao processo de inserção do trofoblasto, provocando lesão endotelial. Quando a placenta (trofoblasto) invade o endométrio (decídua), há uma corrosão vascular, identificada pelo sinal de Hartman, que ocorre na nidação (implantação). Entre 12 e 16 semanas de gestação, o trofoblasto corrói a porção endometrial das artérias uteroespiraladas, continuando até 20 semanas, quando atinge a porção miometrial. Desse modo, é fácil observar que a gestante apresenta todos os fatores da clássica tríade de Virchow quanto aos mecanismos fisiopatológicos para formação de trombo[60].

Vários são os fatores de risco elencados nos diversos estudos para instalação de TEV na gestação. O mais importante concentra-se na história prévia de trombose (OR: 24,8; IC95%: 17,1 a 36) e no diagnóstico da síndrome antifosfólide. Outros fatores também são descritos como preditores: história familiar (OR: 50,47; IC95%: 6,78 a 375,64), trombofilia (OR: 21,99; IC95%: 2,38 a 170,63) e presença de varizes macroscópicas (OR: 17,15; IC95%: 3,93 a 74,87). Portanto, o fisioterapeuta precisa estar atento a esses fatores de risco desde a avaliação inicial da gestante[58,61-64].

O Quadro 23.2 lista os principais fatores de risco envolvidos no desenvolvimento da TEV relatados pela literatura[59,58,61-66]. A interpretação do risco está expressa em

Quadro 23.2 Fatores de risco para desenvolvimento de tromboembolismo venoso na gestação

Fator de risco preexistente	OR (IC95%)
Trombofilia: ■ Fator V de Leiden homozigoto ■ Factor V de Leiden heterozigoto ■ Protrombina G20210A homozigoto ■ Anticorpos antifosfolípides	 8,3 (5,4 a 12,7) 34,4 (9,9 a 120,1) 26,4 (1,24 a 559,3) 15,8 (10,9 a 22,8)
História prévia ou familiar de TEV	24,8 (17,1 a 36,0)
Obesidade (IMC > 30 – anterior ao parto)	7,7 (17,1 a 36,0)
Idade > 35 anos	2,1 (2,0 a 19,0)
Fumo (10 a 30 cigarros por dia – anterior ao parto)	2,1 (1,3 a 3,4)
Doença falciforme	6,7 (4,4 a 10,1)
Diabetes	2,0 (1,4 a 2,7)
Hipertensão	1,8 (1,4 a 2,3)
Imobilização anterior ao parto	7,7 (3,2 a 19,0)
Fertilização in vitro: ■ Única ■ Gemelar	 4,3 (2,0 a 9,4) 6,6 (2,1 a 21,0)

IMC: índice de massa corporal; TEV: tromboembolismo venoso.
Fonte: adaptado das referências 45, 47 e 52.

odds ratio (OR) com seus respectivos intervalos de confiança (IC), ou seja, uma medida de associação de risco (veja o Capítulo 3). Essa medida exprime a chance de desenvolvimento de determinada doença quando se está exposto a um fator, ou seja, o OR revela quantas vezes é maior a chance de uma gestante ter TEV diante de determinado fator de risco, comparada a uma gestante que não apresente tal fator (por exemplo, uma gestante com história prévia de trombose apresenta chance 24,8 maior de ter TEV, comparada a uma que não tem esse histórico).

O quadro clínico deve ser o principal norteador para suspeita de TEV. Durante a gestação, os sintomas mais esperados de TEV podem ser confundidos com adaptações fisiológicas próprias da gestação ou por distúrbios comuns nesse período, como dispneia, taquicardia e edema[67]. Quando esses sintomas aparecem no primeiro trimestre de gestação ou na avaliação física e existe uma diferença de perimetria maior do que 2cm entre os membros inferiores esquerdo e direito, a gestante apresenta risco clínico alto de desenvolver TEV[68]. Esse dado é relevante porque o membro inferior esquerdo é o mais acometido (70% a 80% dos casos) devido à disposição morfológica dos vasos, quando acontece um cavalgamento entre a artéria ilíaca direita e a veia ilíaca esquerda.

O local de maior incidência de TVP é a panturrilha, e a gestante pode, além do edema, relatar dor, claudicação, hiperemia e turgor local. Outro ponto anatômico acometido é a veia ilíaca. A trombose da veia ilíaca isolada é mais comum em gestantes do que em não gestantes e pode ser referida como dor abdominal, dor na coluna ou edema de toda a perna. Além desses sintomas, podem surgir quadros de mulheres assintomáticas[69,70].

Uma vez detectado o risco de TEV, é necessária a orientação médica para que seja excluído o diagnóstico. Caso seja confirmado, o tratamento medicamentoso deve ser introduzido, também sob orientação médica. Após 2 semanas, quando ocorrer a endotelização do trombo, a gestante poderá retornar à fisioterapia. Durante todo o período de investigação até a estabilização do trombo, está contraindicado qualquer tipo de movimentação com exercício físico, de modo a prevenir possível desgarramento do trombo com posterior desenvolvimento de TEP.

As gestantes com TEV apresentam risco imediato não só de óbito, mas também de morbidade em longo prazo, podendo desenvolver sequelas que variam desde insuficiência venosa, edema e tromboses recorrentes, até a formação de úlceras[71,72].

O conhecimento da fisiopatologia e dos fatores de risco, bem como do quadro clínico, é fundamental para que o fisioterapeuta possa identificar, de modo precoce, quaisquer alterações que sugiram o desenvolvimento de TEV, o qual exige intervenção médica imediata. Nesse sentido, a literatura vem oferecendo vários apontamentos em relação à profilaxia, iniciando com o uso adequado de ferramentas para identificação e gerenciamento a partir de anamnese adequada que detecte fatores de risco para manejo adequado de profilaxia, como monitorização contínua[73,74].

CONSIDERAÇÕES FINAIS

Nos distúrbios vasculares relacionados à gestação, a intervenção fisioterapêutica exige, inicialmente, o entendimento da fisiopatologia e deve basear-se nas evidências disponíveis até que novos estudos possam promover melhor direcionamento do tratamento, respaldado em dados concretos.

Referências

1. Tucker WD, Arora Y, Mahajan K. Anatomy, blood vessels. 2023. In: StatPearls [Internet]. Treasure Island (FL): StatPearls Publishing, 2024 Jan.
2. Barile C, Merlo M, Buzzacchino A, Pegoraro M. Physiopathology of varices during pregnancy. Minerva Ginecol 1990; 42(4):117-21.
3. Sciannameo F, Ronca P, Alberti D, Madami C. Varicose veins in pregnancy: Physiopathology and therapeutic approach. Minerva Ginecol 1993; 45(11):539-43.
4. Rhabi Y, Charras□Arthapignetic C, Gris JC et al. Lower limb vein enlargement and spontaneous blood flow echogenicity are normal sonographic findings during pregnancy. J Clin Ultrasound 2000; 28(8):407□13.
5. Barros N, Perez MDCJ, Amorim JE, Miranda F. Pregnancy and lower limb varicose veins: Prevalence and risk factors. J Vasc Bras Soc Bras Angiol Cir Vasc (SBACV) 2010; 9:29-35.
6. Smyth RM, Aflaifel N, Bamigboye AA. Interventions for varicose veins and leg oedema in pregnancy. Cochrane Database Syst Rev 2015 Oct ; 2015(10).
7. Carr S. Current management of varicose veins. Clin Obstet Gynecol 2006; 49(2):414□26.
8. Kerr MG, Scott DB, Samuel E. Studies of the inferior vena cava in late pregnancy. Br Med J 1964; 1(5382):532-3.
9. Samuel E. The inferior vena cavogram in pregnancy. Radiological aspects. Proc R Soc Med 1964; 57:702-4.
10. Barros Jr N, Perez M, Amorim JE, Miranda Jr F. Gestação e varizes de membros inferiores: Prevalência e fatores de risco. J Vasc Bras 2010; 9(2):29-35.
11. Arruda S. Aspectos etiopatogênicos das varizes na gravidez. Rev Bras Cardiovasc 1966; 2:125-34.
12. Basellini A, Agus GB, Antonucci E, Papacharalambus D. Varices in pregnancy (an up-date). Ann Ostet Ginecol Med Perinat 1985; 106(6):337-41.
13. McCausland AM, Holmes F, Trotter Junior AD. Venous distensibility during the menstrual cycle. Am J Obstet Gynecol 1963; 86:640-5.
14. Piulachs P, Vidal-Barraquer F, Biel JM. Pathogenesis of varicose veins in pregnancy. Lyon Chir 1952; 47(3):236-78.
15. Leduc A, Leduc O. Drenagem linfática: Teoria e prática. 2. ed. São Paulo: Manole, 2000.
16. Sánchez-Trujillo L, Fraile-Martinez O, García-Montero C et al. Chronic venous disease during pregnancy is related to inflammation of the umbilical cord: Role of allograft inflammatory factor 1 (AIF-1) and interleukins 10 (IL-10), IL-12 and IL-18. J Pers Med 2023 Jun; 13(6):956.

17. Herpetz U. Edema e drenagem linfática: Diagnóstico e terapia do edema. São Paulo: Roca, 2006.

18. Albino MAS, Moccellin AS, Firmento BS, Driusso P. Modificações da força de propulsão da marcha durante a gravidez: das alterações nas dimensões dos pés. Rev Bras Ginecol Obstet 2011; 33(7):164-9.

19. Souza SM, Silva RS, Baldon VSP, Campos EC, Silva RM, Resende APM. Impacto da drenagem linfática manual nos sintomas relacionados ao edema de membros inferiores de gestantes. Fisioter Pesqui (Online) 2021; 28(4):376-83.

20. Vairo GL, Miller SJ, McBrier NM, Buckley WE. Systematic review of efficacy for manual lymphatic drainage techniques in sports medicine and rehabilitation: An evidence-based practice approach. J Man Manip Ther 2009; 17(3):E80-E89.

21. Williams A. Manual lymphatic drainage: Exploring the history and evidence base. Chronic Oedema 2010: S18-S24.

22. Thompson B, Gaitatzis K, Jonge XJ, Blackwell R, Koelmeyer LA. Manual lymphatic drainage treatment for lymphedema: A systematic review of the literature. J Cancer Surviv 2021 Apr; 15(2):244-58.

23. De Vrieze T, Gebruers N, Nevelsteen I et al. Manual lymphatic drainage with or without fluoroscopy guidance did not substantially improve the effect of decongestive lymphatic therapy in people with breast cancer-related lymphoedema (EFforT-BCRL trial): A multicentre randomised trial. J Physiother 2022 Apr; 68(2):110-22.

24. Tan I-Chin, Maus EA, Rasmussen JC et al. Assessment of lymphatic contractile function following manual lymphatic drainage using near-infrared fluorescence imaging. Arch Phys Med Rehabil 2011; 92(5):756-64.

25. Foldi E, Foldi M, Clodius L. The lymphedema chaos: A lancet. Ann Plast Surg 1989; 22(6):505-15.

26. François A, Richaud C, Bouchet JY, Franco A, Comet M. Does medical treatment of lymphedema act by increasing lymph flow? VASA Band 1989; 18(4):281-7.

27. Ferrandez JC, Laroche JP, Serin D, Feliz C, Vinot JM. Lymphoscintigraphic aspects of manual lymphatic drainage. J Ma Vasc 1996; 21(5):283-9.

28. Hutzschenreuter P, Ehlers R. The effect of manual lymph drainage on the autonomic nervous system. Zeitschrift fur Lymphologie 1986; 19:58-60.

29. Kurz W, Wittlinger G, Litmanovitch YI et al. Effect of manual lymph drainage massage on urinary excretion of neurohormones and minerals in chronic lymphedema. Angiology 1978; 29:764-72.

30. Schillinger A, Koening D, Haefele C et al. Effect of manual lymph drainage on the course of serum levels of muscle enzymes after treadmill exercise. Am J Phys Med Rehabil 2006; 85(6):516-20.

31. Kaaja R, Tiula E. Drenagem linfática corporal no edema gestacional. Lancet 1989: 990.

32. Ueland K, Novy MJ, Peterson EN, Metcalfe J. Maternal cardiovascular dynamics IV: The influence of gestational age on the maternal cardiovascular response to posture and exercise. Am J Obstet. Gynecol 1969; 104(6):856-64.

33. Thomaz JB, Belczak CEQ. Tratado de flebologia e linfologia. Rio de Janeiro: Rubio, 2006.

34. Godoy JMP, Silva SH, Toninato MC, Godoy MFG. Cervical stimulation for volumetric reduction of limbs in the treatment of lymphedema. Indian J Med Sci 2008; 62(10):423-5.

35. Thaler E, Huch R, Huch A, Zimmermann R. Compression stockings prophylaxis of emergent varicose veins in pregnancy: A prospective randomised controlled study. Swiss Med Wkly 2001; 131(45-46):659-62.

36. Banba A, Koshiyama M, Watanabe Y et al. Measurement of skin thickness using ultrasonography to test the usefulness of elastic compression stockings for leg edema in pregnant women. Healthcare (Basel) 2022; 13:10(9).

37. Saliba Jr OA, Rollo HA, Saliba O, Sobreira ML. Positive perception and efficacy of compression stockings for prevention of lower limb edema in pregnant women. J Vasc Bras 2022; 31(21):e20210101.

38. Salibra Jr OA, Rollo HA, Saliba O, Sobreira ML. Compression stocking prevents increased venous retrograde flow time in the lower limbs of pregnant women. Phlebology 2020; 35(10):784-91.

39. Brizzio EO. Le pompe impulso aspirative degli arti inferiori. Trattado di flebologia e linfologia. UTET 2001; 1:67-87.

40. Gavrilov SG. Vulvar varicosities: Diagnosis, treatment, and prevention. Int J Womens Health 2017; 28(9):463-75.

41. Gearhart PA, Levin PJ, Schimpf MO. Expanding on earlier findings: A vulvar varicosity grows larger with each pregnancy. Am J Obstet Gynecol 2011; 204(1):89.e1-2.

42. Francheschi C, Bahnini A. Treatment of lower extremity venous insufficiency due to pelvic leak points in women. Ann Vasc Surg 2005 Mar; 19(2):284-8.

43. Fliegner JR. Vulvar varicosities and labial reduction. Aust N Z J Obstet Gynaecol 1997; 37(1):129-30.

44. Leung SW, Leung PL, Yuen PM, Rogers MS. Isolated vulval varicosity in the nonpregnancy state: A case report review of the treatment options. Aust NZ J Obstet Gynaecol 2005; 45(3):254-6.

45. Greenstone SM, Heringman EC, Massell TB. Management of varicose veins during pregnancy. California Med 1957; 87(6):365-7.

46. Ninia JG, Goldberg TL. Treatment of vulvar varicosities by injection – Compression sclerotherapy and a pelvic supporter. Obstet Gynecol 1996; 87(5 Pt 1):786-8.

47. Sneider EB, Maykel JA. Diagnosis and management of symptomatic hemorrhoids. Surg Clin North Am 2010; 90(1):17-32.

48. Abramowitz L, Sobhani I, Benifla JL et al. Anal fissure and thrombosed external hemorrhoids before and after delivery. Dis Colon Rectum 2002; 45(5):650-5.

49. Abramowitz L, Batallan A. Epidemiology of anal lesions (fissure and thrombosed external hemorrhoid) during pregnancy and post-partum. Gynecol Obstet Fertil 2003; 31(6):546-9.

50. Avsar AF, Keskin HL. Haemorrhoids during pregnancy. J Obstet Gynaecol 2010; 30(3):231-7.

51. Staroselsky A, Nava-Ocampo AA, Vohra S, Gideon K. Hemorrhoids in pregnancy. Can Fam Physician 2008; 54(2):189-90.

52. Quijano CE, Abalos E. Conservative management of symptomatic and/or complicated haemorrhoids in pregnancy and the puerperium. Cochrane Database of Syst Rev. In: The Cochrane Library, Issue 11, Art. No. CD004077. doi: 10.1002/14651858.CD004077.pub3.

53. Shafik AJ. Role of warm-water bath in anorectal conditions. The "thermosphincteric reflex". J Clin Gastroenterol 1993; 16(4):304-8.

54. Dodi G, Bogoni F, Infantino A, Pianom P, Mortellaro LM, Lise M. Hot or cold in anal pain? A study of the changes in internal anal sphincter pressure profiles. Dis Colon Rectum 1986; 29(4):248-51.

55. Poskus T, Sabonyte-Balsaitiene Z, Jakubauskiene L et al. Preventing hemorrhoids during pregnancy: A multicenter, randomized clinical trial. BMC Pregnancy Childbirth 2022; 22(1):374.

56. Heit JA, Kobbervig CE, James AH, Petterson TM, Bailey KR, Melton LJ III. Trends in the incidence of venous thromboembolism during pregnancy or postpartum: A 30-year population-based study. Ann Intern Med 2005; 143(10):697-706.

57. James AH, Jamison MG, Brancazio LR, Myers ER. Venous thromboembolism during pregnancy and the postpartum period: Incidence, risk factors, and mortality. Am J Obstet Gynecol 2006; 194(5):1311-5.

58. Simpson EL, Lawrenson RA, Nightingale AL, Farmer RD. Venous thromboembolism in pregnancy and the puerperium: Incidence and additional risk factors from a London perinatal database. BJOG 2001; 108(1):56-60.

59. Marik PE. Venous thromboembolism in pregnancy. Clin Chest Med 2010; 31(4):731-40.

60. Dickson B. Venous thrombosis: On the history of Virchow's Triad. Univ Toronto Med J 2004; 81:166-71.

61. Lussana F, Coppens M, Cattaneo M, Middeldorp S. Pregnancy-related venous thromboembolism: Risk and the effect of thromboprophylaxis. Thromb Res 2012; 129(6):673-80.

62. Alsheef MA, Alabbad AM, Albassam RA et al. Predictors of pregnancy-associated venous thromboembolism: A case-control study. Front Cardiovasc Med 2022; 14(9):920089.

63. Haemostasis and Thrombosis Task Force. British Committee for standards in haematology, investigation, and management of heritable thrombophilia. Br J Haematol 2001; 114(3):512-28.

64. Nelson SM, Greer IA. Thrombophilia and the risk for venous thromboembolism during pregnancy, delivery, and puerperium. Obstet Gynecol Clin North Am 2006; 33(3):413-27.

65. Chunilal SD, Bates SM. Venous thromboembolism in pregnancy: Diagnosis, management and prevention. Thromb Haemost 2009; 101(3):428-38.

66. Jacobsen AF, Skjeldestad FE, Sandset PM. Ante- and postnatal risk factors of venous thrombosis: A hospital-based case control study. J Throm Haemost 2008; 6(6):905-12.

67. Wells PS, Anderson DR, Bormanis J et al. Value of assessment of pretest probability of deep vein thrombosis in clinical management. Lancet 1997; 350(9094):1795-8.

68. Chan WS, Lee A, Spencer FA et al. Predicting deep venous thrombosis in pregnancy: out in "LEFt" field? Ann Intern Med 2009; 151(2):85-92.

69. Merhi Z, Awonuga A. Acute abdominal pain as the presenting symptom of isolated iliac vein thrombosis in pregnancy. Obstet Gynecol 2006; 107(2 Pt 2):468-70.

70. Rodger MA, Avruch LI, Howley HE, Olivier A, Walker MC. Pelvic magnetic resonance venography reveals high rate of pelvic vein thrombosis after cesarean section. Am J Obstet Gynecol 2006; 194(2):436-7.

71. Bergqvist A, Bergqvist D, Lindhagen A, Matzsch T. Late symptoms after pregnancy-related deep vein thrombosis. Br J Obstet Gynaecol 1990; 97(4):338-41.

72. Rosfors S, Noren A, Hjertberg R, Persson L, Lillthors K, Torngren S. A 16-year haemodynamic follow-up of women with pregnancy-related medically treated iliofemoral deep venous thrombosis. Eur J Vasc Endovasc Surg 2001; 22(5):448-55.

73. Choy KR, Emmett S, Wong A. Venous thromboembolism prophylaxis in pregnancy: Are we adequately identifying and managing risks? Aust N Z J Obstet Gynaecol 2022; 62(6):915-20.

74. Mokhtari M, Nasri K, Tara F et al. A survey of venous thromboembolism (VTE) prophylaxis in obstetrics patients in Iran. J Family Reprod Health 2019; 13(1):21-5.

CAPÍTULO
24

Fatores de Risco para Incontinências Urinária e Fecal durante a Gravidez e no Pós-Parto

Jordana Barbosa da Silva ▪ Patrícia Driusso

INTRODUÇÃO

Durante a gestação, alterações fisiológicas, como elevação dos níveis dos hormônios progesterona e relaxina, aumento do tamanho uterino e crescimento progressivo do feto, resultam em aumento da sobrecarga vesical que, associada à contração inadequada da musculatura do assoalho pélvico e à diminuição da pressão de fechamento uretral durante atividades de aumento da pressão intra-abdominal, pode predispor as disfunções do assoalho pélvico, como incontinências urinária e fecal[1,2]. Fatores intraparto também estão associados a essas disfunções[3] e tendem a persistir durante o período puerperal e no envelhecimento[4], impondo significativa repercussão na qualidade de vida e socialização da mulher durante todo o ciclo gravídico-puerperal, o que pode afetar sua saúde física e emocional.

A incontinência urinária é definida como perda involuntária de urina[5], com prevalência média global de 41% durante a gravidez, tendendo a aumentar no terceiro trimestre gestacional[6]. Definida como perda involuntária de fezes sólidas ou líquidas[5], a prevalência de incontinência fecal em adultos vivendo na comunidade é de cerca de 7%[7], sendo muito variável entre os países durante a gravidez, a depender da forma de classificação da perda fecal.

A etiologia das incontinências urinária e fecal durante a gravidez e no pós-parto é multifatorial[8,9]. O conhecimento aprofundado sobre os fatores de risco associados às incontinências urinária e fecal é de vital importância para o desenvolvimento de estratégias de prevenção e diagnóstico precoce. Ademais, possibilita a implementação de intervenções personalizadas e direcionadas, que podem mitigar o risco ou retardar o início das perdas urinária e fecal. Além disso, a conscientização desses fatores de risco habilita as gestantes a adotarem mudanças no estilo de vida para hábitos mais saudáveis e a procurarem avaliação e assistência profissional apropriadas em estágios iniciais, potencialmente prevenindo ou reduzindo a severidade das incontinências urinária e fecal.

Este capítulo visa explorar os fatores de risco associados ao desenvolvimento de incontinências urinária e fecal durante a gestação e no período pós-parto, bem como descrever os fatores fisiológicos envolvidos. No Quadro 24.1 são apresentadas as definições de conceitos fundamentais para auxiliar o entendimento sobre a aplicação clínica dos desfechos em saúde que são considerados fatores de risco para o desenvolvimento das incontinências urinária e fecal. Em seguida, são apresentados os principais fatores de risco associados às incontinências urinária e fecal durante o ciclo gravídico-puerperal.

FATORES DE RISCO PARA INCONTINÊNCIAS URINÁRIA E FECAL DURANTE A GRAVIDEZ

Os fatores de risco associados à incontinência urinária durante a gestação incluem idade materna superior a 30 anos, obesidade anterior à gestação ou aumento excessivo de massa corporal durante a gravidez, constipação intestinal, incontinência urinária antes da gestação e diabetes *mellitus* gestacional[9]. Há escassez de estudos na literatura que tenham avaliado tanto os fatores de risco como os de proteção contra incontinência fecal durante a gestação. Assim, os fatores de risco sociodemográficos ou de hábitos de vida para essa disfunção durante o período gravídico ainda não são bem esclarecidos.

Quadro 24.1 Definição de conceitos fundamentais

Conceito	Definição
Fator de risco	Refere-se a qualquer atributo, característica ou exposição de um indivíduo a algum fator que aumenta a probabilidade de desenvolver uma doença ou lesão[10]. Esses fatores podem ser de diversas naturezas, incluindo biológicos, ambientais, comportamentais ou sociais. Geralmente, essa expressão está relacionada com a explicação da etiologia ou desenvolvimento de alguma condição de saúde[11]. Por exemplo, no contexto da saúde, fumar é considerado um fator de risco para doenças cardíacas e câncer de pulmão, enquanto a hipertensão pode ser um fator de risco para o desenvolvimento de doenças cardiovasculares
Fator prognóstico	Característica ou medida que pode ser usada para prever o futuro curso de uma doença em um indivíduo, indica como a doença pode evoluir ou responder ao tratamento ou ao não tratamento[12]. Esses fatores são utilizados por profissionais da saúde para ajudar a determinar o prognóstico de um paciente, ou seja, a previsão do desfecho da doença, incluindo expectativa de vida, chance de recuperação, recorrência ou progressão da doença. Por exemplo, em pacientes com câncer, um fator prognóstico pode ser o estágio do câncer no momento do diagnóstico, com estágios mais avançados geralmente indicando pior prognóstico
Fator preditivo	Refere-se à avaliação de um desfecho após aplicação de um tratamento com intenção de avaliar se a intervenção específica alterou o resultado do desfecho avaliado[11]. Pode ser usada para prever a resposta ou a eficácia de uma intervenção. A identificação de fatores preditivos possibilita a adaptação de estratégias terapêuticas às necessidades individuais, maximizando os benefícios do tratamento e minimizando os riscos e efeitos colaterais. Por exemplo, a presença de certas mutações genéticas em tumores pode ajudar a prever se um paciente com câncer responderá bem a uma terapia-alvo específica. Nesse contexto, a característica genética é um fator preditivo para a eficácia da terapia

O resultado de uma metanálise aponta que gestantes com idade acima de 35 anos têm chances cerca de 53% maiores (OR: 1,53; IC95%: 1,45 a 1,62) de apresentar incontinência urinária durante a gestação, em comparação com as mais jovens[13]. A idade materna avançada pode resultar na redução da pressão uretral em razão de modificações no tecido conjuntivo e da fraqueza dos músculos do assoalho pélvico. As modificações dessa musculatura estão associadas à diminuição do número total de fibras estriadas do esfíncter uretral[14].

As mulheres com índice de massa corporal (IMC) superior a $30kg/m^2$ apresentam maior prevalência de incontinência urinária, comparadas às eutróficas[15]. Ao final da gestação, as mulheres com massa corporal igual ou superior a 75kg têm o dobro de chance de desenvolver incontinência urinária (OR: 2,09; IC95%: 1,09 a 3,99)[16]. Apesar de os estudos avaliarem o IMC, a circunferência do quadril parece ser melhor preditor para disfunção do assoalho pélvico[17]. A obesidade induz uma sobrecarga no assoalho pélvico em virtude do aumento da pressão intra-abdominal, comprometendo o fluxo sanguíneo, eleva a pressão sobre a bexiga e pode provocar mobilidade uretral aumentada, compromete o fluxo sanguíneo e afeta a inervação da bexiga e uretra, com impacto direto na função neuromuscular do trato genital[18].

A ocorrência de constipação intestinal é maior em gestantes com incontinência urinária durante a gravidez do que em gestantes sem perda urinária[19]. Na gravidez, fatores como a redução da motilidade da musculatura lisa em decorrência das modificações hormonais da gestação, adicionadas à compressão do intestino e seu deslocamento em consequência do crescimento do útero gravídico, podem levar ao aparecimento de sintomas, como a constipação. Os sintomas de constipação podem causar lesões dos músculos do assoalho pélvico em razão de um esforço crônico direcionado para a região perineal, associado ao aumento da pressão abdominal[20].

A ocorrência esporádica de perda urinária antes da gestação é o principal indicador de incontinência durante a gravidez (OR ajustado: 3,6; IC95%: 2,8 a 4,7)[21]. Isso se deve a uma combinação de fatores exacerbados pela gravidez. Durante a gestação, o aumento do útero exerce pressão adicional sobre o assoalho pélvico, podendo agravar a disfunção prévia dos mecanismos de suporte uretral e do colo da bexiga. Além disso, essas mulheres podem ter capacidade reduzida de recuperação ou fortalecimento do tecido conjuntivo, o que pode comprometer ainda mais a contração da musculatura do assoalho pélvico devido ao estiramento e pressão adicionais[22].

A ocorrência de incontinência urinária e a gravidade da perda urinária são maiores em gestantes com diabetes *mellittus* gestacional, em comparação com as gestantes sem essa comorbidade[23]. A hiperglicemia acarreta complicações microvasculares que podem alterar a inervação do esfíncter uretral e da bexiga, predispondo disfunção esfincteriana, instabilidade da bexiga, retenção urinária e volume de urina residual pós-miccional elevado, que contribuem para a ocorrência de incontinência urinária e infecção do trato urinário[24].

Por outro lado, o treinamento da musculatura do assoalho pélvico desempenha um papel de proteção contra a incontinência urinária em gestantes. Gestantes continentes que realizam treinamento da musculatura do assoalho pélvico têm risco 62% menor de desenvolver incontinência urinária no final da gravidez (RR: 0,38;

IC95%: 0,20 a 0,72). O treinamento da musculatura do assoalho pélvico melhora a propriocepção, resistência e função dos músculos do assoalho pélvico. Isso significa que os músculos podem contrair-se de maneira mais eficaz para manter a continência quando há aumento na pressão abdominal (por exemplo, ao tossir, espirrar ou levantar objetos pesados)[25].

FATORES DE RISCO PARA INCONTINÊNCIAS URINÁRIA E FECAL NO PERÍODO PÓS-PARTO

Diversos estudos na literatura descrevem os fatores de risco e de proteção associados às incontinências urinária e fecal no período pós-parto. No Quadro 24.2 são apresentados os dados de revisões sistemáticas[8,26,27] e de estudos recentes[4,28] relacionados com fatores de risco associados às condições maternas, do parto e do recém--nascido. Os dados se referem ao período de pós-parto imediato até 1 ano após o parto.

Cabe destacar que as incontinências urinária e fecal durante a gestação e/ou no período pós-parto podem persistir por toda a vida da mulher, afetando sua qualidade de vida, bem-estar emocional e saúde física.

Tanto a incontinência urinária como a fecal são condições multifatoriais com uma interação complexa de fatores associados às condições maternas e obstétricas. Os sintomas de incontinência fecal no período pós-parto podem estar associados a lesões do músculo levantador do ânus, que englobam danos à estrutura muscular ou lesões nervosas (por exemplo, nervo pudendo). Ambos os mecanismos podem interferir na perda de consistência das fezes e na sensação anorretal, com impacto direto na diferenciação entre fezes líquidas e flatos ou fezes formadas. Além disso, o controle muscular voluntário do esfíncter anal externo também pode ser prejudicado[7]. A constipação pode aumentar o risco de incontinência fecal pós-parto, indicando que esta pode ser resultado de esvaziamento intestinal incompleto[8].

A idade materna e o IMC antes e durante a gravidez são relatados na literatura como condições maternas bastante relevantes para ocorrência de incontinências urinária e fecal no período pós-parto[8,26], envolvendo a

Quadro 24.2 Fatores de risco associados às condições maternas, do parto e do recém-nascido para desenvolvimento de incontinências urinária e fecal no período pós-parto

	Fator	Incontinência urinária	Incontinência fecal
Condição materna	Idade ≥ 35 anos	OR = 1,06 (IC95%: 1,04 a 1,08)[26]	OR = 2,16 (IC95%: 1,57 a 2,97)[8]
	IMC pré-gestacional > 30kg/m²	OR = 1,04 (IC95%: 1,03 a 1,06)[26]	OR = 1,78 (IC95%: 1,09 a 2,92)[8]
	IMC pós-parto > 30kg/m²	OR = 1,32 (IC95%: 1,02 a 1,70)[26]	
	História de diabetes *mellittus*	OR = 1,91 (IC95%: 1,53 a 2,38)[26]	
	Constipação intestinal	OR = 1,55 (IC95%: 1,20 a 2,0)[8]	aRR = 2,0 (IC95%: 1,10 a 3,90)[4]
	Incontinência fecal durante a gestação		OR = 8,90 (IC95%: 1,62 a 48,90)[8] aRR = 7,40 (IC95%: 4,10 a 13,30)[4]
	Incontinência urinária durante a gestação	OR = 5,56 (IC95%: 4,32 a 7,14)[8] OR = 5,04 (IC95%: 2,07 a 12,3)[26] OR = 5,27 (IC95%: 3,40 a 8,17)[27]	
Fatores relacionados ao nascimento e ao recém-nascido	Parto vaginal	OR = 2,08 (IC95%: 1,72 a 2,52)[26] OR = 3,74 (IC95%: 2,71 a 5,15)[27]	OR = 1,41 (IC95%: 1,02 a 1,96)[8] OR = 3,40 (IC95% : 1,50 a 7,70)[4]
	Episiotomia	OR = 1,26 (IC95%: 1,06 a 1,49)[8] OR = 1,76 (IC95%: 1,6 a 2,94)[26] OR = 1,23 (IC95%: 1,05 a 1,45)[27]	
	Laceração perineal de terceiro e quarto graus		OR = 1,34 (IC95%: 0,97 a 1,85)[8]
	Fórcipe/extração a vácuo	OR = 1,23 (IC95%: 1,08 a 1,39)[8]	OR = 1,94 (IC95%: 1,53 a 2,45)[8]
	Segundo estágio de trabalho de parto prolongado		OR = 1,40 (IC95%: 0,89 a 2,19)[8]
	Uso de ocitocina		OR = 2,41 (IC95%: 1,24 a 4,67)[8]
	Massa corporal do recém-nascido > 4.000g	OR = 0,71 (IC95%: 0,21 a 2,42)[8]	OR = 3,12 (IC95%: 1,46 a 6,71)[8]

IC: intervalo de confiança; IMC: índice de massa corporal; OR: *odds ratio*; aRR: risco relativo ajustado.

interação de mecanismos fisiológicos e patofisiológicos. Um dos principais mecanismos pelos quais a obesidade contribui para as perdas urinária e fecal é o excesso de tecido adiposo na cavidade abdominal, exercendo pressão adicional sobre a bexiga e o assoalho pélvico[18]. Essa pressão compromete a capacidade dessas estruturas de manterem a continência urinária, especialmente em situações que aumentam ainda mais a pressão abdominal, como tosse, espirros ou atividades físicas. Além disso, a obesidade pode levar à sobrecarga da musculatura do assoalho pélvico, diminuindo a capacidade de contração muscular[29]. Adicionalmente, a obesidade frequentemente coexiste com resistência à insulina e síndrome metabólica, condições que podem influir adversamente na função urinária[23,24,26].

Entre os fatores de risco obstétricos para desenvolvimento de incontinências urinária e fecal, o parto vaginal é fator muito relevante[4,8,26,27] e bastante controverso. O resultado de uma revisão sistemática revelou risco aumentado de incontinências urinária e fecal associado ao parto vaginal, em comparação com a cesariana[28]. No entanto, esses resultados devem ser interpretados com cautela, uma vez que a maioria dos estudos não reporta como se deu a assistência obstétrica e se intervenções, como uso de fórcipe, extração a vácuo[8] ou episiotomia[8,26,27], foram realizadas nem se houve trauma perineal[8], fatores que podem afetar a resistência e a elasticidade e contribuir para diminuição da função dos músculos do assoalho pélvico[30].

Uma revisão sistemática mostrou não haver diferença na contração voluntária máxima da musculatura do assoalho pélvico em primíparas submetidas à cesariana ou ao parto vaginal avaliadas por meio de manometria vaginal. No entanto, as puérperas submetidas à episiotomia ou ao parto vaginal instrumental apresentam menor contração voluntária máxima da musculatura do assoalho pélvico, comparadas àquelas que realizaram à

cesariana[30]. Portanto, a cesariana não deve ser entendida como fator de proteção para a função da musculatura do assoalho pélvico[28,30].

Como fatores de proteção de incontinências urinária e fecal no período pós-parto, a literatura destaca o treinamento da musculatura do assoalho pélvico[25] e a diminuição da massa corporal. De acordo com os resultados de uma revisão sistemática, gestantes continentes que fazem treinamento da musculatura do assoalho pélvico durante a gravidez apresentam risco 29% vezes menor de incontinência urinária pós-natal (RR: 0,71; IC95%: 0,54 a 0,95). Entretanto, apesar de existirem estudos que recomendam o treinamento da musculatura do assoalho pélvico para prevenção e tratamento da incontinência fecal durante o ciclo gravídico-puerperal, as evidências são insuficientes (veja o Capítulo 25)[25].

Estratégias como diminuição da massa corporal em gestantes e puérperas com sobrepeso/obesidade[9], por meio de mudança dietética e implementação de programas de exercícios físicos, podem ser eficaz na redução da ocorrência e da gravidade da incontinência urinária[13]. Além disso, a conscientização sobre as vias de nascimento e a assistência obstétrica baseada em evidência[26,27] durante o trabalho de parto e o parto podem ajudar a mitigar o risco de incontinências urinária e fecal.

A Figura 24.1 apresenta uma síntese dos fatores de risco para o desenvolvimento das incontinências urinária e fecal. Vale ressaltar que, embora sejam condições comuns e frequentemente tratáveis, às vezes podem ser negligenciadas por profissionais de saúde.

CONSIDERAÇÕES FINAIS

A identificação de mulheres com grande risco de desenvolver incontinência urinária ou fecal durante o ciclo gravídico-puerperal é fundamental para o desenvolvimento de estratégias preventivas e terapêuticas. Isso pode incluir o treinamento da musculatura do assoalho

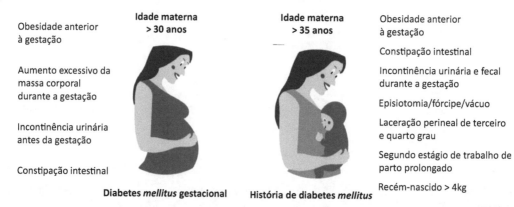

Figura 24.1 Síntese dos fatores de risco para incontinência urinária e/ou fecal durante a gestação e no pós-parto. (Ilustração de Marina Almeida de Souza.)

pélvico, o aconselhamento sobre manutenção de massa corporal adequada e, em alguns casos, a discussão sobre as opções de via de nascimento e assistência ao parto. Uma abordagem multidisciplinar, incluindo obstetras, fisioterapeutas especializados em saúde da mulher e nutricionistas, pode prevenir e tratar as mulheres afetadas por essas condições durante todo o ciclo vital feminino.

Referências

1. Balik G, Güven ES, Tekin YB et al. Lower urinary tract symptoms and urinary incontinence during pregnancy. Low Urin Tract Symptoms 2016 May; 8(2):120-4.

2. Brincat C, Lewicky-Gaupp C, Patel D et al. Fecal incontinence in pregnancy and post-partum. Int J Gynaecol Obstet 2009 Sep; 106(3):236-8. doi: 10.1016/j.ijgo.2009.04.018.

3. Signorello LB, Harlow BL, Chekos AK, Repke JT. Midline episiotomy and anal incontinence: Retrospective cohort study. BMJ 2000 Jan; 320(7227):86-90. doi: 10.1136/bmj.320.7227.86.

4. Jansson MH, Franzén K, Tegerstedt G, Brynhildsen J, Hiyoshi A, Nilsson K. Fecal incontinence and associated pelvic floor dysfunction during and one year after the first pregnancy. Acta Obstet Gynecol Scand 2023 Aug; 102(8):1034-44. doi: 10.1111/aogs.14614.

5. Haylen BT, de Ridder D, Freeman RM et al.; International Urogynecological Association; International Continence Society. An International Urogynecological Association (IUGA)/International Continence Society (ICS) joint report on the terminology for female pelvic floor dysfunction. Neurourol Urodyn 2010; 29(1):4-20. doi: 10.1002/nau.20798.

6. Moossdorff-Steinhauser HFA, Berghmans BCM, Spaanderman MEA, Bols EMJ. Prevalence, incidence and bothersomeness of urinary incontinence in pregnancy: a systematic review and meta-analysis. Int Urogynecol J 2021 Jul; 32(7):1633-52. doi: 10.1007/s00192-020-04636-3.

7. Bharucha AE, Knowles CH, Mack I et al. Faecal incontinence in adults. Nat Rev Dis Primers 2022 Aug; 8(1):53. doi: 10.1038/s41572-022-00381-7.

8. Hage-Fransen MAH, Wiezer M, Otto A et al. Pregnancy- and obstetric-related risk factors for urinary incontinence, fecal incontinence, or pelvic organ prolapse later in life: A systematic review and meta-analysis. Acta Obstet Gynecol Scand 2021 Mar; 100(3):373-82. doi: 10.1111/aogs.14027.

9. Sangsawang B. Risk factors for the development of stress urinary incontinence during pregnancy in primigravidae: A review of the literature. Eur J Obstet Gynecol Reprod Biol 2014 Jul; 178:27-34. doi: 10.1016/j.ejogrb.2014.04.010.

10. Kazdin AE, Kraemer HC, Kessler RC, Kupfer DJ, Offord DR. Contributions of risk-factor research to developmental psychopathology. Clin Psychol Rev 1997; 17(4):375-406. doi: 10.1016/s0272-7358(97)00012-3.

11. Adolfsson J, Steineck G. Prognostic and treatment-predictive factors – is there a difference? Prostate Cancer Prostatic Dis 2000 Dec; 3(4):265-8. doi: 10.1038/sj.pcan.4500490.

12. Hemingway H. Prognosis research: Why is Dr. Lydgate still waiting? J Clin Epidemiol 2006 Dec; 59(12):1229-38. doi: 10.1016/j.jclinepi.2006.02.005.

13. Wesnes SL, Lose G. Preventing urinary incontinence during pregnancy and postpartum: A review. Int Urogynecol J 2013 Jun; 24(6):889-99. doi: 10.1007/s00192-012-2017-3.

14. Pandit M, DeLancey JO, Ashton-Miller JA, Iyengar J, Blaivas M, Perucchini D. Quantification of intramuscular nerves within the female striated urogenital sphincter muscle. Obstet Gynecol 2000 Jun; 95(6 Pt 1):797-800. doi: 10.1016/s0029-7844(00)00825-5.

15. Abrar S, Mohsin R, Samad A. Female urinary incontinence: Frequency, risk factors, and impact on the quality of life of pregnant Pakistani women. Pak J Med Sci 2023 May-Jun; 39(3):667-71. doi: 10.12669/pjms.39.3.6313.

16. Diez-Itza I, Ibañez L, Arrue M, Paredes J, Murgiondo A, Sarasqueta C. Influence of maternal weight on the new onset of stress urinary incontinence in pregnant women. Int Urogynecol J Pelvic Floor Dysfunct 2009 Oct; 20(10):1259-63. doi: 10.1007/s00192-009-0923-9.

17. Durnea CM, Khashan AS, Kenny LC et al. What is to blame for postnatal pelvic floor dysfunction in primiparous women-pre-pregnancy or intrapartum risk factors? Eur J Obstet Gynecol Reprod Biol 2017 Jul; 214:36-43. doi: 10.1016/j.ejogrb.2017.04.036.

18. Pomian A, Lisik W, Kosieradzki M, Barcz E. Obesity and pelvic floor disorders: A review of the literature. Med Sci Monit 2016 Jun; 22:1880-6. doi: 10.12659/msm.896331.

19. Elbiss HM, Osman N, Abu-Zidan FM. Risk factors for urinary incontinence during pregnancy among nulliparous women in the United Arab Emirates. Medicine (Baltimore) 2023 Jan; 102(4):e32738. doi: 10.1097/MD.0000000000032738.

20. Shin GH, Toto EL, Schey R. Pregnancy and postpartum bowel changes: Constipation and fecal incontinence. Am J Gastroenterol 2015 Apr; 110(4):521-9; quiz 530. doi: 10.1038/ajg.2015.76.

21. Brown SJ, Donath S, MacArthur C, McDonald EA, Krastev AH. Urinary incontinence in nulliparous women before and during pregnancy: prevalence, incidence, and associated risk factors. Int Urogynecol J 2010 Feb; 21(2):193-202. doi: 10.1007/s00192-009-1011-x.

22. Romeikiené KE, Bartkevičiené D. Pelvic-floor dysfunction prevention in prepartum and postpartum periods. Medicina (Kaunas) 2021 Apr; 57(4):387. doi: 10.3390/medicina57040387.

23. Piculo F, Marini G, Vesentini G et al. Pregnancy-specific urinary incontinence in women with gestational hyperglycaemia worsens the occurrence and severity of urinary incontinence and quality of life over the first year post-partum. Eur J Obstet Gynecol Reprod Biol 2020 Sep; 252:336-43. doi: 10.1016/j.ejogrb.2020.06.036.

24. Yavuz A, Kocaöz S, Kara P, Destegül E. The effects of gestational diabetes on lower urinary tract symptoms of pregnant women: A case-control study. J Obstet Gynaecol 2022 Nov; 42(8):3531-6. doi: 10.1080/01443615.2022.2152657.

25. Woodley SJ, Lawrenson P, Boyle R et al. Pelvic floor muscle training for preventing and treating urinary and faecal incontinence in antenatal and postnatal women. Cochrane Database Syst Rev 2020 May; 5(5):CD007471. doi: 10.1002/14651858.CD007471.

26. Wang K, Xu X, Jia G, Jiang H. Risk factors for postpartum stress urinary incontinence: A systematic review and meta-analysis. Reprod Sci 2020 Dec; 27(12):2129-45. doi: 10.1007/s43032-020-00254-y.

27. Siahkal SF, Iravani M, Mohaghegh Z, Sharifipour F, Zahedian M. Maternal, obstetrical and neonatal risk factors' impact on female urinary incontinence: A systematic review. Int Urogynecol J 2020 Nov; 31(11):2205-24. doi: 10.1007/s00192-020-04442-x.

28. López-López AI, Sanz-Valero J, Gómez-Pérez L, Pastor-Valero M. Pelvic floor: vaginal or caesarean delivery? A review of systematic reviews. Int Urogynecol J 2021 Jul; 32(7):1663-73. doi: 10.1007/s00192-020-04550-8.

29. Avila MA, Silva JBD, Hirakawa HS, Pereira-Baldon VDS, Driusso P. Obesity and pelvic floor muscle function in young nulligravid: a cross-sectional study. Obes Res Clin Pract 2021 Jul-Aug; 15(4):409-11. doi: 10.1016/j.orcp.2021.06.002.

30. Driusso P, Beleza ACS, Mira DM et al. Are there differences in short-term pelvic floor muscle function after cesarean section or vaginal delivery in primiparous women? A systematic review with meta-analysis. Int Urogynecol J 2020 Aug; 31(8):1497-1506. doi: 10.1007/s00192-020-04231-6.

Atuação Fisioterapêutica nos Casos de Incontinência Urinária e Fecal no Ciclo Gravídico-Puerperal

Patrícia Lordêlo ▪ Alcina de Oliveira Teles

INTRODUÇÃO

O período gravídico-puerperal é caracterizado como uma fase da vida em que disfunções do assoalho pélvico podem surgir ou se agravar, especialmente as incontinências urinária e fecal, e ambas podem ter impacto negativo na vida da mulher, tornando necessárias adaptações e limitações de atividades de vida diária e/ou esportivas e de lazer[1].

Durante a gestação e no puerpério, a mulher precisa adequar e/ou melhorar seus hábitos de vida em prol do desenvolvimento saudável do feto, aderindo, potencialmente, a intervenções terapêuticas primárias, para prevenção de disfunções, assim como secundárias, que visam identificar e tratar precocemente possíveis complicações ou condições de risco com foco na prevenção da progressão de problemas de saúde. Ações terciárias também são fundamentais e devem ser priorizadas, consistindo em intervenções direcionadas à reabilitação, ao tratamento e ao acompanhamento contínuo das disfunções existentes.

Este capítulo aborda a avaliação fisioterapêutica do assoalho pélvico com ênfase nas incontinências urinária e fecal, assim como as possibilidades de intervenção fisioterapêutica segura tanto no pré-natal como no pós-parto, período que se estenderá até 12 meses, segundo a *International Continence Society* (ICS) e a *International Urogynecological Association* (IUGA)[2]. Além disso, são apresentados *insights* sobre os recursos tecnológicos que podem auxiliar a abordagem terapêutica dessa população, principalmente no puerpério.

AVALIAÇÃO DO ASSOALHO PÉLVICO

A avaliação da gestante deve começar com a anamnese direcionada de acordo com a(s) queixa(s) apresen-

tada(s). Independentemente da queixa, é importante salientar que os fisioterapeutas devem indagar a mulher sobre todas as funções do assoalho pélvico, incluindo a urinária, a evacuatória, a sexual e a de sustentação dos órgãos, mesmo que não estejam incluídas na queixa principal.

Como não há consenso na literatura sobre a avaliação específica de gestantes e puérperas no viés das disfunções do assoalho pélvico, tomaremos como base, principalmente, duas importantes diretrizes: para a anamnese, a sexta edição das recomendações sobre avaliação e tratamento de incontinências do Comitê Internacional Científico[3]; para o exame físico, as recomendações para avaliação dos músculos do assoalho pélvico da ICS – por serem muito completas, recomendamos a leitura do documento na íntegra[4]. A nomenclatura será utilizada de acordo com as diretrizes da ICS e da IUGA sobre disfunções obstétricas do assoalho pélvico[2]. Nos Capítulos 10 e 46 encontra-se uma descrição mais ampla da avaliação das gestantes e puérperas, respectivamente.

Anamnese

História atual

- Questionar sobre a presença, gravidade, duração e impacto de sintomas urinários, intestinais, sexuais e/ou relacionados a prolapsos. Recomenda-se o uso de questionários traduzidos e validados para avaliação dos sintomas. Para a incontinência urinária, o mais utilizado é o *International Consultation on Incontinence Questionnaire – Short Form* (ICIQ-SF [veja o Anexo 1])[5]; para incontinência fecal, podem ser utilizados o *Fecal Incontinence Quality of Life* (FIQL [veja o Anexo 2])[6] e a escala de Wexner (veja o Anexo 3)[7]. A aplicação dos três questionários na prática clínica é simples, sendo mais rápida a de Wexner do que a do FIQL para avaliação da incontinência fecal.

- Recomenda-se a avaliação dos efeitos dos sintomas na função sexual. Para isso, é possível utilizar o questionário FSFI (*Female Sexual Function Index* [veja o Anexo 4])[8], o mais descrito no ciclo gravídico-puerperal e validado para o português nessa população específica desde 2007. O questionário analisa questões relacionadas à excitação, à lubrificação, ao orgasmo, à dor, à satisfação e ao desejo sexual, além de investigar o impacto na qualidade de vida. Dois outros questionários são específicos para o período gestacional e já foram traduzidos e validados para o português, mas não são tão utilizados quanto o FSFI: o Inventário da Resposta Sexual na Gestação (IRSG)[9] e o Questionário de Função Sexual na Gravidez (QFSG))[10]. Esses questionários fornecem informações importantes sobre a função sexual durante a gestação ou o puerpério e podem auxiliar a compreensão e direcionar possíveis tratamentos de disfunções nesse período.
- Em caso de suspeita de alterações neurológicas, é importante investigar a presença e gravidade dos sintomas associados, de modo a identificar possíveis complicações e direcionar o tratamento de maneira adequada.
- No contexto do puerpério, é essencial questionar a puérpera sobre a possível relação entre a amamentação (se estiver amamentando) e os sintomas. Essa abordagem detalhada pode fornecer percepções valiosas para diagnóstico e manejo adequado dos sintomas durante esse período.

História pregressa

- Doenças associadas, especialmente as que possam ter relação direta com a queixa de incontinência urinária e/ou fecal:
  - **Diabetes** *mellitus* **ou diabetes gestacional:** diabetes mal controlado pode causar danos aos nervos responsáveis pelo controle da bexiga e do ânus, resultando em incontinências urinária e fecal.
  - **Doenças neurológicas:** condições como acidente vascular cerebral (AVC), esclerose múltipla e lesões na medula espinhal podem afetar a comunicação entre o sistema nervoso central e/ou periférico e os músculos do assoalho pélvico, resultando em incontinências.
  - **Obesidade:** o excesso de peso pode exercer pressão adicional sobre os órgãos pélvicos e os músculos do assoalho pélvico, contribuindo

para uma falha na integridade tanto da dinâmica como da estática pélvica, favorecendo, assim, o surgimento de incontinências urinária e fecal e prolapsos.

- Cirurgias e tratamentos conservadores prévios que possam ter afetado o trato geniturinário e a porção distal do intestino.
- Uso de medicações, como:
  - **Diuréticos:** podem aumentar a produção de urina e a frequência urinária e desencadear ou agravar a incontinência urinária.
  - **Anticolinérgicos e tocolíticos:** utilizados para tratar condições como incontinência urinária de urgência e contrações prematuras uterinas, respectivamente, mas, em alguns casos, podem causar retenção urinária ou constipação intestinal, afetando a função dos tratos urinário e intestinal.
  - **Sedativos e tranquilizantes:** podem relaxar os músculos do assoalho pélvico e dos esfíncteres, contribuindo para as incontinências.
  - **Analgésicos opioides:** podem causar constipação intestinal, a qual, por sua vez, pode estar associada à incontinência fecal.
  - **Antidepressivos:** alguns antidepressivos podem afetar a função da bexiga e do intestino, influindo nos sintomas urinários e fecais.

História obstétrica e menstrual

- Número de gestações, partos e abortos.
- Em caso de gestação(ões) pregressa(s), avaliar se os mesmos sintomas ocorreram previamente.
- Em caso de parto(s) anterior(es), saber se foi(foram) vaginal(is) – com ou sem lesão perineal, com ou sem uso de fórcipe – ou cesariana(s) (de emergência ou eletiva).

História social

- **Questões ambientais:** presença de escada na casa, toalete próximo e destreza ao manusear a roupa antes de urinar ou evacuar.
- **Estilo de vida:** tabagismo, etilismo, tipos de alimentos, ingestão de líquido e exercícios físicos (tipo, frequência, intensidade).
- **Pontos importantes no planejamento de um tratamento:**
  - Desejo e concordância com o tratamento.
  - Objetivos e expectativas em relação ao tratamento.
  - Suporte para realização do tratamento.
  - Função cognitiva: adequada para as mulheres no ciclo gravídico-puerperal na maioria dos casos.

Exame físico

É importante que o exame físico seja realizado em diferentes posturas, já que os órgãos pélvicos e os músculos do assoalho pélvico podem apresentar mudança de posicionamento e ação de acordo com a gravidade. Assim, a avaliação do assoalho pélvico em ortostase e em decúbito dorsal ou lateral (de acordo com a queixa) pode fornecer informações importantes para definição do tratamento.

Exame abdominal

- **Palpação de fundo de útero:** durante a palpação do fundo de útero, o examinador irá pressionar suavemente a região abdominal para identificar a posição e a altura do útero em relação à sínfise púbica da gestante. Essa técnica torna possível avaliar a localização do útero no abdome e é fundamental para determinar possíveis alterações anatômicas, desenvolvimento gestacional, involução uterina no pós-parto e/ou condições clínicas associadas.
- **Palpação do intestino grosso:** de acordo com a altura em que o fundo do útero é palpado durante o exame físico, o profissional deverá proceder à palpação do intestino grosso (no caso de puérperas). Nessa etapa, o examinador deverá aplicar pressão suave e cuidadosa na região abdominal, no sentido do trato digestivo grosso, para avaliar a presença de possíveis impactações fecais, ou seja, acúmulos de fezes endurecidas que podem causar desconforto e distensão abdominal. Além disso, o exame também torna possível verificar se há timpanismo – a presença de som oco e metálico indicativo de excesso de ar no intestino. Essa avaliação é crucial para identificação de distúrbios gastrointestinais e orientação quanto à conduta terapêutica adequada.
- **Distensão vesical:** durante a avaliação de distensão vesical em uma mulher grávida ou no puerpério, é importante considerar as alterações fisiológicas que ocorrem no corpo durante esses períodos. Para avaliar a distensão vesical em uma mulher grávida, o profissional de saúde deve considerar o aumento do útero em crescimento, o que pode comprimir a bexiga e causar uma sensação de urgência urinária frequente. Durante o exame físico, a palpação suave da região suprapúbica pode revelar uma bexiga distendida devido à pressão exercida pelo útero gravídico. Já no puerpério, a bexiga pode estar distendida devido a resíduos pós-miccionais ou bexigoma, possivelmente decorrentes do trauma do parto e da redução da sensibilidade da bexiga. Nesse caso, a palpação da região suprapúbica pode revelar uma bexiga palpável, cheia e distendida, podendo ser associada a sintomas como dor, dificuldade para urinar e sensação de plenitude vesical. É importante que o profissional esteja atento a essas particularidades ao avaliar a distensão vesical em mulheres grávidas ou no puerpério, a fim de garantir um diagnóstico preciso e o tratamento apropriado. Em caso de dúvida ou de sintomas preocupantes, é fundamental buscar a confirmação por meio de exames de imagens ou com uma consulta médica especializada.

- **Cicatrizes cirúrgicas relevantes:** durante o exame físico de uma gestante ou puérpera, a busca por cicatrizes cirúrgicas relevantes deve ser dirigida com atenção especial às possíveis alterações fisiológicas e anatômicas associadas à gravidez e ao parto, cesarianas anteriores, episiotomias e quaisquer complicações relacionadas. Inicia-se a avaliação visualizando a pele da mulher em busca de cicatrizes cirúrgicas. Verificam-se as áreas de cirurgias obstétricas frequentes, como abdome (para cesarianas), períneo (para episiotomias ou lacerações perineais) e outras áreas com cirurgias pregressas. Após a identificação visual das cicatrizes, recomenda-se a palpação suave dessas áreas para avaliação da textura, espessura e sensibilidade, bem como de possíveis aderências, hérnias incisionais ou outras complicações cicatriciais. A depender da fase do puerpério, verifica-se a integridade das cicatrizes, observando sinais de cicatrização adequada ou possíveis complicações, como infecção, deiscência (abertura da cicatriz) ou queloides. Em caso de cesariana pregressa, avaliam-se a mobilidade e a sensibilidade da região abdominal para identificação de aderências ou desconforto que possam afetar a gestação atual. O registro de detalhes sobre as cicatrizes encontradas, incluindo achados relevantes, é imprescindível, e deve ser considerada a necessidade de encaminhamento para avaliação adicional com osteopata/terapeuta manual/dermatofuncional. Ao buscar por cicatrizes cirúrgicas relevantes durante o exame físico de uma gestante ou puérpera, é essencial a adoção de uma abordagem cuidadosa e sensível, levando em consideração as particularidades desses períodos para garantir a segurança e o bem-estar da mulher.
- **Avaliação da diástase dos retos abdominais nas regiões supraumbilical, infraumbilical e umbilical:** parâmetros sobre a normalidade e o diagnóstico de diástase podem ser encontrados no Capítulo 22.

Exame pélvico

- **Inspeção de região perineal e genitália externa:** a inspeção cuidadosa da região perineal e da genitália externa desempenha papel crucial na monitorização da saúde materna. Nessa etapa, é fundamental que o profissional de saúde observe detalhadamente a aparência da pele, a presença de lesões, assimetrias, edemas, alterações de coloração da mucosa ou dos tecidos adjacentes, secreções vaginais e outras anormalidades visíveis. Além disso, é essencial examinar a anatomia e as características específicas da região, como a presença de pelos pubianos e as estruturas anatômicas, incluindo clitóris, lábios vaginais, introito vaginal e meato uretral. Nesse momento, deve ser avaliada, também, a capacidade de contração e relaxamento a partir do comando do fisioterapeuta (Figura 25.1).

- **Teste de sensibilidade:** para estimulação da face interna da coxa e região genital pode ser utilizado um estesiômetro. Esse procedimento visa avaliar a sensibilidade tátil e a percepção sensorial na região genitopélvica, sendo importante para identificação de possíveis alterações neurológicas, como diminuição ou perda da sensibilidade. O estesiômetro é usado para mensurar a capacidade da mulher de perceber estímulos táteis em diferentes pontos da pele, respeitando os limites dos dermátomos. Desse modo, possibilita que o profissional de saúde avalie a integridade do sistema nervoso periférico e detecte eventuais problemas sensoriais que possam impactar a integridade da região na gestante ou puérpera. Vale ressaltar que o estesiômetro deve ser de uso individual em

virtude do contato com as secreções genitais. Essa medida é fundamental para garantir a higiene e prevenir a transmissão de possíveis infecções ou agentes patogênicos.

- **Teste dos reflexos cutâneo anal e bulbocavernoso:** durante o teste dos reflexos cutâneo anal e bulbocavernoso, um estímulo é aplicado na borda anal e no clitóris para desencadear a contração reflexa do esfíncter anal. A avaliação desses reflexos é relevante para identificação de possíveis alterações neurológicas, disfunções do sistema nervoso periférico ou lesões na medula espinhal. No entanto, não está clara a relação desse teste com o prognóstico terapêutico após detecção de alterações, sugerindo a necessidade de investigações neuromusculares mais aprofundadas[11].

- **Teste de esforço:** solicitação de tosse e manobra de Valsalva em ortostase e em decúbito dorsal para avaliação da perda de urina, flatos, fezes e/ou distopias.

- **Teste bidigital ou unidigital vaginal:** avalia a função da musculatura perineal, cabendo sempre a lembrança de não realizá-lo em grávidas com gestação de risco, nas quais a atividade sexual está contraindicada (Figuras 25.2 e 25.3).

- **Teste unidigital anal:** caso a gestante apresente incontinência fecal, é importante a avaliação via anal para análise tanto do músculo puborretal como dos esfíncteres anais interno e externo. A posição de decúbito lateral pode ser mais confortável para essa

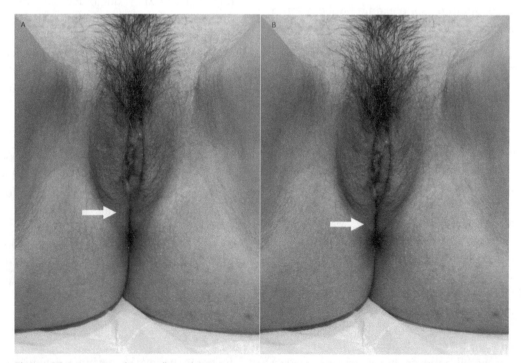

Figura 25.1 Inspeção do assoalho pélvico com os músculos relaxados (**A**) e contraídos (**B**), demonstrando redução da distância anovulvar durante a contração (**B**).

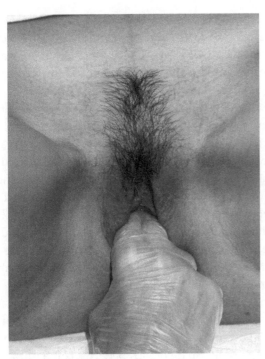

Figura 25.2 Toque vaginal bidigital com os dedos indicador e médio, mantendo-os relaxados e em formato de gancho na região interna, em direção à parede posterior vaginal.

avaliação. Em puérperas que tiveram lesão perineal, é importante a avaliação anal, mesmo sem sintomas, para averiguar possíveis lesões dos esfíncteres anais externo e interno (Figura 25.4).

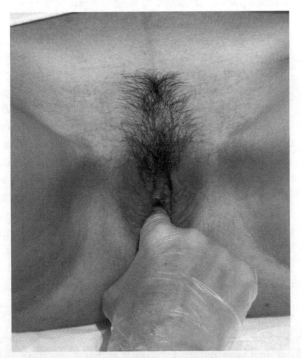

Figura 25.3 Toque vaginal unidigital com o dedo médio ou indicador, mantendo-o em formato de gancho na região interna, em direção à parede posterior vaginal.

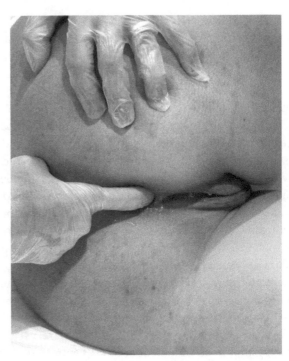

Figura 25.4 Toque anal unidigital com o dedo indicador em direção ao sacro, mantendo-o relaxado e em formato de gancho na região interna.

Para avaliação da força da musculatura perineal, o sistema de graduação de Oxford modificado pode ser utilizado como referência, valendo ressaltar que essa graduação representa uma análise subjetiva que considera dois aspectos da contração dos músculos do assoalho pélvico: compressão e elevação dos músculos, a qual está presente apenas nas contrações a partir do grau 3. Diante disso, o grau 0 representa ausência de contração; o grau 1, o esboço da contração, ou seja, o examinador percebe uma sensação de tremulação; o grau 2, contração fraca, em que o examinador percebe leve compressão; o grau 3, uma compressão moderada, em que o examinador consegue perceber a elevação dos dedos; o grau 4 corresponde a uma boa contração e à elevação dos dedos do examinador; por fim, o grau 5 refere-se a uma forte compressão associada à elevação dos dedos do examinador[12].

Além da força, também é importante a avaliação de outros aspectos da função muscular do assoalho pélvico. Entre as escalas descritas na literatura, a mais difundida ainda é o esquema PERFECT (força [*Power*]; resistência [*Endurance*]; número de Repetições do item E; número de contrações rápidas [*Fast contractions*]; ECT significa que o tempo de todas as contrações deve ser mensurado [*Every Contraction Timed*]), apesar de a diretriz mais recente da ICS não usar mais o termo, mas ainda utilizar todos os pontos incluídos na avaliação do esquema. O número máximo das repetições é de dez vezes, ao passo que o tempo de sustentação deve ser de até 10 segundos[13]. Além dos aspectos incluídos no PERFECT, também é possível perceber o tônus muscular e a capacidade de relaxamento, características fundamentais para o planejamento do programa terapêutico.

Uma grande vantagem do esquema PERFECT é, a partir de sua utilização na avaliação, a simplicidade para traçar um programa inicial específico de treinamento dos músculos do assoalho pélvico para a gestante. Estudos prévios mostraram a facilidade de aplicação também para os profissionais com pouca experiência na área e que a avaliação da resistência muscular (item E) é mais bem conduzida com o toque bidigital, garantindo uma contagem mais fidedigna do tempo de sustentação muscular[14].

Para as gestantes que já tiveram parto vaginal prévio ou puérperas, é importante, na palpação vaginal, a comparação bilateral dos músculos superficiais (bulboesponjoso e transversos do períneo) e dos músculos profundos (especialmente o puborretal), para verificar se há alguma lesão ou afinamento no ventre muscular, desde sua inserção até a parede posterior vaginal[2]. Para avaliação do quadro de avulsão do levantador do ânus, é necessário posicionar um ou dois dedos de um lado da uretra até a borda do músculo e notar a distância tanto no repouso como durante a contração muscular. A graduação é considerada ausente quando há contração palpável do músculo do assoalho pélvico próximo à uretra, no ramo inferior do púbis, e presente quando se verifica distância maior do que 3,5 dedos entre os dois lados da inserção do músculo puborretal na contração dos músculos do assoalho pélvico (e contabiliza-se o número de dedos que cabem nessa distância). Se a distância é menor do que 3,5cm, suspeita-se de avulsão parcial, mas o diagnóstico não pode ser estabelecido apenas por meio da palpação, sendo necessário um exame de imagem[4]. O Capítulo 45 é dedicado ao tema da avulsão do músculo levantador do ânus.

Exames complementares

- **Urocultura rotineira no primeiro trimestre:** muitas sociedades e diretrizes prescrevem o rastreio rotineiro, mas, em revisão sistemática realizada pela Cochrane, é muito baixo o nível de confiança no tratamento da infecção urinária assintomática na gestação[15]. Se a gestante apresentar sintomas de bexiga hiperativa que possam confundir-se com infecção do trato urinário, a urocultura se torna indispensável.

- **Diário miccional:** deve ser realizado por 3 dias consecutivos, mensurando-se a frequência urinária, o intervalo entre as micções, o volume urinado por micção, a ingestão de líquidos e a presença de incontinência urinária (veja o Anexo 5)[16]. Embora se trate de um exame com excelente respaldo científico, barato e com informações muito importantes sobre os hábitos da mulher, há muitas dificuldades para sua implementação na prática clínica[17].

- **Diário defecatório:** consiste na observação e anotação, por 7 a 14 dias, da frequência defecatória, consistência e formato das fezes, necessidade ou não de efetuar esforço evacuatório e presença de incontinência fecal. O formato das fezes deve ser classificado de acordo com a Escala de Bristol (Figura 25.5)[18]. Recentemente, a ICS publicou um consenso sobre a utilização do diário evacuatório para avaliação de incontinência fecal que contém 13 questões sobre evacuação, perdas fecais e uso de medicação e de absorventes, entre outras (veja o Anexo 6)[19].

- No puerpério, é possível incluir outros exames complementares, caso haja possibilidade ou suspeita de lesão dos músculos do assoalho pélvico e para avaliação de prolapso de órgãos pélvicos, como ultrassonografia translabial/transperineal e ressonância nuclear magnética[4]. A ultrassonografia translabial/transperineal é uma técnica não invasiva e de baixo custo que possibilita a visualização detalhada da anatomia dos músculos do assoalho pélvico e da mobilidade dos órgãos pélvicos, bem como a identificação de possíveis lesões[20]. Além disso, possibilita uma avaliação dinâmica em diversas posições, fornecendo informações cruciais para o diagnóstico e o planejamento terapêutico. Por outro lado, a ressonância nuclear magnética é um exame de imagem mais detalhado, porém de alto custo e, consequentemente, de difícil acesso para a população em geral. Esse exame oferece uma avaliação mais precisa das estruturas dos músculos, ligamentos e órgãos pélvicos, sendo útil para o diagnóstico de prolapso de órgãos e fornecendo informações essenciais para tratamento adequado[21]. No entanto, a ressonância nuclear magnética apresenta limitações na análise da funcionalidade das estruturas e na associação com uma avaliação em posições funcionais. Portanto, no período puerperal, a combinação de exames complementares pode ser fundamental para uma abordagem abrangente e personalizada em relação a possíveis alterações nos músculos do assoalho pélvico e no suporte dos órgãos pélvicos. Essa temática é abordada de forma mais aprofundada no Capítulo 26.

- Para avaliação mioelétrica, a eletromiografia de superfície com eletrodos posicionados em região perianal, intravaginal ou intra-anal consiste em uma análise validada e amplamente difundida na literatura e na prática clínica do fisioterapeuta (Figura 25.6)[22].

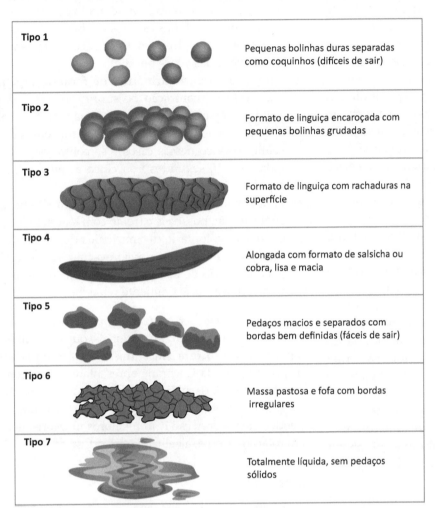

Escala de Bristol de consistência de fezes

Tipo 1 — Pequenas bolinhas duras separadas como coquinhos (difíceis de sair)

Tipo 2 — Formato de linguiça encaroçada com pequenas bolinhas grudadas

Tipo 3 — Formato de linguiça com rachaduras na superfície

Tipo 4 — Alongada com formato de salsicha ou cobra, lisa e macia

Tipo 5 — Pedaços macios e separados com bordas bem definidas (fáceis de sair)

Tipo 6 — Massa pastosa e fofa com bordas irregulares

Tipo 7 — Totalmente líquida, sem pedaços sólidos

Figura 25.5 Escala de Bristol. (Reproduzida de Martinez & Azevedo, 2012[18].)

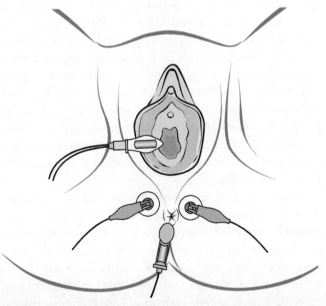

Figura 25.6 Posicionamento dos eletrodos de eletromiografia de superfície para avaliação mioelétrica e treinamento com *biofeedback*. (Reproduzida de Moretti *et al.*, 2020[22].)

INTERVENÇÕES FISIOTERAPÊUTICAS

Treinamento dos músculos do assoalho pélvico

O treinamento dos músculos do assoalho pélvico (TMAP) é uma técnica composta por um programa de exercícios com número específico de contrações voluntárias dos músculos do assoalho pélvico, objetivando ganho de força, resistência e/ou coordenação muscular, incluindo contrações rápidas, contrações sustentadas[23], pré-contrações em relação aos esforços e contrações de supressão de urgência. O número de séries e de repetições, o tempo de sustentação, a frequência e a posição dos exercícios vão variar de acordo com a avaliação física da gestante ou puérpera e/ou do estudo publicado. De modo geral, o protocolo costuma incluir supervisão profissional e exercícios realizados uma ou mais vezes por dia, vários dias na semana – pelo menos 8 semanas consecutivas – para que sejam alcançadas modificações musculares[23].

O TMAP é amplamente recomendado no período gravídico-puerperal tanto para prevenção como para tratamento conservador, sendo considerado uma técnica segura e praticamente sem efeito adverso[24]. Em documento publicado sobre atividade física e exercício durante a gestação e o pós-parto, o *American College of Obstetricians and Gynecologists* (ACOG) faz referência ao TMAP apenas no período do puerpério, indicando sua realização já no puerpério imediato, sem nenhum comentário (a favor ou contra) sobre sua realização no pré-natal[25]. Por outro lado, as diretrizes canadenses recomendam a realização do TMAP diariamente na gestação para evitar incontinência urinária, destacando, porém, que o nível da evidência é baixo e a recomendação é fraca[26].

Acredita-se que a realização do TMAP irá melhorar o desempenho muscular, uma vez que gestantes e puérperas que apresentam incontinência urinária de esforço têm, na maioria dos casos, menos força muscular e menor espessura dos músculos do assoalho pélvico tanto no relaxamento como na contração voluntária máxima[27]. Entretanto, de acordo com a revisão sistemática da Cochrane sobre o tema[24], ainda não há evidência forte o suficiente para que a recomendação seja amplamente adotada para tratamento das incontinências urinária e fecal, mas apenas para prevenção (62% de proteção; RR: 0,38; IC95%: 0,20 a 0,72). Na referida revisão foram incluídos 46 estudos de 21 países, totalizando 10.836 mulheres (5.478 realizaram o TMAP e 5.354 serviram como controles)[24].

Como os protocolos de exercício variam muito entre os estudos (e outros nem descrevem o protocolo utilizado), serão descritas as formas que mais se repetem na literatura, de acordo com os protocolos apresentados na revisão sistemática da Cochrane[24]:

- **Para ganho de resistência muscular:** tempo de sustentação variando entre 3 e 8 segundos, número de repetições de cinco a 12, contração na intensidade submáxima e tempo de relaxamento de 1:1.
- **Para ganho de força muscular:** contrações rápidas (1 segundo), três a dez repetições, contração com intensidade máxima e tempo de relaxamento de 1:1 a 1:3.
- **Treinos mistos para ganho tanto de força como de resistência muscular:** cinco a dez repetições de contrações com duração de 6 a 8 segundos, seguidas de três contrações rápidas.
- **Para incontinência urinária e/ou incontinência fecal (gases ou fezes) associada(s) ao aumento da pressão abdominal:** realização da pré-contração, descrita na literatura como *the knack*[28], que compreende o treinamento de ativação da musculatura do assoalho pélvico antes de tossir, espirrar, levantar-se, pegar peso, entre outros, só relaxando após a finalização do esforço. Essa manobra deve ser realizada no momento do evento, e alguns estudos também orientam sua realização como treinamento na consulta e/ou em domicílio (duas vezes por dia).
- **Para incontinência urinária e/ou fecal de urgência:** realização da contração de supressão da urgência. Ainda não parece haver consenso na literatura sobre a forma adequada de contração dos músculos do assoalho pélvico nesses casos – se contrações sustentadas por 10 segundos[29] ou cinco a seis contrações rápidas e intensas[30].
- **Para incontinência fecal associada ao desejo evacuatório:** são possíveis o treino com balonete retal e a contração voluntária dos músculos do assoalho pélvico para inibição do desejo evacuatório percebido pela distensão do balão dentro do reto, estimulando os receptores de estiramento retais[31].

O TMAP deve ser realizado em diferentes posições, incluindo posturas antigravitacionais, que costumam ser aquelas em que ocorre a incontinência. Os estudos incluídos na revisão da Cochrane apresentam as posições de decúbito dorsal, decúbito lateral esquerdo, inclinação de 45 graus de tronco, sedestação com membros inferiores pendentes e sedestação com membros inferiores fletidos em rotação externa, ajoelhada e em ortostase[24].

Biofeedback

Existem diversas maneiras de associar o TMAP a algum *feedback*: visual (espelho, gráfico no computador, escala luminosa, dispositivo intracavitário com prolongamento que se desloque e seja visível com a contração muscular), auditivo (fala do profissional, áudio do equipamento que varia com a contração muscular) ou sensorial (a própria mulher realiza o autotoque em seu períneo ou canal vaginal ou um dispositivo intravaginal que possibilite a sensação da contração muscular). Como na literatura são mais frequentemente descritos os equipamentos manométricos e eletromiográficos, estes serão os tipos abordados aqui.

O *biofeedback* manométrico é composto por uma sonda posicionada dentro do canal vaginal ou do canal anal e depois levemente insuflada[2]. À contração dos músculos do assoalho pélvico, o equipamento transforma a pressão captada pela sonda em escala luminosa ou em gráfico no computador (em mmHg). O tratamento consiste, basicamente, em realizar o TMAP com protocolo estabelecido para a mulher, obtendo uma resposta visual do equipamento.

O equipamento costuma ter baixo custo e praticamente nenhum efeito adverso, podendo agregar a autopercepção da gestante e da puérpera, mas cabe destacar que, se a força muscular da mulher na Escala de Oxford Modificada corresponder a 2 ou menos, ela poderá não ser capaz de realizar compressão suficiente na sonda a ponto de captar a pressão e, por conseguinte, obter a resposta do equipamento. Outra limitação dessa técnica é que o equipamento pode captar a pressão oriunda do abdome, que se desloca para dentro da pelve, e fornecer como informação que a mulher esteja realizando a contração do assoalho pélvico. Por isso, é fundamental que a gestante/puérpera tenha a capacidade de dissociação das contrações dos músculos do assoalho pélvico e abdominais. Apesar dessas ressalvas, ao menos um estudo na literatura traz resultado positivo da função muscular a partir da utilização do *biofeedback* manométrico em mulheres com força muscular abaixo de 3, o qual, no entanto, não discute as limitações da técnica[32].

O *biofeedback* eletromiográfico de superfície é composto por uma sonda vaginal ou anal ou eletrodo extracavitário que capta a atividade elétrica do músculo (em µV) e a transforma em dado gráfico por meio de um *software* para ser visualizado no computador[2]. Estudo realizado com mulheres nulíparas, que comparou a colocação dos eletrodos nas regiões perianal, abaixo dos lábios maiores e intravaginal, demonstrou que as localizações perianal e intravaginal apresentaram leituras mioelétricas equivalentes[22]. Trata-se de um equipamento mais caro, mas que suplanta algumas limitações do exame manométrico, incluindo a possibilidade de avaliação e treinamento dissociado dos músculos do assoalho pélvico e abdominais, com canais distintos. No entanto, apresenta uma limitação que pode inviabilizar seu uso: a possível interferência de outros equipamentos (com emissão de ondas eletromagnéticas) na leitura da atividade elétrica do músculo, apresentando artefatos e sinais não reais.

Um estudo realizado com gestantes continentes mostrou que uma única sessão com o *biofeedback* eletromiográfico melhorou de maneira significativa a capacidade de contração dos músculos do assoalho pélvico dissociada de músculos sinérgicos, sugerindo que as gestantes tenham uma sessão inicial de ensinamento sobre a contração dos músculos do assoalho pélvico com o *biofeedback* eletromiográfico para continuação do TMAP na gestação[33]. Entretanto, é fundamental lembrar a evidência científica robusta que mostra que a adesão ao tratamento e a eficácia do TMAP, com ou sem o *biofeedback* eletromiográfico, para melhora da incontinência urinária não têm diferença estatística ou clínica[34]. O TMAP associado ao *biofeedback* eletromiográfico demonstra diferença clínica e terapêutica importante nos casos de dificuldade de relaxamento, disfunção presente na minoria das mulheres no ciclo gravídico-puerperal com incontinências urinária e fecal.

Em 2023 foi publicada uma revisão sistemática sobre a eficácia do TMAP (com *feedback* do fisioterapeuta e/ou de um equipamento de *biofeedback*) para tratar a incontinência urinária e/ou fecal no puerpério, incluindo oito estudos e totalizando 765 puérperas. Quando essa abordagem foi comparada com a orientação do TMAP sem *feedback* profissional ou tecnológico, não foi possível comprovar a superioridade do *feedback* em relação à orientação dos exercícios sem *feedback*[35]. Na maioria dos estudos incluídos, não houve diferença estatística intergrupo, mas melhora clínica e estatística intragrupo.

Terapia comportamental

A terapia comportamental pode ser utilizada de maneira isolada ou associada a outras técnicas físicas[2]. No melhor de nosso conhecimento (Base de dados Medline/PubMed, Biblioteca Cochrane, Biblioteca Virtual de Saúde, Diretrizes da ICS, IUGA, ACOG, *The Society of Obstetricians and Gynaecologists of Canada* e Federação Brasileira de Ginecologia e Obstetrícia – março de 2024), como não há estudos que tenham realizado o treinamento vesical nessa população, sua realização será descrita como a conduzida na população em geral com essa queixa, de acordo com uma revisão publicada[36].

Para o quadro de incontinência urinária de urgência, há duas categorias principais: (a) modificação de hábitos que podem melhorar os sintomas urinários e (b) técnicas que objetivam desenvolver o controle dos sintomas.

Modificação de hábitos

- Educação sobre o processo de continência e incontinência e o diário miccional podem ser excelentes ferramentas para autoconhecimento.
- Redução ou supressão de ingestão de alimentos considerados irritantes vesicais, como cafeína, bebidas carbonadas e frutas cítricas.
- Ingestão adequada de líquido (30mL/kg de peso/dia).
- Diminuição da ingestão de líquidos após as 18 horas, para redução da noctúria.
- Evacuação adequada: ao menos três vezes por semana, fezes macias (tipos 3, 4 ou 5 na Escala de Bristol), sem necessidade de esforço, com esvaziamento retal completo.

Controle dos sintomas

- **Técnicas de controle da urgência:** respirar fundo e lentamente (não entrar em desespero) e fazer uso de alguma distração mental complexa, como contar de trás para frente a partir de 100 a cada sete números, fazer Sudoku, palavras cruzadas, entre outros, para ignorar a urgência.
- **Treinamento vesical:** aumentar gradativamente o intervalo entre as micções, utilizando as técnicas de controle da urgência supracitadas e de supressão da urgência com contração do assoalho pélvico. Alguns estudos recomendam basear-se pelo diário miccional da gestante, ao passo que outros indicam o início com intervalos de 60 minutos, aumentando de 15 a 30 minutos por semana até chegar ao intervalo normal de 3 a 4 horas[37].

Para incontinência urinária de esforço, a orientação sobre a realização da pré-contração antes dos esforços é importante, assim como a redução dos exercícios de alto impacto (caso seja possível)[38].

Para incontinência fecal, recomenda-se explicar à gestante a fisiologia da continência fecal, da evacuação e da incontinência fecal, evitar quadro de diarreia e manter adequado bolo fecal (tipos de fezes 3 e 4 na Escala de Bristol), evitar quadro de constipação intestinal, ter frequência evacuatória adequada (de três vezes por semana a três vezes por dia), fazer a técnica de supressão da urgência com a contração do assoalho pélvico, caso tenha urgência evacuatória (como aprendido com o treinamento com o balonete retal), assim como evitar alimentos que estimulam demasiadamente o peristaltismo (cafeína e frutas laxantes, como mamão) e fazer a higienização adequada após a evacuação, preferencialmente lavando a região anal com água. O diário evacuatório pode ajudar bastante nas orientações específicas e no processo de autoconhecimento[37].

Técnicas manuais

Existem técnicas manuais que enfocam a estimulação da contração dos músculos do assoalho pélvico para diminuir a hiperatividade muscular, para desativação de pontos-gatilho, para redução de aderências cicatriciais decorrentes de cirurgias ou suturas de lesões espontâneas ou episiorrafias e para alongamento muscular e tecidual. Apesar de não existirem evidências científicas para muitas, elas são amplamente utilizadas, sendo importante salientar que, devido à escassez de estudos, muitas técnicas são consideradas fundamentais por evidências indiretas de aplicações em outras partes do corpo. Também vale a ressalva quanto ao cuidado necessário com as puérperas, caso apresentem suturas na região perineal.

Há muito menos estudos publicados para facilitar a contração dos músculos do assoalho pélvico por meio da terapia manual, conforme demonstrado por revisão sistemática[39]. As técnicas descritas são:

- *Tapping* **nos trígonos anal e urogenital:** com os polegares bilateralmente besuntados de gel hidrossolúvel, são feitos movimentos ascendentes, rápidos e superficiais, também sendo possível o uso de gelo para uma percepção térmica associada. Age por meio da estimulação reflexa que o movimento promove no fuso muscular, auxiliando a contração muscular (Figura 25.7).
- **Reflexo tendíneo:** tanto nas tuberosidades isquiáticas como no centro tendíneo (locais onde os músculos superficiais do períneo se originam ou se inserem), o(s) polegar(es) deve(m) ser posicionado(s) e, com movimento firme e rápido, essas regiões deverão ser comprimidas, promovendo contração muscular reflexa (Figura 25.8)[32].
- **Reflexo miotático:** essa abordagem deve ser realizada com toque uni ou bidigital e com movimento rápido de estiramento do fuso muscular dentro do canal vaginal ou anal em direção posterior ou para os lados[32].
- **Técnica de irradiação muscular:** é possível utilizar a atividade isométrica, concêntrica e excêntrica de músculos sinergistas do assoalho pélvico com resistência manual para sua ativação reflexa. Com a realização de movimentos pélvicos resistidos (elevações anterior e posterior, depressões anterior e posterior do quadril)

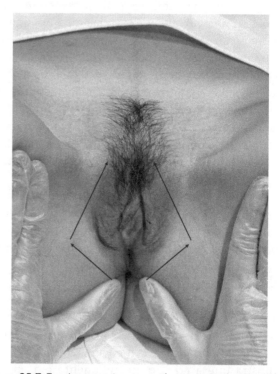

Figura 25.7 *Tapping* em trígonos anal e urogenital realizado com os polegares da terapeuta na direção das setas: do cóccix para as tuberosidades isquiáticas e das tuberosidades isquiáticas para o púbis.

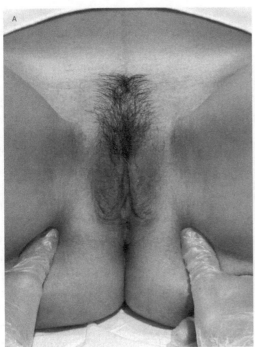
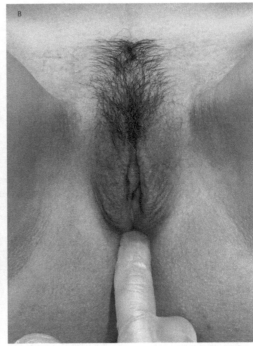

Figura 25.8A Estimulação do reflexo tendíneo em tuberosidades isquiáticas. **B** Estimulação do reflexo tendíneo em centro tendíneo do períneo.

em decúbito lateral, pesquisadores encontraram aumento da atividade elétrica dos músculos do assoalho pélvico[40]. Outros movimentos incluem a adução bilateral de quadril e a ativação de glúteo máximo.

Cabe destacar que, associada a todas às técnicas supracitadas, deve ser realizada a tentativa de contração muscular voluntária para que a terapia manual deixe de ser utilizada à medida que a mulher conseguir realizar uma ativação muscular adequada.

Diversas técnicas são descritas na literatura para diminuição da hiperatividade muscular e alongamento muscular e fascial, principalmente quando a dor está associada[41], mas é importante destacar que essa alteração também pode ocorrer em mulheres que apresentam queixa de incontinência sem nenhum quadro de dor. Para tratar a hiperatividade muscular, é possível realizar:

- **Massagem perineal:** com toque uni ou bidigital, devem ser realizados movimentos de deslizamento lento e profundo que englobem as paredes laterais e posterior do canal vaginal e/ou anal (veja o Capítulo 15).
- **Massagem:** também pode ser realizada nos trígonos anal e urogenital, externamente, com toque profundo, lento e ascendente dos polegares.
- **Alongamento por facilitação neuromuscular proprioceptiva:** essa técnica se utiliza da contração muscular ativa com o objetivo de promover uma inibição autogênica do músculo alongado, o que leva ao relaxamento

muscular reflexo[42]; para isso, aplica-se uma resistência digital ao músculo desejado do assoalho pélvico e solicita-se uma contração voluntária máxima e sustentada por aproximadamente 3 a 6 segundos[43] para, após o relaxamento, realizar o alongamento por 30 segundos[44].

- **Alongamento isoladamente:** o tempo de alongamento dependerá do objetivo (se mudança elástica ou plástica do comprimento muscular), usualmente variando entre 10 e 30 segundos[45].
- **Massagem de Thiele:** técnica que promove a estabilização de pontos-gatilho do levantador do ânus através da compressão isquêmica desses pontos. Descrita inicialmente por Thiele, em 1937, para mulheres sem queixas geniturinárias, mas com espasmos musculares do levantador do ânus e do coccígeo, foi relatada também em portadoras de cistite intersticial[46]. A massagem deve ser realizada da origem à inserção muscular, por aproximadamente 5 minutos, e cada compressão isquêmica deve ser mantida por 10 a 15 segundos e repetida 10 a 15 vezes ou quantas vezes forem toleradas pela mulher (Figura 25.9)[47]. Inicialmente, a compressão deve ser leve para que possa ser progressivamente aumentada sem desencadear uma contração muscular reflexa causada pela dor; além disso, também pode ser associada à termoterapia externa para potencializar o relaxamento muscular[46].

A terapia manual, nesses casos, deve preceder a utilização de técnicas para fortalecimento muscular, já que,

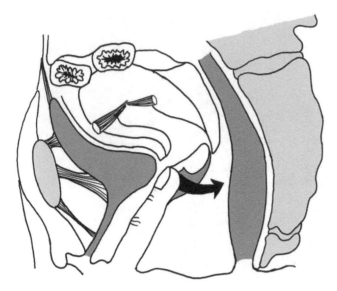

Figura 25.9 Massagem de Thiele.

uma vez ajustada à atividade basal do músculo, o objetivo muscular pode precisar ser modificado. Vale ressaltar a importância, também, da realização de TMAP com ou sem *biofeedback* eletromiográfico para a gestante/puérpera desenvolver a habilidade motora de contrair e relaxar voluntariamente a musculatura do assoalho pélvico, já que o controle adequado é fundamental na rotina diária.

Em casos de aderências cicatriciais que possam impactar negativamente a função muscular e/ou a coaptação anatômica uretral, anal e/ou vaginal, a massagem cicatricial é indicada com movimentos de tração, deslizamento, rolamento da pele/mucosa e liberação miofascial para remodelação do tecido cicatricial local[48]. Não foram localizados estudos na literatura (Base de dados Medline/PubMed, Biblioteca Cochrane, Biblioteca Virtual de Saúde – março de 2024) específicos para a região anovulvar, mas o mesmo raciocínio de aplicação em outras partes do corpo pode ser transportado para essa área.

Eletroterapia

Apesar de amplamente utilizada há muito tempo, não existe estudo de segurança para uso da eletroestimulação ambulatorial para tratamento da incontinência urinária e/ou fecal na gestação, não sendo possível utilizar nem a corrente FES para estimulação da contração dos músculos do assoalho pélvico nem a corrente TENS (colocação parassacral, tibial ou intracavitária) para modulação da urgência miccional e/ou evacuatória.

Em relação aos eletrodos implantáveis, uma revisão sistemática avaliou a eficácia e a segurança da modalidade de neuromodulação sacral em mulheres que engravidaram após a colocação dos eletrodos implantáveis,

e os resultados foram interessantes. Foram incluídos 14 estudos com uma amostra total de 58 mulheres, totalizando 72 gestações, uma vez que algumas mulheres engravidaram mais de uma vez. As indicações para os eletrodos implantáveis foram disfunções na fase de enchimento (30,5%), micção disfuncional (59,3%), cistite intersticial/síndrome da bexiga dolorosa (3,5%) e incontinência fecal. Em 38 gestantes (58,5%), o eletroestimulador ficou ligado durante a gestação; 92,1% dos partos foram a termo e 5,3% pré-termo. O eletroestimulador ficou desligado em 23 gestantes, sendo 47,8% dos partos a termo e 39,1% pré-termo, uma diferença estatisticamente diferente (p = 0,002)[49]. Vale destacar que os eletrodos implantáveis são colocados por médico, e não por fisioterapeuta. A importância de uma equipe multiprofissional e da implementação de ações interdisciplinares não deve ser subestimada, pois tende a resultar em taxas de sucesso mais altas[50]. Assim, estimulamos a interação dos membros da equipe envolvidos nessa técnica, visando ao aprimoramento na assistência com eletroterapia para gestantes.

Recentemente foi publicado outro estudo retrospectivo sobre a eletroestimulação gástrica utilizando eletrodos implantados em mulheres que sofriam de enjoo e vômitos crônicos e que engravidaram posteriormente. O estudo incluiu 16 gestações de 10 mulheres, e em todos os partos os neonatos estavam vivos, mas 12 (75%) foram prematuros[51].

No período pós-parto, o uso da eletroestimulação é mais livre e seguro, podendo ser adotado em caso de incontinência para, principalmente, promover a recuperação muscular ou a ativação neuromuscular[52].

A técnica intravaginal é a mais descrita na literatura e tem diversos objetivos, que vão desde o fortalecimento muscular, capaz de influenciar o suporte da uretra e do colo da bexiga, até a resposta em musculatura lisa, vascularização e tecido intrínseco, o que poderia favorecer fatores de oclusão da uretra, sendo, por isso, capaz de eliminar a perda urinária. No entanto, os parâmetros relatados variam consideravelmente e a qualidade dos estudos é questionável, o que dificulta a recomendação da utilização da eletroterapia no tratamento da incontinência urinária baseada em evidências.

Embora pareça ser mais vantajoso utilizar a eletroestimulação em vez de não realizar nenhum tratamento, esta afirmação não é factível quando ela é comparada a outras técnicas[53]. A eletroterapia intravaginal tem resultados mais eficazes no tratamento da incontinência urinária quando combinada com o TMAP. Essa abordagem se fundamenta na hipótese de promover maiores consciência e ativação muscular, aumentando o recrutamento de fibras e potencializando os efeitos dos exercícios[54].

Com isso em mente, um estudo de protocolo propõe que a sinergia entre a eletroterapia e o TMAP possa representar uma estratégia melhor para tratamento da incontinência de esforço, quando se consideram efetividade, custo-efetividade e análise de custo/utilidade[55].

Quando se avalia sua aplicação em mulheres no período pós-parto, os dados são contraditórios, tornando ainda mais complexa a recomendação desse recurso terapêutico para tratamento da incontinência urinária ou fecal. Em ensaio clínico randomizado que utilizou a autoaplicação da eletroestimulação intravaginal domiciliar para tratar a incontinência fecal no pós-parto, os resultados foram piores do que com a não realização da terapia[56]. Na prática clínica, quando está indicada a aplicação de eletroestimulação intracavitária, optamos pela realização ambulatorial com o profissional em vez de domiciliar, mantendo a mulher sem supervisão, bem como é mais frequente escolhermos a aplicação da eletroestimulação via vaginal para o tratamento da incontinência urinária e via anal para a incontinência fecal.

Outra indicação para utilização da eletroestimulação intracavitária é quando a puérpera apresenta graus 0 e 1 de contração muscular associada à incontinência urinária e/ou fecal. Em estudo desenvolvido com o protocolo descrito no Quadro 25.1, foi observado aumento de 32% no grau de contração das puérperas que realizaram o protocolo duas vezes por semana, alcançando cinco sessões no total. Apesar da mudança do grau de força, a eletroestimulação sozinha não foi capaz de alterar o quadro de incontinência urinária das puérperas[57].

A recomendação do emprego da eletroestimulação de superfície no nervo tibial posterior para tratar a incontinência fecal é respaldada por uma revisão sistemática e metanálise. Embora os autores destaquem a necessidade de estudos mais robustos e de melhor qualidade metodológica, o estudo aponta a abordagem como uma opção terapêutica promissora[58].

A utilização da eletroestimulação nos casos de bexiga hiperativa, com ou sem incontinência urinária associada, é amplamente descrita na literatura e, de acordo com uma revisão sistemática, a estimulação do nervo tibial seria melhor do que a do sacral para a incontinência de urgência em adultos. Em relação aos outros sintomas relacionados à bexiga hiperativa, não há superioridade quanto à colocação do eletrodo, sendo todos eficazes: parassacral, intravaginal, tibial transcutâneo e tibial percutâneo[59].

Uma limitação importante ainda existente em diversos estudos sobre a utilização da eletroestimulação é a escassa, e muitas vezes incompleta, descrição dos protocolos utilizados[60,61], limitando sua aplicação prática. Por isso, no Quadro 25.1 são descritos protocolos de eletroestimulação com base em estudos em puérperas[57,62] e em adultos[59,63].

Quadro 25.1 Protocolos de eletroestimulação sensitiva e motora

Objetivo	Referência	Tipo de corrente	Frequência	Largura de pulso	Intensidade	Tempo	Localização do eletrodo	Informação adicional
Normalizar a sensibilidade vesical	Zomkowski et al., 2022[59]	TENS	10Hz	200 a 700μs	Limiar sensitivo	20min	Parassacral Intravaginal	Mínimo uma vez por semana
			10 ou 20Hz	200 a 400μs		30min	Tibial transcutâneo Tibial percutâneo	Uma vez por semana
Normalizar a sensibilidade retal	Sarveazad et al., 2019[63]	TENS	10Hz	400 a 700μs	Limiar sensitivo	20min	Parassacral Tibial Intra-anal	Mínimo uma vez por semana
Estimular fibras do tipo I do assoalho pélvico	Zhong et al., 2021[62]	FES	10 a 35Hz	320 a 740μs	Limiar motor	Variável	Perianal Intravaginal Intra-anal	Associar à contração voluntária R = 2s On = 3 a 10s D = 2s On/Off = 1s/1s
Estimular fibras do tipo II do assoalho pélvico	Zhong et al., 2021[62]	FES	40 a 80Hz	20 a 320μs	Limiar motor	Variável	Perianal Intravaginal Intra-anal	Associar à contração voluntária R = 1 a 22	On = 1 a 3s	D = 2s On/Off = 1/2
	Li et al., 2020[57]		50Hz	250μs	Máximo tolerável	25 min	Intravaginal	On/Off = 4s/8s

D: *decay* (descida); FES: estimulação elétrica funcional; Off: corrente desligada; On: corrente ligada; R: *rise* (subida); TENS: neuroestimulação elétrica transcutânea.

Radiofrequência não ablativa

De acordo com a resposta terapêutica, a radiofrequência pode ser classificada como ablativa ou não ablativa. A primeira, como o próprio nome sugere, é empregada como técnica cirúrgica minimamente invasiva[64] e não será o foco de discussão neste capítulo. A radiofrequência não ablativa (RFNA) consiste na aplicação de uma onda eletromagnética com frequência variando de 3KHz a 300MHz que estimula uma resposta fisiológica sem, no entanto, causar a perda de solução de continuidade do tecido. Cabe destacar que a resposta terapêutica à RFNA depende de diversas variáveis, incluindo o método e os parâmetros utilizados. A quantidade de energia gerada está diretamente relacionada à corrente aplicada e à impedância do tecido-alvo.

Embora os efeitos da RFNA possam incluir analgesia, produção de colágeno e melhora da vascularização, entre outros benefícios, é crucial ressaltar que não é alto o nível de evidência científica ou o grau de recomendação para uso dessa técnica em mulheres grávidas[65]. Portanto, é recomendável restringir a aplicação da RFNA ao período pós-parto, quando a mulher se recupera das alterações fisiológicas da gestação e do parto, como dor pélvica, sensação de frouxidão vaginal, flacidez genital, disfunções sexuais e incontinências urinária e fecal. Nesse contexto, a RFNA pode ser considerada uma opção terapêutica para auxiliar a recuperação pós-parto, oferecendo potenciais benefícios para as queixas listadas anteriormente[66-70].

Inicialmente, a radiofrequência ablativa era utilizada para tratamento da incontinência urinária com o objetivo principal de promover a retração tecidual vaginal e uretral, mas, como citado anteriormente, trata-se de um método invasivo[71]. Mais tarde, a radiofrequência microablativa passou a ser empregada de forma intrauretral para aquecer a mucosa, visando à desnaturação do colágeno local. Em um ensaio clínico foi observado aumento na pressão de perda urinária após o tratamento, ou seja, para a perda urinária acontecer, a mulher precisaria promover mais pressão abdominal do que antes do tratamento. No entanto, é importante destacar que a aplicação desse procedimento exige anestesia e uso de antibióticos e que apresenta efeitos adversos, como bexiga hiperativa, disúria e infecção urinária[72].

Os efeitos adversos motivaram a busca por métodos alternativos de aplicação, levando nosso grupo a adotar uma abordagem não ablativa e externa. Nesse sentido, aplicamos a radiofrequência em regiões como o meato uretral – para tratar a incontinência urinária de esforço[73] – e na borda anal – para tratar a incontinência anal[74].

Atualmente, não há protocolo, local específico ou método de aplicação estabelecido para o tratamento dessas condições. Em nosso grupo, optamos pela utilização da RFNA monopolar tanto intravaginal como de forma externa, no meato uretral e perianal (Figura 25.10). Nossos protocolos, apresentados no Quadro 25.2, são desenvolvidos com base na temperatura controlada

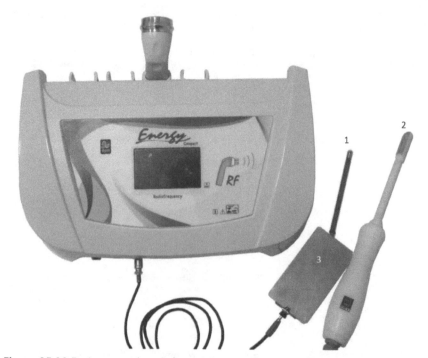

Figura 25.10 Equipamento de radiofrequência não ablativa com eletrodo monopolar modelo caneta (**1**) para utilização em meato uretral e em borda anal, eletrodo monopolar intracavitário (**2**) para aplicação vaginal e eletrodo passivo (**3**).

Quadro 25.2 Protocolos de radiofrequência não ablativa

Objetivo	Referência	Tipo de radiofrequência	Tipo de eletrodo	Temperatura	Frequência	Tempo de aplicação	Localização da aplicação	Informação adicional
Flacidez de genitália externa	Lordêlo et al., 2016[67]	Capacitiva	Monopolar/ externo	39°C	Uma vez por semana	2min	Genitália externa	Mantém a aplicação após atingir a temperatura desejada por 2min
Incontinência urinária de esforço	Lordêlo et al., 2017[73]	Capacitiva	Monopolar/ externo	39°C	Uma vez por semana	2min	Meato uretral	Mantém a aplicação após atingir a temperatura desejada por 2min
Incontinência anal	Lordêlo et al., 2023[74]	Capacitiva	Monopolar/ externo	39°C	Uma vez por semana	2min	Perianal/ borda anal	Mantém a aplicação após atingir a temperatura desejada por 2min
Sintomas genitais na menopausa	Pinheiro et al., 2021[70]	Capacitiva	Monopolar/ intracavitário	39°C	Uma vez por semana	2min	Intravaginal	Mantém a aplicação após atingir a temperatura desejada por 2min com sensor de temperatura interno

durante a aplicação e nos efeitos terapêuticos esperados nos tecidos tratados[67,70,73,74]. Essa abordagem tem se mostrado promissora no tratamento das incontinências urinária e anal, incentivando a busca da evidência científica e apresentando-se, até o momento, como uma alternativa segura para as mulheres.

CONSIDERAÇÕES FINAIS

Diante do exposto, torna-se evidente a importância da identificação das gestantes com maior propensão para o desenvolvimento de incontinências durante a gravidez e no pós-parto por meio de uma avaliação minuciosa e direcionada ao problema. Gestantes com histórico de incontinência urinária prévia necessitam atenção especial e acompanhamento mais cuidadoso.

Quanto ao tratamento, o TMAP é a abordagem com maior respaldo científico tanto em termos de eficácia como de segurança. No entanto, reconhecemos as dificuldades enfrentadas pelas gestantes e pelas puérperas em manter a prática regular dos exercícios na rotina diária. Além disso, a realização de ensaios clínicos com metodologias bem controladas é um desafio para os pesquisadores na área da Fisioterapia devido às questões éticas que envolvem as gestantes e às peculiaridades da prática clínica. Isso torna mais demorado e complexo o processo de produção das evidências científicas, especialmente em relação ao número de mulheres envolvidas nos estudos e à padronização das técnicas terapêuticas aplicadas.

Nesse contexto, é fundamental que sejam priorizadas a prudência e a cautela na tomada de decisões, aliadas à busca constante por estratégias com risco e custo menores no tratamento das incontinências urinária e anal durante a gestação e no pós-parto. É fundamental considerar as limitações e os desafios enfrentados tanto pelas gestantes e puérperas como pelos profissionais de saúde. A busca incessante por evidências científicas sólidas e a adaptação das abordagens terapêuticas às necessidades e realidades dessas mulheres são essenciais para aprimorar a prevenção e o tratamento, com foco em melhor qualidade de vida e no bem-estar dessas mulheres no ciclo gravídico-puerperal.

Referências

1. Dolan LM, Walsh D, Hamilton S, Marshall K, Thompson K, Ashe RG. A study of quality of life in primigravidae with urinary incontinence. Int Urogynecol J Pelvic Floor Dysfunct 2004; 15:160-4.
2. Doumouchtsis SK, Tayrac R, Lee J et al. An International Continence Society (ICS)/International Urogynecological Association (IUGA) joint report on the terminology for the assessment and management of obstetric pelvic floor disorders. Int Urogynecol J 2023; 34:1-42.
3. Abrams P, Andersson K-E, Apostolidis A et al. 6th International Consultation on Incontinence. Recommendations of the International Scientific Committee: Evaluation and treatment of urinary incontinence, pelvic organ prolapse and faecal incontinence. Neurourol Urodyn 2018 Sep; 37(7):2271-2.
4. Frawley H, Bernard S, Shelly B et al. An International Continence Society (ICS) report on the terminology for pelvic floor muscle assessment. Neurourol Urodyn 2021: 1-44.
5. Tamanini JTN, Dambros M, D'Ancona CAL, Palma PCR, Netto Jr NR. Validação para o português do "International Consultation on Incontinence Questionnaire – Short Form" (ICIQ-SF). Rev Saúde Pública 2004; 38(3):438-44.

6. Yusuf SAI, Jorge JMN, Habr-Gama A, Kiss DR, Rodrigues JG. Avaliação da qualidade de vida na incontinência anal: Validação do questionário FIQL (Fecal Incontinence Quality of Life). Arq Gastroenterol 2004 Sep; 41(3):202-8.

7. Fonseca AM, Meinberg MF, Lucas DV et al. Cultural adaptation and validation of the Wexner scale in patients with anal incontinence in a Brazilian population. Int Urogynecol J 2016 Jun; 27(6):959-63. doi: 10.1007/s00192-015-2927-y.

8. Leite APL, Moura EA, Campos AAS, Mattar R, Souza E, Camano L. Validação do Índice da Função Sexual Feminina em grávidas brasileiras. Rev Bras Ginecol Obstet 2007; 29(8):414-9.

9. Rudge CVC, Calderon IMP, Almeida APM, Piculo F, Rudge MVC, Barbosa AMP. Score establishment and Brazilian Portuguese version of the Pregnancy Sexual Response Inventory (PSRI). Rev Bras Ginecol Obstet 2018; 40(6):322-31.

10. Amaral TL, Monteiro GT. Tradução e validação de questionário de função sexual na gravidez (PSFQ). Rev Bras Ginecol Obstet 2014; 36(3):131-8.

11. Tucker JM, Juszczyk KM, Murphy EMA. Development and validation of a tool to identify anal incontinence in pregnant and postnatal women. Dis Colon Rectum 2023 Dec; 66(12):1562-9.

12. Bø K, Finckenhagen HB. Vaginal palpation of pelvic floor muscle strength: Inter-test reproducibility and comparison between palpation and vaginal squeeze pressure. Acta Obstet Gynecol Scand 2001; 80(10):883-7.

13. Laycock J, Jerwood D. Pelvic floor muscle assessment: the PERFECT scheme. Physiotherapy 2001 Dec; 87:631-42.

14. Silva JB, Fernandes JGG, Caracciolo BR, Zanello SC, Sato TO, Driusso P. Reliability of the PERFECT scheme assessed by unidigital and bidigital vaginal palpation. Int Urogynecol J 2021 Dec; 32(12):3199-207.

15. Smaill FM, Vazquez JC. Antibiotics for asymptomatic bacteriuria in pregnancy. Cochrane Database Syst Rev 2019; Issue 11, Art. No. CD000490. doi: 10.1002/14651858.CD000490.pub4.

16. Hashim H, Blanker MH, Drake MJ et al. International Continence Society (ICS) report on the terminology for nocturia and nocturnal lower urinary tract function. Neurourol Urodyn 2019 Feb: 1-10. doi: 10.1002/nau.23917.

17. Mehta S, Geng B, Xu X, Harmanli O. Current state of bladder diary: A survey and review of the literature. Int Urogynecol J 2023 Apr; 34(4):809-23.

18. Martinez AP, Azevedo GR. Tradução, adaptação cultural e validação da Bristol Stool Form Scale para a população brasileira. Rev Latino-Am Enfermagem 2012 Maio/Jun; 20(3):583-9.

19. Bliss DZ, Igualada-Martinez P, Engberg S et al. Standard questions for a bowel diary to assess fecal incontinence in adults: A consensus project of the International Continence Society. Continence 2023: 6.

20. Dietz HP. Ultrasound imaging of maternal birth trauma. Int Urogynecol J 2021 Jul; 32(7):1953-62.

21. Luo Y, Zhou M, Ying T, Shui W, Dou C. Translabial ultrasound combined with magnetic resonance imaging assessing the distensibility of levator ani muscle with unilateral high-grade tears. Female Pelvic Med Reconstr Surg 2020 Jun; 26(6):391-5.

22. Moretti E, Moura Filho AG, Almeida JC, Araujo CM, Lemos A. Electromyographic assessment of women's pelvic floor: What is the best place for a superficial sensor? Neurourol Urodyn 2017 Sep; 36(7):1917-23. doi: 10.1002/nau.23212.

23. Mørkved S, Bø K. Effect of pelvic floor muscle training during pregnancy and after childbirth on prevention and treatment of urinary incontinence: A systematic review. Br J Sports Med 2014 Feb; 48(4):299-310. doi: 10.1136/bjsports-2012-091758.

24. Woodley SJ, Lawrenson P, Boyle R et al. Pelvic floor muscle training for preventing and treating urinary and faecal incontinence in antenatal and postnatal women. Cochrane Database Syst Rev 2020; Issue 5, Art. No. CD007471.

25. American College of Obstetricians and Gynecologists (ACOG). Physical activity and exercise during pregnancy and the postpartum period. ACOG Committee Opinion No. 804. Obstet Gynecol 2020; 135:e178-88.

26. Mottola MF, Davenport MH, Ruchat SM et al. Canadian guideline for physical activity throughout pregnancy. Nº 367-2019. J Obstet Gynaecol Can 2018 Nov; 40(11):1528-37.

27. Rathore A, Suri J, Agarwal S, Mittal P. Antenatal and postnatal assessment of pelvic floor muscles in continent and incontinent primigravida women. Int Urogynecol J 2021 Jul; 32(7):1875-82.

28. Miller JM, Sampselle C, Ashton-Miller J, Hong GR, DeLancey JO. Clarification and confirmation of the Knack maneuver: The effect of volitional pelvic floor muscle contraction to preempt expected stress incontinence. Int Urogynecol J Pelvic Floor Dysfunct 2008 Jun; 19(6):773-82.

29. Shafik A, Shafik IA. Overactive bladder inhibition in response to pelvic floor muscle exercises. World J Urol 2003 May; 20(6):374-7.

30. Burgio KL. Behavioral treatment options for urinary incontinence. Gastroenterology 2004 Jan; 126(1 Suppl 1):S82-9.

31. Norton C. Behavioral management of fecal incontinence in adults. Gastroenterology 2004; 126:S64-S70.

32. Pinheiro BF, Franco GR, Feitosa SM, Yuaso DR, Castro RA, Girão MJ. Physiotherapy for perineal consciousness: A comparison between pelvic floor muscle training alone and with biofeedback. Fisioter Mov 2012 Jul/Ago; 25:639-48.

33. Błudnicka M, Piernicka M, Kortas J, Bojar D, Duda-Biernacka B, Szumilewicz A. The influence of one-time biofeedback electromyography session on the firing order in the pelvic floor muscle contraction in pregnant woman – A randomized controlled trial. Front Hum Neurosci 2022 Sep: 16.

34. Hagen S, Bugge C, Dean SG et al. Basic versus biofeedback-mediated intensive pelvic floor muscle training for women with urinary incontinence: the OPAL RCT. Health Technol Assess 2020 Dec; 24(70):1-144.

35. Höder A, Stenbeck J, Fernando M, Lange E. Pelvic floor muscle training with biofeedback or feedback from a physiotherapist for urinary and anal incontinence after childbirth – A systematic review. BMC Women's Health 2023 Nov; 23(1):618.

36. Wyman JF, Burgio KL, Newman DK. Practical aspects of lifestyle modifications and behavioural interventions in the treatment of overactive bladder and urgency urinary incontinence. Int J Clin Pract 2009 Aug; 63(8):1177-91.

37. Bø K, Frawley HC, Haylen BT et al. An International Urogynecological Association (IUGA)/International Continence Society (ICS) joint report on the terminology for the conservative and nonpharmacological management of female pelvic floor dysfunction. Neurourol Urodyn 2017 Feb; 36(2):221-44.

38. Cho ST, Kim KH. Pelvic floor muscle exercise and training for coping with urinary incontinence. J Exerc Rehabil 2021; 17(6):379-87.

39. Mateus-Vasconcelos ECL, Ribeiro AM, Antônio FI, Brito LGO, Ferreira CHJ. Physiotherapy methods to facilitate pelvic floor muscle contraction: A systematic review. Physiother Theory Pract 2018 Jun; 34(6):420-32.

40. Ferro JKO, Moura Filho AG, Amorim KCS et al. Electromyographic analysis of pelvic floor muscles during the execution of pelvic patterns of proprioceptive neuromuscular facilitation-concept: An observational study. Neurourol Urodyn 2022 Aug; 41(6):1458-67.

41. van Reijn-Baggen DA, Han-Geurts IJM, der Zalm PJV, Pelger RCM, Miert HACH, Laan ETM. Pelvic floor physical therapy for pelvic floor hypertonicity: A systematic review of treatment efficacy. Sex Med Rev 2022 Apr; 10(2):209-30.

42. Burke DG, Culligan LE. The theorical basis of proprioceptive neuromuscular facilitation. J Strength Cond Res 2000 Nov; 14:496-500.

43. Cornelius WL, Rauschuber MR. The relationship between isometric contraction durations and improvement in acute hip joint flexibility. J Appl Sport Sci Res 1987 Aug; 1:39-41.

44. Bandy WD, Irion JM, Briggler M. The effect of time and frequency of static stretching on flexibility of the hamstring muscles. Phys Ther 1997 Oct; 77(10):1090-6.

45. Frederice CP, Mira TAA, Machado HC, Brito LGO, Juliato CRT. Effect of vaginal stretching and photobiomodulation therapy on sexual function in women with pelvic floor myofascial pain - A randomized clinical trial. J Sex Med 2022 Jan; 19(1):98-105.

46. Oyama IA, Rejba A, Lukban JC et al. Modified Thiele massage as therapeutic intervention for female patients with interstitial cystitis and high-tone pelvic floor dysfunction. Urology 2004 Nov; 64(5):8625.

47. Montenegro MLLS, Mateus-Vasconcelos EC, Reis FJC, Rosa e Silva JC, Nogueira AA, Poli OB Neto. Thiele massage as a therapeutic option for women with chronic pelvic pain caused by tenderness of pelvic floor muscles. J Eval Clin Pract 2010 Oct; 16(5):981-2.

48. Lubczyńska A, Garncarczyk A, Wcisło-Dziadecka D. Effectiveness of various methods of manual scar therapy. Skin Res Technol 2023; 29:e13272.

49. Salehi-Pourmehr H, Atayi M, Mahdavi N et al. Is sacral neuromodulation effective and safe in pregnancy? A systematic review. Neurourol Urodyn 2023 Aug; 42(6):1329-43.

50. Benagiano G, Brosens I. The multidisciplinary approach. Best Pract Res Clin Obstet Gynaecol 2014 Nov; 28(8):1114-22.

51. Soliman H, Schalla MA, Coffin B, Gourcerol G. Gastric electrical stimulation is safe during pregnancy and delivery: Results from a French cohort. Neurogastroenterol Motil 2023 Oct; 35(10):e14657.

52. Ma XX, Liu A. Effectiveness of electrical stimulation combined with pelvic floor muscle training on postpartum urinary incontinence. Medicine (Baltimore) 2019 Mar; 98(10):e14762.

53. Stewart F, Berghmans B, Bø K, Glazener CM. Electrical stimulation with non-implanted devices for stress urinary incontinence in women. Cochrane Database Syst Rev 2017 Dec; 12(12):CD012390. doi: 10.1002/14651858.CD012390.pub2.

54. Antônio FI, Bø K, Pena CC et al. Intravaginal electrical stimulation increases voluntarily pelvic floor muscle contractions in women who are unable to voluntarily contract their pelvic floor muscles: A randomised trial. J Physiother 2022 Jan; 68(1):37-42.

55. Reis BM, Silva JB, Rocha APR, Liebano RE, Driusso P. Intravaginal electrical stimulation associated with pelvic floor muscle training for women with stress urinary incontinence: Study protocol for a randomized controlled trial with economic evaluation. Trials 2021 Nov; 22(1):823.

56. Brown O, Heliker BD, Geynisman-Tan J et al. Vaginal electrical stimulation for postpartum neuromuscular recovery: A randomized clinical trial. Female Pelvic Med Reconstr Surg 2021 Nov; 27(11):659-66.

57. Li W, Hu Q, Zhang Z, Shen F, Xie Z. Effect of different electrical stimulation protocols for pelvic floor rehabilitation of postpartum women with extremely weak muscle strength: Randomized control trial. Medicine 2020; 99:17(e19863).

58. Jin Q, Zhu Y, Yin P, Li X. Tibial nerve electrical stimulation for fecal incontinence: A systematic review and meta-analysis. Updates Surg 2023 Aug; 75(5):1059-70.

59. Zomkowski K, Kammers I, Back BBH et al. The effectiveness of different electrical nerve stimulation protocols for treating adults with non-neurogenic overactive bladder: A systematic review and meta-analysis. Int Urogynecol J 2022 May; 33(5):1045-58.

60. Artymuk NV, Khapacheva SY. Device-assisted pelvic floor muscle postpartum exercise programme for the management of pelvic floor dysfunction after delivery. J Mat-Fetal Neo Med 2022 Feb; 35(3):481-5.

61. Jiaojiao L, Wenguang Y, Yuan T et al. Therapeutic effect of proprioception training combined with pelvic floor electrical stimulation biofeedback on postpartum pelvic floor dysfunction. J Cent South Univ (Med Sci) 2022; 47(9):1253-9.

62. Zhong F, Miao W, Yu Z, Hong L, Deng N. Clinical effect of electrical stimulation biofeedback therapy combined with pelvic floor functional exercise on postpartum pelvic organ prolapse. Am J Transl Res 2021; 13(6):6629-37.

63. Sarveazad A, Babahajian A, Amini N, Shamseddin J, Yousefifard M. Posterior tibial nerve stimulation in fecal incontinence: A systematic review and meta-analysis. Basic Clin Neurosci 2019 Sep-Oct; 10(5):419-31.

64. Polin M, Hur HC. Radiofrequency ablation of uterine myomas and pregnancy outcomes: An updated review of the literature. J Minim Invasive Gynecol 2022 Jun; 29(6):709-15.

65. Garg AM, Mysore V. Dermatologic and cosmetic procedures in pregnancy. J Cutan Aesthet Surg 2022 Apr-Jun; 15(2):108-17.

66. Fu L, Long S, Li Q et al. The efficacy and safety of temperature controlled dual-mode radiofrequency in women with vaginal laxity. BMC Women's Health 2023 Mar; 23(1):121.

67. Lordêlo P, Leal MR, Brasil CA, Santos JM, Lima MC, Sartori MG. Radiofrequency in female external genital cosmetics and sexual function: A randomized clinical trial. Int Urogynecol J 2016 Nov; 27(11):1681-7.

68. Carralero-Martínez A, Muñoz Pérez MA, Kauffmann S, Blanco-Ratto L, Ramírez-García I. Efficacy of capacitive resistive monopolar radiofrequency in the physiotherapeutic treatment of chronic pelvic pain syndrome: A randomized controlled trial. Neurourol Urodyn 2022 Apr; 41(4):962-72.

69. Millheiser LS, Pauls RN, Herbst SJ, Chen BH. Radiofrequency treatment of vaginal laxity after vaginal delivery: Nonsurgical vaginal tightening. J Sex Med 2010 Sep; 7(9):3088-95.

70. Pinheiro C, Costa T, Jesus RA et al. Intravaginal nonablative radiofrequency in the treatment of genitourinary syndrome of menopause symptoms: A single-arm pilot study. BMC Women's Health 2021 Oct; 21(1):379.

71. Ismail SI. Radiofrequency remodeling of the endopelvic fascia is not an effective procedure for urodynamic stress incontinence in women. Int Urogynecol J Pelvic Floor Dysfunct 2008; 19(9):1205-9.

72. Elser DM, Mitchell GK, Miklos JR et al. Nonsurgical transurethral collagen denaturation for stress urinary incontinence in women: 12-month results from a prospective long-term study. J Minim Invasive Gynecol 2009; 16(1):56-62.

73. Lordêlo P, Vilas Boas A, Sodré D, Lemos A, Tozetto S, Brasil C. New concept for treating female stress urinary incontinence with radiofrequency. Int Braz J Urol 2017 Sep-Oct; 43(5):896-902.

74. Lordêlo P, Barros J, Liony C et al. Novel nonablative radiofrequency approach for the treatment of anal incontinence: A phase 1 clinical trial. Cureus 2023 Jun; 15(6):e40500.

ANEXO 1
*International Consultation on Incontinence Questionnaire – Short Form (ICIQ-SF)**

O ICIQ-SF é um questionário autoadministrável que avalia o impacto da incontinência urinária (IU) na qualidade de vida e a qualificação da perda urinária das pacientes analisadas. O ICIQ-SF é composto de quatro questões que avaliam a frequência, a gravidade e o impacto da IU, além de um conjunto de oito itens de autodiagnóstico, relacionados às causas ou a situações de IU vivenciadas pelas pacientes. Quanto mais alto o escore, maior a gravidade da incontinência urinária e maior o impacto à qualidade de vida da paciente.

Nome da Paciente: _____   Data de hoje: _____/_____/_____

Muitas pessoas perdem urina alguma vez. Estamos tentando descobrir quantas pessoas perdem urina e o quanto isso as aborrece. Ficaríamos agradecidos se você pudesse nos responder as seguintes perguntas, pensando em como você tem passado, em média, nas ÚLTIMAS QUATRO SEMANAS.

1. **Data de nascimento:** _____/_____/_____ (dia/mês/ano)

2. **Sexo:** ( ) Feminino   ( ) Masculino

3. **Com que frequência você perde urina? (assinale uma resposta)**
   Nunca   ( ) 0
   Uma vez por semana ou menos   ( ) 1
   Duas ou três vezes por semana ( ) 2
   Uma vez ao dia   ( ) 3
   Diversas vezes ao dia   ( ) 4
   O tempo todo   ( ) 5

4. **Gostaríamos de saber a quantidade de urina que você pensa que perde (assinale uma resposta)**
   Nenhuma   ( ) 0
   Uma pequena quantidade   ( ) 2
   Uma moderada quantidade ( ) 4
   Uma grande quantidade   ( ) 6

5. **Em geral, o quanto perder urina interfere em sua vida diária? Por favor, circule um número entre 0 (não interfere) e 10 (interfere muito)**

   0   1   2   3   4   5   6   7   8   9   10
   Não interfere   Interfere muito

ICIQ Escore: soma dos resultados 3 + 4 + 5 = _____

6. **Quando você perde urina? (por favor, assinale todas as alternativas que se aplicam a você)**
   Nunca perco antes de chegar ao banheiro   ( )
   Perco quando tusso ou espiro   ( )
   Perco quando estou dormindo   ( )
   Perco quando estou fazendo atividades físicas   ( )
   Perco quando terminei de urinar e estou me vestindo ( )
   Perco sem razão óbvia   ( )
   Perco o tempo todo   ( )

Obrigado por você ter respondido as questões

*Tamanini JTN, Dambros M, D'Ancona CAL, Palma PCR, Netto Jr NR. Validação para o português do International Consultation on Incontinence Questionnaire - Short Form (ICIQ-SF). Rev Saúde Pública 2004;38(3):438-44.

ANEXO 2
*Fecal Incontinence Quality of Life (FIQL)**

O FIQL é composto por 29 questões, distribuídas em quatro domínios: estilo de vida (10 itens), comportamento (nove itens), depressão (sete itens) e constrangimento (três itens). Quanto mais baixa a pontuação dos domínios, mais graves são a incontinência fecal e seu impacto na qualidade de vida da paciente, podendo variar de 28 a 114.

Questão 1. Em geral, você diria que sua saúde é:
Excelente ( )   Muito boa ( )   Boa ( )   Regular ( )   Ruim ( )

Questão 2. Para cada um dos itens abaixo, por favor, marque um X na coluna correspondente a quanto tempo o item a preocupa devido à perda de fezes. Se algum dos itens a preocupa por outras razões que não pela perda de fezes, marque a alternativa "Nenhuma das respostas".

Devido à perda de fezes	Muitas vezes	Algumas vezes	Poucas vezes	Nenhuma vez	Nenhuma das respostas
a. Tenho medo de sair	1	2	3	4	
b. Evito visitar amigos ou parentes	1	2	3	4	
c. Evito passar a noite longe de casa	1	2	3	4	
d. É difícil eu sair para fazer as coisas, como ir ao cinema ou à igreja	1	2	3	4	
e. Evito comer antes de sair de casa	1	2	3	4	
f. Quando estou fora de casa, tento ficar sempre que possível perto do banheiro	1	2	3	4	
g. É importante eu planejar o que vou fazer de acordo com meu funcionamento intestinal	1	2	3	4	
h. Evito viajar	1	2	3	4	
i. Fico preocupada em não ser capaz de chegar ao banheiro em tempo	1	2	3	4	
j. Sinto que não tenho controle de meu intestino	1	2	3	4	
k. Não consigo controlar minha evacuação antes de chegar ao banheiro	1	2	3	4	
l. Perco fezes sem perceber	1	2	3	4	
m. Tento evitar a perda de fezes ficando próxima do banheiro	1	2	3	4	

*Yusuf SAI, Jorge JMN, Habr-Gama A, Kiss DR, Rodrigues JG. Avaliação da qualidade de vida na incontinência anal: validação do questionário FIQL (Fecal Incontinence Quality of Life). Arq. Gastroenterol. 2004 Sep;41(3):202-208.

(Continua)

ANEXO 2
Fecal Incontinence Quality of Life (FIQL)* (Cont.)

Questão 3. Devido à sua perda de fezes, indique o quanto o problema a incomoda. Se qualquer dos itens abaixo a preocupa por outras razões, marque a alternativa "Nenhuma das respostas".

Devido à perda de fezes	Muitas vezes	Algumas vezes	Poucas vezes	Nenhuma vez	Nenhuma das respostas
a. Fico envergonhada	1	2	3	4	
b. Não posso fazer muitas coisas que quero fazer	1	2	3	4	
c. Fico preocupada em perder fezes	1	2	3	4	
d. Sinto-me deprimida	1	2	3	4	
e. Fico preocupada se outras pessoas sentem cheiro de fezes em mim	1	2	3	4	
f. Acho que não sou uma pessoa saudável	1	2	3	4	
g. Tenho menos prazer em viver	1	2	3	4	
h. Tenho relação sexual com menor frequência do que gostaria	1	2	3	4	
i. Sinto-me diferente das outras pessoas	1	2	3	4	
j. Sempre estou pensando na possibilidade de perder fezes	1	2	3	4	
k. Tenho medo de ter sexo	1	2	3	4	
l. Evito viajar de carro ou de ônibus	1	2	3	4	
m. Evito sair para comer	1	2	3	4	
n. Quando vou a um lugar novo, procuro saber onde está o banheiro	1	2	3	4	

Questão 4. Durante o mês passado, eu me senti tão triste, desanimado ou tive muitos problemas que me fizeram pensar que nada valia a pena.

( ) Extremamente, a ponto de quase desistir
( ) Muitas vezes
( ) Com frequência
( ) Algumas vezes – o suficiente para me preocupar (incomodar)
( ) Poucas vezes
( ) Nenhuma vez

ANEXO 3
Escala de Wexner*

	Nunca	Raramente	Às vezes	Frequentemente	Sempre
Sólidas	0	1	2	3	4
Líquidas	0	1	2	3	4
Gases	0	1	2	3	4
Uso de protetor	0	1	2	3	4
Alteração do estilo de vida	0	1	2	3	4

Nunca: 0.
Raramente: 1 vez/mês ou menos.
Às vezes: 1 vez/semana ou menos, porém mais de 1 vez/mês.
Frequentemente: 1 vez/dia ou menos, porém mais de 1 vez/semana.
Sempre: 1 vez/dia ou mais.

Esta escala consiste em cinco questões: três sobre incontinência anal (perda de fezes sólidas, fezes líquidas e gases), uma questão sobre uso de absorventes e uma questão sobre alterações no estilo de vida. Para cada pergunta existem cinco respostas possíveis que fornecem um escore final de 0 a 20. Quanto maior o escore, maior a gravidade dos sintomas e pior a qualidade de vida.

*Fonseca AM, Meinberg MF, Lucas DV, Monteiro MV, Figueiredo EM, Fonseca L et al. Cultural adaptation and validation of the Wexner scale in patients with anal incontinence in a Brazilian population. Int Urogynecol J. 2016 Jun;27(6):959-63. doi: 10.1007/s00192-015-2927-y. Epub 2016 Jan 6.

ANEXO 4
*Female Sexual Function Index (FSFI)**

O FSFI é um questionário formado por 19 questões, agrupadas em seis domínios: desejo, excitação, lubrificação, orgasmo, satisfação e dor. Todas as perguntas são de múltipla escolha, e a cada resposta é atribuído um valor de 0 a 5 (quanto mais alto o valor, melhor a função). Os valores são calculados por meio de fórmula matemática (como descrito ao final do questionário), obtendo-se, assim, o escore final da função sexual, que varia de 2 a 36, considerando-se que, quanto menor o escore obtido, pior será a função sexual.

ÍNDICE DA FUNÇÃO SEXUAL FEMININA (FSFI)

Identificação pessoal: _____   Data: _____

INSTRUÇÕES: Estas perguntas se referem aos seus sentimentos e reações sexuais durante as últimas quatro semanas. Por favor, responda as perguntas tão honesta e claramente quanto possível. Suas respostas serão mantidas em completo segredo. Ao responder estas perguntas, são consideradas as seguintes definições:

- Atividade sexual pode incluir carícia, estímulo sexual, masturbação e penetração vaginal.
- Relação sexual é definida como penetração do pênis na vagina.
- Estimulação sexual inclui situações como carícias com um companheiro, estimulação própria (masturbação) ou fantasia sexual.

MARQUE APENAS UM QUADRINHO PARA CADA PERGUNTA

Desejo sexual ou interesse sexual é um sentimento que inclui querer ter uma experiência sexual, sentindo-se à vontade para ter um contato sexual com o parceiro e pensar ou fantasiar como se você estivesse fazendo sexo.

1. Durante as últimas quatro semanas, com que frequência você sentiu desejo ou teve interesse sexual?
   Quase sempre ou sempre
   Na maioria das vezes (mais da metade das vezes)
   Às vezes (cerca da metade das vezes)
   Poucas vezes (em menos da metade das vezes)
   Quase nunca ou nunca

2. Durante as últimas quatro semanas, como você classifica seu nível (grau) de desejo ou interesse sexual?
   Muito alto
   Alto
   Moderado
   Baixo
   Muito baixo ou nenhum

Excitação sexual é um sentimento que inclui tanto aspectos físicos quanto mentais do excitamento. Ela pode incluir sentimentos de calor ou formigamento nos órgãos genitais, lubrificação (molhada) ou contrações musculares.

3. Durante as últimas quatro semanas, com que frequência você sentiu excitação sexual (ficou "ligada") durante a atividade sexual ou relação sexual?
   Nenhuma atividade sexual
   Quase sempre ou sempre
   Na maioria das vezes (mais da metade das vezes)
   Às vezes (cerca da metade das vezes)
   Poucas vezes (em menos da metade das vezes)
   Quase nunca ou nunca

4. Durante as últimas quatro semanas, como foi sua taxa ou nível de excitação sexual (ficou "ligada") durante atividade sexual ou relação sexual (como você classificaria sua excitação sexual)?
   Nenhuma atividade sexual
   Muito alta
   Alta
   Moderada
   Baixa
   Muito baixa ou nenhuma

5. Durante as últimas quatro semanas, qual foi a sua confiança de que ficaria sexualmente excitada durante atividade sexual ou relação sexual?
   Nenhuma atividade sexual
   Confiança muito alta
   Confiança alta
   Confiança moderada
   Confiança baixa
   Confiança muito baixa ou nenhuma

6. Durante as últimas quatro semanas, quantas vezes você ficou satisfeita com sua excitação sexual durante atividade sexual ou relação sexual?
   Nenhuma atividade sexual
   Quase sempre ou sempre
   Na maioria das vezes (mais da metade das vezes)
   Às vezes (cerca da metade das vezes)
   Poucas vezes (em menos da metade das vezes)
   Quase nunca ou nunca

*Leite APL, Moura EA, Campos AAS, Mattar R, Souza E, Camano L. Validação do Índice da Função Sexual Feminina em grávidas brasileiras. Rev Bras Ginecol Obstet. 2007; 29(8):414-9.

7. Durante as últimas quatro semanas, quantas vezes você ficou lubrificada ("molhada") durante atividade sexual ou relação sexual?
   Nenhuma atividade sexual
   Quase sempre ou sempre
   Na maioria das vezes (mais da metade das vezes)
   Às vezes (cerca da metade das vezes)
   Poucas vezes (em menos da metade das vezes)
   Quase nunca ou nunca

8. Durante as últimas quatro semanas, foi difícil para você ficar lubrificada ("molhada") durante atividade sexual ou relação sexual?
   Nenhuma atividade sexual
   Extremamente difícil ou impossível
   Muito difícil
   Difícil
   Um pouco difícil
   Não foi difícil

9. Durante as últimas quatro semanas, quantas vezes você continuou lubrificada ("molhada") até o final da atividade sexual ou da relação sexual?
   Nenhuma atividade sexual
   Quase sempre ou sempre
   Na maioria das vezes (mais da metade das vezes)
   Às vezes (cerca da metade das vezes)
   Poucas vezes (em menos da metade das vezes)
   Quase nunca ou nunca

10. Durante as últimas quatro semanas, foi difícil para você continuar lubrificada ("molhada") até o final da atividade sexual ou da relação sexual?
    Nenhuma atividade sexual
    Extremamente difícil ou impossível
    Muito difícil
    Difícil
    Um pouco difícil
    Não foi difícil

11. Durante as últimas quatro semanas, quando você teve estimulação sexual ou relação sexual, quantas vezes você atingiu o orgasmo (prazer máximo)?
    Nenhuma atividade sexual
    Quase sempre ou sempre
    Na maioria das vezes (mais da metade das vezes)
    Às vezes (cerca da metade das vezes)
    Poucas vezes (em menos da metade das vezes)
    Quase nunca ou nunca

12. Durante as últimas quatro semanas, quando você teve estimulação sexual ou relação sexual, qual foi a sua dificuldade para atingir o orgasmo (prazer máximo)?
    Nenhuma atividade sexual
    Extremamente difícil ou impossível
    Muito difícil
    Difícil
    Um pouco difícil
    Não foi difícil

13. Durante as últimas quatro semanas, o quanto satisfeita você ficou com a sua capacidade de alcançar o orgasmo (prazer máximo) durante a atividade sexual ou a relação sexual?
    Nenhuma atividade sexual
    Muito satisfeita
    Moderadamente satisfeita
    Tanto satisfeita quanto insatisfeita
    Moderadamente insatisfeita
    Muito insatisfeita

14. Durante as últimas quatro semanas, o quanto satisfeita você esteve com o nível de intimidade emocional, durante a atividade sexual, entre você e o seu parceiro?
    Nenhuma atividade sexual
    Muito satisfeita
    Moderadamente satisfeita
    Tanto satisfeita quanto insatisfeita
    Moderadamente insatisfeita
    Muito insatisfeita

(Continua)

ANEXO 4
Female Sexual Function Index (FSFI)* (Cont.)

15. Durante as últimas quatro semanas, o quão satisfeita você ficou com a relação sexual com seu parceiro (entrada do pênis na vagina)?

    Muito satisfeita

    Moderadamente satisfeita

    Tanto satisfeita quanto insatisfeita

    Moderadamente insatisfeita

    Muito insatisfeita

16. Durante as últimas quatro semanas, o quão satisfeita você esteve com a sua vida sexual como um todo?

    Muito satisfeita

    Moderadamente satisfeita

    Tanto satisfeita quanto insatisfeita

    Moderadamente insatisfeita

    Muito insatisfeita

17. Durante as últimas quatro semanas, quantas vezes você sentiu desconforto ou dor durante a penetração vaginal?

    Não houve experiência sexual com penetração

    Quase sempre ou sempre

    Na maioria das vezes (mais da metade das vezes)

    Às vezes (cerca da metade das vezes)

    Poucas vezes (em menos da metade das vezes)

    Quase nunca ou nunca

18. Durante as últimas quatro semanas, quantas vezes você sentiu desconforto ou dor depois da penetração vaginal?

    Não houve experiência sexual com penetração

    Quase sempre ou sempre

    Na maioria das vezes (mais da metade das vezes)

    Às vezes (cerca da metade das vezes)

    Poucas vezes (em menos da metade das vezes)

    Quase nunca ou nunca

19. Durante as últimas quatro semanas, como você avalia o seu nível (grau o tamanho) de desconforto ou dor durante ou após a penetração vaginal?

    Não houve experiência sexual com penetração

    Muito alto

    Alto

    Moderado

    Baixo

    Muito baixo ou nenhum

Obrigado por completar este questionário.

Para calcular os escores dos domínios do FSFI, é necessária a realização de cálculos com fatores adequados para cada questão, conforme descrito abaixo. As respostas que dizem "não ter havido atividade, estímulo, experiência sexual" pontuam 0 (zero). Para todas as questões, a pontuação será 5 (cinco), para quanto "mais alta e mais frequente" a resposta, e vai decrescendo até a pontuação 1 (um), para "muito baixo, quase nunca" etc.

DOMÍNIO	QUESTÃO	VARIAÇÃO DE ESCORE	FATOR	ESCORE MÍNIMO	ESCORE MÁXIMO
Desejo	1, 2	1 a 5	0,6	1,2	6,0
Excitação	3, 4, 5, 6	0 a 5	0,3	0	6,0
Lubrificação	7, 8, 9, 10	0 a 5	0,3	0	6,0
Orgasmo	11, 12, 13	1 a 5	0,4	0	6,0
Satisfação	14, 15, 16	0 (ou 1) a 5[†]	0,4	0,8	6,0
Dor	17, 18, 19	0 a 5	0,4	0	6,0
Escore total	---	---	---	2,0	36,0

[†]Variação para o item 14: 0 a 5; variação para os itens 15 e 16: 1 a 5.

ANEXO 5
Diário Miccional

Nome: _____

- Escrever o horário em que dormiu.
- Se urinar na madrugada, escrever se acordou pelo desejo de urinar ou se estava acordada e decidiu ir urinar.
- Começar anotando a primeira micção do dia e escrever no mesmo papel até a micção da madrugada.
- Quando acordar no dia seguinte, mudar o papel.

Horário	Quanto e o que bebeu?	Horário	Volume urinado	Urgência?	Molhou a roupa íntima/absorvente?	Observações (cor da urina, dor ou ardor, esvaziamento incompleto?)

ANEXO 6
Diário Fecal

Nome: _____
Data: _____/_____/_____   Dia da Semana: _____

( ) Evacuação sem perda fecal   ( ) Evacuação e perda fecal   ( ) Perda fecal sem evacuação

Hora	Consistência ou forma da perda	Quantidade de perda fecal	Consistência ou formato das fezes nas evacuações	Quantidade de fezes na evacuação
	( ) Dura ( ) Com forma, mas não dura ( ) Macia ( ) Pastosa ou sem forma ( ) Líquida	( ) Pequena (envolve *soiling*) ( ) Média ( ) Grande ou maior	( ) Dura ( ) Com forma, mas não dura ( ) Macia ( ) Pastosa ou sem forma ( ) Líquida	( ) Pequena (envolve *soiling*) ( ) Média ( ) Grande ou maior

( ) Evacuação sem perda fecal   ( ) Evacuação e perda fecal   ( ) Perda fecal sem evacuação

CAPÍTULO 26

Atuação Fisioterapêutica nos Casos de Prolapsos de Órgãos Pélvicos na Gestação e no Pós-Parto

Thaiana Bezerra Duarte

INTRODUÇÃO

Os prolapsos de órgãos pélvicos (POP) são definidos como o deslocamento de uma ou mais paredes vaginais, ou do útero, do ápice da vagina ou da cicatriz vaginal pós-histerectomia[1]. Uma série de eventos, decorrentes tanto da gestação como do parto, são considerados fatores de risco para o desenvolvimento dos POP na própria gestação, assim como no pós-parto.

Os sintomas derivados dos POP têm inegavelmente potencial para causar considerável repercussão na qualidade de vida, bem como nas atividades de vida diária de gestantes e puérperas. Desse modo, os POP estão entre as disfunções do assoalho pélvico com impacto econômico e social negativo, sendo desejável sua identificação precoce para que se evitem implicações funcionais maiores em longo prazo.

O assoalho pélvico íntegro é importante para o mecanismo de manutenção dos órgãos pélvicos em sua topografia normal. Portanto, algumas intervenções fisioterapêuticas para manter ou recuperar essa integridade são propostas para tratamento de mulheres com POP. No entanto, reconhecer qual e quando determinado recurso terapêutico deve ser empregado e em que situação ele deve ser utilizado só é possível mediante uma avaliação funcional e individualizada de cada caso.

Desse modo, objetiva-se, neste capítulo, discutir algumas questões relacionadas aos POP na gestação e no pós-parto, bem como descrever as evidências científicas existentes para o tratamento fisioterapêutico de gestantes e puérperas com tal condição.

SISTEMAS BIOMECÂNICOS PARA OS ÓRGÃOS PÉLVICOS

Os órgãos pélvicos são mantidos em sua topografia normal por meio de um sistema de estabilização passivo, representado pelas fáscias e ligamentos, e de um sistema de sustentação ativo, representado pelos músculos do assoalho pélvico[2], como mostra a Figura 26.1.

Nas situações de esforço, quando ocorre aumento na pressão intra-abdominal, os órgãos pélvicos são empurrados para baixo, estirando ligamentos e fáscias e exigindo suporte inferior dos músculos do assoalho pélvico. Percebe-se, portanto, que o assoalho pélvico não funciona estaticamente, mas como suporte dinâmico diante do esforço exercido sobre ele, o que ocorre nas exigências mecânicas cotidianas[3].

Assim, quando os músculos do assoalho pélvico encontram-se íntegros, há equilíbrio entre as pressões exercidas nas paredes vaginais anterior e posterior, sem sobrecarga para os ligamentos e fáscias. No entanto, em caso de alguma disfunção nessa musculatura, os ligamentos começam a ser mais requisitados e seu estiramento pode ser tamanho a ponto de comprometer o suporte dos órgãos pélvicos, provocando seu deslocamento para fora de sua topografia normal[4].

As evidências atuais sugerem que as alterações causadas pela gestação e o puerpério no suporte dos órgãos pélvicos aumentam o risco de uma mulher desenvolver POP.

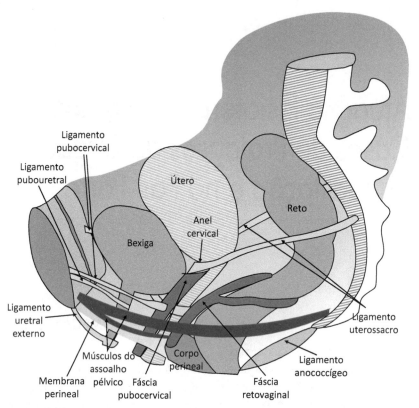

Figura 26.1 Sistema de suspensão e sustentação dos órgãos pélvicos. (Adaptada de Salvador et al., 2019[3].)

PREVALÊNCIA DOS PROLAPSOS DE ÓRGÃOS PÉLVICOS NA GESTAÇÃO

Na gestação, a prevalência de POP varia entre os estudos e de acordo com a idade gestacional. Essa variação ocorre em função das diferenças entre as populações estudadas, entre os desenhos dos estudos e os subgrupos avaliados.

O estudo de Farihan e cols.[5] encontrou que 41,8% das gestantes exibiam sintomas de POP por meio do questionário *Pelvic Organ Prolapse Distress Inventory* (POPDI-6), subescala do questionário *Pelvic Floor Distress Inventory* (PFDI-20). Dessas, 35% apresentavam algum abaulamento vaginal visível ou perceptível.

Baruch e cols.[6] verificaram que 10,8% das gestantes em todos os trimestres gestacionais apresentavam sintomas de POP, havendo aumento significativo dos sintomas de "bola na vagina" no terceiro trimestre, tanto em repouso como aos esforços, demonstrando que, quanto mais avançada a idade gestacional, mais prevalentes os sintomas. No terceiro trimestre gestacional, Yohay e cols.[7] demonstraram prevalência de 29% de sintomas de POP avaliados pelo questionário POPDI-6.

No que se refere à medida objetiva de POP durante a gestação, Reimers e cols.[8,9] encontraram prevalência variando de 1% a 38% entre gestantes com 21 e 37 semanas

de idade gestacional. Já Chen e cols.[10], avaliando gestantes com idade gestacional entre 36 e 38 semanas, verificaram prevalência de 34,5% a 36,7%.

No entanto, o estudo de Reimers e cols.[8] demonstrou que, da metade para o final da gestação, todos os pontos da avaliação dos POP por meio do *Pelvic Organ Prolapse Quantification* (POP-Q) revelaram deslocamento cranial, ao mesmo tempo que o hiato genital e o corpo perineal se alargaram (Figura 26.2). Por isso, quanto mais avançada a idade gestacional, menores foram o estadiamento dos POP e, consequentemente, sua prevalência. Isso pode ser explicado pelo fato de, com o avançar da gestação, o útero aumentado de volume pender anteriormente sobre a borda da pelve óssea, tracionando o colo uterino e o canal vaginal em direção cranial. Isso explicaria a experiência clínica de muitos fisioterapeutas ao entrarem em contato com relatos de melhora dos sintomas de POP com a evolução da gestação.

Por isso, é importante perceber que há uma diferença entre a presença de relatos de sintomas de POP e sua presença anatômica. O estudo de Raimers e cols.[9] demonstrou que, durante a gestação, a prevalência de sintomas de POP, como abaulamento vaginal, é maior do que a presença de algum estadiamento anatômico. Isso é explicado pelos próprios fatores relacionados à gestação, como maior frouxidão ligamentar, pressão

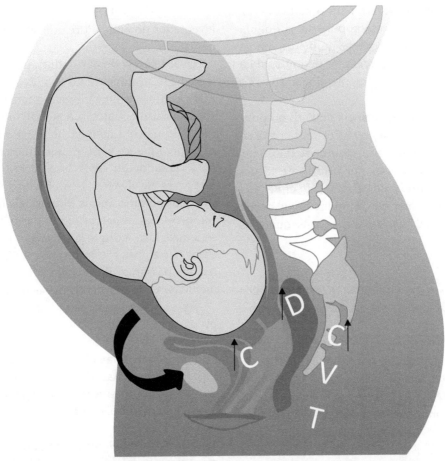

Figura 26.2 Representação do deslocamento dos pontos *C* (colo uterino), *D* (fórnice posterior da vagina) e *CVT* (comprimento vaginal total) com o avançar da idade gestacional.

descendente do útero gravídico na metade da gravidez, modificações na curvatura lombar e posicionamento da cabeça fetal[11].

PREVALÊNCIA DOS PROLAPSOS DE ÓRGÃOS PÉLVICOS NO PÓS-PARTO

Durante o parto, a passagem do neonato pelo canal de parto pode resultar em distorção mecânica com potencial para danificar o tecido conjuntivo do assoalho pélvico e o suporte muscular promovido por essas estruturas[12].

O estudo de Chen e cols.[10], que avaliou mulheres nos períodos de 6 semanas, 6 meses e 1 ano após o parto, observou que, quanto maior o deslocamento caudal do assoalho pélvico ao final da gestação, maior o relaxamento desse assoalho pélvico no pós-parto, sendo preditivo para a ocorrência dos POP no puerpério. Os autores observaram que a probabilidade de desenvolvimento de POP foi se reduzindo à medida que o puerpério foi avançando e que essa redução foi maior no grupo de mulheres que tiveram parto via cesariana eletiva.

Da mesma maneira, Raimers e cols.[8] verificaram que a maior prevalência de POP no puerpério ocorreu 6 se-

manas após o parto e foi maior no grupo de mulheres que tiveram parto via vaginal (10%), comparadas às submetidas à cesariana (3%). Wu e cols.[13] verificaram, 6 a 8 semanas após o parto, prevalência de 5,6% de POP de parede vaginal anterior em estágio 2.

Hill e cols.[14] relataram prevalência de 9% de POP em 1 ano após o parto, taxa semelhante à encontrada por Urbankova e cols.[15] (13,2%).

No que se refere à sintomatologia dos POP, assim como na gestação, parece ser maior a percepção sobre ela, comparada às medidas objetivas, como observado no estudo de Yohay e cols.[7], o qual registrou prevalência de 12,8% de sintomas vaginais relatados 3 meses após o parto a partir do questionário POPDI-6. Assim como nos demais estudos, essa prevalência foi menor do que a encontrada durante a gestação, o que pode ser explicado pela redução da tensão do útero gravídico sobre o assoalho pélvico após o parto.

Desse modo, percebe-se que as alterações no POP-Q encontradas no puerpério são transitórias e sua recuperação costuma ocorrer em torno de 6 semanas a 6 meses após o parto. Essa informação é de extrema relevância para os fisioterapeutas atentarem para o momento em que devem avaliar os POP nessa população, já que nas primeiras 6 semanas de puerpério as mulheres, em geral, ainda não retornaram às atividades de impacto habituais, o que pode reduzir a sintomatologia dos POP nesse período.

No entanto, embora a prevalência de POP no puerpério pareça menor do que na gestação, ainda deve ser vista com cautela, principalmente quando se pensa que essas mulheres poderão passar por futuras gestações, partos e, inevitavelmente, pelo processo de envelhecimento, o que pode acarretar risco aumentado de desenvolvimento de POP mais severos e suas consequências.

FATORES DE RISCO

Os fatores de risco para que uma gestante ou puérpera desenvolva POP podem ser divididos em maternos e obstétricos.

Entre os fatores maternos, a idade da mãe durante a gestação ou no parto pode ser considerada importante para o aparecimento de POP clinicamente mensurável (OR: 1,08; IC95%: 1,02 a 1,14), seja por meio de exames de imagem (ultrassonografia e ressonância magnética), seja a partir de sistemas de avaliação de estadiamento, como o Sistema de Classificação de Baden-Walker ou POP-Q. Revisões sistemáticas mostram que quanto mais avançada a idade materna, principalmente após os 35 anos, maiores as chances de desenvolvimento de POP, uma vez que o assoalho pélvico está há mais tempo sofrendo sobrecargas mecânicas nessas mulheres[16,17].

Outro fator materno relacionado ao aparecimento dos POP é o índice de massa corporal (IMC). Alguns estudos mostram que mulheres com IMC acima de 25kg/m^2 apresentam mais chance de desenvolver sintomas de POP na gestação e puerpério devido ao aumento da pressão sobre o assolho pélvico e os órgãos pélvicos[17,18].

A paridade também vem sendo apontada como fator que aumenta as chances de as mulheres desenvolverem sintomas de POP, sendo aquelas com mais de quatro partos mais propensas ao desenvolvimento desses sintomas[16,17].

Em relação aos fatores obstétricos, as revisões sistemáticas com metanálise de Cattani e cols.[16] e Schulten e cols.[17] demonstram que o peso do recém-nascido ao nascimento também pode ser considerado fator de risco para o aparecimento de POP. Mulheres cujos recém-nascidos pesam mais de 4kg estão mais propensas a desenvolver sintomas de POP no puerpério em virtude da maior probabilidade de lesão obstétrica no esfíncter anal (Obstetric Anal Sphincter Injuries [OASIS])[19,20].

A própria gestação e o parto aumentam a área do levantador do ânus e prejudicam o suporte dos órgãos pélvicos[8].

Quanto à via de parto, durante o primeiro parto vaginal há forte aumento do risco de a mulher desenvolver POP, sendo este considerado o fator de risco mais consubstancial na etiologia dos POP em algumas revisões sistemáticas com metanálise[16,21], já que o primeiro parto vaginal parece ser o momento crucial para o trauma do levantador do ânus. Isso ocorre porque os tecidos incapazes de distender-se eficazmente devido às propriedades biomecânicas individuais da parturiente irão romper-se durante o primeiro parto. Já o segundo parto será mais fácil, porque já ocorreu a ruptura no primeiro e novos traumas são improváveis. Por outro lado, se os tecidos passaram ilesos pelo primeiro parto, provavelmente não irão romper-se no segundo[21].

Apesar de na gestação as alterações hormonais que preparam o assoalho pélvico para o parto, além do aumento da pressão do útero sobre o assoalho pélvico, o tornarem mais relaxado e essas mulheres mais predispostas a apresentar POP, os achados sugerem que é quase exclusivamente o parto vaginal, e não a gravidez em si, que desempenha papel fundamental na etiologia dos POP. Isso porque, durante o parto vaginal, a passagem da criança pelo canal de parto promove alterações mecânicas que danificam o tecido conjuntivo do assoalho pélvico e causam ruptura de fáscias, estiramento muscular excessivo, principalmente do puborretal e pubococcígeo, e neuropraxia ou neurotmese, afetando o nervo pudendo ou seus ramos e favorecendo, assim, o surgimento dos POP[22]. Essas alterações podem acarretar mudanças persistentes ou permanentes na função dos músculos do assoalho pélvico.

Parece não haver risco aumentado de POP em mulheres que fizeram unicamente cesariana, em comparação com nulíparas. O parto via cesariana, em comparação com o vaginal, revelou-se, na revisão sistemática conduzida por Cattani e cols.[16], fator de proteção tanto para sintomas de POP (OR: 0,38; IC95%: 0,29 a 0,51) como para estadiamento anatômico dos POP (OR: 0,28; IC95%: 0,20 a 0,40). Esse achado foi corroborado pela revisão de López-López e cols.[23] e pela metanálise de Schulten e cols.[17].

No entanto, essa informação precisa ser interpretada com cautela antes da recomendação indiscriminada da cesárea como via de parto. Cabe lembrar que essa via está associada a taxas maiores de mortalidade materna e infantil e níveis maiores de complicações em gestações subsequentes (placenta prévia, mortalidade perinatal), bem como a custos mais elevados do sistema de saúde. Desse modo, sua recomendação rotineira, com base no potencial efeito protetor para o assoalho pélvico, ainda é controversa e continua a despertar o debate científico[24], cabendo aos profissionais de saúde o discernimento para levar essas informações à população, pois o medo de uma possível disfunção do assoalho pélvico poderia ser motivo de solicitação materna de cesariana ou de aconselhamento profissional para cesariana eletiva.

Na revisão sistemática de Cattani e cols.[16], as parturientes submetidas ao parto a fórcipe apresentaram forte chance de desenvolver tanto sintomas de POP (OR: 2,51; IC95%: 1,34 a 4,69) como sinais de POP no puerpério (OR: 1,69; IC95%: 1,21 a 2,37), bem como avulsão do levantador do ânus (OR: 3,89; IC95%: 2,67 a 17,14), o que não ocorreu com o uso de vácuo-extrator[16].

Ao se analisar a qualidade das evidências, nota-se que, pelo sistema GRADE (veja o Capítulo 2), o IMC, a idade materna e o peso do recém-nascido apresentam baixa qualidade de evidência científica como fatores de risco para os POP. Já a avulsão do levantador do ânus e a cesariana como via de parto apresentam qualidade moderada.

O aumento da área do hiato do levantador do ânus esteve associado à presença de POP somente na metanálise de Schulten e cols.[17]. A episiotomia, as rupturas perineais e a analgesia epidural não apresentaram correlação com o aparecimento de POP no puerpério[16].

Vale destacar que a etiologia dos POP está relacionada aos compartimentos vaginais anterior, apical ou posterior, sendo importante que novos estudos tragam dados objetivos e separados, em relação aos compartimentos, para que se possa ter melhor compreensão sobre a gênese dos POP.

Mulheres de etnias diferentes podem apresentar impactos desses fatores de risco em maior ou menor grau. Assim, são necessárias futuras pesquisas que comparem os referidos fatores nessas mulheres.

EVIDÊNCIAS DO TRATAMENTO FISIOTERAPÊUTICO NA GESTAÇÃO E NO PÓS-PARTO

A avaliação fisioterapêutica é fundamental para obtenção de dados suficientes para que seja traçada a melhor conduta para gestantes e puérperas com POP.

O estadiamento dos POP pode ser feito por meio do POP-Q. Nessa classificação, o hímen passa a ser o ponto de referência (ponto zero) para todas as medidas. A partir do hímen, valores para o interior da vagina recebem sinal negativo e para o exterior, sinal positivo. O POP é expresso em centímetros acima ou abaixo do hímen, havendo seis pontos de referência: dois na parede vaginal anterior (Aa, Ba), dois na parede vaginal posterior (Ap,

Bp), um no colo uterino (C) e um no fórnice posterior da vagina (D)[25]. A descrição da mensuração desses pontos encontra-se no Quadro 26.1. O estadiamento anatômico dos POP é descrito na Figura 26.3. O estadiamento anatômico dos POP pelo POP-Q varia de 0 a 4[25] e é baseado na mensuração desses pontos.

Tão importante quanto avaliar o estadiamento anatômico dos POP é analisar a sintomatologia provocada por eles. Vários questionários foram desenvolvidos para avaliação dessas sintomatologias, como o *International Consultation on Incontinence Questionnaire* (ICIQ-VS)[26], o *Australian Pelvic Floor Questionnaire*[27] e o PFDI[28]. Desses, a versão simplificada do PFDI – o PFDI-20 – é um questionário que avalia a presença e o incômodo causado por 20 sintomas relacionados às desordens do assoalho pélvico. Trata-se de um questionário validado e adaptado para o português, sendo composto por três subescalas: uma que avalia sintomas vaginais dos POP, outra que analisa sintomas anorretais e uma que aborda sintomas urinários. Os escores de cada subescala variam de 0 (zero) a 100, ao passo que o escore total vai de 0 (zero) a 300 – quanto maior o escore, maior o incômodo relacionado aos sintomas (veja o Anexo)[29].

As avaliações devem ser realizadas quando se suspeita que a gestante apresente POP. No que tange ao puerpério, cabe uma reflexão sobre o momento em que essas avaliações costumam ser realizadas. Normalmente, logo após o parto, as puérperas se queixam de sintomas de POP, o que pode ser explicado pelas alterações mecânicas provocadas nesse período, as quais geralmente são avaliadas pelos fisioterapeutas em torno de 6 a 8 semanas após o parto. Nesse período, no entanto, o organismo feminino ainda está retornando ao estado pré-gravídico, e muitas mulheres ainda não retomaram suas atividades habituais, como as atividades físicas. Desse modo, seria mais prudente continuar o seguimento por período pouco mais longo (após 6 meses), até esses processos se completarem em sua totalidade,

Quadro 26.1 Descrição da localização dos pontos segundo o *Pelvic Organ Prolapse Quantification* (POP-Q)

1. O ponto Aa está localizado na parede anterior da vagina, 3cm acima do meato uretral externo
2. O ponto Ba é o ponto de maior prolapso na parede vaginal anterior
3. O ponto Ap está localizado na parede vaginal posterior, 3cm acima da linha do hímen
4. O ponto Bp é o ponto de maior prolapso na parede vaginal posterior
5. O comprimento vaginal total (CVT) é a medida do hímen até a porção mais profunda da vagina
6. O hiato genital (HG) é a medida da uretra ao fórnice vaginal
7. O corpo perineal (CP) é a medida do fórnice vaginal até o ânus

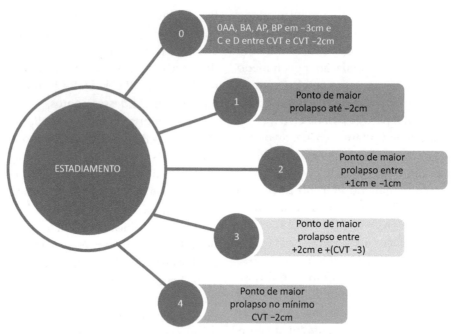

Figura 26.3 Representação do estadiamento anatômico dos prolapsos de órgãos pélvicos. (*AA*: ponto na parede vaginal anterior, 3cm acima do meato uretral externo; *BA*: ponto de maior prolapso na parede vaginal anterior; *AP*: ponto na parede vaginal posterior, 3cm acima da linha do hímen; *BP*: ponto de maior prolapso na parede vaginal posterior; *CVT*: comprimento vaginal total.)

para que não ocorra superestimativa ou subestimativa dos sintomas e prevalências de POP.

A reabilitação do assoalho pélvico de gestantes e puérperas é dificultada pelo subdiagnóstico das disfunções do assoalho pélvico, pelo constrangimento, por longos períodos de espera, pela falta de acesso aos serviços de reabilitação ou pela falta de conhecimento sobre elas[30].

Embora os sintomas de POP muitas vezes sejam claros durante a gravidez e o puerpério, ainda permanecem subdiagnosticados e subtratados. Muitas dessas mulheres ainda consideram esses sintomas transitórios e decorrentes da própria gestação ou do parto e não se consideram propensas a desenvolver disfunções do assoalho pélvico em algum outro momento de suas vidas[30].

Diante do risco de disfunções do assoalho pélvico a que gestantes e puérperas estão sujeitas, é imprescindível que o fisioterapeuta esteja inserido na equipe interdisciplinar de cuidados e assistência a essas mulheres. É importante que um fisioterapeuta especializado faça a avaliação do assoalho pélvico para identificar, além da presença de POP, todas as variáveis relacionadas à sua função, como capacidade de contração muscular, intensidade dessa contração, capacidade de relaxamento, tônus e as demais variáveis da contração muscular – resistência, número de repetições e coordenação entre as contrações (veja o Capítulo 25)[31,32].

As variáveis citadas necessitam ser avaliadas, pois uma função muscular do assoalho pélvico adequada é

premissa essencial quando se pensa nos POP e, para isso, já há evidências científicas de boa qualidade que indicam o treinamento dos músculos do assoalho pélvico (TMAP) como primeira linha de tratamento para os POP na população feminina em geral[33-35].

Os mecanismos pelos quais o TMAP tem efeito nos POP baseiam-se no fato de, com o exercício, as mulheres aprenderem a contrair conscientemente o assoalho pélvico antes e durante os aumentos da pressão intra-abdominal, bem como a realizarem o treinamento de força dessa região, o que melhora o suporte estrutural dos órgãos pélvicos ao longo do tempo, promovendo hipertrofia da região e maior fechamento do hiato do levantador do ânus[36].

Desse modo, pensando no risco que o parto vaginal representa para os POP, é possível imaginar que o TMAP possa ser oferecido precocemente durante a gestação ou o parto. Partindo dessa premissa, alguns ensaios clínicos randomizados e controlados foram desenvolvidos para verificar esses resultados.

O estudo de Bø e cols.[37], envolvendo 175 primíparas e cujo grupo experimental foi submetido a 4 meses de TMAP de 6 a 8 semanas após o parto, apesar da boa adesão das participantes, não verificou efeito positivo do TMAP na sintomatologia e no estadiamento dos POP, quando comparado ao grupo de controle. Da mesma maneira, Sigurdardottir e cols.[38], conduzindo um ensaio clínico com 41 puérperas de 6 a 13 semanas após o parto, as quais foram submetidas a 12 semanas de TMAP, não verificaram efeito positivo dessa intervenção na sintomatologia de POP em 6 e 12 meses após o parto, comparadas ao grupo de controle.

O ensaio clínico de Li e cols.[39] demonstrou efeito positivo do TMAP nos sintomas de POP 12 meses após o parto. No entanto, esses resultados precisam ser interpretados com cautela, já que as participantes foram submetidas ao uso de eletroterapia e *biofeedback* conjuntamente ao TMAP, tornando impossível saber se os resultados obtidos foram decorrentes do TMAP isoladamente.

Da mesma maneira, a revisão sistemática de Wu, McInnes & Leong[40] incluiu três estudos que verificaram o efeito do TMAP na sintomatologia dos POP no ciclo gravídico-puerperal, concluindo que existe uma qualidade de evidência muito baixa (RR: 0,48; IC95%: 0,30 a 0,76) de que o TMAP reduza os sintomas de POP de 6 a 12 meses após o parto. Essa revisão observou, ainda, que existe uma qualidade de evidência moderada de que o TMAP não mude o estadiamento anatômico dos POP 12 meses após o parto (RR: 0,74; IC95%: 0,45 a 1,24), havendo evidências escassas sobre o efeito do TMAP em longo prazo no puerpério. Ademais, alguns dos estudos incluídos nessa revisão utilizaram a eletroestimulação associada ao TMAP, o que dificultou a verificação da eficácia do TMAP isoladamente nos POP.

Embora alguns ensaios clínicos, como o de He e cols.[41], envolvendo TMAP em gestantes no último trimestre (34 semanas) e 6 meses após o parto, tenham demonstrado redução no prolapso de parede vaginal anterior, esses resultados precisam ser interpretados com cautela, dado o número pequeno de amostras.

Sabe-se, até o presente (bases de dados Medline/PubMed, Biblioteca Cochrane, PEDro, SCOPUS – fevereiro de 2024), que não há evidências científicas de alta qualidade suficientes para indicação do TMAP de rotina, visando à melhora da sintomatologia e do estadiamento dos POP em gestantes e puérperas, diferentemente da população feminina em outras fases da vida. Isso poderia ser explicado pela alteração hormonal presente na gestação e no puerpério, o que afetaria tanto o tecido conjuntivo como a função muscular do assoalho pélvico. Outra hipótese seria decorrente do aumento da pressão intra-abdominal a que puérperas estão constantemente submetidas nos cuidados de vida diária dos recém-nascidos, o que dificultaria a obtenção de efeitos positivos do TMAP no pós-parto[33].

Embora a orientação de que o TMAP para prevenção de POP seja realizado de rotina na gestação ou puerpério se baseie exclusivamente na opinião de especialistas[33], ao se abordar o assoalho pélvico de gestantes, deve ser lembrado que elas estão predispostas, no puerpé-

rio, a apresentar outras disfunções que não somente os POP, como incontinências urinárias, disfunções sexuais ou incontinências fecais. Para algumas dessas disfunções, como a incontinência urinária, o TMAP na gestação apresenta alta qualidade de evidência para prevenção das perdas urinárias na própria gestação ou no puerpério[40,42-44].

Além disso, alguns fatores de risco envolvidos na gênese dos POP podem ser prevenidos ou minimizados por meio de orientações ou intervenções que o fisioterapeuta pode fornecer, como mudanças no estilo de vida e preparo do assoalho pélvico para o parto e para lidar com os aumentos da pressão intra-abdominal.

Por isso, somente a partir de uma avaliação individualizada, realizada por fisioterapeuta especialista, será possível ponderar os fatores de risco e os danos ao assoalho pélvico e, consequentemente, analisar a indicação e a necessidade de qualquer intervenção fisioterapêutica na gestação ou no pós-parto.

CONSIDERAÇÕES FINAIS

A identificação dos fatores que representam riscos maiores para uma gestante ou puérpera desenvolver POP é importante para que possam ser prescritas medidas preventivas para minimizá-los antes ou durante a gestação.

Embora o parto vaginal seja um dos fatores envolvidos na gênese dos POP, a questão não se deve resumir à simples opção pelo parto cesariana, mas incluir uma avaliação profunda de todo o risco que essa via de parto pode causar para a mãe e o recém-nascido diante dos possíveis danos ao assoalho pélvico.

Apesar de as atuais revisões sistemáticas com metanálise não demonstrarem evidências de boa qualidade que recomendem o TMAP como opção terapêutica para os POP na gestação e puerpério, por se tratar de disfunção mais prevalente com o avançar da idade e em razão dos danos que o assoalho pélvico sofre ao longo do tempo, é primordial conduzir uma avaliação fisioterapêutica especializada na gestação e puerpério para a melhor tomada de decisão clínica.

Referências

1. Haylen BT, Ridder D, Freeman RM et al. An International Urogynecological Association (IUGA)/International Continence Society (ICS) joint report on the terminology for female pelvic floor dysfunction. Neurourol Urodyn 2010; 29(1):4-20.

2. Çetindag EN, Dökmeci F, Çetinkaya SE et al. Changes of pelvic organ prolapse and pelvic floor dysfunction throughout pregnancy in singleton primigravidas: a prospective cohort study. Eur J Obstet Gynecol Reprod Biol 2021; 264:141-9.

3. Salvador JC, Coutinho MP, Venâncio JM et al. Dynamic magnetic resonance imaging of the female pelvic floor — a pictorial review. Insights Imaging 2019; 10(4):1-16.

4. DeLancey JOL. What's new in the functional anatomy of pelvic organ prolapse? Curr Opin Obstet Gynecol 2016; 28(5):420-9.

5. Farihan MN, Ng BK, Phon SU et al. Prevalence, knowledge and awareness of pelvic floor disorder among pregnant women in a tertiary Centre, Malaysia. Int J Environ Res Public Health 2022; 19(14):8314.

6. Baruch Y, Manodoro S, Barba M et al. Prevalence and severity of pelvic floor disorders during pregnancy: Does the trimester make a difference? Healthcare (Basel) 2023; 11(8):1096.

7. Yohay D, Weintraub AY, Mauer-Perry N et al. Prevalence and trends of pelvic floor disorders in late pregnancy and after delivery in a cohort of Israeli women using the PFDI-20. Eur J Obstet Gynecol Reprod Biol 2016; 200:35-9.

8. Reimers C, Stær-Jensen J, Siafarikas F et al. Change in pelvic organ support during pregnancy and the first year postpartum: A longitudinal study. BJOG 2016; 123(5):821-9.

9. Reimers C, Stær-Jensen J, Siafarikas F et al. Association between vaginal bulge and anatomical pelvic organ prolapse during pregnancy and postpartum: An observational study. Int Urogynecol J 2018; 29:441-8.

10. Chen Y, Li F, Lin X et al. The recovery of pelvic organ support during the first year postpartum. BJOG 2013; 120(11):1430-7.

11. Gachon B, Desseauve D, Fradet L et al. Changes in pelvic organ mobility and ligamentous laxity during pregnancy and postpartum. Review of literature and prospects. Prog Urol 2016; 26(7):385-94.

12. Dannecker C, Anthuber C. The effects of childbirth on the pelvic floor. J Perinat Med 2000; 28 (3):175-84.

13. Wu J, Yu X, Ji H et al. Pelvic floor dysfunction and electrophysiology in postpartum women at 6-8 weeks. Front Physiol 2023; 14:1165583.

14. Hill AJ, Yang J, Martinez LI et al. Trajectories of pelvic floor symptoms and support following vaginal delivery in primiparas between third trimester and 1 year postpartum. Female Pelvic Med Reconstr Surg 2021; 27(8):507-13.

15. Urbankova I, Grohregin K, Hanacek J et al. The effect of the first vaginal birth on pelvic floor anatomy and dysfunction. Int Urogynecol J 2019; 30(10):1689-96.

16. Cattani L, Decoene J, Page AS et al. Pregnancy, labour and delivery as risk factors for pelvic organ prolapse: A systematic review. Int Urogynecol J 2021; 32(7):1623-31.

17. Schulten SFM, Claas-Quax MJ, Weemhoff M et al. Risk factors for primary pelvic organ prolapse and prolapse recurrence: An updated systematic review and meta-analysis. Am J Obstet Gynecol 2022; 227(2):192-208.

18. Chen Y, Johnson B, Li F et al. The effect of body mass index on pelvic floor support 1 year postpartum. Reprod Sci 2016; 23(2):234-8.

19. Martinho N, Friedman T, Turel F et al. Birthweight and pelvic floor trauma after vaginal childbirth. Int Urogynecol J 2019 Jun; 30(6):985-90.

20. Kapaya H, Hashim S, Jha S. OASI: a preventable injury? Eur J Obstet Gynecol Reprod Biol 2015; 185:9-12.

21. Kamisan Atan I, Lin S, Dietz HP et al. It is the first birth that does the damage: A cross-sectional study 20 years after delivery. Int Urogynecol J 2018; 29(11):1637-43.

22. Leng B, Zhou Y, Du S et al. Association between delivery mode and pelvic organ prolapse: A meta-analysis of observational studies. Eur J Obstet Gynecol Reprod Biol 2019; 235:19-25.

23. López-López A, Sanz-Valero J, Gómez-Pérez L et al. Pelvic floor: vaginal or caesarean delivery? A review of systematic reviews. Int Urogynecol J 2021; 32,1663-73.

24. Betrán AP, Ye J, Moller AB et al. The increasing trend in caesarean section rates: Global, regional and national estimates: 1990-2014. PLoS One. 2016; 11(2):e0148343.

25. Bump RC, Mattiasson A, Bø K et al. The standardization of terminology of female pelvic organ prolapse and pelvic floor dysfunction. Am J Obstet Gynecol 1996; 175(1):10-17.

26. Tamanini JTN, Almeida FG, Girotti ME et al. The Portuguese validation of the international consultation on incontinence questionnaire – vaginal symptoms (ICIC-VS) for Brazilian women with pelvic organ prolapse. Int Urogynecol J 2008; 19(10):1385-9.

27. Baessler K, O'Neill SM, Maher CF et al. Australian pelvic floor questionnaire: A validated interviewer-administered pelvic floor questionnaire for routine clinic and research. Int Urogynecol J 2009; 20:149-58.

28. Barber MD, Walters MD, Bump RC. Short forms of two conditions-specific quality of life questionnaires for women with pelvic floor disorders (PFDI-20 and PFIQ-7). Am J Obstet Gynecol 2005; 193(1):103-13.

29. Arouca MAF, Duarte TB, Lott MAM et al. Validation and cultural translation for Brazilian Portuguese version of the Pelvic Floor Impact Questionnaire (PFIQ-7) and Pelvic Floor Distress Inventory (PFDI-20). Int Urogynecol J 2016; 27(7):1097-106.

30. Mckay ER, Lundsberg LS, Miller DT et al. Knowledge of pelvic floor disorders in obstetrics. Female Pelvic Med Reconstr Surg 2019; 25(6):419-25.

31. Bø K, Frawley HC, Haylen BT et al. An International Urogynecological Association (IUGA)/International Continence Society (ICS) joint report on the terminology for the conservative and nonpharmacological management of female pelvic floor dysfunction. Int Urogynecology J 2017; 28(2):191-213.

32. Silva JB, Sato TO, Rocha APR et al. Comparative intra- and inter-rater reliability of maximal voluntary contraction with unidigital and bidigital vaginal palpation and construct validity with Peritron manometer. Neurourol Urodyn 2020; 39(2):721-31.

33. Bø K, Anglès-Acedo S, Batra A et al. International urogynecology consultation chapter 3 committee 2 – Conservative treatment of patient with pelvic organ prolapse: Pelvic floor muscle training. Int Urogynecol J 2022; 33(10):2633-67.

34. Wang T, Wen Z, Li M. The effect of pelvic floor muscle training for women with pelvic organ prolapse: A meta-analysis. Int Urogynecol J 2022; 33(7):1789-801.

35. Ge J, Wei XJ, Zhang HZ et al. Pelvic floor muscle training in the treatment of pelvic organ prolapse: A meta-analysis of randomized controlled trials. Actas Urol Esp (Engl Ed) 2021; 45(1):73-82.

36. Braekken IH, Majida M, Engh ME et al. Morphological changes after pelvic floor muscle training measured by 3-dimensional ultrasonography: A randomized controlled trial. Obstet Gynecol 2010; 115(2 Pt 1):317-24.

37. Bø K, Hilde G, Stær-Jensen J et al. Postpartum pelvic floor muscle training and pelvic organ prolapse – A randomized trial of primiparous women. Am J Obstet Gynecol 2015; 212(1):38.e1-7.

38. Sigurdardottir T, Steingrimsdottir T, Geirsson RT et al. Postpartum pelvic organ prolapse and pelvic floor muscle training: Secondary analysis of a randomized controlled trial of primiparous women. Int Urogynecol J 2023; 34(6):1319-26.

39. Li Y, Lei X, Jin YL et al. Effect of postpartum pelvic floor muscle training on pelvic organ prolapse in primiparous women. Chin J Woman Child Health Res 2016; 27(11):1384-7.

40. Wu Y, McInnes N, Leong Y. Pelvic floor muscle training versus watchful waiting and pelvic floor disorders in postpartum women. Female Pelvic Med Reconstr Surg 2018; 24(2):142-9.

41. He R, Wang X, Nian S et al. The effect of pelvic floor muscle training and perineal massage in late pregnancy on postpartum pelvic floor function in nulliparas: A randomised controlled clinical trial. Complement Ther Med 2023; 77:102982.

42. Ryhtä I, Axelin A, Parisod H et al. Effectiveness of exercise interventions on urinary incontinence and pelvic organ prolapse in pregnant and postpartum women: Umbrella review and clinical guideline development. JBI Evidence Implementation 2023; 21(4):394-408.

43. Woodley SJ, Lawrenson P, Boyle R et al. Pelvic floor muscle training for preventing and treating urinary and faecal incontinence in antenatal and postnatal women. Cochrane Database Syst Rev 2020; 5(5):CD007471.

44. Zhang D, Bø K, Montejo R et al. Influence of pelvic floor muscle training alone or as part of a general physical activity program during pregnancy on urinary incontinence, episiotomy and third- or fourth-degree perineal tear: Systematic review and meta-analysis of randomized clinical trials. Acta Obstet Gynecol Scand 2023. Epub ahead of print.

ANEXO
*Pelvic Floor Distress Inventory – PFDI-20**

Questões	Sim	Não	Se "sim", quanto a incomoda?			
			Nada	Um pouco	Moderadamente	Bastante
1. Você geralmente sente pressão na parte baixa do abdome/barriga?						
2. Você geralmente sente peso ou endurecimento/frouxidão na parte baixa do abdome/barriga?						
3. Você geralmente tem uma "bola" ou algo saindo que você pode ver ou sentir na área da vagina?						
4. Você geralmente tem que empurrar algo na vagina ou ao redor do ânus para ter evacuação/defecação completa?						
5. Você geralmente experimenta uma impressão de esvaziamento incompleto da bexiga?						
6. Você alguma vez teve que empurrar algo para cima com os dedos na área vaginal para começar ou completar a ação de urinar?						
7. Você sente que precisa fazer muita força para evacuar/defecar?						
8. Você sente que não esvaziou completamente seu intestino ao final da evacuação/defecação?						
9. Você perde involuntariamente (além do controle) fezes bem sólidas?						
10. Você perde involuntariamente (além do controle) fezes líquidas?						
11. Você às vezes elimina fator/gases intestinais involuntariamente?						
12. Você às vezes sente dor durante a evacuação/defecação?						
13. Você já teve uma forte sensação de urgência que a fez correr ao banheiro para poder evacuar?						
14. Alguma vez você sentiu uma "bola" ou um abaulamento na região genital durante ou depois de evacuar/defecar?						
15. Você tem aumento da frequência urinária?						
16. Você geralmente apresenta perda de urina durante sensação de urgência, que significa uma forte sensação de necessidade de ir ao banheiro?						
17. Você geralmente perde urina durante risadas, tosses e espirros?						
18. Você geralmente perde urina em pequena quantidade (em gotas)?						
19. Você geralmente sente dificuldade em esvaziar a bexiga?						
20. Você geralmente sente dor ou desconforto na parte baixa do abdome/barriga ou região genital?						

*Arouca MAF, Duarte TB, Lott MAM et al. Validation and cultural translation for Brazilian Portuguese version of the Pelvic Floor Impact Questionnaire (PFIQ-7) and Pelvic Floor Distress Inventory (PFDI-20). Int Urogynecol J 2016; 27(7):1097-106.

Atuação Fisioterapêutica na Gravidez de Alto Risco

Ana Carolina Sartorato Beleza ■ Daiana Priscila Rodrigues de Souza ■ Claudia de Oliveira

INTRODUÇÃO

A gestação é um fenômeno fisiológico e, na grande maioria dos casos, transcorre sem complicações. Entretanto, uma pequena parcela de mulheres pode enfrentar condições patológicas e agravos ou desenvolver problemas que aumentam significativamente as chances de uma evolução desfavorável, o que pode representar riscos tanto para a saúde materna como para a fetal. Esse grupo é denominado *gestantes de alto risco*[1].

Vale ressaltar que mesmo uma gestação aparentemente sem complicações pode tornar-se de alto risco em qualquer fase. Cerca de 15% de todas as mulheres grávidas desenvolvem uma complicação potencialmente fatal que irá exigir cuidados qualificados, e algumas necessitarão de uma intervenção obstétrica importante para sobreviver[2]. Portanto, é imprescindível reavaliar constantemente o nível de risco em cada consulta pré--natal. A identificação de risco é fundamental para evitar atrasos na assistência, os quais podem resultar em graves complicações, como a morte materna[1].

No Brasil, em 2020, a razão de mortalidade materna (RMM) foi de 71,9 a cada 100 mil nascimentos. A RMM é um dos mais importantes indicadores globais de saúde. A morte materna é definida como aquela que ocorre, por qualquer causa, na gravidez, parto ou puerpério (até 42 dias após o parto), ou até 1 ano, por causas obstétricas diretas e indiretas[3]. O Ministério da Saúde do Brasil, em consonância com a pactuação dos Objetivos de Desenvolvimento do Milênio, pretende alcançar, até 2030, reduções sequenciais até a razão de 30 mortes maternas para cada 100 mil nascidos vivos[4].

O documento *10 passos para a redução da mortalidade materna no Brasil* descreve, no primeiro item: "garanta encontros de qualidade, centrados na necessidade de cada mulher, durante todos os contatos com o serviço de saúde"[5]. As gestantes em situação de alto risco exigirão, além do suporte em seu território, cuidados de uma equipe de saúde especializada e multiprofissional, eventualmente até em serviço de referência secundário ou terciário com instalações neonatais que ofereçam cuidados específicos[6]. O fisioterapeuta, profissional integrante da equipe multiprofissional, poderá contribuir com a assistência prestada à gestante de alto risco, prevenindo e/ou tratando os desconfortos musculoesqueléticos advindos da evolução da gestação e preparando a mulher para o parto/pós-parto, e assim colaborar com o aprimoramento da assistência nas situações de risco obstétrico.

Para tanto, o objetivo do presente capítulo é apontar como a Fisioterapia pode atuar nessa fase do ciclo vital feminino, em particular no grupo de gestantes de alto risco. As complexidades clínicas enfrentadas por essas mulheres pressupõem que a abordagem fisioterapêutica deva ser sempre fundamentada em evidências científicas, mesmo diante das lacunas que a literatura ainda apresenta sobre o tema. O fisioterapeuta deve saber identificar as necessidades específicas dessas gestantes para poder implementar protocolos terapêuticos personalizados e promover cuidados efetivos e, acima de tudo, seguros. Esse profissional pode desempenhar um papel crucial no manejo e na promoção da saúde materna, melhorando diversos desfechos.

IDENTIFICAÇÃO DE RISCO

Segundo as recomendações da Organização Mundial da Saúde, o pré-natal qualificado é aquele em que a mulher refere ter vivenciado uma experiência positiva

Quadro 27.1 Algumas condições clínicas para identificação de risco maior na gestação

Características individuais e condições sociodemográficas	■ Idade < 15 anos e > 40 anos ■ Obesidade com IMC > 40 ■ Baixo peso no início da gestação (IMC < 18)
História reprodutiva anterior	■ Abortamento espontâneo de repetição (três ou mais em sequência) ■ Parto pré-termo em qualquer gestação anterior (especialmente < 34 semanas) ■ Restrição de crescimento fetal em gestações anteriores
Condições clínicas prévias à gestação	■ Hipertensão arterial crônica e diabetes *mellitus* prévio à gestação ■ Tireoidopatias (hipertireoidismo ou hipotireoidismo clínico) ■ Cardiopatias ■ Antecedentes de tromboembolismo
Intercorrências clínicas/obstétricas na gestação atual	■ Síndromes hipertensivas (hipertensão gestacional e pré-eclâmpsia) ■ Diabetes *mellitus* gestacional com necessidade de uso de insulina ■ Infecção urinária alta ■ Placenta prévia

IMC: índice de massa corporal.
Fonte: Ministério da Saúde, 2022[6].

da gestação[7]. Essa satisfação faz com que as gestantes possam aderir ao acompanhamento, bem como às recomendações recebidas, como ter autocuidado, aprender a identificar sinais de alerta e gravidade, buscar precocemente atendimento de urgência, fazer o preparo para o parto e permitir o envolvimento do parceiro e/ou rede de apoio[7].

A assistência pré-natal, além de qualificada, deverá ser humanizada e hierarquizada de acordo com o risco gestacional. A identificação de risco deverá ser iniciada na primeira consulta e ser dinâmica, contínua e revista a cada atendimento[6]. Características individuais, condições sociodemográficas, histórico reprodutivo anterior e estado de saúde antes da gestação são fatores que podem contribuir para o risco maior de desenvolvimento ou agravamento de doenças durante a gestação. A análise desses elementos possibilita uma compreensão mais completa e precisa dos riscos associados, o que viabiliza uma abordagem personalizada e adequada às necessidades individuais de cada gestante. O Quadro 27.1 apresenta a descrição de alguns desses fatores (a lista completa pode ser acessada no *Manual de Gestação de Alto Risco* do Ministério da Saúde)[6].

O acompanhamento fisioterapêutico difere dos demais acompanhamentos profissionais por ser frequente, ocorrendo, na maioria das vezes, semanalmente. Assim, é fundamental que o profissional esteja alerta para identificar precocemente fatores de risco que afetam a evolução da gestação. Essa detecção precoce oferece uma oportunidade valiosa para uma possível revisão das condutas terapêuticas, especialmente considerando as contraindicações potenciais da realização de exercícios ou intervenções fisioterapêuticas para gestantes em situações de alto risco.

A assistência fisioterapêutica em Saúde da Mulher, com foco na Obstetrícia, conta com uma literatura ampla no que se refere ao atendimento à gestante e à parturiente de baixo risco. No Brasil, a Associação Brasileira em Saúde da Mulher (ABRAFISM) tem produzido frequentemente materiais que podem ser acessados pelos profissionais clínicos (www.abrafism.org.br).

SITUAÇÕES DE RISCO OBSTÉTRICO

Diversas são as condições de saúde consideradas de risco obstétrico. Algumas condições prevalentes durante a gestação, como o diabetes gestacional, já são investigadas pela literatura em relação aos riscos e benefícios da prescrição de exercícios nessa fase da vida da mulher (veja o Capítulo 28). A mudança no estilo de vida proporcionada pela incorporação da prática de exercício durante a gestação tem o potencial de prevenir outras condições, como o sobrepeso e a obesidade durante a gestação, o aparecimento do diabetes tipo 2 e suas complicações em longo prazo[8].

No entanto, certas condições de saúde, com maior potencial de risco para a saúde materna e fetal, demandam individualização do protocolo de exercício[9]. Diante disso, é responsabilidade do fisioterapeuta conhecer as particularidades de cada mulher, visando mitigar os impactos decorrentes da necessidade de restrição de atividade ou repouso. O Quadro 27.2 lista algumas situações de risco obstétrico que podem ser vivenciadas pelo fisioterapeuta.

Quadro 27.2 Condições de saúde com potencial risco obstétrico

Situações de risco	Definição	Prevalência
Gestações múltiplas	Presença de dois ou mais fetos em uma única gravidez[10]	Cerca de 3% dos nascimentos no Brasil no ano de 2022[11]
Diabetes tipo 1	Doença metabólica determinada pelo defeito na secreção ou ação da insulina, ou ambos, causando hiperglicemia crônica com danos em longo prazo, levando a disfunções e falência em diferentes órgãos. A gravidez em mulheres com diabetes preexistente aumenta o risco de resultados maternos e fetais adversos, provavelmente associados ao mau controle glicêmico, especialmente no período periconcepcional e no primeiro trimestre da gravidez[8,12]	6,2% dos nascidos vivos em 2017 tiveram alguma forma de hiperglicemia na gravidez[13]
Cardiopatias	Doenças que afetam o sistema cardiocirculatório. As modificações fisiológicas durante a gestação, parto e puerpério podem piorar o estado funcional de mulheres com cardiopatia previamente conhecida ou mesmo proporcionar a manifestação de doenças cardíacas sem diagnóstico prévio à gestação diante do aumento do débito cardíaco[14]	A cardiopatia afeta de 1% a 4% das gestações e é responsável por até 15% dos óbitos maternos na Europa, segundo as referências do Manual de Cardiopatia e Gravidez[14]
Trombofilia	Propensão para desenvolvimento de eventos tromboembólicos em virtude de anormalidades no sistema de coagulação, aumentando a predisposição para formação de coágulos no sistema circulatório, incluindo complicações, como trombose venosa profunda (TVP), tromboembolismo pulmonar, trombose placentária, formas graves de hipertensão gestacional, descolamento prematuro de placenta, restrição de crescimento fetal e óbito fetal[15,16]	As gestantes são quatro a cinco vezes mais propensas a desenvolver TVP do que as mulheres não grávidas. Estima-se que a incidência mundial de TVP esteja entre 0,76 e 1,72 a cada 1.000 gestações. Tanto a trombofilia adquirida como a hereditária podem ser identificadas em 20% a 50% das mulheres que apresentaram um evento tromboembólico durante a gestação ou no pós-parto[15,16]
Incompetência istmocervical	Inabilidade do colo uterino de manter-se fechado e reter o feto no segundo trimestre da gestação na ausência de contrações uterinas ou sinais ou sintomas de trabalho de parto. Pode ser de origem estrutural ou funcional[17]	De 0,1% a 1,8%, sendo responsável por 20% a 25% dos abortos tardios de repetição e 3% a 5% dos abortamentos tardios esporádicos. Ocorre em até 25% das gestantes com malformação uterina[17]
Placenta prévia	É aquela que se insere no segmento inferior do útero, localizando-se muito próximo ou até recobrindo o orifício interno do colo uterino. Durante a gestação, pode ocorrer mudança na classificação da placenta prévia, ou no decorrer do trabalho de parto[18]	Incidência de aproximadamente 1/200 a 1/400 gestações, mas o número tem crescido nos últimos anos no Brasil em decorrência do aumento do número de cesarianas[18]
Descolamento prematuro de placenta	É a separação parcial ou completa da placenta normalmente inserida, antes da expulsão do feto, em gestação de 20 semanas completas ou mais[19]	Varia de 0,3% a 1,0%, sendo mais elevada em serviços de referência do Brasil. Em geral, ocorre, em torno de 34 semanas de gestação com partos prematuros (< 37 semanas) em 50% dos casos[19]
Ruptura prematura das membranas ovulares (RPMO)	Definida como a ruptura espontânea das membranas coriônica e amniótica antes do início do trabalho de parto, independentemente da idade gestacional. Pode haver RPMO pré-termo (antes de 37 semanas de gestação) e aquelas que ocorrem a termo[20]	Aproximadamente 10%, dos quais 7% a 8% ocorrem a termo. A RPMO pré-termo ocorre em 2% a 3% das gestações, porém está relacionada com um terço dos partos prematuros[20]
Trabalho de parto prematuro	O trabalho de parto é considerado prematuro quando se inicia antes de 37 semanas completas de gestação (259 dias)[21]	O Brasil registrou aproximadamente 3 milhões de nascimentos prematuros, correspondendo a uma prevalência de 11%, o que situa o país entre os dez com maior ocorrência de nascimentos pré-termo no mundo[22]

REPOUSO E RESTRIÇÃO DE ATIVIDADE NAS GESTAÇÕES DE ALTO RISCO

Diante das situações de risco obstétrico, o fisioterapeuta frequentemente se depara com a prescrição de repouso/restrição de atividades como conduta principal nesses casos. O repouso no leito é prescrito pela maioria dos profissionais de saúde nas maternidades que atendem gestantes de alto risco[23,24]. Essas recomendações teriam como objetivo diminuir possíveis impactos/consequências decorrentes das condições de saúde identificadas como risco, visando proteger a saúde materno-fetal[25,26].

O repouso ou restrição de atividade pode variar de algumas horas de descanso por dia durante a vigília na posição supina, ou relaxada, até as 24 horas do dia, exceto para refeições, banho e uso do banheiro. A indicação de restrição de atividade pode ser dividida em leve, moderada ou estrita. A restrição de atividade leve envolve 2 horas de descanso; a moderada, entre 2 e 8 horas; e a estrita envolve repouso absoluto 24 horas por dia. Ao ser prescrita a restrição de atividade moderada ou estrita, não é recomendada a execução de tarefas domésticas nem pegar peso[27,28].

Embora o repouso e a restrição de atividades sejam frequentemente recomendados como estratégias para reduzir os riscos associados às doenças obstétricas, é crucial reconhecer que essas condutas podem ter consequências significativas. O repouso prolongado pode levar a complicações, como descondicionamento fisiológico em gestantes hospitalizadas, atrofia muscular e perda de massa óssea, além de aumentar o risco de trombose venosa profunda e impactar negativamente a saúde mental da gestante. Além disso, a restrição de atividades pode resultar em redução da mobilidade e em impactos psicossociais, afetando não apenas a gestante, mas também seu ambiente familiar. Assim, enquanto essas medidas podem ser adotadas para reduzir as complicações obstétricas, é importante equilibrar os benefícios e os riscos, considerando o impacto físico, emocional e social que podem impor à gestante[29,30].

Uma revisão sistemática da Cochrane investigou os efeitos da prescrição de repouso no leito hospitalar ou domiciliar para prevenção do parto prematuro. Apenas dois estudos preencheram os critérios de inclusão estabelecidos no protocolo do estudo. Os autores verificaram que não há evidências que apoiem ou refutem a indicação de repouso para prevenir o parto prematuro. Embora essa seja uma conduta amplamente utilizada, não há evidências de que essa prática possa promover algum benefício. Em razão dos potenciais efeitos deletérios do repouso sobre a saúde das mulheres e suas famílias, bem como do aumento dos custos para o sistema de saúde, a equipe deve avaliar os benefícios e malefícios de tal conduta[31].

A restrição da atividade sexual, ou a abstinência total, também pode ser indicada para as gestantes de alto risco. Muitas vezes, a restrição se refere ao "repouso pélvico", não definido claramente pela literatura, ou seja, ainda não se sabem quais atividades ou práticas sexuais devem ser evitadas. Por exemplo, não se sabe se o orgasmo precisa ser evitado durante a gravidez de alto risco, bem como se a penetração poderia ter efeitos distintos no corpo da mulher grávida. Uma possível explicação que embasaria a necessidade de restrição da atividade sexual seria a fisiopatologia de outras atividades não sexuais que teriam efeitos semelhantes, como a liberação de prostaglandinas (o que poderia promover o amadurecimento do colo) e de ocitocinas (que ocasionaria a contração uterina), podendo levar ao trabalho de parto prematuro[32].

Por outro lado, a restrição da atividade sexual ou a abstinência pode impactar sensivelmente a vida da mulher e, também, do casal. Estudo observacional realizado com 36 mulheres com diagnóstico de diabetes tipo 1, a maioria no início do segundo trimestre gestacional, verificou que cerca de 91% das gestantes estavam insatisfeitas com sua vida sexual[33].

Dadas as lacunas na literatura, é recomendado que a equipe de saúde avalie individualmente cada caso, em colaboração com o casal, a fim de determinar a melhor conduta para minimizar as potenciais repercussões negativas associadas à privação de atividade sexual para algumas mulheres[32].

CONSIDERAÇÕES SOBRE AVALIAÇÃO FISIOTERAPÊUTICA

Avaliar uma gestante de alto risco consiste, muitas vezes, em lidar com um contexto multifacetado, em que devem ser levadas em consideração não apenas as condições clínicas, mas também o ambiente em que a mulher está inserida. Certas condições, como a vulnerabilidade socioeconômica, podem aumentar significativamente os desafios enfrentados pelas gestantes de alto risco. A vulnerabilidade corresponde às mulheres que enfrentam condições ou circunstâncias que as tornam mais suscetíveis a riscos físicos, emocionais, sociais ou de saúde, como a falta de acesso a cuidados de saúde, violência ou abuso, isolamento social, condições de saúde mental, dependência de substâncias lícitas ou ilícitas, migração, refúgio e adolescência[34].

Diante das especificidades desse grupo, a avaliação fisioterapêutica não pode estar descolada da avaliação e acompanhamento dos demais profissionais de saúde. O envolvimento de psicólogos, assistentes sociais e terapeutas ocupacionais pode ser necessário para garantir uma boa experiência da gestação, minimizando os impactos emocionais que podem ser causados antes e após o parto.

A avaliação pode ocorrer em diferentes cenários, incluindo o hospitalar, o ambulatorial e o domiciliar. No ambiente hospitalar, especialmente em casos de maior complexidade e com indicação de repouso absoluto, o fisioterapeuta desempenha papel essencial na identificação precoce de possíveis complicações. A seguir, serão apresentadas sugestões para a avaliação fisioterapêutica em ambiente hospitalar, porém, quando o atendimento for realizado em ambiente ambulatorial ou domiciliar, basta adaptar a proposta de acordo com a condição de saúde da gestante e o nível de restrição de atividade (veja o Capítulo 10).

O processo de avaliação pode ser iniciado pela coleta de dados pessoais e a anamnese, seguidas pela avaliação física. É de extrema importância conhecer o diagnóstico clínico, a causa subjacente e a duração da internação, bem como examinar a evolução cronológica da doença, assim como as queixas, sintomas e/ou sinais apresentados pela gestante. Além disso, é necessário o conhecimento acerca dos medicamentos utilizados, em razão da possível influência no planejamento e execução do tratamento fisioterapêutico.

Em virtude das modificações fisiológicas impostas pela gestação, a investigação de sinais e sintomas relacionados à função intestinal, como presença de constipação intestinal, hemorroidas ou desconforto pélvico, oferece informações sobre o bem-estar geral da gestante e pode apoiar o fisioterapeuta no planejamento do tratamento. Além disso, podem ser investigados sintomas que acometem as funções respiratória e urinária, em vista da possibilidade de dispneia e infecção e incontinência urinárias.

Conhecida a história clínica da gestante, é possível seguir para o exame físico, iniciando pela aferição dos sinais vitais. O acompanhamento regular da pressão arterial é essencial para detecção precoce de quaisquer variações, sendo recomendado que a pressão arterial ideal esteja abaixo de 120/80mmHg. Valores persistentemente acima desse limiar devem ser monitorizados de perto e podem exigir intervenção médica[35].

Além disso, é fundamental o monitoramento de outros parâmetros vitais, como a temperatura corporal e os batimentos cardíacos. Em relação à temperatura corporal, é esperado aumento moderado durante a gravidez, com a faixa normal considerada entre 36,5°C e 37,0°C. Variações significativas podem indicar a presença de infecções, exigindo investigação e tratamento adequados.

Os batimentos cardíacos também merecem atenção, pois as alterações fisiológicas da gestação podem influir na frequência cardíaca. Durante a gravidez, a frequência cardíaca costuma aumentar, sendo considerada aceitável uma média de 75 a 100bpm em repouso (veja o Capítulo 7)[36]. No entanto, qualquer aumento repentino ou

padrões irregulares devem ser avaliados, uma vez que o aumento da frequência cardíaca pode significar que o esforço durante o exercício pode estar além do permitido para aquela gestante. A combinação de monitoramento rigoroso da pressão arterial, temperatura corporal e batimentos cardíacos oferece compreensão abrangente da saúde da gestante, tornando possível uma intervenção segura e individualizada.

Após a verificação dos sinais vitais, o fisioterapeuta pode proceder à inspeção visual com a gestante no leito, bem como realizar palpações musculares. Se a mulher puder permanecer em sedestação, será possível seguir para a avaliação postural. Inicialmente, o fisioterapeuta pode analisar a posição que ela assume no leito, bem como a adotada para dormir. Se necessário, pode propor ajustes de modo a promover o bem-estar da gestante, visto que o período de internação pode ser prolongado em alguns casos. Se a gestante estiver em decúbito lateral, recomenda-se o uso de suporte entre os membros inferiores, preferencialmente na mesma altura do quadril, promovendo a posição neutra e evitando a dor sacroilíaca, por exemplo. Caso a gestante possa sair do leito e ficar em bipedestação, podem ser realizadas as avaliações posturais estática e dinâmica.

Em vista das repercussões da restrição de atividade e repouso no leito vivenciadas pela gestante em ambiente hospitalar, a avaliação da dor é essencial. O fisioterapeuta deve estar atento não apenas ao exame dos aspectos físicos, mas também levar em consideração os fatores psicossociais que podem impactar a percepção da dor. Para isso, podem ser utilizadas escalas validadas para a população brasileira, as quais podem ser uni ou multi-dimensionais.

Nesse momento, destaca-se da avaliação fisioterapêutica a investigação da dor nas regiões lombar e pélvica e da sínfise púbica, frequentemente relatada pelas mulheres confinadas ao leito (veja o Capítulo 21). A dor na cintura pélvica localiza-se entre a crista ilíaca e a prega glútea, podendo estar relacionada com dor na sínfise púbica e irradiação para o membro inferior[37,38].

As alterações biomecânicas e hormonais próprias da gravidez, adicionadas às repercussões do repouso no leito, podem ocasionar desconforto significativo para essas mulheres. Batista e cols.[33] realizaram um estudo observacional sobre a frequência de dor lombar e pélvica em gestantes com diabetes tipo 1 e verificaram que 69% queixaram-se de dor lombar ou pélvica mesmo não estando com indicação de repouso ou restrição de atividade. Os autores também verificaram que, quanto maior o tempo de doença, maior a frequência de dor[33].

Testes de rastreio para a dor na cintura pélvica podem ser realizados, a depender do nível de restrição de atividade. São eles: teste de provocação da dor pélvica posterior, teste de Patrick ou Fabere, teste de Gaenslen, teste pélvico funcional, elevação da perna reta e palpação da sínfise púbica (veja o Capítulo 21)[37,39].

Gestantes com restrição de atividade podem apresentar queixas relacionadas ao sistema circulatório devido à estase venosa resultante do imobilismo. Ademais, conforme relatado anteriormente, mulheres com trombofilia estão mais propensas à ocorrência de eventos tromboembólicos. Portanto, antes de ser iniciado o tratamento fisioterapêutico, deve-se realizar a inspeção dos membros inferiores, bem como conduzir testes de rastreio, como o teste de Homans (presença de dor na região da panturrilha ao realizar a dorsiflexão passiva do pé), o sinal de Bancroft (dor à palpação da panturrilha contra a estrutura óssea) e o sinal da Bandeira (redução da mobilidade da panturrilha, comparada à do outro membro). Todos esses sinais são importantes, além da presença de edema, rubor, calor e diferença igual ou superior a 2cm entre a circunferência do membro afetado e o normal[40].

Quanto à avaliação da região genital e dos músculos do assoalho pélvico na população específica de gestantes de alto risco, não se pode assegurar a realização nesse grupo. Há a compreensão clara de que essa musculatura desempenha papel crucial na sustentação dos órgãos pélvicos e na estabilidade biomecânica, sendo essencial sua avaliação com vistas à prevenção e ao tratamento, por exemplo, da incontinência urinária e do prolapso dos órgãos pélvicos. Por outro lado, pouco se sabe sobre as possíveis repercussões da palpação vaginal em mulheres com risco de trabalho de parto prematuro, incompetência istmocervical e placenta prévia. Também não há conhecimento claro a respeito de como os sinais vitais são afetados durante esse exame, considerando que a posição adotada com frequência é o decúbito dorsal. O *American College of Obstetricians and Gynecologists* recomenda que o decúbito dorsal seja evitado a partir de 20 semanas de gestação, uma vez que essa posição pode diminuir o retorno venoso em razão da compressão aortocava provocada pelo peso do útero gravídico[9].

Por outro lado, quando as gestantes não estão restritas ao leito e se encontram estáveis clinicamente, a equipe de saúde pode avaliar os riscos e benefícios da análise do assoalho pélvico. A investigação dos sintomas urinários e proctológicos pode embasar intervenções que visem prevenir outras condições de saúde e melhorar a qualidade de vida da gestante, contribuindo para um desfecho mais positivo dessa fase mesmo em situações clínicas desafiadoras.

O Quadro 27.3 apresenta uma proposta de avaliação fisioterapêutica da gestante de alto risco em ambiente hospitalar.

Quadro 27.3 Proposta de avaliação fisioterapêutica atualizada e revisada da gestante de alto risco em ambiente hospitalar

Dados pessoais	▪ Nome ▪ Idade ▪ Nacionalidade ▪ Escolaridade ▪ Endereço ▪ Telefone ▪ Data da avaliação ▪ Obstetra responsável ▪ Diagnóstico clínico ▪ Histórico clínico

Anamnese	▪ História da doença atual
	▪ Tempo de internação
	▪ Nível de restrição de atividade/repouso
	▪ Perda de líquido e/ou sangue
	▪ Medicamentos utilizados
	▪ Sintomas respiratórios
	▪ Sintomas urinários
	▪ Avaliação da função intestinal
	  • Presença de constipação
	  • Hemorroidas
	▪ Avaliação de vulnerabilidades
	▪ Situação socioeconômica
	▪ Acesso a cuidados de saúde
	▪ Histórico de violência ou abuso
	▪ Condições de saúde mental
	▪ Dependência de substâncias
	▪ Suporte familiar e rede de apoio
	▪ Histórico de gestações anteriores

Avaliação física	▪ Sinais vitais
	  • Pressão arterial
	  • Temperatura corporal
	  • Frequência cardíaca
	▪ Altura
	▪ Peso
	▪ Idade gestacional
	▪ IMC
	▪ Inspeção
	▪ Palpação
	▪ Queixas de dor (localização, intensidade, características)
	▪ Avaliação postural (em decúbito, sentada, em pé)
	▪ Avaliação de mobilidade
	▪ Avaliação funcional
	▪ Capacidade de mudança de posição no leito
	▪ Testes especiais
	  • Teste de provocação da dor pélvica posterior
	  • Teste de Patrick ou Fabere
	  • Teste de Gaenslen
	  • Teste pélvico funcional
	  • Elevação da perna reta
	  • Palpação da sínfise púbica
	▪ Avaliação circulatória
	▪ Inspeção e palpação (sinais de edema, calor e rubor em membros inferiores)
	▪ Testes de rastreio para eventos tromboembólicos:
	  • Teste de Homans
	  • Sinal de Bancroft
	  • Sinal da Bandeira

Diagnóstico fisioterapêutico	

IMC: índice de massa corporal.
Fonte: atualizado e revisado a partir de Carvalho, 2014[41].

TRATAMENTO FISIOTERAPÊUTICO

Tanto os fisioterapeutas como os demais membros da equipe de saúde devem, sempre que possível, estimular o comportamento ativo das mulheres durante a gestação. O estilo de vida sedentário durante a gravidez pode submeter a mulher ao risco de doenças crônicas. Por outro lado, poucos estudos descreveram uma proposta de intervenção para gestantes de alto risco; diante disso, as propostas aqui apresentadas devem ser adotadas com cautela e devem ser sempre discutidas com a equipe multiprofissional, visando avaliar os riscos e benefícios para a saúde materno-fetal.

Caso ocorram complicações graves e a gestante necessite internação hospitalar, pode estar indicado o repouso no leito, e qualquer mobilidade ou atividade física está contraindicada por dias ou mesmo semanas. Conforme destacado previamente, as atividades de vida diária para gestantes de alto risco podem não ser possíveis, e a mobilidade física pode ser drasticamente restringida. Por outro lado, isso pode impedir a aquisição dos benefícios promovidos pelo exercício físico, bem como predispor a mulher ao aparecimento de queixas musculoesqueléticas e fenômenos tromboembólicos.

O atendimento fisioterapêutico pode ser realizado, basicamente, em dois locais: hospital ou domicílio, sendo possível encontrar gestantes em repouso relativo ou absoluto no leito hospitalar e gestantes em repouso relativo em ambiente domiciliar.

Em caso de internação com repouso relativo em ambiente hospitalar, Palacio & Mottola[30] propõem que a sessão de exercícios para essas gestantes não ultrapasse 30 minutos contínuos, os quais podem ser realizados, também, em pequenos blocos ao longo do dia. A intensidade do programa não é descrita pelos autores; eles referem apenas que dependerá de cada mulher. Os autores recomendam o uso de dispositivo de resistência (faixa elástica) adaptado para a capacidade de cada gestante[30].

Um estudo de viabilidade analisou gestantes internadas com diagnósticos diversos de alto risco, em repouso relativo, e que realizaram um protocolo de exercícios. Elas foram divididas em dois grupos: um realizou exercícios no leito com música (n = 6), enquanto o outro apenas escutava música (n = 5). O protocolo consistiu em exercícios dinâmicos de membros superiores e inferiores em posição recostada a 45 graus. Cuidados foram tomados para reduzir o risco de sangramento vaginal ou outros fluidos e o aumento da pressão arterial, como aferição frequente dos sinais vitais e cuidado para evitar aumento da pressão intra-abdominal. A sessão compreendeu 5 minutos de alongamentos para grupos musculares específicos, 20 minutos de outros exercícios e, por fim, 5 minutos de alongamento e desaquecimento. O Quadro 27.4 sintetiza o protocolo proposto[42].

Quadro 27.4 Proposta de intervenção baseada em exercícios para gestantes hospitalizadas em repouso relativo

Alongamento/aquecimento (5 minutos)		
1) Círculos com o tornozelo	Na posição deitada, levante o pé direito, gire o tornozelo lentamente em um movimento circular em uma direção e depois repita o movimento em direção oposta	Gire cinco vezes para a direita e cinco vezes para a esquerda. Após completar ambas as direções, repita os mesmos alongamentos com o pé esquerdo
2) Alongamento das coxas e quadril	Deitada de lado, dobre a perna superior e segure a perna ao redor do tornozelo ou da área da canela com a mão; incline suavemente a pelve para baixo e mova suavemente a perna para trás; mantenha o joelho a 90 graus (não mais) e não arqueie as costas	Mantenha o alongamento por 10 a 30 segundos e repita do outro lado
3) Alongamento externo das coxas	Deitada confortavelmente de lado, coloque a perna superior à frente do corpo (joelho dobrado a 90 graus)	Mantenha por 10 a 30 segundos e depois repita do outro lado
4) Alongamento da região superior das costas e pescoço	Na posição reclinada, estenda os braços à frente do corpo, na altura do peito; a parte superior das costas e os ombros estarão arredondados	Mantenha por 10 a 30 segundos
5) Alongamento das panturrilhas com uso da faixa elástica	Reclinada com as pernas estendidas, passe uma faixa elástica ou toalha ao redor da região do arco transverso e traga os dedos em sua direção	Mantenha por 10 a 30 segundos e depois repita do outro lado
6) Elevação de ombros	Em posição reclinada, eleve os ombros e baixe-os lentamente de volta à posição inicial	Repita de oito a dez vezes
7) Circunduções com os braços	Em posição reclinada, circule os braços lentamente para trás	Cinco vezes e depois para frente cinco vezes

(Continua)

Quadro 27.4 Proposta de intervenção baseada em exercícios para gestantes hospitalizadas em repouso relativo *(Cont.)*

Exercícios de fortalecimento (20 minutos)		
1) Extensão de joelhos	Em posição semirreclinada, com os joelhos flexionados e os pés apoiados no leito, estenda a perna	12 a 15 vezes; repita do outro lado
2) Joelho no peito	Deitada de lado, estenda-se reta com o joelho superior dobrado em direção à barriga e depois o empurre para trás, acompanhando com o calcanhar.	12 a 15 vezes; repita do outro lado
3) Rosca bíceps	Reclinada com os joelhos levemente flexionados, coloque uma faixa elástica ao redor dos pés e segure as extremidades da faixa (uma em cada mão); dobre um braço no cotovelo, trazendo a mão até o ombro; volte o braço à posição inicial (extensão); faça o mesmo movimento com o outro braço (unilateral)	12 a 15 vezes
4) Extensões de tríceps	Enquanto estiver em posição reclinada, com os joelhos levemente flexionados, os braços estendidos para frente (na altura do peito) com cotovelos dobrados, estabilize a faixa elástica com uma das mãos e puxe a faixa com a outra mão até que o antebraço esteja estendido (sem travar o cotovelo); retorne lentamente a mão à posição inicial	12 a 15 vezes; repita do outro lado
5) Exercício para a parte superior das costas	Em posição reclinada, com os joelhos levemente flexionados e os braços estendidos para frente (na altura do peito) com leve flexão nos cotovelos, estique a faixa elástica até que as mãos estejam na altura dos ombros, apertando suavemente as duas escápulas juntas; retorne suavemente à posição inicial	Repita o exercício 15 vezes
6) Supino	Na posição reclinada, com a faixa elástica ao redor da parte superior do corpo (na altura dos ombros) e as extremidades da faixa nas mãos, empurre lentamente ambos os braços para frente até que os cotovelos estejam completamente estendidos (não trave os cotovelos); retorne suavemente à posição inicial (cotovelos dobrados e mãos próximas aos ombros)	Repita o exercício 15 vezes
Alongamento/desaquecimento (desaquecimento por 5 minutos)		
1) Círculos com o tornozelo	Enquanto estiver reclinada, levante o pé direito, gire o tornozelo lentamente em movimento circular em uma direção e depois repita, circulando na direção oposta	Cinco vezes para a esquerda e cinco vezes para a direita; após ter completado ambas as direções, repita os mesmos alongamentos com o pé esquerdo
2) Alongamento de coxa e quadril	Enquanto estiver reclinada de lado, dobre a perna superior e a segure com a mão ao redor do tornozelo ou área da canela; incline suavemente a pelve para baixo e mova suavemente a perna para trás; mantenha o joelho a 90 graus (não mais) e não arqueie as costas	Mantenha o alongamento por 10 a 30 segundos e repita do outro lado
3) Alongamento externo da coxa	Enquanto estiver reclinada confortavelmente de lado, coloque a coxa à frente do seu corpo (joelho dobrado a 90 graus)	Mantenha o alongamento por 10 a 30 segundos e repita do outro lado
4) Alongamento da parte superior das costas e pescoço	Em posição reclinada com postura adequada, estenda os braços à frente do corpo, na altura do peito; a parte superior das costas e os ombros estarão arredondados	Mantenha o alongamento por 10 a 30 segundos
5) Alongamento de panturrilha	Em posição reclinada com as pernas estendidas, passe uma faixa elástica ou toalha ao redor da região do arco transverso e traga os dedos em sua direção	Mantenha o alongamento por 10 a 30 segundos e repita do outro lado
6) Circunduções de membros superiores	Em posição reclinada, circule os braços lentamente; repita o exercício apenas com os ombros para trás lentamente	Circule os braços cinco vezes para trás e cinco vezes para frente; circule os ombros para trás dez vezes

Fonte: Brun *et al.*, 2011[42].

Os autores do referido estudo verificaram que não houve alterações na pressão arterial materna ou no número de contrações uterinas após o exercício, sugerindo não haver risco para a saúde materno-fetal com a realização desse protocolo de exercícios. Entretanto, vale lembrar que se trata de um estudo de viabilidade, etapa inicial de um futuro ensaio clínico, o qual poderá trazer respostas mais confiáveis para os desfechos estudados[42].

Sechrist e cols.[43] conduziram um estudo-piloto, por meio da revisão de prontuários, com o objetivo de verificar a eficácia de um programa de exercícios aquáticos realizados com gestantes de alto risco que estavam hospitalizadas e em repouso relativo. O protocolo proposto apresentava as seguintes características:

- **Frequência:** três vezes na semana.
- **Duração:** 1 hora por sessão.
- **Local:** piscina do próprio hospital com deslocamento das mulheres em cadeira de rodas.
- **Programa de exercícios:** aquecimento (caminhada e exercício com prancha), fortalecimento (exercícios de bíceps, ombros, panturrilhas e tornozelos, seguidos por exercícios de batimento de pernas e concluindo com flutuação) e relaxamento por meio de caminhada na piscina.

Os resultados demonstraram que as mulheres que participaram do protocolo aumentaram o nível de líquido amniótico e a duração da gestação, em comparação com as não participantes. Não houve diferenças entre os dois grupos em relação à mudança na pressão arterial sistólica e diastólica[42].

Vale destacar as diversas limitações metodológicas desse estudo, como número insuficiente de participantes, ausência de informações sociodemográficas e falta de padronização do protocolo de intervenção. Os autores sugerem que futuros estudos considerem investigar a inclusão de informações psicossociais e medidas de resultados de desempenho ocupacional, como a retomada de atividades de vida diária no pós-parto[43].

Um ensaio clínico randomizado avaliou os efeito de um programa de exercícios estruturados na frequência de contração uterina, pressão arterial, frequência cardíaca, frequência cardíaca fetal e sintomas psicofísicos (desconforto físico, ansiedade e depressão) em gestantes com mais de 24 semanas de idade gestacional, hospitalizadas por mais de 2 dias e com prescrição de repouso no leito[44]. Não foram incluídas gestantes com sangramento vaginal contínuo, hipertensão não controlada, ruptura prematura de membrana, dilatação cervical maior que 3cm ou desordem articular[44], sendo utilizado o protocolo de exercícios proposto por Brun e cols.[41], descrito anteriormente.

Os autores verificaram que a realização do protocolo não aumentou o risco de contração uterina e não promoveu alteração significativa na pressão arterial. A frequência cardíaca fetal aumentou durante o exercício no grupo experimental, em comparação com a avaliação inicial, porém logo retornou aos valores basais. Houve melhora no desconforto físico, mas não nos escores de ansiedade e depressão, quando os grupos foram comparados[44].

Silva-Jose e cols.[45] realizaram uma revisão sistemática com metanálise com o objetivo de avaliar o impacto de intervenções baseadas em atividade física durante o repouso no leito em gestantes de alto risco. Os desfechos primários analisados foram peso ao nascer e parto prematuro, sendo incluídos oito ensaios clínicos randomizados e um estudo de viabilidade com o total de 3.173 mulheres[45].

Na análise do peso ao nascer, os autores incluíram seis ensaios clínicos. Os resultados encontrados sugerem que a manutenção da atividade física pode promover pesos mais adequados ao nascer (diferença média: 142,57; IC95%: 36,56 a 248,58). Quatro ensaios clínicos foram analisados em relação ao repouso no leito ou à restrição de atividade física e parto prematuro. Os resultados encontrados demonstram que não existe associação entre os dois (OR: 0,79; IC95%: 0,61 a 1,02)[45]. Todavia, não foi possível encontrar o resultado da qualidade das evidências e a força das recomendações analisadas pelo *Grading of Recommendations Assessment, Development and Evaluation* (GRADE [veja o Capítulo 2]), conforme os autores propuseram no método. Ademais, vale destacar outras limitações, como a heterogeneidade dos protocolos e o viés de publicação.

Além de considerar as propostas de tratamento apresentadas, as quais se baseiam majoritariamente na cinesioterapia, é importante explorar outros recursos terapêuticos no tratamento de possíveis desconfortos musculoesqueléticos durante a gestação. A queixa de dor lombar ou na região da cintura pélvica é exemplo comum de desconforto relatado por gestantes em repouso. Os recursos terapêuticos manuais podem ser recomendados como aliados para reduzir a dor e as demais repercussões advindas da imobilidade. Contudo, não há na literatura estudos sobre a melhor técnica a ser adotada para essa população; assim, a individualização da conduta, a experiência do fisioterapeuta e a discussão do caso com a equipe podem ser um caminho.

Diante do exposto, deve ser considerada a manutenção de um mínimo de atividade diária com vistas a diminuir os efeitos fisiológicos da restrição de atividade durante a gravidez sempre que o caso permitir. Por essa razão, são necessários estudos que investiguem a influência do comportamento sedentário na saúde materno-fetal em gestações de alto risco. Além disso, ainda não foram estudados os benefícios do exercício na saúde psicossocial para melhorar o desempenho físico e o condicionamento pós-parto, bem como quando retomar as atividades.

MEIAS DE COMPRESSÃO COMO MEDIDA DE PREVENÇÃO CONTRA TROMBOEMBOLISMO VENOSO

A trombose venosa profunda e a embolia pulmonar são causas importantes da morbimortalidade materna. Nesse sentido, é de extrema relevância a investigação sobre o uso de meias compressivas como medida preventiva contra tais ocorrências.

Bendiz e cols.[27] publicaram uma enquete com médicos e parteiras da Dinamarca com o objetivo de descrever recomendações específicas de restrição de atividade, benefícios e efeitos adversos, bem como profilaxia antitrombótica em gestantes. Os autores verificaram maior recomendação do repouso no leito com o uso de meias de compressão para profilaxia de fenômenos tromboembólicos em gestantes de alto risco, em comparação com os exercícios no leito. Na opinião dos autores, as meias são desconfortáveis e o exercício apresentaria potencial maior de aliviar os sintomas da inatividade física, como dores musculares, cãibras, fraqueza e edema de membros inferiores[27].

Uma coorte italiana avaliou os efeitos do uso de meias de compressão acima do joelho, com pressão entre 12 e 18mmHg, com e sem a administração concomitante de heparina para prevenção do tromboembolismo em gestantes. Os autores concluíram que ambas as intervenções foram seguras e úteis para reduzir a incidência dessa complicação[46].

No entanto, não há evidências suficientes para sustentar a indicação de meias compressivas como medida profilática contra o desenvolvimento de tromboembolismo venoso na gravidez[47,48]. Seria importante a condução de futuros estudos sobre o tema, uma vez que essa situação é muitas vezes vivenciada pelos fisioterapeutas não só no atendimento a gestantes de alto risco, mas também às mulheres de risco habitual, sendo uma recomendação frequente para prevenção de sinais e sintomas circulatórios na gravidez, como edema e sensação de cansaço nos membros inferiores.

CONSIDERAÇÕES FINAIS

O presente capítulo buscou descrever os principais achados da literatura científica sobre as possibilidades de atuação do fisioterapeuta nas gestações de alto risco. Como se pode notar, é urgente o desenvolvimento de estudos futuros que possam amparar as condutas já realizadas. Os efeitos promovidos pelo repouso e pela restrição de atividade, conduta ainda amplamente adotada nesses casos, podem ter diversas repercussões para a saúde materna, tanto no período gestacional como no puerperal, e seus impactos podem ser físicos, emocionais, individuais e familiares.

Diante disso, o atendimento prestado a essas gestantes deve ser cauteloso e sempre planejado em equipe. Com o cuidado necessário é possível garantir a segurança materno-fetal e proporcionar, na medida do possível, uma experiência positiva do ciclo gravídico-puerperal.

Referências

1. Brasil. Ministério da Saúde, Secretaria de Atenção à Saúde, Departamento de Ações Programáticas Estratégicas. Gestação de alto risco: Mmanual técnico. 5. ed. Brasília: Ministério da Saúde, 2012. 302 p. (Série A. Normas e Manuais Técnicos).

2. World Health Organization. Managing complications in pregnancy and childbirth: A guide for midwives and doctors. 2. ed. Geneva: World Health Organization, 2017. Licence: CC BY-NC-SA 3.0 IGO.

3. Brown HL, Small MJ, Berghella V, Eckler K. Approaches to reduction of maternal mortality in resource-limited settings. Wolters Kluwer, 2022.

4. Pacagnella R. 10 passos para a redução da mortalidade materna no Brasil [Internet]. 2022. Disponível em: https://portaldeboaspraticas.iff.fiocruz.br/especialista/10-passos-para-a-reducao-da-mortalidade-materna-no-brasil/. Acesso em: 6 fev 2024.

5. Organização Mundial da Saúde. Objetivos de Desenvolvimento Sustentável – Objetivo 3 – Saúde e Bem Estar [Internet]. 2022. Disponível em: https://brasil.un.org/pt-br/sdgs/3. Acesso em: 6 fev 2024.

6. Ministério da Saúde. Manual de gestação de alto risco [recurso eletrônico]. Brasília: Ministério da Saúde, 2022. Disponível em: https://bvsms.saude.gov.br/bvs/publicacoes/manual_gestacao_alto_risco.pdf.

7. World Health Organization. WHO recommendations on antenatal care for a positive pregnancy experience. Geneva: World Health Organization, 2016.

8. Brown J, Ceysens G, Boulvain M. Exercise for pregnant women with pre-existing diabetes for improving maternal and fetal outcomes. Cochrane Database Syst Rev 2017; (12):CD012696. doi: 10.1002/14651858.CD012696.pub2.

9. American College of Obstetricians and Gynecologists. Physical activity and exercise during pregnancy and the postpartum period. ACOG Committee Opinion No. 804. Obstet Gynecol 2020; 135:e178-e188.

10. Qian L, Wu W, Jiang J et al. The epidemiology of multiple pregnancy and perinatal outcome with the aid of machine learning-based forecasting models. Soft Comput 2023. doi: 10.1007/s00500-023-08745-1.

11. Ministério da Saúde. DATASUS. Tabnet. Brasília: Ministério da Saúde, 2022. Disponível em: https://datasus.saude.gov.br/. Acesso em: 22 jan 2023.

12. American Diabetes Association. Diagnosis and classification of diabetes mellitus. Diabetes Care 2013; 36(Suppl 1):S67-S74.

13. International Diabetes Federation. IDF Diabetes Atlas. 7. ed. 2017.

14. Federação Brasileira das Associações de Ginecologia e Obstetrícia (FEBRASGO). Cardiopatia e gravidez. São Paulo: FEBRASGO, 2021. (Protocolo FEBRASGO – Obstetrícia, n. 41/Comissão Nacional Especializada em Gestação de Alto Risco).

15. Barros VIPVL, Igai AMK, Andres MP et al. Resultados gestacionais e trombofilias em mulheres com história de óbito fetal de repetição. Rev Bras Ginecol Obstet 2014; 36:50-5.

16. Brasil. Ministério da Saúde. Protocolo Clínico e Diretrizes Terapêuticas Prevenção de Tromboembolismo Venoso em Gestantes com Trombofilia. 2019. Disponível em: https://www.gov.br/conitec/pt-br/midias/consultas/relatorios/2019/relatorio_trombofilia_gestacional.pdf. Acesso em: 15 jan 2024.

17. Carvalho MHB, Filho AGA. Incompetência cervical. In: Zugaib M, Francisco RPV (eds.). Protocolos assistenciais, clínica obstétrica. FMUSP, cap 5. 6. ed. Rio de Janeiro: Atheneu, 2022.

18. Hase EA, Kondo MM. Placenta previa. In: Zugaib M, Francisco RPV (eds.). Protocolos assistenciais, clínica obstétrica. FMUSP, cap 70. 6. ed. Rio de Janeiro: Atheneu, 2022.

19. Martinelli S. Descolamento prematuro de placenta. In: Zugaib M, Francisco RPV (eds.). Protocolos assistenciais, clínica obstétrica. FMUSP, cap 71. 6. ed. Rio de Janeiro: Atheneu, 2022.

20. Galletta MAK. Rotura prematura das membranas ovulares. In: Zugaib M, Francisco RPV (eds.). Protocolos assistenciais, clínica obstétrica. FMUSP, cap 63. 6. ed. Rio de Janeiro: Atheneu, 2022.

21. Carvalho MHB, Filho AGA. Trabalho de parto prematuro. In: Zugaib M, Francisco RPV (eds.). Protocolos assistenciais, clínica obstétrica. FMUSP, cap 61. 6. ed. Rio de Janeiro: Atheneu, 2022.

22. Alberton M, Rosa VM, Iser BPM. Prevalência e tendência temporal da prematuridade no Brasil antes e durante a pandemia de covid-19: Análise da série histórica 2011-2021. Epidemiologia e Serviços de Saúde 2023; 32(2):e2022603.

23. World Health Organization. WHO recommendations for care of the preterm or low birth weight infant. Geneva: World Health Organization, 2022. Licence: CC BY-NC-SA 3.0 IGO.

24. Organização Mundial da Saúde (OMS). Physical activity [Internet]. Disponível em: https://www.who.int/es/news-room/fact-sheets/detail/physical-activity. Acesso em: 6 fev 2024.

25. World Health Organization, UNICEF, UNFPA, World Bank Group, and United Nations Department of Economic and Social Affairs/Population Division. Trends in maternal mortality 2000 to 2020. Geneva: World Health Organization, 2020.

26. Scissione AC. Maternal activity restriction and the prevention of preterm birth. Am J Obstet Gynecol 2010; 202(3):232.e1-5. doi: 10.1016/j.ajog.2009.07.005.

27. Bendix J, Hegaard HK, Bergholt T et al. Recommendations of activity restriction in high-risk pregnancy scenarios: A Danish national survey. J Perinat Med 2015 Jul; 43(4):429-38. doi: 10.1515/jpm-2013-0347.

28. Bendix JM, Backhausen MG, Hegaard HK et al. Adherence to recommended physical activity restrictions due to threatened preterm delivery – a descriptive multi-center study. BMC Pregnancy Childbirth 2023; 23:59. doi: 10.1186/s12884-023-05371-5.

29. Matenchuk B, Khurana R, Cai C et al. Prenatal bed rest in developed and developing regions: A systematic review and meta-analysis. CMAJ Open 2019 Jul; 7(3):E435-E445. doi: 10.9778/cmajo.20190014.

30. Palacio M, Mottola MF. Activity restriction and hospitalization in pregnancy: Can bed-rest exercise prevent deconditioning? A narrative review. Int J Environ Res Public Health 2023; 20:1454. doi: 10.3390/ijerph20021454.

31. Sosa CG, Althabe F, Belizán JM, Bergel E. Bed rest in singleton pregnancies for preventing preterm birth. Cochrane Database Syst Rev 2015 Mar; 2015(3):CD003581. doi: 10.1002/14651858.CD003581.

32. MacPhedran SE. Sexual activity recommendations in high-risk pregnancies: What is the evidence? Sexual Med Rev 2018; 6(3):343-57. doi: 10.1016/j.sxmr.2018.01.004.

33. Batista PA, Oliveira C, Costa RA et al. Low back pain, pelvic pain, and associated factors in type 1 diabetic pregnant women. Clinics (São Paulo) 2024; 79:1-5. doi: 10.1016/j.clinsp.2024.100325.

34. Azevedo AF, Guilherme D. A vulnerabilidade da gestante na situação conjugal de sorodiferença para o HIV/AIDS. DST – J Bras Doenças Sex Transm 2005; 17(3):189-96.

35. American College of Cardiology. Guideline for the prevention, detection, evaluation, and management of high blood pressure in adults. Hypertension 2018; 71(6):e13-e115. doi: 10.1161/HYP.0000000000000065.

36. American Heart Association. Heart disease and stroke statistics – 2023 update: A report from the American Heart Association. Circulation 2023; 148(12):e129-e678.

37. Vleeming A, Albert HB, Östgaard HC et al. European guidelines for the diagnosis and treatment of pelvic girdle pain. Eur Spine J 2008; 17:794-819. doi: 10.1007/s00586-008-0602-4.

38. Olsson C, Nilsson-Wikmar L. Health-related quality of life and physical ability among pregnant women with and without back pain in late pregnancy. Acta Obstet Gynecol Scand 2004 Apr; 83(4):351-7.

39. Östgaard HC, Zetherström G, Roos-Hansson E. The posterior pelvic pain provocation test in pregnant women. Eur Spine J 1994; 3(5):258-60. doi: 10.1007/BF02226575.

40. Barros VIPVL, Bortolotto MRFL. Tromboembolismo venoso – Diagnóstico e tratamento. In: Zugaib M, Francisco RPV (eds.). Protocolos assistenciais. 6. ed. Rio de Janeiro: Atheneu, 2021.

41. Carvalho VCP. Atuação fisioterapêutica na gravidez de alto risco. In: Lemos A (ed.). Fisioterapia obstétrica baseada em evidências. 1. ed. Rio de Janeiro: Medbook, 2014.

42. Brun CR, Shoemaker JK, Bocking A et al. Bed-rest exercise, activity restriction, and high-risk pregnancies: A feasibility study. Appl Physiol Nutr Metab 2011 Aug; 36(4):577-82. doi: 10.1139/h11-036.

43. Sechrist DM, Tiongco CG, Whisner SM et al. Physiological effects of aquatic exercise in pregnant women on bed rest. Occup Ther Health Care 2015; 29(3):330-9. doi: 10.3109/07380577.2014.982314.

44. Kim YJ, Park YJ. Effect of structured bed exercise on uterine contractions, fetal heart rate patterns, and maternal psychophysical symptoms of hospitalized high-risk pregnant women: A randomized control trial. Asian Nurs Res 2018 Mar; 12(1):1-8. doi: 10.1016/j.anr.2017.12.003.

45. Silva-Jose C, Mottola MF, Palacio M et al. Impact of physical activity interventions on high-risk pregnancies: A systematic review and meta-analysis. J Personal Med 2024; 14(1):14. doi: 10.3390/jpm14010014.

46. Testa S, Passamonti SM, Paoletti O et al. The "Pregnancy Healthcare Program" for the prevention of venous thromboembolism in pregnancy. Intern Emerg Med 2015; 10:129-134. doi: 10.1007/s11739-014-1111-6.

47. Royal College of Obstetricians and Gynaecologists. Reducing the risk of venous thromboembolism during pregnancy and the puerperium. Green-top guideline No. 37a. London: Royal College of Obstetricians and Gynaecologists 2015 Apr. Disponível em: https://www.rcog.org.uk/guidance/browse-all-guidance/green-top-guidelines/reducing-the-risk-of-thrombosis-and-embolism-during-pregnancy-and-the-puerperium-green-top-guideline-no-37a/.

48. Middleton P, Shepherd E, Gomersall JC. Venous thromboembolism prophylaxis for women at risk during pregnancy and the early postnatal period. Cochrane Database Syst Rev 2021 Mar; 3(3):CD001689. doi: 10.1002/14651858.CD001689.pub4.

Prescrição de Exercício Físico nos Casos de Diabetes Gestacional

Juliana Netto Maia ▪ Vanessa Marques Barreto Pontes
Alex Sandro Rolland de Souza ▪ Andrea Lemos

INTRODUÇÃO

Endocrinopatia mais frequente no ciclo gravídico-puerperal[1], o diabetes pode ser preexistente à gravidez ou diagnosticado durante a gestação. Ambos os tipos têm impacto não apenas na morbidade e mortalidade perinatais, mas também no controle metabólico materno[2]. A doença exige conduta adequada, educação e suporte clínico para prevenção aguda de complicações e redução dos riscos durante a gestação e ao longo do tempo[3]. A intolerância aos carboidratos pode ser agravada ou surgir pela primeira vez na gravidez, ocasionando complicações importantes. O diabetes *mellitus* gestacional, diagnosticado durante a gravidez, vem apresentando incremento importante de sua prevalência em virtude do aumento da média da idade materna, do índice de massa corporal (IMC), principalmente nos casos de obesidade, e de mudanças nos métodos de rastreamento[4-7].

Cabe destacar que, por se tratar de situação clínica frequente durante a gestação, representa uma oportunidade ímpar para rastreamento universal nesse período, aumentando as taxas de detecção da intolerância aos carboidratos, diminuindo as complicações maternas e perinatais e podendo até prevenir o diabetes clínico no futuro. No entanto, ainda não há um método de rastreamento universalmente aceito[5-7].

Com a evolução da Medicina e dos métodos de acompanhamento da vitalidade fetal, tem sido possível reduzir as complicações maternas e perinatais, e a prescrição de exercício físico está inserida na estratégia de tratamento[5,7]. Portanto, este capítulo tem por objetivo abordar o diagnóstico, a fisiopatologia e os aspectos epidemiológicos do diabetes *mellitus* gestacional, bem como descrever a prescrição de exercício físico para o controle baseado nas evidências científicas disponíveis.

DEFINIÇÃO

O diabetes *mellitus* não é uma doença única, mas um grupo heterogêneo de distúrbios metabólicos que têm em comum a hiperglicemia[8], a qual resulta de defeitos na ação ou na secreção da insulina, ou em ambos[9].

A classificação proposta pela Organização Mundial da Saúde (OMS) e pela *American Diabetes Association* (ADA) inclui quatro classes clínicas distintas[3,8]:

- **Diabetes *mellitus* tipo 1 (DM1):** resulta da destruição das células beta pancreáticas, frequentemente causando deficiência absoluta de insulina. Conhecida previamente como diabetes *mellitus* juvenil ou insulinodependente, constitui uma doença autoimune autossômica que se desenvolve em pessoas geneticamente sensíveis e caracteriza-se pela deficiência absoluta de insulina, resultante da destruição autoimune das células beta do pâncreas. Em geral, anticorpos específicos contra as células beta do pâncreas são detectáveis, e o estado de hiperglicemia induzido exige a utilização de insulina exógena. O início é precoce, geralmente antes dos 30 anos, com instalação súbita de grave hiperglicemia, associada a perda de peso, fadiga, poliúria, polidipsia, borramento da visão e evidência de diminuição do volume plasmático. Em virtude da deficiência completa da insulina, há tendência à cetoacidose[8].
- **Diabetes *mellitus* tipo 2 (DM2):** resulta de progressivo defeito na secreção de insulina, posterior à resistência à insulina. Conhecido previamente como diabetes *mellitus* do adulto ou não insulinodependente,

tem uma base genética importante, embora não esteja ligado ao sistema de antígenos leucocitários humanos (HLA) ou a marcadores genéticos. Costuma ter início depois dos 30 anos de idade, estando associado a obesidade, hipertensão e hiperlipidemia, o que aumenta o risco cardiovascular. Incluído como achado da síndrome metabólica, caracteriza-se pela resistência insulínica aumentada relacionada com a obesidade, o que inicialmente é compensado pela secreção aumentada de insulina pelo pâncreas, porém, quando o pâncreas não mais consegue manter a demanda aumentada de insulina, a hiperglicemia se instala. Em estágios mais avançados, a produção de insulina pelo pâncreas diminui e associa-se uma deficiência relativa de insulina. Tipicamente, anticorpos específicos contra as células beta do pâncreas não estão presentes. O estado de hiperglicemia não exige, habitualmente, a utilização da insulina exógena, pois mesmo em estágios avançados mantém-se alguma produção de insulina, a qual pode, no entanto, tornar-se necessária em alguns casos. A cetoacidose é rara[3,8].

- **Outros tipos específicos de diabetes *mellitus*:** em virtude de outras causas, como defeitos genéticos sobre a função das células beta, defeitos genéticos sobre a ação da insulina, doenças do pâncreas exócrino (como fibrose cística) e indução por drogas ou agentes químicos (como no tratamento da Aids ou depois de transplantes de órgãos)[8].
- **Diabetes *mellitus* gestacional (DMG):** é diagnosticado durante a gravidez sem diabetes preexistente[5,8].

Duas situações podem acontecer durante a gravidez: uma história de diabetes preexistente à gravidez ou desenvolvimento e/ou diagnóstico durante a gestação, porém há casos em que não havia diagnóstico anterior, mas a condição era preexistente. O DMG consiste na alteração glicêmica que aparece ou é detectada pela primeira vez na gravidez, independentemente do período de seu desenvolvimento, podendo persistir ou desaparecer depois do parto. Similar ao DM2, o DMG é associado tanto a resistência à insulina como à diminuição da função das células beta pancreáticas[3,9-11].

Uma classificação foi proposta originalmente por Priscilla White para pacientes com diabetes gestacional (Quadro 28.1), a qual foi modificada ao longo dos anos e tem por objetivo avaliar a extensão da doença e estabelecer o prognóstico[12]. Embora não seja amplamente utilizada, pode ser adotada para avaliação prognóstica, ainda sendo recomendada pelo Ministério da Saúde do Brasil[7].

PREVALÊNCIA/INCIDÊNCIA

O DMG está presente em, aproximadamente, 17% das gestações, segundo os novos critérios propostos, podendo chegar à prevalência de 25% no sudeste da Ásia[13]. No entanto, é importante destacar que o crescimento da prevalência de DMG está diretamente relacionado com o aumento da prevalência de obesidade, DM2, idade materna avançada, alterações dos novos critérios diagnósticos e hábitos de vida não saudáveis[14].

Quadro 28.1 Classificação prognóstica e evolutiva do diabetes *mellitus*

Classes	Início	Duração	Vasculopatia	Terapêutica
DM gestacional				
A1	Na gestação	–	Não	Não farmacológica
A2	Na gestação	–	Não	Farmacológica
DM prévio				
B	> 20 anos	< 10 anos	Não	Farmacológica
C	< 20 anos	> 10 anos	Não	Farmacológica
D	< 10 anos	> 20 anos	Retinopatia simples	Farmacológica
E	–	–	Artérias pélvicas	Farmacológica
F	–	–	Nefropatia	Farmacológica
R	–	–	Retinopatia proliferativa	Farmacológica
H	–	–	Doença coronariana	Farmacológica
T	–	–	Transplante renal	Farmacológica

DM: diabetes *mellitus*.
Fonte: Ministério da Saúde, 2021[7].

No Brasil, as estimativas acerca do DMG são conflitantes, porém é apontada a prevalência de aproximadamente 18% no Sistema Único de Saúde, de acordo com os critérios diagnósticos atuais[7,15].

FISIOPATOLOGIA

Como a causa exata para a resistência à insulina ainda é desconhecida, a ADA propôs algumas hipóteses para justificar seu aparecimento[5,8]. Uma delas está relacionada com o fator hormonal, segundo o qual o aumento na produção de hormônios, como estrogênio, progesterona, cortisol e somatomamotropina coriônica, incrementa a resistência à insulina em razão de sua ação antagonista[3,16]. Em geral, esse aumento ocorre a partir de 26 semanas de gestação e promove uma interferência no metabolismo dos carboidratos, levando à hiperplasia das células beta do pâncreas e ao aumento da liberação de insulina que, por sua vez, irá favorecer a lipogênese e o armazenamento de gordura.

Além disso, o fator genético também é apresentado como causa do aparecimento de DMG. Suspeita-se que genes responsáveis pelo DMG sejam semelhantes aos correspondentes ao DM2 após a gestação.

Somado a isso, sabe-se que a resistência à insulina também está diretamente relacionada com o estado nutricional, sendo mais comum em indivíduos obesos. Na comparação de mulheres com sobrepeso ou obesas com as de peso normal, em torno de 24,3% desenvolvem DMG, apontando o excesso de peso como um dos fatores de risco[17-19].

A hiperglicemia encontrada apenas durante a gestação pode ser confirmada a partir da normalização do teste de tolerância à glicose após o parto. O DMG assemelha-se ao DM2 do ponto de vista fisiopatológico, basicamente ocorrendo em ambos um déficit na quantidade de receptores para insulina ou um acréscimo importante da gordura corporal. Essas alterações estão presentes em cerca de 90% dos casos, havendo, nos 10% restantes, déficit da produção de insulina com evolução para o DM2[7].

FATORES DE RISCO

Alguns fatores de risco estão associados à frequência maior de desenvolvimento da hiperglicemia na gravidez, o que, no passado, era utilizado para definição das pacientes que seriam rastreadas para DMG. Na atualidade, apesar de descritos na literatura, esses fatores não devem ser utilizados para rastreamento do DMG, o qual deve ser universal[20].

Todas as mulheres podem desenvolver DMG, mas a incidência é maior em gestantes com obesidade, idade avançada, baixa estatura, história familiar de diabetes, história anterior de parto com recém-nascido pesando mais de 4.000g (macrossômico), antecedente de natimorto ou alteração congênita e de DMG, etnia afrodescendente, mulheres com síndrome do ovário policístico e presença de síndromes hipertensivas na gestação atual e de polidrâmnio (Quadro 28.2)[20].

Segundo a ADA[3], os principais fatores envolvidos no DM2 são IMC maior que 25kg/m² (este ponto de corte por ser menor, a depender da população envolvida), sedentarismo, parente de primeiro grau com diabetes, etnia (afro-americanos, latino-americanos, americanos nativos, ásio-americanos e habitantes das ilhas do Pacífico), mulheres com recém-nascido anterior pesando mais de 4.000g, hipertensão arterial, lipoproteína de alta densidade (HDL) abaixo de 35mg/dL e/ou triglicérides acima de 250mg/dL, mulheres com síndrome dos ovários policísticos, hemoglobina glicada acima de 5,7%, condições clínicas associadas à resistência à insulina (por exemplo, obesidade grave e acantose *nigricans*), doença cardiovascular e idade acima de 45 anos.

A literatura descreve vários fatores de risco para o DMG que são semelhantes aos de DM2 (Quadro 28.2)[20]. Entretanto, é importante destacar que a maioria dos casos diagnosticados durante a gestação não apresenta fatores de risco determinados. O estudo *Hyperglycemia and Adverse Pregnancy Outcomes* (HAPO), que envolveu aproximadamente 25 mil gestantes, demonstrou associação significativa do aumento da glicemia materna entre 24 e 28 semanas de gravidez, mas não observou nenhum fator de risco associado a muitas das complicações encontradas[19].

Quadro 28.2 Fatores de risco para desenvolvimento de diabetes *mellitus* gestacional

- Idade (aumento progressivo do risco com o aumento da idade)
- Sobrepeso/obesidade (IMC ≥ 25kg/m²)
- Antecedentes familiares de DM (primeiro grau)
- Antecedentes pessoais de alterações metabólicas:
  - HbA1c ≥ 5,7% (método HPLC)
  - Síndrome dos ovários policísticos
  - Hipertrigliceridemia
  - Hipertensão arterial sistêmica
  - Acantose *nigricans*
  - Doença cardiovascular aterosclerótica
  - Uso de medicamentos hiperglicemiantes
- Antecedentes obstétricos:
  - Duas ou mais perdas gestacionais previas
  - DMG
  - Polidrâmnio
  - Macrossomia (recém-nascido anterior com peso ≥ 4.000g)
  - Óbito fetal/neonatal sem causa determinada
  - Malformação fetal

DM: diabetes *mellitus*; DMG: diabetes *mellitus* gestacional; HbA1c: hemoglobina glicada; HPLC: cromatografia líquida de alta eficiência; IMC: índice de massa corporal.
Fonte: Organização Pan-Americana de Saúde, 2016[20].

RASTREAMENTO E DIAGNÓSTICO

Com base nos resultados do estudo HAPO[21] – ausência de fatores de risco para a maioria das complicações associadas ao diabetes, além de aumento da incidência de DM2 – foram desenvolvidas novas recomendações para rastreamento e diagnóstico na gravidez[3,8,21].

O rastreamento do diabetes deve ser realizado a partir da primeira consulta pré-natal, utilizando a glicemia em jejum. Para confirmação do diagnóstico, a OMS sugere a medição da glicemia de jejum no início do pré-natal. Em caso de valores menores que 92mg/dL, o exame será considerado normal; entre 92 e 125mg/dL, é estabelecido DMG; quando maiores ou iguais a 126mg/dL, considera-se o diagnóstico de diabetes *mellitus* prévio diagnosticado na gestação (Figura 28.1)[20].

A ADA recomenda que todas as gestantes sem diagnóstico prévio de diabetes realizem o teste oral de tolerância à glicose (TOTG) com a administração de 75g de glicose anidra entre 24 e 28 semanas de gravidez[8], mesmo as que realizaram a medição da glicemia de jejum anteriormente e cujo resultado tenha sido normal. Nesse período, a mulher sintetiza e libera hormônios diabetogênicos (lactogênio placentário, prolactina, progesterona e cortisol) que criam resistência à ação da insulina no organismo[22]. O TOTG deve ser realizado em jejum e 1 e 2 horas após a ingestão de glicose anidra.

Além disso, foram definidos novos pontos de corte para o diagnóstico (jejum: 92 a 125mg/dL; com 1 hora: > 180mg/dL; com 2 horas: de 153 a 199mg/dL). Assim, o diagnóstico de DMG é estabelecido quando pelo menos um valor se encontra alterado. No entanto, quando maior ou igual a 126mg/dL em jejum ou maior ou igual a 200mg/dL após 2 horas, considera-se o diagnóstico de diabetes *mellitus* prévio diagnosticado na gestação (Figura 28.1). Cabe destacar, ainda, o aumento da prevalência de DMG a partir desses novos critérios diagnósticos.[20]

As mulheres com DMG devem ser reavaliadas em 4 a 6 semanas após o parto e reclassificadas como apresentando diabetes *mellitus*, glicemia de jejum alterada, tolerância à glicose diminuída ou normoglicemia. Na maioria dos casos ocorre reversão para tolerância normal após a gravidez, porém há risco de 17% a 63% de desenvolvimento de DM2 dentro de 5 a 16 anos após o parto[9].

TRATAMENTO

Uma vez diagnosticado o diabetes, é necessário seguimento clínico e obstétrico rigoroso, visando à obtenção de euglicemia (que previne o desenvolvimento das principais complicações maternas e perinatais) e à monitorização do crescimento e do bem-estar fetal[5,7].

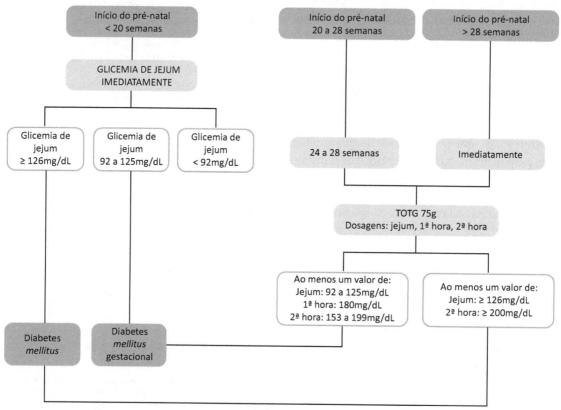

Figura 28.1 Fluxograma para rastreamento do diabetes gestacional. (Reproduzida de OPAS, 2016[20].)

Apesar de considerado uma alteração temporária, o DMG tem efeito deletério no parto e pode causar complicações em curto e longo prazo para a mãe e o neonato. As mães com DMG apresentam risco maior para desenvolvimento de hipertensão, parto pré-termo, hiperêmese, aborto espontâneo e aumento da incidência de cesariana, enquanto os recém-nascidos têm probabilidade maior de desenvolver obesidade, icterícia, hipoglicemia neonatal e morte perinatal. O diagnóstico precoce, bem como a mudança nos hábitos de vida por meio de dieta adequada e prática de atividade física, ajuda a prevenir ou a retardar o surgimento de DM2 e suas complicações em longo prazo[17,23,24].

Atualmente, o primeiro passo para controle glicêmico adequado das portadoras de DMG consiste na orientação dietética ou medicamentosa (metformina ou insulinoterapia), quando necessário, e no estímulo adequado à prática de atividade física[5,7].

A conduta obstétrica é ampla, rastreando as possíveis complicações maternas e perinatais. Entre os exames realizados durante o pré-natal, inclui-se perfil lipídico (colesterol total e frações e triglicérides), avaliação da função renal (ureia, creatinina, *clearance* de creatinina, ácido úrico e proteinúria de 24 horas), fundoscopia, eletrocardiograma (ECG), avaliação cardiológica, sumário de urina e urocultura, glicosúria, cetonúria e proteinúria, ultrassonografia obstétrica e morfológica, hemoglobina glicada, dopplervelocimetria das artérias uterinas, ecocardiograma fetal e propedêutica da vitalidade fetal[5,7].

ASPECTOS FISIOLÓGICOS DO EXERCÍCIO NO CONTROLE GLICÊMICO

O *American College of Sports Medicine* e o *American College of Obstetricians and Gynecologists* (ACOG) defendem a prática do exercício físico para portadoras de DMG, quando conduzida por profissional qualificado que entenda as particularidades apresentadas por essa doença[25,26].

De modo geral, o controle glicêmico induzido pelo exercício é decorrente do aumento da captação de glicose muscular, que se torna mais sensível à insulina devido ao maior recrutamento da proteína transportadora de glicose, facilitando a ressíntese de glicogênio muscular[27].

Estudos têm demonstrado resultados relativamente consistentes sobre os efeitos positivos do exercício aeróbico e do exercício resistido nos níveis de glicose sanguínea e no uso de insulina. Ambas as modalidades de exercício são benéficas por reduzirem os níveis médios de glicose no sangue em jejum e em 2 horas pós-prandial de mulheres com DMG[28-31].

A prática do exercício físico promove fosforilação da glicose nas células musculares, convertendo a glicose no sangue em monossacarídeo para que seja ativado o transportador de glicose no músculo (GLUT4), melhorando o transporte de glicose no sangue. Além disso, cerca de 70% a 85% do metabolismo da glicose mediado pela insulina ocorrem no músculo esquelético. Assim, a contração do músculo esquelético durante o exercício físico aumenta o uso e a captação de glicose, bem como a atividade secretora da insulina, reduzindo, assim, o nível de glicose no sangue[27].

Desse modo, o exercício tem como objetivo primordial diminuir a intolerância à glicose por meio do condicionamento cardiovascular, que aumenta a ligação e a afinidade da insulina por seu receptor mediante a diminuição da gordura intra-abdominal, aumento dos transportadores de glicose sensíveis à insulina no músculo, aumento do fluxo sanguíneo em tecidos sensíveis à insulina e redução dos níveis de ácidos graxos livres (Figura 28.2)[10,32,33].

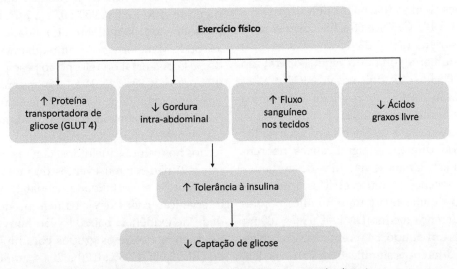

Figura 28.2 Repercussão do exercício físico no controle glicêmico.

EVIDÊNCIAS DO EXERCÍCIO FÍSICO NO CONTROLE DO DIABETES GESTACIONAL

Vários estudos avaliaram os possíveis efeitos do exercício tanto no controle glicêmico como nos resultados clínicos maternos e fetais[34-38]. Uma revisão da Cochrane comparou o efeito de programas de exercícios isolados ou associados a outras terapias com nenhum programa específico em 114 mulheres com DMG quanto à frequência de prescrição da insulina e à morbimortalidade perinatal e materna. Os programas de exercício eram realizados três a quatro vezes por semana em cicloergômetro, com as mulheres pedalando a 50% a 70% do volume de oxigênio máximo, durante 20 a 45 minutos, e com treino de resistência através de circuito. Após a análise dos resultados, não houve evidências suficientes para recomendar ou desaconselhar a prescrição de programas de exercício para gestantes diabéticas[39].

Em 2012 foi publicada outra revisão da Cochrane com o objetivo de avaliar os efeitos do exercício físico para prevenção de intolerância à glicose ou de DMG em cinco ensaios clínicos, com 1.115 mulheres e seus filhos[40]. Quatro ensaios apresentavam amostra muito pequena, e o último, uma amostra mais robusta (855 mulheres e recém-nascidos). Na análise da qualidade da evidência, os cinco estudos apresentaram risco moderado de viés. Com base nos estudos, as intervenções com aconselhamento individualizado sobre exercícios regulares com cicloergômetro domiciliar, supervisionado ou não, ou prescrição de exercícios regulares em grupos supervisionados não tiveram efeito significativo na prevenção de DMG ou na melhora da sensibilidade à insulina, em comparação com os cuidados pré-natais padrões com atividades diárias normais. Na comparação entre as gestantes que receberam intervenções com exercícios e as que receberam cuidados de rotina, a revisão aponta que não houve diferença significativa na incidência de DMG (risco relativo [RR]: 1,10; IC95%: 0,66 a 1,84; três estudos; 826 mulheres), cesariana (RR: 1,33; IC95%: 0,97 a 1,84; dois ensaios; 934 mulheres,) ou parto vaginal operatório (RR: 0,83; IC95%: 0,58 a 1,17; dois ensaios; 934 mulheres). Nenhum estudo relatou os resultados primários neonatais pré-especificados na revisão.

A mesma revisão destaca que nenhum dos estudos incluídos encontrou diferenças significativas na sensibilidade à insulina[40]. Crianças nascidas de gestantes que receberam intervenções com exercícios apresentaram tendência não significativa para um índice ponderal mais baixo (diferença média [DM]: −0,08g × 100m³; IC95%: −0,18 a 0,02; um estudo; 84 recém-nascidos). Não foram observadas diferenças significativas entre os dois grupos do estudo quanto a peso ao nascer (DM: −102,87g;

IC95%: −235,34 a 29,60; dois ensaios; 167 neonatos), macrossomia (RR: 0,91; IC95%: 0,68 a 1,22; dois ensaios; 934 recém-nascidos), pequeno para a idade gestacional (RR: 1,05; IC95%: 0,25 a 4,40; um estudo; 84 neonatos), idade gestacional no nascimento (DM: −0,04 semanas; IC95%: −0,37 a 0,29; dois estudos; 167 crianças) e índice de Apgar menor do que 7 aos 5 minutos (RR: 1,00; IC95%: 0,27 a 3,65; dois ensaios; 919 recém-nascidos). Assim, a revisão conclui que ainda há um conjunto restrito e incompleto de evidências em ensaios randomizados que avaliam os efeitos do exercício na prevenção do DMG ou da intolerância à glicose na gravidez, o que é insuficiente para informar ou orientar a prática.

Outra revisão da Cochrane, com o objetivo de avaliar os efeitos do exercício físico na melhora dos resultados maternos e fetais em mulheres com DMG, reuniu 11 ensaios randomizados e 638 mulheres[41]. O risco de viés foi descrito como pouco claro, uma vez que não foram apresentados detalhes metodológicos. As intervenções e comparações de exercícios foram muito variadas, incluindo acompanhamento supervisionado e individualizado, uso de cicloergômetro por 30 minutos, três a quatro vezes por semana, atividade aeróbica de caminhada rápida ou exercícios resistidos em circuito utilizando faixa elástica e grupo de controle em que as mulheres permaneciam sentadas por 30 minutos, apenas ouvindo explicações sobre exercícios de Shantala para o neonato. Todas as mulheres receberam uma dieta prescrita individualmente. Nos desfechos que envolviam a mãe, os autores não encontraram evidência clara que aponte para uma diferença entre as mulheres no grupo de exercício e aquelas no grupo de controle para risco de pré-eclâmpsia (RR: 0,31; IC95%: 0,01 a 7,09; dois ensaios clínicos; 48 mulheres; qualidade de evidência baixa), cesariana (RR: 0,86; IC95%: 0,63 a 1,16; cinco ensaios clínicos; 316 mulheres; evidência de moderada qualidade), indução do parto (RR: 1,38; IC95%: 0,71 a 2,68; um ensaio clínico randomizado; 40 mulheres; qualidade de evidência baixa) ou ICM materna no acompanhamento – manutenção do peso pós-natal ou retorno ao peso pré-gravidez (DM: 0,11kg/m²; IC95%: −1,04 a 1,26; três ensaios clínicos; 254 mulheres; qualidade de evidência alta).

O desenvolvimento de DM2, trauma/ruptura perineal e depressão pós-parto não foram relatados como desfechos nos estudos incluídos. Um único estudo pequeno (n = 19) não relatou eventos de mortalidade perinatal (natimortos e mortalidade neonatal) nem no grupo de intervenção com exercícios nem no de controle (qualidade de evidência baixa)[41]. Não houve evidência clara de diferença entre os grupos para hipoglicemia neonatal (RR: 2,00; IC95%: 0,20 a 20,04; um ensaio clínico; 34 recém-nascidos; baixa qualidade de evidência). Outros desfechos maternos de interesse foram obtidos: intervenções com exercícios foram associadas a concentrações reduzidas de glicemia em jejum (diferença média padronizada [DMP]: –0,59; IC95%: –1,07 a –0,11; quatro ensaios clínicos; 363 mulheres) e de glicose no sangue pós-prandial, em comparação com intervenções de controle (DMP: –0,85; IC95%: –1,15 a –0,55; três ensaios clínicos; 344 mulheres)[41].

Assim, os autores da revisão concluíram que ainda não existem evidências suficientes para apoiar ou refutar a prescrição de exercícios para mulheres grávidas com DMG[41]. No entanto, mesmo que o exercício ainda não apresente evidência de benefícios durante a gravidez, uma mudança no estilo de vida pode persistir após o nascimento e ajudar a prevenir o aparecimento da DM2 e suas complicações em longo prazo. As mulheres grávidas com DMG que desejarem praticar exercícios podem discutir sua escolha com um profissional de saúde.

Em relação à atuação do exercício físico como agente preventivo contra o desenvolvimento de DMG, revisão da Cochrane que incluiu cinco ensaios clínicos, com um total de 1.115 mulheres, não encontrou diferença entre a incidência de DMG, cesariana, parto vaginal e sensibilidade à insulina[40]. Também não houve diferença quanto aos desfechos neonatais. Os autores concluem, portanto, que é limitada a evidência sobre os efeitos dos exercícios na prevenção de DMG[40].

No entanto, em outra revisão sistemática que avaliou intervenções (exercícios e dieta) para prevenção do diabetes, apresentando a metanálise de dois estudos, especificamente com exercício comparado a um grupo de controle, foi relatado efeito protetor do exercício em relação à macrossomia fetal (RR: 0,36; IC95%: 0,13 a 0,99)[42]. Vale ressaltar que ambas as revisões apresentam algum comprometimento metodológico e pequeno tamanho das amostras, o que pode interferir na obtenção de resultados mais confiáveis[40,42].

Em nova revisão sistemática, publicada em 2017, foram avaliados os efeitos de intervenções dietéticas em combinação com intervenções de exercícios para mulheres grávidas na prevenção de DMG. Um total de 8.918 mulheres e 8.709 recém-nascidos estiveram envolvidos nos estudos. Cada um dos 23 ensaios clínicos randomizados incluídos avaliou uma intervenção que combinava dieta e exercícios, em comparação com cuidados pré-natais padrões/rotineiros para DMG. Na análise dos resultados primários, não houve redução do risco de DMG, pois o intervalo de confiança toca a linha de nulidade (RR: 0,85; IC95%: 0,71 a 1,01; 6.633 mulheres; qualidade de evidência moderada) e cesariana (RR: 0,95; IC95%: 0,88 a 1,02; 6.089 participantes; qualidade de evidência moderada) para mulheres que receberam intervenções

de dieta e exercícios em comparação com o tratamento padrão. Não houve diferenças claras nos distúrbios hipertensivos da gravidez, mortalidade perinatal, idade gestacional avançada, trauma perineal, hipoglicemia neonatal e adiposidade infantil (qualidade de evidência moderada a muito baixa). Entretanto, devido à variabilidade dos componentes da dieta e do exercício testados nos estudos, as evidências dessa revisão têm capacidade limitada para fundamentar a prática[43].

Apesar desses achados ainda incipientes em relação aos ensaios clínicos, vários estudos observacionais mostram efeito protetor e preventivo da atividade física e/ou do exercício na incidência de DMG. Uma revisão sistemática de estudos observacionais sobre o efeito da atividade física na prevenção de DMG, envolvendo 34.929 mulheres, concluiu que a atividade física praticada antes da gestação reduz em 55% o risco de desenvolvimento de DMG (OR: 0,45; IC95%: 0,28 a 0,75)[44]. A metanálise de subgrupo, envolvendo 4.401 mulheres, mostrou que, quando praticada no início da gestação, a redução é de 24% (OR: 0,76; IC95%: 0,70 a 0,83)[44].

Uma revisão guarda-chuva – a primeira a incluir uma atualização com metanálise sobre o efeito de intervenções com exercícios durante a gravidez para prevenir DMG e distúrbios hipertensivos – encontrou, com base em 21 revisões sistemáticas e 54 ensaios clínicos randomizados, que as intervenções com exercícios foram mais eficazes do que o cuidado pré-natal padrão para redução da incidência de DMG (39%) e hipertensão gestacional (47%)[45]. Os autores descrevem que o exercício é mais eficaz na redução da incidência de DMG quando iniciado no primeiro trimestre (OR: 0,55; IC95%: 0,44 a 0,68; grupo intervenção [GI] – *n*: 2.775; grupo controle [GC] – *n*: 2.899), de maneira supervisionada (OR: 0,60; IC95%: 0,50 a 0,72; GI – *n*: 3.679; GC – *n*: 4.670) e quando realizado com intensidade leve a moderada (OR: 0,58; IC95%: 0,39 a 0,87; GI – *n*: 838; GC – *n*: 839; e OR: 0,56; IC95%: 0,46 a 0,68; GI – *n*: 2.722; GC – *n*: 2.887). Entretanto, o exercício só foi capaz de reduzir a incidência de pré-eclâmpsia quando iniciado durante o primeiro trimestre gestacional.

Quanto à modalidade de exercício, os estudos sugerem que o uso de bicicleta convencional e a caminhada com passos mais acelerados promovem mais contrações uterinas, quando comparados à ergometria de membros superiores, priorizando, assim, a escolha desse tipo de exercício[32,46].

Quanto à eficácia dos exercícios resistidos, estudos mostram melhor controle glicêmico e necessidade menor de insulina em mulheres com DMG, principalmente nas que apresentam sobrepeso. No entanto, quando foram analisados a idade gestacional, a incidência de cesarianas e o peso ao nascer, nenhuma diferença significativa foi observada[37,38].

A supervisão do treinamento também parece exercer papel importante para que sejam alcançados os objetivos do exercício. Os exercícios prescritos para o domicílio são executados com menos intensidade e com frequência menor, comparados ao acompanhamento em nível ambulatorial[34,36]. A supervisão, além de possibilitar melhor monitoramento, permite alcançar o nível de treinamento ideal, promovendo, assim, resultados mais efetivos[36]. Além disso, é importante lembrar que esses resultados também são influenciados pela intensidade e a duração do exercício. Diminuições significativas na concentração de glicose capilar são observadas após 25, 35 e 40 minutos de caminhada a 30% da frequência cardíaca máxima (FCmáx) e após 25 e 35 minutos em intensidades vigorosas (70% da FCmáx)[47].

Diante do exposto, observa-se que o exercício desempenha importante função no controle do DMG. Tanto o ACOG como a ADA recomendam o exercício físico como intervenção para mulheres com DMG[3,48].

PRESCRIÇÃO DO EXERCÍCIO FÍSICO

Para elaboração do protocolo de exercício físico para mulheres com DMG, é importante conhecer não só o tipo de diabetes, mas considerar o nível de atividade física anterior e o uso de medicações antiglicêmicas. É importante, também, conhecer as contraindicações absolutas ao exercício físico na gestação, que incluem trabalho de parto prematuro, sangramento uterino, ruptura prematura de membranas, restrição do crescimento intrauterino e hipertensão arterial grave[49].

Antes da prática do exercício físico, o fisioterapeuta precisa assegurar-se da ingestão adequada de calorias (não inferior a 1.500kcal) pela gestante, bem como do horário da medicação antiglicêmica. Exercícios devem ser realizados, de preferência, 3 horas após as refeições, nunca em jejum, e estão contraindicados no período de pico de ação da insulina[33]. Assim, é importante o conhecimento não só do tipo de medicação utilizada, mas também do tempo de ação (Quadro 28.3). Além desses aspectos, os exercícios não devem ser realizados com movimentação fetal inferior a dez vezes em 24 horas e com glicemia capilar abaixo de 60mg/dL ou acima de 250mg/dL[50,51].

Durante a realização dos exercícios, é necessário o monitoramento constante da atividade fetal, da glicemia capilar (antes e após a atividade), da frequência cardíaca e da pressão arterial materna, bem como da dinâmica uterina e da frequência cardíaca fetal (FCF)[50-52]. Esses parâmetros devem ser avaliados a cada 10 minutos. Nos

Quadro 28.3 Categorias do pico de ação e duração da insulina

Insulina	Início da ação	Pico da ação (h)	Duração (h)
Lispro	5 a 15 minutos	1 a 1,5	4 a 5
Aspart	5 a 15 minutos	1 a 2	4 a 6
Regular	30 a 60 minutos	2 a 4	6 a 8
NPH humana	1 a 2 horas	5 a 7	13 a 18
Lenta	1 a 3 horas	4 a 8	13 a 20
Ultralenta	2 a 4 horas	8 a 10	16 a 20
Glargina	1 a 2 horas	4	> 24
Detemir	1 a 2 horas	6	18

NPH: protamina neutra de Hagedorn.

casos de bradicardia (FCF < 120bpm) ou taquicardia fetal (FCF > 160bpm), o exercício deve ser gradativamente interrompido e a gestante orientada a assumir o decúbito lateral esquerdo até que a FCF se normalize e se mantenha constante por 10 minutos. A gestante deve ser orientada a informar o aparecimento de contrações uterinas e, caso estejam presentes, é necessário contabilizar sua duração. Em caso de três a quatro contrações com duração mínima de 30 segundos em 10 minutos, o exercício também precisa ser interrompido.

O fisioterapeuta precisa estar atento a quaisquer sinais e sintomas sugestivos de hipoglicemia, como tremor das mãos ou "interno", sudorese intensa, palpitação, perda de concentração, cansaço, redução da capacidade física ou mental, náusea, nervosismo e dormência dos lábios e da língua, para que sejam evitadas intercorrências indesejáveis[53]. Além desse acompanhamento minucioso, é fundamental que o peso também seja verificado semanalmente.

O protocolo necessita ser direcionado às necessidades e ao quadro clínico de cada gestante, considerando também a associação de quaisquer comorbidades. Vários protocolos de exercícios já foram descritos, mas ainda não existe evidência quanto ao mais adequado para esse grupo de pacientes. Em geral, prescreve-se uma intensidade de 70% da FCmáx, ou 50% do consumo máximo de oxigênio (VO$_2$máx), com frequência de três vezes por semana e duração de 30 a 40 minutos (Quadro 28.4). O acompanhamento da intensidade pode ser complementado pela Escala de Borg[54] (levemente cansativo) e ou o teste da fala (Quadro 28.4). A literatura descreve um tempo de treinamento mínimo de 4 a 6 semanas para que ocorra a queda dos níveis glicêmicos[34-36].

Quanto à modalidade de exercício, tanto as atividades aeróbicas como os exercícios de resistência podem

Quadro 28.4 Protocolo de exercícios descritos nos ensaios clínicos de diabetes gestacional e exercício físico

Autor/Ano	População	Comparação	Protocolo
Brislane *et al.,* 2023	Amostra: 131 Idade: média de 32/33 anos PG: > 20 semanas TD: diabetes gestacional	Grupo DMG e grupo não DMG: caminhadas de 10 minutos (protocolo curto) ou de 30 minutos (protocolo longo)	**Tipo de exercício:** caminhada de 10 minutos na primeira hora após refeições ou caminhada de 30 minutos a qualquer hora do dia **Intensidade:** 121 a 146bpm (intensidade leve a moderada) **Frequência:** 2 dias de atividades físicas normais, 5 dias para o protocolo curto ou longo e 2 dias de atividades físicas normais **Duração:** protocolo curto: três caminhadas de 10 minutos durante 5 dias; protocolo longo: caminhada de 30 minutos durante 5 dias; mais 2 dias de atividades físicas normais para ambos os grupos **Período:** 14 dias
Y Jin *et al.,* 2022	Amostra: 131 Idade: >18 anos PG: 24 a 28 semanas TD: diabetes gestacional	GC: cuidados pré-natais padrões GE: exercício resistido + aeróbico	**Tipo de exercício:** exercício resistido para MMSS e MMII e atividade aeróbica **Intensidade:** Escala de Percepção de Esforço entre 11 e 13 (intensidade moderada) **Frequência:** 2 a 3×/semana **Duração:** 15 minutos, incluindo oito sessões **Período:** não mencionado
Hannah *et al.,* 2022	Amostra: 41 Idade: >18 anos PG: 28 a 30 semanas TD: diabetes gestacional	GCONT: tratamento padrão com exercício contínuo GPMW (*group postmeal walking*): três séries de caminhada contínua	**Tipo de exercício:** caminhada incentivada em ambos os grupos **Intensidade:** Escala de Percepção de Esforço entre 11 e 13 (intensidade moderada) **Frequência:** 2 a 3×/semana **Duração:** GCONT: 30 minutos diários de forma contínua; GPMW: três séries de caminhada contínua por 10 minutos após refeições **Período:** não mencionado
Xie Y *et al.,* 2022	Amostra: 100 Idade: 20 e 40 anos PG: 24 a 31 semanas TD: diabetes gestacional	GEA: exercício aeróbico GER: exercício resistido	**Tipo de exercício:** exercício aeróbico: caminhada, exercícios de alongamento do pescoço, exercícios de alongamento de braços, exercícios de pernas; e exercício de resistência para MMSS e MMII **Intensidade:** Escala de Percepção de Esforço entre 13 e 14 (intensidade moderada) **Frequência:** 2 a 3×/semana **Duração:** 18 atividades; 50 a 60 minutos; primeiras 2 semanas: duas séries com duas repetições para cada parte do corpo; 3 semanas: duas séries com três repetições; 4 semanas até o parto: duas séries de quatro repetições; ao final de cada sessão, 5 minutos de alongamento e relaxamento **Período:** pelo menos 6 semanas
Huifen *et al.,* 2022	Amostra: 99 Idade: média de 31 anos PG: 24 a 31 semanas TD: diabetes gestacional	GC: orientação dietética + cuidados pré-natal de rotina + educação *online* GE: exercício resistido	**Tipo de exercício:** exercício de resistência para MMSS e MMII **Intensidade:** Escala de Percepção de Esforço entre 13 e 14 (intensidade moderada) **Frequência:** 3×/semana **Duração:** não mencionada **Período:** pelo menos 6 semanas
Sklempe *Kokic et al.,* 2018	Amostra: 38 Idade: 20 a 40 anos PG: 30 semanas TD: diabetes gestacional	GE: exercícios + caminhada GC: cuidados pré-natais padrões	**Tipo de exercício:** exercício de tronco, MMSS e MMII + caminhada **Intensidade:** Escala de Percepção de Esforço entre 13 e 14 (intensidade moderada) **Frequência:** 3×/semana **Duração:** três séries de 10 a 15 repetições de cada exercício, totalizando 50 a 55 minutos – exercícios aeróbicos: 20 minutos; exercícios resistidos: 20 a 25 minutos; exercícios de assoalho pélvico; ao final da sessão alongamento e relaxamento: 10 minutos; aeróbico em esteira **Período:** diagnóstico até o nascimento

(Continua)

Quadro 28.4 Protocolo de exercícios descritos nos ensaios clínicos de diabetes gestacional e exercício físico *(Cont.)*

Autor/Ano	População	Comparação	Protocolo
Sklempe Kokic et al., 2018	Amostra: 18 Idade: 20 a 40 anos PG: não informado TD: diabetes gestacional	GI: dieta + estilo de vida + exercício supervisionado GC: dieta + estilo de vida	**Tipo de exercício:** exercícios aeróbicos e exercícios estruturados **Intensidade:** Escala de Percepção de Esforço entre 13 e 14 **Frequência:** 2×/semana **Duração:** exercícios aeróbicos: 20 minutos em esteira; exercícios resistidos: 20 a 25 minutos com três séries de 10 a 15 repetições; exercícios para assoalho pélvico; ao final, alongamento e relaxamento: 10 minutos **Período:** diagnóstico até 36 semanas
Barros et al., 2010	Amostra: 64 Idade: 18 a 45 anos PG: 24 a 34 semanas TD: diabetes gestacional	GI: exercício resistido GC: sem exercício	**Tipo de exercício:** exercício de resistência com faixas elásticas para MMSS e MMII **Intensidade:** Escala de Percepção de Esforço entre 5 e 6 **Frequência:** 4×/semana **Duração:** primeira e segunda semanas: duas séries de 15 repetições; terceira semana até termo: três séries de 15 repetições; intervalo entre as séries: 30 segundos a 1 minuto **Período:** 6 a 12 semanas
Brankston et al., 2004	Amostra: 32 Idade: 20 a 40 anos PG: 26 a 32 semanas TD: diabetes gestacional	GI: dieta + exercício GC: dieta	**Tipo de exercício:** exercício de resistência (oito tipos) com faixas de borracha para MMSS e MMII **Intensidade:** FC < 140bpm **Frequência:** 3×/semana **Duração:** primeira semana: duas séries de 15 repetições; segunda e terceira semanas: três séries de 15 repetições; quarta semana até termo: três séries de 20 repetições; intervalo entre as séries menos de 1 minuto **Período:** 6 a 12 semanas
Avery et al., 1997	Amostra: 29 Idade: 30/32 anos PG: 26 a 34 semana TD: diabetes gestacional	GI: dieta + exercício GC: dieta + atividade física usual	**Tipo de exercício:** aeróbico na bicicleta ergométrica e exercícios prescritos para casa (caminhada ou pedalada) **Intensidade:** 70% da FCmáx **Frequência:** 3 a 4×/semana **Duração:** 30 minutos **Período:** 4 a 11 semanas
Bung et al., 1993	Amostra: 41 Idade: 31/32 anos PG: 27 a 33 semanas TD: diabetes gestacional	GI: dieta + exercício GC: insulina	**Tipo de exercício:** aeróbico na bicicleta ergométrica **Intensidade:** 50% do VO_2máx **Frequência:** 3×/semana **Duração:** 45 minutos **Período:** 4 a 10 semanas
Jovanovic et al., 1989	Amostra: 19 Idade: 29 a 31 anos PG: 27 a 32 semanas TD: diabetes gestacional	GI: dieta + exercício GC: dieta	**Tipo de exercício:** aeróbico com ergometria de braço **Intensidade:** 70% da FCmáx ou 50% do VO_2máx **Frequência:** 3×/semana **Duração:** 20 minutos **Período:** 6 semanas

FC: frequência cardíaca; FCmáx: frequência cardíaca máxima; GC: grupo de controle; GI: grupo de intervenção; MMII: membros inferiores; MMSS: membros superiores; PG: período gestacional; TD: tipo de diabetes; VO_2máx: consumo máximo de oxigênio.
Fonte: adaptado das referências 28, 31, 34 a 38 e 54 a 58.

fazer parte do protocolo de atendimento, sempre considerando as fases de aquecimento (5 minutos) condicionamento (30 a 40 minutos) e desaquecimento (5 minutos). Os exercícios aeróbicos com ergometria de membro superior parecem promover menos interferência no desencadeamento de contrações uterinas e devem ser a escolha prioritária[32,34,38,46]. Quanto aos exercícios resistidos, estes devem ser introduzidos de maneira progressiva entre 4 e 6 semanas de gestação e envolver a musculatura tanto dos membros superiores (bíceps, tríceps, deltoi-

de, flexores e rotadores do ombro) como dos inferiores (quadríceps, adutores, abdutores e flexores do quadril, flexores plantar e flexores do joelho)[34,38].

Uma vez estabelecido o protocolo de exercício, o ideal é que ele seja conduzido sob supervisão pelo menos duas a três vezes por semana. Caso não seja possível, exercícios domiciliares devem ser prescritos e acompanhados por meio de um diário elaborado em conjunto com a paciente, no qual devem constar a modalidade, o horário, a intensidade e a duração do exercício, para

Quadro 28.5 Escala de Borg de Esforço Percebido

6	
7	Muito, muito leve/fácil
8	
9	Um pouco leve/fácil
10	
11	Bastante leve/fácil
12	
13	Um pouco pesado/cansativo
14	
15	Pesado/cansativo
16	
17	Muito pesado/cansativo
18	
19	Muito, muito pesado/cansativo
20	

Fonte: Borg, 2000[59].

que o acompanhamento seja facilitado e os resultados interpretados adequadamente. Isso possibilitará a averiguação não só da adequação do protocolo prescrito em resposta aos objetivos propostos, mas também da necessidade de alterações.

Cabe ressaltar que o controle e/ou a prevenção do DMG necessita de uma equipe interdisciplinar com a participação de obstetra, fisioterapeuta, endocrinologista e nutricionista. A comunicação entre os membros da equipe é essencial para que os objetivos sejam alcançados com rapidez e segurança e as intercorrências detectadas precocemente.

CONSIDERAÇÕES FINAIS

Embora o corpo de evidências disponível se baseie em estudos observacionais e em poucos ensaios clínicos acerca da eficácia do exercício físico no controle do DMG, ele é considerado um dos três pilares básicos para tratamento do DMG e deve ser incentivado.

Referências

1. Mena Martín FJ, Martin Escudero JC, Bellido Casado J, Herreros FV. Factores de riesgo de la diabetes mellitus tipo 2. Med Clin (Barc) 2001; 116(10):398-9.
2. Ye W, Luo C, Huang J et al. Gestational diabetes mellitus and adverse pregnancy outcomes: Systematic review and meta-analysis. BMJ 2022; 377:e067946.
3. ADA – American Diabetes Association. Standards of medical care in diabetes. Diabetes Care 2012; 35(Suppl 1):S11-S63.
4. Moon JH, Jang HC. Gestational diabetes mellitus: diagnostic approaches and maternal offsspring complications. Diabetes Metab J 2022; 46(1):3-14.
5. ADA – American Diabetes Association. Professional Practice Committee 15. Management of diabetes in pregnancy: Standards of care in diabetes. Diabetes Care 2024; 47(Suppl. 1):S282-S294. doi: 10.2337/dc24-S015.
6. American College of Obstetricians and Gynecologists. ACOG Practice Bulletin 190: Gestational diabetes mellitus. Obstet Gynecol 2018; 131:e49. Reaffirmed 2024.
7. Brasil. Ministério da Saúde. Organização Pan-Americana da Saúde. Federação Brasileira das Associações de Ginecologia e Obstetrícia. Sociedade Brasileira de Diabetes. Cuidados obstétricos em diabetes mellitus gestacional no Brasil [recurso eletrônico]. Brasília: Ministério da Saúde, 2021. 103p.
8. ADA – American Diabetes Association. Professional Practice Committee 2. Diagnosis and classification of diabetes: Standards of care in diabetes. Diabetes Care 2024; 47:S20.
9. Sociedade Brasileira de Diabetes. Diretrizes sobre tratamento e acompanhamento do diabetes mellitus, 2007.
10. Pedrini A, Levone BR. Fisioterapia no diabetes mellitus gestacional. Rev Bras Cien Saúde 2011; 9(28):48-51.
11. Weinert LS, Silveiro SP, Oppermann ML et al. Diabetes gestacional: Um algoritmo de tratamento multidisciplinar. Arq Bras Endocrinol Metab 2011; 55(7):435-45.
12. White P. Classification of obstetric. Am J Obstet Gynecol 1978; 130(2):228-30.
13. Guariguata L, Linnenkamp U, Beagley J et al. Global estimates of the prevalence of hyperglycaemia in pregnancy. Diabetes Res Clin Pract 2014; 103:176.
14. Venkatesh KK, Harrington K, Cameron NA et al. Trends in gestational diabetes mellitus among nulliparous pregnant individuals with singleton live births in the United States between 2011 to 2019: an age-period-cohort analysis. Am J Obstet Gynecol MFM 2023;5:100785.
15. Trujillo J, Vigo A, Reichelt A, Duncan BB, Schmidt MI. Fasting plasma glucose to avoid a full OGTT in the diagnosis of gestational diabetes. Diabetes Res Clin Pract 2016; 105(3):322-6.
16. Montenegro Jr RM, Paccola GMGF, Foss MC et al. Protocolo de detecção, diagnóstico e tratamento do diabetes mellitus na gravidez. Ribeirão Preto: Medicina 2000; 33(4):520-7.
17. Huidobro MA, Prentice AM, Fulford AJC, Rozowski NJ. Antropometría como predictor de diabetes gestacional: Estudio de cohorte. Rev Med Chile 2010; 138(11):1373-7.
18. Menicatti M, Fregonesi CEPT. Diabetes gestacional: Aspectos fisiopatológicos e tratamento. Arq Ciênc Saúde Unipar 2006; 10(2): 105-11.
19. Huidobro A, Prentice A, Fulford T, Parodi C, Rozowski J. Gestational diabetes, comparison of women diagnosed in second and third trimester of pregnancy with non GDM women: Analysis of a cohort study. Rev Med Chile 2010; 138(3):316-21.
20. Organização Pan-Americana da Saúde. Ministério da Saúde. Federação Brasileira das Associações de Ginecologia e Obstetrícia. Sociedade Brasileira de Diabetes. Rastreamento e diagnóstico de diabetes mellitus gestacional no Brasil. Brasília: OPAS 2016. 32p.
21. Metzger BE, Lowe LP, Dyer AR et al, HAPO Study Cooperative Research Group. Hyperglycemia and adverse pregnancy outcomes. N Engl J Med 2008; 358(19):1991-2002.
22. Basso NAS, Costa RAA, Magalhães CG, Rudge MVC, Calderon IMP. Insulinoterapia, controle glicêmico materno e prognóstico perinatal – diferença entre diabetes gestacional e o clínico. Rev Bras Ginecol Obstet 2007; 29(5):253-9.
23. Gilles C, Dominique R, Michel B. Exercise for diabetic pregnant women. Cochrane Database Syst Rev. In: The Cochrane Library 2012; 12(CD004225). doi: 10.1002/14651858.CD004225.pub3.
24. Singh SK, Rastogi A. Gestational diabetes mellitus. Diabetes & Metabolic Syndrome: Clin Res Rev 2008; 2:227-34.
25. American College of Sports Medicine, American Diabetes Association. Exercise and type 2 diabetes: Joint position statement. Med Sci Sport Exerc 2010; 42(12):2282-303.
26. American College of Obstetricians and Gynecologists. Physical activity and exercise during pregnancy and the postpartum period: ACOG Committee Opinion 804. Obstet Gynecol 2020; 135(4): e178-e188.
27. Dempsey JC, Butler CL, Sorensen TK et al. A case-control study of maternal recreational physical activity and risk of gestational diabetes mellitus. Diab Res Clin Pract 2004; 66:203-15.

28. Xie Y, Zhao H, Zhao M et al. Effects of resistance exercise on blood glucose level and pregnancy outcome in patients with gestational diabetes mellitus: a randomized controlled trial. BMJ Open Diabetes Res Care 2022; 10(2):e002622.

29. Wang C, Guelfi KJ, Yang HX. Exercise and its role in gestational diabetes mellitus. Chronic Dis Transl Med 2016; 2(4):208-14.

30. Merey LSF, Marques CF, Warpechowski DC, Matos HM, Guimarães T. Aplicação de um programa de exercício físico em gestantes diabéticas. Fisioter Bras. 2013; 14(5):338-43.

31. Huifen Z, Yaping X, Meijing Z et al. Effects of moderate-intensity resistance exercise on blood glucose and pregnancy outcome in patients with gestational diabetes mellitus: A randomized controlled trial. J Diabetes Complications 2022; 36(5):108186.

32. Maganha CA, Vanni DGBS, Bernardini MA, Zugaib M. Tratamento do diabetes melito gestacional. Rev Assoc Med Bras 2003; 49(3):330-4.

33. Coutinho T, Coutinho CM, Duarte AM, Zimmemmann JB, Coutinho LM. Diabetes gestacional: como tratar? Femina 2010; 38(10):518-25.

34. Jovanovic-Peterson L, Durak EP, Peterson CM. Randomized trial of diet plus cardiovascular conditioning on glucose levels in gestational diabetes. Am J Obstet Gynecol 1989; 161(2):415-9.

35. Bung P, Bung C, Artal R, Khodiguian N, Fallenstein F, Spätling L. Therapeutic exercise for insulin-requiring gestational diabetics: Effects on the fetus- results of a randomized prospective longitudinal study. J Perinat Med 1993; 21(2):125-37.

36. Avery MD, Leon AS, Kopher RA. Effects of a partially home-based exercise program for women with gestational diabetes. Obstet Gynecol 1997; 89(1):10-5.

37. Brankston GN, Michell BF, Ryan EA, Okun NB. Resistance exercise decreases the need for insulin in overweight women with gestational diabetes mellitus. Am J Obstet Gynecol 2004; 190(1):188-93.

38. Barros MC, Lopes MA, Francisco RP, Sapienza AD, Zugaib M. Resistance exercise and glycemic control in women with gestational diabetes mellitus. Am J Obstet Gynecol 2010; 203(6):556e1-556e6.

39. Ceysens G, Rouiller D, Boulvain M. Exercise for diabetic pregnant women. Cochrane Database Syst Rev 2006; 19(3):CD004225.

40. Han S, Middleton P, Crowther CA. Exercise for pregnant women for preventing gestational diabetes mellitus. Cochrane Database Syst Rev 2012; 7(CD009021).

41. Brown J, Ceysens G, Boulvain M. Exercise for pregnant women with gestational diabetes for improving maternal and fetal outcomes. Cochrane Database Syst Rev 2017; 6(CD012202).

42. Oostdam N, Van Poppel MNM, Wouters MGAJ, van Mechelen W. Interventions for preventing gestational diabetes mellitus: a systematic review and meta-analysis. J Women's Health 2011; 20:1551-63.

43. Shepherd E, Gomersall JC, Tieu J, Han S, Crowther CA, Middleton P. Combined diet and exercise interventions for preventing gestational diabetes mellitus. Cochrane Database Syst Rev 2017; 11(CD010443).

44. Tobias DK, Zhang C, Van Dam RM, Bowers K, Hu FB. Physical activity before and during pregnancy and risk of gestational diabetes mellitus: A meta-analysis. Diabetes Care 2011; 34(1):223-9.

45. Martínez-Vizcaíno V, Sanabria-Martínez G, Fernández-Rodríguez R et al. Exercise during pregnancy for preventing gestational diabetes mellitus and hypertensive disorders: An umbrella review of randomised controlled trials and an updated meta-analysis. BJOG 2023; 130(3):264-75.

46. Durak EP, Jovanovic-Peterson L, Peterson CM. Comparative evaluation of uterine response to exercise on five aerobic machines. Am J Obstet Gynecol 1990; 162(3):754-6.

47. Ruchat SM, Davenport MH, Giroux I et al. Effect of exercise intensity and duration on capillary glucose responses in pregnant women at low and high risk for gestational diabetes. Diabetes Metab Res Rev 2012; 28(8):669-78.

48. American College of Obstetricians and Gynecologists. ACOG Practice Bulletin 30 Sep 2001 (replaces Technical Bulletin 200, Dec 1994). Clinical management guidelines for obstetrician-gynecologists. Gestational diabetes. Obstet Gynecol 2001; 98:525-38.

49. Davies GA, Wolfe LA, Mottola MF et al. Exercise in pregnancy and the postpartum period. J Obstet Gynaecol Can 2003; 25(6):516-29.

50. Artal R. Exercise: the alternative therapeutic intervention for gestational diabetes. Clin Obstet Gynecol 2003; 46(2):479-87.

51. Artal R, Paul RH, Romen Y, Wiswell R. Fetal bradycardia induced by maternal exercise. Lancet 1984; 2(8397):258-60.

52. Jovanovic-Peterson L, Kessler A, Peterson CM. Human maternal and fetal response to graded exercise. J Appl Physiol 1985; 58:17-9.

53. Barsotti V, Roque MCFR, Gimenes CB, Duarte JLG. Estudo para detecção não invasiva de hipoglicemia baseada na análise do ECG. Sorocaba: Rev Fac Ciênc Méd 2006; 8(3):36.

54. Brislane A, Reid L-A, Bains G, Greenwall K, Khurana R, Davenport MH. Optimizing blood glucose control through the timing of exercise in pregnant individuals diagnosed with gestational diabetes mellitus. Int J Environ Res Public Health 2023; 20:5500.

55. Jin Y, Chen Z, Li J, Zhang W, Feng S. Effects of the original gymnastics for pregnant women program on glycaemic control and delivery outcomes in women with gestational diabetes mellitus: A randomized controlled trial. Int J Nurs Stud 2022 Aug; 132:104271.

56. Christie HE, Chang CR, Jardine IR, Francois ME. Three short post-meal walks as an alternate therapy to continuous walking for women with gestational diabetes. Appl Physiol Nutr Metab 2022; 47:1031-7.

57. Kokic I S, Ivanisevic M, Biolo G, Simunic B, Kokic T, Pisot R. Combination of a structured aerobic and resistance exercise improves glycaemic control in pregnant women diagnosed with gestational diabetes mellitus. A randomised controlled trial, Women and Birth, Volume 2018; 31(4):e232-e238.

58. Kokic I S, Ivanisevic M, Kokic T, Simunic B, Pisot R. Acute responses to structured aerobic and resistance exercise in women with gestational diabetes mellitus. Scand J Med Sci Sports 2018; 28:1793-1800.

59. Borg G. Escala de Borg para a dor e o esforço percebido. 1. ed. Manole: São Paulo, 2000. 115p.

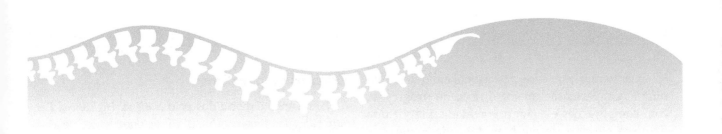

Pré-Eclâmpsia e Exercício Físico

Fabiana Cavalcanti Vieira ■ Alex Sandro Rolland de Souza ■ Andrea Lemos

INTRODUÇÃO

Doença que cursa com hipertensão e proteinúria durante a gravidez, a pré-eclâmpsia pode acarretar sérias repercussões maternas e fetais[1-4], envolvendo um mecanismo fisiopatológico complexo e ainda não desvendado, que começa no início da gestação, mas que, na maioria das vezes, é diagnosticado após 20 semanas de gravidez[1,3].

Essa doença, se não controlada, pode evoluir, comprometendo outros órgãos sistêmicos e ocasionando disfunções graves na mulher, como quadros de convulsão, síndrome HELLP (*Hemolysis, Elevated Liver enzymes, Low Platelets*), edema pulmonar, insuficiências renal e hepática, hemorragia cerebral, coagulação intravascular disseminada e até mesmo morte materna[1,2].

A hipertensão na gravidez também tem graves repercussões fetais e para o recém-nascido e está associada à prematuridade e suas consequências, como síndrome do desconforto respiratório do recém-nascido e hemorragia peri-intraventricular. A asfixia intrauterina crônica é uma consequência das síndromes hipertensivas da gravidez que pode levar à restrição do crescimento fetal (RCF) e até mesmo ao óbito perinatal[1,2].

Destaca-se, ainda, que a hipertensão durante a gravidez é importante causa de mortalidade materna, responsável por, aproximadamente, 26% das mortes maternas na América Latina e no Caribe[2,4], incluindo o Brasil, onde ainda é a principal causa de morte materna[4]. Diante da gravidade dessa condição, estudos começam a abordar os possíveis efeitos protetores do exercício físico para a mulher com pré-eclâmpsia. Desse modo, este capítulo objetiva discutir, com base nas melhores evidências disponíveis, os possíveis efeitos do exercício físico supervisionado e da atividade física na prevenção da pré-eclâmpsia.

SÍNDROMES HIPERTENSIVAS NA GESTAÇÃO

Classificação

As síndromes são classificadas em quatro categorias, segundo as recomendações internacionais[1-4]:

■ **Hipertensão arterial crônica (HAC) sistêmica:** é a hipertensão preexistente à gravidez ou diagnosticada antes de 20 semanas de gestação, excluindo mulheres com doença trofoblástica gestacional ou hidropisia fetal, que podem determinar quadro de pré-eclâmpsia precoce, ou mulheres com hipertensão diagnosticada pela primeira vez depois de 20 semanas, a qual não retorna aos níveis normais após o parto (persistindo por mais de 12 semanas pós-parto).

■ **Pré-eclâmpsia/eclâmpsia:** definida como aumento da pressão sanguínea, acompanhada de proteinúria, em geral após 20 semanas de gravidez (exceto em casos de doença trofoblástica ou hidropisia fetal), é mais frequente nos casos de gestações múltiplas, em mulheres primíparas e com história anterior de pré-eclâmpsia/eclâmpsia. No passado, o edema fazia parte da tríade (hipertensão, edema e proteinúria) como um dos critérios diagnósticos, porém se observou que o edema, mesmo generalizado, é um achado comum na gravidez normal e não está associado à gravidade da doença, sendo por isso excluído.

A eclâmpsia é caracterizada pela ocorrência de crises convulsivas tônico-clônicas, generalizadas, que não podem ser atribuídas a outras causas, em gestantes ou puérperas com hipertensão.

Na ausência de proteinúria, o diagnóstico de pré-eclâmpsia deve ser considerado em todas as mulheres com hipertensão que apresentam associação com algum sinal de gravidade.

Quanto menor a idade gestacional em que se manifesta a hipertensão, maior o risco de progressão com complicações e maior a gravidade. Em virtude do risco elevado de morbimortalidade materna e perinatal, principalmente nas formas mais graves, é preferível supervalorizar e superdiagnosticar a síndrome, tentando iniciar o tratamento precocemente e melhorar o prognóstico materno e perinatal.

- **Pré-eclâmpsia superposta à HAC:** consiste no desenvolvimento de pré-eclâmpsia em gestante com hipertensão arterial sistêmica crônica, sendo difícil o diagnóstico diferencial com o agravamento da hipertensão. Alguns critérios podem ajudar a estabelecer esse diagnóstico: em mulheres com hipertensão, mas sem proteinúria no início da gravidez (antes de 20 semanas), em que posteriormente ocorre o surgimento de proteinúria (> 300mg em 24 horas); em mulheres que apresentam hipertensão e proteinúria precoce (antes de 20 semanas), em que surge aumento súbito da proteinúria (aumento de pelo menos três vezes o valor inicial) e/ou aumento súbito da pressão arterial e/ou algum sinal de gravidade; em gestantes portadoras de HAC que necessitam aumento das doses terapêuticas iniciais ou associação de anti-hipertensivos; na ocorrência de disfunção de órgãos-alvo; ou na presença de sinais de disfunção placentária progressiva, como RCF e/ou alterações dopplervelocimétricas fetais.

- **Hipertensão gestacional:** é a hipertensão diagnosticada após 20 semanas sem associação com proteinúria. O diagnóstico não é específico, sendo realizado apenas depois de 12 semanas de gravidez. Pode incluir tanto mulheres com pré-eclâmpsia que ainda não desenvolveram proteinúria como mulheres com hipertensão transitória e hipertensas crônicas que não apresentavam o diagnóstico antes de 20 semanas.

A hipertensão transitória é definida se durante a gravidez e no pós-parto não ocorreu pré-eclâmpsia (o não surgimento de proteinúria) e a pressão arterial retornou ao normal dentro de 12 semanas depois do parto, enquanto a HAC é diagnosticada se a pressão arterial persiste elevada (com ou sem proteinúria) com 12 semanas ou mais do pós-parto.

Recentemente foi acrescida uma quinta forma clínica, a *síndrome do jaleco branco*, considerada fator de risco para pré-eclâmpsia[4] e que consiste na presença de hipertensão arterial durante as consultas pré-natais em consultório, a qual não se mantém em avaliações domiciliares. Em geral, ocorre antes de 20 semanas de gestação, sendo caracterizada pela presença de hipertensão arterial (≥ 140 e/ou 90mmHg) durante as consultas pré-natais, porém inferior a 135 e/ou 85mmHg nas avaliações domiciliares[4].

Critérios diagnósticos

Amplamente discutidos pelo *National High Blood Pressure Education Program* (NHBPEP)[1] e endossados pelas sociedades internacionais e nacionais[2-4], os critérios diagnósticos das síndromes hipertensivas na gravidez consistem em:

- **Hipertensão na gravidez:** definida como pressão arterial sistólica (PAS) maior ou igual a 140mmHg e/ou pressão arterial diastólica (PAD) maior ou igual a 90mmHg. Para aferição da pressão arterial na gravidez, recomenda-se repouso inicial de 5 minutos, que a mulher esteja sentada, com o braço direito no nível do coração e o manguito dois dedos acima do nível da prega cubital, devendo ser utilizado o quinto ruído (fase V) de Korotkoff. A verificação deve ser realizada em pelo menos duas ocasiões diferentes, com intervalo não superior a 1 semana, para um diagnóstico definitivo. Não se utiliza mais como critério diagnóstico de hipertensão na gestação a elevação de 30mmHg na PAS e/ou de 15mmHg na PAD. Entretanto, essa elevação pode ser útil para definição do diagnóstico em mulheres com proteinúria ou a associação de sintomas de pré-eclâmpsia, mas ainda com níveis pressóricos no limite da normalidade.

- **Proteinúria:** a presença de 300mg ou mais de proteínas na urina de 24 horas ou 1+ ou mais em amostra simples de urina (exame de fita) ou relação proteína/creatinina urinárias igual a 0,3 ou maior (as unidades referentes à proteinúria e à creatinina devem estar em mg/dL). O exame das 24 horas considerado definitivo é o preferido. Caso seja feito somente em amostra isolada (exame de fita), deve ser repetido em outra ocasião para confirmação.

- **Pré-eclâmpsia sem critérios de gravidade:** estabelecida quando estão ausentes os critérios diagnósticos de gravidade em mulher com critérios diagnósticos de pré-eclâmpsia (hipertensão e proteinúria).

- **Pré-eclâmpsia com sinais de gravidade:** em mulheres com diagnóstico de pré-eclâmpsia, a presença de qualquer um dos sinais ou sintomas listados a seguir estabelece a gravidade da doença: PAS > 160mmHg e/ou PAD > 110mmHg (persistindo após repouso de 30 minutos em decúbito lateral esquerdo); sinais e sintomas de iminência de eclâmpsia (manifestações visuais, cerebrais e outras); creatinina > 1,2mg%; achados característicos da síndrome HELLP; edema agudo de pulmão ou cianose; oligúria (< 500mL/24h); dor torácica associada ou não a sintomas respiratórios.

- **Iminência de eclâmpsia:** caracteriza-se por manifestações visuais (amaurose, escotomas, fosfenos, turvação visual e diplopia) e/ou cerebrais persistentes (cefaleia, obnubilação, torpor e coma). Exaltação dos reflexos tendinosos é também um achado comum, podendo associar-se, ainda, dor persistente em hipocôndrio direito e/ou epigastralgia.

- **Eclâmpsia:** ocorrência de crises convulsivas tônico-clônicas, generalizadas, que não podem ser atribuídas a outras causas, em gestantes ou puérperas com hipertensão. Pode ocorrer antes do parto (60% dos casos), no parto (26%) ou após o parto, em geral dentro das primeiras 72 horas (14%).

- **Síndrome HELLP:** complicação grave da pré-eclâmpsia/eclâmpsia que cursa com hemólise (anemia hemolítica microangiopática), elevação das enzimas hepáticas e plaquetopenia e exige tratamento imediato. Os critérios diagnósticos propostos para o diagnóstico são: esfregaço anormal do sangue periférico (esquistocitose, anisocitose, equinocitose e pecilocitose), bilirrubina total > 1,2mg%, desidrogenase láctica (DHL) > 600U/L, concentração de haptoglobina < 25mg/dL, concentração de aspartato aminotransferase (AST) e/ou alanina aminotransferase (ALT) > 70U/L e contagem de plaquetas < 100.000/mm^3.

Epidemiologia

A pré-eclâmpsia acomete, aproximadamente, 1,5% a 16,7% das gestantes em todo o mundo, resultando em mais de 60 mil mortes maternas e 500 mil nascimentos prematuros a cada ano[4]. As desordens hipertensivas são comuns durante a gravidez, atingindo, em média, 10% das gestantes, com maior prevalência nos países em desenvolvimento, como o Brasil, de acordo com diferenças geográficas, sociais, econômicas e raciais[2,4]. Nos países desenvolvidos, estudo sugere uma taxa de 3,6% a 9,1% de hipertensão gestacional, de 1,4% a 4,0% de pré-eclâmpsia e de 0,3% a 0,7% de pré-eclâmpsia precoce, com tendência de queda entre 1997 e 2007[5].

Os principais fatores de risco descritos na literatura associados à pré-eclâmpsia são nuliparidade, mudança de parceiro (primipaternidade), pouca exposição ao esperma do parceiro, uso de técnicas de fertilização assistida, história de pré-eclâmpsia em gestação anterior, história familiar de pré-eclâmpsia ou eclâmpsia, história familiar de eventos cardiovasculares de início precoce, obesidade, ganho ponderal excessivo durante a gravidez, baixo peso materno ao nascimento, tabagismo, gestação múltipla, mais de 35 anos de idade, raça negra, trombofilias hereditárias ou adquiridas, doença vascular ou renal, diabetes, HAC e infecções pré-natais (infecção urinária e doença periodontal)[1-4].

Alguns dos fatores de risco são considerados essenciais (Quadro 29.1), indicando a necessidade de medidas terapêuticas de prevenção, como o uso de ácido acetilsalicílico e cálcio[2-4].

Quadro 29.1 Fatores de risco clínicos para identificação de gestantes que necessitam medidas de prevenção

Risco atribuível	Fatores de risco
Alto (um fator de risco)	■ Histórico de pré-eclâmpsia, principalmente associada a desfechos adversos ■ Gestação múltipla ■ Índice de massa corporal > 30kg/m^2 ■ Hipertensão arterial crônica ■ Diabetes tipo 1 ou 2 ■ Doença renal ■ Doenças autoimunes (lúpus eritematoso sistêmico, síndrome do anticorpo antifosfolípide) ■ Gestação decorrente de reprodução assistida
Moderada (dois fatores de risco)	■ Nuliparidade ■ História familiar de pré-eclâmpsia (mãe e/ou irmãs) ■ Idade ≥ 35 anos ■ Gestação anterior com desfechos adversos (descolamento prematuro da placenta, baixo peso ao nascer em gestação > 37 semanas, trabalho de parto prematuro) ■ Intervalo interpartal > 10 anos

Vários são os desfechos maternos e perinatais desfavoráveis associados às síndromes hipertensivas. Em relação aos perinatais, acredita-se que sejam responsáveis por aproximadamente 15% dos nascimentos pré-termo associados a uma taxa de 10% de mortalidade perinatal e neonatal. Podem causar RCF e morte fetal[1-4]. As complicações maternas incluem aumento do risco de descolamento da placenta, falências renal e hepática, edema pulmonar, hemorragia cerebral, choque e colapso circulatório[1-4].

Acreditava-se que as síndromes hipertensivas da gestação, principalmente hipertensão gestacional e pré-eclâmpsia, estariam definitivamente tratadas com o término da gravidez. Atualmente, no entanto, sabe-se que o problema não é totalmente resolvido, pois complicações podem ocorrer tanto no puerpério como ao longo da vida da mulher, particularmente o aumento do risco de doenças cardiovasculares. Essas complicações podem ser atenuadas por meio de mudanças no estilo de vida, incluindo o exercício físico[6].

Fisiopatologia

Apesar dos amplos estudos sobre a fisiopatogenia da pré-eclâmpsia, essa doença permanece por ser desvendada, sendo conhecida como a "doença das teorias". De maneira sucinta, a pré-eclâmpsia tem etiologia complexa, envolvendo uma gama de distúrbios, e é caracterizada como síndrome materno-fetal com múltiplos fatores envolvidos[4,7], como desenvolvimento anormal da placenta, fatores constitucionais maternos, estresse oxidativo, má adaptação imune e suscetibilidade genética[4,7,8]. Trata-se de uma resposta inflamatória, apresentando lesão endotelial, agregação plaquetária, ativação do sistema de coagulação e, consequentemente, aumento da resistência vascular generalizada (Figura 29.1)[4,7,8].

A hipertensão, principal sinal clínico da pré-eclâmpsia, parece ser uma consequência da síndrome e não a causa, como se costumava acreditar. Atualmente, sugere-se que o aumento dos níveis pressóricos é, na verdade, uma tentativa de vencer a diminuição do fluxo sanguíneo (aumento da resistência vascular uteroplacentária) da mãe para o feto[4,9].

Segundo uma das teorias, o marco inicial da pré-eclâmpsia estaria associado a alterações imunológicas (vários marcadores já foram estudados). Desse modo, a resposta imunológica materna inadequada ao trofoblasto determinaria à má adaptação placentária, causando lesões endoteliais. Além disso, o sistema imunológico e o endotélio vascular podem ser influenciados por modificações fisiológicas da gravidez, como a ativação da cascata inflamatória normal[9].

A má adaptação placentária é um critério adotado para a gênese da pré-eclâmpsia, sendo aceita a teoria clássica de falha na remodelação vascular e infiltração das células trofoblásticas nas artérias espiraladas, acarretando diminuição do fluxo placentário, quando há grande necessidade de oxigênio pelo concepto, o que pode ser evidenciado por meio da doplervelocimetria[9,10].

A evolutiva isquemia da circulação uteroplacentária produz várias substâncias vasoativas e toxinas que, quando lançadas na circulação materna, contribuem para o estresse oxidativo e conduzem à disfunção endotelial e à consequente alteração de sua função. Esse dano ao endotélio pode ocasionar agregação plaquetária, ativação do sistema de coagulação, aumento da permeabilidade vascular e aumento da reatividade e do tônus do músculo liso vascular[9,10].

As mulheres com pré-eclâmpsia manifestam aumento de marcadores circulatórios de ativação endotelial, incluindo fator de von Willebrand e inibidor de ativação do plasminogênio (PAI-1). Ambos promovem a des-

truição do próprio endotélio. Essa ativação resulta em exagerada liberação de tromboxano superóxido, aumentando a sensibilidade vascular aos efeitos pressóricos da angiotensina II, um vasoconstritor, além de reduzir a formação de vasodilatadores – óxido nítrico e prostaciclina. Como consequência, há aumento da resistência total periférica, vasoespasmo e hipertensão[9].

A teoria da má adaptação placentária explica em parte a fisiologia da pré-eclâmpsia, mas não totalmente; assim, acredita-se na heterogeneidade dos fatores envolvidos[9]. Em consequência de todas essas alterações, ocorre aumento generalizado da resistência vascular, ocasionando alterações funcionais e morfológicas em múltiplos órgãos e resultando em complicações posteriores da doença. O desenvolvimento anormal da placenta também causa hipóxia placentária persistente ou episódios repetidos de hipóxia e reperfusão. Assim, a pré-eclâmpsia não é apenas uma hipertensão induzida pela gravidez, mas é provavelmente secundária a interações imunogenéticas e à má perfusão placentária, assim como a alterações da função endotelial materna[9,10].

Considerando a classificação de pré-eclâmpsia em início precoce (< 34 semanas) e tardio (>34 semanas) e relacionando-a com as teorias etiológicas, a precoce estaria comumente associada à ocorrência de má placentação, má perfusão uterina e RCF, enquanto a de início tardio poderia ser consequência do supercrescimento placentário que resulta em compressão das vilosidades coriônicas ou da senescência placentária precoce decorrente de situações derivadas da comorbidade materna, como obesidade, HAC, diabetes pré-gestacional e doenças autoimunes, como lúpus eritematoso sistêmico[4,11].

De modo a auxiliar a compreensão da fisiopatologia da pré-eclâmpsia, essas teorias foram agrupadas em dois estágios (pré-clínico e clínico). No primeiro, ocorrem alterações no desenvolvimento placentário e modificações insuficientes na circulação uterina devido à hipóxia do tecido placentário e pelo fenômeno de hipóxia e reoxigenação, determinando o desenvolvimento de estresse oxidativo e produção excessiva de fatores inflamatórios e antiangiogênicos. No segundo estágio, a disfunção placentária e os fatores liberados pela placenta lesionam o endotélio e a gestante manifesta clinicamente aumento da pressão arterial com o consequente comprometimento de órgãos-alvo[4].

ASPECTOS FISIOLÓGICOS DO EXERCÍCIO FÍSICO NA PRÉ-ECLÂMPSIA

O exercício físico tem enorme efeito nas funções fisiológicas do organismo, podendo intervir na prevenção do desenvolvimento de pré-eclâmpsia por meio

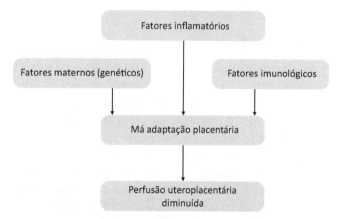

Figura 29.1 Fisiopatologia da pré-eclâmpsia.

de diferentes caminhos biológicos[12]. De maneira geral, o exercício físico promove redução do colesterol total e dos triglicerídeos, aumento da lipoproteína de alta densidade e da atividade enzimática antioxidativa e melhora na captação de glicose em resposta à insulina, além de benefícios psicofisiológicos, como redução do estresse e da ansiedade e melhora do bem-estar[13-20].

A partir do conhecimento da fisiopatologia da pré--eclâmpsia, os principais fatores que poderiam ser influenciados pela prática de exercício físico regular seriam o crescimento placentário e a vascularização, o estresse oxidativo, a disfunção do endotélio vascular[6] e o desequilíbrio da agregação plaquetária[21].

As mulheres com desenvolvimento anormal da placenta apresentam risco maior de desenvolver pré--eclâmpsia, uma vez que uma invasão trofoblástica inadequada das arteríolas espiraladas do útero durante a gestação acarreta redução da perfusão e hipóxia placentária. O estresse oxidativo ocasionado por esse processo causa disfunção sistêmica do endotélio vascular e os sintomas do estágio avançado da pré-eclâmpsia[8]. A partir desses dados, foi sugerido que intervenções que promovam invasão trofoblástica precoce e desenvolvimento vascular adequado poderiam amenizar as mudanças na fisiopatologia da placenta[6].

Entre os benefícios do exercício materno no começo da gestação está o aumento do volume e das taxas de crescimento placentário[22]. Assim, a melhora no crescimento e na vascularização placentária poderia ser uma resposta adaptativa para uma redução intermitente no fluxo sanguíneo placentário durante o exercício, podendo corrigir o desenvolvimento inadequado da placenta e estimular o desenvolvimento normal[6].

Outra hipótese sobre os efeitos do treinamento físico regular no controle da pré-eclâmpsia seria a redução do estresse oxidativo mediante a ativação do sistema de antioxidantes, principalmente as enzimas superóxido dismutase e glutationa peróxido. A adaptação do corpo ao exercício a partir do aumento do sistema de defesa dos antioxidantes limita a destruição celular (responsável pela indução do estresse oxidativo) quando o treinamento é repetido regularmente[23,24]. Desse modo, como o exercício provoca a elevação da atividade antioxidante, isso poderia reduzir o estresse oxidativo, um dos responsáveis pela disfunção endotelial na pré-eclâmpsia[6].

Além de sua atuação sobre o crescimento placentário e o estresse oxidativo, o exercício físico regular para gestantes com risco de pré-eclâmpsia poderia influenciar, também, a correção da disfunção do endotélio vascular[6].

O treino aeróbico produz um tempo curto de melhora da função endotelial, o qual é compensado pelo alto nível de estresse durante o exercício[25], e repetidas exposições de estresse conduzem a uma remodelação estrutural do sistema vascular. Essa adaptação estrutural reduz o estresse e melhora a função endotelial[26,27]. Portanto, o exercício cumpre o papel de tentar reverter a disfunção endotelial, prevenindo a deterioração progressiva das respostas endoteliais que ocorrem na pré-eclâmpsia e diminuindo, subsequentemente, os sintomas maternos. No entanto, os exercícios de treinamento podem não alterar a função endotelial de um indivíduo com respostas endoteliais normais, mas podem minimizar ou corrigir a doença relacionada à disfunção endotelial[6].

Por fim, o equilíbrio da agregação plaquetária seria a última característica que poderia ser influenciada pela atividade regular em gestantes com risco de pré-eclâmpsia. A prostaciclina é um potente vasodilatador e inibidor da agregação plaquetária[21], enquanto o tromboxano é um vasoconstritor e estimulador da agregação plaquetária. O desequilíbrio entre esses prostanoides está relacionado com a fisiopatologia da pré-eclâmpsia[21], que é secundária à deficiência de prostaciclina e/ou à superprodução de tromboxano[28]. O exercício físico pode aumentar os níveis plasmáticos de prostaciclina e diminuir a concentração de tromboxano, tornando a atividade física um fator de proteção contra a pré-eclâmpsia. A Figura 29.2 mostra, resumidamente, como o exercício físico pode influenciar a etiologia da pré-eclâmpsia.

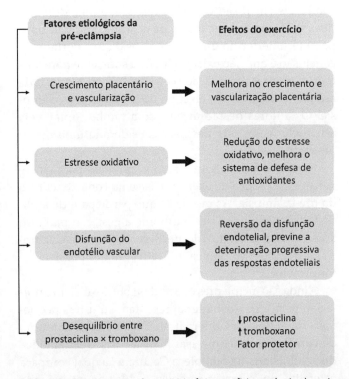

Figura 29.2 Repercussão do exercício físico na fisiopatologia da pré--eclâmpsia.

EXERCÍCIO FÍSICO COMO PREVENÇÃO DA PRÉ-ECLÂMPSIA E EVIDÊNCIAS

De acordo com algumas diretrizes, o exercício físico é considerado seguro e benéfico para as mulheres grávidas[29,30]. Entretanto, ainda há escassez de pesquisas que investiguem os efeitos do exercício na atenuação das complicações durante a gravidez[31]. No entanto, é sabido que a inatividade no período pré-natal aumenta o risco de pré-eclâmpsia, diabetes *mellitus* gestacional, hipertensão gestacional, ganho de peso excessivo, complicações no parto, depressão pós-parto e complicações no recém-nascido[30].

Ainda constitui prática comum a orientação quanto à restrição de atividades para as gestantes com alto risco de desenvolver pré-eclâmpsia com o objetivo de prevenir essa condição clínica. Essa crença surgiu a partir do pressuposto de que a pressão sistólica da grávida seria maior quando a mulher estivesse andando ou se movimentando do que descansando[32-34]. Entretanto, não há evidências de que o repouso ou mesmo a restrição de atividades reduza o risco de pré-eclâmpsia e suas complicações em gestantes normotensas.

Em revisão sistemática da Cochrane, envolvendo dois ensaios clínicos com apenas 106 mulheres que apresentavam risco moderado de desenvolver pré-eclâmpsia, observou-se possibilidade de redução desse risco em mulheres com valores pressóricos normais que fizeram o repouso[35]. Todavia, os resultados podem não ser confiáveis em razão da baixa qualidade metodológica dos estudos incluídos, o que, de acordo com os autores, pode ter interferido diretamente nos dados. Portanto, a conclusão é que não existe evidência suficiente para sustentar uma recomendação para repouso ou redução da atividade física com o objetivo de prevenir pré-eclâmpsia. Os autores destacam que, se a mulher optar pela atividade física, esta deve ser considerada uma opção pessoal[35].

Por outro lado, alguns estudos apontam para os benefícios da prática de exercício físico no contexto clínico da pré-eclâmpsia. As mulheres que participam de atividade física regular antes e durante a gestação parecem apresentar risco reduzido de desenvolver pré-eclâmpsia, tornando essa prática indicativa de um possível fator protetor[6,7,15,36-39].

Ainda são incipientes os estudos sobre exercício e pré-eclâmpsia, e os existentes apresentam amostras pequenas e metodologias diferentes, dificultando a obtenção de conclusões mais precisas. Outra revisão sistemática disponibilizada na biblioteca Cochrane, a qual compara os efeitos do exercício aeróbico regular de intensidade moderada durante a gravidez com a manutenção da atividade física normal em mulheres com risco moderado a elevado de desenvolver pré-eclâmpsia, também não foi conclusiva quanto ao efeito protetor do exercício físico[36]. Os autores concluem que, apesar do aumento do condicionamento cardiorrespiratório no grupo de exercício (10%), as evidências são insuficientes para conclusões confiáveis sobre os efeitos do exercício na prevenção da pré-eclâmpsia e de suas complicações devido à pequena amostra incluída nos estudos (45 mulheres).

Um ensaio clínico sobre exercício físico e gravidez incluiu na análise 171 mulheres, divididas em três grupos: início do exercício supervisionado na 13ª semana de gravidez, início do exercício supervisionado na 20ª semana de gravidez e ausência do exercício físico. Os autores observaram melhora da condição física materna sem alteração dos outros desfechos estudados, como peso ao nascer, fluxo sanguíneo uteroplacentário e incidência de pré-eclâmpsia. Destaca-se que nesse estudo, apesar de bem conduzido e com amostra relativamente maior do que outros estudos publicados, a amostra não tinha poder suficiente para evidenciar alguma diferença significativa para ocorrência de pré-eclâmpsia[40].

Além do exercício físico, as atividades físicas (que não devem ser confundidas com exercício), principalmente de lazer e ocupacionais, também vêm sendo estudadas como possíveis fatores de proteção contra pré-eclâmpsia[7,36,38,41,42]. Segundo a Organização Mundial da Saúde (OMS)[43], atividade física é definida como qualquer movimento corporal produzido pelos músculos esqueléticos que resulta em gasto de energia e pode ser subdividida em categorias, como esporte e tarefas domésticas, ocupacionais e de lazer ou recreativas[44].

Foi sugerido que o aumento dos níveis de atividades de trabalho ou qualquer atividade de lazer, independentemente do gasto calórico, poderia proteger contra a pré-eclâmpsia, em relação a gestantes sedentárias, em até 1 ano antes da gestação. Um estudo com 2.241 mulheres sugeriu que a atividade física de recreação com gasto energético moderado 1 ano antes da gestação estaria associada à redução de 45% no risco de desenvolver pré-eclâmpsia[42]. Além disso, quando essas atividades estão associadas (atividades de lazer e ocupacionais), também conferem certo grau de proteção contra essa doença em mulheres sedentárias no trabalho e que não se envolvem em atividade física regular[7].

Em outro estudo de coorte com gestantes, observou-se que as mulheres muito ativas apresentavam risco menor de desenvolver pré-eclâmpsia do que as sedentárias[38]. O fato de as mulheres realizarem atividade física de lazer frequentemente durante a gravidez reduziu em 20% o risco de desenvolvimento de pré-eclâmpsia. No entanto, esse fator protetor não foi encontrado em mulheres que apresentaram índice de massa corporal (IMC) acima de 30kg/cm^2 antes da gravidez[38].

Recentemente foi publicada uma revisão sistemática e metanálise que comparou o efeito de diferentes modalidades de exercício (aeróbico, resistência, combinação de aeróbico e resistência ou exercícios de mente/corpo) no risco de desenvolvimento de diabetes *mellitus* gestacional, pré-eclâmpsia, aborto espontâneo e eventos adversos em mulheres grávidas saudáveis[45]. Quanto à pré-eclâmpsia, nove estudos foram analisados, e o exercício mostrou tendência de benefício na prevenção de pré-eclâmpsia. Quando investigados os subgrupos de modalidades de intervenção, os exercícios de mente/corpo, caracterizados por atividades de baixa intensidade, como flexibilidade, equilíbrio, coordenação, ioga, Pilates e tai chi, apresentaram redução do risco de desenvolvimento de pré-eclâmpsia (RR: 0,16), comparados aos exercícios aeróbicos, resistidos e combinados. Assim, a revisão conclui que exercícios de corpo/mente e de baixa intensidade podem reduzir o risco de pré-eclâmpsia.

Outra revisão sistemática e metanálise investigou o efeito da *performance* do exercício supervisionado durante a gravidez, comparado com grupo de controle (cuidado antenatal e exercícios não supervisionados), no desenvolvimento da desordem hipertensiva na gravidez[31]. O exercício supervisionado, como ioga ou treinamento estruturado (composto de exercícios aeróbicos, de força e de flexibilidade), demonstrou redução maior do risco, comparado apenas com exercícios aeróbicos.

Com base na literatura, os estudos revelam a tendência de algum efeito positivo tanto do exercício físico como da atividade física na prevenção de pré-eclâmpsia. A ausência de comprovação por meio de ensaios clínicos randomizados se deve muito mais à escassez de estudos e à amostra insuficiente para avaliação de algum benefício dos estudos existentes. No entanto, alguns resultados de estudos longitudinais apontam para uma tendência protetora. Portanto, é importante ressaltar que, de acordo com a recomendação da OMS, não se deve estimular o repouso em casa com o objetivo de prevenção primária de pré-eclâmpsia e síndromes hipertensivas da gravidez em mulheres consideradas com risco de desenvolver essa condição[46].

IMPLICAÇÕES PARA A PRÁTICA FISIOTERAPÊUTICA

Diante do exposto, pode-se observar que alguns estudos relacionados com atividade física e pré-eclâmpsia sugerem proteção contra pré-eclâmpsia para gestantes que realizam algum tipo de atividade física antes da gravidez ou que desejam iniciá-la durante o período gestacional. Desse modo, não há evidência quanto à necessidade de recomendação de repouso no leito para prevenir pré-eclâmpsia em mulheres com alto risco de desenvolvê-la. Então, como o fisioterapeuta deve proceder ao prescrever algum exercício físico para as mulheres na faixa de risco para desenvolver essa doença? Qual o tipo e com que frequência, intensidade e duração o exercício deve ser orientado? Quando iniciá-lo?

Antes de tentar responder esses questionamentos, é importante que o fisioterapeuta identifique as mulheres com risco potencial para desenvolvimento de pré-eclâmpsia[36,47]. Consideram-se como de alto risco as mulheres com as seguintes condições clínicas: diabetes, doença renal, trombofilia, doença autoimune, história de pré-eclâmpsia na gestação anterior, gestação múltipla, hipertensão sem proteinúria, faixa etária da adolescência ou com idade acima de 35 anos, história familiar de pré-eclâmpsia, obesidade (IMC ≥ 30kg/m^2), aumento da sensibilidade à angiotensina II e dopplervelocimetria das artérias uterinas com aumento da resistência vascular e/ou persistência da incisura protodiastólica bilateral.

Apesar da escassez de ensaios clínicos randomizados sobre exercícios físicos para gestantes com risco de desenvolver pré-eclâmpsia, observam-se semelhanças nos protocolos (veja o Anexo). Como ainda não há na literatura uma recomendação específica para prescrição de exercício para gestantes com risco de pré-eclâmpsia, a decisão sobre a quantidade a ser prescrita deve ser individualizada de acordo com a condição clínica apresentada, as possíveis comorbidades e os níveis de atividade física pré-gestacionais.

De maneira geral, de acordo com os protocolos apresentados pelos ensaios clínicos[39,47-59] e as recomendações do *American College of Obstetricians and Gynecologists* (ACOG)[60] e do *American College of Sport Medicine*[61], parece prudente indicar uma atividade aeróbica com intensidade moderada (60% a 70% da frequência cardíaca máxima) com base em leitura na Escala de Esforço de Borg entre 11 e 13, com duração de 30 a 40 minutos, frequência de três vezes por semana, antecedida de alongamento e aquecimento e com posterior desaquecimento, sempre supervisionada por profissional capacitado.

Como a pré-eclâmpsia é uma condição clínica que se inicia após 20 semanas de gestação, o protocolo precisa começar no final do primeiro trimestre ou no princípio do segundo, para que os mecanismos de proteção fisiológicos do exercício possam atuar no tempo adequado.

Em relação à prática de exercício por gestantes com pré-eclâmpsia instalada, não há registro na literatura (base de dados Medline/PubMed; Biblioteca Cochrane – até fevereiro de 2024) de estudos abordando o tema, sendo considerada contraindicação absoluta, segundo o ACOG[49]. No entanto, para gestantes com hipertensão sem proteinúria, a prática de exercício é considerada contraindicação relativa[45], devendo ser analisadas todas as outras condições clínicas antes da prescrição do exercício físico.

Referências

1. Gifford RW, August PA, Cunningham G, Green LA, Lindheimer MD, Mc Nellis D. Report of the national high blood pressure education program working group on high blood pressure in pregnancy. Am J Obstet Gynecol 2000; 183:1-22.

2. American College of Obstetricians and Gynecologists. ACOG Practice Bulletin No. 222. Gestational hypertension and preeclampsia. Obstet Gynecol 2020; 135:e237-60.

3. Magee LA, Brown MA, Hall DR et al. The hypertensive disorders of pregnancy: The 2021 International Society for the Study of Hypertesion in Pregnancy Classification, Diagnosis & Management Recommendations for International Practice. Pregnancy hypertension: An International Journal of Women's Cardiovascular Health 2021. doi: 10.1016/j.preghy.2021.09.008.

4. Peraçoli JC, Costa ML, Cavalli RC et al. Pré-eclâmpsia – Protocolo 2023. Rede Brasileira de Estudos sobre Hipertensão na Gravidez (RBEHG), 2023.

5. Roberts CL, Ford JB, Algert CS et al. Population-based trends in pregnancy hypertension and pre-eclâmpsia: An international comparative study. BMJ Open 2011; 1(1):e000101.

6. Costa ML, Korkes HA, Ramos JGL et al. Puerpério: Como conduzir síndromes hipertensivas. Protocolo no. 02/2023 – Rede Brasileira de Estudos sobre Hipertensão e Gravidez (RBEHG), 2023.

7. Oliveira LG, Karumanchi A, Sass N. Pré-eclâmpsia: Estresse oxidativo, inflamação e disfunção endotelial. Rev Bras Ginecol Obstetr 2010; 32(12):609-16.

8. James JL, Whitley GS, Cartwright JE. Pre-eclampsia: Fitting together the placental, immune and cardiovascular pieces. J Pathol 2010; 221:363-78.

9. Souza ASR, Noronha Neto C, Coutinho IC, Diniz CP, Lima MMS. Pré-eclâmpsia. Femina 2006; 34(7):499-507.

10. Aardema MW, Saro MCS, Lander M et al. Second trimester Doppler ultrasound screening of the uterine arteries differentiates between subsequent normal and poor outcomes of hypertensive pregnancy: Two different pathophysiological entities? Clin Sci (Lond) 2004; 106:377-82.

11. Redman CWG, Staff AC, Roberts JM. Syncytiotrophoblast stress in preeclampsia: The convergence point for multiple pathways. Am J Obstet Gynecol 2022; S907-27.

12. Sorensen TK, Williams MA, Lee I-M, Dashow EE, Thompson ML, Luthy DA. Recreational physical activity during pregnancy and risk of preeclampsia. Hypertension 2003; 41:1273-80.

13. Butler CL, Williams MA, Sorensen TK, Frederick IO, Leiserring WM. Relationship between maternal recreational physical activity and plasma lipids in early pregnancy. Am J Epidemiol 2004; 160:350-9.

14. Williams PT. High density lipoproteins cholesterol and other risk factors for coronary heart disease in female runners. N Eng J Med 1996; 334:1298-303.

15. Dempsey JC, Butler CL, William MA. No need for a pregnant pause: Physical activity may reduce the occurrence of gestational diabetes mellitus and preeclampsia. Exerc Sport Sci Rev 2005; 33(3):141-9.

16. Clapp JF 3rd, Kies W. Effects of pregnancy and exercise on concentrations of the metabolic markers' tumor necrosis factor α and leptin. Am J Obstet Gynecol 2000; 182:300-6.

17. Sarrouch BF, Rivaldi JD, Gambarato BC, Santos DT, Silva SS. Importância das citoquinas no sistema imunológico – parte I: Propriedades e características funcionais. Rev Analytica 2008; 32:42-8.

18. Steppan CM, Bailey ST, Bhat S et al. The hormone resisting links obesity to diabetes. Nature 2001; 409:307-12.

19. Mayer-Davis EJ, D'Agostinho Jr R, Karter AJ et al. Intensity and amount of physical activity in relation in insulin sensitivity: The insulin resistance atherosclerosis study. JAMA 1998; 279:669-74.

20. Marquez-Sterling S, Perry AC, Kaplan TA, Halberstun RA, Signorile JP. Physical and psychological changes with vigorous exercise in sedentary primigravidae. Med Sci Sports Exerc 2000; 32(1):58-62.

21. Walsh SW. Pre-eclampsia: An imbalance in placental prostacyclin and tromboxane production. Am J Obstet Gynecol 1985; 152:335-40.

22. Clapp III JF. The effects of maternal exercise on fetal oxygenation and feto-placental growth. Eur J Obstet Gynecol Reprod Biol 2003; 110(suppl 1):80-5.

23. Powers SK, Ji LL, Leeuwenburgh C. Exercise training-induced alterations in skeletal muscle antioxidant capacity: A brief review. Med Sci Sports Exerc 1999; 31:987-97.

24. Covas MI, Elosua R, Fito M, Alcantara M, Coca L, Marrugat L. Relationship between physical activity and oxidative stress biomarkers in women. Med Sci Sports Exerc 2002; 34:814-9.

25. Laughlin MH. Endothelium – mediated control of coronary vascular tone after chronic exercise training. Med Sci Sports Exerc 1995; 27:1135-44.

26. Kingwell BA, Sherrard B, Jenning GL, Dart AM. Four weeks of cycle training increases basal production of nitric oxide from the forearm. Am J Physiol 1997; 272(3):H1070-7.

27. Maiorana A, O'Discoll G, Dembol L et al. Effect of aerobic and resistance exercise training on vascular function in heart failure. Am J Physiol Heart Circ Physiol 2000; 279:H1999-2005.

28. Ylikorkala O, Makela UM. Prostacyclin and thromboxane in gynecology and obstetrics. Am J Obstet Gynecol 1985; 152:318-29.

29. Mottola MF, Davenport MH, Ruchat SM et al. 2019 Canadian guideline for physical activity throughout pregnancy. Br J Sports Med 2018; 52:1339-46.

30. World Health Organization. WHO guidelines on physical activity and sedentary behaviour: At a glance. Geneva: WHO, 2020. Disponível em: https://www.who.int/publications/i/item/9789240015128. Acesso em: 13 jan 2024.

31. Danielli M, Gillies C, Thomas et al. Effects of supervised exercise on the development of hypertensive disorders of pregnancy: A systematic review and meta-analysis. J Clin Med 2022; 11:793. doi: 10.3390/jcm11030793.

32. Caetano M, Ornstein MP, Dadelszen P, Hannah ME, Logan A, Gruslin A. A survey of Canadian practitioners regarding the management of the hypertensive disorders of pregnancy. Hypertens Pregn 2004; 23:61-74.

33. Maloni JA, Cohen WA, Kane JH. Prescription of activity restriction to treat high-risk pregnancies. J Women's Health 1998; 7:351-8.

34. Goldenberg R, Cliver S, Bronstein J, Cutter G, Andrews W, Mennemeyer S. Bed rest in pregnancy. Obstet Gynecol 1994; 84:131-6.

35. Meher S, Duley L. Rest during pregnancy for preventing pre-eclampsia and its complications in women with normal blood pressure. Cochrane Database Syst Rev. In: The Cochrane Library, Issue 107, Art. N° CD005939, 2012. doi: 10.1002/14651858.CD005939.pub2.

36. Meher S, Duley L. Exercise or other physical activity for preventing pre-eclampsia and its complications. Cochrane Database Syste Rev. In: The Cochrane Library, Issue 07, Art. No. CD005942, 2012. doi: 10.1002/14651858.CD005942.pub2.

37. Rudra CB, Williams MA, Lee IM, Miller RS, Sorensen TK. Perceived exertion during prepregnancy physical activity and preeclampsia risk. Med Sci Sports Exerc 2005; 37(11):1836-41.

38. Magnus P, Trogstad L, Owe KM, Olsen SF, Nystad W. Recreational physical activity and the risk of preeclampsia: A prospective cohort of Norwegian women. Am J Epidemiol 2008; 168:952-7.

39. Yeo S. Adherence to walking or stretching and risk of preeclampsia in sedentary pregnant women. Res Nurs Health 2009; 32(4):379-90.

40. Melo ASO, Silva JLP, Tavares JS, Barros VO, Leite DFB, Amorim MMR. Effect of a physical exercise program during pregnancy on uteroplacental and fetal blood flow and fetal growth: A randomized controlled trial. Obstet Gynecol. 2012; 120:302-10.

41. Osterdal ML, Strom M, Klemmensen AK et al. Does leisure time physical activity in early pregnancy protect against pre-eclampsia? Prospective cohort in Danish women. BJOG 2009; 116:98107.

42. Rudra CB, Sorensen TK, Luthy DA, Williams MA. A prospective analysis of recreational physical activity and preeclampsia risk. Med Sci Sports Exerc 2008; 40:1581-8.

43. WHO Global Strategy on Diet, Physical Activity and Health. Geneva: World Health Organization. Disponível em: www.who.int/dietphysicalactivity/pa/en/index.html.

44. Caspersen CJ, Powell KE, Christenson GM. Physical activity, exercise and physical fitness: Definitions and distinctions for health – related research. Public Health Rep 1985; 100(2):126-31.

45. Paulsen CP, Bandak E, Edemann-Callesen H, Juhl CB, Händel MN. The effects of exercise during pregnancy on gestational diabetes mellitus, preeclampsia, and spontaneous abortion among healthy women – A systematic review and meta-analysis. Int J Environ Res Public Health 2023; 20:6069. doi: 10.3390/ijerph20126069.

46. WHO recommendations for prevention and treatment of pre-eclampsia and eclampsia. Geneva: World Health Organization. Disponível em: www.who.int/reproductivehealth.

47. Yeo S, Steele NM, Chang MC, Leclaire SM, Ronis DL, Hayashi R. Effect of exercise on blood pressure in pregnant women with a high risk of gestational hypertensive disorders. J Reprod Med 2000; 45(4):293-8.

48. Avery MD, Leon AS, Kopher RA. Effects of a partially home-based exercise program for women with gestational diabetes. Obstet Gynecol 1997; 89:10-5.

49. Rakhshani A, Nagarathna E, Mhaskar R et al. The effects of yoga in prevention of pregnancy complications in high-risk pregnancies: A randomized controlled trial. Preventive Medicine 2012; 55:333-40.

50. Price BB, Amini SB, Kappeler K. Exercise in pregnancy: Effect on fitness and obstetric outcomes – A randomized trial. Med Sci Sports Exerc 2012; 44(12):2263-9.

51. Maharana S, Nagarathna R, Padmalatha V, Nagendra HR, Hankey A. The effect of integrated yoga on labor outcome: A randomized controlled study. Int J Childbirth 2013; 3:165-77.

52. Jayashree R, Malini A, Rakhshani A et al. Effect of the integrated approach of yoga therapy on platelet count and uric acid in pregnancy: A multicenter stratified randomized single-blind study. Int J Yoga 2013; 6:39-46.

53. Tomić V, Sporiš G, Tomić J et al. The effect of maternal exercise during pregnancy on abnormal fetal growth. Croat Med J 2013; 54:362-8.

54. Kasawara KT, Burgos CSG, Nascimento SL et al. Maternal and perinatal outcomes of exercise in pregnant women with chronic hypertension and/or previous preeclampsia: A randomized controlled trial. ISRN Obstet Gynecol 2013: 857047.

55. Barakat R, Pelaez M, Cordero Y et al. Exercise during pregnancy protects against hypertension and macrosomia: Randomized clinical trial. Am J Obs Gynecol 2016; 214:649.e1-8.

56. Haakstad LA, Edvardsen E, Bø K. Effect of regular exercise on blood pressure in normotensive pregnant women. A randomized controlled trial. Hypertens Pregnancy 2016; 35:170-80.

57. Da Silva SG, Hallal PC, Domingues MR et al. A randomized controlled trial of exercise during pregnancy on maternal and neonatal outcomes: Results from the pamela study. Int J Behav Nutr Phys Act 2017; 14:175.

58. Wang C, Wei Y, Zhang X et al. A randomized clinical trial of exercise during pregnancy to prevent gestational diabetes mellitus and improve pregnancy outcome in overweight and obese pregnant women. Am J Obstet Gynecol 2017; 216:340-51.

59. Perales M, Valenzuela PL, Barakat R, Cordero Y, Peláez M. Gestational exercise and maternal and child health: Effects until delivery and at post-natal follow-up. J Clin Med 2020; 9:379.

60. ACOG – American College of Obstetricians and Gynecologists. Committee on obstetric exercise during pregnancy and the post-partum period. Practice nr 267. Am Col Obstet Gynecol 2002; 99:171-3.

61. Blair SN. Physical activity, epidemiology, public health and the American College of Sports Medicine. Med Sci Sports Exerc 2003; 35:1463.

ANEXO
Protocolos de Exercícios Propostos em Ensaios Clínicos Randomizados que Relacionam Exercício Físico e Prevenção de Pré-Eclâmpsia

Autor/ano	Objetivos	Amostra	Protocolo
Avery et al., 1997	Investigar a eficácia de um programa domiciliar de exercício físico aeróbico de intensidade moderada para mulheres com diabetes gestacional que apresentam risco de desenvolver pré-eclâmpsia, comparadas a um grupo de mulheres que mantiveram suas atividades habituais e dieta	33 nulíparas Idade: 18 a 40 anos Idade gestacional no início do protocolo: ≤ 34 semanas Grupo exercício: 15 Grupo controle: 14	Tipo de exercício: esteira ou bicicleta Intensidade: exercício moderado (70% da FCmáx) Frequência: 3 ou 4×/semana (duas sessões supervisionadas e duas não supervisionadas) Duração: supervisionado – 5 minutos de aquecimento, 20 minutos de atividade moderada, 5 minutos de desaquecimento; não supervisionado – 30 minutos
Yeo et al., 2000	Determinar se o exercício moderado durante a gestação diminui a pressão arterial, comparado a um grupo controle sem exercício	17 mulheres Idade: 30 anos Idade gestacional no início do protocolo: > 18 a 28 semanas	Tipo de exercício: esteira ou bicicleta Intensidade: exercícios moderados – Escala de Borg: 13 Frequência: 3×/semana – 10 semanas Duração: 45 minutos (5 de aquecimento, 30 de exercícios moderados e 10 de desaquecimento)
Yeo et al., 2009	Comparar a adesão à caminhada e aos programas de alongamento ao longo da gestação e examinar os efeitos desses exercícios sobre os indicadores de pré-eclâmpsia em mulheres grávidas com pré-eclâmpsia anterior e que eram sedentárias antes da gravidez	124 mulheres Idade: < 19 a > 35 anos Idade gestacional no início do protocolo: > 18 semanas	Tipo de exercício: caminhada versus alongamento Intensidade: 55% a 69% da FCmáx – Escala de Borg: 12 a 13 Frequência: 5×/semana + 2× em casa Duração: 40 minutos
Melo et al., 2012	Estimar efeito da atividade física supervisionada, aptidão física materna, fluxo sanguíneo placentário e crescimento fetal, comparado a um grupo	171 mulheres Idade: 27 anos Idade gestacional no início do protocolo: 13 a 20 semanas	Tipo de exercício: caminhada Intensidade: 60% a 80% da FCmáx – Escala de Borg: 12 a 16 Frequência: 3×/semana Duração: 15 minutos
Rakhshami et al., 2012	Avaliar a viabilidade do uso de ioga em gestações de alto risco e os efeitos da ioga na prevenção de complicações graves na gravidez, comparado a um grupo controle	68 gestantes Idade: 27 anos Idade gestacional no início do protocolo: 12 semanas	Tipo de exercício: ioga Intensidade: ? Frequência: 3×/semana Duração: 1 hora
Price et al., 2012	Avaliar os benefícios ou malefícios de um programa de exercício baseado nas diretrizes do ACOG; avaliar o efeito do exercício sobre a incidência de hipertensão, comparado a gestantes sedentárias	91 gestantes sedentárias Idade: 30 anos Idade gestacional no início do protocolo: 12 a 14 semanas	Tipo de exercício: aeróbico Intensidade: moderada – Escala de Borg: 12 a 14 Frequência: 4×/semana Duração: 45 a 60 minutos
Maharana et al., 2013	Investigar o efeito da ioga nos resultados do trabalho de parto e complicações	96 gestantes Idade: ? Idade gestacional no início do protocolo: 18 a 20 semanas	Tipo de exercício: ioga Intensidade: ? Frequência: 1×/dia Duração: 1 hora
Jayashree et al., 2013	Observar a contagem de plaquetas e níveis de ácido úrico em mulheres grávidas de alto risco que praticaram ioga, comparadas com grupo controle	68 gestantes de alto risco Idade: 27 anos Idade gestacional no início do protocolo: 12 a 28 semanas	Tipo de exercício: ioga Intensidade: ? Frequência: 1×/dia Duração: 3 a 5 minutos

Tomié et al., 2003	Avaliar o efeito do exercício regular durante todos os trimestres de gestação em crescimento fetal anormal	334 gestantes Idade: 29 anos Idade gestacional no início do protocolo: 6 a 8 semanas	Tipo de exercício: aeróbico Intensidade: 60% a 75% da FCmáx Frequência: 3×/semana Duração: 50 minutos
Kasawara et al., 2013	Avaliar a associação entre o exercício físico supervisionado em gestantes com hipertensão ou pré-eclâmpsia e os desfechos neonatais e maternos	109 gestantes com hipertensão crônica, história de pré-eclâmpsia com gestações prévias ou atuais Idade: 20 a 39 anos Idade gestacional no início do protocolo: 12 a 20 semanas	Tipo de exercício: aeróbico Intensidade: 20% da FC em repouso; 140bpm Frequência: 1×/semana Duração: 30 minutos
Barakat et al., 2016	Avaliar o impacto de um programa supervisionado de exercício na incidência de hipertensão induzida pela gravidez	765 gestantes Idade: 31 anos Idade gestacional no início do protocolo: 9 a 11 semanas	Tipo de exercício: aeróbico, força muscular, flexibilidade Intensidade: 70% da FCmáx.; Escala de Borg: 12 a 14 Frequência: 3×/semana Duração: 50 a 55 minutos
Haakstad et al., 2016	Avaliar o efeito do exercício regular na pressão arterial materna no repouso e durante caminhada em mulheres grávidas sedentárias	61 nulíparas sedentárias Idade: ? Idade gestacional no início do protocolo: ?	Tipo de exercício: aeróbico Intensidade: ? Frequência: 2×/semana Duração: 60 minutos
Da Silva et al., 2017	Avaliar a eficácia de uma intervenção baseada em exercícios supervisionados para prevenir resultados negativos maternos e neonatais	594 gestantes Idade: 27 anos Idade gestacional no início do protocolo: 16 a 20 semanas	Tipo de exercício: aeróbico e resistido Intensidade: Escala de Borg: 12 a 14 Frequência: 3×/semana Duração: 1 hora
Wang et al., 2017	Determinar se um programa de exercício regular poderia reduzir a frequência de diabetes em mulheres com sobrepeso/obesas e a incidência de pré-eclâmpsia	226 gestantes sobrepeso/obesas Idade: 32 anos Idade gestacional no início do protocolo: 13 semanas	Tipo de exercício: aeróbico Intensidade: progressivo leve (55% a 65% da FCmáx – Escala de Borg: 9 a 11), moderado (65% a 75% da FCmáx – Escala de Borg: 15 a 16) e alto (75% a 85% da FCmáx – Escala de Borg: 15 a 16) Frequência: 3×/semana Duração: 45 a 60minutos
Perales et al., 2020	Determinar os efeitos do exercício gestacional na saúde cardiometabólica fetal durante a gravidez e na saúde materno-infantil no pós-parto	1.348 gestantes Idade: 31 anos Idade gestacional no início do protocolo: 9 semanas	Tipo de exercício: aeróbico e resistência Intensidade: leve a moderado (60% da FCmáx – 220 – idade) Frequência: 3×/semana Duração: 50 a 55 minutos
Pais et al., 2021	Avaliar a eficácia da ioga na gestação para reduzir os riscos de complicações	132 gestantes Idade: ? Idade gestacional no início do protocolo: 18 a 22 semanas	Tipo de exercício: ioga Intensidade: ? Frequência: 1×/semana Duração: 45 minutos

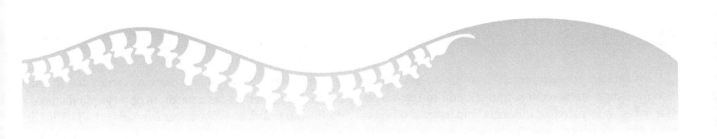

Atuação Fisioterapêutica na Gestante Asmática

Valdecir Castor Galindo Filho ■ Daniella Cunha Brandão

INTRODUÇÃO

A presença de asma brônquica durante o período gestacional pode implicar alterações materno-fetais importantes, ao mesmo tempo que a própria gravidez também poderá interferir no curso da doença[1,2].

A abordagem multidisciplinar das gestantes visa ao diagnóstico precoce e à intervenção diante das possíveis complicações para a mãe e o feto, além de estabelecer a terapêutica apropriada na abordagem da asma durante a gestação. Desse modo, o controle da doença de base e o reconhecimento dos efeitos colaterais secundários decorrentes das drogas utilizadas durante esse período constituem metas a serem alcançadas no tratamento[2].

O presente capítulo objetiva descrever aspectos epidemiológicos, patogenia, fisiopatologia, quadro clínico, avaliação da função pulmonar, diagnóstico, tratamento medicamento e intervenção fisioterapêutica nas gestantes com diagnóstico de asma brônquica.

CONCEITO

A asma é uma doença heterogênea caracterizada por inflamação crônica de vias aéreas, sendo definida pela história de sintomas respiratórios, como aperto no peito, sibilância, tosse e falta de ar, os quais variam ao longo do tempo, bem como sua intensidade, aliados à limitação variável do fluxo aéreo expiratório[3].

EPIDEMIOLOGIA

Entre as doenças crônicas, a asma é considerada a mais comum na gravidez, e suas taxas vêm aumentando gradativamente em todo o mundo. Após 1994, a incidência de asma aumentou de 3% para 8% nos EUA, e 8% das

grávidas apresentam asma no Reino Unido, chegando a 12% na Austrália[4]. Entretanto, a gravidez também pode interferir no controle e gravidade da doença[2,5].

De acordo com Almeida e cols.[6], há escassez de dados epidemiológicos sobre a prevalência de asma em gestantes no Brasil, ao contrário do que acontece na literatura internacional, que é ampla e diversificada.

ALTERAÇÕES FISIOLÓGICAS DURANTE A GESTAÇÃO

Embora não sejam controladas pela via hormonal, as funções do sistema respiratório podem sofrer a ação direta dos hormônios. Assim, a ação do estrogênio, progesterona, gonadotrofina coriônica humana (hCG), alfa-fetoproteína e cortisol irá influenciar a homeostase materna desde o primeiro trimestre gestacional[7].

Os níveis plasmáticos de progesterona aumentam entre 6 e 37 semanas de gestação[7]. Durante esse período, o hormônio é responsável por aumento da ventilação-minuto, maior sensibilidade ao dióxido de carbono e hiperventilação. Esta última pode ser justificada pelo estímulo direto no centro respiratório, ocasionando aumento da pressão parcial de oxigênio (PaO_2) e diminuição da pressão parcial do dióxido de carbono ($PaCO_2$). Poderão ocorrer hipocapnia e alcalose respiratória, resultando em instabilidade respiratória e episódios de apneia durante o sono não REM[8,9].

Somado a isso, as alterações respiratórias impostas pela gestação poderão afetar a responsividade dos receptores beta-adrenérgicos e aumentar o processo inflamatório. As vias aéreas serão comprimidas pelo volume uterino, mas o fluxo aéreo será pouco afetado em decorrência do efeito broncodilatador da progesterona[7].

Com relação ao estrogênio, há aumento acentuado até o final da gestação com surgimento de congestão capilar, edema da parede da mucosa, hiperplasia e hipertrofia, além de maior secreção de muco e retenção hídrica. Os estrogênios também são responsáveis pela maior sensibilidade brônquica, podendo induzir o surgimento de broncoespasmo e contribuir para as crises de asma na gestação[7]. De acordo com Philopptt e cols.[10], as alterações ocasionadas por esse hormônio na mucosa nasal das gestantes serão normalizadas após o parto. O cortisol aumenta durante a gravidez e no período do trabalho de parto, e o controle da secreção desse hormônio é determinado pela ação das glândulas adrenais. Há redução da atividade desse hormônio durante o período noturno, o que pode explicar a piora da obstrução das vias aéreas através do surgimento de dispneia, sibilância e tosse[7].

PATOLOGIA E PATOGENIA

Do ponto de vista fisiopatogênico, o processo inflamatório das vias aéreas está presente em todos os asmáticos, desde aqueles com asma leve até os indivíduos portadores de asma grave, incluindo também os assintomáticos. Esse processo inflamatório é considerado complexo e envolve a interação de diferentes grupos celulares, mediadores inflamatórios e células que compõem estruturalmente as vias aéreas[11,12].

Inicialmente, ocorrerá a liberação de citocinas pelos linfócitos Th2 em virtude da interação dos alérgenos encontrados no ambiente com o sistema imunológico do indivíduo[3]. A partir daí, vários mediadores inflamatórios serão liberados pelos mastócitos, linfócitos T, macrófagos, eosinófilos e células que compõem o epitélio respiratório. Entre os diferentes mediadores inflamatórios, destacam-se histamina, interleucinas (1 a 6), fator de necrose tumoral alfa, leucotrienos, prostaglandinas, fator de crescimento de colônias de granulócitos, citocinas, endotelina-1 e elastase[13-17].

A ação desses mediadores inflamatórios será responsável pelas seguintes condições: (1) lesões do epitélio do trato respiratório; (2) alterações na atividade autonômica; (3) modificações do tônus das vias aéreas; (4) alterações na permeabilidade vascular; (5) aumento exacerbado na produção de muco; (6) perturbações na atividade ciliar; e (7) exacerbada hiper-reatividade nos músculos lisos que compõem as paredes das vias aéreas[13].

Além disso, poderão ocorrer hipertrofia e hiperplasia da musculatura lisa dos brônquios, aumento quantitativo das células caliciformes e das glândulas da submucosa e alterações na deposição e degradação dos componentes presentes na matriz extracelular, caracterizando o processo de remodelamento das vias aéreas[13].

As alterações estruturais nas vias aéreas dos asmáticos foram evidenciadas a partir da observação da queda da função pulmonar de caráter irreversível ao longo do tempo. Estudos recentes observaram diferentes modificações nas paredes das vias aéreas de asmáticas atópicas e não atópicas, as quais apresentavam correlação entre a intensidade do processo inflamatório e a gravidade da doença mesmo na vigência do uso de corticoides[18-22].

FISIOPATOLOGIA

Do ponto de vista fisiopatológico, a inflamação da mucosa brônquica determina a limitação crônica ao fluxo aéreo em decorrência do edema da mucosa, formação de tampões mucosos e constrição da musculatura lisa que circunda os brônquios. Essas modificações contribuem para aumento da resistência das vias aéreas, o que é determinante para o quadro clínico nessas mulheres[3,13].

A intensidade das crises mantém relação direta com o grau de obstrução das vias aéreas, sendo determinante para a redução dos fluxos expiratórios máximos e dos volumes pulmonares. O aumento do volume residual (VR) e da capacidade residual funcional (CRF) ocasionará aumento da pressão positiva expiratória final intrínseca (PEEP-intrínseca, também denominada auto-PEEP), com consequente aprisionamento aéreo e surgimento da hiperinsuflação pulmonar. Entretanto, com a reversão do processo de obstrução nas vias aéreas, a hiperinsuflação pulmonar desaparecerá[22,23].

O processo de hiperinsuflação pulmonar será responsável pelo aumento do trabalho respiratório imposto à musculatura respiratória, podendo piorar com a intensidade da crise e acarretar o surgimento de insuficiência respiratória. Com a piora do quadro clínico e as exacerbações dos sintomas, surgem as alterações hemogasimétricas, denotando alterações na relação ventilação-perfusão[21,22].

As alterações nas trocas gasosas pioram à medida que a obstrução acomete as vias aéreas periféricas, pois os alvéolos são mal ventilados, porém continuam recebendo perfusão adequada. Isso acarreta aumento na diferença alvéolo-arterial de oxigênio com a consequente queda da PaO_2 e o surgimento de hipoxemia, a qual é responsável pela taquipneia e o aumento da ventilação-minuto[22].

QUADRO CLÍNICO, AVALIAÇÃO E DIAGNÓSTICO

A avaliação da gestante asmática é de fundamental importância e objetiva o estabelecimento do diagnóstico da doença, o qual, na maioria das vezes, é alcançado durante a avaliação clínica. Inicialmente, com a exacerbação da crise de asma, irão surgir três manifestações primárias do sistema respiratório: sibilância, dispneia e tosse[23].

Apesar de a sibilância ser uma das manifestações clínicas mais frequentes na asma, é necessário estabelecer o diagnóstico diferencial com outros estados nosológicos, os quais também apresentam sibilos, como doença pulmonar obstrutiva crônica (DPOC), insuficiência cardíaca congestiva, estenose brônquica ou traqueal, fibrose cística, bronquiolite viral e aspiração de corpo estranho, entre outros[23].

A anamnese consiste na obtenção de informações diretas sobre a gestante, objetivando a organização dos dados em uma linha de raciocínio lógico e evitando relatos prolixos. O registro criterioso da história é de fundamental importância para diagnóstico e planejamento da abordagem terapêutica com a gestante[23].

Alguns aspectos importantes incluem os principais sinais e sintomas indicativos de manifestação primária do sistema respiratório (sibilos, dispneia, tosse e cianose), períodos de surgimento durante a gestação, ocorrência de asma nas gestações anteriores, antecedentes pessoais e familiares da doença, presença ou não de atopias, fatores desencadeantes das crises e medidas terapêuticas tomadas em situações anteriores de exacerbação da doença, entre outros. No tocante ao exame físico, devem ser destacados os pontos observados nas inspeções estática e dinâmica, palpação, percussão e ausculta pulmonar[23,24].

Os sibilos podem ser descritos como sons musicais, contínuos e agudos, predominantes na fase expiratória, resultantes da formação de um *flutter* a partir do ponto de obstrução nas vias aéreas, quando o fluxo de gás é acelerado e passa por essa região estreitada. Vale ressaltar que o surgimento desses sons, tanto na inspiração como na expiração, pode significar piora da obstrução, ocasionando o surgimento de broncoespasmo. Ademais, com a piora da hiper-reatividade, poderá ocorrer a ausência da sibilância, sinalizando acentuada piora do quadro clínico[25].

A dispneia é outro achado clínico relevante durante a crise de asma na gravidez devido ao esforço da gestante para manter ventilação pulmonar adequada[25]. A sobrecarga imposta à musculatura respiratória em decorrência da hiperinsuflação é responsável pela desvantagem mecânica, modificando o raio de curvatura e o posicionamento do diafragma e reduzindo a pressão transdiafragmática com alteração no deslocamento desse músculo durante a inspiração. Este também seria um fator responsável pela redução na medida da pressão inspiratória máxima nesse grupo de mulheres[21].

A tosse também se apresenta de forma constante nas exacerbações da asma com piora gradativa durante a noite ou após os esforços realizados durante o dia. Postula-se que a tosse seja decorrente do aumento da resistência nas vias aéreas centrais, onde é maior a densidade dos receptores tussígenos[23].

Embora esses achados sejam predominantes, outras manifestações clínicas poderão surgir durante as crises de asma, como taquipneia (aumento da frequência respiratória > 30rpm), taquicardia (aumento da frequência cardíaca > 120bpm), uso da musculatura acessória, sensação de opressão torácica, surgimento do pulso paradoxal (diminuição acentuada ou desaparecimento da amplitude do pulso, sempre associados à diferença > 10mmHg entre as pressões sistólica e diastólica) e cianose de extremidades ou perilabial[24].

Não existe previsão quanto ao curso da asma durante o período gestacional, pois as gestantes com asma leve a moderada, quando conduzidas de maneira criteriosa e com controle da crise, podem evoluir sem complicações. Entretanto, as mulheres com crise de asma de moderada a grave poderão apresentar acentuada piora do quadro respiratório e crises mais frequentes. Ainda se considera maior propensão para exacerbações da doença entre 24 e 36 semanas, com frequência menor durante o trabalho de parto ou no parto propriamente dito. As exacerbações estão relacionadas com fatores de risco, como idade acima de 35 anos, obesidade, tabagismo, depressão e ansiedade[25]. Nas demais gestações, o comportamento da doença é semelhante ao observado nas anteriores[1,8].

Nas exacerbações de asma leve, a gestante poderá apresentar períodos variáveis de ausência total dos sinais e sintomas, principalmente ao realizar as atividades físicas do dia a dia. Nas exacerbações de caráter moderado, a obstrução ao fluxo expiratório é evidente, embora alguns indivíduos se adaptem a esse nível de desconforto e possam realizar adequadamente suas atividades de vida diária. No entanto, durante as exacerbações de caráter grave, os sibilos poderão ser audíveis à distância e sem o uso do estetoscópio ou ainda, em casos mais graves de obstrução brônquica, pode-se observar o tórax silencioso (ausência de sons audíveis). Vale destacar a variação quanto à duração e à frequência das crises de asma durante a gestação. A grávida poderá relatar a ocorrência apenas de uma ou duas crises ou vários episódios durante a gestação[24].

A espirometria tem sido comumente utilizada para avaliação da função pulmonar durante o diagnóstico de asma, porém, a depender do grau de desconforto, seus resultados poderão ser prejudicados ou a mulher pode estar impossibilitada de realizá-la. Durante uma crise de asma, a gestante deve receber inicialmente nebulização e aguardar cerca de 30 minutos para mensuração dos volumes e fluxos expiratórios máximos[26].

A espirometria mensura os volumes e fluxos do gás inalado ou exalado em função do tempo de realização das manobras de expiração forçada. No asmático, a interpretação do exame é feita a partir da medida do volume expiratório forçado no primeiro segundo (VEF_1), da capacidade vital forçada (CVF) e pela fração entre o VEF_1 e a CVF, possibilitando o diagnóstico de doença obstrutiva quando a fração está abaixo de 80%. A medida do VEF_1 tem sido utilizada como parâmetro para classificação da gravidade da broncoconstrição, a partir de valores percentuais em relação ao predito, considerando-se ≤ 60% na asma grave, entre 60% e 80% na asma moderada e ≥ 80% para a asma leve ou intermitente. A mensuração do fluxo expiratório forçado entre 25% e 75% ($FEF_{25-75\%}$) também poderá ser obtida na espirometria e representa o fluxo de gás nas pequenas vias aéreas[24,27].

O Quadro 30.1 apresenta os critérios para diagnóstico de asma em adultos.

Outros recursos podem ser utilizados para diagnóstico de asma com base na medida direta do processo inflamatório, como análise do sangue periférico, análise direta ou induzida do escarro, lavado broncoalveolar, biópsia por broncoscopia e medida do óxido nítrico exalado. Entretanto, algumas dificuldades metodológicas têm sido apontadas como limitantes para mensuração dos marcadores inflamatórios, pois essa avaliação apresenta variabilidade entre os indivíduos e esses marcadores inflamatórios ainda poderão estar presentes, mesmo em níveis reduzidos, após o tratamento farmacológico[24]. Vale ressaltar que, em se tratando de gestantes, as condições clínicas deverão ser consideradas quando da realização desses testes.

AVALIAÇÃO PNEUMOFUNCIONAL

Alguns dados a respeito da função pulmonar em asmáticos poderão ser obtidos a partir da avaliação pneumofuncional, destacando-se o pico de fluxo expiratório (PFE) e a força dos músculos respiratórios. A medida do nível de obstrução brônquica será obtida mediante a realização do PFE, sendo considerada uma forma indireta de mensurar o nível de resistência das vias aéreas de maneira não invasiva, porém exige cooperação do indivíduo. Esse parâmetro da função pulmonar apresenta variação interindividual, sendo influenciado por sexo, idade e altura[24]. Entretanto, nas bases de dados pesquisadas (Medline/PubMed 1966-2024; LILACS 1982/2024), não foram evidenciadas tabelas concernentes aos valores obtidos especificamente para a população de gestantes,

Quadro 30.1 Diagnóstico de asma

1. História e frequência dos sintomas respiratórios típicos	
Característica	**Sintomas ou características que embasam o diagnóstico de asma**
Sibilância, falta de ar, opressão torácica e tosse	■ Mais de um tipo de sintoma respiratório ■ Os sintomas variam em tempo e intensidade ■ Os sintomas frequentemente pioram à noite ou ao despertar ■ Os sintomas são frequentemente iniciados por exercício, gargalhadas, alérgenos ou ar frio ■ Os sintomas frequentemente aparecem ou pioram por infecções virais
2. Confirmação da limitação do fluxo aéreo expiratório	
Característica	**Confirmação, definição e critério**
Reversibilidade ao broncodilatador	Aumento no VEF_1 > 12% e > 200mL (maior confiabilidade se > 15% e > 400mL)
Excessiva reversibilidade nas duas medidas diárias da PFE durante 2 semanas	Variação > 10% nas medidas diárias da PFE
Melhora da função pulmonar após 4 semanas de tratamento	Aumento no VEF_1 > 12% e > 200mL (ou PFE > 20%) do *baseline* após 4 semanas com corticoides inalatórios na ausência de infecções respiratórias
Resposta positiva ao teste de exercício	Diminuição no VEF_1 > 10% e > 200mL do *baseline*
Resposta brônquica positiva	Diminuição no VEF_1 > 10% do *baseline* com doses padronizadas de metacolina ou VEF_1 ≥ 15% com hiperventilação padronizada, solução salina ou manitol
Excessiva variação da função pulmonar entre as visitas	Aumento no VEF_1 > 12% e > 200mL na ausência de infecções respiratórias
Limitação ao fluxo aéreo respiratório	■ No momento em que o VEF_1 estiver reduzido ■ Confirmar que a relação VEF_1/CVF também está reduzida, comparada ao limite inferior da normalidade (> 0,75 a 0,80)

CVF: capacidade vital forçada; PFE: pressão de fluxo expiratório; VEF_1: volume expiratório forçado no primeiro minuto.
Fonte: critérios baseados no *Global Strategy for Asthma Management and Prevention* (GINA, 2023)[3].

e os estudos que avaliaram tal parâmetro apresentam resultados controversos (veja o Capítulo 6)[28-35].

Estudo realizado por Brancazio e cols.[29] investigou o comportamento do PFE em 57 gestantes durante os trimestres de gestação e no período pós-parto. Os autores não evidenciaram mudança significativa nos valores do PFE durante os três trimestres em comparação aos valores obtidos no parto.

Por outro lado, Harirah e cols.[28] analisaram a influência da posição das gestantes (sentada, de pé e supina) e da idade gestacional sobre o PFE de 38 gestantes saudáveis, cujas medidas foram obtidas com intervalo de 4 semanas (idade gestacional inicial < 10 semanas até o parto e 6 semanas após o parto), e observaram declínio nas mensurações do PFE durante a gestação em todas as posições empregadas, principalmente na posição supina. Portanto, ainda é controversa a resposta das medidas de PFE durante a gestação (veja o Capítulo 6).

Outra maneira de avaliar a funcionalidade do sistema respiratório é por meio da manovacuometria, a qual tem por objetivo a avaliação da pressão máxima gerada pelos músculos respiratórios obtida em curto intervalo de tempo contra as vias aéreas obstruídas, sendo considerada uma forma não invasiva, segura e rápida para mensurar a força dos músculos inspiratórios (PImáx) e expiratórios (PEmáx) através de manovacuômetro portátil aneroide ou digital[36].

A medida da PImáx é indicativa da capacidade ventilatória e do desenvolvimento de insuficiência respiratória; nos asmáticos, é indicativa de sobrecarga da musculatura respiratória, ocasionada pelo processo de hiperinsuflação pulmonar. Por sua vez, a mensuração da PEmáx é determinante de tosse eficaz. Entretanto, as dificuldades de reprodutibilidade dessas medidas comprometem a fidedignidade dos resultados obtidos. A variedade de protocolos referentes às mensurações dificulta a interpretação dos resultados de diferentes estudos[37]. O Quadro 30.2 apresenta os diversos fatores que influenciam as medidas obtidas por meio da manovacuometria.

Quadro 30.2. Fatores que influenciam as medidas da força dos músculos respiratórios

Fatores
■ Idade
■ Sexo
■ Posição corporal
■ Volume pulmonar
■ Comprimento de repouso dos músculos respiratórios antes das mensurações
■ Nível de colaboração e entendimento do paciente
■ Variabilidade no uso da técnica
■ Uso de comando verbal durante a mensuração

Fonte: Neeraj et al., 2010[31].

A PImáx poderá ser medida a partir do volume residual (VR) ou da CRF, porém a medida a partir da CRF tem como vantagem não sofrer influência do recolhimento elástico pulmonar e da parede torácica. A medida da PEmáx, por outro lado, é obtida a partir da capacidade pulmonar total (CPT)[37].

Com relação às gestantes asmáticas, não existem dados publicados na literatura acerca dos valores das pressões dos músculos respiratórios; no entanto, ainda há controvérsias quanto aos valores dessas medidas durante a gestação (veja o Capítulo 6)[38-41].

CLASSIFICAÇÃO DA ASMA

Atualmente, segundo a *Global Initiative for Asthma* (GINA)[3], a asma pode ser classificada quanto à gravidade ou quanto ao controle da doença. Quanto à gravidade ou dificuldade de tratamentor, ela pode ser grave, moderada ou leve. Quanto ao controle (Quadro 30.3), pode ser bem controlada, parcialmente controlada ou descontrolada. Apesar de a primeira classificação estar indicada para a tomada de decisões quanto ao tratamento a ser instituído, seu uso deve ser considerado com cautela, uma vez que a gravidade da doença pode sofrer alterações em vigência da terapêutica adotada ao longo do tempo, exigindo o ajuste das drogas empregadas[6,25].

Quadro 30.3 Classificação da asma de acordo com a *Global Initiative for Asthma* (GINA)

Nas últimas 4 semanas, o paciente apresentou (sim ou não)	Classificação		
	Bem controlada	**Parcialmente controlada**	**Descontrolada**
Sintomas diurnos mais de duas vezes por semana	Nenhum desses	1 ou 2 desses	3 ou 4 desses
Despertou alguma noite por causa da asma			
Utilizou beta-2-adrenérgicos para alívio dos sintomas mais de duas vezes por semana			
Apresentou limitação de alguma atividade em razão da asma			

TRATAMENTO DA ASMA NA GESTAÇÃO

O tratamento da asma tem por objetivo aliviar o desconforto respiratório, melhorar as trocas gasosas e reduzir a sobrecarga imposta à musculatura respiratória. Além disso, visa melhorar a qualidade de vida, favorecendo o retorno da mulher a uma condição estável após as exacerbações[22,42].

Assim, para que sejam alcançadas essas metas, o tratamento baseia-se em: (1) avaliação quantitativa e monitoramento da função pulmonar; (2) tratamento medicamentoso; (3) fisioterapia; (4) controle ambiental; e (5) educação da puérpera[43].

Assim como nas gestantes sem asma, o tratamento das asmáticas no período gestacional baseia-se na mesma sequência lógica terapêutica, mas sempre considerando o risco que o tratamento poderá implicar para o binômio mãe-feto.

Avaliação quantitativa e monitoramento da função pulmonar

A avaliação quantitativa e o monitoramento da função pulmonar objetivam a análise da resposta à terapêutica empregada em nível ambulatorial, nos serviços de emergência ou no ambiente hospitalar[43]. Recomenda-se a mensuração da função pulmonar por meio de espirometria ou PFE, encorajando as mulheres a efetuarem as mensurações do PFE no domicílio. Assim, essa mensuração diária ajuda a detectar os estágios iniciais de uma nova exacerbação[25,42,43].

Tratamento medicamentoso

O tratamento medicamento da asma durante a gestação tem como objetivos controlar os sintomas diurnos e noturnos da doença, manter a função pulmonar normal ou o melhor possível, prevenir as exacerbações, evitar os efeitos colaterais adversos das drogas utilizadas, garantir a maturação fetal e propiciar o bem-estar da mãe e do feto. Desse modo, o manejo do tratamento medicamentoso dependerá da correta avaliação, do diagnóstico e do controle da doença, principalmente dos ajustes necessários de acordo com a individualidade de cada puérpera[5].

Em se tratando do aporte farmacológico durante as exacerbações da asma na gravidez, é necessário que os profissionais de saúde conheçam os níveis de segurança dos medicamentos utilizados quanto à teratogenia. Assim, a *Food and Drug Administration*[44] classifica os níveis de segurança da seguinte maneira:

- **A:** estudos controlados que evidenciaram ausência de risco. Os estudos envolvendo animais não evidenciaram teratogenia e os estudos nas gestantes não demonstraram risco para o feto.
- **B:** sem evidência de risco em humanos, sendo os estudos negativos com animais, porém sem estudos adequados em humanos, ou risco demonstrado nos resultados em animais, mas não em humanos.
- **C:** o risco não pode deixar de ser descartado, faltando estudos em humanos e em animais, ou os estudos ainda são insuficientes. Os benefícios podem justificar os riscos potenciais.
- **D:** evidências positivas de risco. Os dados de investigação ou pós-comercialização mostram riscos para o feto, mas os benefícios potenciais podem ser mais importantes do que os riscos.
- **X:** contraindicação na gestação. Estudos em animais ou humanos ou investigações ou relatos pós-comercialização comprovam o risco para o feto, que formalmente é maior do que o possível benefício do uso da droga.

O Quadro 30.4 apresenta as diferentes drogas e a classificação quanto ao risco de teratogenia para o feto[44], considerando que a maioria dos medicamentos é classificada como B e C na gestação, o que deve ser bem enfatizado para a gestante[5].

Dados da literatura mostram ser de fundamental importância o controle das exacerbações da asma durante a gestação e, embora as prescrições de medicamentos sejam mantidas durante a gestação, é relatada redução de 30% das prescrições de controle durante os primeiros meses da gestação[45].

O controle dos medicamentos na crise de asma em gestantes deve ser seguro, mas alguns dados quanto ao uso de determinadas drogas são limitados, como é o caso de um novo medicamento pesquisado nos últimos anos, o omalizumabe, o que abre novas perspectivas para o tratamento da asma[46].

Tratamento fisioterapêutico

Oxigenoterapia

As mulheres com exacerbação da asma necessitam suporte de oxigênio para correção da hipoxemia decorrente das alterações na relação ventilação-perfusão[22], a qual poderá ser danosa tanto para a mãe como para o feto.

Nessas circunstâncias, a oxigenoterapia será aplicada por meio de sistemas de baixo fluxo, como rotineiramente se procede com a utilização de cateter nasal, ou ainda, nos casos de hipoxemia sem sinais ou sintomas clínicos de hipoxemia, utiliza-se um sistema de alto fluxo (Venturi). Este último tem como principal característica

Quadro 30.4 Classificação das drogas utilizadas no manejo da asma em gestantes de acordo com a *Food and Drug Administration* (FDA)

Anti-histamínicos	Astemizol	C	**Anticolinérgicos**	Tiotrópio	C
	Loratadina	B		Ipratrópio	C
	Cetirizina	B	**Corticosteroides inalados**	Beclometasona	C
	Clofeniramina	B		Budesonida	B
	Fexofenadina	C		Flunisonida	C
Beta-agonistas	Salbutamol	C		Fluticasona	C
	Bitolterol	C		Triancinolona	C
	Adrenalina	C	**Corticoides orais**	Prednisona	B
	Metaproterenol	C		Prednisolona	C
	Pirbuterol	C	**Cromonas**	Cromoglicato dissódico	B
	Salmeterol	C		Nedocromil sódico	B
	Terbutalina	B	**Metilxantinas**	Aminofilina	C
	Formoterol	C		Teofilina	C

Fonte: adaptado de Oliveira, 2008[47].

a oferta de oxigênio acima da demanda, garantindo a fração inspirada de oxigênio (FiO$_2$)[47,48].

O dispositivo utilizado para administração da oxigenoterapia nas exacerbações da asma baseia-se no quadro clínico apresentado pela gestante, nos dados hemogasimétricos e na disponibilidade no serviço[37]. O objetivo do tratamento é manter a saturação periférica de oxigênio (SpO$_2$) entre 94% e 98%. Vale destacar a utilização do oxigênio umidificado, pois a desidratação acentuada no gás exalado poderá acentuar a broncoconstrição nessas mulheres[39,49].

Inaloterapia

As nebulizações são consideradas a principal rota para deposição de fármaco no trato respiratório, minimizando os efeitos colaterais dessas substâncias caso administradas pela via oral, e constituem a primeira escolha no tratamento das exacerbações da asma[50,51].

Entretanto, vários fatores podem interferir na deposição das partículas ao longo do trato respiratório e no rendimento das nebulizações, conforme apresentado no Quadro 30.5. Entre os mecanismos responsáveis pela deposição das partículas no nível pulmonar, destacam-se a impactação inercial (responsável pela deposição de partículas > 5μ, ocorrendo na traqueia e nas vias aéreas superiores), a sedimentação (deposita as partículas de 2 a 5μ nas bifurcações dos brônquios, ou seja, nas vias aéreas centrais) e a difusão browniana (responsável pela deposição das partículas com tamanho < 3μ no nível alveolar)[37].

Diferentes dispositivos para nebulização estão disponíveis, entre os quais se destacam os nebulizadores de jato (NJ) e os ultrassônicos (NU), diferindo de acordo com o princípio biofísico responsável pela geração da névoa[52]. Nos NJ, o princípio biofísico é designado Bernouilli e consiste na passagem do gás por um orifício estreito com a consequente queda da pressão e o aumento da velocidade do gás. O líquido dentro do reservatório é aspirado pelo capilar de um difusor e quebrado em partículas que serão inaladas pela mulher[5,53]. Os NJ apresentam três categorias: nebulizadores com débito contínuo, nebulizadores com ventilação assistida (*open vent*) e nebulizadores dosimetrados[53].

Nos NU, o efeito biofísico é chamado piezoelétrico, pois a formação da névoa se deve às vibrações de um cristal de quartzo, as quais são transmitidas à superfície do líquido a ser nebulizado[5,53].

Quadro 30.5 Fatores que interferem na deposição das partículas e no rendimento dos nebulizadores

Fatores
■ Anatomia do trato respiratório
■ Padrão ventilatório utilizado durante a nebulização
■ Uso de máscara ou boquilha
■ Uso de pressão positiva expiratória final (PEEP)
■ Tamanho das partículas geradas pelos nebulizadores
■ Quantidade de solução colocada para inalar
■ Volume residual ao final da nebulização
■ Uso de fluxômetro
■ Temperatura do ambiente
■ *Design* dos dispositivos (copos para nebulização e formato do difusor)

Além dos citados, tem sido fabricado um tipo diferente de nebulizador: o *vibrating mesh nebulizer* (MESH) ou nebulizador de membrana. Esse dispositivo é constituído por um transdutor acoplado a um cristal piezoelétrico capaz de causar vibrações que direcionam o líquido através de microperfurações, produzindo a névoa inalada pela gestante[54,55].

Os nebulizadores de membrana são capazes de produzir partículas menores, e estudos *in vitro*, utilizando simuladores das vias aéreas para aplicação da nebulização com ventilação não invasiva (VNI), têm demonstrado aumento significativo na deposição pulmonar do aerossol (duas vezes mais), comparado aos NJ. Outra vantagem é o menor volume residual dentro do dispositivo ao final da nebulização, o qual pode ser mensurado em microlitros[56,57].

Em um estudo que envolveu sete asmáticos estáveis, houve evidência de aumento significativo da massa do aerossol inalado, maior deposição pulmonar do radioaerossol e volume residual menor quando a nebulização foi realizada com o MESH em associação à VNI, em relação ao NJ em asmáticos estáveis[58]. Entretanto, não há relato na literatura (Medline/PubMed, LILACS, CINAHL – março de 2024) de estudos sobre esses dispositivos em gestantes asmáticas.

No tocante à padronização para realização da nebulização com NJ, recomendam-se: (1) utilizar 3 ou 4mL de soro fisiológico (solução isotônica) como solução; (2) tempo de inalação de 10 a 12 minutos; (3) utilizar o padrão ventilatório de inspiração profunda com pausa pós-inspiratória (objetivando maior deposição do aerossol pelo mecanismo de sedimentação); (4) titular o fluxo de gás entre 5 e 7L/min[37,59].

Ventilação não invasiva

Utilizada nos casos de insuficiência respiratória aguda (IRA) e crônica, a VNI consiste na aplicação de pressão positiva não invasiva nas vias aéreas por meio de máscaras. Esse recurso terapêutico tem como vantagens reduzir o trabalho respiratório, repousar a musculatura respiratória fadigada, melhorar as trocas gasosas e diminuir a necessidade de intubação[60].

A VNI tem sido utilizada nos casos de exacerbação da asma[27,61,62], mas as evidências desse uso em gestantes são insuficientes. Durante anos, seu uso foi totalmente contraindicado nessa população, pois se acreditava que a pressão positiva aumentaria a pressão intratorácica, contribuindo para redução do débito cardíaco e do retorno venoso, o qual, na maioria das gestantes, já se encontra com redução significativa a partir do segundo trimestre. Assim, o uso da pressão positiva poderia afetar a hemodinâmica da gestante, atingindo o fluxo sanguíneo placentário do feto. Entretanto, a literatura mais recente vem apresentando resultados favoráveis em relatos de casos e séries de casos. Alguns autores afirmam que, em grávidas cuidadosamente selecionadas e monitorizadas de perto, a VNI pode ser considerada uma opção razoável e segura para manejo da IRA. No entanto, é necessário um grande estudo prospectivo para confirmação desses achados.[63]

Recursos fisioterapêuticos

Com relação à fisioterapia respiratória, também não há na literatura estudos envolvendo as técnicas de desobstrução broncopulmonar em gestantes. As diferentes propostas metodológicas com esse foco de pesquisa em Fisioterapia muitas vezes não têm liberação por parte do Comitê de Ética e Pesquisa envolvendo Seres Humanos para a população gestante devido aos riscos para a mãe e para o feto.

Desse modo, muitos dos recursos terapêuticos usados na terapia desobstrutiva estão contraindicados nas gestantes, principalmente os que se utilizam de compressão mecânica no tórax, pois, além do apoio abdominal prejudicado pelo aumento do volume abdominal, pode induzir a formação de pontos de igual pressão nas gestantes, piorando a hiper-reatividade brônquica.

Recursos terapêuticos envolvendo tapotagem, drenagem postural, percussões torácicas, vibrocompressão torácica, aumento do fluxo expiratório (AFE) e expiração lenta total com a glote aberta em decúbito infralateral (ELTGOL) não devem ser encorajados para uso em gestantes.

A terapia desobstrutiva está indicada para asmáticos, pois as exacerbações da asma na gestação podem vir acompanhadas de infecção pulmonar. Dessa maneira, destacam-se a técnica de expiração forçada (TEF), os padrões ventilatórios seletivos (PVS), o ciclo ativo da respiração (CAR) e a drenagem autogênica.

Com o objetivo de aumentar o débito expiratório e auxiliar a remoção das secreções do trato respiratório, a TEF, também chamada de *huffing*, consiste em um ou dois esforços expiratórios realizados com a glote aberta, a partir de volume pulmonar médio e alcançando baixos volumes, seguidos de uma fase de relaxamento por meio de um padrão respiratório diafragmático. Assim, evita-se um fluxo turbulento e rápido, como a tosse, mas deve-se ter cautela, pois seu uso pode induzir broncoespasmo em asmáticos quando não há intervalos para descanso[37].

Os padrões ventilatórios seletivos são bastante utilizados durante as sessões de fisioterapia, muitas vezes associados à nebulização. Como comentado previamente, o padrão de inspiração profunda deve ser encorajado durante a inalação, seguido de pausa pós-inspiratória para que maior massa de aerossol seja depositada nos pulmões[37].

O padrão respiratório diafragmático objetiva melhorar a ventilação pulmonar, inclusive nas bases pulmonares, mediante estímulo de maior incursão do diafragma. Para isso, aplica-se um estímulo manual leve na região abdominal e solicita-se ao indivíduo que inspire suave e lentamente. Em virtude do aumento do abdome, as gestantes serão orientadas a posicionar a mão com leve estímulo proprioceptivo[36]. Mais recentemente, programas comportamentais centrados em exercícios que incluem padrões respiratórios aplicados pelo fisioterapeuta, como o Papworth e o Buteyko, podem promover melhorias, ainda que modestas, nos sintomas da asma e na qualidade de vida e reduzir a necessidade de uso de broncodilatador em adultos com asma, embora tenham pouco efeito sobre a função pulmonar ou a inflamação das vias aéreas[64].

O uso do padrão ventilatório com frenolabial (*pursed lips*) seria outra opção durante a expiração, por evitar uma expiração curta, a qual contribui para aprisionamento aéreo de gás em mulheres com obstrução brônquica[6,38].

O padrão ventilatório para broncoespasmo consiste na utilização de baixos volumes pulmonares e frequências respiratórias relativamente altas para diminuir o broncoespasmo e a ventilação pulmonar. A inspiração é realizada via nasal e a expiração com o uso do frenolabial, o que ajuda a aumentar o volume pulmonar e a deslocar os pontos de igual pressão para as vias aéreas centrais[39].

O ciclo ativo da respiração também tem aplicabilidade clínica nesse grupo e consiste na combinação de expiração forçada, controle de respiração e exercícios de expansão torácica, auxiliando a remoção do muco e prevenindo o broncoespasmo. O tempo necessário para realização dessa técnica depende da quantidade de muco a ser deslocada, da localização da secreção e das condições da gestante, principalmente no tocante ao esforço respiratório e ao possível aumento do trabalho respiratório[38,42].

A drenagem autogênica utiliza ativamente inspirações e expirações controladas pelo próprio indivíduo e varia quanto ao volume empregado a cada incursão. Isso propicia o deslocamento do muco inicialmente distal, até atingir as vias aéreas proximais e ser expectorado. Essa técnica depende da colaboração e do entendimento do indivíduo para controlar o fluxo aéreo gerado durante os ciclos respiratórios[37].

Vale ressaltar que, em gestantes, a escolha dessas técnicas deve ser fundamentada em critérios rigorosos, principalmente de acordo com a intensidade da crise e a evolução clínica[37]. Além disso, qualquer técnica que envolva padrões ventilatórios precisa ser executada com cautela para não induzir aumento da hiperventilação já existente durante a gestação.

Outros dispositivos, como *flutter*, *shaker*, Acapella e EPAP (*end positive airway pressure*), estão disponíveis, porém, pelo fato de empregarem níveis de PEEP ou pressão expiratória positiva (PEP), podem ocasionar alterações no componente hemodinâmico das gestantes. Mesmo quando são aplicados níveis pressóricos baixos (5 a 8cmH$_2$O), deve-se ter cuidado, pois os valores pressóricos podem ser superestimados em algumas circunstâncias. Nesse contexto, o monitoramento adequado das gestantes que evoluem com melhora da obstrução brônquica é imprescindível, pois, a partir do segundo trimestre de gestação, os valores da pressão arterial tendem a reduzir-se ainda mais, quando comparados aos valores normais.

Uma metanálise recente sobre o treinamento muscular inspiratório na população com asma incluiu 270 indivíduos[65]. Nesse estudo, após análise de subgrupo, uma carga de TMI superior a 50% da PImáx e duração acima de 6 semanas foram benéficas para a capacidade de exercício em adultos asmáticos. Além disso, os autores relataram aumento significativo na força muscular inspiratória após um programa de TMI, sem alterações na força muscular expiratória e na função pulmonar[65].

Assim, embora algumas intervenções, como exercícios respiratórios e treinamento muscular inspiratório, tenham sido avaliadas para manejo da asma na população em geral, pouco se sabe sobre o manejo da asma durante a gravidez e como seus efeitos diferem para as mulheres grávidas[66].

Programa de reabilitação pulmonar

De acordo com a *American Thoracic Society*, o Programa de Reabilitação Pulmonar (PRP) é definido como a atenção dispensada ao indivíduo com problema respiratório crônico mediante a atuação de uma equipe multidisciplinar com o objetivo de melhorar as atividades de vida diária, sendo constituído por exercícios, assistência multidisciplinar e programas educacional e nutricional[67]. Desse modo, apesar de a maioria dos estudos publicados sobre o PRP ter sido realizada com pessoas com DPOC, qualquer patologia pulmonar crônica tem indicação para participação no programa, incluindo os indivíduos asmáticos[34].

De acordo com o I Consenso Brasileiro de Educação em Asma, um PRP deverá englobar exercícios respiratórios diafragmáticos intercalados durante as atividades, caminhadas, corridas curtas sem acarretar alterações do ritmo ventilatório, exercícios posturais e alongamentos. Esses exercícios visam melhorar o condicionamento físico, aumentar a mobilidade do gradil costal, melhorar a mecânica respiratória, prevenir as alterações posturais (principalmente em virtude da gestação), reduzir o gasto de energia e melhorar a tolerância à atividade física[67]. No caso de gestantes com asma, deve ser considerada a tolerância durante a realização dos exercícios em razão do descondicionamento em virtude das exacerbações da doença.

Ademais, a sessão deverá conter um período de aquecimento, o condicionamento propriamente dito (exercícios aeróbicos) e o desaquecimento[67,68]. A realização de aquecimento na fase inicial visa aumentar o fluxo sanguíneo para os músculos que serão ativados durante o exercício, além da adequação gradual da frequência cardíaca por meio da realização de alongamentos. A fase de condicionamento poderá incluir caminhadas e exercícios em cicloergômetro ou esteira. Finalmente, na desaceleração, haverá o retorno gradativo à condição fisiológica basal, dispondo de atividades leves, alongamentos ou técnicas de relaxamento[42]. Cabe ressaltar que as gestantes precisam ser monitorizadas quanto à atividade uterina e à frequência cardíaca fetal (FCF) e, caso seja detectada qualquer alteração, como contrações uterinas e alterações da FCF, o treinamento precisa ser interrompido.

Nos bancos de dados (Medline/Pubmed, Cochrane Library), não foram evidenciados protocolos de asmáticas gestantes que participassem de um PRP. Entretanto, Jensen e cols.[69] avaliaram os efeitos da gestação na intensidade do desconforto respiratório, ventilação-minuto, padrão ventilatório e parâmetros cardiorrespiratórios durante os exercícios com cicloergômetro, envolvendo 14 gestantes saudáveis e oito mulheres sedentárias e não gestantes. Apesar do aumento substancial da ventilação-minuto, os dois grupos analisados não apresentaram aumento do desconforto respiratório durante o esforço físico quando foi utilizado o cicloergômetro. Acredita-se que adaptações mecânicas progressivas do sistema respiratório tenham ocorrido para acomodar o aumento do útero gravídico[69].

O exercício físico regular durante a gravidez está associado a inúmeros benefícios, como diminuição da incidência de diabetes gestacional, distúrbios hipertensivos, partos operatórios, ganho excessivo e retenção de peso no período pós-parto, bem como da depressão pós-parto, entre outros[70]. Enquanto os benefícios de exercício durante a gravidez são agora reconhecidos e as mulheres, portanto, são encorajadas a praticar exercícios leves a moderados na ausência de qualquer gravidez com complicações, os benefícios e riscos para as grávidas asmáticas ainda precisam ser elucidados[68,71].

Controle ambiental

Existe uma associação entre asma e alergia. De acordo com dados reportados na literatura, em torno de 75% a 85% dos asmáticos apresentam atopia, ou seja, reação positiva verificada por meio de testes cutâneos dos alérgenos inalados[43].

As medidas de controle ambiental são fundamentais para prevenção das exacerbações da asma com o objetivo de reduzir a quantidade de alérgenos internos e externos. As gestantes portadoras de asma devem ser orientadas a evitar antígenos externos, como grama, fungos e pólens, caso a quantidade de pólen e fungos esteja elevada[72].

No que diz respeito aos alérgenos internos, principalmente poeira doméstica e fungos, os asmáticos devem dispor de estratégias para sua eliminação do ambiente. Orienta-se evitar contato com animais de sangue quente (pássaros e pequenos roedores), por descamarem e eliminarem urina e saliva, as quais podem deflagrar exacerbações alérgicas[72].

Observada a presença de baratas no domicílio, deve-se proceder à dedetização por profissional competente em todos os cômodos da residência, pois os alérgenos das baratas tendem a acumular-se por mais tempo, mesmo na vigência de extermínio do inseto[24].

Ainda com relação à poeira doméstica, recomendam-se a proteção de colchões e travesseiros por meio de protetores impermeáveis, a troca constante das roupas de cama e a higienização com água aquecida em torno de 54°C, bem como evitar dormir sobre móveis forrados com tecidos, retirar carpetes do piso e evitar varrer os ambientes da casa com vassoura, preconizando a higienização do piso com pano úmido[24,72].

A quantidade de alérgenos encontrados na poeira domiciliar depende mais da umidade relativa do ar do que da temperatura do ambiente. Como medida de controle, recomenda-se reduzir a menos de 50% a umidade relativa do ar no interior das casas[72].

Educação da gestante

Uma das principais armas para controle das exacerbações da asma consiste em prevenir e identificar precocemente novas recorrências da doença, e uma das medidas é a educação do asmático e de seus familiares[43].

O I Consenso Brasileiro de Educação em Asma[73] aponta que os objetivos de um programa de educação são: (1) informar a população de que a doença é crônica, porém, quando tratada adequadamente, poderá ser controlada e tornar possível uma vida normal; (2) educar os profissionais para garantir diagnóstico e tratamento adequados; (3) educar os portadores para que reconheçam os sintomas e fatores desencadeantes das crises.

As mulheres deverão realizar avaliações da função pulmonar orientadas pelo profissional de saúde, inclusive aprendendo a monitorar o PFE no domicílio, na tentativa de reconhecer o início de uma crise ou identificar a piora do quadro clínico[73,74]. Deverão ser ensinadas a medida do PFE e a interpretação dos resultados. A mensuração de valores abaixo de 80% do predito pode indicar piora da condição clínica[74].

Como parte do processo educativo, a gestante deve ser orientada quanto ao uso correto dos medicamentos, principalmente dos inaladores dosimetrados (bombinhas) acoplados aos espaçadores, para maior deposição pulmonar do aerossol nos pulmões e, consequentemente, melhora da obstrução brônquica[42,43,75], caso haja indicação. Além disso, cabe ao fisioterapeuta esclarecer as dúvidas quanto à moradia e à higiene pessoal e da casa e fornecer informações sobre a doença (quadro clínico, diagnóstico e fatores precipitantes das crises), o relacionamento familiar[42] e as novas condutas terapêuticas porventura existentes.

Em determinadas circunstâncias, a gestante com asma poderá questionar a possibilidade de terapêutica alternativa, como terapia manual, ioga e acupuntura[42]. As evidências quanto à eficácia dessas técnicas na gestação são incertas, uma vez que os estudos envolveram outra população.

Balon e cols.[76] conduziram um ensaio clínico controlado e randomizado que envolveu 80 crianças asmáticas (32 no grupo experimental e 48 no grupo controle) por meio de terapia manual com a manipulação de segmentos vertebrais. Como resultado, esse grupo de pesquisadores observou aumento discreto no PFE nos dois grupos, mas com considerável melhora da qualidade de vida, redução da sintomatologia e diminuição do uso de broncodilatadores. Revisão sistemática sobre a quiropraxia em asmáticos aponta que essa terapêutica tem indicação como coadjuvante de outros recursos[77].

Em metanálise sobre o uso da ioga em asmáticos, foram encontradas evidências de qualidade moderada, levando a inferir que a ioga provavelmente promoveria pequenas melhorias na qualidade de vida e nos sintomas em pessoas com asma. Entretanto, são necessários mais estudos com populações maiores e alta qualidade metodológica para confirmar os efeitos da ioga na asma, bem como em grávidas com asma[78].

Os efeitos da acupuntura foram analisados em metanálise de indivíduos adultos com asma[79]. Nesse estudo, que envolveu 603 participantes, a acupuntura, comparada ao grupo controle/placebo, pareceu melhorar a qualidade de vida, o VEF_1, os sintomas e o controle da asma, além de reduzir a frequência das exacerbações anuais. No entanto, são necessários estudos adicionais com controles apropriados, mais participantes e evidências de alta qualidade.

COMPLICAÇÕES MATERNO-FETAIS DA ASMA NA GESTAÇÃO

Algumas complicações podem estar associadas à asma grave e não controlada, colocando em risco a vida do feto. Entre essas alterações podem ser destacadas: morte fetal, prematuridade, baixo peso ao nascer, parto pré-termo, hipertensão arterial gestacional, diabetes gestacional, toxemia, hemorragia pré e pós-parto, aumento da mortalidade perinatal, restrição do crescimento fetal, baixo peso ao nascer, hipóxia neonatal e longo tempo de permanência hospitalar[8].

A relação entre as exacerbações da asma e as complicações nas gestantes não está clara, porém as hospitalizações são necessárias nos casos graves. Estudo envolvendo 15 asmáticas durante o período gestacional evidenciou aumento significativo nas taxas de baixo peso dos recém-nascidos, em comparação com 167 mulheres asmáticas não hospitalizadas[80]. Por outro lado, Stenius-Aarniala e cols.[81] não relataram diferenças quanto ao baixo peso dos recém-nascidos entre as mulheres com exacerbações de asma durante a gravidez e aquelas que não tinham asma.

Murphy e cols.[82] analisaram a frequência de exacerbações de asma grave em mulheres grávidas e sua associação com consequências perinatais adversas em uma coorte prospectiva que envolveu 146 mulheres asmáticas. Os autores observaram exacerbações em 8% das gestantes com asma leve, em 47% daquelas com asma moderada e em 65% das mulheres com asma grave e verificaram, também, ganho de peso do feto significativamente mais baixo nas mulheres com exacerbações graves.

Uma revisão sistemática com metanálise investigou se as exacerbações da asma, o uso de corticosteroides orais e a gravidade da asma estavam associados à prematuridade e à restrição no desenvolvimento do feto por meio da análise de estudos de coorte desde 1975 até março de 2012[83]. Como resultado, os autores evidenciaram associação entre exacerbação da asma e uso de corticosteroides para baixo peso ao nascer e prematuridade. Além disso, os autores reportaram que a asma moderada a grave durante o período gestacional estava associada a risco aumentado de pequeno tamanho para a idade gestacional (RR: 1,24; IC95%: 1,15 a 1,35) e baixo peso ao nascer (RR: 1,15; IC95%: 1,05 a 1,26)[83].

O controle adequado da doença reduz as complicações, sendo de fundamental importância o manejo correto na condução clínica desses casos[8]. Existem evidências de que o curso da asma é similar em sucessivas gestações, parecendo ser significativamente menos frequente e menos grave nas últimas 4 semanas de gravidez e, na maioria dos casos, ocorre regressão total dentro de 3 meses após o parto. Com relação à amamentação, menos de 1% de teofilina é excretado no leito materno, e a concentração de prednisolona no leite varia de 5% a 25%, sendo considerada segura[84].

CONSIDERAÇÕES FINAIS

As exacerbações da asma durante o período gestacional poderão implicar consequências para o feto, sendo de fundamental importância o diagnóstico precoce para a abordagem dessas gestantes. O tratamento proposto não difere daquele direcionado para as mulheres asmáticas; entretanto, devem ser reforçados alguns cuidados pertinentes ao monitoramento do sistema cardiorrespiratório.

Os efeitos teratogênicos ocasionados pelos diferentes fármacos encontram-se bem pontuados na literatura, aumentando a segurança quanto ao aporte farmacológico empregado na tentativa de resolver as crises de asma durante a gravidez.

Entretanto, com relação à abordagem fisioterapêutica, apesar do arsenal terapêutico disponível para tratar a asma na gestação, não encontramos estudos, principalmente ensaios clínicos controlados e randomizados ou revisões sistemáticas com metanálise, que possam demonstrar os níveis de evidência científica quanto às diferentes terapêuticas a serem utilizadas na gestante. Desse modo, o manejo fisioterapêutico deverá ser direcionado com cautela e pautado nas evidências indiretas de estudos envolvendo outras populações, para evitar efeitos indesejáveis para a mãe e para o feto.

Referências

1. Boléo-Tomé JP. Doença respiratória e gravidez: Artigo de revisão. Acta Med Port 2007; 20:359-67.
2. Budev MM, Arroglia AC, Emery S. Exacerbation of underlying pulmonary disease in pregnancy. Crit Care Med 2005; 33:S313-S318.
3. Global Initiative for Asthma (GINA). Global strategy for asthma management and prevention. Disponível em: https://ginasthma.org/wp-content/uploads/2023/07/GINA-2023-Full-report-23_07_06-WMS.pdf. Acesso em: fev 2024.
4. Wang H, Li N, Huang H. Asthma in pregnancy: Pathophysiology, diagnosis, whole-course management, and medication safety. Can Respir J 2020; 2020:9046842. doi:10.1155/2020/9046842.
5. Oliveira MR. Asma e gravidez. Pulmão 2008; (Supl 1):S28-S33.
6. Almeida MLD, Santana PA, Guimarães AMDN, Gurgel RQ, Vianna EO. Asma e gravidez: Repercussões no recém-nascido. J Pneumol 2010; 36(3):293-300.
7. Rocco PRM, Zin WA. Fisiologia respiratória aplicada. 1. ed. Rio de Janeiro: Guanabara Koogan, 2009. 290 p.
8. Saaresranta T, Polo O. Hormones and breathing. Chest 2002; 122:216582.
9. Gonzalez-Arenas A, Agramonte-Hevia J. Sex steroid hormone in normal and pathologic conditions in lung physiology. Mini Rev Med Chem 2012; 12(11):1055-62.
10. Philpott CM, Conboy P, Al-Azzawi F, Murty G. Nasal physiological changes during pregnancy. Cli Otolaryngol 2004; 29:343-51.
11. Kumar RK. Understanding airway wall remodeling in asthma: A basis for improvement in therapy? Pharmacol Ther 2001; 91:93-104.
12. James AL, Elliot JG, Jones RL et al. Airway smooth muscle hypertrophy and hyperplasia in asthma. Am J Respir Crit Care Med 2012; 185(10):1058-64.
13. IV Diretrizes Brasileiras para o Manejo da Asma. J Bras Pneumol 2006; 32(Supl 7):S447-S474.
14. Caramori G, Groneberg D, Ito K, Casolari P, Adcock IA, Papi A. New drugs targeting Th2 lymphocytes in asthma. J Occup Med Toxicol 2008; 3(suppl 1):S1-S6.
15. Kim Y, Choi S, Choi J et al. IL-12-STAT4-IFN-y axis is a key downstream pathway in the development of IL-13-mediated asthma phenotypes in a Th2 type. Exp Mol Med 2010; 42(8):533-46.
16. Doe C, Bafadhel M, Siddiqui S et al. Expression of the helper 17-associated cytokines IL-17A and IL-17F in asthma and COPD. Chest 2010; 135(5):1140-7.
17. Murdoch JR, Lloyd CM. Chronic inflammation and asthma. Mutat Res 2010; 690(1-2):24-39.
18. Amin K, Lúdviksdóttir D, Janson C et al. Inflammation and structural changes in the airway of patients with atopic and nonatopic asthma. Am J Respir Crit Care Med 2000; 162:2295-301.
19. Shaw DE, Berry MA, Hargadon B et al. Association between neutrophilic airway inflammation and airflow limitation in adults with asthma. Chest 2007; 132:1871-5.
20. Broide DH. Immunologic and inflammatory mechanisms that drive asthma progression to remodeling . J Allergy Clin Immunol 2008; 121(3):560-72.
21. Gibson GJ. Pulmonary hyperinflation: a clinical overview. Eur Respir J 1996; 9:2640-9.
22. Rodrigo GJ, Rodrigo C, Hall JB. Acute asthma in adults: A review. Chest 2004; 125(3):1081-102.
23. Lopez JM, Laurenty SM. Semiologia médica: as bases do diagnóstico. 5. ed. Rio de Janeiro: Revinter, 2004. 1233p.
24. Arruda LK, Vianna ESO, Borges MC, Sarti W. Asma brônquica: aspectos gerais da fisiopatologia, do diagnóstico e do tratamento. In: Voltarelli JC, Donadi EA, Carvalho IF, Arruda LK, Louzada Jr P, Sarti W (eds.). Imunologia clínica na prática médica. 1. ed. São Paulo: Atheneu, 2009: 879-95.
25. Robijn AL, Bokern MP, Jensen ME, Barker D, Baines KJ, Murphy VE. Risk factors for asthma exacerbations during pregnancy: A systematic review and meta-analysis. Eur Respir Rev 2022 Jun; 31(164):220039. doi: 10.1183/16000617.0039-2022.
26. Murphy VE, Jensen ME. Longitudinal changes in upper and lower airway function in pregnancy. Immunol Allergy Clin North Am 2023; 43(11):17-26.
27. James AL, Elliot JG, Jones RL et al. Airway smooth muscle hypertrophy and hyperplasia in asthma. Am J Respir Crit Care Med 2012; 185(10):1058-64.
28. Harirah HM, Donia SE, Nasrallah FK, Saade GR, Belfort MA. Effect of gestational age and position on peak expiratory flow rate: A longitudinal study. Obstet Gynecol 2005; 105(2):372-6.

29. Brancazio LR, Laifer AS, Shwartz T. Peak expiratory flow rate in normal pregnancy. Obstet Gynecol 1997; 89(3):383-6.

30. Sunyal DK, Amin MR, Ahmed A, Begum S, Begum M, Rahman N. Peak expiratory flow rate in pregnant women. J Bangladesh Soc Physiol 2007 Dec; (2):20-3.

31. Neeraj, Sodhi C, Pramod J, Singh J, Kaur V. Effect of advanced uncomplicated pregnancy on pulmonary function parameters of north Indian subjects. Indian J Physiol Pharmacol 2010; 54(1):69-72.

32. Pastro LD, Lemos M, Fernandes FL et al. Longitudinal study of lung function in pregnant women: Influence of parity and smoking. Clinics 2017; 72(10):595-9.

33. Maia JN, Lemos A, Toscano CF, Dornelas de Andrade A. Pico de fluxo expiratório: Comparação entre primíparas no 3° trimestre de gestação e nulíparas. Fisioter Pesq 2007; 14:72-6.

34. Neppelenbroek GA, Mauad-Filho F, Cunha PS et al. Investigação do fluxo expiratório máximo em gestantes saudáveis. Rev Bras Ginecol 2005; 27(1):37-43.

35. Ruhigira JJ, Mashili FL, Tungu AM, Mamuya S. Spirometry profiles among pregnant and non-pregnant African women: A cross-sectional study. BMC Women's Health 2022 Dec; 22(1):483. doi: 10.1186/s12905-022-02081-6.

36. Britto RR, Brant TCR, Parreira VF. Recursos manuais e instrumentais em fisioterapia respiratória. 1. ed. São Paulo: Manole, 2009.

37. Rodrigues-Machado MG. Bases da fisioterapia respiratória – Terapia intensiva e reabilitação. 1. ed. Rio de Janeiro: Guanabara-Koogan, 2008. 560p.

38. Contreras G, Gutierrez M, Beroíza T. Ventilatory drive and respiratory muscle function in pregnancy. Am Rev Respir Dis 1991; 144:837-41.

39. Gilroy RJ, Mangura BT, Lavietes MH. Rib cage abdominal volume placements during breathing in pregnancy. Am Rev Respir Dis 1988; 137(3):668-72.

40. Okrzymowska P, Kurtys M, Smolarek N et al. Lung ventilation and the strength of the respiratory muscles of women in the third trimester of pregnancy in the aspect of physical activity. Clin Exp Obstet Gynecol 2020; 47(3):324-8.

41. Jensen D, Webb KA, Davies GA, O'Donnell DE. Mechanical ventilatory constraints during incremental cycle exercise in human pregnancy: Implications for respiratory sensation. J Physiol 2008; 19:4735-50.

42. Lemos A, Souza AI, Dornelas de Andrade A, Figueiroa JN, Cabral-Filho JE. Força muscular respiratória: Comparação entre primíparas e nuligestas. J Bras Pneumol 2011; 37(2):193-9.

43. Sarmento GJV. Fisioterapia respiratória no paciente crítico – Rotinas clínicas. 1. ed. São Paulo: Manole, 2005. 582p.

44. Wilkins RL, Stoller JK, Kacmarek RM. EGAN – Fundamentos da terapia respiratória. 9. ed. São Paulo: Elsevier, 2009. 1408p.

45. National Heart, Lung, and Blood Institute; National Asthma Education and Prevention Program Asthma; Pregnancy Working Group. NAEPP expert panel report. Managing asthma during pregnancy: Recommendations for pharmacologic treatment – 2004 update. J Allergy Clin Immunol 2005; 111:34-46.

46. Zetstra-van der Woude PA, Vroegop JS, Bos HJ, de Jong-van den Berg LTW. A population analysis of prescriptions for asthma medications during pregnancy. J Allergy Clin Immunol 2013; 131(3):711-7.

47. Oliveira MR. Asma e gravidez. Pulmão 2008; (Supl1):S28-S33.

48. Maselli DJ, Adams SG, Peters JI, Levine SM. Management of asthma during pregnancy. Ther Adv Respir Dis 2013; 7(2):87-100.

49. Moloney E, O'Sullivan S, Hogan T, Oulter LW, Burke CM. Airway dehydration: A therapeutic target in asthma. Chest 2002; 121:1806-11.

50. O'Driscoll BR, Howard LS, Davison AG; British Thoracic Society. BTS guideline for emergency oxygen use in adult patients. Thorax 2008; 63(suppl. 6):vi1-68.

51. Newhouse M, Dolovich M. Aerosol therapy of asthma – Principles and applications. Respiration 1986; 50:123-30.

52. O'Callagham C, Barry PW. The science of nebulized drug delivered. Thorax 1997; 52:S31-S44.

53. Rau JL. The inhalation of drugs: Advantages and problems. Respir Care 2005; 50(3):367-82.

54. Ghazanfari T, Elhissi AMA, Ding Z, Tailor KM. The influence of fluid physicochemical properties on vibrating-mesh nebulization. Int J Pharm 2007; 339:103-11.

55. Knoch M, Keller M. The customized electronic nebulizer: A new category of liquid aerosol drug delivery systems. Expert Opin Drug Deliv 2005; 2(2):377-90.

56. Elshafei AA, Fink JB, Li J. Aerosol delivery via continuous High-frequency oscillation during mechanical ventilation.Resp Care;2022;67(4):415-20.

57. Fink JB, Simon M, MacLaughlan R, Behan N In vitro comparison of a novel nebulizer with ultrasonic and pneumatic nebulizers. J Allergy Clin Immunol 2003; 111 (2):S143.

58. Dornelas de Andrade A, Galindo-Filho VC, Ramos ME, Barbosa K, Brandão S, Fink J. Analysis of pulmonary radio aerosol deposition using mesh and jet nebulizers coupled to noninvasive ventilation during stable asthma. Quebek, Canada: XXI World Congress of Asthma (WCA) 2012 Aug.

59. Dornelas de Andrade A, Galindo-Filho VC, Marinho PEM et al. Measuring dead volume with rate flow variation form five different jet nebulizers. Am J Resp Crit Care Med 1999; 159(3):A121.

60. Metha S, Hill NS. State of Art – Noninvasive ventilation. Am J Respir Crit Care Med 2001; 163(2):540-77.

61. Brandão DC, Lima VM, Galindo Filho VC et al. Reversal of bronchial obstruction with bi-level positive airway pressure and nebulization in patients with acute asthma. J Asthma 2009; 46(4):356-61.

62. Galindo-Filho VC, Brandão DC, Ferreira RCS et al. Noninvasive ventilation coupled with nebulization during asthma crises: A randomized controlled trial. Respir Care 2013 Feb; 58(2):241-9. doi: 10.4187/respcare.01371.

63. Allred CC, Esquinas AM, Caronia J, Mahdavi R, Mina BA. Successful use of noninvasive ventilation in pregnancy. Eur Respir Rev 2014; 23:142-4. doi: 10.1183/09059180.00008113.

64. British Thoracic Society. British guideline on the management of asthma. Disponível em: https://www.brit-thoracic.org.uk/quality-improvement/guidelines/asthma/. Acesso em: fev 2024.

65. Lista-Paz A, Bouza Cousillas L, Jácome C et al. Effect of respiratory muscle training in asthma: A systematic review and meta-analysis. Ann Phys Rehabil Med 2023 Apr; 66(3):101691.

66. Bain E, Pierides KL, Clifton VL et al. Interventions for managing asthma in pregnancy. Cochrane Database Syst Rev 2014 Oct; 2014(10):CD010660. doi: 10.1002/14651858.CD010660.pub2.

67. American Thoracic Society position statement on pulmonary rehabilitation. Am Rev Resp Dis 1987; 136(1):225-44.

68. Strunk RC, Mascia AV, Lipkowitz MA, Wolf SI. Rehabilitation of a patient with asthma in the outpatient setting. J Allergy Clin Immunol 1991; 87(3):601-11.g

69. Jensen D, Webb KA, Wolfe LA, O'Donnell DE. Effects of human pregnancy and advancing gestation or respiratory discomfort during exercise. Respir Physiol Neurobiol 2007; 156(1):85-93.

70. Ribeiro MM, Andrade A, Nunes I. Physical exercise in pregnancy: Benefits, risks and prescription. J Perinat Med 2022; 50(1):4-17. doi: 10.1515/jpm-2021-0315.

71. Bain E, Pierides KL, Clifton VL et al. Interventions for managing asthma in pregnancy. Cochrane Database Syst Rev 2014 Oct; 2014(10):CD010660. doi: 10.1002/14651858.CD010660.pub2.

72. NAEPP expert panel report. Guideline for diagnosis and management of asthma update on seleted topics. J Allergy Clin Immunol 2002; 110(5Suppl):141-219.

73. I Consenso Brasileiro de Educação em Asma – Plano de educação e controle da asma. J Pneumol 1996; 22(Supl 1):1-25.

74. Dornelas de Andrade A, Bartal M, Birnbaum J, Lanteaume A, Charpin D, Vervloet D. House dust mite allergen content in two ar-

eas with large differences in relative humidity. Ann Allergy Asthma Immunol 1995; 74(4):314-6.

75. Worth H. Patient education in asthmatic adults. Lung 1990: 463-8.

76. Balon J, Aker PD, Crowther ER et al. A comparison of active and simulated chiropractic manipulation as adjunctive treatment for childhood asthma. N Engl J Med 1998; 339(15):1013-20.

77. Kaminskyj A, Frazier M, Johnstone K, Gleberzon BJ. Chiropractic care for patients with asthma: A systematic review of the literature. J Can Chiropr Assoc 2010; 54(1):24-32.

78. Yang ZY, Zhong HB, Mao C et al. Yoga for asthma. Cochrane Database Syst Rev 2016; (4):CD010346. doi: 10.1002/14651858. CD010346.pub2.

79. Pang J, Shergis JL, Zheng L et al. Clinical evidence for acupuncture for adult asthma: Systematic review and meta-analysis of randomised sham/placebo-controlled trials. Complement Ther Med 2023 Aug; 75:102956. doi: 10.1016/j.ctim.2023.102956.

80. Jana N, Vasishta K, Saha SC, Khunnu B. Effect of bronchial asthma on the course of pregnancy, labour and perinatal outcome. J Obstet Gynaecol 1995; 21:227-32.

81. Stenius-Asrniala BS, Hedman J, Teramo KA. Acute asthma during pregnancy. Thorax 1996; 51:411-4.

82. Murphy VE, Gibson P, Talbot PI, Clifto VL. Severe asthma exacerbations during pregnancy. Obstet Gyecol 2005; 106(5 Pt 1):1046-54.

83. Namazy JA, Muephy VE, Powell H, Gibson PG, Chambers C, Schatz M. Effects of asthma severity, exacerbations and oral corticosteroids on perinatal outcomes. Eur Respir J 2013; 41(5):1082-90

84. Schantz M, Dombrowski MP. Clinical practice. Asthma in pregnancy. N Eng J Med 2009; 360:1862-9.

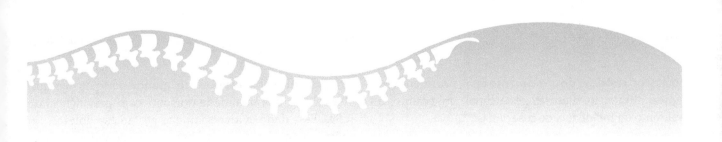

31 Gestação na Adolescência

Mayra Ruana de Alencar Gomes ■ Leila Maria Alvares Barbosa
Dominique Babini ■ Andrea Lemos

INTRODUÇÃO

A Organização Mundial da Saúde (OMS) afirma que a gestação na adolescência é um fenômeno mundial com graves consequências sanitárias, sociais e econômicas. Essa condição é considerada um problema de saúde pública por estar associada a riscos mais elevados de morbimortalidade tanto para a mãe como para o feto, sendo imprescindível a verificação de qualquer fator que possa interferir de modo negativo nessa população. Diante disso, o objetivo deste capítulo é descrever as repercussões da episiotomia, incontinência urinária, dor lombopélvica, sono e sonolência diurna na gestação e no pós-parto de adolescentes.

GESTAÇÃO NA ADOLESCÊNCIA

A adolescência compreende um período de transição entre a infância e a idade adulta. O crescimento somático, o desenvolvimento das habilidades psicomotoras e a ação hormonal intensificam-se, acarretando transformações relevantes[1,2]. A OMS define adolescência como o público na faixa etária entre 10 e 19 anos, fase que pode ser dividida ainda em adolescência precoce (10 a 14 anos de idade) e tardia (15 a 19 anos de idade)[3]. No Brasil, o Estatuto da Criança e do Adolescente (ECA) define a adolescência como o período compreendido entre os 12 e os 18 anos de idade[4].

Esse período é marcado por impulsividade, experimentação, mudanças comportamentais e conquista da autonomia[5] que, somados à imaturidade do sistema de controle inibitório próprio dessa fase, tornam os adolescentes suscetíveis a situações de risco, entre as quais o sexo desprotegido, que tem como uma de suas consequências a gravidez na adolescência[6].

A gravidez nesse período configura-se como um problema no mundo inteiro, uma vez que aproximadamente 21 milhões de adolescentes entre 15 e 19 anos e dois milhões e meio de meninas com menos de 15 anos de idade engravidam todos os anos. Segundo a OMS, metade dos partos de adolescentes ocorre em pelo menos sete países, entre esses o Brasil[7].

O desenvolvimento saudável durante a adolescência e a transição segura e bem-sucedida para a vida adulta podem ser comprometidos pela gravidez nesse período[8]. A gravidez precoce tem impacto socioeconômico negativo para a adolescente, sua família e a sociedade, uma vez que está ligada a altas taxas de mortalidade e morbidade materna e infantil. As complicações na gestação e no parto são a principal causa de morte entre meninas de 15 a 19 anos em todo o mundo[7].

As gestantes adolescentes apresentam riscos maiores de desenvolver síndromes hipertensivas, endometrite puerperal e infecções sistêmicas, comparadas às mulheres adultas. Além disso, em países de baixa e média renda, os nascidos de mães com menos de 20 anos de idade enfrentam riscos maiores de baixo peso ao nascer, parto prematuro e condições neonatais graves[9].

Um estudo realizado pela *The Save the Children Foundation* em 2012 estimou o risco de morte materna aos 15 anos em 395 a cada 100 mil nascidos vivos nos países desenvolvidos e 667 a cada 100 mil nos países em desenvolvimento. Outro ponto importante refere-se à evolução da gestação entre as adolescentes, sendo demonstrado aumento da incidência de prematuridade, baixo peso ao nascer, restrição do crescimento fetal, sofrimento fetal agudo intraparto, diabetes gestacional, pré-eclâmpsia e aumento da incidência de cesarianas[9,10].

SONO E SONOLÊNCIA DIURNA NA GESTANTE ADOLESCENTE

A adolescência e a gestação são períodos da vida mais propensos ao surgimento de desordens do sono em decorrência de características específicas dessas fases. Por experimentarem a interação das modificações características da adolescência com as adaptações decorrentes da gestação, as adolescentes constituem um grupo de risco particularmente suscetível ao desenvolvimento de problemas relacionados ao sono[11].

Quando se analisam os padrões de sono por gênero, as diferenças entre os sexos iniciam em idade precoce, e as consequências das alterações no sono têm repercussão maior entre as mulheres[12], sendo o período reprodutivo e a flutuação hormonal duas das principais explicações para essas diferenças[12].

Estudos observaram que a má qualidade do sono durante a adolescência pode impactar o estado de saúde e o processo de aprendizagem, cognição e memória[13,14]. Ademais, a presença de desordens do sono nesse período está relacionada à redução do rendimento no trabalho e na escola, afetando o convívio social e a qualidade de vida[13,14].

Alguns fatores são associados à má qualidade do sono e seus transtornos em mulheres adultas; contudo, são poucos os estudos que objetivaram verificar as características do sono e os fatores associados à má qualidade do sono e à sonolência diurna excessiva (SDE) em gestantes adolescentes[11].

Estudos apontam que as desordens do sono durante a gravidez de mulheres adultas estão associadas a alguns desfechos desfavoráveis para a mãe e o neonato, como nascimento pré-termo[15-17], hipertensão gestacional e cesariana[15,18-21].

Um estudo transversal realizado no Brasil com 386 gestantes adolescentes teve como objetivo verificar a prevalência e os fatores de risco associados à má qualidade do sono e à SDE em gestantes adolescentes[11]. A qualidade do sono foi analisada por meio do Índice de Qualidade do Sono de Pittsburgh (PSQI), e a SDE, através da Escala de Sonolência de Epworth (ESE). Foram analisados fatores sociodemográficos, antropométricos, obstétricos, de hábitos de vida, entre eles a atividade física, e sintomas depressivos[11].

O estudo mencionado verificou que 67,5% das gestantes adolescentes apresentavam má qualidade do sono e 35,3% tinham SDE. No entanto, quando analisada a qualidade subjetiva de sono, grande parte das gestantes relatou boa qualidade do sono, com prevalência de 69%. Esse dado evidencia que as gestantes adolescentes não se identificam com problemas relacionados ao sono. Grande parte das adolescentes afirmou dormir ao menos 7 horas por noite e cochilar durante o dia (81,4%) – 39,2%, segundo elas, por necessidade, provavelmente para compensar o sono noturno interrompido[11].

Nesse estudo, foi observado que a depressão moderada a grave esteve associada à maior probabilidade de desenvolver má qualidade do sono (OR: 2,21; IC95%: 1,27 a 3,85] e SDE em gestantes adolescentes (OR: 1,96; IC95%: 1,06 a 3,65)[11]. Evidências sugerem que as mulheres estão mais suscetíveis a distúrbios do humor durante o período perinatal do que em outras fases da vida. Ainda não são totalmente compreendidas as causas da depressão pré-natal, a qual, no entanto, pode ser explicada, em parte, como resultado das interações de mudanças fisiológicas e fatores psicossociais observados no período gestacional[22,23].

Além disso, verificou-se que a presença de sintomas físicos na gestação esteve associada à má qualidade do sono (OR: 1,18; IC95%: 1,10 a 1,27) e SDE (OR: 1,15; IC95%: 1,07 a 1,24) em gestantes adolescentes. Entre os sintomas gestacionais investigados estão frequência urinária aumentada, noctúria, enurese, incontinência urinária, dor de cabeça, dor no quadril/pélvica, dor na coluna, movimento fetal, desconforto abdominal, constipação intestinal, sensibilidade nos seios, tentativa de encontrar uma posição confortável para dormir, cãibras nas pernas, formigamento, azia, refluxo e falta de ar[10]. A associação observada pode ser decorrente da progressão da gravidez, visto que mudanças anatômicas e fisiológicas ocorrem no corpo da mulher ao longo dos trimestres gestacionais[12,24,25], de modo que elas acabam apresentando sintomas físicos que podem afetar o sono. Outras associações foram observadas, como entre escolaridade e má qualidade do sono (OR: 2,26; IC95%: 1,43 a 3,57) e entre trabalho e SDE (OR: 1,92; IC95%: 1,00 a 3,70)[11].

DOR NA CINTURA PÉLVICA NA GESTANTE ADOLESCENTE

Quando se analisam os fatores de risco para o desenvolvimento de dor na cintura pélvica em gestantes adultas, a literatura apresenta inúmeros estudos. No entanto, não há muitos estudos sobre os possíveis fatores associados a essa condição em gestantes adolescentes[26].

Entretanto, é importante considerar que uma série de ajustes fisiológicos e biomecânicos acontece na adolescência. Trata-se de um período em que ocorrem rápidas modificações, como aumento das dimensões corporais em razão da progressão da estatura e do desenvolvimento de massa óssea, influenciados por modificações hormonais próprias do período[27]. Desse modo, devido às particularidades desse público, devem ser consideradas maiores as chances de desenvolvimento da dor na cintura pélvica, e os fatores de risco associados a essa condição não equivalem aos encontrados na população adulta[26].

Um estudo de caso-controle realizado no Brasil com 404 gestantes adolescentes se propôs a verificar os fatores de risco associados à dor na cintura pélvica nesse público. Para tanto, analisaram fatores sociodemográficos, antropométricos, ginecológicos, obstétricos, relacionados ao estilo de vida, osteomusculares e psicossociais. O estudo detectou que suspeita de desordem mental, dor lombar durante a menstruação e trabalho extenuante aumentam as chances de desenvolvimento de dor na cintura pélvica relacionada à gravidez[26].

Com relação ao estudo citado, os autores observaram que as gestantes com suspeita de desordem mental tiveram aproximadamente duas vezes mais chances (OR: 2,27; IC95%: 1,23 a 4,18) de apresentar dor na cintura pélvica[26]. A desordem mental é uma condição caracterizada por sintomas depressivos não psicóticos, ansiedade e queixas somáticas que podem comprometer as atividades de vida diária[28]. A associação entre estresse emocional e dor na cintura pélvica já é bem documentada em estudos com mulheres grávidas adultas[29,30]. A possível explicação é que a associação encontrada entre fatores psicológicos e desenvolvimento de dor na cintura pélvica durante a gravidez na adolescência indica uma interação complexa de fatores biológicos, psicológicos e sociais, assim como sugerido pelo modelo biopsicossocial, que aponta o estresse emocional como um componente que pode desencadear ou amplificar os sintomas de dor[26].

Como observado em estudos envolvendo mulheres gestantes adultas[31,32], a presença de dor lombar durante a menstruação também responde pelo aumento de duas vezes na probabilidade de gestantes adolescentes desenvolverem dor na cintura pélvica (OR: 2,10; IC95%: 1,16 a 3,80)[26]. A explicação para que adolescentes com dor na cintura pélvica durante a gravidez e que relataram dor lombar durante a menstruação sejam mais propensas ao desenvolvimento dessa condição nesse período pode estar relacionada com a frouxidão ligamentar característica da gestação e com a hipersensibilidade somática, visto que a dor visceral geralmente é sentida em áreas somáticas devido à convergência central das fibras nervosas dos tecidos viscerais e somáticos[26].

No estudo de Andrade e cols.[26] também foi observado que as gestantes que relataram exercer trabalho extenuante apresentaram 1,95 vez mais chance de dor na cintura pélvica relacionada à gravidez (OR: 1,95; IC95%: 1,13 a 3,35). O deslocamento do centro de gravidade para frente e as modificações na morfologia da articulação sacroilíaca ao longo do desenvolvimento humano são fatores que podem justificar o risco aumentado de instabilidade da articulação sacroilíaca, especialmente na gestação, considerando ser este um período marcado por inúmeras modificações e adaptações hormonais e biomecânicas[26,33]. Portanto, a execução diária de trabalho extenuante poderia justificar uma maior predisposição para o desenvolvimento de dores na cintura pélvica, particularmente nessa população[26].

INCONTINÊNCIA URINÁRIA NA GESTANTE E PUÉRPERA ADOLESCENTE

A incontinência urinária (IU) é uma condição frequente no ciclo gravídico-puerperal, com prevalência de 9% a 75% na gestação[34] e de 6% a 31% no pós-parto, de acordo com as características da população investigada, a definição de IU e o período em questão[35]. Em gestantes adolescentes, a frequência/prevalência da IU varia de 35,9% a 69% entre os estudos[36-38]. Na maioria dos casos, trata-se de uma condição transitória, que cessa nos primeiros 3 meses após o parto, em decorrência das mudanças hormonais e da cicatrização das lesões perineais[39,40]. Entretanto, caso a IU perdure, aumenta em 92% a possibilidade de o problema persistir 5 anos mais tarde[41].

A fisiopatologia da IU durante a gestação e após o parto é multifatorial e envolve a própria gravidez, alterações hormonais, alterações no ângulo da uretra, lesão anatômica durante o parto e forças dinâmicas envolvendo músculos do assoalho pélvico, tecido conjuntivo, fáscias e nervos[35]. Entre os fatores de risco para IU na gestação podem ser citados idade materna a partir de 35 anos, sobrepeso/obesidade na gestação e multiparidade[42]. São considerados fatores de risco para IU após o parto: idade materna acima de 35 anos, IU durante a gestação, índice de massa corporal (IMC) elevado, multiparidade e parto vaginal[43-45].

Apesar de alguns estudos prévios[39,46,47] terem incluído adolescentes em suas amostras, não foram identificadas pesquisas específicas nessa população (Medline/PubMed, Lilacs/Bireme, Cinahl/Ebsco, Scopus/Elsevier – janeiro de 2024). Além disso, a adolescência é caracterizada por alterações físicas e psicoemocionais peculiares, o que nos leva a questionar se os fatores de risco para instalação de IU após o parto nessa população são semelhantes àqueles evidenciados para mulheres adultas.

O início da IU na adolescência pode conduzir a maiores cronicidade e gravidade dessa disfunção em médio e longo prazo. Desse modo, a identificação dos fatores de risco para essa condição possibilitará o desenvolvimento de estratégias para prevenção e tratamento da IU pelos profissionais de saúde, diminuindo seu efeito na qualidade de vida e os custos tanto para a gestante como para o sistema de saúde[48].

Pesquisa realizada com 658 gestantes adolescentes com idade gestacional a partir de 27 semanas constatou que a IU prévia na infância, gestação ou pós-parto aumenta em 1,9 vez a chance de IU (OR: 1,9; IC95%: 1,36 a 2,75); a idade entre 10 e 14 anos aumenta em 2,5 vezes a chance de IU (OR: 2,55; IC95%: 1,13 a 5,35); e a constipação intestinal aumenta em 1,7 vez a chance de IU (OR; 1,7; IC95%: 1,23 a 2,42)[49].

A IU é uma disfunção de característica multifatorial, envolvendo três fatores: genético, ambiental compartilhado e ambiental não compartilhado. O fator genético diz respeito à propensão genética de apresentar problemas miccionais desde a infância devido à alteração de genes envolvidos na regulação da integridade estrutural da bexiga e do tecido conjuntivo de suporte miccional. Os fatores ambientais compartilhados são comuns ao convívio do indivíduo e família, principalmente durante a infância e a adolescência, e se referem aos fatores socioeconômicos e de estilo de vida, como treinamento do uso do vaso sanitário na infância, hábitos alimentares e comportamento para busca de cuidados. Os fatores ambientais não compartilhados são os adquiridos pelo indivíduo ao longo da vida, como paridade, obesidade, tabagismo e cirurgias prévias[50,51]. Possivelmente, quanto mais jovem o indivíduo, maior a influência dos fatores ambientais compartilhados e genéticos na fisiopatologia da IU, contribuindo para a associação entre IU e IU prévia.

Gestantes na adolescência precoce podem apresentar taxa maior de crescimento, uma vez que os ossos, músculos e articulações estão em desenvolvimento[52]. Diante disso, as modificações fisiológicas da gestação em uma estrutura pélvica em desenvolvimento poderiam provocar desorganização estrutural nessa região e sobrecarregar o assoalho pélvico. Conjectura-se que a IU na faixa etária de 10 a 14 anos seja uma consequência tanto dos fatores genéticos e ambientais compartilhados previamente mencionados como da interferência da gestação na estrutura pélvica e da influência dos centros neurológicos na fisiopatologia da IU.

Entre os centros neurológicos de controle da micção, cabe citar o sistema límbico, que está envolvido com as emoções e pode estimular contrações da musculatura detrusora, e o córtex cerebral, responsável pelo controle voluntário da micção[53]. Durante a adolescência, a comunicação entre o sistema límbico e o córtex pré-frontal não é equilibrada, identificando-se maior ativação do sistema límbico em relação ao córtex pré-frontal, o que pode ser percebido pelas reações impulsivas e pelo comportamento motivado pelas emoções nas adolescentes[54]. Uma vez que a maturação estrutural e funcional do cérebro é iniciada na adolescência precoce[53], a gestação nessa fase está sob maior atividade do sistema límbico, o que pode determinar o aparecimento da IU, principalmente associada à urgência miccional, caracterizando a bexiga hiperativa.

A bexiga e o intestino têm a mesma origem embriológica e compartilham a inervação dos nervos sacrais e o assoalho pélvico, que é a via final tanto do trato urinário como do gastrointestinal[55]. Além disso, a proximidade anatômica entre bexiga, uretra, reto e ânus faz acreditar que a alteração em um trato pode ser acompanhada de alteração no outro[56]. Diante das evidências que identificam a ocorrência de disfunções urinárias e gastrointestinais associadas, cogita-se a possibilidade de existir uma etiologia comum a essas disfunções[57].

Como a bexiga e o reto compartilham a musculatura do assoalho pélvico, o funcionamento inadequado desses músculos pode predispor IU e constipação intestinal. Fatores ambientais relacionados ao uso do banheiro, como falta de privacidade, acesso limitado e falta de higiene, podem estimular a inibição do desejo evacuatório e miccional[58]. Além disso, indivíduos com sintomas urinários realizam manobras para evitar a perda de urina através da contração do assoalho pélvico. Quando isso ocorre, além de relaxar a musculatura detrusora, a contração da musculatura do assoalho pélvico, em especial do esfíncter externo do ânus, estimula a adaptação do conteúdo retal por relaxar a musculatura retal, retardando a necessidade de evacuar e podendo resultar em constipação intestinal. Essas manobras para retardar o esvaziamento vesical ou retal promovem contrações que podem aumentar o tônus do assoalho pélvico; esses músculos, contudo, precisam relaxar adequadamente para que aconteça o esvaziamento miccional e fecal[59-61].

Sintomas urinários de enchimento miccional em adolescentes que estavam no terceiro trimestre de gestação foram descritos em um estudo de caso-controle em que as gestantes do grupo caso apresentavam relato de IU e as do grupo controle eram continentes[49]. A maioria das gestantes, tanto do grupo caso como do grupo controle, referiu aumento da frequência urinária diurna (75,1% vs. 62,0%) e noctúria (96,7% vs. 91,8%). O sintoma de urgência miccional foi mais relatado pelo grupo caso (72,0%) do que pelo grupo controle (24,9%)[49].

Em uma série de casos conduzida com gestantes adolescentes com IU, a IU mista foi o tipo de IU mais relatado (44,1%), seguida por IU de urgência (26,4%), IU de esforço (20,4%) e outros tipos de IU (9,1%)[62]. As principais características da IU foram: iniciar no segundo trimestre gestacional (55,9%), frequência de pelo menos algumas vezes na semana (71,4%), quantidade de escapes em gotas (60,8%) e gravidade de moderada a muito grave (79,3%). A maioria das adolescentes referiu repercussão moderada da IU na qualidade de vida (média de 9,84; IC95%: 9,40 a 10,28), utilizar estratégias para manejo da IU (66,6%) e não relatar voluntariamente (89,1%) ou ser questionada sobre a IU por profissionais de saúde (91,2%)[62].

A fim de investigar os fatores de risco para IU em adolescentes primíparas após o parto vaginal, um estudo de coorte foi conduzido entre junho de 2017 e fevereiro de 2019[63]. As adolescentes foram captadas a partir do banco de dados do estudo *Factors Associated with Urinary Incontinence in Pregnant Adolescents: A Case-Control Study*[49].

Entre 658 adolescentes, 151 foram selecionadas para o estudo por cumprirem os critérios de elegibilidade. O modelo final de regressão logística múltipla identificou três variáveis como fatores de risco para IU em adolescentes primíparas após o parto vaginal: episiotomia (Risco Relativo ajustado [RRa]: 2,75; IC95%: 1,22 a 6,06), recém-nascido grande para a idade gestacional (GIG [RRa: 4,58; IC95%: 1,68 a 12,46]) e número inferior a seis consultas durante o pré-natal (RRa: 2,51; IC95%: 1,05 a 6,04)[63].

Com relação à episiotomia, estudos prévios relataram resultados similares aos citados no parágrafo anterior, porém em mulheres adultas[41,64,65]. Não foram encontrados estudos que se propuseram a avaliar essa associação especificamente na população adolescente. É conhecida a influência que a episiotomia pode exercer sobre as estruturas do assoalho pélvico, em especial devido à diminuição da capacidade de manutenção da pressão uretral diante da ruptura do tecido conjuntivo e da distensão muscular e nervosa[66].

Considera-se importante que estudos futuros sejam desenvolvidos especificamente para a população adolescente, visto que as diferenças anatômicas das dimensões da pelve, do volume uterino e da produção hormonal[67,68] entre adolescentes e adultas podem ser fatores que aumentam o risco de disfunções do assoalho pélvico após o parto, e o uso da episiotomia pode piorar essa condição. No entanto, essa hipótese precisa ser mais bem investigada.

A ocorrência de recém-nascido classificado como GIG aumentou o risco de IU no pós-parto em comparação com adolescentes que tiveram recém-nascidos adequados para a idade gestacional (AIG)[63]. Estudos prévios apontaram a associação entre peso do recém-nascido acima de 4.000 gramas e a presença de IU após o parto[64,69], pois a macrossomia fetal aumenta o risco de trabalho de parto prolongado e trauma perineal de terceiro e quarto graus, favorecendo o surgimento de IU[65].

Ao se considerar a gravidez na adolescência, pesquisas anteriores constataram prevalência elevada de recém-nascidos de baixo peso, principalmente na faixa etária de 10 a 16 anos, bem como a associação entre gravidez na adolescência e risco mais elevado de nascimento de recém-nascidos pequenos para a idade gestacional (PIG), além de maiores taxas de morbidade e mortalidade nesse grupo[66,70]. No entanto, esses estudos não avaliaram a possível associação entre o peso ao nascer e a ocorrência de IU após o parto nessa população.

Ainda sobre os resultados do estudo citado[63], 33% das adolescentes tiveram filhos classificados como GIG e 67% como AIG. Cogita-se a possibilidade de essa divergência de achados estar relacionada ao fato de ter sido encontrada baixa frequência de partos prematuros, com maior chance de peso adequado ao nascimento, e por todas as adolescentes do estudo terem realizado pré-natal, a maioria relatando seis ou mais consultas.

Evidenciou-se aumento do risco para IU em adolescentes que relataram número inferior a seis consultas durante o pré-natal, em comparação com as que referiram seis ou mais consultas[63]. O Ministério da Saúde preconiza o número mínimo de seis consultas para todas as gestantes, devendo ser iniciadas o mais precocemente possível e distribuídas ao longo dos três trimestres de gestação[51]. Entretanto, ao se considerar a gravidez na adolescência, frequentemente não há planejamento para sua ocorrência, o que está associado ao número menor de consultas, ao início mais tardio e à baixa realização de exames complementares, comparado à gestação de adultas[71].

Alguns fatores podem justificar essa associação, como desconhecimento sobre os serviços disponíveis de assistência no pré-natal, falta de autonomia decisória, ocultação da gestação e dificuldades financeiras. As adolescentes apresentam mais dificuldade para seguir recomendações médicas corretamente e estão mais expostas à má nutrição e ao consumo de drogas, fumo e álcool, além de estresse emocional[72,73].

Não foram encontrados estudos que se propuseram a avaliar a associação entre o número de consultas de pré-natal e a ocorrência de IU após o parto. Os autores do estudo de coorte supracitado[63] acreditam que os achados possam ser justificados pelo fato de o pré-natal contribuir para reduzir fatores de risco oriundos do suporte educacional e social, além de o maior número de consultas favorecer a avaliação e o tratamento precoce de possíveis disfunções, queixas e intercorrências durante a gestação, preparar a mulher para o parto e orientar sobre as condutas a serem realizadas no pós-parto, reduzindo o risco de instalação de disfunções do assoalho pélvico. Sugere-se, ainda, que as parturientes adolescentes apresentem mais dificuldades psicoemocionais para enfrentar o parto.

Outro ponto que merece destaque é a possibilidade de cronicidade da IU nesse público. Apesar de se apresentar como condição temporária na maioria dos casos, com resolução nos primeiros 3 meses após o parto, a IU no pós-parto imediato pode predizer a existência dessa condição em longo prazo[39]. A queixa de IU após esse período incrementa o risco de persistência da disfunção por até 12 anos após o parto[26].

Estudos sobre a estimativa do tempo de duração da IU após o parto são escassos e, até o momento, não há consenso sobre os fatores de risco para cessação dessa condição. Parto instrumental e episiotomia parecem aumentar o risco de persistência de IU em longo prazo[27,28,74].

Para compreensão dessa questão de forma mais aprofundada, uma coorte[63] foi conduzida a partir do banco de dados do estudo *Factors Associated with Urinary Incontinence in Pregnant Adolescents: A Case-Control Study*[49], cujo objetivo foi investigar os fatores preditivos para o tempo de cessação de IU em adolescentes primíparas após o parto vaginal e estimar o tempo para cessação da disfunção nessa população.

Entre 658 adolescentes, 102 foram selecionadas para o estudo por cumprirem os critérios de elegibilidade[75]. Durante o estudo foram observadas 66 resoluções de casos de IU (64,7%) e, até o término da coleta de dados, 36 participantes permaneceram com queixa de IU (35,3%), ou seja, o evento de interesse "cessação da IU" não foi observado até o término do estudo[75].

O modelo final de regressão multivariada que conseguiu predizer melhor os fatores de risco para o tempo de cessação de IU nessa população incluiu idade materna entre 15 e 19 anos (*Hazard ratio* ajustado [HR_a]: 1,37; IC95%: 0,11 a 2,8), parto não instrumental (HR_a: 2,95; IC95%: 1,19 a 7,53), adoção de posição verticalizada durante o período expulsivo do parto (HR_a: 2,19; IC95%: 1,28 a 3,84) e episiotomia (HR_a: 2,01; IC95%: 1,2 a 3,44)[75]. O tempo mediano para cessação de IU em adolescentes primíparas após o parto vaginal foi de 16 meses (de 10 a 29 meses), tempo no qual 50% das participantes do estudo apresentaram o desfecho de interesse[75].

O padrão das curvas de tempo para cessação de IU obtidas no estudo sugere que, qualquer que seja o tempo considerado para cessação da IU, a probabilidade de o desfecho ocorrer é sempre maior para as adolescentes que adotaram a posição vertical durante o período expulsivo do parto, não foram submetidas à episiotomia, tiveram parto não instrumental e tinham entre 15 e 19 anos de idade, em comparação com as que adotaram a posição de litotomia durante o período expulsivo do parto, sofreram episiotomia, foram submetidas a parto instrumental e tinham de 10 a 14 anos, respectivamente[75].

Esses achados sugerem que a IU tende a persistir ao longo do tempo após o parto vaginal em adolescentes primíparas, em especial ao longo dos primeiros 16 meses após o parto, tempo mediano para cessação de IU na população investigada[75]. Estudos que avaliaram a prevalência de IU em longo prazo após o parto encontraram valores que variaram de 10% a 25% entre 1 e 10 anos após o parto[76-78]. Persistência de IU foi observada em 35,5% das adolescentes 5 anos após o parto[75]. A maior prevalência encontrada nesse estudo pode ser explicada pelas diferenças nos critérios de elegibilidade, pois os estudos anteriores incluíram em suas amostras mulheres adultas, multíparas e submetidas à cesariana.

A adoção de posições verticais durante o período expulsivo do parto aumentou mais de duas vezes o risco para cessação de IU a cada mês. Considerando o tempo mediano para cessação de IU estimado no estudo, 70% das adolescentes que adotaram posições verticais durante o período expulsivo do parto haviam obtido a resolução do quadro, em comparação a 40% daquelas que adotaram a posição de litotomia[75]. A posição vertical da parturiente em relação à horizontal parece constituir fator de proteção contra traumas perineais por abreviar o tempo do estágio expulsivo do parto, o que reduz o risco de instalação de IU após o parto[79].

As posturas verticais contribuem para maiores eficiência e intensidade na força de contração uterina, incluindo o efeito facilitador da força da gravidade, reduzindo o risco de compressão aorto-cava, melhorando a oxigenação fetal na fase expulsiva do trabalho de parto, aumentando os diâmetros anteroposterior e transverso da pelve e facilitando a passagem do feto pelo canal vaginal[80].

A não realização de episiotomia aumentou duas vezes o risco de cessação de IU a cada mês[75]: houve resolução da queixa de IU em 65% das participantes não expostas à episiotomia, em comparação com 35% das que foram expostas ao procedimento, para o tempo mediano de cessação de IU estimado no estudo[75]. A realização de episiotomia aumenta o risco de lesão do músculo levantador do ânus devido à distensão do pubococcígeo durante o período expulsivo do parto[66], influenciando negativamente a capacidade de contração dos músculos do assoalho pélvico, o que é essencial para conservação da pressão de fechamento uretral acima da pressão vesical para manutenção da continência urinária[81].

Os achados de estudos prévios referentes à associação entre episiotomia e IU após o parto são inconsistentes. Enquanto algumas pesquisas sugeriram aumento da frequência e intensidade da queixa de IU após o parto na presença de episiotomia[64,82], outras concluíram que o procedimento não está associado à disfunção[45,74]. Variações nos instrumentos utilizados para definição de IU, nas características da população estudada (faixa etária adulta) e no período de observação do evento podem explicar a divergência entre os resultados.

Além disso, foi observado que o incremento da idade materna, em anos, aumentou em 37% a probabilidade de cessação da IU na população estudada a cada mês[75]. Para o tempo mediano de cessação de IU estimado no estudo, verificou-se que 70% das adolescentes com idades entre 15 e 19 anos apresentaram resolução da disfunção, enquanto 35% das que tinham entre 10 e 14 anos apresentaram o desfecho de interesse[75].

Acredita-se que isso possa ser justificado, em parte, pelo fato de as adolescentes entre 10 e 14 anos estarem em fase acelerada de crescimento e desenvolvimento osteomioarticular e o parto vaginal aumentar o risco de traumas no assoalho pélvico em uma estrutura pélvica ainda em desenvolvimento[70]. Considerando que a IU é uma disfunção de etiologia multifatorial, incluindo fatores genéticos e ambientais compartilhados e não compartilhados, acredita-se que os resultados encontrados na presente pesquisa estejam também relacionados a esses fatores, além da influência dos centros neurológicos de controle da micção, pois na adolescência ainda não há equilíbrio na comunicação entre o sistema límbico e o córtex pré-frontal[45,53].

O parto não instrumental aumentou quase três vezes o risco de cessação de IU a cada mês na população estudada: enquanto 55% das adolescentes cujo parto foi não instrumental apresentaram resolução do quadro de IU, 10% das submetidas a parto instrumental apresentaram o desfecho para o tempo mediano de cessação da IU estimado[75]. O parto vaginal instrumental com uso de fórcipe ou vácuo-extrator é fator de risco conhecido para IU em virtude do trauma causado às estruturas musculares e nervosas do assoalho pélvico[76,77].

EPISIOTOMIA EM PARTURIENTES ADOLESCENTES

Resultados de pesquisas internacionais realizadas na década de 1990 sugerem risco aumentado de episiotomia em adolescentes[83]. Em Portugal, no ano de 2008, um estudo realizado com 10.656 gestantes, divididas em dois grupos (acima e abaixo dos 20 anos), registrou que 74% haviam sido submetidas à episiotomia, com chance 1,6 vez maior de realização desse procedimento entre as adolescentes, comparadas às mulheres adultas[84].

Os motivos habitualmente invocados para explicar essa disparidade são a imaturidade biológica e as expectativas dos médicos quanto à proteção do períneo de gestantes adolescentes. Com relação à imaturidade biológica, é possível considerar que as adolescentes mais jovens podem realmente sofrer com esse aspecto, pois a concepção nos primeiros 2 anos após a menarca, definida como idade ginecológica jovem, está vinculada à imaturidade do suprimento sanguíneo do útero ou do colo uterino, o que pode predispor as mães muito jovens a infecções subclínicas e ao aumento da produção de prostaglandinas, com consequente aumento na incidência de partos prematuros, os quais estão socioculturalmente associados à prática da episiotomia[85,86].

A pelve da adolescente é menor do que a da mulher adulta. O padrão de crescimento da pelve difere do padrão da estatura corporal. Entre as meninas, o crescimento da estatura desacelera rapidamente no primeiro ano após a menarca e cessa dentro de 1 ou 2 anos. A pelve, por outro lado, cresce mais lentamente e de maneira mais regular durante o fim da adolescência. Ao mesmo tempo, apresenta uma transformação em sua configuração antropoide, adquirindo uma configuração ginecoide[70].

Assim, a maturação do sistema reprodutor e o alcance do tamanho adulto não indicam que o crescimento e o desenvolvimento da pelve estão completos. A capacidade pélvica menor nas adolescentes pode contribuir para maior incidência de desproporção cefalopélvica e outras distócias nas primigestas com menos de 15 anos de idade[87].

Resultados similares aos relatados por pesquisas internacionais foram encontrados em estudos nacionais. Em estudo transversal com 323 mulheres submetidas ao parto vaginal, realizado em 2006, foi registrado percentual significativamente mais elevado de episiotomia entre as adolescentes (Razão de Prevalência [RP]: 2,02; IC95%: 1,16 a 3,52), comparadas às mulheres adultas[88].

Em 2009, em pesquisa realizada com 384 adolescentes em hospital público do Distrito Federal, verificou-se que 75% das entrevistadas passaram pelo procedimento de episiotomia durante o parto[89]. Um estudo transversal realizado na Maternidade Professor Monteiro de Moraes do Centro Integrado de Saúde Amaury de Medeiros, em Recife, com 495 mulheres submetidas ao parto vaginal, registrou associação significativa entre episiotomia e adolescência (RP: 1,74; IC95%: 1,33 a 2,28)[90].

Em estudo realizado com 269 adolescentes de 10 a 19 anos de idade, observou-se frequência ainda maior de casos de episiotomia (89,6%) em um hospital universitário do Rio Grande do Sul[91]. Pesquisa com 303 puérperas adolescentes entrevistadas em um hospital universitário de São Paulo encontrou uma taxa de 70% de episiotomia[92]. Outro estudo avaliou 9.585 prontuários de parturientes admitidas no Centro de Parto Normal do Hospital Sophia Feldman, em Belo Horizonte, e verificou percentual mais elevado de episiotomia entre as adolescentes, comparadas às adultas[93].

Em estudo qualitativo publicado em 2015 com 11 puérperas adolescentes entrevistadas na maternidade de um hospital universitário de São Paulo com o objetivo de identificar sua percepção sobre a prática da episiotomia, os autores evidenciaram que a maioria das adolescentes sabia da existência da episiotomia, mas não os motivos para sua realização[85]. Elas relataram dor, desconforto e queimação no local da sutura como repercussões negativas.

Assim, os achados dos estudos prévios sugerem que as parturientes adolescentes estão mais vulneráveis e expostas à realização de episiotomias[86,94]. As particularidades fisiológicas e emocionais que acompanham o período da adolescência e influenciam o transcurso da gravidez e do parto nessa faixa etária contribuem para que as adolescentes apresentem dificuldade para participar do processo de decisão sobre o tipo de parto e os procedimentos realizados durante o parto.

CONSIDERAÇÕES FINAIS

O fisioterapeuta deve conhecer os fatores de risco associados às desordens do sono, SDE, dor na cintura pélvica, IU e ocorrência de episiotomia, assim como as possíveis consequências dessas condições em gestantes adolescentes.

É necessário questionar e fornecer informações (por exemplo, por meio de palestras ou cartilhas) para facilitar o relato voluntário e a detecção precoce, no intuito de realizar o tratamento fisioterapêutico ou encaminhar a adolescente a um profissional especializado.

Referências

1. Eisenstein E. Adolescência: Definições, conceitos e critérios. Adolescência e Saúde 2017; 2(2):6-7.
2. Richardson CE, Gradisar M, Short MA, Lang C. Can exercise regulate the circadian system of adolescents? Novel implications for the treatment of delayed sleep-wake phase disorder. Sleep Med Rev 2017; 34:122-9.
3. UNICEF. The State of the World's Children 2011: Adolescence – An age of opportunity. New York: UNICEF, 2011.
4. BRASIL. Estatuto da Criança e do Adolescente: Lei federal nº 8069, de 13 de julho de 1990. Rio de Janeiro: Imprensa Oficial, 2002.
5. Malta DC, Porto DL, Melo FCM, Monteiro RA, Sardinha LMV, Lessa BH. Família e proteção ao uso de tabaco, álcool e drogas em adolescentes. Pesquisa Nacional de Saúde dos Escolares. Rev Bras Epidemiol [Internet] 2011; 14:166-77. doi: 10.1590/S1415-790X2011000500017.
6. Kapusta ND, Plener PL, Schmid R, Thau K, Walter H, Lesch OM. Multiple substance use among young males. Pharmacol Biochem Behav 2007; 86(2):306-11.
7. World Health Organization (WHO). Adolescent pregnancy. Disponível em: https://www.who.int/news-room/fact-sheets/detail/adolescent-pregnancy. Acesso em: 4 mar 2024.
8. UNFPA. Girlhood, not motherhood: Preventing adolescent pregnancy. New York: UNFPA, 2015.
9. Ganchimeg T, Ota E, Morisaki N et al.; WHO Multicountry Survey on Maternal Newborn Health Research Network. Pregnancy and childbirth outcomes among adolescent mothers: a World Health Organization multicountry study. BJOG 2014; 121(1):40-8.
10. Azevedo WF, Diniz MB, Fonseca ESVB, Azevedo LMR, Evangelista CB. Complicações da gravidez na adolescência: Revisão sistemática da literatura. Einstein 2015; 13(4):618-26.
11. Gomes MRA. Fatores associados a qualidade do sono e sonolência diurna excessiva em gestantes adolescentes [Tese]. Recife: Universidade Federal de Pernambuco, 2022. 129 p.
12. Nowakowski S, Meers J, Heimbach E. Sleep and women's health. Sleep Med Res 2015; 4(1):1-22.
13. Gibson ES, Powles ACP, Thabane L et al. "Sleepiness" is serious in adolescence: Two surveys of 3.235 Canadian students. BMC Public Health 2006; 6:116.
14. Merdad RA, Akil H, Wali SO. Sleepiness in adolescents. Sleep Med Clin 2017; 12(3):415-28.
15. Li R, Zhang J, Zhou R et al. Sleep disturbances during pregnancy are associated with cesarean delivery and preterm birth. J Matern Fetal Neonatal Med 2017; 30(6):733-8.
16. Okun ML, Schetter CD, Glynn LM. Poor sleep quality is associated with preterm birth. Sleep [Internet] 2011; 34(11):1493-8.
17. Felder JN, Baer RJ, Rand L, Jelliffe-Pawlowski LL, Prather AA. Sleep disorder diagnosis during pregnancy and risk of preterm birth. Obstet Gynecol 2017; 130(3):573-81.
18. Paine SJ, Signal TL, Sweeney B et al. Maternal sleep disturbances in late pregnancy and the association with emergency caesarean section: A prospective cohort study. Sleep Heal [Internet] 2020; 6(1):65-70.
19. Sharma SK, Nehra A, Sinha S et al. Sleep disorders in pregnancy and their association with pregnancy outcomes: A prospective observational study. Sleep Breath 2016; 20(1):87-93.
20. Bourjeily G, El Sabbagh R, Sawan P et al. Epworth sleepiness scale scores and adverse pregnancy outcomes. Sleep Breath 2013; 17(4):1179-86.
21. Ghante A, Raj JP, Krishna B, Thomas A. Prevalence and predictors of sleep deprivation and poor sleep quality and their associated perinatal outcomes during the third trimester of pregnancy. J Taibah Univ Med Sci 2020; 16(3):359-64.
22. Ahmed AH, Hui S, Crodian J et al. Relationship between sleep quality, depression symptoms, and blood glucose in pregnant women. West J Nurs Res 2019; 41(9):1222-40.
23. Anbesaw T, Abebe H, Kassaw C, Bete T, Molla A. Sleep quality and associated factors among pregnant women attending antenatal care at Jimma Medical Center, Jimma, Southwest Ethiopia, 2020: Cross-sectional study. BMC Psychiatry 2021; 21(1):469.
24. Miller EH. Women and insomnia. Clinical Cornerstone 2004; 6(Suppl 1B):S8-18.
25. Sut HK, Asci O, Topac N. Sleep quality and health-related quality of life in pregnancy. J Perinat Neonatal Nurs 2016; 34(4):302-9.

26. Andrade CHS, Bitencourt RCL, Freitas RKG et al. Factors associated with pain in the pelvic girdle in pregnant adolescents: A case-control study. Musculoskelet Sci Pract 2018; 38:106-12.

27. WHO. Physical status: The use and interpretation of anthropometry. Report of a WHO Expert Committee. World Health Organ Tech Rep Ser 1995; 854:1-452.

28. Goldberg D. A bio-social model for common mental disorders. Acta Psychiatr Scand Suppl 1994; 385:66-70.

29. Albert HB, Godskesen M, Korsholm L, Westergaard JG. Risk factors in developing pregnancy-related pelvic girdle pain. Acta Obstet Gynecol Scand 2006; 85(5):539-44.

30. Bjelland EK, Eskild A, Johansen R, Eberhard-Gran M. Pelvic girdle pain in pregnancy: The impact of parity. Am J Obstet Gynecol 2010; 203(2):146.e1-e6.

31. Ansari NN, Hasson S, Naghdi S, Keyhani S, Jalaie S. Low back pain during pregnancy in Iranian women: Prevalence and risk factors. Physiother Theory Pract 2010; 26(1):40-8.

32. Wang S-M, Dezinno P, Maranets I, Berman MR, Caldwell-Andrews AA, Kain ZN. Low back pain during pregnancy. Obstet Gynecol 2004; 104(1):65-70.

33. Vleeming A, Schuenke MD, Masi AT, Carreiro JE, Danneels L, Willard FH. The sacroiliac joint: An overview of its anatomy, function and potential clinical implications. J Anat 2012; 221(6):537-67.

34. Moossdorff-Steinhauser HFA, Berghmans BCM, Spaanderman MEA et al. Prevalence, incidence and bothersomeness of urinary incontinence in pregnancy: A systematic review and meta-analysis. Int Urogynecol J 2021; 32(7):1633-52.

35. Sievert KD, Amend B, Toomey PA et al. Can we prevent incontinence? ICI-RS 2011. Neurourol Urodyn 2012; 31(3):390-9.

36. Aydın A, Kocaöz S, Kara P. Prevalence of lower urinary tract symptoms in pregnant adolescents and the influencing factors. J Pediatr Adolesc Gynecol 2020; 33(2):160-6.

37. Jean-Michel M, Kroes J, Marroquin GA et al. Urinary incontinence in pregnant young women and adolescents: An unrecognized at-risk group. Female Pelvic Med Reconstr Surg 2018; 24(3):232-6.

38. Lewicky-Gaupp C, Cao DC, Culbertson S. Urinary and anal incontinence in African American teenaged gravidas during pregnancy and the puerperium. J Pediatr Adolesc Gynecol 2008; 21:21-6.

39. Leroy LS, Lopes MHBM. Urinary incontinence in the puerperium and its impact on the health-related quality of life. Rev Latino Am Enfermagem 2012; 20(2):346-53.

40. Dumoulin C. Postnatal pelvic floor training for preventing and treating urinary incontinence: Where do we stand? Curr Opin Obstet Gynecol 2006; 18(5):538-43.

41. Viktrup L, Lose G. The risk of stress incontinence 5 years after first delivery. Am J Obstet Gynecol 2001; 185(1):82-7.

42. Barbosa L, Boaviagem A, Moretti E et al. Multiparity, age and overweight/obesity as risk factors for urinary incontinence in pregnancy: A systematic review and meta-analysis. Int Urogynecol J 2018; 29(10):1413-27.

43. Sangsawang B. Risk factors for the development of stress urinary incontinence during pregnancy in primigravidae: A review of the literature. Eur J Obstet Gynecol Reprod Biol 2014; 178:27-34.

44. Botelho S, Silva JM, Palma P, Herrmann V, Riccetto C. Can the delivery method influence lower urinary tract symptoms triggered by the first pregnancy? Int Braz J Urol 2012; 38(2):267-76.

45. Solans-Domènech M, Sánchez E, Espuña-Pons M. Urinary and anal incontinence during pregnancy and postpartum: Incidence, severity, and risk factors. Obstet Gynecol 2010; 115(3):618-28.

46. Zuchelo LTS, Santos EFS, Santos FFW et al. Pelvic floor disorders in postpartum adolescents in the Western Amazon: A cross-sectional study. Int J Women's Health 2018; 24(10):477-86.

47. Jean-Michel M, Kroes J, Marroquin GA, Chau EM, Salafia CM, Mikhail M. Urinary incontinence in pregnant young women and adolescents: An unrecognized at-risk group. Female Pelvic Med Reconstr Surg 2018; 24(3):232-6.

48. Asoglu MR, Selcuk S, Cam C, Cogendez E, Karateke A. Effects of urinary incontinence subtypes on women's quality of life (including sexual life) and psychosocial state. Eur J Obstet Gynecol Reprod Biol 2014; 176:187-90.

49. Barbosa L, Kühni D, Vasconcelos D et al. Factors associated with urinary incontinence in pregnant adolescents: A case-control study. J Pediatr Adolesc Gynecol 2018; 31(4):382-7.

50. Minassian VA, Langroudi MH, Parekh M et al. Childhood dysfunctional voiding is differentially associated with urinary incontinence subtypes in women. World J Urol 2012 Feb; 30(1):111-5.

51. Wennberg AL, Altman D, Lundholm C et al. Genetic influences are important for most but not all lower urinary tract symptoms: A population-based survey in a cohort of adult Swedish twins. Eur Urol 2011; 59(6):1032-8.

52. Alves JGB, Cisneiros RMR, Dutra LPF et al. Perinatal characteristics among early (10-14 years old) and late (15-19 years old) pregnant adolescents. BMC Res Notes 2012; 5:531.

53. Arain M, Haque M, Johal L et al. Maturation of the adolescent brain. Neuropsychiatr Dis Treat 2013; 9:449-61.

54. Vigil P, Orellana RF, Cortés ME et al. Endocrine modulation of the adolescent brain: A review. J Pediatr Adolesc Gynecol 2011; 24(6):330-7.

55. Ballek NK, McKenna PH. Lower urinary tract dysfunction in childhood. Urol Clin North Am 2010; 37(2):215-28.

56. Burgers RE, Mugie SM, Chase J et al. Management of functional constipation in children with lower urinary tract symptoms: Report from the Standardization Committee of the International Children's Continence Society. J Urol 2013; 190(1):29-36.

57. Coyne KS, Cash B, Kopp Z et al. The prevalence of chronic constipation and faecal incontinence among men and women with symptoms of overactive bladder. BJU Int 2011; 107(2):254-61.

58. Averbeck MA, Madersbacher H. Constipation and LUTS: How do they affect each other? Int Braz J Urol 2011; 37:16-28.

59. Sampaio C, Sousa AS, Fraga LGA et al. Constipation and lower urinary tract dysfunction in children and adolescents: A population-based study. Front Pediatr 2016; 4:1-6.

60. Santos PC, Mendonça D, Alves O et al. Prevalência e impacto da incontinência urinária de estresse antes e durante a gravidez. Acta Med Port 2006; 19:349-56.

61. Veiga ML, Lordêlo P, Farias T et al. Constipation in children with isolated overactive bladders. J Pediatr Urol 2013; 9(6 Pt A):945-9.

62. Barbosa L, Cruz T, Carvalho A et al. Urinary incontinence in pregnant adolescents: A case series. Neurourol Urodyn 2018; 37(4):1329-35.

63. Babini D, Lemos A. Risk factors for urinary incontinence in primiparous adolescents after vaginal delivery: A cohort study. J Pediatr Adolesc Gynecol 2020; 33:500-5.

64. Chang SR, Chen KH, Lin HH, Chao YM, Lai YH. Comparison of the effects of episiotomy and no episiotomy on pain, urinary incontinence, and sexual function 3 months postpartum: A prospective follow-up study. Int J Nurs Stud 2011; 48(4):409-18.

65. Frigerio M, Mastrolia SA, Spelzini F, Manodoro S, Yohay D, Weintraub AY. Long-term effects of episiotomy on urinary incontinence and pelvic organ prolapse: A systematic review. Arch Gynecol Obstet 2019; 299(2):317-25.

66. Barhum F, Eslick T, Dietz H. Delivery mode and the risk of levator muscle avulsion: A meta-analysis. Intern Urogynecol J 2019; 30(6):901-7.

67. Battaglia FC, Lubchenco LO. A practical classification of newborn infants by weight and gestational age. J Pediatr 1967; 71(2):159-63.

68. World Health Organization (WHO). Physical status: The use and interpretation of anthropometry: Report of a World Health Organization (WHO) Expert Committee. Geneva, Switzerland: World Health Organization, 1995.

69. Lacy BE, Mearin F, Chang L et al. Bowel disorders. Gastroenterol 2016; 150(6):1393-407.

70. Sharma K, Gupta P, Shandilya S. Age related changes in pelvis size among adolescent and adult females with reference to parturition from Naraingarh, Haryana (India). Homo 2016; 67(4):273-93.

71. Machado BA, Santos RS, Paes Leme APCB, Silva Jr MCM. Ocorrência de sintomas urinários no pós parto vaginal imediato em primíparas. RPF 2017; 7(3):359-68.

72. Ewings P, Spencer S, Marsh H, O'Sullivan M. Obstetric risk factors for urinary incontinence and preventative pelvic floor exercises: Cohort study and nested randomized controlled trial. J Obstet Gynaecol 2005; 25(6):558-64.

73. Altman D, Ekström A, Forsgren C, Nordenstam J, Zetterström J. Symptoms of anal and urinary incontinence following cesarean section or spontaneous vaginal delivery. Am J Obstet Gynecol 2007; 197(5):512.e1-7.

74. Lin YH, Chang SD, Hsieh WC et al. Persistent stress urinary incontinence during pregnancy and one year after delivery; its prevalence, risk factors and impact on quality of life in Taiwanese women: An observational cohort study. Taiwan J Obstet Gynecol 2018; 57(3):340-5.

75. Babini D, Lemos A. Predictive factors for time to cessation of urinary incontinence in primiparous adolescents after vaginal delivery. Int J Gynecol Obstet 2020; 150(3):329-34.

76. MacArthur C, Wilson D, Herbison P et al.; Prolong Study Group. Urinary incontinence persisting after childbirth: Extent, delivery history, and effects in a 12-year longitudinal cohort study. BJOG 2016; 123(6):1022-9.

77. Svare JA, Hansen BB, Lose G. Risk factors for urinary incontinence 1 year after the first vaginal delivery in a cohort of primiparous Danish women. Int Urogynecol J 2014; 25(91):47-51.

78. Handa VL, Blomquist JL, Knoepp LR, Hoskey KA, McDermott KC, Muñoz A. Pelvic floor disorders 5-10 years after vaginal or cesarean childbirth. Obstet Gynecol 2011; 118(4):777-84.

79. Sobieray NLEC, Souza BM. Prevalência de episiotomia e complicações perineais quando da sua realização ou não em uma maternidade de baixo risco do complexo HC/UFPR. Arq Med Fac Cienc Med Santa Casa São Paulo 2019; 64(2):93-9.

80. Edqvist M, Blix E, Hegaard HK et al. Perineal injuries and birth positions among 2992 women with a low risk pregnancy who opted for a homebirth. BMC Pregnancy and Childbirth 2016; 16(196).

81. Handa VL, Blomquist JL, Roem J, Muñoz A, Dietz HP. Pelvic floor disorders after obstetric avulsion of the levator ani muscle. Female Pelvic Med Reconstr Surg 2019; 25(1):3-7.

82. Živković K, Živković N, Župić T, Hodžić D, Mandić V, Orešković S. Effect of delivery and episiotomy on the emergence of urinary incontinence in women: Review of literature. Acta Clin Croat 2016; 55(4):615-24.

83. Konje JC, Palmer A, Watson A, Hay DM, Imrie A, Ewings P. Early teenage pregnancies in Hull. Br J Obstet Gynaecol 1992; 99(12):969-73.

84. Metello J, Torgal M, Viana R et al. Desfecho da gravidez nas jovens adolescentes. Rev Bras Ginecol Obstet 2008; 30(12):620-5.

85. Figueiredo G, Barbieri M, Gabrielloni MC, Araújo ES, Henrique AJ. Episiotomy: perceptions from adolescent puerperae. Invest Educ Enferm 2015; 33(2):365-73.

86. Monguilhott JJDC, Brüggemann OM, Freitas PF, d'Orsi E. Nascer no Brasil: The presence of a companion favors the use of best practices in delivery care in the South region of Brazil. Rev Saude Publica 2018; 52:1.

87. Posner GD, Dy J, Black AY, Jones G. Trabalho de parto e parto de Oxorn e Foote. 6. ed. São Paulo: Artmed, 2014.

88. Melo Jr EF, Lima MC, Freire S. Fatores associados à realização seletiva de episiotomia em hospital universitário. Rev Ciências Méd 2006; 15(2):95-101.

89. Costa LC, Souza LM. Prevalência e correlação de fatores associados à prática de episiotomia em um hospital público do Distrito Federal. Com Ciênc Saúde 2009; 20(4):315-23.

90. Carvalho CCM, Souza ASR, Moraes Filho OB. Prevalência e fatores associados à prática da episiotomia em maternidade escola do Recife, Pernambuco, Brasil. Rev Assoc Med Bras.2010;56(3):333-9

91. Francisco AA, Oliveira SMJV, Santos JO, Silva FMB. Avaliação e tratamento da dor perineal no pós-parto vaginal. Acta Paul Enferm 2011; 24(1):94-100.

92. Enderle CF, Kerber NPC, Susin LRO, Mendoza-Sassi RA. Avaliação da atenção ao parto por adolescentes em um hospital universitário. Rev Bras Saúde Matern Infant 2012; 12(4):383-94.

93. Santos NLAC, Costa MCO, Amaral MTR, Vieira GO, Bacelar EB, Almeida AHV. Gravidez na adolescência: Análise de fatores de risco para baixo peso, prematuridade e cesariana. Ciência & Saúde Coletiva 2014; 19(3):719-26.

94. Busanello J, Lunardi Filho WD, Kerber NPC, Lunardi VL, Santos SS. Participação da mulher no processo decisório no ciclo gravídico-puerperal: Revisão integrativa do cuidado de enfermagem. Rev Gaúcha Enferm 2011; 32(4):807-14.

Unidade de Terapia Intensiva – Abordagem Fisioterapêutica da Gestante

Eduardo Eriko Tenório de França ▪ Rafaela Pedrosa
José Heriston de Morais Lima ▪ Vinícius Gomes Machado

INTRODUÇÃO

A gestação é um fenômeno fisiológico sem intercorrências para a maioria das mulheres. No entanto, algumas gestantes, por serem portadoras de comorbidades ou terem sofrido algum trauma ou desenvolvido alguma complicação, tendem a apresentar chances maiores de desfecho desfavorável tanto para o feto como para a genitora[1]. A mortalidade materna é utilizada mundialmente para avaliar a qualidade dos serviços de saúde. De acordo com a Organização Mundial da Saúde (OMS), a morte materna ocorre durante a gravidez ou nos primeiros 42 dias após a interrupção da gravidez. Com a melhora dos recursos de saúde, a mortalidade materna diminuiu significativamente nas últimas décadas[2].

Entretanto, uma proporção limitada de gestações e partos apresenta ampla variedade de complicações, que podem exigir internação em Unidade de Terapia Intensiva (UTI). A fisiologia alterada durante a gravidez e os potenciais efeitos nocivos de certas drogas, bem como as limitações na realização de algumas intervenções em virtude da possibilidade de efeitos para o feto, podem dificultar o manejo de mulheres grávidas criticamente enfermas. Condições hemorrágicas, doenças hipertensivas e sepse são consideradas as principais complicações que podem levar à morte[3].

As mulheres admitidas em UTI durante a gravidez ou no período pós-parto diferem da população geral de pacientes internadas em UTI: são mais jovens, provavelmente com menos comorbidades e diferentes indicações de internação, como complicações obstétricas[4]. Diante do exposto, a abordagem de pacientes obstétricas na UTI torna-se um campo desafiador para o fisioterapeuta. Desse modo, este capítulo pretende oferecer uma compreensão a respeito da abordagem fisioterapêutica da paciente obstétrica em terapia intensiva, associando tópicos relacionados às peculiaridades fisiológicas da gestação com o tratamento intensivo pautado nas evidências vigentes.

EPIDEMIOLOGIA

Os dados sobre a taxa de internações em UTI de pacientes obstétricas são inconsistentes, variando de 3/1.000 gestações a 3/100 de todas as admissões em UTI. As taxas podem ser mais altas (até 13/1.000 gestantes) em países em desenvolvimento. Essa diferença pode ser secundária a fatores econômicos, socioculturais, políticos e de infraestrutura de saúde[5].

Nos EUA, a mortalidade materna tem aumentado, aproximando-se de 17,4 por 100 mil nascidos vivos, com significativa variabilidade étnica e racial, sendo as doenças cardiovasculares as causas mais comuns. A mortalidade materna é maior nos EUA do que em todos os outros países desenvolvidos e é justificadamente considerada uma crise, exigindo atuação rápida para identificação das causas desse aumento e educação dos profissionais sobre o cuidado destinado às mulheres grávidas[6].

No Brasil, aproximadamente 92% das mortes maternas são consideradas evitáveis e ocorrem, principalmente, por motivos como hipertensão, hemorragia ou infecções puerperais. A OMS considera essas causas evitáveis por meio de ações relacionadas ao acompanhamento no pré-natal, atendimento durante o parto ou ações durante o puerpério[1].

As causas de internações obstétricas em UTI são heterogêneas. A maioria (50% a 80%) está diretamente relacionada à gravidez e ao parto (causas obstétricas). As causas indiretas são responsáveis por 20% dos maus resultados materno-fetais. Globalmente, a causa mais comum e importante de admissão de uma gestante em UTI está relacionada à hemorragia, seguida pela hipertensão induzida pela gravidez (HPI), ou seja, causas obstétricas diretas[5].

Outras causas incluem a síndrome HELLP (enzimas hepáticas elevadas e baixa contagem de plaquetas), a qual, além da hipertensão, é considerada a causa mais prevalente de internação de gestantes em UTI. Essas causas representam condições tão graves que podem ter efeitos prejudiciais para a saúde da mãe e do feto, bem como estão associadas a taxas de morbidade e mortalidade significativamente altas[3]. As mulheres admitidas em UTI podem sofrer de condições obstétricas e não obstétricas, as quais podem exigir monitoramento contínuo (invasivo e não invasivo) e intervenções adicionais.

QUADRO CLÍNICO

A apresentação clínica da gestante admitida na UTI depende da doença gestacional ou não gestacional estabelecida. A principal causa de internação das gestantes críticas em UTI é a evolução com instabilidade hemodinâmica provocada por alterações dos níveis pressóricos. A admissão por insuficiência respiratória aguda é menos comum, mas exige tratamento precoce e criterioso.

Instabilidade hemodinâmica

A gravidez está associada a profundas alterações hemodinâmicas. O volume sanguíneo aumenta aproxima-damente 50% em relação aos valores basais, refletindo aumento no volume plasmático e nos eritrócitos[6].

A hipertensão gestacional é definida como pressão arterial maior do que 140/90mmHg com mais de 20 semanas de gravidez em mulher não hipertensa antes de 20 semanas. A pré-eclâmpsia está no mesmo nível da hipertensão, mas com achado adicional de proteinúria e/ou qualquer uma das características listadas no Quadro 32.1. Essas outras características, ou pressão arterial severamente elevada (> 160/110mmHg em pelo menos duas avaliações separadas) com proteinúria, ou os achados listados definem pré-eclâmpsia com características graves[6].

A pré-eclâmpsia é caracterizada por hipertensão arterial com lesão renal aguda materna, disfunção hepática, características neurológicas, hemólise ou trombocitopenia ou restrição do crescimento fetal. Acredita-se que a pré-eclâmpsia se origine da placenta devido à rápida melhora dos sintomas clínicos da pré-eclâmpsia após o parto – enquanto a retenção de placenta leva ao desenvolvimento de pré-eclâmpsia, sua retirada por curetagem intrauterina resulta em desaparecimento dos sintomas[7].

Anormalidades placentárias no início da gestação podem causar insuficiência uteroplacentária crônica, isquemia local e liberação de citocinas inflamatórias, resultando em hipertensão materna mais precoce na pré-eclâmpsia de início precoce. Em contraste, a pré-eclâmpsia de início tardio é mais frequentemente baseada na disfunção placentária associada ao estresse oxidativo crônico devido a anormalidades metabólicas maternas, como obesidade e resistência à insulina. Ao mesmo tempo, há grande sobreposição na patologia placentária e características contínuas da lesão vascular desmoplásica entre os quatro subtipos de distúrbios hipertensivos da gravidez[7].

A presença de hipertensão aguda grave (> 160/110mmHg), medida com precisão com mais de 15 minutos

Quadro 32.1 Definição e características clínicas da pré-eclâmpsia

Pré-eclâmpsia	PAS ≥ 140mmHg e/ou PAD ≥ 90mmHg após 20 semanas de gestação em mulher sem hipertensão crônica, acompanhada de proteinúria (≥ 300mg proteína/coleta de urina de 24 horas; relação proteína/creatinina ≥ 0,3mg/dL ou leitura de tira reagente de urina de 1+ se medidas quantitativas não estiverem disponíveis) ou qualquer uma das características listadas abaixo
Qualquer um dos seguintes critérios no contexto de pré-eclâmpsia com características graves	■ PAS ≥ 160mmHg e/ou PAD ≥ 110 > 4 horas de intervalo (a menos que a terapia anti-hipertensiva tenha começado) ■ Trombocitopenia (plaquetas < 100.000 × 10⁹/L) ■ Transaminases acima de duas vezes o limite superior da normalidade ■ Dor intensa no quadrante superior direito ou epigástrica sem diagnóstico alternativo ■ Creatinina > 1,2mg% ou duas vezes acima do basal sem outra doença renal ■ Edema pulmonar ■ Oligúria (< 500mL/24h) ■ Cefaleia de início recente não responsiva ao paracetamol e sem outro diagnóstico ou sintomas visuais ■ Dor torácica associada ou não a sintomas respiratórios

PAD: pressão arterial diastólica; PAS: pressão arterial sistólica.
Fonte: adaptado de Griffin, Oxford-Horrey & Bourjeily, 2022[6].

de intervalo, é uma emergência hipertensiva com risco maior de lesão do sistema nervoso central para a mãe. Mulheres grávidas com hipertensão sistólica ou diastólica grave, ou ambas, necessitam terapia urgente. O *American College of Obstetricians and Gynecologists* (ACOG) publicou diretrizes para manejo emergencial da hipertensão aguda e grave durante a gravidez e no período pós-parto. O tratamento definitivo da pré-eclâmpsia e da eclâmpsia consiste no parto do feto. Quando a hipertensão está associada a características graves com ou após 34 semanas de idade gestacional, recomenda-se o parto. Em idades gestacionais mais precoces, o manejo expectante pode ser considerado, havendo orientação disponível do ACOG[6].

Insuficiência respiratória

Em mulheres internadas em UTI obstétrica, o pulmão é o órgão mais comumente envolvido[8]. O sistema respiratório materno passa por adaptações durante a gestação, com alterações anatômicas, fisiológicas e hormonais significativas que afetam os parâmetros da função pulmonar[9] e acarretam aumento no consumo de oxigênio[8] e na taxa metabólica materna, a qual aumenta 20% nesse período (veja o Capítulo 6)[10].

Com o aumento do volume abdominal há deslocamento ascendente do diafragma, aumento da circunferência da parede torácica inferior e alargamento do ângulo costal, diminuindo o recuo externo do tórax e ocasionando redução do volume de reserva expiratória, do volume residual e, consequentemente, da capacidade residual funcional, o que desencadeia a sensação de dispneia[11,12]. Além das alterações mecânicas, há dilatação das vias aéreas respiratórias, hiperemia e edema das superfícies mucosas, favorecendo o processo inflamatório e dificultando as trocas gasosas[11].

Assim, qualquer doença respiratória em gestantes que cause insuficiência respiratória aguda (IRpA) as coloca sob risco de hipóxia de início agudo com rápida dessaturação. A hipoxemia materna aguda não tratada leva à hipoxemia fetal e ao comprometimento fetal que, consequentemente, podem causar morbidade e/ou mortalidade materna e/ou neonatal[8,13].

A IRpA é caracterizada como a incapacidade do sistema respiratório de realizar as trocas gasosas entre o ambiente e o corpo, fornecendo oxigênio e removendo dióxido de carbono. Quando o sistema respiratório não consegue fornecer oxigênio adequadamente ao organismo, ocorre insuficiência respiratória hipoxêmica e, em caso de incapacidade de remover suficientemente o dióxido de carbono do corpo, há insuficiência respiratória hipercápnica[14]. Mais rara nas gestantes, a ocorrência de insuficiência hipercápnica está relacionada com a redu-

ção da força ou resistência muscular respiratória (podendo ser causada por doença neuromuscular) e com a carga respiratória (por exemplo, devido à obesidade, particularmente combinada com a gravidez)[15].

A IRpA é sempre consequência de uma alteração clínica aguda, motivada por uma nova doença/condição ou por descompensação aguda de doença/condição crônica[16]. As causas de insuficiência respiratória hipoxêmica durante a gravidez incluem asma, infecções pulmonares, edema pulmonar, tromboembolismo pulmonar, síndrome do desconforto respiratório agudo (SDRA), embolia por líquido amniótico, doenças pulmonares intersticiais[17] e pré-eclâmpsia grave[13].

O diagnóstico correto da IRpA depende da história clínica e do exame físico da gestante. O sintoma mais frequentemente encontrado é a dispneia, a qual pode ser acompanhada de sinais de aumento do esforço respiratório e alteração do nível de consciência. Exames complementares também se fazem necessários, como a avaliação da saturação arterial periférica de oxigênio (SpO$_2$), por oximetria de pulso, que pode ser um meio rápido de identificação da IRpA (quando a SpO$_2$ está abaixo de 92%, associada aos sinais clínicos já mencionados)[16].

A gasometria arterial também deve ser considerada para o diagnóstico. Os valores gasométricos da gestante – pressão parcial de dióxido de carbono (PaCO$_2$) de 27 a 34mmHg, nível de bicarbonato sérico de 18 a 21mEq/L e pressão parcial de oxigênio (PaO$_2$) entre 90 e 110mmHg – diferem dos registrados na população em geral[18]. O diagnóstico de IRpA é confirmado quando, na presença de pelo menos uma das alterações clínicas citadas, há alterações gasométricas na PaCO$_2$ ou na PaO$_2$[16].

Nos casos de insuficiência respiratória grave durante a gestação, o risco de parto prematuro chega a alcançar 80% durante o terceiro trimestre, com risco de aborto espontâneo de até 57% durante o primeiro trimestre[19]. O tratamento fisioterapêutico para a IRpA deve ser precoce, criterioso e baseado na gravidade do quadro. Desse modo, pode consistir em oxigenoterapia, ventilação mecânica invasiva (VMI) protetora e posicionamento em prono, principalmente quando a causa da IRpA é a Covid-19[20]. O uso de ventilação mecânica não invasiva (VNI) na gestante não está claro; entretanto, estudos têm mostrado benefícios da VNI para tratamento da IRpA em mulheres grávidas[19].

VENTILAÇÃO MECÂNICA

A gravidez provoca alterações fisiológicas que dificultam o manejo respiratório[21]. Nos estágios iniciais da descompensação materna, o melhor suporte para o feto consiste em manter um ambiente intrauterino com oxigenação adequada, pois uma hipóxia prolongada resulta em aumento da morbimortalidade fetal[18].

Instabilidade hemodinâmica, rebaixamento do nível de consciência e piora da IRpA com taquipneia acima de 35rpm são sinais clínicos de que essas mulheres necessitam ser intubadas[19].

Ventilação não invasiva

A VNI tem aplicação limitada em grávidas. As limitações quanto às recomendações definitivas para as indicações e o uso da VNI em gestantes com IRpA estão associadas ao risco percebido de aspiração. A VNI diminui o tônus do esfíncter gastroesofágico inferior. Com o aumento da pressão intragástrica e a diminuição do esvaziamento gástrico, é maior o risco de aspiração gástrica. A aplicação da VNI com pressão positiva por meio de máscara facial pode acarretar distensão gástrica e vômitos[22]. Portanto, a VNI deve ser reservada para gestantes que estejam alertas e conscientes de que têm vias aéreas protetoras e reflexos preservados, bom impulso respiratório e hemodinâmica estável, sem distúrbios ácido-básicos graves. No entanto, sua implementação sob estreito monitoramento torna possível encurtar a hospitalização e a permanência na UTI[22].

A VNI tem sido usada com sucesso durante a gravidez para tratar IRpA resultante de asma brônquica, anemia falciforme, síndrome do ácido transretinoico, gripe e SDRA, entre outros[23-25]. A VNI previne as potenciais complicações da intubação endotraqueal e do uso de medicamentos para sedação inerentes à VMI. Em geral, adotam-se uma pressão inspiratória de 12 a 15cmH$_2$O e uma pressão expiratória de 5 a 8cmH$_2$O[25].

Ventilação mecânica invasiva

As estratégias de ventilação em gestantes devem ser consideradas a partir das alterações fisiológicas provenientes da gravidez, como alcalose respiratória, aumento da demanda de oxigênio e diminuição da capacidade residual funcional e da complacência respiratória. Antes mesmo da instalação da VMI, deve ser considerado um aumento de 0,5mm no diâmetro do tubo orotraqueal, em comparação com mulheres não grávidas de altura e idade semelhantes, em virtude de fatores como aumento no tamanho das mamas, ingurgitamento capilar e presença de edema de mucosa[26]. Outros fatores também devem ser ponderados durante a VMI aplicada a uma gestante, como os níveis de oxigenação – na população em geral, seriam bem toleradas PaO$_2$ de 55mmHg e SpO$_2$ de 88%, mas uma oxigenação fetal adequada exige uma PaO$_2$ de

70mmHg, o que corresponde a uma SpO$_2$ materna de cerca de 95%[27]. Com relação aos níveis da PaCO$_2$ para uma ventilação adequada, a placenta necessita um gradiente de aproximadamente 10mmHg para eliminação da PaCO$_2$ fetal[28]. Poucos relatos sugerem que níveis de PaCO$_2$ entre 45 e 55mmHg são razoáveis no final da gravidez.

Ajustes ventilatórios

São poucos os estudos que tratam a respeito da VMI durante a gravidez, porém devem ser seguidos os princípios básicos de ventilação para não gestantes e evitados barotrauma e volutrauma ("estresse e tensão")[29]. A VMI em gestantes deve seguir as recomendações da rede de estudo da SDRA – ventilação com baixo volume corrente (4 a 6mL/kg de peso corporal previsto)[30]. Os limites habituais de pressão recomendados para mulheres não grávidas podem não ser totalmente aplicáveis às gestantes devido à redução da complacência da parede torácica e à maior pressão abdominal do útero. Portanto, um pico de pressão inspiratória e uma pressão expiratória final positiva (PEEP) mais elevados devem ser definidos para as gestantes. A medição da pressão transpulmonar à beira do leito pode ser uma ferramenta útil e uma abordagem promissora nesses casos[31].

Como as grávidas estão adaptadas a uma PaCO$_2$ mais baixa do que os valores de normalidade com compensação metabólica e menor bicarbonato, hiperventilação adicional deve ser evitada para prevenir o comprometimento do fluxo sanguíneo uterino; portanto, recomenda-se que a PaCO$_2$ não seja menor do que 30mmHg. Já a hipercapnia permissiva com PaCO$_2$ de 60mmHg parece não ter efeito adverso sobre o feto, mas devem ser evitados níveis mais elevados de CO$_2$[31].

No que se refere à oxigenação, a meta é PaO$_2$ superior a 70mmHg para garantir a oxigenação fetal. Cabeça erguida e testes diários de despertar e testes de respiração espontânea (TRE) fazem parte do manejo ventilatório de mulheres grávidas[31].

Seguindo as recomedações do Ministério da Saúde no manual de recomendações para a assistência à gestante e à puérpera diante da pandemia da Covid-19, a gestante submetida à intubação orotraqueal deverá ser ventilada por meio de uma conduta protetora, sendo sugeridos os seguintes ajustes[32]:

- Modo volume ou pressão controlada (VCV ou PCV) com volume corrente de 6mL/kg de peso predito[32].
- Pressão de platô menor do que 30cmH$_2$O com pressão de distensão ou *driving pressure* (pressão de platô menos a PEEP) menor do que 15cmH$_2$O[32].

- Frequência respiratória (FR) entre 20 e 24rpm para manter $PaCO_2$ normal (volume-minuto entre 7 e 10L/min)[32].
- Fração inspirada de oxigênio (FiO_2) para PaO_2 maior do que 70mmHg que corresponda a uma SpO_2 materna de cerca de 95%[31].

Estratégias de ventilação alternativas

São poucos os relatos de casos que apoiam o uso de estratégias alternativas de ventilação que não a ventilação convencional, como ventilação oscilatória de alta frequência, inalação por óxido nítrico (NOi), posicionamento prono e oxigenação por membrana extracorpórea (ECMO), utilizadas durante as pandemias de gripe H1N1, em 2009, e Covid-19, em 2020, como medidas extremas para resgatar grávidas e puérperas com hipoxemia grave que não evoluíam com melhora por meio da ventilação convencional[26].

Desmame ventilatório

Após os ajustes dos parâmetros ventilatórios, o fisioterapeuta deve realizar monitoramento constante das condutas instituídas e avaliar a evolução clínica da gestante para iniciar o processo de desmame do ventilador mecânico o mais precocemente possível.

O desmame da VMI consiste no processo de retirada do suporte ventilatório, que geralmente se inicia com o TRE. A falha no desmame é definida como falha do TRE ou a necessidade de reintubação dentro de 48 horas após a extubação[30]. O desmame da sedação representa o processo de liberação de qualquer agente sedativo e geralmente inicia antes ou acompanha o desmame da ventilação.

A aplicação de protocolos de desmame para sedação e ventilação faz parte da rotina diária da UTI[34]. A conversão de um tubo endotraqueal para traqueostomia melhora significativamente os parâmetros de desmame medidos em mulheres com desmame difícil[35]. A traqueostomia facilita a redução da sedação e o consequente desmame da ventilação mecânica.. Outro fator que pode contribuir para falha do desmame é a assincronia paciente/ventilador, considerada uma barreira potencial para o desmame[36].

Durante a segunda onda da Covid-19, a maioria das gestantes e puérperas necessitou doses excessivas de múltiplos agentes analgésicos e sedativos, com ou sem bloqueadores neuromusculares, de modo a facilitar a ventilação e a oxigenação para salvar vidas em caso de SDRA. Entretanto, não há na literatura estudos que abordem o regime de sedação e o momento ideal de traqueostomia para grávidas gravemente enfermas com Covid-19[36].

Os parâmetros de desmame para gestantes não estão bem estabelecidos, mas parece razoável seguir as diretrizes adotadas para mulheres não grávidas. O TRE deve ser utilizado de rotina como primeira opção para desmame dessas mulheres com pressão de suporte (PSV) de $7cmH_2O$ e PEEP de $5cmH_2O$. Em caso de falha no teste, deve-se identificar sua causa e promover a correção para posterior tentativa após 24 horas. O retorno à VMI deve ser realizado de modo que a gestante fique confortável com a ventilação, sendo corrigida a causa que motivou a falha do desmame. Após esse período, a gestante deve ser reavaliada e, se for o caso, realizado novo TRE[37].

Exercícios para gestantes críticas

Recentemente, foi relatado que o repouso no leito durante a gravidez está fortemente associado à perda óssea significativa e ao aumento substancial do risco de perda de densidade mineral óssea em 20 semanas de gravidez. Inúmeras outras complicações estão associadas à imobilidade no leito, como úlceras de decúbito, redução de tônus e força muscular, tromboembolismo e pneumonia. Em gestantes críticas, o risco de desenvolver essas complicações é maior e, por isso, o exercício físico torna-se fundamental. Entretanto, a mobilização da gestante internada em UTI depende de inúmeros fatores, como estabilidade hemodinâmica materna e fetal, período gestacional, doença que provocou a internação na UTI, resultado dos exames complementares e medicamentos prescritos[38,39].

As diretrizes internacionais consideram a mobilidade precoce segura e viável no ambiente da UTI para reduzir a fraqueza adquirida na UTI, reduzir o *delirium*, melhorar a recuperação funcional e reduzir o tempo de internação na UTI e hospitalar[40]. A mobilidade precoce é uma intervenção complexa que exige avaliação da gestante e trabalho interdisciplinar para implementação efetiva.

As diretrizes clínicas para mobilidade precoce fornecem critérios de avaliação para determinação da segurança da gestante ao se envolver em atividades fora do leito, uma vez atendidos os critérios hemodinâmicos, respiratórios e neurológicos[41]. Para um paciente de rotina da UTI, as equipes de fisioterapia, enfermagem e médica, em trabalho conjunto, podem fornecer intervenções de mobilidade precoce com o objetivo de deambulação durante a internação na UTI.

Quando há indicações clínicas para exercício ativo, os terapeutas com habilidades em UTI devem estar envolvidos na tomada de decisões complexas[39]. Mark e cols.

(2021)[42], em estudo de caso, descreveram o tratamento de uma gestante que teve Covid-19 e desenvolveu SDRA rapidamente, necessitando ECMO. Os autores delinearam uma avaliação interdisciplinar, tratamento e estratégias implementadas para conduzir com segurança intervenções precoces de mobilidade e manter com sucesso o estado da função física até a alta do hospital. No relato de caso, demonstraram que a mobilidade fora da cama é viável com equipe de tratamento limitada a quatro profissionais, desde que a referida equipe tenha grande experiência na realização da intervenção de mobilidade precoce. Observaram, ainda, que intervenções de mobilidade precoce são viáveis durante ECMO em casos de Covid-19, e tratamentos realizados por fisioterapeutas, incluindo a deambulação no quarto, podem facilitar a alta para casa.

Nesse contexto, os exercícios físicos aplicados às gestantes internadas no ambiente de terapia intensiva visam prevenir os efeitos adversos do imobilismo e os comprometimentos funcionais e melhorar a qualidade de vida após a alta hospitalar. No entanto, o efeito da mobilização precoce para gestantes criticamente enfermas permanece obscuro e carece de estudos que possam elucidar os efeitos benéficos.

CONSIDERAÇÕES FINAIS

A admissão de mulheres grávidas na UTI tem baixa prevalência, comparada à da população em geral; entretanto, devido às peculiaridades das alterações provocadas pela gestação no corpo da mulher, seu atendimento precisa ser especializado e precoce.

O fisioterapeuta que vai conduzir os cuidados intensivos para a gestante precisa ter conhecimento aprofundado da fisiologia gestacional, das causas obstétricas e não obstétricas que motivaram a internação e das particularidades do suporte ventilatório para essa mulher. O fisioterapeuta deve prescrever o tratamento baseado em evidências científicas para que este seja ofertado de maneira segura e adequada, favorecendo o restabelecimento da saúde da gestante e do neonato e diminuindo ou evitando possíveis efeitos deletérios decorrentes da internação e da patologia.

Referências

1. Silva DCE, Lopes LGF, Nunes MGS et al. Perfil de pacientes obstétricas admitidas na unidade de terapia intensiva de um hospital público. Rev Baiana Enferm 2020; 34:e35874.
2. Oliveira S, Filipe C, Husson N et al. Obstetric admissions to the intensive care unit: A 18-year review in a Portuguese tertiary care centre. Acta Med Port 2019; 32(11):693-6.
3. Koukobanis K, Prodromidou A, Stamatakis E et al. Role of Critical Care Units in the management of obstetric patients (Review). Biomed Rep 2021; 15(1):58.
4. Chantry AA, Monnet C, Fresson J et al. Repeated maternal ICU admission: Results from a nationwide analysis. Anaesth Crit Care Pain Med 2021; 40(5):100905.
5. Suri J, Khanam Z. Prognosticating fetomaternal ICU outcomes. Indian J Crit Care Med 2021; 25(Suppl 3):S206-S222.
6. Griffin KM, Oxford-Horrey C, Bourjeily G. Obstetric disorders and critical illness. Clin Chest Med 2022; 43(3):471-88.
7. Metoki H, Iwama N, Hamada H et al. Hypertensive disorders of pregnancy: Definition, management, and out-of-office blood pressure measurement. Hypertens Res 2022; 45(8):1298-309.
8. Pandya ST, Krishna SJ. Acute respiratory distress syndrome in pregnancy. Indian J Crit Care Med 2021; 25(Suppl 3):S241-S247.
9. Pereira A, Krieger BP. Pulmonary complications of pregnancy. Clin Chest Med 2004; 25:299-310.
10. Nelson-Piercy C, Waldron M, Moore-Gillon J. Respiratory disease in pregnancy. Br J Hosp Med 1994; 51:398-401.
11. Kazma JM, van den Anker J, Allegaert K et al. Anatomical and physiological alterations of pregnancy. J Pharmacokinet Pharmacodyn 2020; 47(4):271-85.
12. Bravo-Solarte DC, Garcia-Guaqueta DP, Chiarella SE. Asthma in pregnancy. Allergy Asthma Proc 2023; 44(1):24-34.
13. Hung CY, Hu CH, Chiu LC et al. Maternal and neonatal outcomes of respiratory failure during pregnancy. J Formosan Med Assoc 2018; 117(5):413-20.
14. Mirabile VS, Shebl E, Sankari A et al. Respiratory failure. In: StatPearls [Internet]. Treasure Island (FL): StatPearls Publishing 2023. Disponível em: https://www.ncbi.nlm.nih.gov/books/NBK526127/.
15. Vijayakumar B, Cao M, Mackillop L et al. A challenging case of hypercapnic respiratory failure during pregnancy. Obstet Med 2021; 14(2):121-4.
16. Martins A, Fernandes M, Maia JM et al. Proposta de definição e classificação de insuficiência respiratória. Medicina Interna 2022; 29(4):5-12.
17. Lapinsky S. Insuficiência respiratória aguda na gravidez. Obstet Med 2015; 8(3):126-32.
18. Bhatia PK, Biyani G, Mohammed S et al. Acute respiratory failure and mechanical ventilation in pregnant patient: A narrative review of literature. J Anaesthesiol Clin Pharmacol 2016; 32(4):431-9.
19. Mazlan MZ, Ali S, Zainal Abidin H et al. Non-invasive ventilation in a pregnancy with severe pneumonia. Respir Med Case Rep 2017; 21:161-3.
20. Barbosa RN, Braga MA, Costa BB et al. Treatment of pregnant and early postpartum women with severe and critical Covid-19: Experience at a tertiary center. Eur J Med Res 2022; 27(1):269.
21. Küçük MP, Öztürk ÇE, İlkaya NK et al. Management of acute respiratory distress syndrome with H1N1 influenza virus in pregnancy: Successful mechanical ventilation and weaning with airway pressure release ventilation. Turk J Anaesthesiol Reanim 2018; 46(1):62-5.
22. Trikha A, Singh P. The critically ill obstetric patient – Recent concepts. Indian J Anaesth 2010; 54:421-7.
23. Al-Ansari MA, Hameed AA, Al-jawder SE et al. Use of noninvasive positive pressure ventilation during pregnancy: Case series. Ann Thorac Med 2007; 2:23-5.
24. Draisci G, Volpe C, Pitoni S et al. Non-invasive ventilation for acute respiratory failure in preterm pregnancy. Int J Obstet Anesth 2013; 22:169-71.
25. Banga A, Khilnani GC. Use of non-invasive ventilation in a pregnant woman with acute respiratory distress syndrome due to pneumonia. Indian J Chest Dis Allied Sci 2009; 51:115-7.
26. Bhatia PK, Biyani G, Mohammed S et al. Acute respiratory failure and mechanical ventilation in pregnant patient: A narrative review of literature. J Anaesthesiol Clin Pharmacol 2016; 32:431-9.

27. Catanzarite V, Willms D, Wong D et al. Acute respiratory distress syndrome in pregnancy and the puerperium: Causes, courses, and outcomes. Obstet Gynecol 2001; 97(5 Pt 1):760-4.

28. Al-Ansari MA, Hameed AA, Al-jawder SE et al. Use of noninvasive positive pressure ventilation during pregnancy: Case series. Ann Thorac Med 2007; 2:23-5.

29. Slutsky AS, Ranieri VM. Ventilator-induced lung injury. N Engl J Med 2014; 370(10):980.

30. Campbell LA, Klocke RA. Implications for the pregnant patient. Am J Respir Crit Care Med 2001; 163(5):1051-4.

31. Schwaiberger D, Karcz M, Menk M et al. Respiratory failure and mechanical ventilation in the pregnant patient. Crit Care Clin 2016; 32:85-95. doi: 10.1016/j.ccc.2015.08.001.

32. Brasil. Ministério da Saúde. Manual de recomendações para a assistência à gestante e puérpera frente à pandemia de COVID-19. 1. ed. 2020. Disponível em: http://bvsms.saude.gov.br.

33. Vallverdú I, Calaf N, Subirana M et al. Clinical characteristics, respiratory functional parameters, and outcome of a two-hour T-piece trial in patients weaning from mechanical ventilation. Am J Respir Crit Care Med 1998; 158:1855-62. doi: 10.1164/ajrccm.158.6.9712135.

34. Schmidt GA, Girard TD, Kress JP et al. Liberation from mechanical ventilation in critically ill adults: Executive summary of an official American College of Chest Physicians/American Thoracic Society clinical practice guideline. Chest 2017; 151:160-5. doi: 10.1016/j.chest.2016.10.037.

35. Lim CK, Ruan SY, Lin FC et al. Effect of tracheostomy on weaning parameters in difficult-to-wean mechanically ventilated patients: A prospective observational study. PLoS One 2015; 10:e0138294. doi: 10.1371/journal.pone.0138294.

36. Carmichael H, Wright FL, McIntyre RC et al. Early ventilator liberation and decreased sedation needs after tracheostomy in patients with Covid-19 infection. Trauma Surg Acute Care Open 2021; 6:e000591. doi: 10.1136/tsaco-2020-000591.

37. Boles JM, Bion J, Connors A et al. Weaning from mechanical ventilation. Eur Respir J 2007; 29(5):1033-56.

38. Chiang L, Wang L, Wu C et al. Effects of physical training on functional status in patients with prolonged mechanical ventilation. Phys Ther 2012; 86(9):1271-81.

39. Ambrosino N, Janah N, Vagheggini G. Physiotherapy in critically ill patients. Rev Port Pneumol 2011; 17(6):283-8.

40. Honiden S, Abdel-Razeq S, Siegel M. The management of the critically Ill obstetric patient. J Intensive Care Med 2011; 0(0):1-14.

41. Nogueira A, Reis F, Reis P. The pregnant patient in Intensive Care Unit. Simpósio Medicina Intensiva 2001; 34:123-32.

42. Mark A, Crumley JP, Rudolph KL et al. Maintaining mobility in a patient who is pregnant and has Covid-19 requiring extracorporeal membrane oxygenation: A case report. Phys Ther 2021 Jan; 101(1):pzaa189. doi: 10.1093/ptj/pzaa189.

Anatomia e Biomecânica da Cintura Pélvica e Trabalho de Parto

Vitor Caiaffo Brito ▪ Belisa Duarte Ribeiro de Oliveira ▪ Andrea Lemos

INTRODUÇÃO

No vasto campo da saúde materna, a compreensão aprofundada a respeito da anatomia e biomecânica da cintura pélvica emerge como alicerce crucial para os profissionais comprometidos com o acompanhamento e o cuidado prestado durante o trabalho de parto. Este capítulo propõe uma jornada aprofundada pelas intrínsecas estruturas anatômicas da pelve, indo além da superficialidade para explorar as nuances que desempenham papel vital no processo do parto.

A cintura pélvica, composta por uma rede complexa de ossos, articulações e músculos, não é apenas uma estrutura passiva, mas um elemento dinâmico que desempenha papel ativo e determinante no processo do trabalho de parto. Aprofundando-se nessa análise, o capítulo abordará a biomecânica e cinesiologia envolvidas nas diferentes fases do parto, conectando os pontos existentes entre a estrutura anatômica da cintura pélvica e os movimentos coordenados necessários para facilitar a passagem do feto pelo canal de parto.

ARCABOUÇO ÓSSEO DA PELVE

A pelve, assim denominada por sua semelhança com uma bacia, é um anel ósseo interposto entre a parte móvel da coluna vertebral, a quem suporta, e os membros inferiores, sobre os quais se apoia. Construída de modo mais resistente e maciço do que a parede das cavidades craniana e torácica, a pelve é formada por quatro ossos: os dois ossos do quadril, lateral e ventralmente, o sacro e o cóccix dorsalmente[1].

A pelve é dividida em pelve maior e pelve menor por um plano oblíquo que passa através da proeminência do sacro, das linhas arqueadas e pectíneas e da margem superior da sínfise púbica. A circunferência desse plano é denominada linha terminal ou borda pelvina (Figura 33.1)[1,2].

A pelve maior ou falsa consiste na porção expandida da cavidade, situada cranial e ventralmente à linha terminal. Limitada de cada lado pelo ílio e incompleta ventralmente, apresenta um amplo intervalo entre as bordas ventrais dos ilíacos que, no corpo intacto, é ocupada pela parede anterior do abdome; dorsalmente, há uma incisura profunda de cada lado, entre o ílio e a base do sacro (Figura 33.2)[1].

A pelve menor ou verdadeira é a parte da cavidade pélvica situada distalmente à linha terminal, entre as aberturas superior e inferior da pelve[2]. Suas paredes ósseas são mais completas do que as da pelve maior. Por conveniência, é dividida em uma cavidade, uma entrada (limitada pela circunferência superior) e uma saída (limitada pela circunferência inferior) (Figura 33.2)[1].

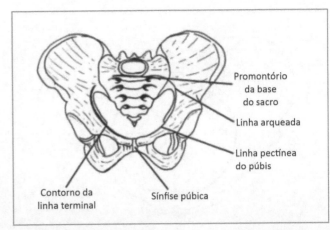

Figura 33.1 Desenho esquemático mostrando a linha terminal, que divide a pelve em maior e menor.

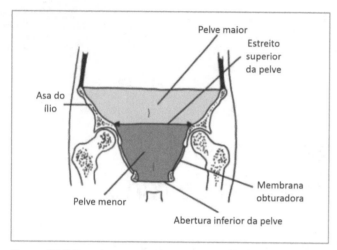

Figura 33.2 Desenho esquemático representando a pelve maior e a pelve menor. (Adaptada de Dalley & Moore, 2006[3].)

A circunferência superior forma a borda da pelve, e o espaço envolvido constitui a abertura superior ou entrada, sendo formada lateralmente pelas linhas pectíneas e arqueadas do púbis, ventralmente pelas cristas do púbis e dorsalmente pela margem anterior da base do sacro e ângulo sacrovertebral[1].

A abertura superior apresenta três diâmetros principais: anteroposterior (conjugado anatômico), transverso e oblíquo. O diâmetro anteroposterior ou anatômico estende-se do ângulo sacrovertebral à sínfise púbica – na mulher, sua medida habitual é em torno de 11cm. O diâmetro transverso estende-se pela maior largura da abertura superior, do meio da linha terminal de um lado até o mesmo ponto do lado oposto – na mulher, sua medida, em geral, é de cerca de 13,5cm. O diâmetro oblíquo estende-se da eminência iliopectínea de um lado até a articulação sacroilíaca do lado oposto – na mulher mede, usualmente, cerca de 12,5cm (Figura 33.3)[1]. Essa capacidade da pelve facilitará o encaixe do feto. Quanto maior a capaci-

dade, mais facilmente o feto passará por essa abertura superior. Quando pequena, pode exigir grande afastamento das articulações da pelve materna. Além disso, pode não permitir a passagem do neonato para a apresentação na cavidade pélvica. No momento do parto, isso pode ser observado mediante o acompanhamento do partograma (veja o Capítulo 40). A identificação da "parada secundária da dilatação" ou "parada secundária da descida" no partograma pode ser interpretada como desproporção cefalopélvica absoluta (bacia obstétrica inadequada) e, algumas vezes, ser indicativo de cesariana[4].

A capacidade da abertura superior não tem, necessariamente, relação com a forma geral da pelve. Existem pelves com as asas ilíacas largas (o que faz a pelve parecer "grande"), mas com abertura superior pequena, e vice-versa. Do mesmo modo, o tamanho da abertura superior não tem, necessariamente, relação com as formas exteriores do corpo. É falso crer que, por exemplo, uma mulher com quadris largos tem necessariamente uma pelve com dimensões favoráveis ao parto vaginal[5].

A cavidade da pelve menor é limitada anteriormente pela sínfise púbica e os ramos superiores do púbis, dorsalmente pelas faces pélvicas do sacro e do cóccix e lateralmente por uma área óssea ampla, lisa e quadrangular, que corresponde à face interna do corpo e ramo superior do ísquio e à parte do ílio inferior à linha arqueada. A cavidade da pelve menor é um canal curto e curvo, consideravelmente mais profundo na parede posterior do que na anterior (Figura 33.4)[6]. No corpo intacto, contém o cólon pélvico, o reto, a bexiga e alguns órgãos genitais. O reto situa-se no dorso da pelve, a bexiga encontra-se na face dorsal da sínfise púbica e, na mulher, o útero e a vagina ocupam o intervalo entre essas duas vísceras[1].

O tamanho da pelve menor é particularmente importante em Obstetrícia por ser ela o canal ósseo através do qual o feto passa durante o parto vaginal. O diâmetro anteroposterior mínimo da pelve menor, o conjugado verdadeiro (ou conjugado obstétrico), estende-se do promontório sacral até a margem posterior da sínfise púbica (ponto mais próximo [Figura 33.5])[2].

Esse diâmetro corresponde à menor distância "fixa" que a cabeça do feto deve atravessar em um parto vaginal. Entretanto, essa distância não pode ser medida diretamente durante um exame pélvico devido à presença da bexiga. Desse modo, mede-se o diâmetro do conjugado diagonal e, em seguida, tem-se a medida do conjugado verdadeiro, da seguinte forma: o conjugado diagonal é medido palpando-se o promontório sacral com a extremidade do dedo médio (terceiro dedo), utilizando a outra mão para marcar o nível da margem inferior da sínfise púbica na mão do examinador. Após a retirada da mão do examinador, a distância entre a extremidade

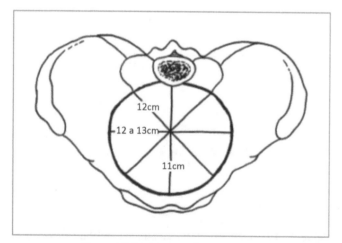

Figura 33.3 Diâmetros da pelve maior.

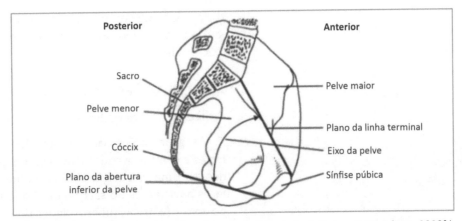

Figura 33.4 Desenho esquemático da pelve menor. (Adaptada de Tortora & Derrickson, 2023[5].)

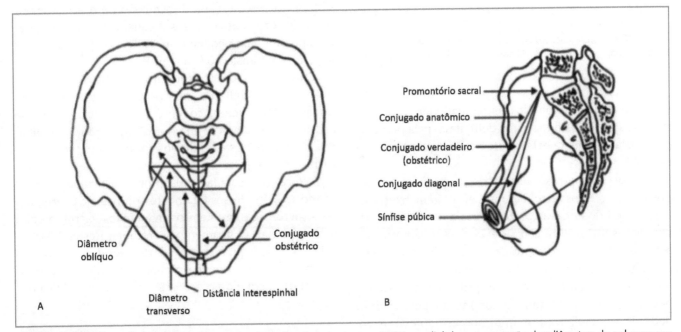

Figura 33.5A Vista superior da representação dos diâmetros da pelve menor. **B** Vista medial da representação dos diâmetros da pelve menor. (Adaptada de Dalley & Moore, 2006[3].)

do dedo indicador (1,5cm mais curto do que o dedo médio) e o nível marcado da sínfise púbica é medida para avaliar o conjugado verdadeiro, que deve ser de 11cm ou maior (Figura 33.6)[2,5].

Existe ainda a distância interespinhal (medida entre as espinhas isquiáticas [Figura 33.5]), que é a menor distância (parte mais estreita do canal pélvico) que o feto atravessa durante o parto vaginal. No entanto, essa não é uma distância fixa. Níveis aumentados dos hormônios sexuais e a presença do hormônio relaxina promovem o relaxamento dos ligamentos pélvicos durante a segunda metade da gravidez, possibilitando maior movimentação das articulações pélvicas. O relaxamento das articulações sacroilíacas e da sínfise púbica permite aumento dos diâmetros de até 10% a 15% (principalmente trans-

verso, incluindo a distância interespinhal), facilitando a passagem do feto pelo canal pélvico. Além disso, ainda há a facilitação promovida pela movimentação do cóccix posteriormente, no período expulsivo do parto[5].

O eixo da cavidade pélvica entre as aberturas superior e inferior é arqueado como a própria cavidade, correspondendo à concavidade do sacro e do cóccix. O conhecimento da orientação desses eixos é especialmente importante para o entendimento do percurso do feto em sua passagem através da pelve durante o parto[1]. Portanto, fornecer à gestante informação sobre essa disposição morfológica é fundamental e necessária. A mulher precisa compreender o impacto na descida fetal dos movimentos articulares que ocorrem com as mudanças posturais e os exercícios pélvicos.

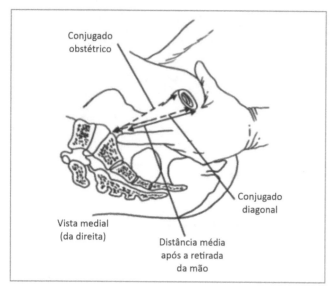

Figura 33.6 Representação da mensuração do conjugado obstétrico a partir do conjugado diagonal. (Adaptada de Dalley & Moore, 2006[3].)

A circunferência inferior da pelve é muito irregular; o espaço por ela envolvido, denominado abertura inferior ou saída, é posteriormente delimitado pela ponta do cóccix e lateralmente pela tuberosidade isquiática (Figura 33.7)[1].

Os dois diâmetros da saída da pelve são o anteroposterior e o transverso. Na mulher, o diâmetro transverso, medido entre as partes dorsais das tuberosidades dos ísquios, é de cerca de 11cm. O diâmetro anteroposterior estende-se desde a ponta do cóccix até a parte inferior da sínfise púbica – mede entre 9 e 11,5cm na mulher, variando com o comprimento do cóccix e podendo ser aumentado ou diminuído pela mobilidade desse osso[1]. Na fase final do período expulsivo, correspondente ao desprendimento cefálico, há uma

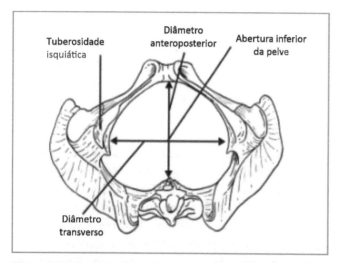

Figura 33.7 Abertura inferior da pelve. (Adaptada de Tortora & Derrickson, 2023[5].)

retropulsão do cóccix, aumentando o diâmetro cóccix-subpúbico (anteroposterior) em aproximadamente 1 a 1,5cm (Figura 33.7)[7].

ARTICULAÇÕES DA CINTURA PÉLVICA

Articulação sacroilíaca

As articulações sacroilíacas (ASI) são articulações fortes e compostas que sustentam o peso, sendo formadas por uma articulação sinovial plana anterior (entre as faces auriculares do sacro e do ílio) e uma sindesmose posterior (entre as tuberosidades do sacro e do ílio). As articulações sacroilíacas diferem da maioria das articulações sinoviais porque sua mobilidade é limitada em virtude de seu papel na transmissão de peso da maior parte do corpo para os ossos do quadril[4]. Essas articulações possibilitam pequenos movimentos de rotação (0,2 a 2 graus) e translação (1 a 2mm)[7].

O sacro e o ílio estão fortemente fixados através dos ligamentos sacroilíacos anterior, posterior e interósseo. Os ligamentos sacroilíacos anteriores reforçam a cápsula articular em sua porção anterior. Os ligamentos sacroilíacos interósseos estão situados profundamente entre o sacro e o ílio. Já os ligamentos sacroilíacos posteriores estão localizados na face posterior da articulação, reforçando-a. Além desses ligamentos próprios das articulações sacroilíacas, existem os ligamentos sacrotuberal e sacroespinhal. O ligamento sacrotuberal estende-se da tuberosidade isquiática até a parte lateral do sacro e do cóccix, enquanto o sacroespinhal segue desde a porção lateral do sacro e do cóccix até a espinha isquiática (Figura 33.8)[1,8].

Articulação da sínfise púbica

Essa articulação, do tipo cartilagínea, consiste em um disco interpúbico fibrocartilaginoso e ligamentos adjacentes, unindo os corpos dos ossos do púbis no plano mediano. O disco interpúbico é geralmente mais largo nas mulheres. Os ligamentos que unem os ossos do púbis são espessos nas margens superior e inferior da sínfise, formando os ligamentos púbico superior e púbico inferior (arqueado do púbis). O ligamento púbico inferior é um arco espesso que une as faces inferiores dos componentes articulares, arredondando o ângulo subpúbico quando forma o ápice do arco púbico. As fibras decussadas das fixações tendíneas dos músculos reto abdominal e oblíquo externo também fortalecem a sínfise púbica anteriormente[5].

Como a fibrocartilagem (disco interpúbico) é deformável, a articulação da sínfise púbica tem mobilidade, embora reduzida. Esse disco pode ser deformável em

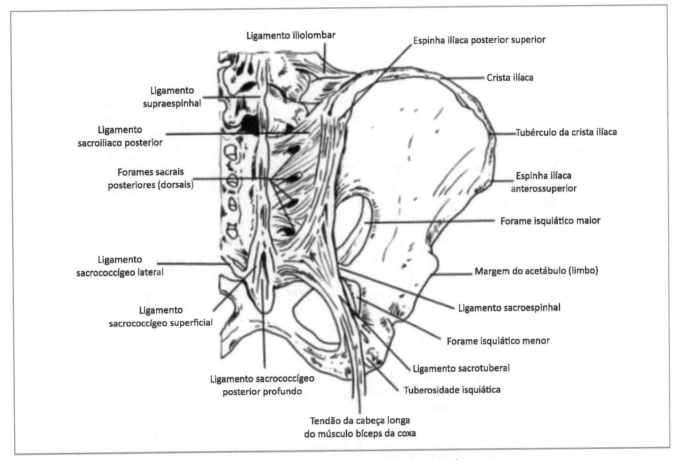

Figura 33.8 Articulação sacroilíaca (vista posterior).

todos os sentidos, ou seja, possui mobilidade multidirecional, mas de amplitude bem reduzida. Por exemplo, a sínfise púbica pode sofrer alargamento superior, enquanto sua região mais inferior sofre um pinçamento, como na fase de encaixe do feto. Na fase de expulsão, o pinçamento pode ocorrer na região superior da sínfise púbica, e o alargamento, na porção mais inferior da articulação. Também pode ocorrer pinçamento de maneira igualitária, superior e inferior, bem como afastamento. Além disso, podem ocorrer movimentos de torção, em que o disco interpúbico pode torcer-se sobre si quando

os dois ossos ilíacos giram no plano sagital no sentido inverso. Esse movimento ocorre, por exemplo, durante a caminhada. Todos esses movimentos (pinçamento, afastamento e torção) podem combinar-se durante a movimentação pélvica (Figura 33.9)[9].

Articulação sacrococcígea

Essa articulação é do tipo cartilagínea secundária com um disco fibrocartilaginoso interposto entre o ápice do sacro e a base do cóccix[5]. Com escassa mobilidade anteroposterior entre a face oval do ápice do sacro e a

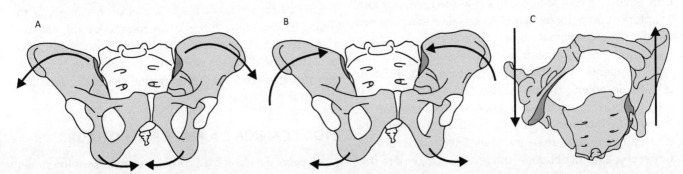

Figura 33.9A Alargamento superior e pinçamento inferior do disco interpúbico. **B** Pinçamento superior e alargamento inferior do disco interpúbico. **C** Torção da articulação da sínfise púbica. (Adaptada de Calais-Germain & Parés, 2013[9].)

base do cóccix, essa articulação apresenta os ligamentos sacrococcígeo ventral (fibras irregulares que descem da face ventral do sacro à face ventral do cóccix), sacrococcígeo dorsal (feixe achatado situado na face dorsal do sacro e do cóccix; divide-se em uma porção profunda curta e uma parte superficial, mais longa) e sacrococcígeo lateral (existe de ambos os lados e une o processo transverso do cóccix ao ângulo inferolateral do sacro). O disco fibrocartilaginoso é mais espesso ventral e dorsalmente do que dos lados; às vezes, é livremente móvel sobre o cóccix, sobretudo durante a gravidez. No indivíduo adulto masculino, todas as peças do cóccix e do sacro são fixadas entre si, pois as cartilagens intervertebrais (discos intervertebrais) dessa região sofrem o processo de sinostose óssea e se tornam uma peça única, sem mobilidade entre eles. Na mulher, porém, isso frequentemente não ocorre antes do último período da vida. A mobilidade dessa articulação aumenta com a gravidez[1].

Articulação do quadril (coxofemoral)

Essa articulação do quadril forma a conexão entre o cíngulo do membro inferior e o próprio membro inferior. Trata-se de uma articulação sinovial esferoide multiaxial, forte e estável, entre a cabeça do fêmur e a cavidade do acetábulo (presente no osso do quadril). Na posição ereta, todo o peso da parte superior do corpo é transmitido através dos ossos do quadril para as cabeças dos fêmures[5].

A articulação do quadril apresenta alguns meios de fixação. Os principais são: lábio ou orla acetabular, cápsula articular e ligamentos iliofemoral, pubofemoral e isquiofemoral. A orla acetabular é uma fibrocartilagem situada na borda do acetábulo, tornando, assim, mais profunda a cavidade do acetábulo, ao mesmo tempo que protege a margem do osso e nivela suas irregularidades na superfície. Na região da incisura do acetábulo, a orla dá lugar ao ligamento transverso do acetábulo.

A cápsula articular é forte e espessa. Inserida posteriormente na margem do acetábulo e anteriormente na orla, envolve o colo femoral, inserindo-se no fêmur tanto anterior como dorsalmente. A cápsula é mais espessa em sua região proximal e anterior, onde é exigida maior resistência; posteriormente, é mais delgada e frouxa.

O ligamento iliofemoral é um feixe bastante resistente, situado anteriormente à articulação, e está intimamente unido à cápsula, reforçando-a. Esse ligamento se insere, proximalmente, na espinha ilíaca anteroinferior e, distalmente, divide-se em dois feixes: uma porção transversa e outra oblíqua – um feixe se dirige para trás e se fixa à parte distal da linha intertrocantérica e o outro se dirige distal e lateralmente e se insere na parte proximal da linha intertrocantérica. Esse ligamento é frequentemente chamado de ligamento Y. O ligamento iliofemoral é um dos principais limitadores do movimento de extensão da articulação do quadril[1].

O ligamento pubofemoral estende-se desde a crista obturatória do osso púbis e segue lateral e inferiormente para fundir-se com a camada fibrosa da cápsula articular e a porção medial do ligamento iliofemoral. O ligamento pubofemoral é um dos principais limitadores do movimento de abdução do quadril[5].

O ligamento isquiofemoral origina-se na porção isquiática do acetábulo, espirala-se superolateralmente até o colo do fêmur e é o mais fraco dos três ligamentos citados[5]. Há, ainda, o ligamento da cabeça do fêmur (redondo), um feixe achatado, inserido na fóvea da cabeça do fêmur e na margem do acetábulo[1]. Esse ligamento tem pouca importância no fortalecimento da articulação do quadril. Em geral, contém uma pequena artéria que nutre a cabeça do fêmur[5], a chamada artéria da cabeça do fêmur, que transita entre suas fibras.

A articulação do quadril possibilita movimentos amplos e livres de flexão e extensão, abdução e adução, rotação interna e externa, bem como o movimento composto, denominado circundução[1]. Esses movimentos são possíveis em decorrência do trabalho de diversos músculos que circundam a articulação coxofemoral. No movimento de flexão, os principais músculos atuantes são iliopsoas, tensor da fáscia lata, reto femoral, sartório, pectíneo, adutores longo e curto e fibras anteriores do glúteo médio e mínimo. Para o movimento de extensão, os principais músculos são o glúteo máximo, a porção mais posterior dos glúteos médio e mínimo, o bíceps femoral, o semitendíneo, o semimembranáceo e a porção isquiática do adutor magno. A adução é realizada, principalmente, pelos adutores magno, longo e curto, o pectíneo e o grácil. Já a abdução é realizada, principalmente, pelos músculos glúteos médio e mínimo e, de forma acessória, pelo tensor da fáscia lata e piriforme. O movimento de rotação medial é realizado, principalmente, pelo glúteo mínimo, pelas fibras anteriores do glúteo médio, tensor da fáscia lata, adutores longo, curto e magno, pectíneo e iliopsoas. A rotação lateral, por sua vez, é realizada, principalmente, pelas fibras posteriores do glúteo médio, pelo piriforme, obturadores interno e externo, gêmeos superior e inferior, quadrado femoral, glúteo máximo e sartório[1,10].

BIOMECÂNICA DA PELVE E DO QUADRIL

A pelve é o elo entre a coluna e os membros inferiores e seu movimento desencadeia o movimento das articulações dos quadris e da coluna lombar. A musculatura do quadril acarreta o movimento pélvico por meio da ação reversa. Os músculos flexores do quadril promovem uma inclinação pélvica anterior, os músculos extensores do quadril, uma inclinação pélvica posterior, e os músculos abdutores e adutores, uma inclinação pélvica lateral. Os músculos rotadores são responsáveis pela rotação pélvica. Para prevenir a movimentação pélvica excessiva quando o fêmur se move na articulação do quadril, a pelve precisa ser estabilizada pelos músculos abdominais, eretor da espinha, multífidos e quadrado lombar[4].

Os movimentos da articulação sacroilíaca são pequenos, ocorrendo apenas leves movimentos de deslizamento entre as faces auriculares do sacro e do ílio. Esses movimentos são importantes para os estágios do parto vaginal por interferirem no mecanismo de encaixe e de expulsão do feto. Nas mulheres, há menos resistência nos movimentos sacroilíacos, uma vez que suas superfícies articulares são mais planas e sofrem influência hormonal[10]. Em virtude da firmeza das articulações sacroilíacas e lombossacras, no entanto, todo movimento pélvico é acompanhado por um realinhamento da coluna, mais acentuadamente na região lombar. Além da movimentação entre a coluna e a pelve, existem, basicamente, dois tipos de movimentos entre as asas ilíacas e o sacro: a contranutação e a nutação que, embora independentes, também ocorrem associadas à anteversão e retroversão pélvica. Nos movimentos de nutação e contranutação, o eixo de rotação entre o sacro em relação ao ílio é constituído pelo ligamento sacroilíaco interósseo[7]. A rotação pode ocorrer do sacro em relação aos ilíacos, do ilíaco em relação ao sacro ou mesmo os dois movimentos simultaneamente[11].

A contranutação caracteriza o movimento em que o promontório sacral se move para cima e posteriormente. Já o cóccix se move anteriormente, enquanto as cristas ilíacas se afastam e as tuberosidades isquiáticas são aproximadas (Figura 33.10). Esses movimentos aumentam a abertura superior da pelve e são fundamentais para o en-

caixe e a descida do feto nos momentos iniciais do trabalho de parto. Os ligamentos sacroilíacos anteriores e posteriores e os músculos multífidos impõem limites a esse movimento, proporcionando uma regulação da amplitude e protegendo essa articulação de uma possível luxação durante a gravidez. Esse movimento composto ocorre no nível das articulações sacroilíacas e, normalmente, está associado a uma inclinação pélvica anterior (anteversão pélvica) que ocorre na articulação coxofemoral (quadril) em cadeia fechada dos membros inferiores[4].

Na anteversão pélvica, as espinhas ilíacas anterossuperiores se movem nas direções anterior e inferior e, desse modo, aproximam-se da face anterior do fêmur à medida que a pelve roda para frente em torno do eixo transverso das articulações do quadril (Figura 33.11). Isso resulta em flexão do quadril e aumento da curvatura lombar fisiológica, ocasionando a extensão da coluna na região lombar. Os músculos responsáveis por esse movimento são os flexores do quadril (iliopsoas, reto femoral, sartório e tensor da fáscia lata), os extensores da coluna, o obturador externo, o glúteo mínimo e o glúteo médio (fibras anteriores [Quadro 33.1])[4,10].

Após o encaixe do feto, é necessário aumentar a abertura inferior da pelve. Desse modo, deve-se facilitar o movimento de nutação, em que o promontório do sacro se move anteroinferiormente, enquanto a área distal do sacro e o cóccix se movem posteriormente. Além disso, as cristas ilíacas são aproximadas e as tuberosidades isquiáticas se movem, separando-se (Figura 33.12). A nutação torna maior a abertura inferior da pelve, sendo um movimento muito importante durante a fase expulsiva do parto por facilitar a saída do feto pelo canal vaginal. Esse movimento é limitado pela forte resistência dos ligamentos sacrotuberal, sacroespinhal, interósseos, bandas anterossuperior e anteroinferior do ligamento

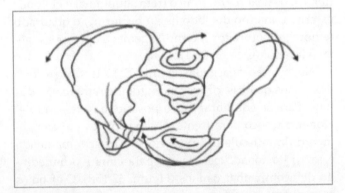

Figura 33.10 Desenho esquemático representando o movimento de contranutação.

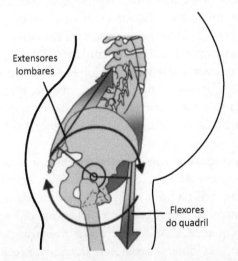

Extensores lombares

Flexores do quadril

Figura 33.11 Representação da anteversão pélvica.

Quadro 33.1 Musculaturas envolvidas nos movimentos pélvicos de anteversão e retroversão

Anteversão	Retroversão
Extensores lombares	Extensores do quadril: ■ Glúteo máximo ■ Glúteo médio – fibras posteriores ■ Isquiotibiais
Flexores do quadril: 1. Iliopsoas 2. Reto femoral 3. Tensor da fáscia lata	Flexores do tronco: ■ Reto abdominal ■ Oblíquos externo e interno do abdome
Obturador externo	Piriforme
Glúteo mínimo	Quadrado femoral
Glúteo médio (fibras anteriores)	Obturador interno
Gêmeos superior e inferior	

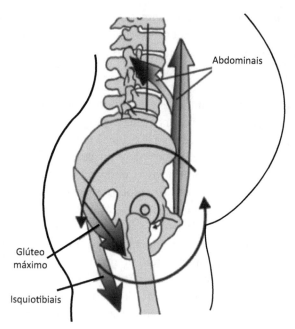

Figura 33.13 Representação da retroversão pélvica.

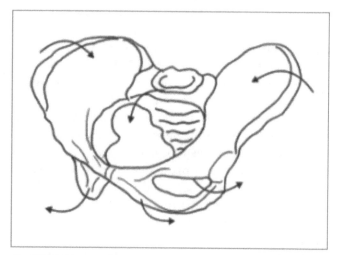

Figura 33.12 Desenho esquemático representando o movimento de nutação.

sacroilíaco anterior e musculatura do assoalho pélvico e está, normalmente, associado ao movimento de retroversão pélvica. O termo *nutação* vem do latim *nutare* e significa inclinar a cabeça, concordando[4,10].

Na retroversão pélvica, as espinhas ilíacas posterossuperiores se movem posteroinferiormente, aproximando-se da face posterior do fêmur à medida que a pelve roda para trás em torno do eixo transverso das articulações dos quadris (Figura 33.13)[4,10].

Em posição ereta, isso resulta em extensão do quadril e flexão da coluna lombar. A amplitude de inclinação da pelve para trás na posição ereta é determinada pela tensão da cápsula e do ligamento iliofemoral das articulações dos quadris. Caso seja forçada a inclinação posterior da pelve, isso somente acontecerá quando for realizada a flexão dos joelhos simultaneamente ao movimento pélvi-

co, o que também causará uma flexão do quadril e uma folga ligamentar. Portanto, ao facilitar a retroversão e, consequentemente, a nutação na postura de pé durante o parto, sugere-se a adoção, também, de leve flexão dos joelhos e quadris para a completude dos movimentos[4].

Na posição sentada, esses ligamentos e a cápsula do quadril não restringem mais o movimento pélvico, e a pelve se inclina para trás de tal modo que o plano que passa através das espinhas ilíacas posterossuperiores se torna horizontal (o qual normalmente é oblíquo com a sínfise púbica [Figura 33.14])[4]. Nessa posição, o sacro assume a posição de nutação em relação aos ilíacos[11].

Uma retroversão pélvica é acompanhada por diminuição ou obliteração da curvatura lombar fisiológica. Esse achatamento da coluna lombar é particularmente acentuado na posição sentada. Os músculos que provocam esse movimento são os extensores do quadril (glúteo máximo, glúteo médio – fibras posteriores – e isquiotibiais), os flexores do tronco (reto abdominal e oblíquos externo e interno do abdome), o piriforme, o quadrado femoral, o obturador interno, o gêmeo superior e o gêmeo inferior (Quadro 33.1)[4].

Na posição agachada (Figura 33.15*A*), ocorre forte flexão dos quadris, provocando grande retroversão dos ílios. Para se equilibrar nessa posição, é necessário flexionar o tronco para frente, o que provoca um alongamento da musculatura posterior do tronco, mantendo o sacro tracionado para trás e para cima e o impedindo de acompanhar os ílios (Figura. 33.15*B*). Os ísquios se projetam para frente devido ao tracionamento dos músculos isquiostibiais, e o cóccix é mantido para trás

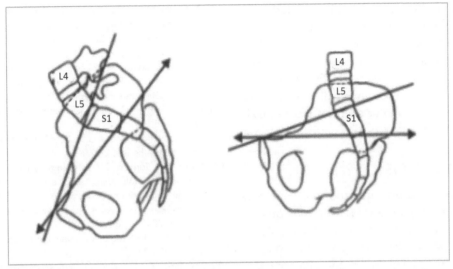

Figura 33.14 Desenho esquemático representando a "horizontalização" do ângulo formado pelas espinhas ilíacas posterossuperiores e a sínfise púbica.

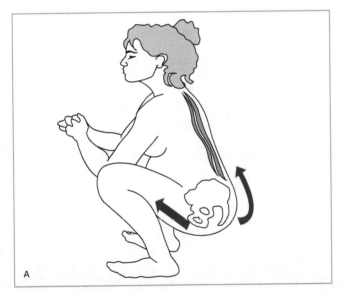

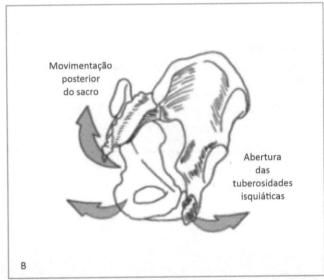

Figura 33.15 Representação da posição agachada. **A** Tracionamento posterior do sacro pelos músculos posteriores do tronco e tracionamento anterior do ísquio pelos músculos posteriores da coxa na posição agachada. **B** Movimentação do sacro e do ísquio na posição agachada. (Adaptada de Calais-Germain & Parés, 2013[9].)

juntamente com o sacro. Esse posicionamento ósseo facilita uma posição de nutação, promovendo maior abertura da circunferência inferior da pelve (até 30%). Essa posição também coloca o períneo sob tensão anteroposteriormente, alongando a pele e a musculatura. A musculatura alongada, normalmente, reage de forma reflexa, contraindo-se, o que pode ser muito importante para o fortalecimento dessa musculatura. Além disso, a compressão anterior do abdome pelas coxas empurra a massa abdominal parcialmente para cima e para baixo, apoiando-se sobre o períneo. Isso coloca os músculos do períneo em estado de resistência para suportar o peso da massa abdominal e pode ser um exercício importante para manter o tônus muscular perineal durante o período pré-natal[4,10,12,13].

A posição do quadril influencia o torque de ação dos músculos rotadores, principalmente dos rotadores internos. Com o quadril flexionado, o torque aumenta quase três vezes mais nos rotadores internos, em comparação à posição estendida do quadril, resultado da inversão de ações musculares, como alavancagem aumentada para rotação interna do tensor da fáscia lata e das porções anteriores dos glúteos médio e mínimo, diminuição da linha do ângulo de tração para rotação externa do grupo rotador externo (piriforme, gêmeos superior e inferior, obturadores interno e externo e quadrado da coxa) e alteração de ação do músculo piriforme, que muda de rotador externo para rotador interno na flexão do quadril[14,15].

Esse favorecimento da rotação interna do quadril na posição de flexão do quadril cria um torque de ação nos ísquios, proporcionando seu afastamento. Essa condição é importante em algumas situações do trabalho de parto em que seja necessário facilitar maior abertura unilateral da pelve com intuito de aumentar o espaço para rotação fetal.

CONSIDERAÇÕES FINAIS

O conhecimento acerca dos músculos e articulações presentes no cíngulo do membro inferior e no quadril é primordial para a compreensão do funcionamento da pelve no período das modificações decorrentes da gravidez. Além disso, facilita o entendimento das conexões entre os movimentos fetais envolvidos nos mecanismos do parto e a orientação adequada de determinadas posturas e exercícios para tornar esse momento o mais anatomofisiológico possível.

Referências

1. Gray H. Anatomia. 29. ed. Rio de Janeiro: Guanabara Koogan, 1977. 1147p.
2. Agur AMR, Dalley AF, Moore KL. Fundamentos de anatomia clínica. 6. ed. Rio de Janeiro: Guanabara Koogan, 2006. 343p.
3. Dalley AF, Moore KL. Anatomia orientada para a clínica. 5. ed. Rio de Janeiro: Guanabara Koogan, 2006. 1101p.
4. Brasil. Ministério da Saúde. Parto, aborto e puerpério: Assistência humanizada à mulher. Brasília: Ministério da Saúde. Secretaria de Políticas de Saúde. Área Técnica da mulher. 2001.
5. Tortora GJ, Derrickson B. Princípios de anatomia e fisiologia. Rio de Janeiro: Guanabara Koogan, 2023.
6. Calais-Germain B. O períneo feminino e o parto. Barueri: Manole, 2005. 158p.
7. Chaves Netto H, Moreira de Sá RA. Obstetrícia básica. 2. ed. São Paulo (SP): Atheneu, 2007.
8. Sacco ICN, Tanaka C. Cinesiologia e biomecânica dos complexos articulares. Fisioterapia: teoria e prática clínica. Rio de Janeiro: Guanabara Koogan, 2008. 391p.
9. Calais-Germain B, Parés NV. A pelve feminina e o parto. Barueri: Manole, 2013. 176p.
10. Walker JM. The sacroiliac joint: critical review. Phys Ther 1992; 72(12):903-16.
11. Kapandji IA. Fisiologia articular – Esquemas comentados de mecânica humana. 6. ed. Guanabara Kooga, vol 3, 2009. 346p.
12. Neumann DA. Cinesiologia do aparelho musculoesquelético – Fundamentos para a reabilitação física. Rio de Janeiro: Guanabara Koogan, 2006. 618p.
13. Lee D. The pelvic girdle: An approach to the examination and treatment of the lombopelvic-hip region. 3. ed. Churchil Livingstone, 2004. 267p.
14. Russell JGB. Moulding of the pelvic outlet. Br J Obstet gynaecol Comm. 1969;76:817-20.
15. Michel SCA, Rake A, Treiber K et al. MR Obstetric pelvimetry: effect of birthing position on pelvic bony dimensions. AJR.2002;179:1063-67.

Aspectos Posturais e Cinéticos Envolvidos no Trabalho de Parto

Andrea Lemos ▪ Marina Figueiroa ▪ Alberto Galvão de Moura Filho

INTRODUÇÃO

O mecanismo do parto é caracterizado por uma sequência de movimentos que direciona o feto através do canal de parto. A apresentação fetal precisa posicionar-se de maneira a permitir sua acomodação dentro do formato irregular e curvilíneo da pelve materna e conseguir ultrapassar essa rota para o sucesso do parto vaginal. A conquista da bipedestação no processo evolutivo da espécie humana implicou várias adaptações morfológicas e funcionais nos sistemas esquelético e neuromuscular (particularmente na pelve), o que, associado ao crescimento cerebral, impôs uma adaptação mais elaborada dos movimentos fetais para passagem por esse arcabouço ósseo modificado. Desse modo, a movimentação fetal e, consequentemente, materna durante o trabalho de parto tornou-se essencial para facilitar a transição fetal do útero para o meio externo.

Este capítulo tem por objetivo, consubstanciado nas evidências disponíveis, descrever as posturas e os movimentos corporais maternos (exercícios) que podem facilitar o trabalho de parto. Ademais, pretende promover um entendimento, no contexto histórico evolutivo, tanto das adaptações esqueléticas consequentes à postura ereta humana como do uso das posturas na prática obstétrica.

DILEMA OBSTÉTRICO HUMANO

O desenvolvimento da bipedestação no ser humano resultou em impacto significativo no parto. Essa evolução impôs uma série de adaptações esqueléticas, tornando único o processo de nascimento do ser humano moderno. Ademais, o progressivo crescimento do cérebro (decorrente da encefalização), de aproximadamente

415mL (*Australopithecus*) para 900mL (*Homo erectus*) e finalmente para 1.300 a 1.400mL (*Homo sapiens*), resultou em maior complexidade dos movimentos fetais para negociação da passagem pela pelve mais estreita[1,2]. A inter-relação das consequências da bipedestação e da encefalização no processo do parto é conhecida na antropologia como Dilema Obstétrico Humano e é também campo de estudo dessa área[3,4].

Como repercussão social e cultural do Dilema Obstétrico Humano, houve uma reorganização interpessoal do ser humano, resultando em partos assistidos. A procura pela assistência durante o parto é um comportamento única e universalmente humano. De acordo com os antropologistas, seria o reflexo de uma adaptação social evolutiva para reduzir a mortalidade associada ao mecanismo do parto[3]. Em virtude da posição de nascimento da cabeça fetal em occípito anterior, é impossível o auxílio da mãe no processo de nascimento, com risco de lesionar a coluna do neonato ou o plexo braquial e, ainda, dificuldade de limpeza das vias aéreas e retirada do cordão umbilical[5].

O entendimento desse contexto evolutivo é necessário para melhorar a compreensão da cinesiologia aplicada ao parto. A bipedestação obrigatória data de pelo menos 4 milhões de anos e exigiu mudanças esqueléticas importantes, principalmente na região da cintura pélvica, para que o equilíbrio e o suporte de peso do corpo fossem mantidos de maneira efetiva nessa postura e a locomoção pudesse ser adequada[6]. As mudanças incluíram: (a) a anteriorização do forame magno e o deslocamento anterior do sacro, criando as curvaturas cervical e lombar; (b) o alongamento das extremidades inferiores (melhor vantagem mecânica); (c) o desenvolvimento de valgismo nos joelhos, aproximando-os da linha média do corpo (aumento da estabilidade e do equilíbrio); (d) o desenvolvimento de pés mais planos e estáveis com três arcos; (e) a perda de divergência do primeiro pododátilo (mudança na orientação, função e tamanho do hálux para impulsão na marcha); (f) a relocação do glúteo máximo e do tensor da fáscia lata para uma posição mais lateral, modificando sua função para a de abdutor[1,4,7,8].

Na pelve, houve alargamento do sacro, aumento da proeminência das espinhas isquiáticas e alteração em sua estrutura cilíndrica, transformando-se em uma forma mais oval, vertical e com uma complexa arquitetura e desalinhamentos nos planos superior, médio e inferior[1,9-11]. Todas essas adaptações modificaram a posição do sacro em relação ao púbis. Nos primatas não humanos, o sacro está localizado acima da sínfise púbica, fazendo a cabeça fetal ultrapassar o sacro e o púbis ao mesmo tempo. Nos humanos, como a pelve apresenta diâmetro transverso maior no estreito superior e diâmetro anteroposterior maior no estreito inferior, são necessários reajustes da cabeça fetal para coincidir com esses diâmetros maiores[12].

Como mecanismo de compensação para essas alterações e a encefalização, houve maior maleabilidade da cabeça fetal para se ajustar às dimensões irregulares da pelve materna e o desenvolvimento do fenômeno da altricialidade, que permite o nascimento da espécie em um estado incompleto e imaturo de desenvolvimento, completando-se anos depois[1]. Além disso, outras adaptações da morfologia pélvica feminina ocorreram para também auxiliar a passagem de uma cabeça fetal maior. O ângulo subpúbico na mulher é maior (devido à rotação do corpo do púbis para uma posição superior), o estreito superior tem formato mais oval (asas ilíacas mais lateralizadas) e o promontório sacral não se projeta tão anteriormente quanto nos homens. Com isso, houve a redução da distância entre as tuberosidades isquiáticas e o acetábulo. Ademais, a ossificação de centros secundários dos ramos púbicos só ocorre depois do fim da terceira década, evitando a fusão prematura das sínfises[1,13,14].

Respaldada em evidências antropológicas, a mudança mais drástica no mecanismo de parto ocorreu há aproximadamente 500 mil anos, na fase mais pronunciada da encefalização, impondo o movimento rotacional do feto em sua descida pela pelve[1]. O entendimento desses fatores facilita o raciocínio e a compreensão do mecanismo de parto e possibilita a posterior indicação das posturas.

MECANISMO DO PARTO

Clinicamente, o trabalho de parto e o parto podem ser divididos em quatro fases: a primeira fase é a de dilatação cervical; a segunda, a fase de expulsão fetal; a terceira, a de secundamento placentário, e a quarta fase compreende a hora imediata à saída da placenta[15-19].

A primeira fase do trabalho de parto pode iniciar-se com uma fase denominada "latente", com atividade uterina aumentada e contrações irregulares e descoordenadas, mas que não ocasionam a progressão do parto. Essa fase é conceituada como "falso trabalho de parto" por grande parcela de autores e pode durar, em média, de 16 a 20 horas nas primíparas e de 12 a 16 horas nas multíparas[15,20].

O início do trabalho de parto ativo ou propriamente dito caracteriza-se pela presença de contrações uterinas a intervalos regulares, as quais aumentam gradativamente em frequência e intensidade com o passar do tempo e não regridem com o repouso da gestante, além de apagamento e dilatação progressivos do colo uterino. As contrações uterinas coordenadas e efetivas iniciam-se a intervalos regulares em torno de 20 minutos cada e se aproximam umas das outras à medida que empurram o feto contra a cérvice uterina. Esse movimento uterino de compressão fetal força a criança contra o colo, obrigando-a a se movimentar e moldar-se às resistências oferecidas pelos tecidos moles uterinos e pelo estreito superior da pelve materna[15,16,21].

A cabeça fetal tem diâmetros variáveis e, para passar com maior facilidade pelo canal do parto, deve apresentar-se pelo menor diâmetro; por isso, flexiona-se até que o mento (queixo) fetal encoste no tórax. Nesse momento, diz-se que a criança se insinuou e encaixou sua cabeça. Vale salientar que toda movimentação passiva ou ativa realizada pela criança e impulsionada pelas contrações uterinas é conceituada como parte integrante do mecanismo de parto que se inicia na fase de dilatação e conclui-se, apenas, com a completa passagem fetal através do canal do parto[15-19].

Com a progressão da intensidade das contrações, o colo uterino dilata-se até atingir aproximadamente 10cm e apaga-se totalmente, fenômeno denominado *esvaecimento*, concluindo-se, desse modo, a primeira fase do trabalho de parto. O parto propriamente dito tem o período de dilatação completado em torno de 10 a 12 horas nas primíparas e de 7 horas nas multíparas[15-19].

A segunda fase ou fase de expulsão fetal inicia com dilatação total, apagamento do colo uterino e entrada da parte fetal que se apresenta no canal de parto ou canal vaginal. Nessa fase, a sucessão das contrações uterinas, cada vez mais intensas e frequentes e com intervalos progressivamente menores, impulsiona o feto contra o canal vaginal, forçando-o a se movimentar e a ultrapassar a estrutura óssea da pelve materna. Para atravessar o canal de parto, o feto precisa posicionar-se ao comprido, adequando seu maior eixo ao maior eixo materno e adaptando seus maiores diâmetros cefálicos à entrada superior da pelve óssea. Para que isso ocorra, a criança desce, rodando sobre si própria, tendo como eixo sua própria coluna vertebral em um mecanismo ou movimento denominado *rotação interna da cabeça*. Com a continuidade das contrações e a descida do feto, este encontrará a resistência da região do púbis materno e realizará um movimento de extensão ou deflexão cefálica para desprender sua cabeça. Com o desprendimento cefálico, a cabeça fetal terá vencido o último obstáculo do parto (os tecidos perineais), e agora a criança realizará a última rotação ou rotação externa da cabeça, acompanhada da rotação interna dos ombros e membros, para o desprendimento final. A entrada do feto no canal de parto distende e comprime os tecidos e paredes vaginais, desencadeando, por via reflexa, a "vontade de empurrar ou espremer", denominada *puxo*, que aparece acompanhada de contrações voluntárias da prensa abdominal e contribui para a expulsão do neonato[15-19].

A passagem total da criança pelo diafragma muscular vulvoperineal e a completa expulsão para o meio exterior encerram a segunda fase do parto.

Após o nascimento, tem início a terceira fase do parto ou nascimento da placenta, também chamada secundamento, delivramento ou dequitação. Nessa fase ocorrem a separação (descolamento), a descida e a expulsão da placenta. As contrações uterinas, que não cessam após o nascimento da criança, são agora indolores, muitas vezes associadas à ação da gravidade nas posturas mais verticais, descolando a zona de inserção placentária e fazendo a placenta migrar para o canal vaginal. Em contato com as paredes vaginais, a placenta desencadeia nova sensação de puxo e impõe novos esforços abdominais, semelhantes aos realizados na fase de expulsão fetal. Em um período médio de 6 a 30 minutos, a placenta é expulsa, necessitando auxílio externo caso sua expulsão não ocorra no prazo máximo de 30 minutos[15-19].

Considera-se como quarto período ou fase do parto a primeira hora após a saída da placenta, a qual é carregada de riscos para a parturiente. Nessa fase, o útero adquire tônus maior e assim se mantém na tentativa de conter o sangramento na região de implantação placentária. Nesse momento principiam as alterações hemodinâmicas e circulatórias significativas e iniciais de retorno do organismo materno para uma condição pré-gravídica[15-19].

Resumidamente, os seguintes movimentos fetais na pelve materna (considerando-se a apresentação cefálica fletida) podem ser pontuados no mecanismo de parto[15-18]:

- **Insinuação:** passagem do biparietal pelo estreito superior da pelve com flexão da cabeça fetal e assinclitismo (movimento de lateralidade cefálica), completando-se quando o ponto mais saliente da cabeça tangencia o diâmetro bi-isquiático.

- **Descida e rotação interna:** a cabeça fetal desce pela pelve, rodando até atingir o estreito inferior com os ombros em posição transversa. Tem por objetivo colocar a fontanela posterior ao encontro da região subpúbica. O assoalho pélvico desempenha importante função nessa fase, promovendo uma contrapressão que facilita essa orientação da cabeça fetal.

- **Extensão ou desprendimento da apresentação:** a cabeça se fixa abaixo do púbis e realiza a extensão, emergindo e se exteriorizando pela vulva. Há uma retropulsão do cóccix, aumentando o estreito inferior em aproximadamente 1 a 1,5cm.

- **Rotação externa:** movimento que faz a cabeça exteriorizada retornar à posição original, permitindo que os ombros passem pelo estreito inferior, orientando o diâmetro biacromial da criança no sentido anteroposterior da pelve inferior materna.

- **Desprendimento fetal final:** saída dos ombros, primeiramente do anterior, com flexão lateral de tronco, e em seguida do posterior, acompanhado do tronco e dos membros inferiores.

HISTÓRICO DAS POSTURAS NO PARTO

A análise histórica dos primórdios da humanidade (período a.C.) possibilita a observação de diversas imagens e estátuas que simbolizam a fertilidade ou retratam o momento do parto com as mulheres em posições verticais. O hieróglifo egípcio que simboliza o parto é representado pela figura de uma mulher de cócoras, corroborando a história dos partos entre os povos antigos, com a mulher sempre retratada em posições verticais, como agachada, ajoelhada, sentada em banquinhos e cadeira de parto ou sustentada por auxiliares[22-24]. A própria Bíblia[25], no Antigo Testamento, relata: "Quando vós fizerdes o ofício de parteira para as mulheres hebreias, e as virdes sentadas em banquinhos..." (Ex. I:16). No entanto, no processo histórico do parto, uma série de conjeturas sociais, culturais, religiosas e científicas foi modificando o contexto do parir e, com isso, a perspectiva a respeito das posturas corporais.

Há registros históricos de que Louise La Vallière, esposa de Luís XIV, teria sido, provavelmente, uma das primeiras mulheres a assumir a posição recumbente ao parir, em virtude do interesse do rei em assistir ao parto[26]. Com a criação do fórcipe pelo britânico Peter Chamberlain e sob a influência do médico francês François Mauriceau, que condenava o uso das cadeiras de parto, a postura horizontal começou a ser cada vez mais adotada e difundida[27,28]. Desse modo, no final do século XVIII e a partir do século XIX, as cadeiras de parto foram entrando em desuso devido ao avanço dos processos tecnológicos e científicos e as parteiras foram gradativamente substituídas por cirurgiões obstetras, o que dificultava ainda mais a adoção de posições alternativas[29,30].

Essas mudanças também foram influenciadas pela transição do local de realização do parto, da casa para o hospital, o que, de certo modo, impôs a institucionalização médica de todos os partos, ou seja, mesmo quando a gravidez e/ou o parto eram considerados normais, o ambiente hospitalar conduzia a uma maior intervenção médica[31-33]. Com o advento dos analgésicos, especialmente na primeira metade do século XX, a imobilidade e a restrição durante o trabalho de parto foram se tornando fenômenos cada vez mais comuns[30,34]. Uma vez instituída a medicalização do parto, a posição mais utilizada era a de litotomia, com a mulher assumindo o decúbito dorsal com a coluna elevada em ângulo menor ou igual a 30 graus, joelhos flexionados sobre o tórax e os pés apoiados ou não em estribos, impossibilitando qualquer mobilidade[35].

Seguindo o processo histórico, na década de 1960 começaram a surgir trabalhos que avaliavam os efeitos fisiológicos e biomecânicos das posturas maternas e, no início dos anos 1970, estudos experimentais que comparavam a influência de diversas posturas sobre desfechos importantes maternos e fetais[36-44]. Associado às novas descobertas e comprovações científicas, no final da década de 1970 houve um interesse renovado das mulheres e o desejo de "desmedicalizar" o nascimento e resgatar sua participação ativa nesse processo. Iniciaram-se, então, os movimentos femininos reivindicativos quanto ao direito de escolha postural para parir, como o movimento pelo "parto ativo", em 1982, liderado por Janet Balaskas, em Londres[23].

As maiores críticas quanto à adoção da postura supina surgem na década de 1980, quando a preocupação em relação à mortalidade materna se reflete nas estimativas mundiais das condições da gestação e do parto[45]. A partir daí, o resgate para participação ativa da mulher e a filosofia do parto humanizado começam a ser difundidos como uma estratégia para promover ações voltadas para um parto mais seguro. Com o advento da medicina baseada em evidência, a partir do início da década de 1990, um novo paradigma é criado e condutas inadequadas, inúteis e ineficazes começam a ser questionadas e refutadas à luz das evidências científicas produzidas[45,46]. Dessa maneira, o parto na postura vertical ressurge entre as escolhas e a autonomia da mulher, fundamentado na humanização do nascimento e respaldado pelas evidências dos dados epidemiológicos de diversos estudos.

EVIDÊNCIAS CIENTÍFICAS SOBRE AS POSTURAS NO PARTO

A literatura é vasta ao analisar o efeito das diversas posturas no trabalho de parto. Vários estudos comparam a postura supina com outras possibilidades de posicionamento, e algumas conclusões podem ser destacadas.

A adoção de posições verticais e/ou a caminhada no primeiro período do trabalho encurtam em aproximadamente 1 hora esse período (Diferença de Média [DM]: –1,36; IC95%: –2,2 a –0,51), segundo revisão da Cochrane, envolvendo o resultado de 15 estudos com 2.503 mulheres[47]. O mesmo ddo foi evidenciado em outra revisão sistemática, que mostra redução tanto entre as primíparas como para as multíparas (DM: –0,83; IC05%: –1,60 a –0,60)[48]. Outro benefício foi a redução de 19% na necessidade de analgesia peridural (RR: 0,81; IC95%: 0,66 a 0,99; nove estudos; 2.107 mulheres), com risco menor de cesariana (RR: 0,71; IC95%: 0,54 a 0,94; 14 estudos; 2.682 mulheres) e chance menor de admissão do neonato em Unidade de Terapia Intensiva (UTI) – RR: 0,20; IC95%: 0,04 a 0,89; um estudo; 200 mulheres[47]. Há relato de escores maiores de dor entre 4 e 8cm de dilatação nas mulheres em posição inclinada, comparada à postura vertical[47].

Outra revisão sistemática sobre o impacto da deambulação no primeiro período em mulheres com uso de analgesia também não encontrou efeitos adversos para a mãe ou para o recém-nascido[49]. Apesar de não haver diferenças quanto à duração do primeiro período ou em relação à via de parto, a revisão pôde constatar que também não houve desacelerações da frequência cardíaca fetal nem diferenças nos valores de Apgar no grupo que caminhou, comparado ao controle[49].

A evidência da eficácia da postura vertical durante o período expulsivo nos partos sem analgesia é bastante precisa em relação a alguns desfechos. Revisão sistemática da Cochrane que envolveu 30 estudos e 9.015 mulheres mostrou que, quando se comparam as posturas verticais à postura supina nos partos sem analgesia, há redução de 25% nos partos assistidos (RR: 0,75; IC95%: 0,66 a 0,86; 21 ensaios; 6.481 mulheres; qualidade de evidência moderada), bem como incidência menor de episiotomias (RR: 0,75; IC 95%: 0,61 a 0,92; 17 ensaios; 6.148 mulheres) e menor alteração no padrão da frequência cardíaca fetal (RR: 0,46; IC95%: 0,22 a 0,93; dois ensaios; 617 mulheres)[50]. Há, também, redução da duração do segundo período (DM: –6,16 minutos; IC95%: –9,74 a –2,59; 19 ensaios; 5.811 mulheres; qualidade de evidência muito baixa). No entanto, mesmo tendo sido observado aumento do sangramento maior do que 500mL na postura vertical (RR: 1,48; IC95%: 1,10 a 1,98; 15 ensaios;

5.615 mulheres; qualidade de evidência moderada), os autores pedem cautela na interpretação desse resultado, pois essa estimativa de perda pode ter sofrido a influência da facilidade de coleta do sangue em razão da própria postura vertical[50]. Redução da dor na postura vertical foi reportada por três estudos, bem como do número de episiotomias (RR: 0,75; IC95%: 0,61 a 0,92; 17 ensaios; 6.148 mulheres). Não houve diferença quanto à incidência de cesariana (RR: 1,22; IC95%: 0,81 a 1,81; 16 ensaios; 5.439 mulheres; qualidade de evidência baixa), lesão perineal de grau 2 (RR: 1,20; IC95%: 1,00 a 1,44; 18 ensaios; 6.715 mulheres; qualidade de evidência baixa) e lesão perineal de graus 3 e 4 (RR: 0,72; IC95%: 0,32 a 1,65; seis ensaios; 1.840 mulheres; qualidade de evidência muito baixa), bem como na admissão de neonatos em UTI (RR: 0,79; IC95%: 0,51 a 1,21; quatro ensaios; 2.565 recém-nascidos).

Quando o uso de cadeira de parto é comparado à postura supina, detecta-se número menor de episiotomias (RR: 0,82; IC95%: 0,72 a 0,92; sete ensaios; 1.930 mulheres), assim como menor anormalidade no padrão da frequência cardíaca fetal (RR: 0,28; IC95%: 0,08 a 0,98; um ensaio; 517 mulheres). Nenhuma diferença foi observada quanto à duração do período expulsivo, uso de analgesia, parto assistido, cesariana, lesão perineal de graus 2, 3 e 4 e admissão em UTI neonatal[50].

No período expulsivo com analgesia, uma revisão sistemática relata redução do risco de parto instrumental (RR: 0,77; IC95%: 0,46 a 1,28) e de cesariana (RR: 0,57; IC95%: 0,28 a 1,16), embora os valores não tenham alcançado significância[51]. No entanto, esses resultados envolveram apenas dois estudos com amostra de 291 mulheres, o que pode estar interferindo na precisão dos resultados[51].

Na revisão da Cochrane sobre a postura materna no segundo período do parto para mulheres com analgesia peridural, os autores observaram, a partir de uma qualidade de evidência muito baixa, que ainda é incerto se a posição vertical tem impacto na cesariana (RR: 0,94; IC95%: 0,61 a 1,46; oito ensaios; 4.316 mulheres), no parto instrumental (RR: 0,90; IC95%: 0,72 a 1,12; oito ensaios 4.316 mulheres) e no segundo período do parto (DM: 6 minutos; IC95%: −37,46 a 49,46; três ensaios; 456 mulheres)[52]. Não houve diferença quanto à hemorragia pós-parto (RR: 1,20; IC95%: 0,83 a 1,72; um ensaio; 3.093 mulheres; qualidade de evidência moderada), e a incidência de pH baixo do cordão umbilical foi menor no grupo de postura vertical (RR: 0,43; IC95%: 0,20 a 0,90; dois ensaios; 3.159 neonatos; qualidade de evidência moderada). Também não houve diferença para trauma perineal requerendo sutura, batimentos cardíacos fetais e admissão em UTI neonatal. No entanto, na análise de sensibilidade dessa revisão com os estudos de baixo risco de viés, foi observado que a postura vertical aumentou a chance de cesariana (RR: 1,29; IC95%: 1,05 a 1,57; três ensaios; 3.609 mulheres; qualidade de evidência alta), mas sem diferença para o parto vaginal instrumental (RR: 1,08; IC95%: 0,91 a 1,30; três ensaios; 3.609 mulheres; baixa qualidade de evidência). As mulheres apresentaram mais satisfação quando adotavam a postura lateral (RR: 0,95; IC95%: 0,92 a 0,99; um ensaio; 2.373 mulheres)[52].

Quanto à adoção da posição de quatro apoios, também conhecida como postura de mãos e joelhos (hands and knees posture), para facilitar a rotação do feto da variedade de posição occípito posterior ou lateral, as evidências apontam para um efeito imediato. Um estudo usando variações da postura de quatro apoios demonstrou que a posição lateral ou posterior da cabeça fetal apresentava menos chance de persistir após 10 minutos na postura de quatro apoios, comparada à posição sentada (RR: 0,26; IC95%: 0,18 a 0,38; um estudo; 100 mulheres)[53]. O mesmo resultado ocorreu com o uso por 10 minutos dessa postura no final da gestação, duas vezes por dia (RR: 1,06; IC95%: 0,85 a 1,32; um estudo; 2.547 mulheres). No entanto, a adoção dessa postura reduz a dor lombar no trabalho de parto[53]. Essa revisão não foi atualizada, porém o estudo sobre a postura de quatro apoios foi incluída em outra revisão recente da Cochrane sobre posturas maternas para mau posicionamento fetal no parto de modo a melhorar a saúde materna e do neonato[54]. Segundo os resultados apresentados, a postura de quatro apoios não mostrou diferença para os desfechos cesariana (RR: 1,34; IC95%: 0,96 a 1,87; três ensaios; 721 mulheres; certeza de evidência baixa), uso de epidural (RR: 0,74; IC95%: 0,41 a 1,31; dois ensaios; 282 mulheres; qualidade de evidência muito baixa), parto instrumental (RR: 1,04; IC95%: 0,57 a 1,90; três ensaios; 721 mulheres; certeza de evidência muito baixa) e lesão perineal grave (RR: 0,88; IC95%: 0,03 a 22,30; dois ensaios; 586 mulheres; certeza de evidência muito baixa)[54].

Mais recentemente, outra revisão sistemática sobre o uso da postura de quatro apoios para reverter a posição fetal occípito posterior ou transversal incluiu cinco estudos (1.727 mulheres no grupo de postura de quatro apoio versus 1.641 mulheres no grupo controle)[55]. A adoção da postura de quatro apoios não aumentou a incidência do posicionamento fetal anterior (RR: 1,03; IC95%: 0,92 a 1,14) mesmo após a intervenção (RR: 1,60; IC95%: 0,88 a 2,90). No entanto, em uma análise de subgrupo com o uso de ultrassom com diagnóstico de má posição fetal foi detectada taxa maior de posição fetal anterior imediatamente após a intervenção (RR: 1,63; IC95%: 1,06 a 2,52; dois estudos), mas essa associação não persistiu até o parto (RR: 1,00; IC95%: 0,75 a 1,34; dois estudos)[55]. Não houve diferença quanto ao uso de analgesia, duração do segundo período do parto, parto por cesariana, vaginal ou instrumental e laceração perineal de terceiro e quarto graus. Vale salientar que os estudos incluídos eram muito heterogêneos quanto à duração da intervenção (variando de 10 a 60 minutos), ao tempo e à forma de diagnóstico (palpação ou ultrassom)[55].

A evidência é de que a postura de decúbito lateral não tem efeito na redução da incidência de cesariana (RR: 0,78; IC95%: 0,44 a 1,39; quatro ensaios; 871 mulheres; certeza de evidência baixa), parto instrumental (RR: 0,73; IC95%: 0,39 a 1,36; quatro ensaios; 871 mulheres; certeza de evidência baixa) e satisfação materna (RR: 0,96; IC95%: 0,84 a 1,09; dois ensaios; 451 mulheres; certeza de evidência baixa). Com base em uma certeza de evidência muito baixa, ainda é considerado incerto o efeito da postura lateral em caso de lesão perineal grave (RR: 0,66; IC95%: 0,17 a 2,48; três ensaios; 609 mulheres), hemorragia pós-parto (RR: 0,90; IC95%: 0,48 a 1,70; um ensaio; 322 mulheres), escore de Apgar abaixo de 7 no quinto minuto (RR: 0,25; IC95%: 0,03 a 2,24; um ensaio; 322 bebês) e admissão neonatal em UTI (RR: 1,41; IC95%: 0,64 a 3,12; dois ensaios; 542 bebês)[54].

Revisão sistemática com o objetivo de comparar a posição de quatro apoios à posição lateral com flexão de quadril com controle para rotação fetal da posição posterior para anterior também não observou diferença entre os grupos para rotação, parto espontâneo, parto instrumental, cesariana, lesão perineal grave, episiotomia e desfechos neonatais[56]. Vale salientar que houve junção das duas intervenções para cálculo final na metanálise realizada, o que aumentou a heterogeneidade clínica.

A postura de cócoras foi sistematicamente comparada com qualquer posição supina em uma metanálise, a qual mostrou redução no número de partos instrumentais (RR: 0,60; IC95%: 0,45 a 0,81; cinco ensaios; 1.053 mulheres; qualidade de evidência moderada) e de placenta retida (RR: 0,09; IC95%: 0,01 a 0,70; dois ensaios; 502 mulheres), mas aumento de cesarianas (RR: 2,26; IC95%: 1,07 a 4,80; cinco ensaios; 1.043 mulheres; qualidade de evidência moderada)[57]. Não houve diferença para parto vaginal (RR: 1,01; IC95%: 0,94 a 1,08; quatro ensaios; 653 mulheres), intensidade da dor (DM: –0,64; IC95%: –1,55 a 0,27; dois ensaios; 176 mulheres; qualidade de evidência baixa) e duração do segundo período do parto (DM: –11,09; IC95%: –38,85 a 16,68; três ensaios; 453 mulheres). Com base em uma qualidade de evidência muito baixa, também não houve diferença nos desfechos perineais (lesão de segundo grau, lesão de terceiro e quarto graus e episiotomia) e neonatais (Apgar de primeiro e quinto minutos e admissão em UTI)[57].

Uma metassíntese sobre a percepção da mulher e seus companheiros ou companheiras de parto sobre as posturas adotadas no primeiro e segundo períodos observou que a escolha da posição vertical possibilita melhor controle da mulher na condução do parto, bem como melhores privacidade e experiência de parto[58]. Algumas mulheres relataram mais dor na postura vertical, enquanto outras afirmaram que o parto fluía mais rápido. Tanto as mulheres como os(as) companheiros(as) compartilharam uma necessidade comum sobre o suporte educacional e a informação da equipe de saúde para ajudar na tomada de decisão, além de uma postura de flexibilidade e respeito para auxiliar a mulher na escolha das posturas.

Diante das evidências, é possível observar que a maioria dos achados advém de uma qualidade/certeza de evidência baixa, com grande heterogeneidade clínica quanto ao uso e à duração das posturas, o que exige estudos com melhor delineamento metodológico.

A repercussão fisiológica da postura supina durante o parto tem sido bem estabelecida na literatura com base na redução do fluxo sanguíneo por compressão da veia cava e da aorta pelo útero, particularmente durante a contração, o que acarreta redução do fluxo de sangue para a placenta[38,59,60].

A postura vertical favorece a ação da gravidade no processo de deslocamento do feto, aumentando a pressão da apresentação fetal sobre o segmento inferior e o colo uterino e tornando mais eficientes as contrações (maior intensidade e menor frequência)[61]. Como nessa posição não há limitação dos movimentos das articulações posteriores da pelve (sacroilíaca e coccígea), diminui a sensação dolorosa e há a possibilidade de mudanças posturais mais frequentes com alterações na configuração da pelve, facilitando a descida fetal[62].

Desde 1996, a OMS classifica o uso rotineiro da posição supina e de litotomia durante o trabalho de parto como prática claramente prejudicial ou ineficaz e que, portanto, deve ser eliminada[45], preconizando, ainda, as posições não supinas e a liberdade de posição e movimento como práticas comprovadamente úteis e que devem ser estimuladas. Em 2018, a OMS recomenda "que nenhuma posição em particular seja imposta à mulher e que ela seja encorajada e apoiada a adotar a posição que achar mais confortável". Independentemente da posição escolhida pela mulher, deve ser mantido o monitoramento do bem-estar fetal[63].

ALTERNÂNCIAS POSTURAIS E EXERCÍCIOS DE MOBILIDADE PÉLVICA

Durante o trabalho de parto, os movimentos pélvicos podem ser estimulados de diversas maneiras, utilizando para isso uma variedade de posturas. Os principais movimentos são a anteversão, a retroversão e a inclinação lateral pélvica. São orientados movimentos de rotação envolvendo todo o anel pélvico e, também, movimentos isolados do quadril, como flexão e rotação. A escolha dessa movimentação irá depender do período do parto, bem como de outras situações obstétricas, como dilatação cervical, altura da apresentação, variedade de posição, estado clínico materno, frequência cardíaca fetal, presença de mecônio, intensidade das contrações e uso de medicações.

Os movimentos em bloco da pelve são associados a discretos movimentos nas articulações sacroilíacas – nutação e contranutação – que alteram os diâmetros pélvicos e são de crucial importância para o encaixe do feto e sua expulsão.

Durante a nutação, o promontório desloca-se para frente e para baixo em relação aos ilíacos, determinando diminuição do diâmetro anteroposterior superior e aumento do diâmetro anteroposterior inferior[59]. Isso favorece a passagem da cabeça fetal pelo estreito inferior do canal de parto e a expulsão. No movimento de contranutação ocorre o oposto, com aumento do diâmetro anteroposterior superior e diminuição do inferior[64], o que facilita o encaixe da cabeça do feto (veja o Capítulo 33).

O principal objetivo dos movimentos pélvicos é proporcionar uma alteração posicional das articulações, modificando a configuração e a forma da pelve, e permitir melhor encaixe ao conteúdo (o feto) em cada diâmetro da descida pélvica. Desse modo, podem ser corrigidas as desproporções cefálico-pélvicas relativas, derivadas de variedades de posições inadequadas e assinclitismos persistentes.

Além desses efeitos mecânicos relacionados aos movimentos de nutação e contranutação, as frequentes alterações de postura tornam possível modular o tônus muscular, evitando o aparecimento de contraturas que contribuem negativamente ao elevarem o nível de sensação álgica. Movimentos rítmicos e alterações de posicionamento postural favorecem a diminuição da tensão muscular e da dor.

A percepção de dor pode ser diminuída por meio de mecanismos sinápticos no nível espinhal, como descrito na teoria de comporta da dor[65]. Fibras provenientes dos mecanoceptores fusais, com maior velocidade de condução, bloqueiam, por competição sináptica medular, as informações carreadas por fibras mais lentas, responsáveis pela informação nociceptiva. Um elevado e constante padrão de descarga aferente fusal possibilita a manutenção desse efeito, mas não deve ser conseguido por meio de contrações musculares isométricas em razão do risco de causar contraturas e dar início a um ciclo viciante. Daí a razão de as mulheres procurarem instintivamente alternar posturas e realizar movimentos rítmicos.

As contrações musculares rítmicas têm efeito nos receptores fusais no momento da ausência de carga (descontração), caracterizado por silêncio do receptor fusal e resposta aumentada do antagonista através do sistema de inervação recíproca[66]. Com a modificação da posição do corpo em relação à linha gravitacional, respostas de endireitamento orientadas por receptores cinestésicos elevam o tônus dos músculos antigravitários. Caso essas posturas sejam alternadas ritmicamente entre grupos musculares antagônicos, obtêm-se como efeitos melhor distribuição do tônus neuromuscular e manutenção das amplitudes articulares.

Estimular o caminhar pode ser a chave para oferecer mobilidade às articulações da pelve. Durante a marcha, ocorre a alternância de contato bi e unipodal com o solo, o que impõe adaptações diferentes nas articulações coxofemorais e sacroilíacas e na sínfise púbica.

Durante o apoio bilateral, o peso corporal, atuando na superfície superior da primeira vértebra sacra, tende a abaixar e a rodar o sacro, como ocorre no movimento de nutação. A força de reação do solo, atuando nas articulações coxofemorais, desloca os ilíacos para trás em relação ao sacro, acentuando a nutação[64].

No apoio unilateral, o ilíaco do mesmo lado se desloca para cima em relação ao sacro através de deslizamento longitudinal nas articulações sacroilíacas e da sínfise púbica, enquanto no lado oposto o peso do membro tende a deslocar para baixo. Esse deslocamento em sentido oposto das articulações sacroilíacas produz forças de cisalhamento na sínfise púbica, o que tende a elevar a articulação coxofemoral do lado que mantém o apoio no solo[64].

A marcha pode ser indicada durante todo o processo de trabalho de parto, principalmente na fase inicial, tendo como única restrição a fase de dilatação avançada, principalmente em multíparas, devido à proximidade do período expulsivo.

Uma das maneiras de facilitar a movimentação da cintura pélvica consiste no uso da bola suíça. Quando utilizada no parto, passa a ser conhecida como bola de parto (*birth ball*), mas sua origem data de 1963, quando foi inventada na Itália por um engenheiro (Aquilino Cosani) como um brinquedo (Figura 34.1). Inicialmente utilizada na área de reabilitação de pacientes neurológicos, através do método neuroevolutivo de Bobath, pelos fisioterapeutas ingleses Elseth Kong e Mary Quinton[67,68], sua introdução na sala de parto como instrumento para facilitar os movimentos pélvicos e, consequentemente, o parto ocorreu na década de 1980, e em 2011 começaram a surgir os primeiros ensaios clínicos sobre seus efeitos no controle da dor e a participação da mulher no processo do parto[68-70].

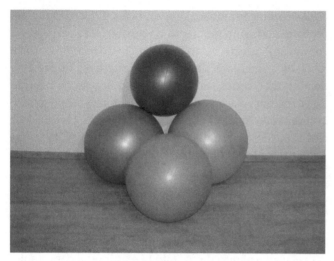

Figura 34.1 Bola suíça.

As três revisões sistemáticas disponíveis sobre o uso da bola suíça no parto concordam com a redução da dor ao se utilizar a bola associada aos exercícios de mobilidade pélvica[71-73]. Makvandi e cols.[71] encontraram uma diferença de média padronizada a favor do uso da bola de –0,92 (IC95%: –1,28 a –0,56). Delgado e cols.[72] relataram diminuição da dor, dependendo do tempo de uso da bola, de 20 a 30 minutos (DM: –1,46; IC95%: –2,15 a –0,76; dois estudos; 104 mulheres), 60 minutos (DM: –1,95; IC95%: –2,68 a –1,22; um estudo; 60 mulheres) e 90 minutos (DM: –1,72; IC95%: –2,44 a 1; um estudo; 60 mulheres), com base em uma qualidade de evidência moderada, ao passo que Grenvik e cols.[73] demonstraram redução de 1,70 ponto na Escala Visual Analógica (IC95%: –2,20 a –1,20). Essa diminuição da dor ocorreu nos estudos que utilizaram a bola na gestação e no parto ou apenas no parto[73]. No entanto, as duas revisões que avaliaram outros desfechos maternos e neonatais não encontraram diferença no primeiro e segundo períodos do parto, lesão perineal de graus 3 e 4, parto vaginal, parto instrumental, cesariana, analgesia epidural e Apgar menor do que 7 no quinto minuto, com base em uma baixa e muito baixa qualidade de evidência[72,73].

Curiosamente, as metanálises supracitadas não encontraram diferença na duração do primeiro e segundo períodos do parto, o que seria esperado, uma vez que o uso da bola facilitaria a execução dos exercícios na postura vertical. No entanto, é importante destacar a dosimetria e a variedade de exercícios utilizados, que podem não ter atingido o limiar de diferença clínica. Ademais, nenhum dos estudos incluídos prescreveu os exercícios considerando as condições obstétricas (altura da apresentação fetal, dilatação e variedade de posição) alinhados com a biomecânica pélvica.

Em 2023 foi publicado um ensaio clínico (200 gestantes), comparando o uso da bola suíça durante o primeiro período do parto aos cuidados usuais do serviço em que o protocolo de intervenção fisioterapêutico considerava a progressão do trabalho de parto: altura da apresentação, variedade de posição, dilatação e apagamento uterino e presença de puxo precoce[74]. Os resultados mostraram que a utilização dos movimentos pélvicos de acordo com a biomecânica das articulações pélvicas, em conjunto com as condições obstétricas da gestante, diminuiu em 179 minutos o primeiro período do trabalho de parto (IC95%: 146 a 213) e em 19 minutos o segundo período (IC95%: 13 a 25). Houve redução da dor em 30 minutos pela Escala Visual Analógica (DM: 2,7 pontos; IC95%: 2,3 a 3,0), 60 minutos (DM: 2,1; IC95%: 1,8 a 2,4) e 90 minutos (DM: 2,0; IC95%: 1,6 a 2,3). Ademais, houve redução da incidência de cesárea (Redução Absoluta do Risco [RAR]: –0,14; IC95%: 0,03 a 0,25; Número Necessário para Tratar [NNT]: 7) e edema vulvar (RAR: 0,11; IC95%: 0,03 a 0,19; NNT: 9). Houve, ainda, redução da fadiga em 18 pontos (IC95%: 16 a 21), segundo o questionário de percepção materna de fadiga no trabalho de parto, e da ansiedade em 9 pontos (IC95%: 8 a 11), pela subescala estado do Inventário de Ansiedade Traço-Estado (IDATE-E) adaptado para o trabalho de parto (veja o Capítulo 35). O estudo não mostrou diferença entre os grupos em relação a parto instrumental, episiotomia, uso de ocitocina, analgesia peridural, lesões perineais e número de suturas, ressuscitação neonatal, admissão neonatal em UTI e Apgar maior do que 7 no quinto minuto.

Cabe ressaltar que a dosimetria para atingir esses resultados consistiu em 152 minutos de exercícios com a bola conduzidos por fisioterapeuta, ou seja, 2 horas e 32 minutos, e a média de satisfação das mulheres com o protocolo do estudo foi de 9,7. A diminuição da fadiga e da ansiedade materna atingiu a mínima diferença importante (7 pontos para fadiga e 5 pontos para ansiedade). Foram utilizados exercícios de anteversão, retroversão e circundução e lateralização pélvica com a mulher sentada na bola e de acordo com a altura e a posição da apresentação. Quando a apresentação estava em occípito posterior ou transversa, eram utilizadas posturas que anulavam a gravidade (quatro apoios com auxílio da bola e/ou postura bípede com inclinação anterior do tronco e abertura assimétrica de membros inferiores com auxílio da bola). Nos casos de puxo precoce (feto alto e colo uterino com 8cm), foram incentivadas posturas que anulavam a gravidade (quatro apoios com auxílio da bola, com os quadris em abdução e rotação externa – veja o tópico *Tipos de posição e suas indicações*).

O fisioterapeuta também pode dispor da bola de amendoim para prescrever exercícios e usar como auxílio em diversas posturas no parto. Essa bola pode ser colocada entre os membros inferiores, na postura lateral, e facilitar a abertura da pelve[75]. Em revisão sistemática sobre o uso da bola de amendoim com analgesia epidural, observou-se diminuição do primeiro (DM: 87,42 minutos; IC95%: 94,49 a 80,34; dois estudos; 272 mulheres; qualidade de evidência alta) e do segundo período do parto (DM: −22,2; IC95%: −20,8 a −23,5; um estudo), bem como aumento do parto vaginal (RR: 1,11; IC95%: 1,02 a 1,22; três ensaios; 699 mulheres; qualidade de evidência moderada)[76]. Não houve diferença em relação a parto instrumental, cesariana, uso de ocitocina e escore de Apgar abaixo de 5 no sétimo minuto. Ainda não há dados sobre intensidade da dor, trauma perineal, episiotomia, fadiga e ansiedade materna, admissão neonatal em UTI e ressuscitação neonatal. Os estudos utilizaram a bola entre os membros inferiores por 30 minutos, logo após a introdução da analgesia, com rotação para os lados a cada 30 minutos ou pelo menos 15 minutos a cada hora. A bola de amendoim foi utilizada, também, na posição com um membro inferior em cima e o outro embaixo da bola com flexão de joelho (*tuck position*) ou com flexão de ambos os joelhos e abdução dos quadris e inclinação do tronco por cima da bola (*semisitting lunge position*).

Em 2024, em ensaio clínico com 100 gestantes, sobre o uso da bola de amendoim para posicionamento e mobilidade pélvica da parturiente durante o parto, houve redução de 82 minutos da fase ativa do parto (IC95%: 41 a 125) e de 89 minutos da duração total do parto (IC95%: 45 a 132)[77]. Ademais, em uma escala de 10 pontos, houve melhor satisfação materna, de 1,1 (IC 95%: 0,4 a 1,8), para o grupo experimental, sem efeitos adversos. Não houve diferença quanto à incidência de cesariana, parto instrumental, lesão perineal, fadiga materna e desfechos neonatais (valores de Apgar, admissão em UTI e ressuscitação). A média de utilização da bola de amendoim foi de 57 minutos.

Os exercícios sentados na bola proporcionam melhor propriocepção à musculatura perineal e distribuição equitativa de peso, melhoram o fulcro de movimento das regiões lombossacra, sacroilíaca e coxofemoral e estimulam o tônus da musculatura estabilizadora do tronco (abdominais e multífidos), permitindo melhor alinhamento da coluna[68,78,79]. Além disso, facilitam os movimentos rítmicos e melhoram o posicionamento da caixa torácica e dos membros superiores, auxiliando a introdução de padrões ventilatórios.

A bola torna possível a adição de uma série de exercícios e atitudes posturais para facilitar o posicionamento das articulações da cintura pélvica. Seu componente lúdico facilita a aceitação e incorporação nos exercícios propostos, resultando em maior satisfação. Não há regras a serem seguidas para a adoção dos exercícios. A escolha deve ser pautada no entendimento do mecanismo do parto e da biomecânica pélvica, contextualizados na interpretação da evolução do parto através dos indicativos clínicos obstétricos. Quanto ao tamanho, a bola deve permitir uma angulação de 90 graus nas articulações dos joelhos e quadris para os exercícios na postura sentada[67].

ESTIMULAÇÃO LABIRÍNTICA (VESTIBULAR)

Outro recurso cinesiológico muito utilizado nas salas de parto consiste no movimento rítmico, o qual pode ser obtido usando o "cavalinho" (Figura 34.2), a cadeira de balanço ou a bola suíça. Através desses instrumentos, é solicitado à gestante um movimento de balanço, principalmente durante as contrações mais intensas.

Quando se observam os movimentos maternos para parir, denominados *dança do nascimento* pela antropóloga Sheila Kitzinger[80], é possível constatar como, em algum momento, a maioria das mulheres se balança instintivamente em determinadas posturas, principalmente no primeiro período do parto.

Não há na literatura (base de dados: Medline/Pub-Med, Biblioteca Cochrane, CINHAL − março de 2024) estudos que tenham abordado especificamente esse tema ou enfocado o movimento rítmico no parto sobre qualquer aspecto, o que se torna compreensível em razão da dificuldade de isolamento dessa intervenção, que vem sempre acompanhada de outros movimentos e mobilizações. No entanto, fundamentando-se em alguns conhecimentos neurofisiológicos amplamente difundidos e já mencionados neste capítulo, é possível tecer algumas considerações importantes.

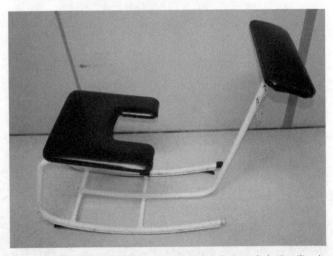

Figura 34.2 Dispositivo de balanço denominado "cavalinho", utilizado para estimulação labiríntica na sala de parto.

O balanço anteroposterior do corpo altera a direção da cabeça, o que é detectado pelos receptores cinestésicos e, especialmente, pelo labirinto. Mediante a estimulação das células ciliadas localizadas na mácula, informações são enviadas ao núcleo vestibular lateral e, através do trato vestíbulo-espinhal, atingem os motoneurônios espinhais, que controlam a musculatura antigravitária. O movimento rítmico alterna a descarga dos motoneurônios entre grupos musculares antagônicos e redistribui o tônus muscular, provocando leve relaxamento postural[81,82]. Desse modo, o ato de balançar é traduzido pela mulher como um leve conforto em virtude do relaxamento muscular relativo provocado pela alteração do tônus, fruto da estimulação labiríntica e dos reflexos de endireitamento postural. Essa sensação acalma e melhora a percepção dolorosa.

TIPOS DE POSIÇÃO E INDICAÇÕES

Para complementar a abordagem deste capítulo, serão descritas a seguir algumas posturas que podem ser exploradas no trabalho de parto, sendo apresentadas as implicações biomecânicas[64,83-89], bem como os benefícios, indicações e limitações para cada postura[50,90-102].

Postura assimétrica de membros inferiores (Figura 34.3)

- **Descrição:** quando um dos membros inferiores se encontra em flexão e abdução do quadril e flexão do joelho. Pode ser adotada na posição de pé, sentada ou de joelhos.
- **Biomecânica da postura:** a posição de flexão e abdução do quadril favorece o afrouxamento dos ligamentos iliofemoral, pubofemoral e isquiofemoral e promove alongamento da musculatura adutora. Essa posição do quadril favorece, também, a rotação externa, uma vez que o encaixe da cabeça femoral no acetábulo ocorre em sua plenitude quando associada à flexão, rotação externa e abdução[85]. Quando a flexão do quadril ultrapassa os 90 graus, observa-se, como consequência, ligeiro aumento da pressão intra-abdominal no lado flexionado sobre o assoalho pélvico, e tanto o ilíaco da perna com descarga de peso como o ilíaco da perna flexionada rodam posteriormente em relação ao sacro, favorecendo a nutação[83,103].
- **Benefícios:** reduz a dor lombar e favorece a rotação da apresentação fetal e o alongamento da musculatura perineal.

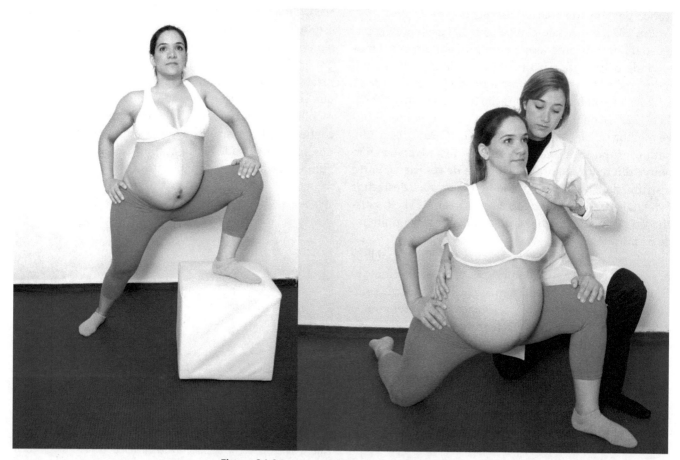

Figura 34.3 Postura assimétrica de membro inferior.

- **Indicações:** desproporção cefalopélvica relativa, variedade de posição transversa, occípito direita e assinclitismo.
- **Limitações para uso:** gestantes com problemas ortopédicos que envolvem as articulações coxofemorais, do joelho e do tornozelo.

Postura de cócoras (Figura 34.4)

- **Descrição:** posição agachada com abdução, flexão e rotação externa dos quadris e máxima flexão dos joelhos.
- **Biomecânica da postura:** a flexão dos quadris e o alongamento da musculatura posterior da coluna promovem retroversão pélvica. Associado a isso, a flexão com rotação externa do quadril proporciona o afastamento das tuberosidades isquiáticas. Desse modo, é facilitado o movimento de nutação, o que alarga o estreito inferior da pelve[64,84,104]. Há aumento do diâmetro sagital (*conjugata* obstétrica) e dos diâmetros interespinhal e intertuberoso, o que implica aumento de quase 30% da superfície de área do corte transversal do canal de parto[36,105,106]. Na sínfise púbica ocorrem uma compressão na parte superior e menor separação inferiormente, o que resulta em menor mudança angular e, consequentemente, em diminuição da sobrecarga nessa articulação[104]. Nessa postura, há aumento inicial da tensão da musculatura perineal que, após a adaptação tônica, favorece o alongamento gradual muscular e a diminuição da pressão vaginal[84,101].
- **Benefícios:** aumenta a eficácia da prensa abdominal nos puxos expulsivos.

- **Indicações:** acelerar a descida fetal no período expulsivo, aumentar a eficácia da prensa abdominal, em contrações infrequentes e espaçadas, no período expulsivo, aumentar o desejo de puxo, respeitando-se as condições obstétricas (feto em occípito anterior, colo em dilatação mínima de 8,8 a 9,0 e no plano +1).
- **Limitações para uso:** incompatibilidade biomecânica da mulher em assumir a postura, hemorroidas ativas, grandes varizes vulvares, feto em plano alto e em variedade de postura lateral ou posterior e início do trabalho de parto. Como essa postura aumenta a pressão do tronco sobre o fundo uterino, reduzindo, portanto, o espaço para a rotação fetal, não deve ser preconizada quando o feto ainda não atingiu o nível das espinhas isquiáticas. Também não deve ser incentivada por longos períodos, pois aumenta a compressão de vasos e nervos nas regiões inguinal e poplítea. Em caso de alterações pressóricas maternas, deve-se evitar essa postura. Como há diminuição da dimensão da *conjugata* obstétrica, não deve ser utilizada no início do primeiro estágio.

Além da postura tradicional de cócoras, outras variações podem ser utilizadas, como cócoras com apoio ou suporte (Figura 34.5), que possibilita maior alongamento do tronco e menor descarga de peso, e cócoras modificada no colo (Figura 34.6). Esta variação promove maior alongamento do assoalho pélvico e aumento do estreito inferior devido ao vetor de força do peso materno em direção a essa região. Essas variações não devem ser utilizadas com epidural nem em fase de expulsão iminente[93].

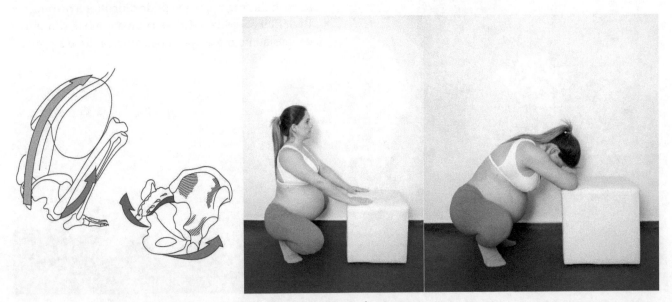

Figura 34.4 Postura de cócoras.

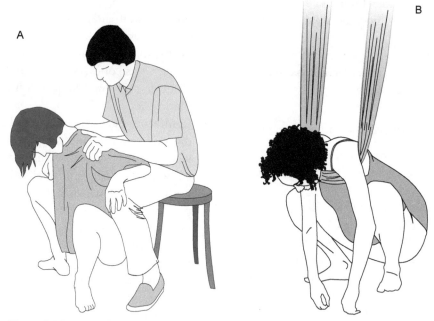

Figura 34.5 Postura de cócoras com suporte de terceiros (**A**) ou com auxílio de uma rede ou faixa que pode ser pendurada no teto (**B**).

Postura genopeitoral (Figura 34.7)

- **Descrição:** apoio de joelhos com suporte de peso no tronco e membros superiores e elevação da cintura pélvica.
- **Biomecânica da postura:** afasta os ísquios, aumentando o diâmetro biespinhal. Nessa postura, também há maior coaptação da articulação coxofemoral, estabilizando-a e diminuindo o gasto energético devido à passividade da postura. Ao mesmo tempo que diminui a pressão sobre o assoalho pélvico, há também aumento concomitante da pressão intra-abdominal sobre o diafragma, o que pode dificultar a respiração.
- **Benefícios:** reduz a dor na coluna lombar, diminui a congestão na região perineal, alivia a dor e a pressão

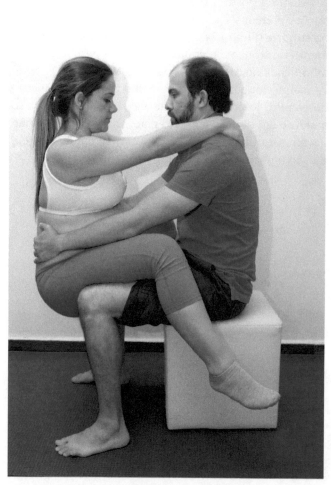

Figura 34.6 Postura de cócoras modificada.

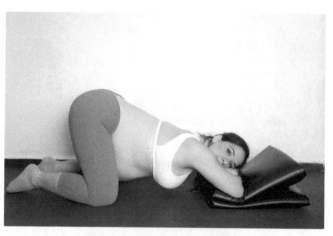

Figura 34.7 Postura genopeitoral.

de hemorroidas e varizes vulvares, diminui a ação da gravidade, desacelera a descida fetal, diminui a pressão na pelve menor, possibilitando maior movimentação fetal, e aumenta a liberdade para movimentos de báscula pélvica.

- **Indicações:** quando há indícios de desaceleração fetal, dor acentuada na região lombossacra, desejo de puxo prematuro (veja o Capítulo 38) e variedade de posição occípito posterior para facilitar a rotação. Além disso, pode também ser utilizada para aliviar a pressão em caso de cérvice edemaciada.
- **Limitações para uso:** no processo de expulsão, nunca devendo ser utilizada após visualização da apresentação fetal no períneo.

Postura de decúbito lateral (Figura 34.8)

- **Descrição:** posição deitada em um dos lados do corpo, com ou sem apoio dos membros inferiores.
- **Biomecânica da postura:** nessa postura, não há predomínio de uma ação muscular específica. A ação gravitacional incide de maneira transversal sobre o abdome, que se encontra apoiado em uma superfície de apoio, de modo que a pressão intra-abdominal se distribui equitativamente entre o diafragma e o assoalho pélvico.
- **Benefícios:** alivia pressão nas regiões lombossacra e perineal, possibilita maior mobilidade sacrococcígea, proporciona descanso, diminui a frequência cardíaca materna e melhora o batimento cardíaco fetal (decúbito esquerdo)[107]. Ademais, facilita a rotação da variedade de posição occípito posterior. Caso o feto esteja em occípito posterior direito, a gestante deve posicionar-se em decúbito lateral direito para facilitar a rotação em direção ao púbis, pois assumir o decúbito lateral esquerdo irá facilitar o retorno da cabeça fetal ao sacro (Figura 34.9).

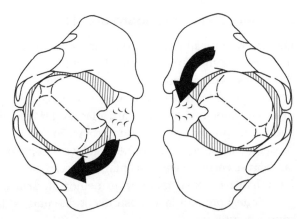

Figura. 34.9 Influência do uso do decúbito lateral na rotação da cabeça fetal em occípito posterior. Se o feto está em occípito posterior direito (OPD), a gestante deve assumir o decúbito lateral direito. (Adaptada de Simkin & Anchieta 2005[93].)

- **Indicações:** em situações de exaustão materna e quando houver necessidade clínica de limitação ao leito. Nos casos de síndrome de hipotensão supina, nas situações de instabilidade pressórica materna e/ou bradicardia fetal, deve-se utilizar, prioritariamente, o decúbito lateral esquerdo. Além disso, essa postura pode ser adotada para aliviar a sensação de queimor na presença de hemorroidas ou varizes vulvares no início do período expulsivo.
- **Limitações para uso:** sempre que houver necessidade de aceleração da descida fetal, essa postura não deve ser orientada, bem como quando não houver progressão do trabalho de parto após 1 a 2 horas de manutenção dessa postura.

Uma variação da postura de decúbito lateral consiste em sua associação a flexão, abdução e rotação interna do quadril, realizada por uma terceira pessoa (Figura 34.10). Esse movimento de rotação interna do ísquio afasta a tuberosidade isquiática, facilitando a abertura unilateral do estreito inferior.

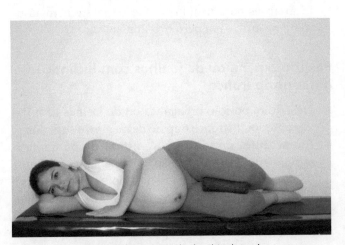

Figura 34.8 Postura de decúbito lateral.

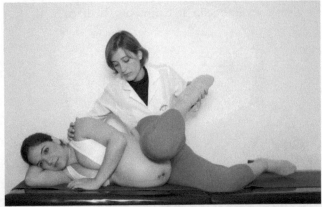

Figura 34.10 Postura de decúbito lateral com flexão, abdução e rotação interna do quadril superior.

Postura semissentada (Figura 34.11)

- **Descrição:** posição sentada com angulação maior do que 30 graus entre tronco e membros inferiores.
- **Biomecânica da postura:** nessa postura, a descarga de peso corporal localiza-se no sacro e no cóccix, o que dificulta a mobilidade dessas articulações. Há dificuldade para atingir a posição de retroversão pélvica e, consequentemente, de nutação. A anteversão pélvica também se encontra em desvantagem mecânica.
- **Benefícios:** repouso materno e melhor eficácia da gravidade, comparada às posturas horizontais, e da contração uterina.
- **Indicações:** nos casos de fadiga materna e com boa progressão do trabalho de parto.
- **Limitações para uso:** nos casos de instabilidade pressórica materna e intensa dor lombar; nos casos de assinclitismo, período pélvico prolongado e parada secundária da descida, detectados no partograma; na variedade de posição occípito posterior. Essa postura limita a amplitude dos movimentos das articulações sacroilíacas, lombossacra e coccígeas.

Postura sentada

- **Descrição:** posição sentada com tronco reto. Pode-se utilizar o banquinho de parto (Figura 34.12).
- **Biomecânica da postura:** na postura sentada, o peso é distribuído em direção à sínfise púbica e às tuberosidades isquiáticas. Essas forças direcionam o sacro distal e anteriormente entre os ilíacos (ou os ilíacos direcionados proximal e posteriormente sobre o sacro), o que favorece a nutação.
- **Benefícios:** favorece o efeito da gravidade. Quando utilizada com a bola suíça, possibilita maior mobilidade pélvica.
- **Indicações:** quando não há progressão no trabalho de parto no primeiro período e no período expulsivo.
- **Limitações para uso:** intensas dores lombares e pélvicas com alteração do batimento cardíaco fetal.

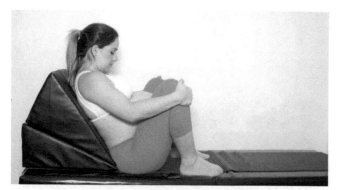

Figura 34.11 Postura semissentada.

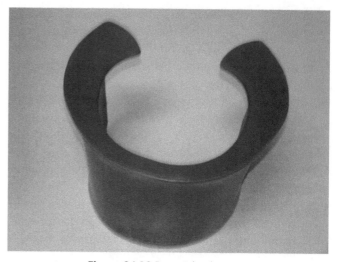

Figura 34.12 Banquinho de parto.

Postura sentada com inclinação anterior do tronco

- **Descrição:** posição sentada com flexão anterior do tronco e apoio de membros inferiores e superiores.
- **Biomecânica da postura:** essa posição alonga a musculatura paravertebral e, em razão do posicionamento de flexão dos quadris, favorece o movimento de anteversão.
- **Benefícios:** facilita o trabalho de contratilidade uterina, alivia dores lombares, possibilita melhor acesso às intervenções analgésicas na região da coluna (massagem, compressas, TENS), facilita o movimento de anteversão e, consequentemente, contranutação, aumentando o estreito superior da pelve, e melhora o posicionamento fetal em relação ao canal de parto.
- **Indicações:** no final do primeiro período do parto, na fase de transição, em contrações irregulares, espaçadas ou muito dolorosas, quando outras posturas adotadas desaceleraram a progressão do trabalho de parto e em casos de intensa dor lombar.
- **Limitações para uso:** insatisfação materna em assumir a postura e em período expulsivo.

Postura bípede ou de joelhos com inclinação anterior do tronco

- **Descrição:** posição ortostática ou de joelhos com flexão anterior do tronco e apoio de membros superiores.
- **Biomecânica da postura:** a postura de pé limita o movimento de retroversão pélvica sobre o fêmur devido à tensão no ligamento iliofemoral anterior. Para esse movimento, é necessária a flexão dos joelhos. Na flexão do quadril, todos os seus ligamentos se afrouxam (iliofemoral, pubofemoral e isquiofemoral), enquanto se tensionam na extensão. No início

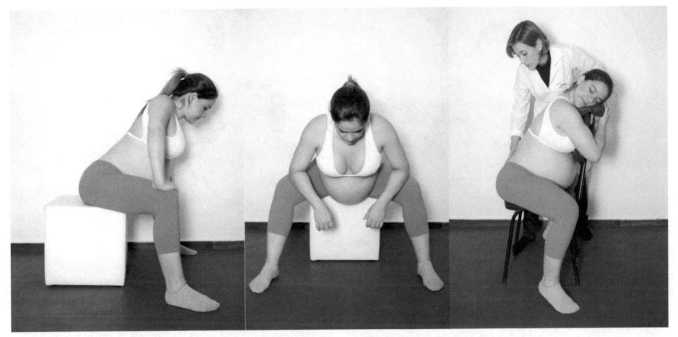

Figura 34.13 Postura sentada com inclinação anterior do tronco.

do movimento de flexão anterior do tronco sobre os quadris, o sacro fica em posição de nutação em relação aos ilíacos[64]. Na posição de joelhos, há o relaxamento da musculatura isquiotibial, o que favorece os movimentos pélvicos.

- **Benefícios:** promove os mesmos benefícios da postura sentada com inclinação anterior do tronco. Adicionalmente, proporciona maior liberdade para uso de movimentos pélvicos, facilitando a rotação da apresentação fetal e, em razão da diminuição da pressão do feto na região lombossacra, diminui de maneira mais eficaz o incômodo nessa região. Além disso, pode ser adotada nos casos em que há dilatação completa com ausência de puxo espontâneo (veja o Capítulo 38).

- **Indicações:** ausência de puxo espontâneo e promoção de maior mobilidade materna na fase inicial do período expulsivo, na presença de contrações de baixa intensidade e ineficazes. Em caso de uso de banheiras, a postura de joelhos pode ser uma opção viável para adequação ao espaço disponível.

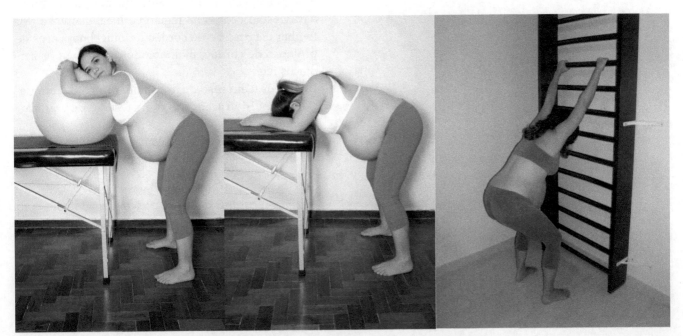

Figura 34.14 Postura bípede com inclinação anterior do tronco.

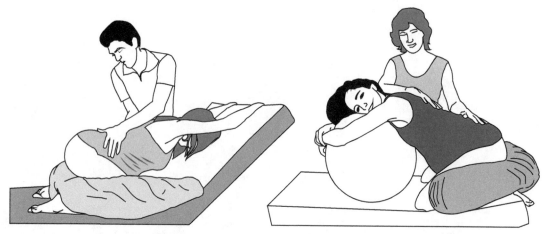

Figura 34.15 Postura de joelhos sentada em um apoio e inclinada para frente.

- **Limitações para uso:** na fase final do período expulsivo, quando houver fadiga materna e desacelerações da frequência cardíaca fetal. Problemas ortopédicos envolvendo a articulação do joelho constituem uma contraindicação para a opção dos joelhos.

Também pode ser utilizada uma variação de joelhos sentada em um apoio e inclinada para frente, apoiada na cama elevada ou na bola suíça (Figura 34.15).

Ainda na postura de pé, podem ser realizadas inclinações laterais do tronco sobre a pelve (Figura 34.16). Esse movimento proporciona abdução da coxofemoral do lado da inclinação e adução da coxofemoral do lado oposto. Em consequência, há uma torção discreta da pelve:

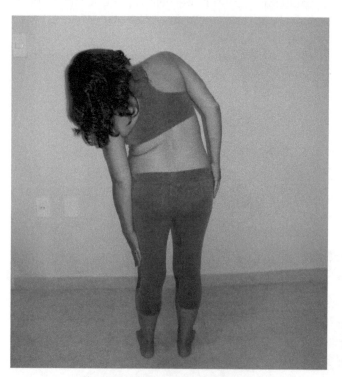

Figura 34.16 Flexão lateral de tronco.

o ilíaco do lado oposto à inclinação roda posteriormente em relação ao outro ilíaco e o sacro roda no sentido oposto. Esse movimento oferece outra possibilidade de ajuste dessas articulações durante a descida do feto[64].

Postura de quatro apoios (Figura 34.17)

- **Descrição:** posição com apoio dos quatro membros.
- **Biomecânica da postura:** na posição de quatro apoios com suporte ou modificada, há a possibilidade de abdução e flexão da coxofemoral com maior encaixe da cabeça femoral no espaço acetabular, favorecendo o relaxamento do assoalho pélvico. Como os joelhos se encontram flexionados, é favorecida a mobilidade das articulações pélvicas.
- **Benefícios:** desacelera a descida fetal, possibilita melhor percepção da movimentação pélvica, diminui a congestão venosa na região perineal e alivia a dor lombar e a pressão no cordão umbilical nos casos de prolapso de cordão, melhorando os batimentos cardíacos fetais.
- **Indicações:** em caso de dor lombar intensa e em período expulsivo acelerado com presença de bradicardia fetal.
- **Limitações para uso:** problemas ortopédicos envolvendo mãos e joelhos, em gestantes com sobrepeso e nos casos de fadiga materna.

Todas as posturas descritas podem ser adotadas com diversas variações e/ou adaptações, com o uso de bolas, apoios, almofadas e travesseiros, devendo ser sempre desencorajadas caso aumentem o desconforto ou dor materna, interfiram na progressão do trabalho de parto ou apresentem quaisquer efeitos adversos para o feto. A participação da mulher na escolha e adoção das posturas é imprescindível, sendo considerada uma maneira de resgatá-la para atuar ativamente na condução do parto.

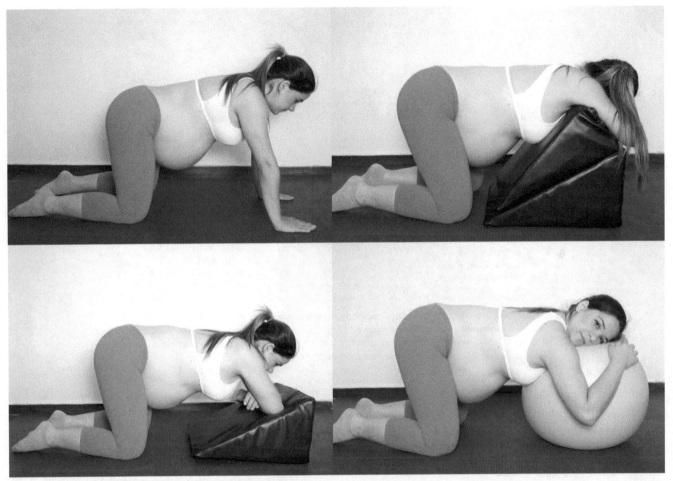

Figura 34.17 Postura de quatro apoios.

VARIEDADE DE POSIÇÃO OCCÍPITO POSTERIOR

A maioria dos fetos se insinua na pelve na posição occípito anterior e realiza mais rapidamente sua rotação em direção ao púbis. No entanto, 20% a 32% dos fetos iniciam sua entrada pélvica na variedade de posição occípito posterior e persistem nessa posição, o que dificulta sua rotação na direção anterior ou exige uma intervenção[108,109]. Essa posição está associada a períodos de parto mais prolongados, aumento do uso de ocitocina, maior incidência de partos instrumentais e cesarianas, maior laceração perineal de terceiro e quarto graus e perda sanguínea superior a 500mL[111-114]. Além disso, a morbidade neonatal também é aumentada com os fetos nessa posição, com valores alterados da gasimetria do cordão umbilical, menores índices de Apgar e maior admissão em UTI[115,116]. A literatura mostra que a posição occípito posterior persiste em 21,5% dos fetos quando diagnosticada dilatação entre 3 e 5cm, comparados a 43,8%, quando diagnosticada dilatação de 10cm[117].

Diante dessas consequências, a detecção da presença dessa variedade de posição durante o parto sempre desperta maior atenção, pois remete a trabalhos de partos mais laboriosos. Portanto, todas as estratégias posturais e de movimentos são utilizadas para promover a rotação de maneira mais eficiente e evitar condutas invasivas.

A presença de dor lombar persistente entre as contrações tem sido considerada clinicamente um sinal da presença de postura occípito posterior[118]. No entanto, não há evidência dessa associação na literatura. Ao avaliar a associação entre a dor lombar e a posição fetal por meio de ultrassonografia, um estudo não encontrou diferença entre presença de dor lombar e feto em occípito posterior[119]. Desse modo, não se deve assumir que a ausência de dor lombar implique a posição fetal em occípito anterior, principalmente com progressão de parto lento.

Nessas situações estão contraindicadas as posições de cócoras, semideitada e supina[93,118], sendo estimuladas as posições que promovam aumento da mobilidade das articulações pélvicas e, algumas vezes, posturas que eliminem a gravidade com o objetivo de diminuir a pressão fetal de encaixe na pelve e permitir melhor negociação entre a cabeça fetal e o espaço pélvico (Figura 34.18)[91,93,118].

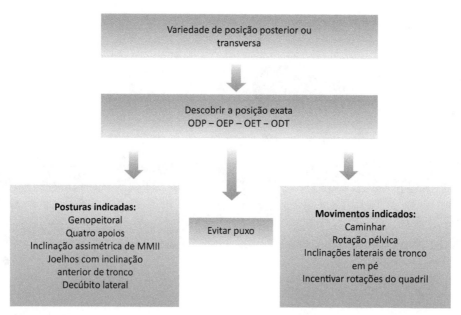

Figura 34.18 Posturas e movimentos que podem ser adotados nos casos de apresentação fetal cefálica na variedade de posição posterior ou transversa para facilitar a rotação da cabeça fetal. (*MMII*: membros inferiores; *ODP*: occípito direita posterior; *ODT*: occípito direita transversa; *OEP*: occípito esquerda posterior; *OET*: occípito esquerda transversa.)

Como mencionado previamente, a evidência demonstra efeito imediato da postura de quatro apoios na posição fetal e diminuição da dor lombar.

CONSIDERAÇÕES FINAIS

Entender a complexidade do parto em todas as suas dimensões e nos vários espectros do conhecimento facilita não só a indicação das posturas e movimentos, mas subsidia a tradução do conhecimento com base na evidência para respaldar o respeito às escolhas, valores e preferências da mulher como autora desse processo.

Referências

1. Wittman AB, Wall LL. The evolutionary origins of obstructed labor: Bipedalism, encephalization and the human obstetric dilemma. Obstet Gynecol Sur 2007; 62(11):739-48.
2. Buck S. The evolutionary history of the modern birth mechanism: Looking at skeletal and cultural adaptations. Totem: Univ Western Ontario J Anthropol 2011; 19, Iss1, Art 7.
3. Washburn S. Tools and human evolution. Sci Am1960; 203:3-15.
4. Walrath D. Rethinking pelvic typologies and the human birth mechanism. Curr Anthropol 2003; 44(1):5-31.
5. Rosenberg K, Trevathan WR. Bipedalism and human birth: The obstetrical dilemma revisited. Evol Anthr: issues, new and reviews, 1995; 4(5):161-8.
6. Ward C. Interpreting the posture and locomotion of Australopithecus afarensis: Where do we stand? Yearb Phys Anthropol 2002; 45:185-215.
7. Whitcome KK, Shapiro LJ, Lieberman DE. Fetal load and the evolution of lumbar lordosis in bipedal hominis. Nature 2007; 450(7172):1075-8.

8. Lieberman DE, Raichlen DA, Pontzer H, Bramble DM, Cutright-Smith E. The human gluteus maximus and its role in running. J Exp Biol 2006; 209(Pt 11):2143-55.
9. Rosenberg K. The evolution of modern human childbirth. Am J Phys Anthropol 1992; 35:89-124.
10. Weiner S, Monge J, Mann A. Bipedalism and parturition: An evolutionary imperative for cesarean delivery? Clin Perinatol 2008; 35(3):469-78.
11. Rosenberg KR, Trevathan WR. The evolution of human birth. Sci Am 2001; 285(5):72-7.
12. Trevathan W. Fetal emergence patterns in evolutionary perspective. Am Anthropolog1988; 90(3):674-81.
13. LaVelle M. Natural selection and development sexual variation in the human pelvis. Am J Phys Anthropol1995; 98:59-72.
14. Rosemberg K, Trevathan W. Birth, obstetrics and human evolution. BJOG 2002; 109(11):1199-206.
15. Neme B. Obstetrícia básica. 3. ed. São Paulo: Sarvier 2005; v.1, 1510 p.
16. Cunningham F, Leveno K, Bloom S. Williams obstetrics. 23. ed. McGraw-Hill Professional 2009. 1404p.
17. Chaves Netto H, Moreira de Sá RA. Obstetrícia básica. 2. ed. São Paulo: Atheneu, 2007.
18. Resende J, Montenegro CAB. Obstetrícia fundamental. 12. ed. Rio de Janeiro: Guanabara Koogan, 2011.
19. Zielgel EE, Cranley MS. Enfermagem obstétrica. 8. ed. Rio de Janeiro: Panamericana,1985. 696p.
20. Friedman EA. Evolution of graphic analysis of labor. Am J Obstet Gynecol 1978; 132(7):824-7.
21. Steer P, Flint C. ABC of labour care. Physiology and management of normal labour. BMJ 1999; 318(7186):793-6
22. Howard RH. Delivery in the physiologic position. Obstet Gynecol 1958; 11(3):318-22.
23. Balaskas J. Parto ativo. Guia prático para o parto natural. 2 ed. São Paulo: Ground, 1993.
24. Naroll F, Naroll R, Howard FH. Position of women in childbirth. Am J Obstet Gynecol 1961; 82:943-54.
25. Êxodo 1.16. In: A Bíblia Sagrada. A tradução . São Paulo: 1988.

26. Bancroft-Livingstom GL. De La Vallière and the birth of the man-midwife. J Obstet Gynaecol Br Commonw 1956; 63:261-7.

27. Longo LD. Classic pages in obstetrics and gynecology. François Mauriceau. Am J Obstet Gynecol 1979; 133:455-6.

28. Lieberman JJ. Childbirth practices: From darkness to light. JOGN Nurs 1976; 5(3):41-5.

29. Householder MS. A historical perspective of the obstetric chair. Surg Gynecol Obstet 1974; 139:423-30.

30. Dossiê Humanização do Parto/Rede Nacional Feminista de Saúde, Direitos Sexuais e Direitos Reprodutivos. Humanização do Parto. São Paulo, 2002. 40p.

31. Canella P. A medicalização do nascimento. Femina 1992; 20(2):160-1.

32. Vieira EM. A medicalização do corpo feminino. Rio de Janeiro: Fiocruz, 2002.

33. Progianti JM, Barreira IA. A obstetrícia, do saber feminino à medicalização: da época medieval ao século XX. R Enferm UERJ 2001; 9:91-7.

34. Osawa RH, Mamede MV. A assistência ao parto ontem e hoje: A representação social do parto. J Bras Ginecol 1995; 105(1):3-9.

35. Hanson L. Second stage positioning in nurse-midwifery practices. Part I: position use and preferences. J Nurse-Midwifery 1998; 43(5):320-5.

36. Russell JG. Moulding of the pelvic outlet. J Obstet Gynaecol Br Commonw 1969; 76:817-20.

37. Ang CK, Tan TH, Walters WAW, Wood C. Postural influence on maternal capillary oxygen and carbon dioxide tension. Br Med J 1969; 4:201-3.

38. Scott DB, Kerr MG. Inferior vena cava pressure in late pregnancy. J Obstet Gynaecol Br Commonw 1963; 70(6):1044-9.

39. Humphrey M, Hounslow D, Morgan S, Wood C. A decrease in fetal pH during the second sage of labour when conducted in the dorsal position. J Obstet Gynaecol Br Comm 1974; 81:600-2.

40. Caldeyro-Barcia R, Noriega-Guerra L, Cibils LA et al. Effect of position changes on the intensity and frequency of uterine contractions during labor. Am J Obstet Gynecol 1960; 80:284-90.

41. Flynn AM, Kelly J, Hollins G, Lynch PF. Ambulation in labour. Br Med J 1978; 2(6137):591-3.

42. Caldeyro-Barcia R. The influence of maternal position on time of spontaneous rupture of the membranes, progress on labour and foetal head compression. Birth Fam 1979; 6(1)7-15.

43. Lui YC. Effects of an upright position during labour. Am J Nurs 1974; 74(12):2202-5.

44. Mitie IN. The influence of maternal position on duration of the active phase of labour. Int J Gynaecol Obstet 1974; 12:181-3.

45. OMS. Assistência ao parto normal: Um guia prático. Genebra: Organização Mundial de Saúde, 1996.

46. Brasil. Ministério da Saúde. Secretaria de Políticas de saúde. Área Técnica de Saúde da Mulher. Parto, aborto e puerpério: Assistência humanizada à mulher. Brasília: Ministério da Saúde, 2003.

47. Lawrence A, Lewis L, Hofmeyr GJ, Styles C. Maternal positions and mobility during first stage labour. Cochrane Database Syst Rev 2013; 10:CD003934.

48. Souza JP, Miquelutti MA, Cecatti JG, Makuch MY. Maternal position during the first stage of labor: A systematic review. Reprod Health 2006; 3:10.

49. Roberts CL, Algert CS, Olive E. Impact of first-stage ambulation on mode of delivery among women with epidural analgesia. Austr and New Zeal J Obstet Gynaecol 2004; 44(6):489-94.

50. Gupta JK, Sood A, Hofmeyr GJ, Vogel JP. Position in the second stage of labour for women without epidural anaesthesia. Cochrane Database Syst Rev 2017; (5).

51. Roberts CL, Algert CS, Cameron CA, Torvaldsen S. A meta-analysis of upright positions in the second stage to reduce instrumental deliveries in women with epidural analgesia. Acta Obstet Gynecol Scand 2005; 84(8):794-8.

52. Walker KF, Kibuka M, Thornton JG, Jones NW. Maternal position in the second stage of labour for women with epidural anaesthesia. Cochrane Database System Rev 2018; (11):CD008070.

53. Hunter S, Hofmeyr GJ, Kulier R. Hands and knees posture in late pregnancy or labour for fetal malposition (lateral or posterior). Cochrane Database System Rev 2007; (4).

54. Barrowclough JA, Lin L, Kool B, Hofmeyr GJ, Crowther CA. Maternal postures for fetal malposition in labour for improving the health of mothers and their infants. Cochrane Database System Rev 2022; (8):CD014615.

55. Levy A, weingarten S, Ali A, Quist-Nelson J, Berghella V. Hands-and-knees posturing and fetal occiput anterior position: A systematic review and meta-analysis. Am J Obstet Gynecol MFM 2021; 3(4):100346.

56. Lee N, Munro V, Oliver K, Flynn J. Maternal positioning with flexed thighs to correct foetal occipito-posterior position in labour: A systematic review and meta-analysis. Midwifery 2021; 99:103008.

57. Dokmak F, Michalek IM, Boulvain M, Desseauve D. Squatting position in the second stage of labor: A systematic review and meta-analysis. Eur J Obstet Gynecol Reprod Biol 2020; 254:147-52.

58. Shorey S, Chan V, Lalor JG. Perceptions of women and partners on labor and birth positions: A meta-synthesis. Birth 2022; 49(1):19-29.

59. Humphrey M, Hounslow D, Morgan S, Wood C. The influence of maternal posture at birth on the fetus. J Obstet Gynaecol Br Comm 1973; 80:1075-80.

60. Ueland K, Gills RE, Hansen JM. Maternal cardiovascular dynamics. Am J Obstet Gynec 1968; 100:42.

61. Fraser WD, Sokol R. Amniotomy and maternal position in labour. Clin Obstet Gynecol 1992; 35(3):535-45.

62. Holland RL, Smith DA. Management of the second stage of labour: A review (Part II). South Dakota J Medicine 1989; 42(6):5-8.

63. WHO Recommendations: Intrapartum care for a positive childbirth experience. Geneva: World Health Organization, 2018. License: CC BY-NCSA 3.0 IGO.

64. Kapandji AI. Fisiologia articular – Vol. 3 – Esquemas comentados de mecânica humana. 6.ed. Guanabara Koogan, 2009. 346p.

65. Melzack R, Wall P. Pain mechanisms: A new theory. Science 1965; 150:971-9.

66. Merton PA. The silent period in a muscle of the human hand. J Physiol 1951; 114(1-2):183-98.

67. Carriere B. The Swiss ball: Theory, basic exercises and clinical application. New York: Springer, 1998.

68. Perez P. Birth ball: Use of physical therapy balls in maternity care. Cutting Edge Press Johnson, 2000.

69. Gau M, Chang CY, Tian SH, Lin KC. Effects of birth ball exercise on pain and self-efficacy during childbirth: A randomized controlled trial in Taiwan. Midwifery 2011; 27:e293-e300.

70. Taavoni S, Abdolahian S, Haghani H, Neysani L. Effect of birth ball usage on pain in the active phase of labor: A randomized controlled trial. J Midwifery Women's Health 2011; 56(2):137-40.

71. Makvandi S, Roudsari RL, Sadeghi R, Karimi L. Effect of birth ball on labor pain relief: A systematic review and meta-analysis. J Obstet Gynaecol Res 2015; 41:1679-86.

72. Delgado A, Maia T, Melo RS, Lemos A. Birth ball use for women in labor: A systematic review and meta-analysis. Complement Ther Clin Pract 2019; 35:92-101.

73. Grenvik JM, Rosenthal E, Wey S et al. Birthing ball for reducing labor pain: A systematic review and meta-analysis of randomized controlled trials. J Matern Fetal Neonatal Med 2022; 35(25):5184-93.

74. Delgado A, Amorim MM, Oliveira AAP et al. Active pelvic movements on a Swiss ball reduced labour duration, pain, fatigue and anxiety in parturient women: A randomised trial. J Physiother 2024; 70(1):25-32.

75. Tussey CM, Botsios E, Gerkin RD, Kelly LA, Gamez J, Mensik J. Reducing length of labor and cesarean surgery rate using a peanut

ball for women laboring with an epidural. J Perinat Educ 2015; 24(1):16-24.

76. Delgado A, Katz L, Melo RS, Amorim M, Lemos A. Effectiveness of the peanut ball use for women with epidural analgesia in labour: A systematic review and meta-analysis. J Obstet Gynaecol 2022; 42(5):726-33.

77. Fraga CDS, Araújo RC, Sá L, Bertoldo AJS, Pitangui ACR. Use of a peanut ball, positioning and pelvic mobility in parturient women shortens labour and improves maternal satisfaction with childbirth: A randomised trial. J Physiother 2024; 70(2):134-41.

78. Watkins SS. Get on the ball – the "birth ball" that is! Intern J Childbirth Educ 2001; 16:17-9.

79. Perez P. Teaching tip – the birth ball. Genesis 2001. N.5-5.

80. Kitzinger S. The complete book of pregnancy and childbirth. New York: Knopf, 2004. 447p.

81. Bear MF, Connors BW, Paradiso MA. Neurociências desvendando o sistema nervosa. 2. ed. Porto Alegre: Artmed, 2002. 855p.

82. Lundy-Ekman L. Neurociência – fundamentos para a reabilitação. 2. ed. Rio de Janeiro: Elsevier, 2004. 477p.

83. Lee D, Hodges P. The pelvic girdle. An approach to the examination and treatment of the lumbopelvic hip region. 3 ed. Churchill Livingstone, 2004. 267p.

84. Calais-Germain B. O períneo feminino e o parto. Elementos de anatomia e exercícios práticos. São Paulo: Manole, 2005. 158p.

85. Smith LK, Weiss EL, Lehmkuhl LD. Cinesiologia clínica de Brunnstrom. 5. ed. São Paulo: Manole, 1997. 538p.

86. Sacco ICN, Tanaka C. Cinesiologia e biomecânica dos complexos articulares. Fisioterapia: teoria e prática clínica. Rio de Janeiro: Guanabara Koogan, 2008. 391p.

87. Hamill J, Knutzen KM. Bases biomecânicas do movimento humano. São Paulo: Manole, 1999. 532p.

88. Lippert LS. Cinesiologia clínica para fisioterapeutas. 3. ed. Rio de Janeiro: Guanabara Koogan, 2003. 272p.

89. Calais-Germain B, Parés NV. A pelve feminina e o parto: Compreendendo a importância do movimento pélvico durante o trabalho de parto. São Paulo: Manole, 2013.

90. Priddis H, Dahlen H, Schmied V. What are the facilitators, inhibitors, and implications of birth positioning? A review of the literature. Women Birth 2012; 25(3):100-6.

91. Guittier MJ, Othenin-Girard V. Correction des varieties occipito-postérieures durant la phase de dilatation de l'accouchement: intérêt des postures maternelles. Gynécol Obstét Fertil 2011; 40:255-60.

92. Sutton J, Scott P. Understanding and teaching optimal fetal position. Tauranga, New Zealand: Birth Conceptz NZ, 1995.

93. Simkin P, Ancheta R. The labor progress handbook: Early interventions to prevent and treat dystocia. 2. ed. Oxford: Wiley-Blackwell, 2005.

94. Andrews C, Andrews E. Nursing, maternal postures and fetal position. Nurs Res 1983; 32(6):336-41.

95. Ridley RT. Diagnosis and intervention for occiput posterior malposition. JOGNN 2006; 36:135-43.

96. Kariminia A, Chamberlain ME, Keogh J, Shea A. Randomised controlled trial of effect of hands and knees posturing on incidence of occiput posterior position at birth. BMJ 2004; 328(7438):490.

97. El Halta V. Posterior labor: A pain in the back. Midwif Today 1995; 36:19-21.

98. Fenwick L, Simkin P. Maternal positioning to treat dystocia. Clin Obstet Gynecol 1987; 30:83-9.

99. Smeltzer JS. Prevention and management of shoulder dystocia. Clin Obstet Gynecol 1986; 29(2):299-308.

100. Odent M. Preventing shoulder dystocia. Midwifery Today Int Midwife 2012; (103):14-68.

101. Sabatino H, Salinas M, Marques MLN, Fragnito HL. Análise quantitativa de pressões intravaginais em gestantes normais. RBGO 1995; 95(17):819-34.

102. Molina FJ. Pain in the first stage of labor: Relationship with the patients position. J Pain Sympt Manag 1997; 13(2):98-103.

103. Sturesson B, Uden A, Vleeming A. A radiosteriometric analysis of movements of the sacroiliac joints during the standing hip flexion test. Spine (Phila Pa 1976) 2000; 25(3):364-8.

104. Russell JGB. The rationale of primitive delivery positions. Br J Obstet Gynecol 1982; 89:712-5.

105. Guptka JK, Glanville JN, Johnson N, Lilford RJ, Dunham RJ, Watters JK. The effects of squatting on pelvic dimensions. Eur J Obstet Gynecol Reprod Biol 1991; 42:19-22.

106. Michel SCA, Rake A, Treiber K et al. MR obstetric pelvimetry Effect of birthing position on pelvic bony dimensions. AJR Am J Roentgenol 2002; 179(4):1063-7.

107. Ueland K, Metcalfe J. Circulatory changes in pregnancy. Clin Obstet Gynecol 1975; 46:362-4.

108. Gardberg M, Laakkonen E, Salevaara M. Intrapartum sonography and persistent occiput posterior position: A study of 408 deliveries. Obstet Gynecol 1998; 91:746-9.

109. Sizer A, Nirmal D. Occipitoposterior positions: Associated factors and obstetric outcome in nulliparas. Obstet Gynecol 2000; 96:749-52.

110. De la Torre L, Gonzalez-Quintero VH, Mayor-Lynn K et al. Significance of accidental extensions in the lower uterine segment during cesarean delivery. Am J Obstet Gynecol 2006; 194(5):e4-6.

111. Benavides L, Wu JM, Hundlley AF, Ivester TS, Visco AG. The impact of occiput posterior fetal head position on the risk of anal sphincter injury in forceps-assisted vaginal deliveries. Am J Obstet Gynecol 2005; 192:1702-6.

112. Damron DP, Capeless EL. Operative vaginal delivery: A comparison of forceps and vacuum for success rate and risk of rectal sphincter injury. Am J Obstet Gynecol 2004; 191:907-10.

113. Senecal J, Xiong X, Fraser WD. Effect of fetal position on second-stage duration and labor outcome. Obstet Gynecol 2005; 105:763-72.

114. Stremler R, Hodnett E, Petryshen P, Stevens B, Weston J, Willan A. Randomized controlled trial of hands and knees positioning for occipitoposterior position in labor. Birth 2005; 32:243-51.

115. Ponkey SE, Cohen AP, Heffner LJ, Lieberman E. Persistent fetal occiput posterior position: Obstetric outcomes. Obstet Gynecol 2003; 101:915-20.

116. Cheng YW, Shaffer BL, Caughey AB. The association between persistent occiput posterior position & neonatal outcomes. Obstet Gynecol 2006; 107:837-44.

117. Akmal S, Tsoi E, Howard R, Osei E, Nicolaides KH. Investigation of occiput posterior delivery by intrapartum sonography. Ultrasound Obstet Gynecol 2004; 24:425-8.

118. Simkin P. The fetal occiput posterior position: State of the science and a new perspective. Birth 2010; 37:61-71.

119. Lieberman E, Davidson K, Lee-Parritz A, Shearer E. Changes in fetal position during labor and their association with epidural analgesia. Obstet Gynecol 20005; 105(5 part 1):974-82.

Fadiga e Ansiedade Materna durante o Trabalho de Parto e Satisfação Materna com o Parto

Alexandre Delgado ▪ Andrea Lemos

INTRODUÇÃO

A elaboração de instrumentos que avaliam o estado de saúde do indivíduo vem aumentando nas últimas décadas, os quais constituem ferramentas importantes não só para a pesquisa, mas também para a prática clínica. No entanto, esses instrumentos precisam ser validados para que se tornem confiáveis. As análises das propriedades de medida de um instrumento é imprescindível para a confiança no questionário escolhido para a tomada de decisão clínica.

Durante o trabalho de parto, alguns sintomas são decorrentes das interações hormonais, clínicas e mecânicas, além dos aspectos sociais, culturais e psicológicos, como é o caso da fadiga e da ansiedade materna. Por isso, devem ser avaliados com instrumentos adaptados e validados para esse contexto. Uma vez identificados esses sintomas, devem ser oferecidos recursos que possam reduzir ou eliminar seus efeitos, pois eles afetam negativamente a experiência da mulher com seu trabalho de parto.

O uso de instrumentos e questionários de avaliação no trabalho de parto é fundamental para que a equipe de saúde saiba avaliar de maneira assertiva o estado geral de saúde da gestante, bem como se o recurso utilizado na tomada de decisão está sendo efetivo e, assim, contribuir para uma boa assistência ao trabalho de parto com base em evidências.

FADIGA MATERNA DURANTE O PARTO

No trabalho de parto, a fadiga materna é considerada um sintoma muito comum, associado ao estado geral da parturiente, além da dimensão física, psicológica e emocional, e seu aumento pode contribuir negativamente tanto para os desfechos maternos como neonatais[1-4].

A fadiga também tem sido usualmente aceita como parte da experiência da parturiente durante o trabalho de parto[1]. Sua percepção é elevada por consequência das contrações uterinas intensificadas, das cãibras nos membros inferiores e das doenças preexistentes, além do uso excessivo de ocitocina sintética e exercícios sem supervisão durante o parto[5]. A falta de fornecimento de energia por meio da alimentação e fatores psicológicos e situacionais também contribuem para aumento da percepção da fadiga materna nesse momento[6].

Entre as alterações psicológicas que contribuem para o surgimento da fadiga materna durante a parturição destacam-se o estado de ansiedade, a falta de motivação e a não participação da gestante em seu processo de parturição[1,3,6]. Além desses fatores, o aumento da intensidade da dor percebida pela gestante também tem apresentado associação com a fadiga materna[7]. Em relação aos fatores situacionais que contribuem para o aumento da percepção de fadiga materna, destacam-se os ambientais (local do trabalho de parto, presença ou não de acompanhante de preferência, cuidados prestados pelos profissionais de saúde, estilo de vida e privação de sono) e as características individuais (conhecimento/preparação para o parto)[8].

A parturiente pode vivenciar diversos níveis de fadiga materna durante o processo de parturição, a qual é mais intensa nas primíparas do que nas multíparas. A fadiga materna aumenta com a progressão do trabalho de parto, e por isso é considerada um sintoma acumulativo. O segundo estágio do parto é o momento mais fatigante e cansativo para a parturiente, tanto física como mentalmente, e por esse motivo o fisioterapeuta necessita reduzir a progressão da intensidade da fadiga materna, principalmente no primeiro período do trabalho de parto[3,9,10].

A fadiga durante o segundo período do trabalho de parto pode afetar negativamente a tolerância à dor e a eficácia dos puxos, diminuindo a satisfação materna. Como consequência, as mulheres mais cansadas solicitam mais precocemente a cesariana[11]. Além disso, fatores relacionados às contrações uterinas intensificadas e prolongadas poderiam ser o motivo do aumento da fadiga materna nessa fase[12].

Orientar a cinesioterapia baseada na biomecânica pélvica de modo racional e respeitando os sinais e sintomas da parturiente, evitar o puxo dirigido e descansar entre as contrações diminuem o nível de fadiga no trabalho de parto. Essas práticas podem favorecer, também, a redução de partos instrumentais e aumentar a satisfação materna com a experiência do trabalho de parto[13].

O fisioterapeuta precisa saber avaliar a parturiente, pois cerca de um terço das gestantes exibe alta intensidade de fadiga logo no início da fase ativa do trabalho de parto, o que ocasiona mudanças no padrão das contrações uterinas[10]. O tempo de retorno de uma contração, de seu pico até a linha de base (queda), aumenta com o aumento da intensidade da fadiga[14].

Um estudo que avaliou a intensidade da fadiga materna de parturientes de baixo risco, por meio da Escala Visual Analógica (EVA) e dos níveis de lactato na admissão hospitalar, encontrou alta prevalência de parturientes com níveis elevados de percepção da fadiga na fase ativa do trabalho de parto[6]. Observou-se também que, após o nascimento, os níveis de fadiga das parturientes de alta intensidade mantiveram-se elevados. Houve registro da associação entre parturientes com alta intensidade de fadiga, maior concentração de lactato na admissão e maior percepção de ansiedade materna.

Existe associação entre fadiga, dor e ansiedade materna. Um estudo que avaliou parturientes com e sem analgesia farmacológica detectou a associação desses três sintomas durante o trabalho de parto. Gestantes com percepção intensa de fadiga no parto apresentam alta intensidade de dor e ansiedade independentemente do uso de analgesia farmacológica[10,15].

Com base no exposto, é necessária uma boa avaliação da fadiga materna durante o trabalho de parto para que não só o fisioterapeuta, mas toda a equipe de saúde possa oferecer, de maneira assertiva e racional, recursos para melhorar essa sensação[10].

Atualmente, existe no Brasil um único instrumento desenvolvido e validado para avaliar a percepção materna de fadiga durante o trabalho de parto: o *Maternal perception of Childbirth Fatigue Questionnaire* (MCFQ [veja o Anexo 1])[16]. Esse instrumento de avaliação da fadiga materna passou por várias fases metodológicas até sua construção e avaliação de suas propriedades de medida.

A elaboração do MCFQ teve início com o desenvolvimento de um mapa conceitual para definição do real conceito e significado da expressão *fadiga materna*. A fadiga materna foi descrita como um sintoma durante o trabalho de parto que se baseia na percepção do estado geral de saúde, associada às dimensões física, emocional e psicológica (Figura 35.1). O mapa conceitual foi criado a partir de pesquisa bibliográfica e entrevistas semi-estruturadas com profissionais de saúde (médicos, enfermeiros, fisioterapeutas e psicólogos) e com puérperas que vivenciaram o trabalho de parto[16].

O instrumento foi validado e apresenta propriedades de medidas adequadas[16]. O MCFQ tem boa validação de face e conteúdo, ou seja, seus itens e questões são de fácil entendimento pelas gestantes que estão em trabalho de parto. Além disso, apresenta boa consistência interna (alfa de Cronbach = 0,84), ou seja, os itens do instrumento estão correlacionados entre si. O instrumento foi

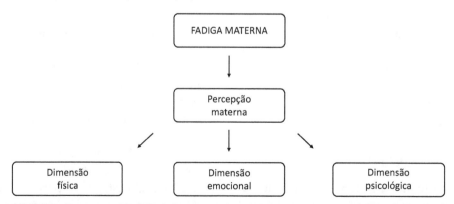

Figura 35.1 Mapa conceitual da fadiga materna no trabalho de parto do *Maternal perception of Childbirth Fatigue Questionnaire* (MCFQ).

considerado multifatorial, apresentando itens relacionados a três fatores com dimensões diferentes: fadigas física, emocional e psicológica[16].

O MCFQ é composto por 15 itens, nove deles associados à fadiga física, e por conteúdo semântico que expressa cansaço físico, cansaço extremo ou exaustão. Três itens refletem os conteúdos de fadiga psicológica com sentimentos de medo e déficit de concentração/atenção. Por fim, três itens estão associados a conteúdos de fadiga emocional com sentimentos de incapacidade, angústia e irritação[16].

O instrumento se caracteriza por adequada responsividade, ou seja, é capaz de detectar mudança de fadiga durante o trabalho de parto quando a parturiente recebe alguma intervenção ou tem uma autopercepção de mudança da fadiga. A mínima diferença importante para promover benefício é uma redução de 7 pontos da soma final dos itens do MCFQ. Em outras palavras, para que a parturiente perceba melhora da fadiga materna é necessário que a intervenção fisioterapêutica reduza, no mínimo, 7 pontos para a efetividade clínica[17].

O instrumento pode ser aplicado somente em formato de entrevista e no primeiro período do trabalho de parto, quando a parturiente não estiver sentindo dor com as contrações uterinas. Se o fisioterapeuta precisar interromper a aplicação do questionário em razão de uma nova contração, a entrevista pode ser interrompida. Deve-se auxiliar a parturiente, oferecendo algum recurso fisioterapêutico para reduzir a dor, e logo em seguida é finalizada a entrevista. A duração média da aplicação do MCFQ é de 5 minutos[16].

Ao final da aplicação, são somados os pontos dos 15 itens respondidos pela parturiente. As opções de respostas incluem: nem um pouco (1 ponto); um pouco (2 pontos); mais ou menos (3 pontos); muito (4 pontos); e extremamente (5 pontos). A pontuação final pode variar entre 15 e 75 pontos. O questionário é categorizado no ponto de corte de 50 pontos; as pontuações abaixo de 50 são consideradas como baixa fadiga materna, enquanto as superiores são classificadas como fadiga materna elevada (veja o Anexo 1)[16].

ANSIEDADE MATERNA DURANTE O PARTO

O trabalho de parto é uma experiência significativa na vida das gestantes por representar o momento de transformação para o papel de mães. Esse momento está relacionado a uma série de reorganizações intrapsíquicas, familiares, sociais, socioeconômicas e profissionais. Por vivenciar a gestação em seu corpo, a mulher torna-se especialmente sensível e vulnerável do ponto de vista emocional, o que contribui para aumento da ansiedade[18,19].

A ansiedade pode ser compreendida como um fenômeno que, dependendo das circunstâncias ou de sua intensidade, pode ser útil ou tornar-se patológico, prejudicando o funcionamento psíquico e somático. Em níveis normais, trata-se de fenômeno fisiológico responsável pela adaptação do organismo às situações de perigo. No entanto, quando excessiva, em vez de contribuir para a adaptação, a ansiedade desencadeia a falência da capacidade adaptativa do indivíduo, impedindo a pessoa de agir de modo funcional e levando-a a apresentar características e sintomas psiquiátricos, como ataques de pânico e transtornos derivados de formas persistentes e difusas da ansiedade[20,21].

A ansiedade no trabalho de parto está diretamente relacionada com medos com a saúde e o bem-estar do feto/recém-nascido, a dor do parto e, frequentemente, a duração do parto e da internação hospitalar, que muitas vezes constitui a primeira experiência de hospitalização de muitas mulheres. Outro fator influente é a relação com o profissional de saúde desde a admissão à maternidade, bem como o medo de ser ignorada ou de não ser ouvida, compreendida ou respeitada[22,23].

Altos níveis de ansiedade podem aumentar o risco de várias consequências desfavoráveis para a saúde materna e fetal, contribuindo para o surgimento de problemas obstétricos e psiquiátricos. As mulheres com ansiedade durante o trabalho de parto apresentam diminuição da liberação de ocitocina e aumento do nível de adrenalina, tornando irregulares e ineficazes as contrações uterinas e aumentando a duração do trabalho de parto[24,25]. A ansiedade materna também reduz a liberação de endorfinas e, consequentemente, as mulheres percebem aumento na intensidade da dor. Com o aumento da ansiedade materna ocorre a estimulação do sistema simpático, o que eleva as taxas de hormônio adrenocorticotrófico, cortisol, adrenalina e noradrenalina. Esses hormônios podem diminuir o fluxo sanguíneo uterino, levando a uma acidose metabólica[26,27].

Todas essas alterações fisiológicas podem causar complicações fetais e obstétricas graves, como redução da oxigenação do feto devido à prevenção da circulação uteroplacentária, acidose metabólica fetal e hipóxia fetal. Além disso, também podem ter repercussões no período pós-parto, contribuindo para quadros de depressão, transtorno de estresse pós-traumático, disfunção sexual, apego inadequado entre a mãe e o recém-nascido e dificuldade no processo de amamentação[23,24,26].

Por essas razões, convém chamar a atenção do fisioterapeuta para a importância de saber avaliar esse sintoma durante o trabalho de parto. A ansiedade materna deve ser avaliada por meio de instrumento adequado a esse contexto e identificada precocemente, para que sejam implementadas medidas terapêuticas de alívio e diminuição dos quadros de ansiedade de maneira preventiva e assertiva[10,13].

O questionário mais apropriado para avaliação da ansiedade materna durante o trabalho de parto é a subescala estado do Inventário de Ansiedade Traço-Estado (IDATE)[28]. Esse instrumento foi originalmente desenvolvido por Spielberger e cols. em 1970, na Universidade de Vanderbilt, EUA, para investigação de fenômenos da ansiedade em adultos normais (sem perturbações de ordem psiquiátrica), mas também se mostrou útil para mensurar a ansiedade em diversos contextos, como em pacientes neuropsiquiátricos, cirúrgicos e clínica médica. Validado para a língua portuguesa, foi adaptado para a população brasileira em 1977[29].

Com base na concepção dualista de ansiedade proposta por Cattell & Sheier, os quais classificam a ansiedade segundo dois conceitos – traço e estado de ansiedade –, o IDATE é composto de duas escalas distintas de autorrelatório para medição dos dois conceitos. O traço de ansiedade apresenta diferenças individuais relativamente estáveis na tendência ao reagir, sendo menos sensível a mudanças decorrentes de situações ambientais e, assim, permanecendo relativamente constante. Já o estado de ansiedade é uma condição emocional transitória, constituída de sentimentos de tensão e apreensão, refletindo como a pessoa está se sentindo quando é percebida uma ameaça. Na escala original, cada conceito contém 20 itens, e o escore total varia de 20 a 80 pontos; as pontuações mais altas indicam níveis maiores de ansiedade[29,30].

A subescala estado do questionário IDATE foi analisada por Delgado e cols.[28] quanto à consistência interna e à validade do construto para o contexto do trabalho de parto, apresentando um alfa de Cronbach de 0,830 no fator 1 (presença de ansiedade) e 0,723 no fator 2 (ausência de ansiedade) dos itens do questionário.

Ao ser validada a subescala estado do IDATE para o trabalho de parto, constatou-se que, dos 20 itens da escala original, o item 4 ("eu me arrependo") foi eliminado por não apresentar carga representativa e não fazer parte do contexto do trabalho de parto. Com a remoção desse item, o instrumento passou a contar com 19 itens, com variação de 19 a 76 pontos na pontuação total[28].

Atualmente, a subescala estado do IDATE adaptada para o trabalho de parto foi avaliada em relação à responsividade e determinada a mínima diferença importante (MDI), além de uma nova avaliação da consistência interna e análise fatorial[31]. Quando os instrumentos em uso são escalas ou questionários, estes devem ser considerados sensíveis, confiáveis, válidos e, principalmente, responsivos[32].

A responsividade, também chamada sensibilidade para mudanças, consiste na habilidade do instrumento em medir pequenas modificações, mas clinicamente importantes, que o sujeito desenvolve em resposta a uma intervenção terapêutica efetiva[33,34], enquanto a MDI determina o nível mínimo de alteração que pode ser identificado por um instrumento[32].

Além da responsividade e da MDI, a avaliação da consistência interna por meio da análise fatorial é importante para o desenvolvimento e refinamento de um instrumento. Por meio dela é possível reduzir o número de variáveis iniciais de um instrumento com a menor perda de informação possível[35].

É necessária uma mudança de 5 pontos na pontuação da subescala estado do IDATE adaptada para mulheres em trabalho de parto para identificação de uma mudança clinicamente importante. Mediante análise fatorial, foi identificada boa consistência interna e houve a eliminação do item 5 ("sinto-me perturbado"). A variação do escore para a adaptação do trabalho de parto ficou entre 18 e 72 pontos[31].

Em síntese, a subescala estado do IDATE (veja o Anexo 2) adaptada para mulheres em trabalho de parto é composta por 18 itens[31]. Os itens são classificados em uma escala Likert de 4 pontos: absolutamente não (1 ponto); um pouco (2 pontos); bastante (3 pontos); ou muitíssimo (4 pontos). Os pesos da pontuação para os itens relacionados à ausência de ansiedade são invertidos, isto é, as respostas marcadas com 1, 2, 3 ou 4 são pontuadas 4, 3, 2 ou 1, respectivamente. Os itens de ausência de ansiedade para os quais os pesos de pontuação são invertidos na subescala do IDATE são: 1, 2, 7, 9, 10, 14, 15, 18 e 19.

SATISFAÇÃO MATERNA COM O PARTO

A satisfação materna com o parto é um conceito multidimensional que envolve a inter-relação de diversos fatores, como preferências, valores, expectativas, cuidados da equipe de saúde, experiência de dor, participação durante o parto, suporte familiar, envolvimento na tomada de decisão e conhecimento da mulher sobre a fisiologia do parto[36-39]. Estudos mostram que o envolvimento da mulher na tomada de decisão e no controle durante o parto influencia mais diretamente a satisfação materna[40,41].

A satisfação materna com o parto é um desfecho reportado pela mulher que se mostra relevante na avaliação sobre os cuidados intraparto, possibilitando um *feedback* da experiência materna com o trabalho de parto e podendo servir como uma métrica para mitigar possíveis efeitos negativos derivados de uma má experiência com o parto. Além disso, pode auxiliar os administradores hospitalares e a equipe de saúde no manejo da qualidade de serviço oferecida e em futuros planejamentos tanto para o parto como para o pós-parto[42].

Para que qualquer instrumento, escala ou questionário para avaliação de desfechos do estado de saúde seja utilizado em um novo país, cultura e/ou idioma, são necessárias sua tradução e adaptação transcultural, bem como a análise das propriedades de medida (validade de construto, validade de critério, consistência interna, confiabilidade, medida de erro, reprodutibilidade e responsividade)[43-46]. Isso garante a manutenção da validade do instrumento em relação ao original em uma nova realidade.

Dois instrumentos que mensuram a satisfação materna com o parto foram culturalmente adaptados e validados para o português brasileiro: o *Mackey Childbirth Satisfaction Rating Scale* (MCSRS)[47,48] e o *The Childbirth Experience Questionnaire* (CEQ-Br)[49].

Escala desenvolvida originalmente nos EUA[50] e já validada e utilizada em outros países, como Espanha[36,51], Irã[52] e países de língua árabe (Egito, Síria e Líbano)[53], o MCSRS contém 34 itens autorrelatados, subdivididos em seis subescalas: autorrelato (nove itens), companheiro (dois itens), recém-nascido (três itens), enfermeira (oito itens), médico (oito itens) e avaliação global do parto (dois itens). O grau de satisfação ou não com cada item é indicado por uma escala Likert de 5 pontos ("muito insatisfeito", "insatisfeito", "nem satisfeito ou insatisfeito", "satisfeito" e "muito satisfeito"). Adicionalmente, existe ainda uma questão aberta sobre os fatores que tenham contribuído para a satisfação ou a insatisfação, seguida de outra pergunta sobre uma lista dos fatores da questão prévia em ordem de importância e, finalmente, os últimos quatro itens se referem à percepção geral da mulher em relação às expectativas do parto e sua experiência, relatadas como positivas ou negativas (veja o Anexo 3)[47]. Não existe um ponto de corte na avaliação por essa escala para classificação geral de satisfação ou insatisfação. Desse modo, do item 1 ao 34, quanto maior a pontuação, mais satisfeita está a mulher com o parto, e do item 37 ao 40, quanto maior a pontuação, mais positiva foi a experiência com o parto.

O MCRS tem validade de face (80% de concordância) e de conteúdo, com média geral de 92,8% de concordância. Além disso, a avaliação das propriedades de medida resultou em duas dimensões: (a) fator 1 – "assistência profissional" (satisfação com enfermeiras, médicos, o recém- nascido e a experiência total); e (b) fator 2 – "família" (autossatisfação e satisfação com o companheiro) – com boa consistência interna (alfa de Cronbach > 0,7).

Desenvolvido por Dencker e cols.[54] em 2010, na Suécia, o CEQ é um instrumento multidimensional com quatro dimensões: capacidade própria, suporte profissional, segurança percebida e participação no trabalho de parto. Já validado na Espanha[55], Reino Unido[56], China[57], Irã[58] e Brasil[49], o questionário contém 22 itens que avaliam a experiência com o primeiro parto. As primeiras 19 questões apresentam escolhas múltiplas e respostas predeterminadas ("concordo totalmente", "concordo em sua maior parte", "discordo na maior parte" e "discordo totalmente"). As últimas três questões são avaliadas por meio da EVA. O instrumento analisa os seguintes domínios/dimensões: (a) capacidade própria (senso de controle, sentimentos pessoais durante o parto e dor no parto); (b) suporte profissional (percepção dos cuidados pela equipe obstétrica e fornecimento de informação sobre o parto); (c) segurança percebida (senso de segurança e memórias sobre o parto); e (d) participação (possibilidade de influência de posição, movimento e alívio de dor durante o parto)[54].

O cálculo do escore é realizado da seguinte maneira: "concordo totalmente" (4 pontos); "concordo na sua maior parte" (3 pontos); "discordo na sua maior parte" (2 pontos); e "discordo totalmente" (1 ponto). As perguntas 3, 5, 8, 9 e 20 terão os valores invertidos. Para os itens que utilizam a EVA, os valores devem ser transformados por categoria (0 a 40 = 1; 41 a 60 = 2; 61 a 80 = 3; e 81 a 100 = 4). Posteriormente, para o cálculo do escore final do CEQ, somam-se os valores codificados dos itens em cada domínio e divide-se o total pelo número de itens nesse domínio (média). As classificações mais altas refletem experiências de parto mais positivas, ao passo que as mais baixas indicam mau resultado[49,54].

Domínio

- **Capacidade própria:** soma (itens 1, 2, 4, 5, 6, 19, 20 e 21) / 8.
- **Suporte emocional:** soma (itens 13, 14, 15, 16 e 17) / 5.
- **Segurança percebida:** soma (itens 3, 7, 8, 9, 18 e 22) / 6.
- **Participação:** soma (itens 10, 11 e 12) / 3.

Os escores do CEQ são analisados por domínios, com os valores maiores demonstrando melhor experiência de parto e os menores, uma experiência pior.

O CEQ validado para o Brasil (CEQ-Br [veja o Anexo 4]) apresenta adequada consistência interna (0,89), teste-reteste com coeficiente de correlação intraclasse de 0,90 e validade de construto avaliada por meio da correlação com o questionário SF-36 com análise adequada.

Diante do exposto, encontram-se disponíveis no Brasil dois questionários validados para mensurar a satisfação/experiência do parto. Ambos avaliam a capacidade de participação da mulher no controle do parto e sua interação com a equipe de saúde. A sensação de controle, segurança e tomada de decisão no parto traduz-se em uma memória mais positiva do processo de parir. Experiências negativas podem aumentar o sofrimento materno no pós-parto, bem como promover alteração no humor com incentivo a quadros de depressão ou estresse pós-traumático[54,55,59].

CONSIDERAÇÕES FINAIS

Faz-se necessário o uso adequado e apropriado de instrumentos e questionários validados e que apresentem boas propriedades de medida para uso na área de Obstetrícia, seja para avaliação da fadiga e da ansiedade materna durante o trabalho de parto, seja para análise da satisfação com o trabalho de parto.

O MCFQ, o único questionário específico para avaliação da percepção de fadiga materna durante o trabalho de parto, apresenta propriedades de medida adequadas. A subescada estado do IDATE, adaptada para uso durante o trabalho de parto, demonstra boas propriedades de medidas, porém sua pontuação final foi modificada com a retirada de dois itens da versão original. Por fim, dois instrumentos são validados para o Brasil e avaliam a satisfação materna com o parto: o MCSRS e o CEQ-Br.

Referências

1. Pugh LC, Milligan RA, Gray S, Strickland OL. First stage labor management: An examination of patterned breathing and fatigue. Birth 1998; 25(4):241-5.
2. Ebrahimzadeh S, Golmakani N, Kabirian M, Shakeri MT. Study of correlation between maternal fatigue and uterine contraction pattern in the active phase of labour. J Clin Nurs 2012; 21(11-12):1563-9.
3. Mayberry LJ, Gennaro S, Strange L, Williams M, De A. Maternal fatigue: Implications of second stage labor nursing care. J Obstet Gynecol Neonatal Nurs 1999; 28(2):175-81.
4. Chien LY, Ko YL. Fatigue during pregnancy predicts caesarean deliveries. J Adv Nurs 2004; 45(5):487-94.
5. Abasi Z, Abedian Z, Hasan PASB, Fadaii AR, Esmaili H. Study of the effect of massage therapy on the intensity of labor fatigue in labor. Sabzevar Univ Med Sci J 2007; 14(3):172-8.
6. Tzeng YL, Chao YMY, Kuo SY, Teng YK. Childbirth related fatigue trajectories during labour. J Adv Nurs 2008; 63(3):240-9.
7. Pugh LC. Childbirth and the measurement of fatigue. J NursMeas 1993; 1(1):57-66.
8. Chang SC, Chou MM, Lin KC, Lin LC, Lin YL, Kuo SC. Effects of a pushing intervention on pain, fatigue and birthing experiences among Taiwanese women during the second stage of labour. Midwifery 2011; 27(6):825-31.
9. Nordin Å, Taft C, Lundgren-Nilsson Å, Dencker A. Minimal important differences for fatigue patient reported outcome measures: A systematic review. BMC Med Res Methodol 2016; 16:62.
10. Delgado A, Silva DF, Pereira JIS, Arruda IPDMA. Avaliação do nível de fadiga materna durante o primeiro período do trabalho de parto: Um estudo de corte transversal. Vittalle 2019; 31(2):47-52.
11. Mota DDCF, Cruz DALM, Pimenta CAM. Fadiga: uma análise de conceitos. Acta Paul Enferm 2005; 18(3):285-93.
12. Lee KA, Gay CL. Sleep in late pregnancy predicts length of labor and type of delivery. Am J Obstet Gynecol 2004; 191:2041-6.
13. Delgado A, Amorim MM, Oliveira ADAP et al. Active pelvic movements on a Swiss ball reduced labour duration, pain, fatigue and anxiety in parturient women: A randomised trial. J Physiother 2024; 70(1):25-32.
14. Ebrahimzadeh S, Golmakani N, Kabirian M, Shakeri MT. Study of correlation between maternal fatigue and uterine contraction pattern in the active phase of labour. J Clin Nurs 2012; 21(11-12):1563-9.
15. Ouzounion JG, Elkayam U. Physiologic chances during normal pregnancy and delivery. Cardiol Clin 2012; 30(3):317-29.
16. Delgado A, Oliveira PDNF, Góes PSA, Lemos A. Development and analysis of measurement properties of the "maternal perception of childbirth fatigue questionnaire" (MCFQ). Braz J Phys Ther 2019; 23(2):125-31.
17. Delgado A, Góes PSA, Lemos A. Assessment of responsiveness and minimum important difference of the Maternal perception of Childbirth Fatigue Questionnaire (MCFQ). ABCS Health Sci 2022; 48:1-5.
18. Kliemann A, Boing A, Crepaldi MA. Fatores de risco para ansiedade e depressão na gestação: Revisão sistemática de artigos empíricos. Psicologia da Saúde 2017; 25:69-76.
19. Silva AM, Silva, CFA, Barros JS et al. Os benefícios da livre movimentação no parto para alívio da dor. Revista Recien 2017; 7:70-81.
20. Pedreira M, Leal I. Terceiro trimestre de gravidez: Expectativas e emoções sobre o parto. Psicologia, Saúde & Doenças 2015; 16:254-66.
21. Conrad M, Sticker S. Personality and labor: A retrospective study of the relationship between personality traits and birthing experiences. J Reprod Infant Psychol 2018; 36:67-80.
22. Spice K, Jones SL, Hadjistavropoulos HD, Kowalyk K, Stewart SH. Prenatal fear of childbirth and anxiety sensitivity. J Psychosom Obstet Gynaecol 2009; 30(3):168-74.
23. Alipour Z, Lamyian M, Hajizadeh E. Anxiety and fear of childbirth as predictors of postnatal depression in nulliparous women. Women Birth 2012; 25(3):e37-e43.
24. Arun CP. Fight or flight, forbearance and fortitude: The spectrum of actions of the catecholamines and their cousins. Ann N Y Acad Sci 2004; 1018:137-40.
25. Balaskas J. Parto ativo: Guia prático para o parto natural. São Paulo Ground: 1993.
26. Conrad M, Sticker S. Personality and labor: A retrospective study of the relationship between personality traits and birthing experiences. J Reprod Infant Psychol 2018; 36(1):67-80.
27. Landolt AS, Milling LS. The efficacy of hypnosis as an intervention for labor and delivery pain: A comprehensive methodological review. Clin Psychol Rev 2011; 31(6):1022-31.
28. Delgado AM, Freire AD, Wanderley EL, Lemos A. Analysis of the construct validity and internal consistency of the State-Trait Anxiety Inventory (STAI) State-Anxiety (S-Anxiety) scale for pregnant women during labor. Rev Bras Ginecol Obstet 2016 Nov; 38(11):531-7.
29. Biaggio AMB, Natalício L, Spielberger CD. Desenvolvimento da forma experimental em português do Inventário de Ansiedade Traço-Estado (IDATE) de Spielberger. Arq Bras Psicol Apl 1977; 29(3):31-44.
30. Cattell RB, Scheier IH. The meaning and measurement of neuroticism and anxiety. New York: Ronald Press, 1961.
31. Alvares RS. Mínima diferença importante, responsividade e análise fatorial da subescala estado do inventário de ansiedade traço-estado (IDATE) adaptada para mulheres em trabalho de parto. Dis-

sertação (Mestrado em Fisioterapia). Universidade Federal de Pernambuco, Recife, 2019.

32. Corsaletti B, Proença M, Bisca G et al. Diferença mínima importante para questionários de ansiedade e depressão após intervenção para o aumento da atividade física diária em tabagistas. Fisioter Pesq 2014; 21:359-64.

33. Crick K, Al Sayah F, Ohinmaa A et al. Responsiveness of the anxiety/depression dimension of the 3- and 5-level versions of the EQ-5D in assessing mental health. Quality of Life Research 2018; 27:1625-33. doi: 10.1007/s11136-018-1828-1.

34. Oliveira AS, Santos VLCG. Responsividade dos instrumentos de avaliação de qualidade de vida Ferrans & Powers: Uma revisão bibliográfica. Acta Paul Enferm 2011; 24:839-44. doi: 10.1590/S0103-21002011000600019.

35. Figueiredo D, Silva J. Visão além do alcance: Uma introdução à análise fatorial. Opinião Pública 2010; 16:160-85. doi: 10.1590/S0104-62762010000100007.

36. Mas-Pons R, Barona-Vilar C, Carreguí-Vilar S, Ibáñez-Gil N, Margaix-Fontestad L, Escribà-Agüir V. Women's satisfaction with the experience of childbirth: Validation of the Mackey Childbirth Satisfaction Rating Scale. Gac Sanit 2012; 26(03):236-42.

37. Carquillat P, Vendittelli F, Perneger T, Guittier MJ. Development of a questionnaire for assessing the childbirth experience (QACE). BMC Pregnancy Childbirth 2017; 17(1):279.

38. Soriano-Vidal FJ, Oliver-Roig A, Cabrero-García J, Congost-Maestre N, Dencker A, Richart-Martínez M. The Spanish version of the childbirth experience questionnaire (CEQ-E): Reliability and validity assessment. BMC Pregnancy Childbirth 2016; 16:372.

39. Dencker A, Taft C, Bergqvist L, Lilja H, Berg M. Childbirth experience questionnaire (CEQ): Development and evaluation of a multidimensional instrument. BMC Pregnancy Childbirth 2010; 10:81.

40. Hodnett ED. Pain and women's satisfaction with the experience of childbirth: A systematic review. Am J Obstet Gynecol 2002; 186(5,Suppl Nature):S160-S172.

41. Gungor I, Beji NK. Development and psychometric testing of the scales for measuring maternal satisfaction in normal and caesarean birth. Midwifery 2012; 28(03):348-57.

42. Jackson JL, Chamberlin J, Kroenke K. Predictors of patient satisfaction. Soc Sci Med 2001; 52(04):609-20.

43. Beaton DE, Bombardier C, Guillemin F, Ferraz MB. Guidelines for the process of cross-cultural adaptation of self-report measures. Spine (Phila Pa 1976) 2000; 25(24):3186-91.

44. Wild D, Grove A, Martin M et al. Principles of good practice for the translation and cultural adaptation process for Patient-Reported Outcomes (PRO) measures: Report of the ISPOR task force for translation and cultural adaptation. Value Health 2005; 8(2):94-104.

45. Mokkink LB, Prinsen CAC, Bouter LM, Vet HCW, Terwee CB. The COnsensus-based Standards for the selection of health Measurement INstruments (COSMIN) and how to select an outcome measurement instrument. Braz J Phys Ther 2016; 20(2):105-13.

46. Mokkink LB, Terwee CB, Patrick DL et al. COSMIN checklist manual. 2019. Disponível em: https://faculty.ksu.edu.sa/sites/default/files/cosmin_checklist_manual_v9.pdf.

47. Lopes F, Carvas Júnior N, Nakamura UM, Nomura RMY. Content and face validity of the Mackey Childbirth Satisfaction Rating Scale Questionnaire cross culturally adapted to Brazilian Portuguese. Rev Bras Ginecol Obstet 2019; 41(6):371-8.

48. Lopes F, Carvas Júnior N, Nakamura MU, Nomura RMY. Psychometric properties of the Mackey Childbirth Satisfaction Rating Scale cross culturally adapted to Brazilian Portuguese. J Matern Fetal Neonatal Med 2021; 34(13):2173-9.

49. Vieira RCMS, Ferreira CHJ, Cavalli RC, Prado MLR, Beleza ACS, Driusso P. Cross-cultural adaptation and psychometric evaluation of the Brazilian Portuguese version of the childbirth experience questionnaire. BMC Pregnancy Childbirth 2020; 20(1):477.

50. Goodman P, Mackey MC, Tavakoli AS. Factors related to childbirth satisfaction. J Adv Nurs 2004; 46(02):212-9.

51. Caballero P, Delgado-Garcia BE, Orts-Cortes I et al. Validation of the Spanish version of Mackey Childbirth Satisfaction Rating Scale. BMC Preg Childbirth 2016; 16:78.

52. Moudi Z, Tavousi M. Evaluation of Mackey Childbirth Satisfaction Rating Scale in Iran: What are the psychometric properties? Nurs Midwifery Stud 2016; 5(2):e29952.

53. Kabakian-Khasholian T, Bashour H, El-Nemer A et al. Women's satisfaction and perception of control in childbirth in three Arab countries. Reprod Health Matters 2017; (suppl. 1):16-26

54. Dencker A, Taft C, Bergqvist L, Lilja H, Berg M. Childbirth Experience Questionnaire (CEQ): Development and evaluation of a multidimensional instrument. BMC Pregnancy Childbirth 2010; 10:81.

55. Soriano-Vidal FJ, Oliver-Roig A, Cabrero-García J, Congost-Maestre N, Dencker A, Richart-Martínez M. The Spanish version of the Childbirth Experience Questionnaire (CEQ-E): Reliability and validity assessment. BMC Pregnancy Childbirth 2016; 16:372.

56. Walker KF, Wilson P, Bugg GJ, Dencker A, Thornton JG. Childbirth Experience Questionnaire: Validating its use in the United Kingdom. BMC Pregnancy Childbirth 2015; 15:86.

57. Zhu X, Wang Y, Zhou H, Qiu L, Pang R. Adaptation of the Childbirth Experience Questionnaire (CEQ) in China: A multisite cross-sectional study. PLoS One 2019; 14(4):e215373.

58. Abbaspoor Z, Moghaddam-Banaem L, Ronaghi S, Dencker A. Translation and cultural adaptation of the Childbirth Experience Questionnaire (CEQ) in Iran. Iran J Nurs Midwifery Res 2019; 24(4):296.

59. Carquillat P, Vendittelli F, Perneger T, Guittier MJ. Development of a Questionnaire for Assessing the Childbirth Experience (QACE). BMC Pregnancy Childbirth 2017; 17(1):279.

ANEXO 1
Questionário de Percepção Materna de Fadiga no Trabalho de Parto (QMFP) – *Maternal Perception of Childbirth Fatigue Questionnaire**

Instruções:

Este questionário tem o objetivo de identificar sintomas de fadiga (cansaço) neste momento tão especial que é o nascimento do seu filho(a). Para que a equipe de saúde possa lhe dar a assistência mais adequada, de acordo com as suas necessidades, é importante que você responda todas as perguntas e seja o mais sincera possível. Você terá o tempo que precisar para responder. Eu vou ler cada pergunta e você deverá responder, numa escala de 1 (um) a 5 (cinco), o quanto você está se sentindo em relação a cada estado que lhe for perguntado. Não existe resposta certa ou errada, apenas iremos graduar o quanto você se percebe fadigada no seu trabalho de parto. Escute atentamente cada pergunta e escolha o número que melhor se aproxima do modo como você está se sentindo neste momento.

01	Você está se sentindo cansada?	Nem um pouco	Um pouco	Mais ou menos	Muito	Extremamente
		1	2	3	4	5
02	A dor a está impedindo de ajudar no trabalho de parto?	Nem um pouco	Um pouco	Mais ou menos	Muito	Extremamente
		1	2	3	4	5
03	Você está com sono, com os olhos pesados?	Nem um pouco	Um pouco	Mais ou menos	Muito	Extremamente
		1	2	3	4	5
04	Você está conseguindo descansar entre as contrações?	Nem um pouco	Um pouco	Mais ou menos	Muito	Extremamente
		1	2	3	4	5
05	Você consegue realizar atividades como mudar de posição, caminhar, ficar de cócoras ou tomar banho?	Nem um pouco	Um pouco	Mais ou menos	Muito	Extremamente
		1	2	3	4	5
06	Você está sentindo o corpo ou as pernas tremendo?	Nem um pouco	Um pouco	Mais ou menos	Muito	Extremamente
		1	2	3	4	5
07	Você está com medo?	Nem um pouco	Um pouco	Mais ou menos	Muito	Extremamente
		1	2	3	4	5
08	Você consegue prestar atenção no que as pessoas falam a sua volta?	Nem um pouco	Um pouco	Mais ou menos	Muito	Extremamente
		1	2	3	4	5
09	Está difícil entender e seguir as orientações que você está recebendo?	Nem um pouco	Um pouco	Mais ou menos	Muito	Extremamente
		1	2	3	4	5
10	Você está se sentindo sem energia?	Nem um pouco	Um pouco	Mais ou menos	Muito	Extremamente
		1	2	3	4	5
11	Você está sentindo necessidade de descansar?	Nem um pouco	Um pouco	Mais ou menos	Muito	Extremamente
		1	2	3	4	5
12	Você está se sentindo fraca?	Nem um pouco	Um pouco	Mais ou menos	Muito	Extremamente
		1	2	3	4	5
13	Você acha que precisa de ajuda para parir?	Nem um pouco	Um pouco	Mais ou menos	Muito	Extremamente
		1	2	3	4	5
14	Você está se sentindo angustiada?	Nem um pouco	Um pouco	Mais ou menos	Muito	Extremamente
		1	2	3	4	5
15	Você está se sentindo desanimada, impaciente ou irritada?	Nem um pouco	Um pouco	Mais ou menos	Muito	Extremamente
		1	2	3	4	5

*Delgado A, Oliveira PDNF, Góes PSA, Lemos A. Development and analysis of measurement properties of the "maternal perception of childbirth fatigue questionnaire" (MCFQ). Braz J Phys Ther. 2019 Mar-Apr;23(2):125-131.

ANEXO 2
Subescala Estado do Inventário de Ansiedade Traço-Estado (IDATE-E)
Adaptado para o Trabalho de Parto*

1 – Não	2 – Um pouco	3 – Bastante			4 – Muitíssimo

	1	2	3	4
01. Sinto-me calma	1	2	3	4
02. Sinto-me segura	1	2	3	4
03. Estou tensa	1	2	3	4
06. Sinto-me à vontade	1	2	3	4
07. Estou preocupada com possíveis infortúnios	1	2	3	4
08. Sinto-me descansada	1	2	3	4
09. Sinto-me ansiosa	1	2	3	4
10. Sinto-me "em casa"	1	2	3	4
11. Sinto-me confiante	1	2	3	4
12. Sinto-me nervosa	1	2	3	4
13. Estou agitada	1	2	3	4
14. Sinto-me uma pilha de nervos	1	2	3	4
15. Estou descontraída	1	2	3	4
16. Sinto-me satisfeita	1	2	3	4
17. Estou preocupada	1	2	3	4
18. Sinto-me superexcitada e confusa	1	2	3	4
19. Sinto-me alegre	1	2	3	4
20. Sinto-me bem	1	2	3	4

*Freire AD, Wanderley EL, Lemos A. Analysis of the Construct Validity and Internal Consistency of the State-Trait Anxiety Inventory (STAI) State-Anxiety (S-Anxiety) Scale for Pregnant Women during Labor. Rev Bras Ginecol Obstet. 2016 Nov;38(11):531-537.
Alvares RS. Miníma diferença importante, responsividade e análise fatorial da subescala estado do inventário de ansiedade traço-estado (IDATE) adaptada para mulheres em trabalho de parto. Dissertação (Mestrado em Fisioterapia -. Universidade Federal de Pernambuco. Recife., p. .2019.

ANEXO 3
Escala Mackey de Avaliação da Satisfação com o Parto
*(Mackey Childbirth Satisfaction Rating Scale)**

Caso: # _____

(Por favor, circule o código de uma resposta correta para cada questão, a menos que seja instruída de outra forma)

Estou interessada em sua avaliação sobre sua experiência no parto

Para cada um dos seguintes itens listados abaixo, **indique quão satisfeita ou insatisfeita você está** com esse aspecto de sua experiência no parto (circule uma resposta para cada item).

	Muito insatisfeita	Insatisfeita	Nem satisfeita nem insatisfeita	Satisfeita	Muito satisfeita
1. A sua experiência geral durante o trabalho de parto	1	2	3	4	5
2. A sua experiência geral durante o parto (o momento em que ocorreu a expulsão do bebê)	1	2	3	4	5
3. A sua participação nas decisões durante o parto	1	2	3	4	5
4. A sua participação nas decisões durante o parto (o momento em que ocorreu a expulsão do bebê)	1	2	3	4	5
5. A sua capacidade de lidar com as contrações durante o trabalho de parto	1	2	3	4	5
6. O seu conforto ou bem-estar geral durante o trabalho de parto	1	2	3	4	5
7. O seu conforto ou bem-estar geral durante o trabalho de parto (o momento em que ocorreu a expulsão do bebê)	1	2	3	4	5
8. O controle que você teve sobre suas emoções durante o trabalho de parto	1	2	3	4	5
9. O controle que você teve sobre suas emoções durante o trabalho de parto (o momento em que ocorreu a expulsão do bebê)	1	2	3	4	5
10. O controle que você teve sobre suas ações durante o trabalho de parto	1	2	3	4	5
11. O controle que você teve sobre suas ações durante o trabalho de parto (o momento em que ocorreu a expulsão do bebê)	1	2	3	4	5
12. A colaboração de seu marido/companheiro durante o trabalho de parto	1	2	3	4	5
13. A colaboração de seu marido/companheiro durante o trabalho de parto (o momento em que ocorreu a expulsão do bebê)	1	2	3	4	5
14. As condições físicas e de saúde de seu bebê no nascimento	1	2	3	4	5
15. O tempo que demorou para você segurar seu bebê pela primeira vez	1	2	3	4	5
16. O tempo que demorou para você amamentar seu bebê pela primeira vez	1	2	3	4	5
17. Os cuidados com seu corpo que recebeu da equipe de enfermagem durante o trabalho de parto e o parto	1	2	3	4	5
18. Os cuidados com seu corpo que recebeu da equipe médica durante o trabalho de parto e o parto	1	2	3	4	5

	Muito insatisfeita	Insatisfeita	Nem satisfeita nem insatisfeita	Satisfeita	Muito satisfeita
19. O conhecimento técnico, a habilidade e competência da equipe de enfermagem durante o trabalho de parto e o parto	1	2	3	4	5
20. O conhecimento técnico, a habilidade e competência da equipe médica durante o trabalho de parto e o parto	1	2	3	4	5
21. A quantidade de explicações ou informações que você recebeu da equipe de enfermagem durante o trabalho de parto e o parto	1	2	3	4	5
22. A quantidade de explicações ou informações que você recebeu da equipe médica durante o trabalho de parto e o parto	1	2	3	4	5
23. O interesse pessoal da equipe de enfermagem e a atenção dada a você durante o trabalho de parto e o parto	1	2	3	4	5
24. O interesse pessoal da equipe médica e a atenção dada a você durante o trabalho de parto e o parto	1	2	3	4	5
25. A ajuda da equipe de enfermagem e o apoio com a respiração e o relaxamento que você recebeu durante o trabalho de parto e o parto	1	2	3	4	5
26. A ajuda da equipe médica e o apoio com a respiração e o relaxamento que você recebeu durante o trabalho de parto e o parto	1	2	3	4	5
27. O tempo que os(as) enfermeiros(as) dedicaram a você durante o trabalho de parto	1	2	3	4	5
28. O tempo que os(as) médicos(as) dedicaram a você durante o trabalho de parto	1	2	3	4	5
29. A atitude dos(as) enfermeiros(as) durante o trabalho de parto e o parto	1	2	3	4	5
30. A atitude dos(as) médicos(as) durante o trabalho de parto e o parto	1	2	3	4	5
31. A sensibilidade da equipe de enfermagem às suas necessidades durante o trabalho de parto e o parto	1	2	3	4	5
32. A sensibilidade da equipe médica às suas necessidades durante o trabalho de parto e o parto	1	2	3	4	5
33. Sua satisfação geral sobre os cuidados que você recebeu durante o trabalho de parto e o parto	1	2	3	4	5
34. No geral, qual seu grau de satisfação ou insatisfação com sua experiência no nascimento de seu bebê?	1	2	3	4	5

35. Anote o que contribuiu para sua satisfação/insatisfação geral com sua experiência no nascimento de seu bebê.

36. Usando os itens que você anotou na questão 35, numere-os em ordem de importância: coloque 1 na frente do item que mais contribuiu para sua satisfação/insatisfação; coloque 2 a partir do próximo item mais importante e assim por diante até numerar todos os itens.

37. De forma geral, sua experiência no trabalho de parto foi como você esperava? (circule uma resposta)

Nada a ver com o que eu esperava	1
Muito pouco a ver com o que eu esperava	2
Um pouco a ver com o que eu esperava	3
Foi como eu esperava	4

*Lopes F. Carvas Júnior N, Nakamura MU, Nomura RMY. Content and Face Validity of the Macey Cildbirt Satisfaction Rating Scale Questionnaire Cross-culturall Adapted to Brazilian Portuguese. Ver Bras Ginecol Obstet. 2019;41(6):371-378.

ANEXO 4
Questionário de Experiência do Parto (CEQ-BR)*

Prezada mãe,

Um dos objetivos dos cuidados durante o parto é garantir uma experiência positiva para a mulher. A proposta deste questionário é conhecer como foi sua experiência com o parto vaginal. É importante que você responda todas as questões.

Algumas questões irão classificar sua experiência. Você deve responder assinalando uma caixa ou marcando uma linha.

Exemplos:
Selecione na caixa abaixo a resposta escolhida que melhor corresponde à sua opinião.

| | | Muito insatisfeita | Insatisfeita | Nem satisfeita nem insatisfeita | Satisfeita | Muito satisfeita |

Eu como frutas todo dia.

Concordo totalmente   Concordo na maior parte   Discordo na maior parte   Discordo totalmente

☐   ☒   ☐   ☐

Indique sua opinião marcando na linha entre os dois pontos.

O quanto você gosta de maçãs?

●────────────────────────────●────────────────●

Nem um pouco   Minha fruta favorita

Obrigado por participar e compartilhar suas opiniões.

Questionário de Experiência do Parto (CEQ-Br)*

	Experiência	Concordo totalmente	Concordo na maior parte	Discordo na maior parte	Discordo totalmente
1	O trabalho de parto e o parto ocorreu como eu esperava				
2	Eu me senti forte durante o trabalho de parto e o parto				
3	Eu senti medo durante o trabalho de parto e o parto				
4	Eu me senti capaz durante o trabalho de parto e o parto				
5	Eu fiquei cansada durante o trabalho de parto e o parto				
6	Eu me senti feliz durante o trabalho de parto e o parto				
7	Eu tenho muitas memórias positivas do parto				
8	Eu tenho muitas memórias negativas do parto				
9	Algumas de minhas memórias do parto me fazem sentir deprimida				
10	Eu senti que poderia ter escolhido se queria estar levantada ou deitada				
11	Eu acho que poderia ter escolhido sobre minha posição durante o parto				
12	Eu acho que poderia ter falado sobre minha escolha para alívio da dor				
13	O profissional que acompanhou o meu parto dedicou tempo suficiente a mim				
14	O profissional que acompanhou o meu parto dedicou tempo suficiente ao meu/minha acompanhante				
15	O profissional que acompanhou o meu parto me manteve informada sobre o que estava acontecendo durante o trabalho de parto e o parto				

	Experiência	Concordo totalmente	Concordo na maior parte	Discordo na maior parte	Discordo totalmente
16	O profissional que acompanhou o meu parto entendeu minhas necessidades				
17	Eu me senti muito bem cuidada pelo profissional que acompanhou o meu parto				
18	Minha impressão sobre as habilidades da equipe médica me fez sentir mais segura				
19	Eu acho que lidei bem com a situação				

20   Em geral, quão doloroso você sentiu que foi o trabalho de parto?

Sem dor   Pior dor imaginável

21   Em geral, quanto controle você sentiu ter durante o parto?

Sem dor   Pior dor imaginável

22   Em geral, o quão segura você se sentiu durante o parto?

Sem dor   Pior dor imaginável

Cálculo de escore:

As respostas contêm os seguintes valores: "concordo totalmente" = 4, "concordo na sua maior parte" = 3, "discordo na sua maior parte" = 2, "discordo totalmente" = 1. As perguntas 3, 5, 8, 9 e 20, terão os valores invertidos. Para os itens que utilizam a Escala Visual Analógica (EVA) os valores devem ser transformados por categoria: 0-40 = 1, 41-60 = 2, 61-80 = 3 e 81-100 = 4.

Posteriormente, para o cálculo de escore final do CEQ somam-se os valores codificados dos itens em cada domínio e divide-se pelo número de itens neste domínio (média). As classificações mais altas refletem experiências de parto mais positivas, e pontuações mais baixas referem um resultado ruim.

Domínios:

Capacidade própria: = Soma (itens 1, 2, 4, 5, 6, 19, 20, 21) / 8
Suporte emocional: = Soma (itens 13, 14, 15, 16, 17) / 5
Segurança percebida: = Soma (itens 3, 7, 8, 9, 18, 22) / 6
Participação: = Soma (itens 10, 11, 12) / 3

Os escores do CEQ são analisados por domínios e quando apresentam valores maiores demonstram melhor experiência de parto, enquanto valores menores demonstram pior experiência.

* da Silva Vieira RCM, Ferreira CHJ, de Carvalho Cavalli R, do Prado MLR, Beleza ACS, Driusso P. Cross-cultural adaptation and psychometric evaluation of the Brazilian Portuguese version of the childbirth experience questionnaire. BMC Pregnancy Childbirth. 2020 Aug 20;20(1):477.

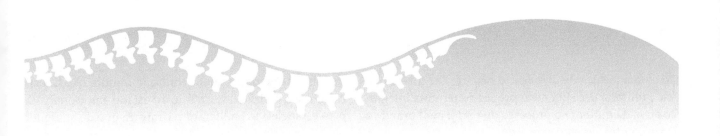

36 Respiração no Primeiro Período do Parto

Andrea Lemos

INTRODUÇÃO

Um dos principais motivos de gestantes procurarem o fisioterapeuta durante o período pré-natal é para aprender a respiração que será utilizada durante o trabalho de parto. Instruções sobre estratégias respiratórias fazem parte de qualquer programa educacional preparatório para o nascimento com intuito de minimizar o estresse materno e garantir uma oxigenação adequada ao binômio mãe-feto[1-3]. Por isso, este capítulo visa mostrar como e quais padrões ventilatórios podem ser adotados para que esses objetivos sejam alcançados.

FUNÇÃO DA RESPIRAÇÃO NO PERÍODO DE DILATAÇÃO

A descrição do papel da respiração de forma pontual no parto teve início entre o final da década de 1930 e o início dos anos 1940 com a introdução da psicoprofilaxia para o parto[4,5]. Naquele momento, a respiração era considerada uma ferramenta útil para desviar a atenção da gestante do foco da dor, afastando-a do processo fisiológico de parir. Com a evolução dos conceitos de humanização do parto e a retomada da participação ativa da mulher nesse processo, o enfoque respiratório voltou-se para a conscientização respiratória. Nesse caso, a respiração é utilizada não como forma de distração, mas para aumentar a habilidade da mulher em atuar junto às contrações. A abordagem atual corrobora os achados de estudos da área de Psicologia que, já no início da década de 1990, mostram que a atenção voltada para as sensações corporais durante momentos de estresse agudo não só reduz o estresse, mas facilita a obtenção de resultados resilientes[6,7].

Mulheres que na hora do parto direcionam sua atenção para a respiração e/ou tensão no corpo alcançam frequências respiratórias menores e volumes pulmonares maiores, comparadas às que desviam sua atenção para eventos externos como forma de distração, evitando os *inputs* sensoriais da dor[8]. Mesmo não recebendo treinamento respiratório pré-natal, a maioria das gestantes utiliza a respiração lenta e/ou profunda como estratégia de cooperação para controle da dor e ansiedade durante as contrações no período de dilatação[9-11]. Em estudo retrospectivo sobre os padrões respiratórios orientados durante o primeiro período em 192 puérperas, 81,25% foram direcionadas a utilizar a respiração profunda, seguida de sopro (68,22%)[11]. Esse estudo mostrou que as gestantes que receberam orientação respiratória tiveram possibilidade seis vezes maior (OR: 6,28; IC95%: 2,32 a 16,94) de ficar satisfeitas do que as que não receberam.

A instituição de um padrão respiratório específico no primeiro período do parto deve ter como objetivo manter não só uma boa oxigenação materna e fetal, mas também controlar o estresse e a ansiedade da mulher. É justamente na união de tais objetivos, aliado às exigências metabólicas do parto, que o fisioterapeuta deve focalizar seu trabalho ao orientar ou facilitar determinada respiração durante esse período. Ansiedade e estresse no trabalho de parto aumentam os níveis de adrenalina e adrenocorticotropinas, as quais têm efeito inibidor na liberação de ocitocina, interferindo na contração uterina e aumentando o progresso do parto[12].

Alguns princípios devem estar bem definidos e esclarecidos para uma boa compreensão da função respiratória no período de dilatação do colo uterino. De acordo com Kitizinger[13], uma antropóloga com foco de estudo transcultural em partos, a respiração utilizada no parto não é uma técnica de distração e não irá, "de forma má-gica", retirar a dor. Ela deve proporcionar uma integra-ção ativa da mulher no processo do parto, melhorando a sintonia entre a mente e o corpo.

A orientação respiratória sofre variações de acordo com cada mulher. Atualmente, não é válido acreditar que um mesmo padrão respiratório deva ser segui-do igualmente por cada parturiente. As características respiratórias, físicas e psicológicas da gestante (tipo respiratório, biomecânica corporal, nível de ansiedade, expectativa do parto) precisam ser consideradas indi-vidualmente, bem como as particularidades obstétricas (tamanho e posição do feto, fase e evolução do parto). A respiração desempenha função relevante e apropriada nesse período e tem como objetivos:

- Manter oxigenação adequada para mãe e feto.
- Diminuir a resposta fisiológica ao estresse.
- Aumentar a capacidade de relaxamento físico e mental.
- Diminuir a ansiedade e controlar a dor.
- Diminuir o uso da musculatura acessória da respi-ração.
- Focar a atenção e aumentar a concentração.
- Inibir padrões respiratórios inadequados.
- Evitar aumento da hiperventilação.

Cabe ressaltar que a satisfação materna em relação à experiência do parto e do nascimento depende das ex-pectativas pessoais, da qualidade do suporte e interação com os profissionais de saúde e do grau de envolvimen-to da mulher nas decisões sobre os próprios cuidados[14].

RESPIRAÇÃO E CONTROLE DO ESTRESSE

A respiração lenta e profunda sempre foi enfatiza-da no trabalho de parto com o objetivo de controlar a ansiedade e a dor e evitar a respiração superficial, que acarreta hiperventilação[15]. A importância da respira-ção profunda encontra respaldo científico em diversos estudos conduzidos na área de Psicologia quanto à sua capacidade de controlar o estresse e promover o relaxa-mento[16-18]. Em resposta ao estresse, os indivíduos auto-maticamente mudam o ritmo respiratório e apresentam prolongamento espontâneo na fase expiratória do ciclo respiratório como parte de um mecanismo de proteção[19].

O controle nervoso da função respiratória apresenta características mistas, sendo a respiração basal involun-tária, autonômica e inconsciente. Contudo, existe uma interação do sistema límbico (que regula as emoções) com o centro respiratório; destarte, a respiração pode passar a ser um ato totalmente guiado pelo controle volitivo do indivíduo, de maneira temporária, quando

pode ser atingida a maior ventilação-minuto. A associa-ção entre o padrão respiratório e o estado emocional está bem estabelecida na literatura e mostra que de qualquer modo as emoções são refletidas pela respiração, com mudanças no ritmo, na profundidade e na frequência[20,22].

Manipulações no padrão respiratório são utilizadas para auxiliar a controlar os distúrbios de ansiedade. Es-tudos que utilizaram respiração lenta com frequência respiratória de 6, 8 e 12rpm mostram resultados satisfa-tórios no alívio de sintomas de ansiedade e diminuição da frequência cardíaca[22-25]. Outros estudos mostraram redução dos níveis de cortisol salivar com o uso da res-piração profunda[26,27]. A respiração lenta com frequência de 6rpm reduz a resposta do reflexo quimiorreceptor à hipercapnia e à hipóxia, comparada com a respiração es-pontânea de 15rpm[28].

Outro dado importante é a evidência de que a res-piração nasal afeta de outra maneira o sistema nervo-so central, comparada à respiração bucal. A respiração nasal sincroniza a atividade elétrica no córtex olfatório, bem como na amígdala e no hipocampo (locais relacio-nados com as emoções), o que a respiração bucal não faz[29]. Esse aspecto tem uma implicação direta no manejo do estresse e da ansiedade. O simples ato de inalar au-menta o estado de alerta e aprendizado nos humanos[30].

A respiração também pode aumentar o processo in-teroceptivo. A interocepção corresponde à detecção do estímulo visceral por meio do eixo ascendente corpo/ mente (percepção do estado interno do corpo), resultan-do, portanto, na assimilação consciente dos processos corporais e interferindo na experiência emocional, na autorregulação, na tomada de decisão e na consciência. Essa percepção do processo interno físico tem o poten-cial de modular o estresse[31]. Técnicas de controle respi-ratório diminuem a ativação da zona da ínsula anterior, uma região central de sinais viscerais interoceptivos[31,32]; portanto, exercícios respiratórios voluntários podem au-mentar o senso de controle do estado interno do indi-víduo, contribuindo para a regulação psicofisiológica[33].

A respiração influencia fortemente os parâmetros cardiovasculares autonômicos[34]. As variações de pressão intratorácica durante a inspiração e a expiração indu-zem uma variação sincrônica dos batimentos cardíacos, denominada arritmia sinusal respiratória, que está inti-mamente relacionada com o controle vagal da variabi-lidade da frequência cardíaca, apresentando diferenças individuais quanto à forma de resposta a estressores[35]. Fisiologicamente, durante a inspiração, a frequência car-díaca aumenta em virtude da retirada da estimulação parassimpática, ocorrendo o oposto na expiração, com consequente diminuição da frequência cardíaca, e essa variação cumpre importante papel na melhora da troca gasosa (na inspiração) e contenção de gasto de energia (na expiração)[36]. Essa resposta fisiológica varia com a idade e pode ser modulada com a atividade física[37]. Estudos mostram que 5 minutos de respiração lenta e profunda são eficientes para aumentar a atividade parassimpática e diminuir o nível de ansiedade em jovens adultos e idosos[38-40].

A explicação fisiológica para a atuação da respiração no controle do estresse mostra que a respiração lenta reduz a resposta autonômica em situações de ameaça, diminuindo a excitação simpática e aumentando a atividade parassimpática[18,41,42]. Um dos mecanismos incluídos nessa regulação autonômica e respiratória se manifesta por meio da ativação excessiva do receptor de estiramento pulmonar através de um volume corrente alto[43]. Volumes correntes altos estimulam excessivamente o sistema vagal com a consequente redução da frequência cardíaca e a dilatação arteriolar reflexa[44]. A redução da frequência respiratória seria o principal mediador no aumento do tônus parassimpático, além de suprimir a retirada da estimulação vagal em resposta a ameaças[41,45].

Além da influência direta da respiração no controle autonômico, estudos mostram sua relação com particularidades psicológicas, como autocontrole e autoconfiança[20,46]. Um estudo que comparou os padrões respiratórios de 160 homens e mulheres com diferentes características comportamentais mostrou que os indivíduos com respiração lenta e altos volumes correntes eram mais confiantes e mais estáveis emocionalmente[46].

CONTROLE DA HIPERVENTILAÇÃO

As alterações fisiológicas que ocorrem durante o parto são de difíceis observação e análise devido à complexidade e à inter-relação de uma série de fatores que atuam nesse momento.

No sistema cardiovascular ocorre aumento de 30% do débito cardíaco no primeiro estágio do parto, em relação aos valores pré-parto, como resultado de aspectos multifatoriais[47,48]. Inicialmente, a dor e a ansiedade aumentam a liberação de catecolaminas com consequente taquicardia e aumento do volume sistólico. Em seguida, as contrações uterinas resultam em autotransfusão e aumento do volume sanguíneo central, com transferência de 300 a 500mL de sangue do útero para a circulação geral, resultando em aumento da pré-carga e do débito cardíaco[49-52]. Além disso, o aumento da pressão arterial precede a contração em aproximadamente 8 segundos em razão do aumento do débito cardíaco[48,53,54], o qual aumenta progressivamente de 1,1L/min, quando a dilatação está em fase inicial, até 2,7L/min, quando ela alcança 8cm ou mais[55]. O incremento na pressão arterial sistólica

pode variar de 124 a 131mmHg, e a pressão diastólica também aumenta (73 a 75mmHg)[56,57].

Quanto à frequência cardíaca materna, os resultados encontrados na literatura são controversos: enquanto alguns estudos[47,58-60] demonstram desaceleração no primeiro estágio, outros apontam para uma aceleração[48,55,57,61,62].

Outro sistema diretamente afetado durante o processo de trabalho de parto é o respiratório. As contrações uterinas dolorosas associadas à ansiedade aumentam substancialmente a ventilação com consequente diminuição na concentração de CO_2[63]. Em 1962, um estudo que mensurou os volumes respiratórios de 25 mulheres durante o parto observou aumento de 350 para 2.250mL do volume corrente e de 7 para 90L/min do volume-minuto[64]. Outro estudo mostrou aumento de 65% no volume-minuto[65].

Durante a contração, pode haver aumento de 74%[66] até 167%[65] no volume-minuto. O aumento da hiperventilação durante o parto é confirmado por outro estudo, em que a pressão parcial de gás carbônico (PCO_2) alveolar foi mensurada em dez gestantes, sendo observada uma queda de 32mmHg, no início do parto, para 26mmHg, durante o segundo período[67].

Em adição ao aumento do volume-minuto, o consumo de oxigênio duplica durante o parto, podendo até triplicar, chegando a 750mL/min durante as contrações uterinas, ao passo que a ventilação alveolar é duplicada ou quadruplicada[65,68-70]. A resposta ao esforço é uma respiração mais rápida e, como consequência, ocorre a elevação do pH arterial materno. Em uma pesquisa em que 26 gestantes foram acompanhadas durante o primeiro período de dilatação, observou-se aumento significativo do pH materno e fetal após 10 minutos de hiperventilação, o qual perdurou por mais de 40 minutos[71].

Nesse contexto, a dor decorrente da contração uterina provoca uma resposta neuroendócrina generalizada com efeitos fisiológicos que incluem aumento do consumo de oxigênio, hiperventilação, alcalose respiratória, aumento do débito cardíaco, da resistência vascular periférica e da pressão arterial, prejuízo na contratilidade uterina, diminuição da perfusão uterina e acidemia metabólica[72]. De acordo com Eliasson e cols.[65], a enorme mudança no volume-minuto não se deve às exigências metabólicas impostas pelo parto, mas pode ser explicada, também, por efeitos da dor, padrões respiratórios direcionados e o processo de nascimento.

Esses achados são importantes para ressaltar que o processo fisiológico do parto aumenta a hiperventilação fisiológica, presente desde o início da gestação. Somado a isso, a dor e a ansiedade, quando não controladas, aumentam a frequência respiratória, traduzindo-se em uma respiração mais superficial e rápida, e interferem na fase latente do parto, tornando-a mais longa[3,73].

Em consequência dos ajustes fisiológicos respiratórios e cardiovasculares durante a gestação, sempre houve consenso na literatura em relação ao cuidado a ser despendido durante o parto para que não ocorra aumento da taxa respiratória e, consequentemente, da hiperventilação. Durante a hiperventilação, a diminuição dos níveis de CO_2 provoca vasoconstrição periférica e torna o sangue mais alcalótico. Tanto o pH elevado como a concentração reduzida de CO_2 aumentam a afinidade da hemoglobina pelo oxigênio, o que prejudica a liberação tecidual do oxigênio transportado pela hemoglobina. A combinação desses efeitos traduz-se pela menor quantidade de oxigênio liberada para os tecidos, o que pode interferir na oxigenação fetal[74].

A resposta vascular uterina à hipocapnia é a vasoconstrição com a subsequente diminuição da perfusão placentária[75]. Desse modo, há uma tendência forte de desenvolvimento de hipoxemia fetal durante episódios de alcalemia materna, particularmente se o feto estiver comprometido[50]. Além disso, a alcalose induz alteração na ionização do cálcio, o que interfere diretamente na condução nervosa[70].

Os efeitos metabólicos do parto resultam em acidose metabólica. O parto prolongado contribui para elevar os níveis de lactato e piruvato. A atividade muscular resultante da dor e da demanda muscular respiratória adiciona metabólitos ácidos na circulação materna e a alcalose respiratória pode predispor a retenção compensatória de ácidos pelo sistema renal[76,77].

Vale mencionar, diante desse contexto, a contraindicação absoluta da famosa "respiração cachorrinho" em qualquer período ou fase do parto. Trata-se de uma respiração rápida e superficial que leva ao aumento da perda de CO_2 com consequente alcalose respiratória. Os efeitos clínicos da alcalose respiratória, já bem descritos na literatura, como tontura, entorpecimento, sudorese, palidez, formigamento de extremidades e dormência nos lábios e/ou dedos, interferem na oxigenação materna e fetal. Desse modo, parece claro que a primeira regra básica no acompanhamento de uma gestante em trabalho de parto é evitar o aumento da hiperventilação.

PADRÕES RESPIRATÓRIOS E EVIDÊNCIAS DISPONÍVEIS

Historicamente, o uso de diferentes padrões respiratórios no período de dilatação foi mais bem estabelecido com o surgimento dos métodos psicoprofiláticos de preparação para o parto, como mencionado no início deste capítulo. Nesse enfoque, a respiração aparece como ponto principal. Trata-se de uma prática atualmente aceita e executada durante o parto e como parte da educação perinatal. No entanto, apesar de o uso de diversos ritmos respiratórios ser preconizado e descrito em vários livros, ainda são escassos os estudos com evidências científicas sólidas sobre o tipo de respiração adequada para o período de dilatação e sua efetividade[78-82].

Há escassez de ensaios clínicos randomizados e controlados com amostra representativa, e a terminologia encontrada[3,78-81] ainda é bastante incipiente e confusa, utilizando-se de expressões como *hah-hee, puff-puff, hee-hee, sniff, sniff, puff-puff blow*, que não refletem de modo adequado a fisiologia do padrão respiratório utilizado. Como consequência, não fica claro nem evidente qual seria o padrão respiratório ideal e eficaz.

Além disso, não há estudos que mostrem como a "respiração profunda" deve ser executada de maneira exata, com bases fisiológicas, a qual é difundida e apresentada como escolha prioritária na educação psicoprofilática pré-natal.

Um ensaio clínico randomizado, com 36 primíparas e o objetivo de avaliar o efeito das técnicas de respiração e relaxamento sobre a dor e a ansiedade em parturientes, verificou que as técnicas respiratórias não reduziram a intensidade da dor, mas promoveram a manutenção por mais tempo de um nível baixo de ansiedade (nas fases latente e ativa) no grupo da intervenção respiratória[15]. A respiração toracoabdominal lenta com inspiração e expiração profundas foi realizada na fase latente, sendo utilizada na fase ativa do parto a respiração torácica lenta com inspiração e expiração profundas e longas, direcionada para a região torácica, enquanto a respiração lenta com inspiração profunda sustentada por mais tempo, seguida de expiração longa, foi usada na fase de transição.

Outro estudo não randomizado com 40 primíparas, 20 no grupo controle e 20 utilizando a respiração lenta e profunda na fase latente e uma respiração superficial na fase ativa, demonstrou diminuição da percepção da dor e uma experiência mais satisfatória com o parto no grupo que adotou os padrões respiratórios prescritos[83]. Esse mesmo controle da dor foi observado em outra pesquisa com 40 primíparas, que comparou o uso da respiração diafragmática lenta e profunda com um grupo controle, a qual, além desses achados, identificou melhor saturação de oxigênio tanto durante como nos intervalos das contrações para o grupo da intervenção respiratória[84].

Um estudo quase-experimental com 40 primíparas, utilizando um vídeo de 10 minutos para demonstrar a respiração (respiração lenta, respiração rápida e uma inspiração lenta seguida de duas exalações curtas e um sopro longo), demonstrou diminuição na duração do primeiro (DM: 1 hora; IC95%: 0,35 a 1,64) e do segundo período de parto (DM: 8,10 minutos; IC95%: 3,28 a 12,91), bem como redução significativa da dor no grupo intervenção[85]. Do mesmo modo, outro estudo quase-experimental relatou redução da dor pela Escala Visual Analógica (EVA) da dor depois de 2 horas (DM: 1,39 hora; IC95%: 0,70 a 2,09) e depois de 4 horas (DM: 2,1 horas; IC95%: 1,55 a 2,64) de intervenção, bem como da duração da fase ativa do primeiro período (DM: 2 horas; IC95%: 1,70 a 2,29), com todos os resultados favorecendo o grupo intervenção[86]. Também houve melhora dos níveis de ansiedade, detectado por meio do Inventário Estado-Ansiedade, no grupo que adotou o padrão respiratório depois de 2 horas (DM: 7,19; IC95%: 4,16 a 10,23) e de 4 horas (DM: 9,59; IC95%: 6,58 a 12,65). As gestantes, na posição sentada, eram orientadas a colocar uma das mãos no tórax e a outra no abdome (cicatriz umbilical) e gradativamente inspirar o ar em 4 segundos, até sentirem o abdome se encher de ar, antes da caixa torácica. Em seguida, deveriam exalar o ar inspirado com os lábios propulsados em 6 segundos, produzindo um som de "hoo". Esses dois tipos de respiração deveriam ser repetidos durante cada contração, e a respiração deveria seguir o padrão normal no período de descanso[86].

Por outro lado, um estudo randomizado e controlado com 140 mulheres, utilizando respiração lenta e profunda, retardo expiratório e suspiro, comparado a um grupo controle sem orientações respiratórias, não encontrou diferença na intensidade da dor e nos níveis de ansiedade e fadiga[87]. Vale destacar que o grupo controle contava com a presença de doulas e que foram utilizados questionários de fadiga e ansiedade não específicos para o trabalho de parto.

Em 2022, um estudo randomizado treinou 138 gestantes na 36ª semana com respiração segundo a técnica de Lamaze, duas vezes por dia durante 15 minutos, a qual foi praticada na fase ativa do primeiro período do parto, sendo observada uma chance duas vezes maior (OR: 2,19; IC95%: 1,31 a 3,36) de início de parto espontâneo, comparado ao grupo controle[88]. Além disso, foram documentados mais partos espontâneos (RR: 3,51; IC95%: 2,18 a 5,64) e menor duração do trabalho de parto (DM: 1,72; IC95%: 1,01 a 2,43) no grupo da intervenção.

Outro estudo quase-randomizado, também utilizando a técnica Lamaze de respiração (Quadro 36.1), observou, na fase ativa tardia (8cm), redução de 4 pontos na ansiedade (DM 4,32; IC95%: 2,78 a 5,85), segundo o Inventário Estado-Ansiedade, em favor do grupo intervenção[89]. Houve, também, redução do primeiro estágio do parto (DM: 363,29 minutos; IC95%: 253,76 a 472,81) no grupo intervenção, bem como da fase latente (–0 a 4cm [DM: 275 minutos; IC95%: 207,99 a 342]) e da fase ativa (–4 a 8cm [DM: 90,57 minutos; IC95%: 30,20 a 150,93]).

Por outro lado, há sugestões na literatura de que o padrão respiratório deveria ser postergado até a fase ativa da dilatação e que a mulher não deveria ser encorajada a modificar sua respiração na fase latente. Essas observações derivam de um estudo observacional longitudinal com 56 mulheres que verificou aumento do nível de fadiga de acordo com a complexidade do padrão respiratório utilizado na fase latente, sem diferença na fase ativa[90]. Os autores analisaram tais resultados com cautela em virtude das limitações do próprio estudo e da dificuldade para definir a respiração com as complexas inter-relações existentes; no entanto, destacam a importância do estudo da respiração como fator associado à fadiga materna durante a fase de dilatação, uma vez que essa fadiga pode interferir no período expulsivo e no pós-parto imediato[91].

Em pesquisa realizada com mulheres americanas que tiveram seus partos entre os anos de 2000 e 2002, 61% delas utilizaram técnicas de respiração e, destas, 69% relataram que houve ajuda no controle da dor[92].

Uma revisão sistemática que incluiu 13 estudos (1.275 gestantes de baixo risco), com o objetivo de avaliar os benefícios e malefícios do uso de padrões respiratórios no

Quadro 36.1 Técnica de Lamaze de respiração

Estágio	Respiração
Primeiro	Inspiração lenta pelo nariz e expiração pela boca; o abdome fica quase imóvel e a caixa torácica se move para fora
Segundo	*Slow-deep chest breathing* — inspiração lenta pelo nariz, contando até 5 segundos e exalando pela boca, novamente contando até 5 segundos
Terceiro	*Rapid-shallow chest breathing* — também chamada respiração barulhenta — respiração sem uso dos músculos abdominais, com o pulmão superior, padrão respiratório que inclui a respiração purificadora (*cleasing breathing*) e o uso da voz da própria mulher de forma rítmica: "hee-hee-hoo"; a intensidade da contração deve guiar a respiração leve, acelerando e aliviando a respiração com o aumento da intensidade da contração
Quarto	*Blowing-abdominal breathing* — inspiração e expiração pela boca — similar à respiração costal rápida e rasa (*rapid-shallow chest breathing*); imaginar soprando uma vela ao exalar o ar, com sopro rápido e raso

primeiro período do trabalho de parto, mostrou redução de 1,64 ponto na EVA (DM: 1,64; IC95%: 0,48 a 2,81; oito estudos), com certeza de evidência muito baixa, e redução de 7 minutos do segundo período de parto (DM: 7,23; IC95%: 3,38 a 11,08; dois estudos), com base em uma certeza de evidência moderada[93]. Não houve diferença no tempo do primeiro período, na ansiedade e fadiga maternas, na via de parto, no parto instrumental e no Apgar de 5 minutos. A alta heterogeneidade nos padrões adotados impede a escolha de um protocolo definitivo.

Diante do exposto e da escassez de estudos randomizados e controlados, as definições e orientações de padrões respiratórios que podem ser utilizados no primeiro período de parto serão baseadas em estudos randomizados, quase-randomizados e observacionais, na fisiologia respiratória e em estudos com outras populações específicas[85-88,94-102]. Portanto, durante o período de dilatação, o fisioterapeuta pode escolher e adaptar alguns padrões ventilatórios.

Inspiração profunda e lenta

- **Descrição:** inspiração lenta e no nível de volume de reserva inspiratório, seguida de expiração lenta até a capacidade residual funcional. Cabe ressaltar que essa respiração não deve ser estimulada até que seja atingida a capacidade pulmonar total, pois esse comando recrutará a musculatura acessória inspiratória e, realizado de forma repetida, irá favorecer o aumento da hiperventilação. A frequência respiratória deve ser controlada em 8 a 12rpm. Essa respiração pode também ser estimulada com contagem mental de um a cinco ou seis, seguida de expiração também lenta e progressiva com contagem regressiva, de seis ou cinco até um. O direcionamento da expansibilidade toracoabdominal dependerá do tipo respiratório de base de cada parturiente, podendo, portanto, ser abdominal e/ou costal. Outros tipos de inspiração profunda muito utilizados para terapia de expansão pulmonar, como inspiração com pausa, inspiração fracionada e soluços inspiratórios, devem ser orientados com cautela, considerando que, por objetivarem atingir a capacidade pulmonar total, podem aumentar o trabalho respiratório com o uso da musculatura acessória e aumentar a hiperventilação.
- **Benefícios fisiológicos:** possibilita o controle da ansiedade, atua no sistema autonômico e melhora a complacência pulmonar e a ventilação basal.
- **Quando usar:** em qualquer momento do trabalho de parto, sempre que houver a necessidade de diminuir a ansiedade materna e no início de contrações mais fortes.

Suspiro com pausa pós-expiratória

- **Descrição:** corresponde a uma pequena expiração espontânea para relaxar, em volume corrente. Nesse padrão, as forças musculares permanecem em repouso. Após a expiração de volume corrente, ocorre apneia, e é esse tempo de pausa pós-expiratória que prolonga o estado de repouso do sistema respiratório.
- **Benefícios fisiológicos:** esse tipo de respiração é essencial nas técnicas de relaxamento, possibilitando um estado de repouso entre as forças que atuam no sistema respiratório (recuo elástico pulmonar e expansibilidade da caixa torácica e relaxamento dos músculos inspiratórios). Há abaixamento das costelas e relaxamento dos músculos posturais com leve flexão da coluna dorsal. Há redução da frequência respiratória e melhora na atenção e no aprendizado[32]. A redução do ritmo respiratório com o suspiro pode sinalizar estruturas do cérebro associadas a ameaças e promover a calma[32]. Tem sido demonstrado que a respiração nasal associada ao suspiro envia sinais para a amígdala e o hipocampo, dois campos envolvidos no processo da emoção[29].
- **Quando usar:** pode ser utilizado em todas as etapas do trabalho de parto, sempre que o objetivo for reorganizar uma respiração descompassada. Essa respiração acalma e possibilita controle da frequência respiratória, evitando aumento da hiperventilação.

Retardo expiratório

- **Descrição:** corresponde a uma expiração prolongada com os lábios propulsados (frenolabial).
- **Benefícios fisiológicos:** os benefícios fisiológicos do retardo expiratório incluem melhor controle da expiração, aumento da capacidade residual funcional, recrutamento de unidades alveolares, distensão de alvéolos latentes, melhor distribuição da ventilação com o aumento da ventilação colateral (poros de Kohn e canais de Lambert), manutenção da integridade dos condutos aéreos, manutenção da pressão intrabrônquica com desinsuflação pulmonar homogênea, facilitação das trocas gasosas e produção de fluxo sem turbulência. Com o retardo expiratório ocorre lentificação do fluxo expiratório, o que melhora a distribuição do volume pulmonar (recrutando maior quantidade de unidades alveolares), mantém a pressão alveolar acima da atmosférica, aumenta a capacidade residual funcional e facilita as trocas gasosas[103-107].

Clinicamente, o retardo expiratório melhora a pressão parcial arterial de oxigênio (PaO_2) e a saturação de oxigênio, bem como a percepção de controle da ventilação, além de diminuir a frequência respiratória e a relação entre o tempo inspiratório e o tempo total do ciclo respiratório (Ti/Ttot). Essas alterações reduzem a frequência com que os músculos respiratórios se contraem, proporcionando períodos mais longos de descanso inspiratório entre as contrações. O recrutamento do diafragma também se mostra menos fatigante com o uso desse padrão[103-107].

- **Quando usar:** quando as contrações estão mais fortes e intensas, no pico das contrações e para evitar o puxo precoce.

Respiração costal inferior

- **Descrição:** respiração direcionada para as costelas inferiores. Deve ser incentivada com as mãos do terapeuta posicionadas lateralmente na região costal inferior para estimular a abertura das costelas.
- **Benefícios fisiológicos:** previne a fixação do diafragma e evita aumento da pressão abdominal.
- **Quando usar:** no final do período de dilatação, com o objetivo de evitar o puxo precoce.

Expiração em tempos

- **Descrição:** corresponde a uma inspiração lenta, seguida de dois ou três sopros curtos com os lábios propulsados.
- **Benefícios fisiológicos:** previne o aumento da frequência respiratória e aumenta a concentração.
- **Quando usar:** nos momentos de contração mais forte, para evitar puxo precoce no pico da contração.

Soluços inspiratórios com expiração prolongada

- **Descrição:** corresponde a curtas e breves inspirações fracionadas, realizadas sucessivamente, sem pausa pós-inspiratória, seguidas de expiração prolongada. Nesse caso, não devem ser incentivados mais de dois soluços.
- **Benefícios fisiológicos:** favorece uma distribuição mais homogênea da ventilação, aumenta a concentração, otimiza a mobilização do diafragma e controla a frequência respiratória e a ansiedade.
- **Quando usar:** no início de contrações mais fortes e para controlar o aumento da frequência respiratória.

A vocalização espontânea da exalação do ar em tom único, utilizando o som de uma vogal ou a expressão *"hum"*, pronunciada prolongadamente, é comum e natural durante a fase de dilatação[95]. Essa prática não deve ser impedida, podendo até mesmo ser estimulada,

principalmente durante as contrações mais fortes. Essa maneira de exalar o ar contribui para controle da dor, proporciona um *feedback* sobre o nível de relaxamento e o estado emocional e aumenta a concentração e o foco no trabalho de parto, diminuindo, assim, a ansiedade[95].

PREPARAÇÃO RESPIRATÓRIA NO PRÉ-NATAL

A preparação respiratória no pré-natal não tem como objetivo o treinamento de padrões rígidos de ventilação nem a imposição de ritmos respiratórios, visando facilitar a elaboração de uma estratégia utilizada pela gestante nas diversas fases do trabalho de parto. Entre as estratégias não farmacológicas de controle de dor ensinadas no pré-natal, a respiração é a mais recordada pelas gestantes e utilizada no momento do parto[108].

Como parte do programa de assistência à gestante na preparação para o parto, cada padrão ventilatório deve ser explicado e praticado para que a gestante tenha condições de escolher aquele que se adapte melhor à sua biomecânica e o utilize com menos esforço. Desse modo, o treino deve ser individual, respeitando o padrão respiratório de cada mulher.

O fisioterapeuta pode iniciar esse treinamento com um trabalho de conscientização respiratória, direcionando a atenção da gestante ou do grupo para o ciclo respiratório e para a capacidade voluntária de modificação da respiração. É indispensável que o fisioterapeuta discuta a importância da respiração lenta no controle do estresse e mostre como o indivíduo pode interferir em sua frequência respiratória.

Não é necessário o ensino de vários tipos de respiração como um treinamento a ser utilizado em fases distintas do processo do parto. A prática mostra que a gestante não se lembrará de todos os tipos de respiração. No pré-natal, portanto, ela deve ser estimulada a escolher, no máximo, dois padrões respiratórios: um para controle da hiperventilação e ansiedade e outro para as contrações mais fortes.

Na preparação, o fisioterapeuta deve explorar a existência prévia de estratégias respiratórias pessoais utilizadas em outras situações de estresse e dor. Estudos mostram que os indivíduos apresentam preferências pelas estratégias preexistentes de cooperação, utilizando-as espontaneamente para controlar situações de dor aguda, com melhor tolerância[109-111]. Assim, a escolha do modo ventilatório deve basear-se, também, na identificação e no aperfeiçoamento de experiências prévias com o uso da respiração[9].

Caso o fisioterapeuta esteja acompanhando a gestante no parto, torna-se mais fácil a inclusão de diferentes padrões, sempre respeitando a adaptação à demanda

Quadro 36.2 Treino do suspiro com pausa pós-expiratória

Com os olhos fechados e em posição confortável:

1. Solicitar um suspiro
2. Observar a apneia após a expiração em volume corrente
3. Solicitar outro suspiro
4. Observar o relaxamento da coluna dorsal
5. Solicitar outro suspiro
6. Relaxar cintura escapular/soltar os ombros
7. Solicitar outro suspiro
8. Observar o tônus e a musculatura do corpo
9. Solicitar outro suspiro
10. Não respirar imediatamente; deixar o corpo manifestar a necessidade
11. Solicitar outro suspiro
12. Aproveitar a pausa pós-expiratória e relaxar ainda mais a musculatura

exigida no momento e a compreensão da gestante. O suspiro com pausa pós-expiratória deve ser sempre estimulado como forma de autocontrole em virtude dos benefícios sobre o estado de equilíbrio no sistema respiratório (Quadro 36.2)[94].

ATUAÇÃO PRÁTICA DA ORIENTAÇÃO RESPIRATÓRIA

Independentemente do período do parto em que sejam fornecidas as orientações, é importante considerar algumas sugestões para facilitar a atuação prática no acompanhamento da gestante:

1. O comando verbal deve ser firme, mas não imperativo, e em resposta às respostas fisiológicas corporais da gestante.
2. O ensino de qualquer padrão respiratório deve ser realizado entre as contrações.
3. A orientação deve ser fornecida perto do ouvido da gestante e em alguns momentos a respiração deve ser realizada em conjunto com ela.
4. Ao final de cada contração, precisa ser incentivada uma respiração de alívio (suspiro ou inspiração lenta).
5. Não devem ser impostas regras à respiração lenta e profunda. Não existe uma maneira correta de fazer. A gestante deve sentir-se confortável, e não há limites quanto ao número de respirações a serem adotadas por minuto.
6. Palavras de incentivo devem ser sempre utilizadas, como "parabéns", "você foi ótima", "você está indo bem", "excelente" ou "você está conseguindo".
7. Áreas de tensão precisam ser sempre observadas, como olhos apertados, ombros elevados e pernas fechadas.
8. Ao escolher o padrão respiratório, inicia-se sempre do mais simples ao mais complexo.
9. Deve-se dar preferência à respiração nasal.

Ao orientar, estimular ou treinar determinado padrão ventilatório, o fisioterapeuta deve considerar que ele não deve ser rápido nem superficial, pois frequências elevadas a volumes correntes baixos aumentam a ventilação do espaço morto, diminuindo a eficiência da troca gasosa[70]. Além disso, não deve existir preocupação em instituir um padrão diafragmático, principalmente se o primeiro contato ocorrer na sala de parto. A orientação respiratória não visa reensinar padrões ventilatórios, o que pode resultar em aumento no consumo de energia e desconcentrar a gestante.

Sugestões para vocalizar sons como "hee", "hah" ou "hoh" devem ser evitadas, pois esses sons são gerados pelo tensionamento das cordas vocais e a contração da musculatura intercostal[87], o que interfere na capacidade de relaxamento. A respiração objetiva fornecer suporte adequado ao relaxamento. Atenção também deve ser direcionada para o uso da musculatura acessória da inspiração, para não resultar em tensão nos músculos intercostais, na garganta e na face[112].

Naturalmente, com o aumento da intensidade das contrações, a taxa respiratória aumentará automática e espontaneamente. É muito difícil instituir ou continuar com uma respiração lenta nesse momento. Pode-se aumentar a frequência respiratória de maneira controlada, de modo que não exceda o dobro da frequência respiratória de repouso. É possível utilizar dois ciclos respiratórios mais curtos, seguidos de um terceiro ciclo com expiração prolongada no pico dessas contrações mais intensas[112]. Ao término das contrações, deve ser estimulada a respiração lenta e compassada. Não há evidências sobre a efetividade dessa técnica respiratória; no entanto, esse modo ventilatório promove aumento da frequência respiratória de maneira controlada sem causar aumento da hiperventilação.

Além disso, é importante entender todo o processo que acontece com a parturiente nas diversas fases do período de dilatação para que a escolha e a aplicação da respiração sejam adequadas às exigências apresentadas por ela. Clinicamente, o período de dilatação corresponde ao intervalo entre o início do trabalho de parto e a dilatação completa de 10cm e é subdividido em três fases: latente, ativa e descida, sendo esta última coincidente com o período expulsivo[113,114]. Na prática obstétrica contemporânea, a maioria das mulheres é admitida no hospital quando o ritmo da dilatação se torna mais rápido, o que corresponde ao início da fase ativa[115]. A fase ativa inicia com dilatação de 3 a 5cm na presença de contrações uterinas regulares. Essa fase não existe como entidade mensurável e varia entre as mulheres[113].

Fisiologicamente, esse período pode ainda ser dividido em fases inicial, tardia, de transição e de trégua[78,79,112].

Essas fases fisiológicas apresentam sensibilidade maior quanto aos detalhes clínicos, pois acompanham a evolução do trabalho de parto de acordo com a dinâmica uterina e, consequentemente, com as sensações da mulher (Quadro 36.3). Apesar das divergências e controvérsias, o primeiro período do trabalho de parto (fase ativa), excluída a fase latente, tem duração de 6 a 8 horas para as nulíparas e de 4 a 6 horas para as multíparas, com média de 6 horas para as primeiras, com velocidade de dilatação de 0,8 a 1,0cm/h, e de 4 horas para as últimas, com velocidade de dilatação de 1,2 a 1,5cm/h[114-118].

O momento adequado para iniciar a respiração vai depender de cada gestante, considerando que a percepção das mulheres sobre o início e a duração do trabalho de parto difere substancialmente da definição clínica da equipe de saúde[119]. Portanto, o momento exato das sensações irá variar não só entre as mulheres, mas também entre as fases da dilatação. De modo geral, a técnica respiratória é útil quando, no momento da contração, a gestante começa a se concentrar, interrompendo sua conversa ou a execução de uma tarefa.

Cabe lembrar que nem todas as mulheres se preparam para o parto no pré-natal com a devida educação respiratória e que nem sempre o acompanhamento ocorre desde o início da dilatação. Portanto, o fisioterapeuta deve ter a habilidade de adequar a fase da dilatação ao padrão ventilatório que a mulher seja capaz de realizar.

Quadro 36.3 Orientações respiratórias para o período de dilatação do trabalho de parto

Período de dilatação	Características	Orientações respiratórias
Fase inicial ou latente	Contrações discretas, desconfortáveis Leve desconforto na lombar Dilatação: 2 a 3cm para 4 a 5cm DU – frequência: + 30 minutos DU – duração: + 30 a 40 segundos Paciente calma e tranquila	Explicações e demonstrações Respiração lenta e profunda Incentivar o suspiro Não deve haver preocupação em instituir respiração diafragmática
Fase ativa ou tardia	Contrações fortes Dor intensa – repercussões na região lombossacra Dilatação de 4 a 5cm para 8cm DU – frequência: + 2/3 a 5 minutos DU – duração: + 50 a 60 segundos – pico da contração + 45 segundos Paciente inquieta	Respiração lenta e profunda Pico da contração: ■ Expiração lenta ■ Soluços inspiratórios e expiração lenta ■ Retardo expiratório Incentivar o suspiro – ênfase na pausa expiratória

Fase de transição	Contrações intensas
	Dilatação de 8cm para 10cm
	DU – frequência: 2/3 minutos
	DU – duração: + 50 a 60 segundos
	Cansaço físico e emocional:
	■ Exausta, irritada, raiva
	■ Podem ocorrer náuseas e vômitos e tremor nas pernas
	■ Impressão da mulher
	  • parto não vai acabar
	  • não aguenta mais
	  • pede cesárea
	  • não vai conseguir
	  • pede ajuda
	Pior fase – cuidado com a hiperventilação
		Pico da contração:
		■ Suspiro com pausa expiratória
		■ Inspiração lenta + 2 ou 3 sopros
		■ Respiração em tempos – dois ciclos respiratórios mais curtos, seguindo um ciclo com expiração prolongada
		■ Retardo expiratório
		■ Respiração costal inferior
		■ Exalação com vocalização em único tom de vogal prolongada
		Comando verbal mais efetivo
		Necessários maiores suporte e direcionamento
		Usar frases do tipo:
		■ "Concentre-se na respiração"
		■ "Vamos! Respire comigo"
		■ "Mais uma vez"
		■ "Vamos! Continue! Está indo bem"
		■ "Solte os ombros", "não aperte os olhos"
		■ "Vai passar"
		Encorajar o relaxamento entre as contrações

Fase de trégua	Dilatação completa é atingida Diminuição da sensação dolorosa Pode haver: ■ Sensação de plenitude no reto e ânus ■ Queimor na região do períneo ■ Abertura da sacroilíaca, da sínfise e da sacrococcígea	Continuar com as respirações anteriores Controlar/evitar o puxo precoce: ■ Respiração costal inferior ■ Incentivar a fase expiratória prolongada com conscientização do relaxamento da cintura escapular

DU: dinâmica uterina.
Fonte: adaptado das referências 59, 60, 69, 70, 72, 76, 78-81, 87, 94-97, 101, 105, 106 e 112.

A comunicação verbal e não verbal com a gestante é vital, devendo ser fornecido suporte informativo ou instrutivo em todas as fases do trabalho de parto, principalmente no final do período de dilatação. Como as comunicações ocorrem simultaneamente, a mensagem final é mais bem apreendida quando elas são coerentes e congruentes[120].

Algumas sugestões devem ser consideradas para facilitar a comunicação no acompanhamento e orientação da prática de qualquer padrão ventilatório:

1. Ofereça à parturiente atenção total a cada contração.
2. Sempre forneça *feedbacks* de encorajamento.
3. As frases utilizadas nas contrações devem ser simples e ritmadas.
4. Evite conversas paralelas.
5. Não faça perguntas durante as contrações.
6. Faça comentários oportunos e adequados em resposta ao *feedback* corporal da gestante.
7. Não tente distrair a parturiente durante as contrações mais intensas – foque com ela na respiração escolhida.
8. Em vez de impor qualquer respiração, ofereça opções e dê um tempo para as escolhas.
9. Encoraje a gestante a verbalizar suas necessidades, medos e ansiedades.
10. Lembre-a sempre que esse é um processo fisiológico normal, para que ela entenda e perceba que o parto está transcorrendo bem e sob controle.

O fisioterapeuta deve estar ciente de que qualquer estímulo ao controle volitivo da respiração tem repercussões na fisiologia respiratória, podendo interferir na oxigenação materna e, consequentemente, na fetal. Foi demonstrada a diversidade do padrão ventilatório em humanos. As características individuais na constituição do padrão ventilatório (volume corrente, perfil do fluxo aéreo, tempos inspiratório e expiratório) permanecem estáveis ao longo do tempo, independentemente da mudança de hábitos (em relação a ganho de peso ou tabagismo), da ocorrência de doenças pulmonares ou de condições de hipóxia, mas a atividade física extenuante pode alterar o perfil de fluxo aéreo[121-123].

Modificações voluntárias das características inatas dos padrões respiratórios são difíceis e demandam atenção mesmo após treinamento do controle voluntário da respiração, pois podem ocasionar irregularidades no padrão[124]. O padrão respiratório ideal é o reflexo da coordenação entre mecanorreceptores pulmonares, mudanças no volume pulmonar, proprioceptores da caixa torácica e sensibilidade do comprimento e força muscular[125]. O padrão respiratório adotado pelos mamíferos produz uma adequada ventilação alveolar a um custo mínimo, como reconhecimento da complexa característica mecânica do sistema respiratório[125].

Se, ao ser orientado qualquer padrão ventilatório, a gestante precisar pensar muito para executá-lo, sentir desconforto ou ficar mais tensa, provavelmente esse padrão não está sendo adequado para suprir a demanda exigida, devendo ser interrompido e/ou modificado. Desse modo, o sucesso da aplicação de qualquer técnica respiratória, longe de seguir receitas padronizadas, deve ser alcançado com o devido respeito ao estilo da respiração que cada mulher entenda como confortável, de acordo com as diferenças individuais e as necessidades pessoais.

CONSIDERAÇÕES FINAIS

Apesar da falta de evidências sobre a aplicabilidade e efetividade de padrões ventilatórios específicos durante o trabalho de parto, o conhecimento acerca das alterações anatomofisiológicas da gestante, suas necessidades em relação à demanda metabólica e ventilatória e fisiologia dos padrões descritos permite que o fisioterapeuta indique com parcimônia tais padrões. Desse modo, evita-se o aumento do trabalho respiratório, o que leva ao incremento do consumo de oxigênio e fadiga muscular, além de facilitar a adesão e promover a satisfação da gestante com relação à técnica escolhida.

Referências

1. Adams ED, Bianchi AL. A practical approach to labor support. JOGNN 2008; 7(1):106-15.
2. Escott D, Slade P, Spiby H, Fraser RB. Preliminary evaluation of a coping strategy enhancement method of preparation for labour. Midwifery 2005; 21:278-91.
3. McLaren JB. Maternal respiration in labour. Midwives Chron 1970; 83(987):112-4.
4. Dick-Read G. Natural childbirth. Londres: Heinemann, 1933.
5. Michaels PA. Comrades in the labor room: The Lamaze method of childbirth preparation and France's cold war home front, 1951-1957. Am Hist Rev 2010; 115(4):1031-60.
6. Cioffi D. Beyond attentional strategies: A cognitive-perceptual model of somatic interpretation. Psychol Bull 1991; 109(1):25-41.
7. Leventhal H. I know distraction works even though it doesn't. Health Psychol 1992; 11:208-9.
8. Hesson K, Hill T, Bakal D. Variability in breathing patterns during latent labor. J Nurse Midwifery 1997; 42(2):99-103.
9. Escott D, Spiby H, Slade P, Fraser RD. The range of coping strategies women use to manage pain and anxiety prior to and during first experience of labour. Midwifery 2004; 20 (2):144-56.
10. Spiby H, Slade P, Escott D, Henderson B, Fraser RB. Selected coping strategies in labor: An investigation of women's experiences. Birth 2003; 30(3):189-94.
11. Araújo AE, Delgado A, Boaviagem A, Lemos A. Prescription of breathing orientations given by the healthcare team during labor: A cross section study. Mundo da Saúde 2018; 42(3):628-41.

12. Nystedt A, Högberg U, Lundman B. The negative birth experience of prolonged labour: A case-referent study. J Clin Nursing 2005; 14(5):579-86.

13. Kitzinger S. The complete book of pregnancy & childbirth. New York: Knopf 2004. 447p.

14. Hodnett ED. Pain and women's satisfaction with the experience of childbirth: A systematic review. Am J Obstet Gynecol 2002; 186:S160-72.

15. Almeida NAM, Sousa JT, Bachion MM, Silveira NA. Utilização de técnicas de respiração e relaxamento para alívio de dor e ansiedade no processo de parturição. Rev Latino-Am Enferm 2005; 13(1):52-8.

16. Bonn JA, Readhead CPA. Enhanced adaptive behavioural response in agoraphobic patients pretreated with breathing retraining. Lancet 1984; 2(8404):665-9.

17. Cappo BM, Holmest DS. The utility of prolonged respiratory exhalation for reducing physiological and psychological arousal in non-threatening and threatening situations. J Psycho Res 1984; 28(4):265-73.

18. McCaul K, Solomon S, Holmes D. Effects of paced respiration and expectations on physiological and psychological responses to threat. J Pers Soc Psychol 1979; 37(4):564-71.

19. Cohen HD, Goodenough DR, Witkin HA, Oltman P, Gould H, Shulman E. The effects of stress on components of the respiration cycle. Psychophysiology 1975; 12(4):377-80.

20. Ekerholt K, Bergland A. Breathing: A sign of life and a unique area for reflection and action. Phys Ther 2008; 88(7):832-40.

21. Boiten FA, Frijda NH, Wientjes CJ. Emotions and respiratory patterns: Review and critical analysis. Int J Psychophysiol 1994; 17:103-28.

22. Salkovskis PM, Jones DRO, Clark DM. Respiratory control in the treatment of panic attacks: Replication and extension with concurrent measurement of behavior and PCO2. Br J Psychiatry 1986; 148:526-32.

23. Asmundson GJG, Stein MB. Vagal attenuation in panic disorder: An assessment of parasympathetic nervous system function and subjective reactivity to respiratory manipulations. Psychosom Med 1994; 56:187-93.

24. Clark ME, Hirschman R. Effects of paced respiration on anxiety reduction in a clinical population. Biofeedback Self Regul 1990; 15(3):273-84.

25. Han J, Stegen K, DeValck C, Clement J, Van de Woestikne K. Influence of breathing therapy on complaints, anxiety and breathing pattern in patients with hyperventilation syndrome and anxiety disorders. J Psychosom Res 1996; 41(5):481-93.

26. Perciavalle V, Blandini M, Fecarotta P et al. The role of deep breathing on stress. Neurol Sci 2017; 38(3):451-8.

27. Mal X, Yue Z-Q, Gong ZQ et al. The effect of diaphragmatic breathing on attention, negative affect and stress in healthy adults. Front Psychol 2017; 8:874.

28. Bernardi L, Gabutti A, Porta C, Spicuzza L. Slow breathing reduces chemoreflex response to hypoxia and hypercapnia and increases baroreflex sensitivity. J Hypertens 2001; 19(12):2221-9.

29. Zelano C, Jiang H, Zhou G et al. Nasal respiration entrains human limbic oscillations and modulates cognitive function. J Neurosci 2016; 36(49):12448-67.

30. Perl O, Ravia A, Rubinson M et al. Human non-olfactory cognition phase-locked with inhalation. Nat Hum Behav 2019; 3(5):501-12.

31. Harrison OK, Kochli L, Marino S et al. Interoception of breathing and its relationship with anxiety. Neuron 2021; 109(24):4080-93. e8.

32. Balban MY, Neri E, Kogon MM et al. Brief structured respiration practices enhance mood and reduce physiological arousal. Cell Resp Med 2023; 4(1):100895.

33. Schulkin J, Sterling P. Allostasis: A brain-centered, predictive mode of physiological regulation. Trends Neurosci 2019; 42(10):740-5.

34. Zollei E, Csillik A, Rabi S, Gingl Z, Rudas L. Respiratory effects on the reproducibility of cardiovascular autonomic parameters. Clin Physiol Funct Imaging 2007; 27(4):205-10.

35. Cacioppo JT, Uchino BN, Berntson GG. Individual differences in the autonomic origins of heart rate reactivity: The psychometrics of respiratory sinus arrhythmia and preejection period. Psychophysiology 1994; 31(4):412-9.

36. Yasuma F, Hayano J. Respiratory sinus arrhythmia: Why does the heartbeat synchronize with respiratory rhythm? Chest 2004; 125(2):683-90.

37. Melo RC, Santos MDB, Silva E et al. Effects of age and physical activity on the autonomic control of heart rate in healthy men. Br J Med Bio Res 2005; 38:1331-8.

38. Strauss-Blasche G, Moser M, Voica M et al. Relative timing of inspiration and expiration affects respiratory sinus arrhythmia. Clin Exp Pharmacol Physiol 2000; 27(8):601-06.

39. Van Diest I, Verstappen K, Aubert AE et al. Inhalation/exhalation ratio modulates the effect of slow breathing on heart rate variability and relaxation. Appl Psychophysiol Biofeedback 2014; 39(3-4):171-80.

40. Magnon V, Dutheil F, Vallet GT. Benefits from one session of deep and slow breathing on vagal tone and anxiety in young and older adults. Sci Rep 2021; 11(1):19267.

41. Sakadibara M, Hayana J. Effect of slowed respiration of cardiac parasympathetic response to threat. Psychosom Med 1996; 58(1):32-7.

42. Harris VA, Katkin ES, Lick JR. Paced respiration as a technique for the modification of autonomic response to stress. Psychophysiol 1976; 13(5):386-91.

43. Ritz T, Dahme B. The effects of paced breathing on respiratory resistance are minimal in healthy individuals. Psychophysiol 2009; 46(5):1014-9.

44. Shekerdemian L, Bohn D. Cardiovascular effects of mechanical ventilation. Arch Dis Child 1999; 80(5):475-80.

45. Hayano J, Mukai S, Sakakibara M. Effects of respiratory interval on vagal modulation of heart rate. Am J Physiol 1994; 267(1Pt 2):H33-H40.

46. Grossman P. Respiration, stress and cardiovascular function. Psychophysiology 1983; 20(3):284-300.

47. Ueland K, Hansen JM. Maternal cardiovascular dynamics. II. Posture and uterine contractions. Am J Obstet Gynecol 1969 Jan; 103(1):1-7.

48. Robson SC, Dunlop W, Boys RJ, Hunter S. Cardiac output during labor. Br Med J (Clin Res Ed) 1987; 295:1169-72.

49. Jones CM, Griss FC. The effect of labor on maternal and fetal circulating catecholamines. Am J Obstet Gynecol 1982; 194:149-53.

50. Camann WR, Ostheimer GW. Physiological adaptations during pregnancy. Anesthesiol Clinics 1990; 28(1):2-10.

51. Henricks CH, Quilligan EJ. Cardiac output during labor. Am J Obstet Gynecol 1956; 71:953-72.

52. Adams JG, Alexander AM. Alterations in cardiovascular physiology during labor. Obstet Gynecol 1958; 12:542-9.

53. Ouzounian JG, Elkayam U. Physiologic changes during normal pregnancy and delivery. Cardiol Clin 2012; 30(3):317-29.

54. Cunningham I. Cardiovascular physiology of labor and delivery. J Obstet Gynaecol Br Commonw 1966; 73:498-503.

55. Robson SC, Dunlop W, Boys RJ, Hunter S. Cardiac output during labour. Br Med J (Clin Res Ed) 1987; 295:1169-72.

56. Kjeldsen J. Hemodynamic investigations during labour and delivery. Acta Obstet Gynecol Scand Suppl 1979; 89:77-157.

57. Marchioli M, Abbade JF, Peraçoli JC. Pressão arterial e frequência cardíaca avaliadas pela MAPA em primigestas durante o trabalho de parto e puerpério imediato. RBGO 2004; 26(5):391-8.

58. Van Veen TR, Belfort MA, Kofford S. Maternal heart rate patterns in the first and second stages of labor. Acta Obstet Gynecol Scand 2012; 91(5):598-604.

59. Sherer DM, Dalloul M, Pierre N, Abulafia O. Intrapartum repetitive maternal heart rate deceleration pattern simulating non reassuring fetal status. Am J Perinatol 2005; 22:165-7.

60. Lackritz R, Schiff I, Gibson M, Safon L. Decelerations on fetal electrocardiography with fetal demise. Obstet Gynecol 1978; 51:367-8.

61. Sherman DJ, Frenkel E, Kurzweil Y, Padua A, Arieli S, Bahar M. Characteristics of maternal heart rate patterns during labor and delivery. Obstet Gynecol 2002; 99(4):542-7.

62. Ohno H, Yamashita K, Yahata T et al. Maternal plasma concentrations of catecholamines and cyclic nucleotides during labor and following delivery. Res Commum Chem Pathol Pharmacol 1986; 51:183-94.

63. Elkus R, Popovich J. Respiratory physiology in pregnancy. Clin Chest Med 1992; 13(4):555-65.

64. Cole PV, Nainby-Luxmoore RC. Respiratory volumes in labour. Br Med J 1962; 1:1118.

65. Eliasson AH, Phillips YY, Stajduhar KC, Carome MA, Cowsar Jr JD. Oxygen consumption and ventilation during normal labor. Chest 1992; 102 (2):467-71.

66. Hägerdal M, Morgan CW, Sumner AE, Gutsche BB. Minute ventilation and oxygen consumption during labor with epidural analgesia. Anesthesiology 1983; 59(5):425-7.

67. Reid DHS. Respiratory changes in labour. Lancet 1966; 1(7441):784-5.

68. Novy MJ, Edwards MJ. Respiratory problems in pregnancy. Am J Am J Obstet Gynecol 1967; 99(7):1024-45.

69. Midwall J, Jaffin H, Herman MB et al. Shunt flow and pulmonary hemodynamics during labor and delivery in Eisenmenger's syndrome. Am J Cardiol 1978; 42:299-303.

70. Stradling J. Respiratory physiology during labor. Midw Health Vis Comm Nur 1984; 20:38-42.

71. Saling E, Ligdas P. The effect on the fetus of maternal hyperventilation during labour. J Obstet Gynaecol Br Commonw 1969; 76(10):877-80.

72. Browridge P. The nature and consequences of childbirth pain. Eur J Obstet Gynecol Reprod Biol 1995; 59(suppl):S9-15.

73. Wuitchik M, Bakal D, Lipshitz J. The clinical significance of pain and cognitive activity in latent labor. Obstet Gynecol 1989; 73:35-42.

74. Levitzky MG. Fisiologia pulmonar. 6. ed. São Paulo: Manole 2004: 142-62.

75. Moya F, Morishima HO, Shnider SM. Influence of maternal hyperventilation on the newborn infant. Am J Obstet Gynecol 1965; 91:76-84.

76. Zador G, Willeck-Lund G, Nilson BA. Acid-base changes associated with labor. Acta Obstet Gynecol Scand 1974; 34(suppl):41-9.

77. Lederman RP, McCann DS, Work B. Endogenous plasma epinephrine and norepinephrine in last trimester pregnancy and labor. Am J Obstet Gynecol 1977; 129:5-8.

78. Simkin P. The birth partner. Boston: Harvard Common Press, 2001. 37p.

79. Mantle J, Haslam J, Barton S. Physiotherapy in obstetrics and gynaecology. London: Elsevier, 2004. 489p.

80. Polden M, Mantle J. Fisioterapia em ginecologia e obstetrícia. São Paulo: Santos, 2000. 442p.

81. Stephenson RG, O'Connor LJ. Fisioterapia aplicada à ginecologia e obstetrícia. 2. ed. São Paulo: Manole, 2004. 520p.

82. Henscher U. Fisioterapia em ginecologia. São Paulo: Santos, 2007. 218p.

83. Yildirim G, Sahin NH. The effect of breathing and skin stimulation techniques on labor pain perception of Turkish women. Pain Res Manage 2004; 9(4):183-7.

84. Boing I, Sperandio FF, Santos MG. Uso de técnica respiratória para analgesia no parto. Femina 2007; 35(1):41-6.

85. Kaur K, Rana AK, Gainder S. Effect of video on 'Breathing exercises during labour' on pain perception and duration of labour among primigravida mothers. Nurs Midwifery Res J 2013; 9(1):1-9.

86. Marzouk T, Emarah HAE. Effectiveness of breathing exercise on reducing pain perception and State anxiety among primi parturients. J Nurs Health Sci 2019; 8(2):15-22.

87. Boaviagem A, Melo Jr E, Lubambo L et al. The effectiveness of breathing patterns to control maternal anxiety during the first period of labor: A randomized controlled clinical Trial Complem Ther Clin Pract 2017; 26:30-5.

88. Karkada RS Noronha JA, Bhat SK, Bhat P, Nayak BS. Effectiveness of antepartum breathing exercises on the outcome of labour: A randomized controlled trial. F1000Res 2023; 11:159.

89. Cicek S, Basar F. The effects of breathing techniques training on the duration of labor and anxiety levels of pregnant women. Complement Ther Clin Pract 2017; 29:213-19.

90. Pugh LC, Renee AM, Gray S, Strickland OL. First stage labor management: An examination of patterned breathing and fatigue. Birth 1998; 25(4):241-5.

91. Pugh LC, Milligan RA. A framework for the study of childbearing fatigue. Adv Nurs Sci 1993; 15:60-70.

92. Declercq ER, Sakala C, Corry MP, Applebaum S. Listening to mothers II: Report of the second national U.S. survey of women's childbearing experiences. New York: Chilbirth Connection, 2006.

93. Delgado A, Marinho G, Melo RS, Pinheiro F, Lemos A. Effectiveness of breathing exercises during first stage of labor: A systematic review and meta-analysis. Eur J Integrat Med 2024.

94. Calais-German B. Respiração: anatomia: ato respiratório. São Paulo: Manole, 2005. 222p.

95. Pierce B. The practice of toning in pregnancy and labour: Participant experiences. Complement Ther Nurs Midw 1998; 4(2):41-6.

96. Machado MGR. Bases da fisioterapia respiratória. Terapia intensiva e reabilitação. Rio de Janeiro: Guanabara Koogan, 2008. 557p.

97. Azeredo CAC. Fisioterapia respiratória moderna. 4. ed. São Paulo: Manole, 2002. 505p.

98. O'Connor E, Patnode CD, Burda BU, Buckley DI, Whitlock EP. Breathing exercises and/or retraining techniques in the treatment of asthma: Comparative effectiveness. Rockville, MD, U.S.: Agency Healthcare Res Quality 2012 Sep.; Report 12-EHC092-EF.

99. Grams ST, Ono LM, Noronha MA, Schivinski CI, Paulin E. Breathing exercises in upper abdominal surgery: A systematic review and meta-analysis. Rev Bras Fisioter 2012; 16(5):345-53.

100. O'Donohue Jr WJ. National survey of the usage of lung expansion modalities for the prevention and treatment of postoperative atelectasis following abdominal and thoracic surgery. Chest 1985; 87(1):76-80.

101. Hanlon TW. Ginástica para gestantes: Guia oficial da YMCA para exercícios pré-natais. São Paulo: Manole, 1999. 150p.

102. Dechman G, Wilson CR. Evidence underlying breathing retraining in people with stable chronic obstructive pulmonary disease. Phys Ther 2004; 84(12):1189- 2004.

103. Tiep BL, Burns M, Kao D. Pursed lips breathing training using ear oximetry. Chest 1986; 90(2):218-21.

104. Breslin EH. The pattern of respiratory muscle recruitment during pursed-lip breathing. Chest 1992; 101(1):75-8.

105. Fregonezi GAF, Resqueti VR, Rous RG. Pursed lips breathing. Arch Bronconeumol 2004; 40(6):279-82.

106. Spahija JA, Grassino A. Effects of pursed-lips breathing and expiratory resistive loading in healthy subjects. J Appl Physiol 1996; 80(5):1772-84.

107. Nield MA, Soo Hoo GW, Roper JM, Santiago S. Efficacy of pursed-lips breathing: A breathing pattern retraining strategy for dyspnea reduction. J Cardiopulm Rehabil Prev 2007; 27(4):237-44.

108. Slade P, Escott D, Spiby H. Antenatal predictors and use of coping strategies in labour. Physchol Health 2000; 15(4):555-69.

109. Rokke PD, Lall R. The role of choice in enhancing tolerance to acute pain. Cognitive Therapy 1992; 6:53-65.

110. Chaves JF, Brown JM. Spontaneous cognitive strategies for the control of clinical pain and stress. J Behav Med 1987; 10(3):263-76.

111. Buckelew SP, Conway RC, Shutty MS et al. Spontaneous coping strategies to manage acute pain and anxiety during electrodiagnostic studies. Arch Phys Med Rehabil 1992; 73(6):594-8.

112. Nichols FH, Humenick SS. Childbirth education: Practice, research and theory. Philadlphia: Elsevier, 2000. 731p.

113. Cunningham FG, Leveno KJ, Bloom SL, Dashe JS, Hoffman BL, Casey BM. Williams Obstetrics. 25. ed. New York: McGraw-Hill, 2018.

114. Friedman E. The graphic analysis of labor. Am J Obstet Gynecol 1954; 68(6):1568-75.

115. Neal JL, Lowe NK, Ahijevych KL, Patrick TE, Cabbage LA, Corwin EJ. Active labor duration and dilation rates among low-risk, nulliparous women with spontaneous labor onset: A systematic review. J Midwifery Women's Health 2010; 55(4):308-18.

116. Liao JB, Buhimschi CS, Norwitz ER. Normal labor: Mechanism and duration. Obstet Gynecol Clin N Am 2005; 32: 145-64.

117. Kilpatrick SJ, Laros RK. Characteristics of normal labor. Obstet Gynecol 1989; 74:85-7.

118. Albers LL, Schiff M, Gorwoda JG. The length of active labor in normal pregnancies. Obstet Gynecol 1996; 87:355-9.

119. Gross MM, Hecker H, Matterne A, Guenter HH, Keirse MJNC. Does the way that women experience the onset of labour influence the duration of labour? BJOG 2006; 113(3):289-94.

120. Adams E, Besuner P, Bianchi A et al. Labor support: Exploring its role in modern and high-tech birthing practices. AWHONN Lifelines 2006; 10(1):58-65.

121. Benchertrit G, Shea S, Dinh T, Bodocco S, Banconnier P, Guz A. Individuality of breathing patterns in adults assessed over time. Respir Physiol 1989; 75:199-210.

122. Benchetrit G. Breathing pattern in humans: Diversity and individuality. Respir Physiol 2000; 122:123-9.

123. Eisele JH, Wuyam B, Savourey G, Eterrradossi J, Bittel JH, Benchetrit G. Individuality of breathing patterns during hypoxia and exercise. J Appl Physiol 1992; 72(6):2446-53.

124. Gallego J, Perruchet P. Effect of practice on the voluntary control of a learned breathing pattern. Physiol Behav 1991; 49(2):315-9.

125. Mortola JP. How to breathe? Respiratory mechanics and breathing pattern. Respir Physiol Neurobiol 2019; 261:48-54.

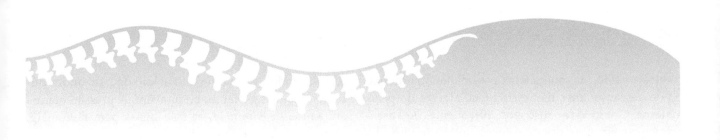

37 Respiração no Segundo Período do Parto

Andrea Lemos

INTRODUÇÃO

A busca do padrão respiratório ideal para o período expulsivo do parto tem sido estudada há, aproximadamente, oito décadas e ainda produz muitos questionamentos[1-3]. A respiração, um ato inconsciente, nesse momento se torna uma atividade controlada, voluntária e ritmada pelos mecanismos fisiológicos do parto. Desse modo, orientações respiratórias são fornecidas, mas ainda há controvérsias quanto à melhor maneira de indicá-las e conduzi-las[4].

Considerado um sacrifício materno e fetal, o período expulsivo é caracterizado pelo aumento da duração e frequência das contrações uterinas[5,6]. Durante esse período, a parturiente apresenta uma sensação de plenitude no reto e no ânus com forte desejo de empurrar o feto para baixo, conhecido como puxo, e ela realiza os esforços expulsivos voluntários associados às contrações para auxiliar, por meio da prensa abdominal, a saída do feto[6]. A parturiente é solicitada a auxiliar a expulsão do feto, utilizando para isso a musculatura abdominal com o suporte da bomba muscular respiratória. É justamente esse sistema respiratório que fornecerá o oxigênio adicional necessário para suprir as exigências metabólicas desse momento.

Do ponto de vista fisiológico, a respiração é, normalmente, involuntária e ocorre em frequências e profundidades variáveis, dependendo da atividade que o indivíduo está realizando. No entanto, também pode ser uma atividade voluntária e controlada de modo consciente[7]. A partir desse princípio de controle voluntário da respiração, a literatura demonstra que é prática comum as gestantes seguirem instruções específicas quanto ao padrão respiratório a ser adotado durante o período expulsivo para auxiliar o nascimento do concepto[8,9].

Entre as práticas adotadas, a apneia expiratória por um período de 10 segundos ou mais, associada ao esforço com contração abdominal e diafragmática, costuma ser a principal técnica utilizada[10]. Fisiologicamente, esse esforço, denominado manobra de Valsalva (MV), corresponde ao aumento voluntário da pressão intratorácica por meio de um esforço expiratório forçado com a glote fechada[11].

Apesar da inexistência de evidências científicas que respaldem o uso da MV no período expulsivo do parto e de publicações mostrarem efeitos adversos maternos e fetais, essa manobra ainda é uma prática comum em diversos países[10]. Assim, o presente capítulo tem por objetivo detalhar as repercussões fisiológicas da MV e mostrar a evidência disponível sobre os efeitos maternos e fetais do puxo direcionado à expulsão fetal.

FASES DO PERÍODO EXPULSIVO DO PARTO

A definição clínica do início do período expulsivo do trabalho de parto baseado apenas na dilatação cervical de 10cm vem sendo questionada na literatura[12]. Em 1986, Penny Simkin[13] criou um modelo do período expulsivo de parto contendo três fases: a primeira, denominada fase latente, corresponderia ao tempo entre a dilatação total e o surgimento do desejo de empurrar, o denominado puxo; a segunda fase, também chamada fase ativa, seria aquela na qual haveria aumento marcante do puxo e, finalmente, a terceira fase se iniciaria com a distensão do períneo pela cabeça fetal até o nascimento.

Durante a primeira fase, as gestantes relatam diminuição da sensação dolorosa e da compressão, apesar de não ser detectada redução da atividade elétrica uterina. Acredita-se que isso possa ser decorrente da retração da cérvice ao redor da cabeça fetal, possibilitando um tempo de descanso antes da descida fetal através da pelve materna. Os puxos são discretos, infrequentes ou ausentes. A primeira fase dura em torno de 15 minutos. Na segunda fase, com duração de 20 a 50 minutos, os puxos se tornam maiores e mais frequentes. O feto se move do plano +1 ou +2 para +3 ou +4 de DeLee , ou seja, de 1 a 2cm para 3 a 4cm a partir das espinhas isquiáticas, quando começa a distender o períneo e rodar para uma posição anterior. Finalmente, a terceira fase, a mais curta, dura de 8 a 12 minutos, com cinco a sete contrações com a frequência de 1 a 2 minutos entre elas[14,15].

A escola europeia, adotando uma subdivisão mais simples, identificou duas fases para o período expulsivo. A primeira fase, na qual o esforço está ausente ou é mínimo, é denominada de fase pélvica ou descida passiva, enquanto a segunda fase seria caracterizada pelo esforço ativo do puxo até o nascimento, sendo por isso chamada de fase perineal, ativa, de passagem ou de puxo ativo[16,17].

O desejo da expulsão começa a ser sentido pela gestante à medida que a cabeça fetal desce o suficiente para estimular os receptores de estiramento localizados na vagina posterior. Uma vez esses receptores sejam estimulados, há maior liberação espontânea de ocitocina endógena, que aumenta a sensação do puxo. Essa resposta neuroendócrina é conhecida como reflexo de Ferguson[9,18,19], e é justamente com esse reflexo presente que as gestantes adquirem melhor controle do esforço e podem participar mais ativamente do processo de expulsão.

TIPOS DE PUXO

A confirmação de que a cérvice está completamente dilatada influencia o início do puxo[20]. Tradicionalmente, as gestantes são orientadas a realizar puxos de maneira sustentada e extenuante com apneia expiratória de 10 segundos em sincronia com a contração, a partir dessa informação de dilatação. Tal orientação tem sido denominada pela literatura como puxo direcionado ou dirigido (directive or couch pushing). Em 1957, Beynon[1] empregou a expressão segundo período espontâneo. Em seu estudo, ela permitiu que um grupo de primíparas seguisse seus próprios instintos durante o período expulsivo do parto, sem que recebessem qualquer orientação quanto ao padrão respiratório a ser utilizado. Esse tipo de puxo ficou conhecido como puxo espontâneo, e uma análise detalhada de seus parâmetros ficou bem documentada no estudo de Caldeyro-Barcia e cols.[21]. Essa referência clássica detalhou as características do puxo espontâneo em relação às pressões uterinas, ao número e duração dos puxos e aos efeitos no feto. Foi observada uma média de quatro puxos por contração, com duração média de 0,93 a 5,78 segundos, e um intervalo médio de 2 segundos durante o qual as gestantes respiravam. A pressão uterina aumentou de 88mmHg, na fase inicial, para 119mmHg, no final do segundo período.

Desde então, vários autores têm analisado as diferenças entre o puxo espontâneo e o puxo direcionado para estabelecer diretrizes mais fisiológicas quanto à orientação da respiração mais eficaz para esse momento do parto[17,21-24]. A partir desses estudos foi observado que, se a gestante realiza o puxo espontâneo, este se inicia em um nível respiratório de repouso, ou seja, não há uma inspiração profunda como no puxo direcionado e não principia logo no início da contração. Ocorrem três a cinco puxos, que começam no pico da contração e, em sua maioria, acontecem com a glote aberta. Apenas 25% dos puxos, nesse caso, são realizados com a glote fechada, porém com duração de 4 a 6 segundos, no máximo. Com o método de puxo espontâneo ocorrem também várias respirações entre os puxos, o que não é observado no puxo direcionado, já que neste a gestante é orientada a realizar uma inspiração profunda entre os puxos e logo iniciar o esforço com a glote fechada no início da contração (Quadro 37.1).

Enquanto no puxo espontâneo ocorrem gemidos expiratórios ou vocalização, no puxo direcionado as gestantes são orientadas a não permitir qualquer liberação de ar, sendo proibidas as vocalizações ou a emissão de som durante o esforço, considerando que isso poderia acarretar diminuição da força[19,25].

O limiar de pressão uterina, necessário para desencadear o puxo espontâneo, encontra-se em torno de 32mmHg[21,22] e vai diminuindo com a progressão do período expulsivo do parto. Tal limiar de pressão para disparar o reflexo do puxo seria função da dilatação, posição e plano fetal. Em um estudo com 31 nulíparas, descrevendo as condições obstétricas que acompanhavam a vontade de realizar o puxo espontâneo, os autores

Quadro 37.1 Diferenças entre os puxos expulsivos no trabalho de parto

Puxo espontâneo	Puxo direcionado
Inspiração em volume corrente	Inspiração profunda
Três a cinco puxos na contração	Um a dois puxos na contração
Várias respirações entre os puxos	Uma respiração entre os puxos
Uso de glote aberta – 75% do tempo	Não utiliza glote aberta
Uso de glote fechada – 25% do tempo (duração de 4 a 6 segundos)	Uso de glote fechada – 100% do tempo (duração de 10 segundos ou mais)
Gemidos, vocalizações	Proibida qualquer emissão de som

mostraram que o limiar de pressão diminuía com o avançar da dilatação e da descida fetal[22]. Quando a posição fetal era adicionada a essa relação, ocorria aumento significativo dos valores, mas, se a variável de posição fetal fosse considerada sozinha, não seria observada qualquer influência. Apesar das diferenças em suas características em relação ao puxo direcionado, o espontâneo é capaz de aumentar a pressão uterina em até 119mmHg.

Portanto, o puxo espontâneo acontece em resposta ao reflexo de Ferguson que, por sua vez, é desencadeado quando a cabeça fetal atinge a flexão, promove a rotação para uma posição transversa, oblíqua ou anterior e avança além das espinhas isquiáticas[17,26]. Essa rotação corresponde ao encaixe do maior eixo da cabeça fetal com o maior eixo da pelve materna, no estreito médio da bacia. Na maioria dos partos, esse movimento fetal se completa quando a cabeça atinge o assoalho pélvico ou imediatamente depois[5,6].

Quando o primeiro desejo de puxo aparece, o feto se encontra no plano +1 e ou +2[22,27,28]. Essa dinâmica não coincide necessariamente com uma dilatação completa de 10cm, podendo ocorrer antes ou até depois desse marco de dilatação. Segundo Roberts e cols.[22], em sua população estudada (31 nulíparas), a média de dilatação para que o desejo de "empurrar" fosse desencadeado foi em torno de 9 ± 1,25cm, enquanto Yates & Roberts[26] encontraram uma média de 8,5cm também em nulíparas (Figura 37.1). O puxo direcionado não se baseia nos princípios fisiológicos supracitados, orientando-se apenas pela presença da dilatação de 10cm e não considerando tais relações anatômicas entre o feto e a pelve materna. Se um puxo prolongado e vigoroso é iniciado antes de a rotação interna fetal estar completa, é possível

que a pressão adicional possa impedir um posicionamento adequado do feto no canal de parto[9].

Em 1993, Cosner & de Jong[15] cunharam a expressão *segundo período fisiológico*, utilizando nova nomenclatura para o período expulsivo do parto. Os autores defendiam uma melhor compreensão desse período para que parâmetros fisiológicos pudessem ser traçados, principalmente no que concerne à orientação da respiração associada ao puxo. Seu estudo preconizava que a fase expulsiva do parto deveria iniciar-se com o início do reflexo de Ferguson, fortalecendo ainda mais a premissa de que é inapropriado considerar apenas a dilatação cervical como marco principal para o início do puxo, o que predispõe ao erro de induzir com isso a orientação de um padrão respiratório com puxo direcionado e utilização de apneia inspiratória prolongada.

Há ainda autores que, procurando alternativas para a mudança no modo de puxo com o uso da MV, preconizaram padrões respiratórios utilizando a glote aberta com exalação de ar, retardo expiratório ou minipuxos durante o esforço[29,30-32]. Esses autores alegam que o uso desses padrões respiratórios evita os efeitos hipóxicos da MV, promovendo mais benefícios materno-fetais, como incidência menor de episiotomia, alterações cardíacas fetais menores e valores maiores do pH umbilical.

REPERCUSSÕES CARDIOVASCULARES MATERNAS DA MANOBRA DE VALSALVA

A primeira descrição na literatura sobre a MV foi como método diagnóstico, em 1497, por Leonardo Bertapaglia[33]. Nessa época, a manobra ainda não era assim denominada, mas era utilizada para visualização do escoamento do fluido cerebroespinhal com o objetivo de confirmar a presença de fratura craniana. Seu nome só foi dado em 1704, por um médico italiano, Antônio Valsalva, que, além de descrevê-la, preconizou tal prática com o objetivo de expelir pus do ouvido médio[34]. Atualmente, a MV tem sido utilizada como procedimento diagnóstico no campo da Cardiologia, dada sua capacidade de estimular diretamente o sistema barorreceptor. Além disso, é adotada para investigação de hérnias abdominais e anomalias vasculares venosas, como a varicocele. Em nenhum momento Antônio Valsalva preconizou o uso dessa manobra para expulsão fetal[35,36].

A MV exerce efeitos sobre o sistema cardiovascular, sendo suas respostas divididas em fases e inicialmente descritas na literatura em 1851, por Ernst Heinrich Weber, um fisiologista alemão[33,37]. No início, há aumento súbito da pressão arterial (PA) devido ao aumento da pressão intratorácica – fase 1. Durante a manobra – fase 2 – ocorre diminuição do retorno venoso (RV) e do débito cardíaco

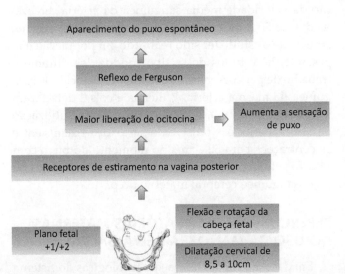

Figura 37.1 Condições obstétricas e fetais para aparecimento do puxo materno.

(DC) e, consequentemente, queda da PA. Há, portanto, uma descarga eferente simpática que, mediante a estimulação barorreflexa, aumenta a frequência cardíaca (FC) e provoca vasoconstrição (VC) periférica, com o objetivo de prevenir queda maior da PA nessa fase e manter o DC na presença do RV diminuído. Imediatamente após a liberação da manobra (fase 3) , há queda súbita da PA em razão da diminuição da pressão transmural no coração esquerdo e na aorta. Ao final, na fase 4, ocorre aumento do RV, ainda com presença da vasoconstrição da outra fase, o que leva a aumento maior da PA, resultando em pico de pressão dentro de 3 a 8 segundos depois da liberação do esforço, o qual é responsável pela estimulação reflexa vagal que diminui a FC[11,37,38]. Observa-se, portanto, que a MV tem fortes repercussões no sistema cardiovascular em virtude da produção de altas pressões nos compartimentos toracoabdominais (Figura 37.2).

No período de 6 a 7 segundos acontece a descarga simpática, responsável pelo aumento reflexo da FC e da VC periférica e pela liberação de catecolaminas, levando ao aumento da resistência vascular uterina e à diminuição da qualidade das contrações[11,26]. Em face dessa observação, pode-se inferir que, quando a gestante realiza apneias expiratórias com duração máxima de 4 a 6 segundos durante o puxo espontâneo, não haveria tempo suficiente para desencadear uma sobrecarga nos sistemas cardiovascular e respiratório. Nesse caso, a MV não ativaria o arco reflexo, envolvendo os receptores de pressão, com interferência na fisiologia materna e fetal.

Com a MV, há acúmulo de sangue nas veias, a depender da pressão arterial e do tônus venoso. O deslocamento de sangue para a circulação periférica é maior quando

altas pressões expiratórias são geradas na presença de venodilatação[11]. Esse acúmulo de sangue venoso resulta em queda de mais de 80% do DC dentro de 7 segundos da manobra com redistribuição de 1.500mL de sangue para a periferia[39]. Ao analisar esse dado, cabe lembrar que uma das alterações fisiológicas vasculares durante a gestação é a vasodilatação. Assim, em mais de 6 segundos, provavelmente são observadas repercussões também nos vasos venosos. O acúmulo de sangue no sistema venoso resulta, também, em aumento da pressão venosa periférica, o que predispõe a formação ou o agravamento de distúrbios vasculares, como o aumento de varizes.

Apesar das alterações fisiológicas cardiovasculares durante a gestação, as repercussões hemodinâmicas provocadas pela MV ocorrem de maneira similar na gestante[40]. O estudo de Leduc e cols.[41] detectou aumento da sensibilidade barorreflexa na gestação. Ao analisar as mudanças na FC e na PA associadas à infusão de fenilefrina, o estudo obteve sensibilidade barorreflexa maior no período a termo, quando comparado a 6 a 8 semanas pós-parto. Segundo Ekholm e cols.[42], as alterações fisiológicas causadas pela MV podem ser utilizadas para medir a sensibilidade barorreflexa durante a gestação. Desse modo, as implicações supracitadas no sistema cardiovascular também podem ser consideradas durante a gestação.

As alterações hemodinâmicas decorrentes da MV também têm repercussões sobre a perfusão cerebral materna. O trabalho de Pott e cols.[43] avaliou, por meio de Doppler transcraniano, os efeitos da MV com duração de 15 segundos na circulação da artéria cerebral média e na pressão venosa central (PVC), nas posturas supino e ortostática. Em ambas as posturas, a MV aumentou a PVC em aproximadamente 40mmHg, e houve diminuição da velocidade média sanguínea da artéria cerebral média de 50% na postura de pé e de 35% em supino. Apesar de o estudo ter sido realizado em população não gestante, há estudos desse tipo conduzidos durante o trabalho de parto. Analisando também a velocidade sanguínea da mesma artéria, Williams e cols.[44] detectaram queda significativa desse parâmetro durante a utilização da MV no período expulsivo do parto, de 61,2cm/s entre as contrações para 52,2cm/s no momento do puxo com MV. Esse foi o primeiro estudo a aferir as mudanças no fluxo sanguíneo cerebral materno no parto.

REPERCUSSÕES RESPIRATÓRIAS MATERNAS DO USO DA MANOBRA DE VALSALVA

Em decorrência das alterações fisiológicas do sistema respiratório durante a gravidez, os períodos prolongados de apneia impostos pela MV podem ser prejudiciais.

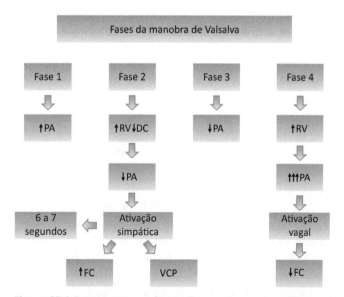

Figura 37.2 Repercussões cardiovasculares maternas da manobra de Valsalva. (*DC*: débito cardíaco; *FC*: frequência cardíaca; *PA*: pressão arterial; *RV*: retorno venoso; *VCP*: vasoconstrição periférica.)

Na gestante, a capacidade residual funcional (CRF), conforme mencionado no Capítulo 6, encontra-se diminuída e o consumo de oxigênio aumentado[45]. Isso significa que ao final de uma expiração existe menor reserva de oxigênio no pulmão e, portanto, capacidade reduzida para suportar períodos de apneia. Desse modo, a gestante desenvolve hipoxemia mais rapidamente[46].

No puxo espontâneo, as gestantes realizam várias respirações entre as contrações, o que não ocorre no puxo direcionado com MV de 10 segundos. Tal prática minimiza a queda da PO_2 e o aumento da PCO_2 que ocorrem em caso de puxo no período expulsivo[21].

Durante o esforço expulsivo com a MV, o diafragma desenvolve um trabalho isométrico, conforme demonstrado no estudo de Nava e cols.[47], em razão da ocorrência de um platô na atividade mioelétrica diafragmática. Esse estudo também documentou mecânica e eletricamente a ocorrência de fadiga muscular diafragmática durante o parto. Houve diminuição na pressão máxima inspiratória (de $103cmH_2O$ no início do parto para $73,8cmH_2O$ logo após o nascimento) e a amplitude da atividade eletroneuromiográfica do diafragma se manteve durante as manobras. Foi observada a queda do espectro de frequência de amplitude do sinal do músculo, proporcional ao tempo de manutenção do esforço, ou seja, quanto maior o tempo despendido na isometria do diafragma, maior a queda no espectro de sua frequência. Além disso, não havia recuperação completa da queda da atividade eletromiográfica antes do próximo esforço. O tempo necessário para recuperação de uma contração estática diafragmática de 50% da tensão máxima é em torno de 3 minutos, o que é impossível quando são utilizados puxos prolongados e sem intervalo para as respirações.

Apesar de a musculatura diafragmática ser mais resistente à fadiga, devido à maior porcentagem de fibras tipo I, estudos eletromiográficos com estimulação do músculo fatigado demonstram ainda haver a possibilidade de ativação desse músculo com contrações inspiratórias breves, o que não ocorre com contrações estáticas prolongadas[48], como no caso do uso da MV prolongada.

COMPLICAÇÕES MATERNAS DO USO DA MANOBRA DE VALSALVA

A MV trabalha com altos índices de pressão toracoabdominal, envolvendo órgãos nobres, como o coração e o pulmão. Apesar de raros, há relatos na literatura, em casos extremos, de desenvolvimento de quilotórax, pneumopericárdio e pneumomediastino como complicação materna durante o trabalho de parto com a utilização da MV prolongada[49-55]. Essa pressão elevada e repetida da MV também pode afetar outros órgãos, como olhos e ouvidos, causando retinopatia e perfuração timpânica, respectivamente[56-58].

REPERCUSSÕES FISIOLÓGICAS FETAIS DO USO DA MANOBRA DE VALSALVA

A sobrecarga cardiorrespiratória materna imposta pela MV utilizada no período expulsivo interfere diretamente com o feto. Com o uso dessa manobra para realização do puxo, o aumento da pressão intra-abdominal alcança valores maiores do que a pressão de perfusão sanguínea placentária, resultando, assim, em diminuição desta última e, consequentemente, na redução do fluxo sanguíneo uteroplacentário[59]. A transferência de oxigênio através da placenta depende de vários fatores, como fluxo uterino e tensão arterial materna[60]. Portanto, qualquer fator que diminua o fluxo uteroplacentário e provoque redução dos níveis tensionais de oxigênio materno repercutirá no feto. Segundo Caldeyro-Barcia[61], um esforço com apneia prolongada em torno de 7 segundos não apenas reduz o fluxo para a placenta, mas também diminui o conteúdo de oxigênio no sangue que alcança a placenta, conduzindo à hipóxia fetal.

Um estudo que comparou os efeitos da duração da MV no equilíbrio ácido-básico fetal mostrou correlação negativa entre a duração da MV e os valores do pH umbilical venoso e o excesso de base venoso e arterial, demonstrando que, quanto maior o tempo gasto em apneia expiratória, maior a queda dos valores gasimétricos do sangue umbilical[62].

Outro estudo detectou diminuição da oxigenação cerebral fetal e aumento no volume sanguíneo cerebral no período expulsivo do parto de primíparas e multíparas que utilizavam a MV[16]. Essa alteração não foi detectada na fase passiva desse período, em que não ocorre esforço materno. Os autores acreditam que essas mudanças na oxigenação cerebral são o reflexo da utilização do puxo materno com MV sustentada e que elas estão associadas à redução uteroplacentária do fluxo sanguíneo, interferindo na proporção de intercâmbio de oxigênio no espaço interviloso.

TIPOS DE PUXO E A EVIDÊNCIA DISPONÍVEL

A literatura lista vários ensaios clínicos que compararam os efeitos maternos e fetais do puxo direcionado com MV de 10 segundos e o puxo espontâneo[10,63].

Um dos benefícios maternos dos puxos que não utilizam a MV prolongada é a maior preservação da musculatura perineal. O puxo vigoroso pode ser acompanhado por tensionamento dos músculos do assoalho pélvico e interferir na rotação e descida fetal[30]. O próprio estudo de Beynon[1] observou que o número de episiotomias e o de uso de fórcipe foram menores no grupo espontâneo (39% e 6%), em relação ao grupo direcionado (63% e 11,8%). Esse estudo explica detalhadamente o efeito protetor de um puxo espontâneo. O puxo espontâneo promove menos sobrecarga na parede vaginal anterior e uma proteção nos ligamentos cervicais e no tecido conjuntivo que suporta as paredes vaginais, pois não tem a capacidade de tensioná-los, uma vez que é iniciado com apresentação fetal em plano mais baixo. Quando o esforço é instituído antes de ocorrer o desejo de puxo, esse esforço força para baixo a parede vaginal, a bexiga e as estruturas de suporte na frente da cabeça fetal, obstruindo a descida fetal e contribuindo para maior desalinhamento biomecânico[64].

Uma lenta distensão na musculatura do períneo repercute em menos trauma do que quando ela é submetida a um súbito e forte alongamento, como é o caso da MV. Quando uma musculatura é submetida a alongamento rápido, é desencadeado um reflexo de estiramento com consequente contração reflexa da musculatura, impedindo seu relaxamento[65]. Com o aumento súbito da pressão da cavidade abdominal, há resposta sinérgica de contração perineal[66,67]. Portanto, uma saída muito rápida do feto não possibilitará uma flexibilidade adequada dessa musculatura, predispondo-a a lacerações.

O puxo espontâneo possibilita uma descida mais vagarosa e controlada do feto e, com isso, um alongamento gradual da musculatura perineal[1,68]. Em um estudo retrospectivo com 39 gestantes primíparas orientadas para o puxo direcionado, foi encontrado número maior de episiotomias e lesões perineais[68]. Esse estudo mostra, também, tendência maior à presença de dor no períneo durante o pós-parto. Outro estudo, ao avaliar dois grupos de gestantes, relatou incidência maior de laceração e episiotomia no grupo de puxo direcionado[26]. Há, também, melhores índices urodinâmicos em gestantes que, no momento expulsivo do parto, utilizaram-se do puxo espontâneo, assim como diminuição da capacidade vesical e tendência à hiperatividade detrusora no grupo direcionado com a MV[69]. Com esse mesmo raciocínio, outro estudo randomizado, comparando a MV com o puxo espontâneo em 80 nulíparas, encontrou aumento da mobilidade uretral no grupo da Valsalva[70]. Em uma coorte retrospectiva australiana com 19.212 mulheres sem uso de analgesia no parto, houve aumento de lesão perineal de graus 3 e 4 e de episiotomia no grupo que utilizou a MV como puxo[71].

Outro estudo, com o uso de vocalização (emissão prolongada de vogais "A", "O" ou "U") para o puxo, comparado a MV, mostrou redução relativa de risco de 68% (RR: 0,32; IC95%: 0,11 a 0,93) para lesões perineais acima de dois graus, com número necessário para tratar e obter um benefício (NNTB) de 2 (veja o Capítulo 15)[72].

Um estudo randomizado, realizado no Irã com 166 primíparas, encontrou risco duas vezes maior de períneo intacto no grupo do puxo espontâneo (RR: 2,12; IC95%: 1,27 a 3,5), comparado ao grupo da MV, com NNTB de 5 e menos lesões posteriores de graus 1, 2 e 3, mas sem diferença quanto à episiotomia[73].

No entanto, apesar dos achados supracitados, existem ensaios clínicos que não apresentaram diferença nos resultados perineais e urológicos[74-79]. Em revisão sistemática da Biblioteca Cochrane[4], comparando os tipos de puxo, não foi encontrada diferença em relação à incidência de lesões perineais de graus 3 e 4 (RR: 0,87; IC95%: 0,45 a 1,66; um estudo; 320 mulheres) e episiotomia (RR: 1,05; IC95%: 0,60 a 1,85; dois estudos; 420 mulheres).

Os riscos maiores de lesões de denervação na musculatura perineal ocorrem na fase ativa de puxo. A preservação da estrutura e função do assoalho pélvico pode ser mais bem alcançada quando se permite tempo maior de descida fetal passiva, até que as condições obstétricas ditem o início do puxo[80].

Quanto aos partos instrumentais e cesáreas, uma revisão sistemática, envolvendo três estudos com 425 mulheres, mostrou não haver diferença na incidência desses partos entre o grupo de puxo espontâneo e o grupo direcionado nem na perda sanguínea materna no pós-parto[10]. Outra revisão sistemática corrobora os achados quanto aos partos instrumentais (RR: 0.56; IC95%: 0,06 a 5,10; 393 mulheres) e cesáreas (RR: 0,79; IC95%: 0,14 a 4,39; 583 mulheres)[4]. Um estudo quase-randomizado com 62 gestantes, comparando o uso do freno labial (expiração prolongada com os lábios propulsados) com a MV, também não encontrou diferença entre os grupos quanto à incidência de via de parto e parto instrumental[79].

Outro efeito materno das MV prolongadas consiste no desenvolvimento de fadiga em virtude do estresse e da produção de ácido lático. Níveis elevados de ácido lático têm sido associados a tempo maior de puxo e parto disfuncional[81-83]. Uma mulher fadigada no parto aumenta a chance de parto instrumental e cesárea[84,85]. Um ensaio clínico conduzido com 73 nulíparas destacou que o grupo de puxo espontâneo relatou menos fadiga em 15 minutos e 24 horas pós-parto[86], o que também foi observado em outro estudo quase-experimental, envolvendo 66 primíparas, o qual, além de detectar menor fadiga no pós-parto, encontrou uma experiência mais positiva com o parto no grupo com incentivo ao puxo espontâneo[87]. Outro estudo quase-experimental, com 100 mulheres da Arábia Saudita, relatou nível menor de fadiga nas mulheres com puxo fisiológico tanto no primeiro como no início do período expulsivo e 24 horas após o parto[88]. Na revisão da Cochrane de 2017 não houve diferença em relação à fadiga[4].

Quanto à ansiedade, há o relato de que o uso de freno labial durante a expulsão, comparado à MV, diminui o nível de ansiedade materna.

Quanto aos efeitos fetais, há autores que relatam melhores valores gasimétricos do cordão umbilical com o uso do puxo espontâneo[29,77], enquanto outros não encontraram diferença[4,31,69-75]. Em relação aos valores de Apgar, a maioria dos estudos demonstra que, ao realizarem o puxo espontâneo, as gestantes apresentam valores de Apgar similares aos dos grupos que o fazem de maneira direcionada[26,29,71,72,75,76,87,89]. Além disso, também não há diferença entre as admissões em Unidade de Terapia Intensiva (UTI) e a necessidade de ressuscitação dos neonatos entre o puxo espontâneo e o direcionado[4,10,63,79]. Não obstante, o estudo australiano retrospectivo supracitado demonstra que o puxo direcionado aumentou o risco de ressuscitação neonatal e admissão em UTI[71].

Uma das justificativas encontradas na prática para o uso da MV é a intenção de acelerar o segundo período e proteger o feto dos possíveis efeitos deletérios de uma expulsão prolongada. No entanto, como poderá ser observado nos próximos parágrafos, a complexidade dos fatores que interferem na duração do período expulsivo e os resultados dos estudos não justificam tal conduta.

DURAÇÃO DO PERÍODO EXPULSIVO DO PARTO

Um dos temas mais controversos em Obstetrícia diz respeito à duração do período expulsivo do parto e sua influência no bem-estar materno e fetal. Nesse período, podem acontecer desproporção cefálico-pélvica e maior modelamento da cabeça fetal com possível aumento da pressão intracraniana, bem como puxos com apneias prolongadas associada às contrações e maiores desacelerações da FC fetal, além de maior predisposição para desenvolvimento de fadiga materna e necessidade do uso de fórcipe. Portanto, torna-se mais fácil o desenvolvimento de hipóxia fetal[90,91]. Desse modo, a justificativa para adoção do puxo direcionado ainda tem sido defendida com intuito de acelerar o período expulsivo[92].

A determinação de um tempo ideal para o período expulsivo parece não ser simples. A princípio, porque é difícil definir com exatidão qual seria realmente o início desse período, além de diversos fatores poderem intervir, acelerando ou retardando seu término. A busca de um tempo ideal para o período expulsivo do parto vem sendo discutida desde 1817, quando Denaman recomendou um período expulsivo de 6 horas[93]. Em 1861, Hamilton[94] estabeleceu um prazo de 2 horas, e esse tempo se solidificou com o estudo de DeLee[95], no início da década de 1920, quando defendeu o uso profilático do fórcipe dentro daquele prazo.

Em 1952, para corroborar ainda mais as 2 horas estipuladas, Hellman & Prystowsty[96] destacaram a ocorrência de aumento da mortalidade fetal, hemorragia pós-parto e febre puerperal nos períodos expulsivos que passavam de 2 horas. Em 1954, também defendendo esse número-limite de horas, Friedman[97] produziu uma representação gráfica do parto normal, estipulando um tempo-limite de 2,5 horas para primíparas e de 1 hora para multíparas.

Os prazos citados foram estabelecidos porque sempre houve uma preocupação em saber se o prolongamento do período expulsivo resultaria em maiores mortalidade e morbidade fetais e maternas. Demonstrando queda do pH umbilical fetal nos partos mais prolongados, Wood e cols.[98] preconizaram a aceleração desse período por meio de episiotomia precoce, uso de fórcipe e puxo direcionado.

O primeiro trabalho a discordar do dogma estabelecido de 2 horas foi conduzido por Cohen em 1977[99]. Revisando os partos e os resultados perinatais de 4.403 primíparas, ele não constatou a relação entre mortalidade e morbidade fetal e a duração do período expulsivo, tampouco sua correlação com baixos valores de Apgar no quinto minuto. O estudo mostrou aumento dos casos de hemorragia pós-parto após um período de 3 horas apenas nas gestantes que utilizaram o fórcipe médio (*midforceps*). Cohen defende que, se a descida fetal está normal e não há indício de desproporção fetopélvica e hipóxia fetal, então não haveria indicação para uma intervenção dependente apenas do tempo.

Em 1989, ao revisarem 6.991 prontuários de nulíparas e multíparas com e sem uso de analgesia para descrever o tempo do segundo período do parto, Kilpatrick & Laros[100] observaram diferença nesse tempo de acordo com o uso de analgesia e preconizaram que a avaliação do período expulsivo deveria ser individualizada de acordo com a paridade e o uso de analgesia.

No início da década de 1990 surgiu o estudo de Sauders e cols.[101], uma das principais análises sobre o assunto. Após avaliação de 25.069 partos de primíparas e multíparas, os dados não mostraram associação entre o risco de baixos índices de Apgar ou maior admissão dos neonatos na UTI e a duração do período expulsivo. A morbidade materna (hemorragia pós-parto e infecção) foi maior com o aumento da duração do período expulsivo, que apresentou, de certo modo, menor incidência nos partos espontâneos. O uso de analgesia peridural e o peso fetal foram incluídos no estudo, e esses dados aumentaram o risco de hemorragia pós-parto com o avanço desse período.

A partir daí, vários trabalhos têm examinado os desfechos maternos e neonatais relativos à duração do segundo período e vêm demonstrando que um período expulsivo de parto prolongado não implica necessariamente prejuízos maternos e fetais, desde que haja o acompanhamento da descida e posicionamento fetal e o monitoramento da FC e do estado ácido-básico fetal a partir dos níveis sanguíneos do couro cabeludo de pH ou lactato[102-107]. Segundo as diretrizes publicadas pelo *American College of Obstetricians and Gynecologists*[108], a duração do período expulsivo não é, por si só, um indicador absoluto e puro para finalizar o parto, pois deve ser preconizada mais intensamente a vigilância fetal. As diretrizes de 2003 recomendam um limite de tempo que não exceda 2 horas para primíparas e 1 hora para multíparas sem epidural e 3 horas para nulíparas e 2 horas para multíparas, ambas com analgesia peridural[109].

Diretrizes definem um segundo período prolongado em mulheres sem analgesia, variando de 2 a 3 horas para nulíparas a 1 ou 2 horas para multíparas[110,111]. A Organização Mundial da Saúde define como segundo período 3 horas para primíparas e 2 horas para os demais partos[112].

A Diretriz Nacional de Assistência ao Parto Normal de 2022, preconizada pelo Ministério da Saúde, declara que[113]:

> Na maioria das parturientes, o segundo estágio do parto tem duração inferior a 1 hora em nulíparas e meia hora em multíparas. Contudo, nos casos em que a vitalidade fetal e as condições maternas permanecem dentro dos limites da normalidade, o período expulsivo pode se estender em até 2 horas para nulíparas e em até 3 horas para multíparas, sem analgesia epidural. Com analgesia epidural, o segundo período de parto pode se prolongar em até 1 hora, quando comparado com a mulher sem analgesia.

Atualmente, a descoberta dos fatores que se inter-relacionem e interfiram na duração do período expulsivo do parto é fonte de várias pesquisas, o que tornaria possível a criação de um modelo preditivo para identificação de um período expulsivo patológico e, desse modo, permitiria uma intervenção no momento oportuno.

Os vários estudos que compararam a duração do período expulsivo entre grupos que utilizaram puxo direcionado e puxo espontâneo revelam resultados controversos. Alguns não encontraram diferença no tempo[1,26,31,79], ao passo que outros apontam para um período expulsivo menor no grupo de puxo espontâneo[71,75,77,87,89],

havendo ainda estudos que encontraram período expulsivo menor para o puxo direcionado[70,74,76,86], demonstrando, em metanálise, redução de 18,59 minutos (IC95%: 0,46 a 36,73)[10]. Na metanálise da revisão da Cochrane[4] não há diferença entre os grupos (diferença de média [DM]: 10,26 minutos; IC95%: −1,12 a 21,64; seis estudos; 667 mulheres). Entretanto, quando uma análise de sensibilidade exclui os estudos quase-randomizados, observa-se diminuição de 17 minutos no tempo para o grupo da MV (DM: 17,62; IC95%: 5,28 a 29,95; quatro estudos; 494 mulheres).

Os estudos que se utilizaram da glote aberta com exalação do ar para realização do puxo também não encontraram diferença no tempo do período expulsivo[30,31,72]. Apesar de alguns trabalhos mostrarem que o uso do puxo direcionado encurtou o período expulsivo, as repercussões fetais foram melhores nas gestantes que, apesar de apresentarem período expulsivo maior, tiveram valores gasimétricos melhores[29,74].

INTERFERÊNCIA DA FASE ATIVA DE PUXO NAS CONDIÇÕES FETAIS

A duração da fase ativa de puxo é mais relevante para a condição do feto no nascimento do que o tempo total despendido entre a dilatação total e o nascimento[22]. Desse modo, deve ser destacada a importância dessa fase no período expulsivo do parto e, intrinsecamente, da respiração materna a ser utilizada.

Estudos mais objetivos com a análise do pH fetal relatam queda maior justamente na fase ativa do período expulsivo, ou seja, quando é mais marcante a presença do puxo[98,114-116].

O estudo de Woods e cols.[98], comparando o tempo do período expulsivo com os valores de pH em partos a termo na postura supina, observou que a queda não era significativa quando se considerava o tempo entre a dilatação completa e o nascimento, bem como relatou valores significativos caso o tempo entre a visibilidade do feto e o nascimento se prolongasse. Se tal período excedesse 35 minutos, haveria queda de 0,3 unidade no pH arterial umbilical. Esse achado foi confirmado pelo estudo de Humprey e cols.[114], que também detectou queda maior do pH ao considerar o tempo de saída dos ombros e do tronco do feto, sendo maior a redução na postura supina, comparada à postura lateral esquerda.

Em estudo com amostra maior − 4.081 partos −, Roemer e cols.[115] demonstraram que, ao ser considerada a fase ativa de puxo, esta tinha efeito três a sete vezes mais negativo na mudança do pH, com média de queda de 0,08 unidade no pH para cada 60 minutos. Caso fosse considerado todo o período expulsivo, a queda no pH seria de aproximadamente 0,024 unidade, o que não representou significância. Para corroborar esses achados, outro estudo, ao analisar os fetos de 228 primíparas e multíparas a termo, detectou níveis mais altos de ácido lático e PCO_2 e valores menores do pH na fase final do período expulsivo quando o esforço materno do puxo estava presente[116]. Os autores concluíram, portanto, que, dependendo da fase do período expulsivo, há diferença no desenvolvimento de possível acidose fetal[116].

Nos puxos com analgesia, a probabilidade de parto vaginal espontâneo de um neonato com Apgar igual ou maior do que 7 no quinto minuto e um pH arterial umbilical igual ou acima de 7,10 diminui a cada hora de esforço expulsivo. Após 2 horas de puxo, o risco de febre intraparto e hemorragia pós-parto aumenta significativamente. No entanto, em caso de monitoramento contínuo fetal, um segundo período prolongado não aumenta o risco de resultados adversos neonatais[117]. Outro estudo, envolvendo uma amostra de 22.812 casos provenientes de um grande ensaio clínico sueco sobre monitoramento intraparto, mostrou que um puxo ativo entre 15 e 29 minutos aumenta três vezes a chance de se obter um pH arterial umbilical abaixo de 7 (OR: 3,2; IC95%: 1,7 a 6,0), comparado ao puxo com menos de 15 minutos de duração, aumentando, assim, os riscos de acidemia severa e acidose metabólica neonatal[118].

Em razão de todos esses dados objetivos em relação ao tempo do período expulsivo e à influência da respiração materna, é inegável a relevância do tempo que a parturiente despende no puxo e da maneira de fazê-lo. Percebe-se que o importante parece não ser a duração do período expulsivo, mas como e quanto esforço é executado. Desde 1957, Beynon[1] preconizava uma mudança no período expulsivo, defendendo que seria melhor esforçar-se para menos do que para mais. Assim, o tipo de esforço materno parece ser uma variável mais crítica, influenciando os resultados fetais, do que a duração total do período expulsivo. Nesse contexto, o feto é mais adversamente afetado por uma longa fase de puxo forçado do que pelo tempo entre a dilatação completa e o nascimento.

Poucos são os estudos que mensuraram o tempo da fase de puxo em relação aos esforços direcionados e espontâneos, e os achados mostram não haver diferença[26,75], bem como tempo de puxo maior nos grupos que usaram a MV[29,73]. Na revisão da Cochrane[4], a primeira metanálise envolvendo dois estudos com 169 mulheres não mostra diferença entre os grupos (DM: 9,76; IC95%: 19,54 a 0,02), sendo muito baixa a qualidade de evidência. No entanto, na análise de sensibilidade, excluindo o estudo quase-randomizado, houve redução de 15 minutos para o puxo espontâneo (DM: –15,22; IC95%: –21,64 a –8,80; um estudo; 69 mulheres). Em outro estudo, quase-randomizado, houve redução de 3 minutos (DM: 3,2; IC95%: 1,4 a 5,1) na duração do puxo no grupo que utilizou a expiração com o frenolabial[79].

CONSIDERAÇÕES FINAIS

A influência direta da respiração no período de expulsão merece reflexões sobre o padrão respiratório da gestante quanto ao uso de puxos com MV prolongadas. Como exposto neste capítulo, não há na literatura suporte ou respaldo científico que justifique seu uso rotineiro; portanto, além de desencorajado, deve ser contraindicado.

Referências

1. Beynon C. The normal second stage of labour. A plea for reform in its conduct. J Obstet Gynaecol Br Emp 1957; 64(6):815-20.
2. Fitzhugh M, Newton M. Muscle action during childbirth. Physic Ther Rev 1956; 36(12):805-9.
3. Read GD. An outline of the conduct of physiological labor. Am J Obstet Gynecol 1947; 54(4):702-10.
4. Lemos A, Amorim MMR, Andrade AD, de Souza AI, Cabral Filho JE, Correia JB. Pushing/bearing down methods for the second stage of labour. Cochrane Database System Rev 2017; (3):CD009124.
5. Cunningham FG, Leveno KJ, Bloom SL, Dashe JS, Hoffman BL, Casey BM. Williams Obstetrics. 25. ed. New York: McGraw-Hill, 2018. 1344p.
6. Neme B. Obstetrícia básica. 3. ed. São Paulo: Livraria Sarvier, 2005. 1510p.
7. Cherniack NS, Pack AI. Controle da ventilação. In: Fishman AP. Diagnóstico das doenças pulmonares. 2. ed. São Paulo: Manole, 1992: 133-47.
8. Minato JF. Is it time to push? Examining rest in second-stage labor. Assoc Women's Health Obstet Neonat Nurses Lifelines 2001; 4(6):20-3.
9. Roberts JE. The "push" for evidence: Management of the second stage. J Midwifey Women's Health 2002; 47(1):2-15.
10. Prins M, Boxem J, Lucas C, Hutton E. Effect of spontaneous pushing versus Valsalva pushing in the second stage of labour on mother and fetus: A systematic review of randomized trials. BJOG 2011; 118(6):662-70.
11. Porth CJ, Bamrah VS, Tristani FE, Smith JJ. The Valsalva maneuver: Mechanisms and clinical implications. Hearth Lung 1984; 13(5):507-18.
12. Holland RL, Smith DA. Management of the second stage of labour: A review. S D J Med 1989; 42(5):11-4.
13. Simkin P. Active and physiologic management of second stage: A review and hypothesis. In: Kitzinger S, Simkin P. Episiotomy and the second stage of labor. Seattle: Pennypress, 1986: 7-21.
14. Aderhold K, Roberts JE. Phases of second stage labor. Four descriptive case studies. J Nurse-Midwifery 1991; 36(5):267-75.
15. Cosner K, Dejong E. Physiologic second-stage labor. MCN Am J Matern Child Nurs 1993; 18(1):38-43.
16. Aldrich CJ, D'Antona D, Spencer JA et al. The effect of maternal pushing on fetal cerebral oxygenation and blood volume during the second stage of labour. Br J Obstet Gynaecol 1995; 102(6):448-53.
17. Roberts JE, Woolley D. A second look at the second stage of labor. J Obstet Gynecol Neonatal Nursing 1996; 25(5):415-23.
18. Noble E. Controversies in maternal effort during labor and delivery. J Nurse-Midwifery 1981; 26(2):13-22.

19. Petersen L, Besuner P. Pushing techniques during labor: Issues and controversies. J Obstet Gynecol Neonatal Nursing 1997; 26(6):719-26.

20. Crawford JS. The stages and phases of labour: An outworn nomenclature that invites hazard. The Lancet 1983; 2(8344):271-2.

21. Caldeyro-Barcia R, Giussi G, Storch E et al. The bearing-down efforts and their effects on fetal heart rate, oxygenation and acid base balance. J Perinat Med 1981; 9(Suppl 1):63-7.

22. Roberts JE, Goldstein SA, Gruener JS, Maggio M, Mendez-Bauer C. A descriptive analysis of involuntary bearing-down efforts during the expulsive phase of labor. J Obstet Gynecol Nenonatal Nursing 1987; 16(1)48-55.

23. Thompson AM. Maternal behaviour during spontaneous and directed pushing in the second stage of labour. J Adv Nurs 1995; 22:1027-34.

24. Palmer J. Physiological pushing in the second stage of labour: The future for midwifery care. Aust Coll Midwives Inc J 1996; 9(3):15-9.

25. Fuller BF, Roberts JE, McKay S. Acoustical analysis of maternal sounds during the second stage of labor. Appl Nurs Res 1993; 6(1):8-12.

26. Yeates DA, Roberts JE. A comparison of two bearing-down techniques during the second stage of labor. J Nurse-Midwifery 1984; 29(1):3-11.

27. McKay S, Roberts J. Second stage: What is normal? J Obstet Gynecol Neonatal Nursing 1985; (SI):101-6.

28. Alderhold K, Roberts JE. Phases of second stage labor. Four descriptive case studies. J Nurse-Midwifery 1991; 36(5):267-75.

29. Barnett M, Humenick S. Infant outcome in relation to second stage labor pushing method. Birth 1982; 9(4):221-8.

30. Knauth DG, Haloburgo EP. Effect of pushing techniques in birthing chair on length of second stage of labor. Nursing Res 1986; 35(1):49-51.

31. Paine L, Tinker D. The effect of maternal bearing-down efforts on arterial umbilical cord pH and length of the second stage of labor. J Nurse-Midwifery 1992; 37(1):61-3.

32. Woolley D, Robert J. Second stage pushing: A comparison of Valsalva-style with "mini" pushing. J Perinat Educ 1995; 4(4):37-43.

33. Junqueira L. Teaching cardiac autonomic function dynamics employing the Valsalva (Valsalva-Wever) maneuver. Adv Physiol Educ 2008; 32(1):100-6.

34. Souma ML, Cabaniss CD, Nataraj A, Khan Z. The Valsalva maneuver: A test of autonomic nervous system function in pregnancy. Am J Obstet Gynecol 1983; 145(3):274-8.

35. Yale SH. Antonio Maria Valsalva (1666-1723). Clin Med Res 2005; 3(1):35-8.

36. Garcia D, Garcia C. Valsalva, mucho más que una maniobra. Rev Med Chile 2006; 134:1065-8.

37. Looga R. The Valsalva manoeuvre — cardiovascular effects and performance technique: A critical review. Respir Physiol Neurobiol 2005; 147(1):39-49.

38. Denq J, O'Brien PC, Low PA. Normative data on phases of the Valsalva maneuver. J Clin Neurophysiol 1998; 15(6):535-40.

39. Sharpey-Schafer EP. Effects of Valsalva's manoeuvre on the normal and failing circulation. Br Med J 1955; 1(4915):693-5.

40. Ekholm EMK, Erkkola RU. Autonomic cardiovascular control in pregnancy. Eur J Obstet Gynecol Rep Bio 1996; 64:29-36.

41. Leduc L, Wasserstrum N, Spillman T, Cotton DB. Baroreflex function in normal pregnancy. Am J Obstet Gynecol 1991; 165(4 Pt 1):886-90.

42. Ekholm EM, Vesalainen RK, Tahvanainen KU, Kaila T, Erkkola RU. Valsalva manoeuvre can be used to study baroreflex sensitivity in pregnancy. Eur J Obstet Gynecol Reprod Biol 1998; 76(2):153-6.

43. Pott F van Lieshout JJ, Ide K, Madsen P, Secher NH. Middle cerebral artery blood velocity during a Valsalva maneuver in the standing position. J Appl Physiol 2000; 88(5):1545-50.

44. Williams KP, Galerneau F, Wilson S. Effect of labor on maternal cerebral blood flow velocity. Am J Obstet Gynecol 1998; 178(1):59-61.

45. Spätling L, Fallenstein F, Huch A, Huch R, Rooth G. The variability of cardiopulmonary adaptation to pregnancy at rest and during exercise. BJOG 1992; 99(Supl 8):1-40.

46. Awe RJ, Nicotra MB, Newsom TD, Viles R. Arterial oxygenation and alveolar-arterial gradients in term pregnancy. Obstet Gynecol 1979; 53(182):383-5.

47. Nava S, Zanotti E, Ambrosino N, Fracchia C, Scarabelli C, Rampulla C. Evidence of acute diaphragmatic fatigue in a "natural" condition. Am Review Resp Disease 1992; 46:1226-30.

48. Gandevia SC, McKenzie DK. Activation of the human diaphragm during maximal static efforts. J Physiol 1985; 367:45-56.

49. Sebastian JA, Baker RL, Goldstein MJ. Postpartum pneumopericardium without pneumomediastinum. Obstet Gynecol 1973; 41(3):392-6.

50. Karson MA, Saltzman D, Davis MR. Pneumomediastinum in pregnancy: Two case reports and a review of the literature, pathophysiology and management. Obstet Gynecol 1984; 64:39-43.

51. Tornling G, Axelsson G, Peterffy A. Chylothorax as a complication after delivery. Acta Obstetr Gynecol Scand 1987; 66:381-2.

52. Cammarata SK, Brush RE, Hyzy RC. Chylothorax after childbirth. Chest 1991; 99(6):1539-40.

53. Al Maleh, A. Postpartum pneumopericardium. Acta Obstetr Gynecol Scand 2000; 79(2):150-1.

54. Raley JC, Andrews JI. Spontaneous pneumomediastinum presenting as jaw pain during labor. Obstet Gynecol 2001; 98(5):904-6.

55. Miguil M, Chekairi A. Pneumomediastinum and pneumothorax associated with labour. Int J Obstet Anesth 2004; 13(2):117-9.

56. Ladjimi A, Zaouali S, Messaoud R et al. Valsalva retinopathy induced by labour. Eur J Ophthalm 2002; 14(4):336-8.

57. Karakostov P, Papurov G, Shopova P. Rupture of the tympanic membrane during childbirth. Akushersiva I Ginekologiya 1974; 13(6):498-9.

58. Baum JD, Rattigan MI, Sills ES, Walsh APH. Clinical presentation and conservative management of tympanic membrane perforation during intrapartum Valsalva maneuver. Case Rep Med 2010.

59. Bassel G, Humayun SG, Marx GF. Maternal bearing down efforts — another fetal risk? Obstet Gynecol 1980; 56(1):39-41.

60. Longo LD, Hill EP, Power GG. Theoretical analysis of factors affecting placental O2 transfer. Am J Physiol 1992; 222(3):730-9.

61. Caldeyro-Barcia R. The influence of maternal bearing-down efforts during second stage on fetal well-being. Birth Fam J 1979; 6(1):17-21.

62. Lemos A, Dean E, Andrade AD. The Valsalva maneuver duration during labor expulsive stage: Repercussions on the maternal and neonatal birth condition. Rev Bras Fisoter 2001; 15(1):66-72.

63. Bosomworth A, Bettany-Saltikov JA. Just take a deep breath... A review to compare the effects of spontaneous versus directed Valsalva pushing in the second stage of labour on maternal and fetal wellbeing. MIDIRS Mid Dig 2006; 16(2):157-66.

64. Roberts J, Hanson L. Best practices in second stage labor care: Maternal bearing down and positing. J Midwifery Women's Health 2007; 52(3):238-45.

65. McComas AJ. Skeletal muscle: form and function. Champaign: Human Kinetics, 1996: 161-82.

66. Moreira ECH, Brunetto AF, Castanho MMJ. Estudo da ação sinérgica dos músculos respiratórios e do assoalho pélvico. Rev Bras Fisiot 2002; 6(2):71-6.

67. Sapsford RR, Hodges PW. Contraction of the pelvic floor muscles during abdominal maneuvers. Arch Phy Med Rehabil 2001; 82(2):1081-8.

68. Sampselle CM, Hines S. Spontaneous pushing during birth: Relationship to perineal outcomes. J Nurse-Midwifery 1999; 44(1):36-9.

69. Schaffer JI, Bloom SL, Casey BM, McIntire DD, Nihira MA, Leveno KJ. A randomized trial of the effects of coached vs uncoached maternal pushing during the second stage of labor on postpartum pelvic floor structure and function. Am J Obstet Gynecol 2005; 192(5):1692-6.

70. Koyucu RG, Demirci N. Effects of pushing techniques during the second stage of labor: A randomized controlled Trial. Taiwan J Obstet Gynecol 2017; 56(5):606-12.

71. Lee N, Gao Y, Lotz L, Kildea S. Maternal and neonatal outcomes from a comparison of spontaneous and directed pushing in second stage. Women Birth 2019; 32(4):e433-e440.

72. Nunes Neta J, Amorim MM, Guendler J et al. Vocalization during the second stage of labor to prevent perineal trauma: A randomized controlled trial. Eur J Obstet Gynecol Reprod Biol 2022; 275:46-53.

73. Ahmadi Z, Torkzahrani S, Roosta F, Shakeri N, Mhmoodi Z. Effect of breathing technique of blowing on the extent of damage to the perineum at the moment of delivery: A randomized clinical trial. Iran J Nurs Midwifery Res 2017; 22(1):62-6.

74. Thompson AM. Pushing techniques in the second stage of labour. J Advanced Nursing 1993; 18:171-7.

75. Parnell C, Langhoff-Roos J, Iversen R, Damgaard P. Pushing method in the expulsive phase of labor. Acta Obstet Gynecol Scandi 1993; 72:31-5.

76. Bloom SL, Casey BM, Schaffer JI, McIntire DD, Leveno KJ. A randomized trial of coached versus uncoached maternal pushing during the second stage of labor. Am J Obstet Gynecol 2006; 194(1):10-3.

77. Yildirim G, Beji NK. Effects of pushing techniques in birth on mother and fetus: A randomized study. Birh 2008; 35(1):25-30.

78. Low LK, Miller JM, Guo Y, Ashton-Miller JA, DeLancey JOL. Spontaneous pushing to prevent postpartum urinary incontinence: A randomized, controlled trial. Int Urogynecol J 2012 Jul. [Epub ahead of print].

79. Araújo AE, Delgado A, Maia JN, Campos SL, Ferreira CWS, Lemos A. Efficacy of spontaneous pushing with pursed lips breathing compared with directed pushing in maternal and neonatal outcomes. J Obstet Gynecol 2022; 42(5):854-60.

80. Handa VL, Ostergard DR. Protecting the pelvic floor: Obstetric management to prevent incontinence and pelvic organ prolapse. Obstet Gynecol 1996; 88(3):470-8.

81. Nordstrom L, Malcus P, Chua S, Shimojo N, Arulkumaran S. Lactate and acid-base balance at delivery in relation to cardiotocography and T/qRS rations in the second state of labour. Eur J Obstet Gynecol Reprod Biol 1998; 76:157-60.

82. Nordstrom L, Achanna S, Kaka K, Arulkumaran S. Fetal and maternal lactate increase during active second stage of labour. BJOG 2001; 108:263-8.

83. Uenby S, Pierre SJ, Brigham S, Wray S. Dysfunctional labor and myometrial lactic acidosis. Obstet Gynecol 2004; 103:718-23.

84. Chalk A. Limit on seconds stage pushing and time. Br J Midwifery 2004; 12:568-72.

85. Mayberry LJ, Gennaro S, Strange L, William M, De A. Maternal fatigue: Implications of second stage labor nursing care. J Obstet Gynecol Neonatal Nursing 1999; 28(2):175-81.

86. Lam CCO, McDonald SJ. Comparison of pushing techniques used in the second stage of labour for their effect on maternal perception of fatigue in the early postpartum period among Chinese women. HKHGOM 2010; 10(1):13-20.

87. Chang SC, Chou MM, Lin KC, Lin LC, Lin YL, Kuo SC. Effects of a pushing intervention on pain, fatigue and birthing experiences among Taiwanese women during the second stage of labour. Midwifery 2011 Dec; 27(6):825-31.

88. Hasseb YA, Alkunaizi1 AN, Turki HA, Aljama F, Sobhy SI. The impact of Valsalva's versus spontaneous pushing techniques during second stage of labor on postpartum maternal fatigue and neonatal outcome. Saudi J Medicine & Medical Sci 2014; 2:101-5.

89. Jahdi F, Shahnazari M, Kashanian M, Farahani MA, Haghani H. A randomized controlled trial comparing the physiological and directed pushing on the duration of the second stage of labor, the mode of delivery and Apgar score. Int J Collabor Research Interl Med Public Health 2011; 3(2):159-65.

90. Bergsjo P, Halle C. Duration of the second stage of labor. Acta Obstet Gynecol Scand 1980; 59:193-6.

91. Katz M, Lunenfeld E, Meizner I, Bashan N, Gross J. The effect of the duration of the second stage of labour on the acid-base state of the fetus. Br J Obstet Gynaecol 1987; 94(5):425-30.

92. Buhimschi CS, Buhimschi AMM, Kopelman JN, Weiner CP. Pushing in labor: Performance and not endurance. Am J Obst Gynecol 2002; 186(6):1339-44.

93. Sauders NST, Paterson CM, Wadsworth J. Neonatal and maternal morbidity in relation to the length of the second stage of labour. Br J Obstet Gynaecol 1992; 99:381-5.

94. Hamilton G. Classical observations and suggestions in obstetrics. Edinburgh Med J 1861; 7:313-21.

95. DeLee JB. The prophylactic forceps operation. Am J Obstet Gynecol 1920; 1:34-44.

96. Hellman LM, Prystowsky H. The duration of the second stage of labor. Am J Obstet Gynecol 1952; 63:1223-33.

97. Friedman EA. The graphic analysis of labor. Am J Obstet Gynecol 1954; 68(6):1568-75.

98. Wood C, K H Ng, Hounslow D, Benning H. Time — An important variable in normal delivery. J Obstet Gynaecol Br Commonw 1973; 80 (4):295-300.

99. Cohen WR. Influence of the duration of second stage labor on perinatal outcome and puerperal morbidity. Obstet Gynecol 1977; 49(3):266-9.

100. Kilpatrick S, Laros R. Characteristics of normal labor. Obstet Gynecol 1989; 74(1):85-7.

101. Sauders NST, Paterson CM, Wadsworth J. The characteristics of the second stage of labour in 25.069 singleton deliveries in the Northwest Thames health region. Br J Obstet Gynaecol 1992; 99:377-80.

102. Moon JM, Smith CV, Rayburn WF. Perinatal outcome after a prolonged second stage of labor. J Reprod Med 1990; 35(3):229-31.

103. Derham RJ, Crowhurst J, Crowther C. The second stage of labour: Durational dilemmas. Australia and New Zealand J Obstetr Gynaecol 1991; 31(1):31-6.

104. Menticoglou SM, Manning F, Harman C, Morrison I. Perinatal outcome in relation to second-stage duration. Am J Obstet Gynecol 1995; 173(3):906-12.

105. Albers LL, Schiff M, Gorwoda JG. The length of active labor in normal pregnancies. Obstet Gynecol 1996; 87(3):355-9.

106. Albers L. The duration of labor in healthy women. J Perinatol 1999; 19(2):114-9.

107. Myles T, Santolaya J. Maternal and neonatal outcomes in patients with a prolonged second stage of labor. Obstet Gynecol 2003; 102(1):52-8.

108. American College of Obstetrics and Gynecology. Operative vaginal delivery. ACOG Technical Bulletin. Washington, 1994. n.196.

109. American College of Obstetrics and Gynecology. ACOG Practice Bulletim n. 49: Dystocia and augmentation of labor. Obstetr Gynecol 2003; 102(6):1445-54.

110. American College of Obstetrics and Gynecology. Obstetric care consensus no. 1: Safe prevention of the primary cesarean delivery. Obstet Gynecol 2014; 123(3):693-711.

111. National Institute for Health and Care Excellence. Intrapartum care: Care of healthy women and their babies during childbirth (CG190). 2014. Disponível em: http://www.nice.org.uk/guidance/cg190/resources.

112. WHO recommendations: Intrapartum care for a positive childbirth experience. Geneva: World Health Organization, 2018.

113. Ministério da Saúde. Diretriz Nacional de Assistência ao Parto. Disponível em: http://189.28.128.100/dab/docs/portaldab/publicacoes/diretriz_assistencia_parto_normal.pdf.

114. Humphrey MD, Chang A, Wood EC, Morgan S, Hounslow D. A decrease in fetal pH during the second stage of labour, when conducted in the dorsal position. J Obstet Gynaecol Br Commonw 1974; 81:600-2.

115. Roemer VM, Harms K, Buess H, Horvath TJ. Response of fetal acid-base balance to duration of second stage of labour. Int J Gynaecol Obstet 1976; 14:455-71.

116. Piquard F, Schaefer A, Hsjung R, Dellenbach P, Haberey P. Are there two biological parts in the second stage of labour? Acta Obst Gynecol Scand 1989; 68:713-8.

117. Le Ray C, Audibert F, Goffinet F, Fraser W. When to stop pushing: Effects of duration of second-stage expulsion efforts on maternal and neonatal outcomes in nulliparous women with epidural analgesia. Am J Obstet Gynecol 2009; 201:361.e1-361.e7.

118. Yli BM, Kro GA, Rasmussen S et al. How does the duration of active pushing in labor affect neonatal outcomes? J Perinat Med 2011 Nov; 40(2):171-8.

Orientações Respiratórias para o Período Expulsivo do Parto

Andrea Lemos

INTRODUÇÃO

"Prenda a respiração e faça força comprida, sem parar."

Essa é a prática, ainda comum, adotada nas salas de parto para orientar a parturiente quanto ao padrão respiratório que auxilie a expulsão fetal. De origem incerta, seu uso rotineiro tem sido debatido desde a década de 1940 e mais intensamente nos últimos anos[1-3].

Quando essa orientação é fornecida, estimula-se o uso da manobra de Valsalva (MV) que, como relatado no capítulo anterior, corresponde a um esforço forçado com a glote fechada. As repercussões maternas e fetais com a utilização dessa manobra têm sido bem relatadas em diversos estudos e vêm levantando questionamentos sobre modificações nessa prática. No entanto, a dificuldade de mudança ainda é latente, refletindo-se nas recentes publicações que questionam, estimulam e orientam um novo direcionamento na condução respiratória para a expulsão fetal[2,4,5]. Em um estudo retrospectivo sobre as orientações respiratórias fornecidas a 192 puérperas durante o parto, 85,93% foram direcionadas a "respirar fundo" e "prender a respiração"[6].

Não se sabe exatamente em que período da história da Obstetrícia esse paradigma foi criado; no entanto, observa-se dificuldade em eliminá-lo da prática corrente atual, apesar das evidências vigentes. Os livros clássicos de Obstetrícia abordam o assunto de forma abrangente, não especificando como conduzir esse procedimento[7-9].

O padrão respiratório necessário para expulsão fetal deve funcionar como um *feedback* em resposta à fisiologia da contração uterina que ocorre nesse momento, e não ser ditado arbitrariamente. Não obstante, as gestantes costumam receber orientações bem definidas, através do puxo direcionado (dirigido), o que interfere no processo natu-

ral do parto. A maioria dos profissionais envolvidos se sente insegura e desinformada sobre o puxo espontâneo, alegando, muitas vezes, que não estaria contribuindo. Assim, percebe-se como a prática obstétrica ainda é centrada no modelo medicalizado de atenção ao parto, contrariando, paradoxalmente, os esforços internacionais de edificação da filosofia do parto humanizado, que tem sua abordagem focada na participação ativa da mulher. Desse modo, este capítulo, respaldado em dados científicos, objetiva esclarecer como proceder no período expulsivo do parto para conduzir e facilitar o puxo espontâneo.

IMPORTÂNCIA DA COMUNICAÇÃO NA CONDUÇÃO DO PUXO

Os principais questionamentos quanto à prática do puxo espontâneo incidem nos seguintes pontos principais: quando iniciar e de que maneira deve ser conduzido.

Na transição do primeiro para o segundo período do parto, são imprescindíveis tanto a comunicação como a postura do profissional que acompanha a gestante. É importante estabelecer uma boa comunicação com a mulher durante todo o processo do parto, principalmente nessa etapa. Ela deve ser informada sobre o significado das diferentes sensações presentes durante a expulsão, de modo a diminuir sua ansiedade e aumentar sua confiança na habilidade do corpo para parir[10,11].

A comunicação verbal e corporal de quem está assistindo o parto contribui substancialmente para a maneira como a mulher se comporta para realizar o puxo[12]. Qualquer informação externa que entre em conflito com a sensação corporal interrompe o ritmo percebido pela mulher e desencoraja sua participação no processo do parto[13]. Portanto, é necessário não só entender o processo fisiológico que envolve a expulsão fetal, mas também estabelecer uma ligação entre essa fisiologia e o processo interno manifestado pela gestante por meio de *feedbacks* positivos.

Para condução adequada do segundo período espontâneo, o suporte e o encorajamento verbal substituirão o direcionamento tradicional e imperativo que subsidia o uso prolongado da MV. A literatura que incentiva a mudança dessa prática enfoca a identificação de práticas que facilitam ou potencializam os esforços expulsivos espontâneos, mostrando as diferenças nos comportamentos dos profissionais que utilizam o puxo espontâneo, considerados colaboradores (facilitadores), comparados aos que usam o puxo direcionado, tidos como dirigentes[12,14].

Nas orientações direcionadas, dirigidas (*directed*) ou treinadas (*coached*), há um direcionamento em relação ao início e ao tempo de sustentação do puxo. No comportamento colaborador, a mulher é incentivada a responder às sensações corporais da expulsão, ou seja, não há uma instrução específica, mas atitudes de elogio e suporte (Quadro 38.1).

As estratégias de comunicação que embasam e estimulam o puxo espontâneo devem conter informações sobre as sensações da mulher, conforme alertam os estudos[12,14,15]. Há uma correlação positiva entre o uso de uma comunicação de suporte colaborador e a porcentagem de uso do puxo espontâneo[16], o que só vem reforçar a importância da condução verbal nesse processo, em que a comunicação do profissional é fundamental para o comportamento real da parturiente.

Uma conduta baseada em uma comunicação de suporte colaborador deve:

- Fornecer *feedbacks* sobre a adequação do trabalho do corpo da mulher (por exemplo, "você está indo muito bem", "você está ótima").

- Fornecer *feedbacks* sobre o progresso da descida do feto (por exemplo, "o bebê está vindo", "já consigo ver o cabelo").
- Interagir e tranquilizar a mulher quanto às suas sensações (por exemplo, "você pode sentir um queimor na vagina", "você irá sentir a vagina se abrindo", "sei que sua vagina está ardendo agora").
- Confirmar que todo o esforço está adequado (por exemplo, "muito bem", "parabéns").
- Solicitar à mulher *feedbacks* sobre suas sensações.
- Encorajar a mulher a seguir as próprias sensações corporais.

De acordo com a literatura, as principais razões pelas quais há uma mudança de comportamento nessa orientação, mesmo na ausência de uma indicação clínica, seriam, em ordem de ocorrência: estresse materno com interferência no puxo, como fadiga e dor; diminuição da sensação de puxo (principalmente com o uso de epidural); orientação de rotina sem indicação aparente; medo ou relutância em empurrar; pedido do acompanhante; e estresse fetal[15]. No estudo de Roberts[15], ao analisar dez vídeos sobre as ações dos profissionais durante o segundo período de parto, observou-se que em 38% dos casos a mudança no direcionamento do puxo, de colaborador para dirigente, ocorreu nos casos de fadiga, dor e medo materno.

Algumas barreiras dificultam a implementação do puxo espontâneo nas salas de parto[17,18]. Ainda há a crença, infundada, de que o uso de puxos direcionados e prolongados não só encurtará o período expulsivo, mas facilitará a expulsão[19-21]. Há uma insegurança latente de que, se não houver um direcionamento pontual, o profissional não será útil. Muitos profissionais se sentem incomodados com os sons emitidos pelas mulheres no período expulsivo[16], havendo, ainda, muita resistência por parte da equipe médica[17,22].

Quadro 38.1 Diferenças nos comportamentos dos profissionais para fornecer orientações sobre a condução do puxo no período expulsivo

Parâmetros do puxo	Comportamento colaborador (suporte para o puxo espontâneo)	Comportamento dirigente (instrução para o puxo direcionado)
Respiração antes do puxo	O suporte não direciona a inspiração	Há orientação para uma inspiração profunda
Início do puxo	A mulher direciona seu início de acordo com as sensações oferecidas por seu corpo	Logo após 10cm de dilatação
Condução do puxo	Fornece *feedbacks* positivos às respostas maternas de esforço expulsivo	Instrução ativa, intensa e imperativa
Apoio verbal	"Não esqueça de respirar" "Você está indo bem" "Muito bem, é assim mesmo"	"Não corte a respiração" "Faça força comprida" "Não solte o ar para não perder força" "Faça mais força, não pare"
Direcionamento da força	Não utiliza um foco	Direciona a força: "Faça força de defecar" "Empurre meus dedos"

O Ministério da Saúde, por meio da Diretriz Nacional de Assistência ao Parto Normal de 2022[23], declara:

As mulheres na fase expulsiva do parto devem ser encorajadas e apoiadas para seguir seu próprio desejo de empurrar. Evidências qualitativas sobre o que é importante para as mulheres durante a assistência ao parto mostram que as mulheres querem se sentir no controle de seu processo de parto, com o apoio de uma equipe gentil, tranquilizadora e sensível às suas necessidades. Os profissionais de saúde devem evitar a imposição dos puxos direcionados às mulheres no segundo estágio do trabalho de parto, pois não há evidências de qualquer benefício com essa técnica.

ATUAÇÃO PRÁTICA

Tradicionalmente e de maneira equivocada, a partir apenas do critério de dilatação cervical, existem algumas regras para realização do esforço expulsivo ou puxo[14,22,24]:

- Não realizar o puxo antes da dilatação completa.
- Realizar o puxo quando a dilatação se completa.

No entanto, limitar-se à dilatação não integra os aspectos fisiológicos da segunda fase do período expulsivo, ocasionando atraso no progresso do trabalho de parto e fadiga materna, pois não estão sendo considerados outros parâmetros obstétricos, como altura da apresentação, variedade de posição e condição do colo uterino.

Caso a vontade de empurrar ocorra antes da dilatação completa, alguns fatores devem ser observados em relação à descida fetal para que possa ser fornecida a orientação respiratória adequada.

O que deve ser feito? Convém informar-se sobre as seguintes condições: (1) se a cérvice está 8 a 9cm dilatada e se encontra macia e retrátil nas contrações; (2) se a cabeça fetal realizou uma rotação para a posição anterior ou está se encaminhando nesse sentido; (3) se a altura da apresentação se encontra pelo menos no plano +1 (DeLee).

Caso essas condições estejam presentes, será aceitável incentivar a gestante a realizar o puxo quando a vontade se tornar irresistível; quando a vontade for diminuindo, a mulher deve continuar respirando de forma lenta e profunda[24,25]. Esse procedimento ajuda a cérvice a se dilatar completamente e aumenta a eficiência dos puxos com o decorrer do trabalho de parto, pois a gestante realiza poucos puxos, respira e descansa, evitando fadiga e declínio dos valores do pH umbilical[26].

No entanto, se as condições citadas não estiverem presentes, ou seja, a cabeça fetal está em posição occipi-

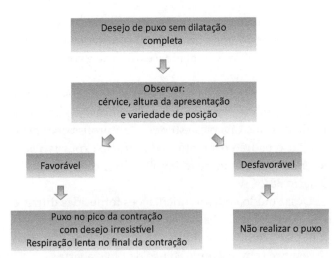

Figura 38.1 Protocolo de orientação para puxo espontâneo sem dilatação cervical completa e com desejo de puxo.

tal posterior ou transversa, em plano alto, com a cérvice não retrátil e com menos de 8cm de dilatação, devem ser adotadas estratégias para ajudar a gestante a resistir ao desejo de puxo, como arquejar ou realizar algum tipo de mudança postural (Figura 38.1).

Caso seja atingida a dilatação cervical completa, a gestante não precisa ser necessariamente orientada a realizar os esforços expulsivos, pois, como na primeira regra, devem estar presentes as condições obstétricas necessárias para a descida fetal. Nesse caso, o estímulo ao puxo deve ser adiado até que haja pelo menos um desejo involuntário que, por sua vez, reflete as condições favoráveis de descida fetal. Portanto, é apropriado esperar até a cabeça fetal insinuar-se em uma altura +1 ou +2 (plano de DeLee) e ocorra a rotação para uma posição anterior (Figura 38.2); caso contrário, haverá ausência de sincronia entre a fisiologia do parto (segunda fase do

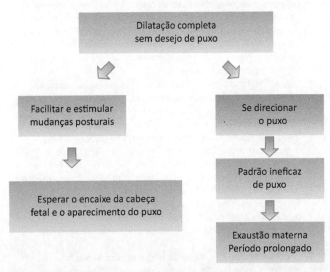

Figura 38.2 Protocolo de orientação para puxo espontâneo com dilatação cervical completa e sem desejo de puxo.

período expulsivo) e a orientação fornecida, resultando em um período mais prolongado com todos os efeitos adversos do puxo sustentado e extremo e a consequente exaustão materna.

Uma vez seguidos os parâmetros descritos e embasando a prática em evidências científicas, a partir dos resultados dos diversos estudos[27,28], o profissional deve facilitar o padrão respiratório do esforço expulsivo, fornecendo suporte ao puxo involuntário, como mostra o Quadro 38.2.

Desse modo, todas as orientações fornecidas durante esse período serão baseadas na fisiologia do puxo espontâneo, como descrito detalhadamente no Capítulo 37, sempre com incentivo ao uso da glote aberta.

Outro ponto importante diz respeito ao direcionamento do local do esforço expulsivo. A força voluntária deve estar centrada na musculatura abdominal e não nos músculos do pescoço, na cintura escapular e nos membros superiores. O ato expulsivo exige coordenação

Quadro 38.2 Orientações para facilitação e suporte ao puxo espontâneo

1. Antes de realizar o puxo, inspirar em um volume pulmonar de repouso (não estimular uma respiração profunda, mas uma respiração confortável, sem que a gestante faça uso excessivo da musculatura acessória inspiratória)
2. Iniciar o puxo quando a vontade for aumentando (o que não corresponde necessariamente ao início da contração)
3. Realizar vários puxos em uma mesma contração (para evitar apneias prolongadas)
4. Não realizar necessariamente o puxo em todas as contrações (pode haver contrações sem a necessidade do puxo)
5. Incentivar a respiração entre os puxos (a gestante pode realizar várias incursões respiratórias antes de realizar o puxo seguinte; contraindicada a respiração "cachorrinho" ou com frequências respiratórias elevadas)
6. Estimular o esforço com a glote aberta (não há problema se ocorrerem vocalizações durante o esforço, como grunhidos, gemidos, arquejos e rugidos; pode haver, também, incentivo ao retardo expiratório ou vocalização prolongada com sons de vogais ["A", "O", "U"]; essa expressão sonora da mulher deve ser repassada como um processo normal de parir; isso facilita menos tempo em apneia ao final do esforço)
7. Não estimular apneia prolongada – > 6 a 8 segundos (para evitar os efeitos adversos da manobra de Valsalva)
8. Focalizar o puxo, incentivando a direção da força para o abdome e não para a região superior do tórax e o pescoço (para potencializar a ação da musculatura abdominal no processo de expulsão; orientar "umbigo em direção às costas", se necessário; pedir para manter os ombros baixos)
9. Não orientar "força como se fosse defecar" (isso sobrecarrega a região do centro tendíneo do períneo)
10. Sempre proferir frases de suporte e apoio durante todo o processo em vez de direcionar arbitrariamente
11. Não solicitar que a mulher puxe as pernas em direção ao abdome
12. Em caso de desaceleração da frequência cardíaca fetal, realizar o puxo a cada uma ou duas contrações e rever o posicionamento

entre a musculatura abdominal e a perineal com o suporte da bomba muscular respiratória. A contração deve ser dos músculos abdominais, enquanto a musculatura perineal deve estar relaxada. Portanto, esforços com a glote fechada favorecem a contração reflexa do períneo e, mais uma vez, devem ser evitados.

Além disso, é muito comum ouvir, nas salas de parto, orientações do tipo "faça força como se fosse defecar". Essa informação sobrecarrega o núcleo fibroso central do períneo, local de confluência da maioria das inserções dos músculos perineais (levantador do ânus, esfíncter anal, bulboesponjoso, bulbocavernoso, transversos superficiais do períneo), não devendo, portanto, ser proferida[29]. Em estudo retrospectivo com 192 puérperas, 63,02% receberam a orientação de "fazer força de cocô" para a expulsão fetal, demonstrando, assim, que essa ainda é uma prática frequente em salas de parto[6]. É importante que a gestante entenda que o trajeto do feto pela pelve em direção ao períneo é curvilíneo e que sua saída ocorre no períneo anterior, um pouco atrás do púbis, e não no meio do períneo. Desse modo, de nada adianta pedir à gestante que faça força em direção ao púbis, muito menos como se fosse evacuar. Ela precisa permitir que o períneo relaxe, como no ato de micção. Por isso, a orientação deveria ser: "relaxe o períneo como se fosse urinar."

Orientações fornecidas no pré-natal quanto ao relaxamento do assoalho pélvico durante o puxo parecem promover benefícios. Em ensaio clínico que envolveu 100 nulíparas, metade recebendo treinamento para realizar o esforço com relaxamento do períneo, mostrou a tendência de menos episiotomias e lesões de segundo grau nesse grupo, comparado ao grupo de controle[5]. Além disso, 62% das mulheres treinadas consideraram úteis essas orientações.

FISIOLOGIA DO USO DA GLOTE ABERTA NOS ESFORÇOS EXPULSIVOS

Durante o puxo espontâneo ocorre uma série de vocalizações, como grunhidos, gemidos, rugidos e arquejos[16,30,31]. Os sons característicos do período expulsivo quando é instituído o puxo espontâneo resultam em abertura parcial da glote. Isso possibilita o recrutamento da musculatura abdominal, especialmente do transverso abdominal, que, em razão de sua disposição anatômica em forma de circunferência, permite constringir o conteúdo abdominal diretamente e, portanto, é mecanicamente mais eficiente para aumentar a pressão abdominal e, com isso, influenciar o comprimento diafragmático[32,33].

A manobra expulsiva com a glote aberta possibilita o desenvolvimento de uma contração excêntrica do diafragma, alongando-o e, desse modo, diminuem os efeitos da isometria em sua perfusão, apesar da maior irrigação sanguínea[33]. Esse mecanismo permite aumento da zona de aposição, proporcionando melhor posicionamento muscular em sua relação força-comprimento e, consequentemente, capacidade de gerar maior força na próxima inspiração após o término do esforço. Isso não acontece no puxo direcionado, no qual o diafragma permanece em trabalho isométrico. Uma vez liberado tal esforço, esse músculo rapidamente é solicitado outra vez para o ato inspiratório, o que é importante para a oxigenação materna e fetal, após o tempo prolongado de apneia inspiratória.

Um dos argumentos favoráveis ao uso da MV ainda encontrado na literatura seria sua necessidade para fixação diafragmática ao útero com intuito de aumentar a pressão para a expulsão[32]. No entanto, o que se observa na fisiologia muscular diafragmática é que o uso da glote aberta para realização do esforço expulsivo não significa que o músculo diafragma não possa ser ativado[34]. Estimulando o diafragma em esforços expulsivos, Gandevia & McKenzie[35] observaram que os indivíduos eram capazes de ativá-lo ao máximo independentemente do uso da glote aberta ou fechada. Além disso, resultados de outros estudos mostram que outros fatores influem na eficiência dos esforços expulsivos[36,37]. O trabalho de Buhimschi e cols.[37], que avaliou a pressão intrauterina no período expulsivo, mostrou que a transmissão da força do esforço voluntário convertida em força expulsiva intrauterina (ou seja, aumento de pressão dentro do útero) depende da espessura do miométrio, do peso do feto e do índice de massa corporal materno. Como encontraram uma correlação entre menor espessura endometrial, maior desenvolvimento de pressão intrauterina e menor necessidade de ocitocina, os autores sugerem que a tensão da parede uterina, como uma função da contratilidade e espessura, é fator crítico na transferência da pressão intra-abdominal gerada durante o puxo materno para a parede do miométrio[37].

Somando-se a todas essas considerações, as vocalizações durante o esforço expulsivo proporcionam todas as vantagens fisiológicas respiratórias da abertura parcial da glote, como manutenção da integridade dos condutos aéreos, com deslocamento dos pontos de igual pressão, mantendo os alvéolos distendidos, o que facilita as trocas gasosas, melhorando a relação ventilação-perfusão[38].

O PUXO EM SITUAÇÕES ESPECIAIS

Em algumas situações, o puxo espontâneo se torna ineficaz, desfocado e difuso com consequente interferência no progresso do parto. Clinicamente, isso é manifes-

tado quando a mulher mantém os olhos fechados e fica vocalizando continuamente sem que haja progresso aparente do trabalho de parto em 20 a 30 minutos[39]. Nesses casos, deve haver um redirecionamento do puxo para proporcionar à mulher uma reorganização de seus esforços expulsivos. Reorganizar não significa direcionar. O primeiro passo consiste em orientar várias mudanças posturais para que o novo posicionamento da pelve, junto com a gravidade, possa contribuir com o desejo de puxo. Em seguida, devem ser fornecidas instruções diretas para que a mulher abra os olhos e foque em seus esforços expulsivos de modo espontâneo com intuito de resgatá-la para o controle da situação. O progresso deve ser observado em quatro a seis contrações e, caso não funcione, deve-se direcionar o esforço expulsivo por não mais do que 7 segundos, intercalado com várias respirações entre cada esforço[26,39].

Quando houver sinais de comprometimento fetal (bradicardia e/ou desacelerações), é importante entender que acentuar a MV não será a solução. Inicialmente, tenta-se reorganizar o cenário com o reposicionamento da mulher e um estímulo maior ao puxo espontâneo. Se essa estratégia não funcionar e não ocorrer o progresso do parto, podem ser adotadas alternativas para evitar o direcionamento de um puxo prolongado e os efeitos adversos da MV, como pedir para fazer barulho, ou grunhido, esforços também conhecidos como *mini pushes*[19]. Além disso, também pode ser utilizada a postura de decúbito lateral esquerdo ou de quatro apoios, de modo a promover melhor fluxo sanguíneo uterino com puxos intercalados a cada duas ou três contrações com respirações nessas contrações sem puxo[39,40]. Portanto, ao contrário do que se vê na prática, o uso de MV deve ser totalmente evitado quando há comprometimento fetal.

Nos casos das mulheres portadoras de asma, o cuidado com a orientação do esforço deve ser redobrado. Essas gestantes apresentam sensação muito forte de dispneia, bem como tendência de hiperventilar (o que piora o aprisionamento aéreo) e usar a musculatura acessória inspiratória. Quando mal orientadas, podem desencadear e/ou aumentar a sibilância pulmonar durante esse processo. A associação das adaptações respiratórias impostas pela gestação, em conjunto com as alterações pulmonares provenientes do quadro asmático, faz essa mulher apresentar capacidade muito limitada de suportar períodos de apneia. Esse resultado deve ser considerado, uma vez que tem repercussão direta na relação ventilação-perfusão.

Antes de qualquer orientação respiratória, a atenção com o posicionamento da gestante é fundamental para favorecer o trabalho da musculatura respiratória em uma biomecânica adequada. A postura supina deve ser sempre evitada por aumentar em mais de 25% a queda da capacidade residual funcional (que já se apresenta diminuída na gestação)[41].

As mulheres devem ser incentivadas a realizar suspiros inspiratórios entre as contrações. Essa estratégia evita uma respiração no nível da capacidade pulmonar total com consequente uso da musculatura acessória, diminuindo, assim, o gasto energético, bem como evita o aumento da frequência respiratória. Os puxos devem ser curtos, sempre incentivados com vocalização e respirações entre eles (pelo menos duas ou três). Se a sensação de falta de ar aumentar muito, deve ser orientado o retardo expiratório de modo a manter a integridade dos condutos aéreos e melhorar a ventilação. Nessa situação, o puxo com a glote fechada (< 6 segundos) só deve ser incentivado no pico da contração.

Em algumas situações, as mulheres resistem ao puxo. Esse comportamento, conhecido como *holding back* e descrito na literatura por McKay & Barrows[42], é definido como relutância para realizar o puxo com todo o esforço emocional e físico por razões psicológicas. Os vários motivos incluem: sensação de vergonha, medo de defecar, medo de rasgar o períneo, falta de preparo emocional para tornar-se mãe ou a espera de alguém importante para acompanhar o parto. Um sinal clínico que pode ser reconhecido como resistência é quando o reto se retrai em vez de distender-se, associado à recusa em empurrar ou ao pedido para adiar o puxo. É importante não só conhecer essas situações, mas entender de que modo elas ocorrem, para poder evitar a instituição de um puxo direcionado com intuito de reverter a todo custo esse quadro.

O fisioterapeuta deve também estar preparado para responder e atuar quando a gestante perde o controle e questiona como deve proceder para respirar e fazer força. Mais uma vez, a prioridade é resgatar a habilidade da mulher de entender as informações corporais para que seja instituído o puxo espontâneo. Nesse caso, as palavras de suporte são essenciais para aumentar a confiança da gestante.

O PUXO NO PARTO COM ANALGESIA

Foi observando a fisiologia mais detalhada do período expulsivo que novas estratégias relacionadas ao puxo passaram a ser empregadas no grupo de gestantes que fazem uso de analgesia epidural.

O uso da epidural durante o parto, mesmo sendo efetivo para alívio de dor, pode ter repercussões, como aumento da duração do período expulsivo do parto, mau posicionamento fetal, uso maior de ocitocina e aumento do número de partos com o auxílio de instrumentos.

De acordo com a literatura, alguns fatores contribuem para esses acontecimentos, como[43-46]:

- Relaxamento da musculatura do assoalho pélvico, o que promove atraso na rotação da cabeça fetal.
- Diminuição do reflexo de puxo, que resulta na redução da eficiência dos esforços expulsivos maternos.
- Menor atividade uterina.

Assim, para compensar os efeitos da analgesia e acelerar o período expulsivo, convencionalmente e sem nenhum respaldo científico, promove-se e incentiva-se o esforço sustentado com a glote fechada para auxiliar a expulsão. No entanto, tem sido observado que esse tipo de puxo, de fato, impede o progresso do segundo período, promove fadiga materna e aumenta o trauma perineal[47].

A partir desses achados, uma nova abordagem começou a ser estudada para facilitar o período expulsivo do parto com analgesia. As mulheres são orientadas a evitar o puxo até que ocorra um desejo irresistível ou quando a apresentação fetal tiver descido até o períneo. Para isso, a literatura emprega as expressões *delayed pushing*, *laboring down*, *rest and descend* ou *passive descend* ou *passive second stage*, que podem ser traduzidas como atraso do puxo, descida passiva, puxo tardio ou, ainda, tempo de espera, o que é amplamente proposto e analisado na literatura desde 1977[48-53].

Com a aplicação desse procedimento, ao atingir a dilatação completa, a gestante não é encorajada a realizar nenhum tipo de esforço expulsivo enquanto as contrações uterinas produzem a descida da cabeça fetal através do canal de parto até o introito vaginal. Desse modo, essa situação possibilita que a gestante realmente descanse, sem realizar qualquer esforço, até que ocorra a descida do feto ou este esteja visível no períneo.

A proposta do *delayed pushing* ou atraso de puxo seria retardar o início do puxo para permitir a descida espontânea e a rotação da cabeça fetal, maximizando, assim, a eficiência dos esforços expulsivos e reduzindo o risco de fadiga materna e partos instrumentais. Ao se analisar esse método, percebe-se que a orientação para que o puxo seja iniciado corresponde à segunda e/ou à terceira fase do período expulsivo do parto, fases estas em que o puxo está presente com maior intensidade e com as condições obstétricas favoráveis[50,54-56].

Desde os resultados do primeiro ensaio clínico[48], em 1977, vários outros ensaios mostraram os efeitos maternos e fetais de retardar o puxo, o que permite dispor, atualmente, de seis revisões sistemáticas que analisam a eficácia dessa abordagem no parto com analgesia. A primeira delas[46], publicada em 2004, envolveu nove estudos, contabilizando 2.953 mulheres; a segunda[57], em

2005, incluiu oito estudos; a terceira[58], em 2008, sete estudos com um total de 2.827 mulheres; a quarta59, em 2012, contou com 12 estudos; a quinta, em 2017[4], com 13 estudos (2.879 mulheres), e a sexta, em 2020[60], com 12 estudos e 5.545 mulheres (abordando o uso da analgesia neuroaxial).

Os resultados das metanálises dessas revisões permitem concluir que houve controvérsia quanto à incidência dos partos instrumentais em relação ao retardo de puxo. Duas revisões encontraram diferença (RR: 0,79; IC95%: 0,55 a 0,95[46]; RR: 0,77; IC95%: 0,71 a 0,85[58]) e uma não apontou diferença (RR: 0,89; IC95%: 0,74 a 1,07; dez estudos; 3.007 mulheres[4]). A revisão com analgesia periaxial também não observou diferença para parto vaginal operatório (RR: 0,89; IC95%: 0,73 a 1,08; 11 estudos; 5.395 mulheres)[60].

As revisões revelam tendência de redução da incidência de cesárea para retardo de puxo ([RR: 0,77; IC95%: 0,55 a 1,08][46]; [RR: 1,09; IC95%: 1,01 a 1,17][57]; [RR: 0,80; IC95%: 0,57 a 1,12][58]; [RR: 0,83; IC95%: 0,65 a 1,05][4]; [RR: 0,89; IC95%: 0,75 a 1,07][60]). Quanto ao parto espontâneo vaginal, quatro revisões mostraram aumento para as mulheres que utilizaram o retardo de puxo ([RR: 1,22; IC95%: 1,05 a 1,42][46]; [RR: 1,08; IC95%: 1,01 a 1,15; oito estudos][58]; [RR: 1,09; IC95%: 1,03 a 1,15][59]; [RR: 1,07; IC95%: 1,03 a 1,11; 12 estudos; 3.114 mulheres; qualidade de evidência moderada][4]) e uma não demonstrou diferença (RR: 1,05; IC95%: 1,00 a 1,10; 12 estudos; 5.540 mulheres)[60].

Em relação ao período expulsivo, houve aumento desse tempo, em minutos, com o retardo de puxo ([DM: 58,2; IC95%: 21,51 a 94,84][46]; [DM: 56,92; IC95%: 42,19 a 71,64][59]; [DM: 56,40; IC95%: 42,05 a 70,76; 11 estudos; 3.039 mulheres; qualidade de evidência muito baixa][4]; [DM: 46,17; IC95%: 32,63 a 59,71; oito estudos; 4.890 mulheres][60]). No entanto, em relação ao tempo de puxo, houve diminuição, em minutos, para o retardo de puxo em quatro revisões ([DM: -0,19; IC95%: -0,27 a -0,12; sete estudos][58]; [DM: -21,98; IC95%: -31,29 a -12,68][59]; [DM: -19,05; IC95%: -32,27 a -5,83; 11 estudos; 2.932 mulheres][4]; [DM: -27,54; IC95%: -43,04 a -12,04; sete estudos; 4.737 mulheres][60]) e um estudo não demonstrou diferença (DM: 1,1; IC95%: -20,19 a 22,40)[46].

Não houve diferença entre os grupos quanto aos desfechos perineais (laceração e episiotomia) e em relação à fadiga, à hemorragia e à satisfação materna[4], e nenhuma das metanálises apresentou diferença em relação aos resultados neonatais (valores de Apgar e admissão em Unidades de Terapia Intensiva). No entanto, há queda dos valores de pH para o grupo do retardo do puxo ([RR: 2,24; IC95%: 1,37 a 3,68; quatro estudos; 2.145 mulheres][4]; [RR: 2,00; IC95%: 1,30 a 3,07; cinco estudos;

4.549 mulheres][60]). Esse resultado advém, principalmente, de um grande ensaio clínico com peso maior na metanálise, que considerou como queda do pH um valor venoso menor do que 7,15 ou valor arterial menor do que 7,10 (RR: 2,45; IC95%: 1,35 a 4,43)[50]. A partir de um ensaio clínico de 2018, incluído na revisão de Di Mascio e cols.[60], também houve aumento de corioamnionite (RR: 1,37; IC95%: 1,04 a 1,81; um estudo; 2.404 mulheres) no grupo de retardo de puxo, e a revisão de Tuuli e cols.[59] mostrou aumento quase duas vezes maior dos casos de febre materna no grupo de retardo de puxo, com relação dose-resposta para cada aumento do retardo (RR: 1,88; IC95%: 1,31 a 2,71) a partir de um estudo[50].

Em síntese, com base em uma qualidade de evidência moderada a muito baixa (em virtude das limitações nos estudos e da imprecisão dos resultados), de acordo com as duas revisões mais recentes[4,60], o retardo de puxo aumenta em quase 1 hora a duração do segundo período do parto; no entanto, diminui em aproximadamente 20 a 27 minutos o tempo de puxo e aumenta em 5% a 22% a incidência de parto espontâneo vaginal. O risco de queda do pH umbilical aumenta duas vezes; o de corioamnionite, 37% (com base em um ensaio); e o de febre materna, 1,88 vez (com base em apenas um estudo).

Não há homogeneidade nos estudos em relação ao tempo a ser adotado para retardo do puxo. Uma vez a mulher tenha atingido dilatação de 10cm, há variação de 1 a 3 horas de espera segundo os ensaios clínicos (Quadro 38.3).

A prática do atraso de puxo exige mais gastos, de acordo com o estudo de Petrou e cols.[51], uma vez que aumenta a duração do período expulsivo. Os custos com os cuidados intraparto aumentaram, em média, US$ 68,22, o que pode ser explicado pelos cuidados adicionais necessários no grupo do *delayed pushing*, como monitoramento da frequência cardíaca fetal, enfermagem e uso de ocitocina e epidural. O estudo não mostrou custo adicional com os cuidados pós-parto nem com os custos hospitalares totais[51].

A Diretriz Nacional de Assistência ao Parto Normal do Ministério da Saúde (2022)[23], com base nas prerrogativas da Organização Mundial da Saúde (2018)[69], indica:

Para mulheres com analgesia de parto, é recomendado retardar o puxo por 1 a 2 horas após a dilatação total ou até que a mulher recupere o desejo sensorial de fazer força, caso seja possível uma permanência mais longa no segundo estágio e a vitalidade fetal seja adequadamente avaliada.

Da mesma maneira, as diretrizes de 2017 do *National Institute of Health and Care Excellence* (NICE)[70] também recomendam atraso de puxo de pelo menos 1 hora.

Quadro 38.3 Critérios utilizados pelos estudos para iniciar o puxo na intervenção de atraso de puxo (*delayed pushing*)

Estudo/ano	Retardo do puxo(após dilatação completa)
McQueen & Mylea, 1977[48]	Até cabeça visível no períneo
Goodfellow & Studd, 1979[61]	Até cabeça visível no períneo ou 1 hora
Maresh et al., 1983[49]	Até desejo de empurrar e cabeça visível no períneo
Buxton et al., 1988[62]	Até 3 horas ou cabeça visível no introito vaginal
Vause et al., 1998[63]	Até desejo de empurrar ou cabeça visível ou no máximo 3 horas
Mayberry et al., 1999[44]	1 hora ou antes, em caso de desejo de empurrar
Fraser et al., 2000[50]	Até 2 horas ou cabeça fetal visível no introito vaginal
Fitzpatrick et al,. 2002[64]	1 hora ou desejo de empurrar
Hansen et al., 2002[55]	Até cabeça visível no introito vaginal ou 1 hora (primípara) ou 2 horas (multíparas)
Plunkett et al., 2003[45]	Até forte desejo de empurrar ou 90 minutos, se não houve forte desejo
Simpson & James, 2005[65]	Até desejo de empurrar ou no máximo 2 horas com glote aberta
Gillesby et al., 2010[66]	2 horas ou até desejo irresistível do puxo
Kelly et al., 2010[67]	90 minutos ou até desejo irresistível do puxo
Walker et al., 2012[68]	Até forte desejo de empurrar e cabeça fetal visível no períneo
Cahill et al., 2018[53]	Até 1 hora ou até sentir forte desejo de puxo

Contudo, o *American College of Obstetricians and Gynecologists* (2019)[71] indica o puxo imediato e destaca os potenciais malefícios do retardo de puxo.

Ao serem transpostos para a prática diária, os resultados supracitados devem ser analisados de acordo com cada contexto do progresso do parto. As mulheres cujos fetos se encontram na posição posterior ou transversa se beneficiam do atraso de puxo por proporcionar mais tempo para rotação interna da cabeça fetal[72-74]. De acordo com Hansen e cols.[55], a política do atraso do puxo deve ser recomendada para gestantes muito fatigadas ou na presença de desacelerações fetais, desde que haja suporte de acompanhamento adequado durante o período expulsivo, como monitoramento da frequência cardíaca fetal e exames pélvicos constantes.

A adoção do atraso de puxo exige uma equipe coesa. O tempo de espera adotado (de 1 a 3 horas ou até que a cabeça esteja visível no períneo ou surja uma vontade irresistível de puxo) será uma decisão da equipe do parto e do acompanhamento do progresso fisiológico da fase ativa do período expulsivo. O foco deve estar, principalmente, na observância da variedade de posição e altura da apresentação. Cabe lembrar que a altura da apresentação está associada ao início do desejo de puxo e que, quanto mais baixo o feto estiver, mais efetivo será o desejo de realizar o esforço expulsivo[26,37].

CONSIDERAÇÕES FINAIS

Não apenas o fisioterapeuta, mas todos os profissionais de saúde que atuam na sala de parto devem conscientizar-se de que a arbitrariedade do puxo direcionado interfere na condução fisiológica do processo natural de parir, o qual deve estar focado nas sensações involuntárias experimentadas pela mulher. Além disso, devem compreender o poder da comunicação durante o período expulsivo e fazer uso dela respaldados em evidências científicas.

A filosofia do "quanto mais rápido melhor" para o período expulsivo precisa ser revista. É crucial que os profissionais envolvidos estejam conscientes das evidências disponíveis e entendam que algumas práticas incutidas e repetidas ao longo dos anos representam a mera reiteração de condutas estéreis e inexplicáveis.

No entanto, não basta conhecer os achados científicos. É preciso implantá-los. A implantação de uma prática baseada em evidência exige o rompimento de paradigmas e requer não apenas o desejo de mudança, mas a vontade de mudar e, antes de tudo, exige o compromisso com a ética profissional.

Referências

1. Beynon C. The normal second stage of labour. A plea for reform in its conduct. J Obstet Gynaecol Brit Empire 1957; 64(6): 815-20.
2. Prins M, Boxem J, Lucas C, Hutton E. Effect of spontaneous pushing versus Valsalva pushing in the second state of labour on mother

and fetus: A systematic review of randomized trials. BJOG 2011; 118(6):662-70.

3. Lemos A, Amorim MMR, Andrade AD, Souza AI, Cabral Filho JE, Correia JB. Pushing/bearing down methods for the second stage of labour. Cochrane Database Syst Rev 2017; 3(CD009124).

4. Lemos A, Dean E, Andrade AD. The Valsalva maneuver duration during labor expulsive stage: Repercussions on the maternal and neonatal birth condition. Rev Bras Fisoter 2001; 15(1):66-72.

5. Phipps H, Charlton S, Dietz HP. Can antenatal education influence how women push in labour? A pilot randomized controlled trial on maternal antenatal teaching for pushing in second stage of labour (Push Study). Aust New Zeal J Obstet Gynecol 2009; 49:274-8.

6. Araújo AE, Delgado A, Boaviagem A, Lemos A. Prescription of breathing orientations given by the healthcare team during labor: A cross section study. O Mundo da Saúde 2018; 42(3):628-41.

7. Neme B. Obstetrícia Básica. 3. ed. São Paulo: Sarvier, 2005. 1399p.

8. Cunningham F, Leveno K, Bloom S et al. Williams Obstetrics. 25. ed. McGraw-Hill Professional 2018. 1344p.

9. Resende J, Montenegro CAB. Obstetrícia Fundamental. 14, ed. Rio de Janeiro: Guanabara Koogan, 2022. 1100p.

10. Yeates DA, Roberts JE. A comparison of two bearing-down techniques during the second stage of labor. J Nurse-Midwifery 1984; 29(1):3-11.

11. Kitzinger S. The complete book of pregnancy & childbirth. New York, 2004. 447p.

12. Sampselle CM, Miller JM, Luecha Y, Fischer K, Rosten L. Provider support of spontaneous pushing during the second stage of labor. JOGNN 2005; 34(6):695-702.

13. McKay S, Roberts J. "What are they talking about? Is something wrong?" Information sharing during the second stage of labor. Birth 1993; 20:142-7.

14. Bergstrom L, Seidel J, Skillman-Hull L, Roberts J. "I gotta push. Please let me push" Social interactions during the change from first to second stage labor. Birth 1997; 24(3):173-80.

15. Roberts JM, González CB, Sampselle C. Why do supportive birth attendants become directive of maternal bearing-down efforts in second-stage labor? J Mid W Health 2007; 52(2):134-41.

16. Bergstrom L, Richards L, Avila LB, Morse JM, Roberts JE. Birth talk in second stage labor. Qual Health Res 2009; 19(7):954-64.

17. Niesen KM, Quirk AG. The process for initiating nursing practice changes in the intrapartum: Findings from a multisite research utilization project. JOGNN 1997; 26(6):709-17.

18. Sprague AE, Oppenheimer L, McCabe L, Graham ID, Davies BL. Knowledge to action: Implementing a guideline for second stage labor. MCN 2008; 33(3):179-86.

19. Woolley D, Roberts J. Second stage pushing: A comparison of Valsalva-style with "mini" pushing. J Perinat Educ 1995; 4(4):37-43.

20. McKay, SR. Second stage labor – has tradition replaced safety? Am J Nur 1981; 81(5):1016-9.

21. Perry L, Porter CV. Pushing technique and the duration of the second stage of labor. West Virginia Med J 1979; 75(2):32-4.

22. Petersen L, Besuner P. Pushing techniques during labor: Issues and controversies. JOGGN 1997; 26(6):719-26.

23. Ministério da Saúde. Diretriz Nacional de Assistência ao Parto Normal. 2022. Disponível em: http://189.28.128.100/dab/docs/portaldab/publicacoes/diretriz_assistencia_parto_normal.pdf.

24. Roberts J. A new understanding of the second stage of labor: Implications for nursing care. JOGNN 2003; 32(6):794-801.

25. Hanson L. Second-stage labor care. Challenges in spontaneous bearing down. J Perinat Neonat Nurs 2009; 2(1):31-9.

26. Roberts J, Hanson L. Best practices in second stage labor care: Maternal bearing down and positioning. J Midwifery Women's Health 2007; 52(3):238-45.

27. Simpson KR. When and how to push: Providing the most current information about second-stage labor to women during childbirth education. J Per Educ 2006; 15(4):6-9.

28. Roberts JE, Goldstein SA, Gruener JS, Maggio M, Mendez-Bauer C. A descriptive analysis of involuntary bearing-down efforts during the expulsive phase of labor. J Obstetd Gynecol Neon Nur 1987; 16(1):S148-55.

29. Blandine, CG. O períneo feminino e o parto. Elementos de anatomia e exercícios práticos. São Paulo: Manole, 2005. 158p.

30. Mckay S, Roberts J. Obstetrics by ear: Maternal and caregiver perceptions of the meaning of maternal sounds during second stage labor. J Nurse-Midw 1990; 35(5):266-73.

31. Fuller BF, Roberts JE, McKay S. Acoustical analysis of maternal sounds during the second stage of labor. Appl Nurs Res 1993; 6(1):8-12.

32. Noble E. Controversies in maternal effort during labor and delivery. J Nurse Midwifery 1981; 26(2):13-22.

33. Abe T, Kusuhara N, Yoshimura N, Tomita T, Easton PA. Differential respiratory activity of four abdominal muscles in humans. J Appl Physiol 1996; 80(4):1379-89.

34. McKenzie DK, Gandevia SC, Gorman RB, Southon FC. Dynamic changes in the zone of apposition and diaphragm length during maximal respiratory efforts. Thorax 1994; 49:634-8.

35. Gandevia SC, McKenzie DK. Activation of the human diaphragm during maximal static effort. J Physiol 1985; 367:45-56.

36. Demaria F, Porcher R, Sheik-Ismael S et al. Monitorage des efforts expulsifs pendant l'accouchement par l'électromyogramme des muscles intercostaux: Étude pilote. Gynecol Obstet Fertil 2005; 33:299-303.

37. Buhimschi CS, Buhimschi IA, Malinow AM, Kopelman JN, Weiner CP. Pushing in labor: Performance and not endurance. Am J Obstet Gynecol 2002; 186:1339-44.

38. Fregonezi GA, Resqueti VR, Rous RG. Pursed lips breathing. Arch Bronconeumol 2004; 40(6):279-82.

39. Simpson KR. Second stage labor care. Am J Matern Child Nurs 2004; 29(6):416.

40. Simpson KR. Intrauterine resuscitation during labor: Review of current methods and supportive evidence. J Midwifery Women's Health 2007; 52(3):229-37.

41. Norregaard O, Schultz P, Ostergaard A, Dahl R. Lung function and postural changes during pregnancy. Resp Med 1989; 83(6):467-70.

42. McKay S, Barrows T. Holding back: Maternal readiness to give birth. Am J Matern Child Nurs 1991; 16(5):250-4.

43. Lieberman E, Lang JM, Frigoletto F Jr, Richardson DK, Ringer SA, Cohen A. Epidural analgesia, intrapartum fever, and neonatal sepsis evaluation. Pediatrics 1997; 99(3):415-9.

44. Mayberry LJ, Hammer R, Kelly C, True-Driver B, De A. Use of delayed pushing with epidural anesthesia: Findings from a randomized, controlled trial. J Perinat 1999; 9(1):26-30.

45. Plunkett BA, Lin A, Wong CA, Grobman WA, Peaceman AM. Management of the second stage of labor in nulliparas with continuous epidural analgesia. Obstet Gynecol 2003; 102(1):109-14.

46. Roberts CL, Torvaldsen S, Cameron CA, Olive E. Delayed versus early pushing in women with epidural analgesia: A systematic review and meta-analysis. Br J Obstet Gynaecol 2004; 111(2):1333-40.

47. Knauth DG, Haloburdo EP. Effect of pushing techniques in birthing chair on length of second stage of labor. Nursing Research 1986; 35(1):49-51.

48. McQueen J, Myrlea L. Lumbar epidural analgesia in labour. Br Med J 1977; 1(6061):640-1.

49. Maresh M, Choong KH, Beard RW. Delayed pushing with lumbar epidural analgesia in labour. Br J Obstet Gynaecol 1983; 90(7):623-7.

50. Fraser WD, Marcoux S, Krauss I, Douglas J, Goulet C, Boulvain M. Multicenter, randomized, controlled trial of delayed pushing for nulliparous women in the second stage of labor with continuous epidural analgesia. Am J Obstet Gynecol 2000; 182(5):1165-72.

51. Petrou S, Coyle D, Raser W. Cost-effectiveness of a delayed pushing policy for patients with epidural anesthesia. Am J Obstet Gynecol 2000; 182(5):1158-64.

52. Mayberry LJ, Clemmens D, De A. Epidural analgesia side effects, co-interventions, and care of women during childbirth: A systematic review. Am J Obstet Gynecol 2002; 186:S81-93.

53. Cahill AG, Srinivas SK, Tita ATN et al. Effect of immediate vs delayed pushing on rates of spontaneous vaginal delivery among nulliparous women receiving neuraxial analgesia: A randomized clinical trial. JAMA 2018; 320:1444-54.

54. Minato J. Is it time to push? Examining rest in second-stage labor. AWHONN Lifelines 2000; 4(6):20-6.

55. Hansen SL, Clark SL, Foster JC. Active pushing versus passive fetal descent in the second stage of labor: A randomized controlled trial. Obstet Gynecol 2002; 99(1):29-34.

56. Roberts JE. The "push" of evidence: Management of the second stage. J Midwifery & Women's Health 2002; 47(1):2-15.

57. Menez-Orieux C, Linet T, Philippe HJ, Boog G. Poussée retardée versus poussée immediate lors de la seconde phase du travail chez les nullipares sous anesthésie péridurale: Une méta-analyse des essais randomisés. J Gynecol Obstet Biol Reprod 2005; 34:440-7.

58. Brancato RM, Church S, Stone PW. A meta-analysis of passive descent versus immediate pushing in nulliparous women with epidural analgesia in the second stage of labour. JOGNN 2008; 37:4-12.

59. Tuuli MG, Frey HA, Odibo AO, Macones GA, Cahill AG. Immediate compared with delayed pushing in the second stage of labor: A systematic review and meta-analysis. Obstet Gynecol 2012; 120(3):660-8.

60. Di Mascio D, Saccone G, Bellussi F et al. Delayed versus immediate pushing in the second stage of labor in women with neuraxial analgesia: A systematic review and meta-analysis of randomized controlled trials. Am J Obstet Gynecol 2020; 223(2):189-203.

61. Goodfellow CF, Studd C. The reduction of forceps in primigravidae with epidural analgesia – A controlled trial. Br J Clin Pract 1979; 33(10):287-8.

62. Buxton EJ, Redman CWE, Obhrai M. Delayed pushing with lumbar epidural in labour – Does it increase the incidence of spontaneous delivery? J Obstet Gynaecol 1988; 8:258-61.

63. Vause S, Congdon HM, Thorton JG. Immediate and delayed pushing in the second stage of labour for nulliparous women with epi-dural analgesia: A randomized controlled trial. Br J Obstet Gynaecol 1998; 105(2):186-8.

64. Fitzpatrick M, Harkin R, McQuillan K, O'Brien C, O'Connell PR, O'Herlihy C. A randomized clinical trial comparing the effects of delayed versus immediate pushing with epidural analgesia on mode of delivery and faecal incontinence. Br J Obstet Gynaecol 2002; 109(12):1359-65.

65. Simpson KR, James DC. Effects of immediate versus delayed pushing during second stage labor on fetal well-being. Nursing Research 2005; 54:149.

66. Gillesby E, Burns S, Dempsey A et al. Comparison of delayed versus immediate pushing during second stage of labor for nulliparous women with epidural anesthesia. JOGNN 2010; 39(6):635-44.

67. Kelly M, Johnson E, Lee V et al. Delayed versus immediate pushing in second stage of labor. Am J Matern Child Nurs 2010; 35(2):81-8.

68. Walker C, Rodriguez T, Herranz A, Espinosa JA, Sánchez E, Es-puña-Pons M. Alternative model of birth to reduce the risk of assisted vaginal delivery and perineal trauma. Int Urogynecol J 2012; 23(9):1249-56.

69. WHO Recommendations: Intrapartum care for a positive childbirth experience. Geneva: World Health Organization, 2018.

70. National Institute for Health and Care Excellence. Intrapartum care for healthy women and babies. London: National Collaborating Centre for Women's and Children's Health, 2014. Updated 2017.

71. American College of Obstetricians and Gynecologists. Committee opinion no. 766: Approaches to limit intervention during labor and birth. Obstet Gynecol 2019; 133:e164-73.

72. Senecal J, Xu X, Fraser WD, for the PEOPLE (Pushing Early or Pushing Late with Epidural) Study Group. Effect of fetal position on second stage duration and labor outcome. Obstet Gynecol 2005; 105:763-72.

73. Fraser WD, Cayer M, Soeder BM et al., for the PEOPLE (Pushing Early or Pushing Late with Epidural) Study Group. Risk factors for difficult delivery in nulliparas with epidural analgesia in second stage of labor. Obstet Gynecol 2002; 99:409-18.

74. Ness A, Goldberg J, Berghella V. Abnormalities of the first and second stages of labor. Obstet Gynecol Clin North Am 2005; 32(2):201-20.

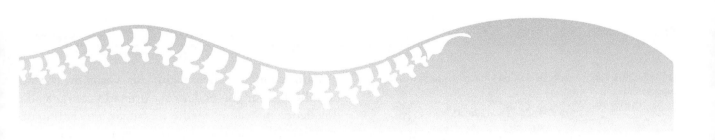

39 Gasimetria do Cordão Umbilical

Andrezza Tayonara Lins Melo ▪ Andrezza de Lemos Bezerra ▪ Andrea Lemos

INTRODUÇÃO

A asfixia perinatal é uma das principais causas de mortalidade neonatal no mundo e está associada a diversos fatores, como encefalopatia isquêmico-hipóxica (EIH), convulsões, hemorragia intraventricular e sequelas em longo prazo, como atraso no desenvolvimento[1]. O principal desafio para a equipe interdisciplinar que assiste o parto é reconhecer quais fetos estão sob risco maior de hipóxia antes ou durante o trabalho de parto. Cabe levar em consideração que alguns fatores associados ao desenvolvimento da EIH são comuns, mas têm pouco valor preditivo, enquanto outros podem ser inevitáveis ou não reconhecidos[2].

Entre os métodos diagnósticos disponíveis encontra-se a gasimetria do cordão umbilical, uma ferramenta objetiva e validada para avaliar a oxigenação e o estado metabólico do recém-nascido[3-6], além de sensível para reconhecer a asfixia perinatal, sendo capaz de excluí-la em 80% das crianças nascidas deprimidas[7].

A gasimetria é reconhecida como o método mais objetivo para avaliação da oxigenação do recém-nascido, determinando como ela foi afetada pelos últimos instantes do trabalho de parto[8]. No entanto, o protocolo de avaliação dos gases arteriais umbilicais varia de acordo com o país e a complexidade do serviço de atendimento, o que pode ocorrer de maneira rotineira ou apenas nos partos considerados de risco[8]. O presente capítulo pretende descrever a importância da gasimetria do cordão umbilical, bem como a forma de coleta, sua interpretação e aplicação clínica.

EQUILÍBRIO ÁCIDO-BÁSICO E INTERPRETAÇÃO DA GASIMETRIA

O pH adequado é necessário para que componentes da estrutura celular, como proteínas e enzimas, executem suas funções de modo adequado. Fisiologicamente, as reações químicas presentes no corpo resultam em produtos de caráter ácido ou básico, os quais podem alterar esse equilíbrio e desviar o pH para valores acima ou abaixo do considerado normal. Para manutenção dos valores de pH dentro de uma faixa segura, três sistemas de regulação trabalham em conjunto: os sistemas tampão, respiratório e renal[9].

O exame de escolha para essa avaliação metabólica é a gasimetria, que pode ser arterial ou venosa. Na gasimetria arterial são avaliados, principalmente, os valores de pressão parcial de gás carbônico ($PaCO_2$), pH, bicarbonato, excesso de base (BE) e lactato, para determinação do *status* ácido-básico do sangue e sua causa (respiratória ou metabólica). Além disso, também são analisados os valores de pressão parcial de oxigênio (PaO_2), para verificação da presença de hipoxemia[9].

Há uma alteração nos valores esperados para recém-nascidos prematuros, a termo e adultos, em razão do período da transição fetal para a vida extrauterina e de diferenças fisiológicas neonatais relacionadas com o sistema renal quanto ao controle de liberação de hidrogênio e à retenção de bicarbonato[10].

Os valores se alteram de acordo com o estágio do trabalho de parto, no qual ocorrem piora da hipoxemia e redução do pH desde o início até o final do parto e o corte do cordão umbilical, com estabilização dos valores em recém-nascidos de termo algumas horas após o parto. Como o feto já vive em ambiente hipoxêmico, há um limite estreito entre uma avaliação considerada fisiológica, inofensiva, e aquela considerada potencialmente danosa (Quadro 39.1).

Quadro 39.1 Variações do pH da vida intrauterina para a extrauterina

	Período	PaO$_2$ (mmHg)	PaCO$_2$ (mmHg)	pH
Feto	Início TP	25	40	7,35
Feto	Final TP	10 a 20	55	7,25
RN	10 minutos	50	48	7,20
RN	1 hora	70	35	7,35
RN	1 semana	75	35	7,40

PaCO$_2$: pressão parcial de gás carbônico; PaO$_2$: pressão parcial de oxigênio; RN: recém-nascido; TP: trabalho de parto.

TÉCNICA DE COLETA DA GASIMETRIA UMBILICAL

Amostras de sangue extraídas no cordão umbilical podem substituir o sangue coletado de outras vias para realização de exames laboratoriais admissionais em Unidade de Terapia Intensiva Neonatal (UTIN). O sangue arterial umbilical reflete o estado fetal por consistir em sangue não arterializado, fluindo do feto para a placenta (em oposição à circulação extrauterina). Como o sangue arterial representa o estado metabólico do feto, é recomendada a avaliação da artéria umbilical, uma vez que é possível a ocorrência de acidemia arterial sem alteração do pH da veia umbilical[11]. Imediatamente após o nascimento, o cordão deverá ser biclampeado a aproximadamente 8 a 10cm do umbigo fetal e, em seguida, dividido entre os clampes para que o neonato receba assistência. Com o cordão clampeado, a circulação para e os valores ácido-básicos mudam lentamente (Figura 39.1)[11].

Para facilitar o enchimento dos vasos do cordão umbilical, o sangue poderá ser drenado com a ajuda dos dedos indicador, médio e polegar, no sentido da vagina para o final do cordão clampeado. Novamente, o cordão deverá ser biclampeado próximo à vagina e, então, separado entre esse novo conjunto de clampes[11].

A gasimetria de sangue do cordão umbilical ainda é o método mais objetivo para avaliação da oxigenação do recém-nascido no momento do nascimento. Estudos mostram que o segmento do cordão pode permanecer na temperatura ambiente por até 60 minutos sem a ocorrência de coagulação ou mudanças significativas nos valores dos gases sanguíneos[12,13]. No entanto, Thorp & Rushing[14] recomendam que a coleta seja efetuada logo após tais procedimentos porque, embora não sejam significativas, as alterações podem ter repercussões adversas em alguns casos.

Quanto aos aspectos metodológicos, recomenda-se utilizar uma seringa de 10mL pré-heparinizada, contendo o nome do recém-nascido, o número de prontuário e o nome do vaso correspondente ao sangue coletado. Recomenda-se a retirada da primeira amostra arterial e, em seguida, da venosa, uma vez que a veia umbilical distendida tende a estabilizar as artérias, que são mais finas, com paredes mais espessas e menos sangue, facilitando a coleta (Figura 39.2). A agulha deve ser mantida em posição tangencial para evitar a transposição dos vasos. Deve ser coletado, em média, 0,2 a 0,3mL de sangue. De acordo com Rilley & Johnson[11], o sangue arterial pode ser aspirado das duas artérias na mesma seringa sem a interferência dos valores obtidos posteriormente. As amostras devem ser conservadas em recipiente com gelo, caso não sejam analisadas no período de 15 a 20 minutos após a coleta[12].

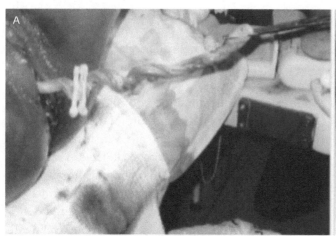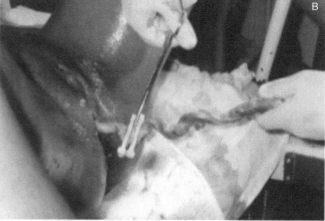

Figura 39.1A e **B** Clampeamento do cordão umbilical para retirada e posterior coleta do sangue arterial e venoso.

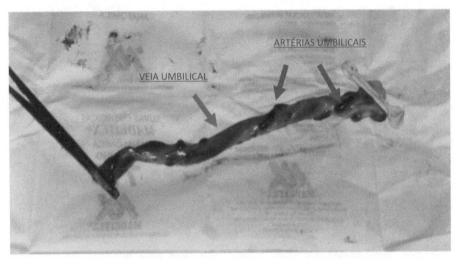

Figura 39.2 Veia e artérias do cordão umbilical.

AVALIAÇÃO DO *STATUS* ÁCIDO-BÁSICO DO CORDÃO E DESFECHO NEONATAL

Os valores das variáveis mensuradas na gasimetria de cordão umbilical oscilam de acordo com a literatura (Quadro 39.2), mas há relativo consenso em considerar o diagnóstico de acidemia fetal e de asfixia intrauterina em caso de valores de pH inferiores a 7,2[12-15].

A acidose perinatal tem sido relacionada a eventos hipóxicos, inclusive em recém-nascidos prematuros, com idade gestacional entre 33 e 35 semanas, principalmente se a acidose arterial persiste na primeira hora de vida[16]. Quando a população prematura é categorizada em relação à gravidade da prematuridade (prematuros [entre 32 e 36 semanas] e muito prematuros [entre 25 e 32 semanas]), também se observa uma associação forte entre baixos valores de pH e excesso de base e a presença de pontuação abaixo de 7 no Apgar do quinto minuto, necessidade de ventilação assistida e lesão cerebral, dada por hemorragia intraventricular e leucomalácia periventricular[17].

A presença de acidemia fetal grave com pH da artéria umbilical abaixo de 7,0 está relacionada com o desenvolvimento precoce de convulsões neonatais[1], embora tenham sido encontrados outros valores, como pH abaixo de 7,1, associados ao aparecimento de convulsões neonatais dentro de 24 horas após o parto, sendo considerados seguros valores de pH entre 7,26 e 7,30[18].

Em metanálise de 51 estudos e 30 artigos, envolvendo 10.904 neonatos, foi avaliada a associação entre o pH arterial e a morbidade neonatal, sendo estabelecido um limiar de efeito com maior associação a um pH de 7,0. Quando componentes do desfecho foram avaliados em subgrupos, foi observada uma chance 13,8 vezes maior (OR: 13.8; IC95%: 6,6 a 28,9) de ocorrência de EIH quando o pH estava abaixo de 7,1[19].

Como justificativa para essa relação, é possível considerar que, devido à isquemia hipóxica, em poucos minutos ocorre a depleção de energia no metabolismo neuronal com a entrada excessiva de cálcio na célula, levando à ativação de lipases, proteases e endonucleases e destruindo o esqueleto celular[20]. Além disso, também ocorre maior liberação de glutamato (neurotransmissor excitatório), aumentando sua concentração extracelular, o que ativa as cascatas de sinalização de proteína G, acarretando a elevação da concentração de cálcio livre intracelular, processo responsável pela morte neuronal[20,21]. No entanto, a suscetibilidade para lesões difere entre as áreas encefálicas durante os vários estágios do desenvolvimento, tornando difícil prever se haverá e quais o tipo e gravidade da sequela[21].

Quando limiares de déficit de base variam de 12 a 16mmol/L na artéria umbilical, é maior a incidência de encefalopatia moderada a grave, bem como de complicações respiratórias, indicando que o aumento da acidose aumenta a progressão das complicações[21].

Valores de lactato também têm sido usados como marcadores bioquímicos da asfixia perinatal, sendo encontradas correlações entre a elevação do lactato e a presença de asfixia perinatal, com ponto de corte de 8mmol/L para indicação de asfixia intraparto[19]. Quando comparado ao pH, o lactato parece ter maior valor preditivo em relação à pontuação abaixo de 7 no escore de Apgar no quinto minuto e à ocorrência de EIH moderada a grave[22]. A duração do segundo estágio do trabalho de parto pode interferir na concentração de lactato, com tempo expulsivo superior a 45 minutos, comparado a um segundo estágio ativo menor, implicando diferença arteriovenosa maior do conteúdo de lactato e mais acidose fetal[21].

O lactato elevado indica que os tecidos fetais, por privação de oxigênio, estão utilizando metabolismo

Quadro 39.2 Valores da gasimetria umbilical de acordo com a literatura

Autor (ano)	Artéria umbilical					Veia umbilical				
	pH	PCO₂ (mmHg)	PO₂ (mmHg)	Excesso de base (mEq/L)	HCO₃ (mEq/L)	pH	PCO₂ (mmHg)	PO₂ (mmHg)	Excesso de base (mEq/L)	HCO₃ (mEq/L)
Yeomans et al., 1985[28]	7,28 ± 0,05	49,2 ± 8,4	18,0 ± 6,2	*	22,3 ± 2,5	7,35 ± 0,05	38,2 ± 5,6	29,2 ± 5,9	*	20,4 ± 2,1
Thorp et al., 1989[14]	7,24 ± 0,07	56,3 ± 8,6	17,9 ± 6,9	-3,6 ± 2,7	24,1 ± 2,2	7,32 ± 0,06	43,8 ± 6,7	28,7 ± 7,3	-2,9 ± 2,4	22,6 ± 2,1
Rilley & Johnson, 1993[11]	7,27 ± 0,069	50,3 ± 11,1	18,4 ± 8.2	-2,7 ± 2,8	22,0 ± 3,6	7,34 ± 0,063	40,7 ± 7,9	28,5 ± 7,7	-2,4 ± 2,0	21,4 ± 2,5
Helwig et al., 1996[29]	7,26 ± 0,07	53,0 ± 10,0	17,0 ± 6,0	-4,0 ± 3,0	*	7,34 ± 0,06	41,0 ± 7,0	29,0 ± 7,0	-3,0 ± 3,0	*
Daniel et al., 1998[30]	7,23 ± 0,08	47,4 ± 8,0	21,1 ± 7,2	-7,60	*	7,33 ± 0,05	37,3 ± 6,4	30,7 ± 8,0	-5,54 ± 2,5	*
Monnere et al., 2019[31]	7,22 ± 0,08	*	*	-6,9	20	7,43 ± 0,07	*	*	-7,0	18,2
Vanspranghels et al., 2020[32]	7,2 ± 0,07	63,39 ± 9,42	18,27	-3,8	24,57	7,32 ± 0,07	44,10 ± 7,71	26,67	-3,1	22,69
Olofsson et al., 2023[33]	6,9 ± 0,07	14,3 ± 8,0	*	*	22,6	7,13 ± 0,05	6,4	*	*	15,3

* Valores não referidos pelos respectivos estudos.

HCO₃: bicarbonato; PCO₂: pressão de gás carbônico; PO₂: pressão de oxigênio.

Fonte: adaptado das referências 13 a 16.

anaeróbico através da glicólise. Essa elevação na concentração de lactato tem efeito tóxico no tecido cerebral, aumentando a frequência e gravidade das complicações neurológicas quando a acidose intraparto é metabólica, e não respiratória, em recém-nascidos a termo[21].

EFEITO DO TEMPO DE CLAMPEAMENTO DO CORDÃO NO *STATUS* ÁCIDO-BÁSICO

Têm sido discutidos os benefícios do clampeamento tardio (após a pulsação do cordão cessar espontaneamente). Realizado até o terceiro minuto após o nascimento, o clampeamento tardio é uma estratégia para prevenir a deficiência de ferro no lactente, garantindo mais transferência do sangue da placenta para o recém-nascido, aumentando as taxas de ferritina e hemoglobina e reduzindo a incidência de hemorragia e anemia[22,23].

A Sociedade Brasileira de Pediatria (SBP) considera benéficas a concentração de hemoglobina nas primeiras 24 horas após o nascimento e a concentração de ferritina nos primeiros 3 a 6 meses, embora possa elevar a frequência de policitemia, o que implica a necessidade de cuidado quanto ao aparecimento de icterícia nos primeiros dias de vida[24]. A SBP recomenda essa prática por permitir a continuidade do transporte de sangue via transplacentária para o recém-nascido com o objetivo de elevar as reservas de ferro até os 6 meses de vida. O procedimento diminui a necessidade de transfusões sanguíneas, embora ocorra elevação da bilirrubinemia indireta com indicação de fototerapia[24].

GASIMETRIA DE CORDÃO UMBILICAL E GEMELARIDADE

As taxas de mortalidade perinatal e de morbidade neonatal do segundo gêmeo em partos normais são maiores do que as do primeiro (RR: 1,62; IC95%: 1,38 a 1,9), principalmente em caso de hipóxia intraparto[24,25]. As taxas mais elevadas podem decorrer da separação prematura da placenta após o nascimento do primeiro gêmeo ou de um período mais longo de compressão aortocava do segundo gêmeo[23], da inércia uterina após a expulsão do primeiro gêmeo ou da apresentação alta do segundo gêmeo[23].

Tradicionalmente, o intervalo para o nascimento de um gêmeo e do outro deve ser inferior a 15 minutos e não deve passar de 30 minutos, de modo a minimizar o risco de hipóxia no segundo gêmeo. No entanto, os dados de estudos relativos à morbidade de gêmeos são conflitantes devido à avaliação de diferentes desfechos e vários tipos de parto do segundo gêmeo[24].

O *status* da gasimetria do cordão umbilical do segundo gêmeo apresenta decréscimo do pH e do excesso de base, correlacionado ao Apgar abaixo de 7 no primeiro e quinto minutos, quando há aumento do intervalo para nascimento dos gêmeos[25]. A acidemia patológica fetal no segundo gêmeo se desenvolve quando o intervalo é maior do que 20 minutos, com maior apresentação de pH abaixo de 7,0 e aumento da $PaCO_2$ ao exceder 30 minutos[23,24].

Um estudo comparou a influência do tipo de parto no desfecho do segundo gêmeo, evidenciando que o risco de hipóxia fetal intrauterina do segundo gêmeo não variou entre parto vaginal e cesariana. Apesar de os valores dos escores de Apgar no primeiro e quinto minutos terem sido significativamente menores nos segundos gêmeos nascidos de parto vaginal, comparados aos nascidos de cesariana, os valores de pH arterial do cordão umbilical não diferiram segundo a via de nascimento[25].

Em partos gemelares, assim como de feto único, o tempo do segundo estágio do trabalho de parto deteriora a condição metabólica dos fetos, principalmente do segundo gêmeo, sendo a duração desse período inversamente proporcional ao valor do pH e do excesso de base, o que reforça a ideia de que ocorre diminuição da função de troca uteroplacentária após o nascimento do primeiro gêmeo[26,27].

CONSIDERAÇÕES FINAIS

A adição dos dados da gasimetria umbilical aos valores de Apgar e à clínica apresentada pelo recém-nascido possibilita uma análise mais acurada para identificação de neonatos com asfixia perinatal e com maior predisposição para o desenvolvimento de encefalopatia hipóxico-isquêmica. Desse modo, a prática seletiva de coleta em populações de risco (prematuridade, gravidez de risco) pode promover resultados favoráveis e objetivos tanto na prática obstétrica como no atendimento ao neonato.

Referências

1. Bernardino FBS, Gonçalves TM, Pereira TID, Xavier JS, Freitas BHBMD, Gaíva MAM. Tendência da mortalidade neonatal no Brasil de 2007 a 2017. Ciência Saúde Coletiva 2022; 27:567-78.
2. Hervás CB, Valverde E, Vega-Del-Val C, Schuffelmann S, Arnaez J. Inter-observer reliability for amplitude-integrated electroencephalography in the newborn with perinatal asphyxia. Ann Pediatr (Engl Ed) 2022 May; 96(5):416-21.
3. Hervás CB, Valverde E, Vega-Del-Val C, Schuffelmann S, Arnaez J. Inter-observer reliability for amplitude-integrated EEG in the newborn with perinatal asphyxia. Ann Pediatr (Engl Ed) 2021 Mar; S1695-4033(21)00116-8.
4. Baschat AA, Gala HL, Lee W et al. The role of the fetal biophysical profile in the management of fetal growth restriction. Am J Obstet Gynecol 2022 Apr; 226(4):475-86.

5. Vintzileos AM, Smulian JC. Abnormal fetal heart rate patterns caused by pathophysiologic processes other than fetal acidemia. Am J Obstet Gynecol 2023 May; 228(5S):S1144-S1157.

6. Cohen G, Ravid D, Gnaiem N et al. The impact of total deceleration area and fetal growth on neonatal acidemia in vacuum extraction deliveries. Children (Basel) 2023 Apr; 10(5):776.

7. Tsaousi M, Iliodromiti Z, Lacovidou N et al. Hemostasis in neonates with perinatal hypoxia-laboratory approach: A systematic review. Semin Thromb Hemost 2023 Jun; 49(4):391-401.

8. Satar M, Okulu E, Yildizdas HY. New perspectives of hypoxic ischemic encephalopathy. Front Pediatr 2023 Jul; 11:1251446.

9. Olofsson P. Umbilical cord pH, blood gases, and lactate at birth: Normal values, interpretation, and clinical utility. Am J Obstet Gynecol 2023 May; 228(5S):S1222-S1240.

10. Sabol BA, Caughuey AB. Acidemia in neonates with a 5-minute Apgar score of 7 or greater — What are the outcomes? Am J Obstet Gynecol 2016 Oct; 215(4):486.e1-6.

11. Riley RJ, Johnson JWC. Collecting and analyzing cord blood gases. Clin Obstet Ginecol 1993; 36(1):13-23.

12. Quintão JGDA, Marchito IR, Pazini NDO, Silva KRD. Gestão das equipes de enfermagem: Validação de um manual em amostras de cordão umbilical. GEP 2023; 24:206-22.

13. Lievaart M, Jong PA. Acid-base equilibrium in umbilical cord blood and time of cord clamping. Obstet Gynecol 1984; 63(1):44-7.

14. Thorp JA, Rushing RS. Análise dos gases do sangue do cordão umbilical. Clín Obstétr Ginecol da América do Norte 1999; 26:661-74.

15. Sundberg TM, Wiberg N, Kallen K, Zaighan M, Adverse neonatal outcome and veno-arterial differences in umbilical cord blood pH (ΔpH) at birth: A population-based study of 108,629 newborns. BMC Pregnancy Childbirth 2023 Mar; 23(1):162.

16. Bailey EJ, Frolova AI, Lopez JD, Raghuraman N, Macones GA, Cahill AG. Mild neonatal acidemia is associated with neonatal morbidity at term. Am J Perinatol 2021 Aug; 38(S 01):e155-e161.

17. Ahmadpour-Kacho M, Zahedpasha I, Hagshenas M, Rad ZA, Nasseri BS, Bijani A. Short term outcome of neonates born with abnormal umbilical cord arterial blood gases. Iran J Pediatr 2015 June; 25(3):e174.

18. Daniel Y, Fait G, Lessing JB et al. Umbilical cord blood acid-base values in uncomplicated term vaginal breech deliveries. Acta Obstet Gynecol Scand 1998; 77(2):182-5.

19. Malin GL, Morris RK, Khan KS. Strength of association between umbilical cord pH and perinatal and long term outcomes: Systematic review and meta-analysis. BMJ 2010; 340:c1471-8.

20. Chalak LF, Rollins N, Morriss MC, Brion LP, Heyne R, Sánchez PJ. Perinatal acidosis and hypoxic-ischemic encephalopathy in preterm infants of 33 to 35 weeks' gestation. J Pediat 2012; 160(3):388-94.

21. Malin GL, Morris RK, Khan KS. Strength of association between umbilical cord pH and perinatal and long term outcomes: Systematic review and meta-analysis. BMJ 2010; 340:c1471-84.

22. Carvalho AS, Souza Filho DCA, Donato SCA. A importância do clampeamento tardio do cordão umbilical/The importance of late umbilical cord clamping. Braz J Health Rev 2021; 4(5):19552-4.

23. Bligard KH, Cameo T, Callum KN et al. The association of fetal acidemia with adverse neonatal outcomes at time of scheduled cesarean delivery, Am J Obstet Gynecol 2022 Aug; 227(2):265.e1-265.e8.

24. Guinsburg R, Almeida MFB. Reanimação do prematuro < 34 semanas em sala de parto: Diretrizes da Sociedade Brasileira de Pediatria. In: Secretaria do Programa de Reanimação Neonatal da Sociedade Brasileira de Pediatria. Versão 2016 com atualizações em maio de 2021; 1(1):4-5.

25. Sugimoto A, Tanaka T, Ashihara K et al. The effect of maternal coagulation parameters on fetal acidemia in placental abruption. J Clin Med 2022 Dec; 11(24):7504.

26. Bousleiman S, Rouse DJ, Banneraman CG et al. Decision to incision and risk for fetal acidemia, low apgar scores, and hypoxic ischemic encephalopathy. Am J Perinatol 2022 Mar; 39(4):416-24.

27. Clement VA, Sabter JM, Castillo JIC, Sequi-Canet JM. Influence of umbilical cord pH on the outcome of hearing screening with otoacoustic emissions in healthy newborns. Acta Otorrinolaringol Esp (Engl Ed) 2023 Jun: S2173-5735(23).

28. Yeomans ER, Hauth JC, Gilstrap III LC, Strickland DM. Umbilical cord pH, PCO2, and bicarbonate following uncomplicated term vaginal deliveries. Am J Obstet Gynecol 1985; 151(6):798-800.

29. Helwig JT, Parer JT, Kilpatrick SJ, Laros RK. Umbilical cord blood acid-base state: What is normal? Am J Obstet Gynecol 1996; 174(6):1807-14.

30. Daniel Y, Fait G, Lessing JB et al. Umbilical cord blood acid-base values in uncomplicated term vaginal breech deliveries. Acta Obstet Gynecol Scand 1998; 77(2):182-5.

31. Monneret D, Desmurs L, Zaepfel S, Chardon L, Doret-Dion M, Cartier R. Reference percentiles for paired arterial and venous umbilical cord blood gases: An indirect nonparametric approach. Clinical Biochemistry 2019; 67:40-7. doi: 10.1016/j.clinbiochem.2019.02.014.

32. Vanspranghels R, Houfflin-Debarge V, Deken V et al. Umbilical cord arterial and venous gases, ionogram, and glucose level for predicting neonatal morbidity at term. Eur J Obstet Gynecol Reprod Biol 2020; 252:181-6. doi: 10.1016/j.ejogrb.2020.06.022.

33. Olofsson P. Umbilical cord pH, blood gases, and lactate at birth: Normal values, interpretation, and clinical utility. Am J Obstet Gynecol 2023; 228:S1222-40. doi: 10.1016/j.ajog.2022.07.001.

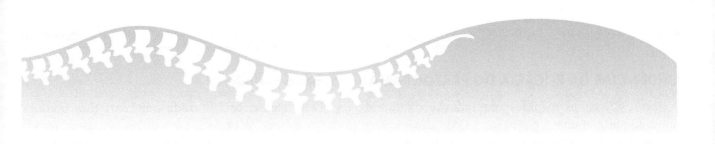

40 Interpretação do Partograma

Leila Katz ▪ Luana Barros Caxias de Souza ▪ Andrea Lemos

INTRODUÇÃO

A qualidade do processo de assistência ao trabalho de parto exige procedimentos recomendados na literatura como o padrão ouro, a exemplo do partograma, tendo como metas melhorar a assistência e reduzir a morbimortalidade materna e perinatal. A cada ano, aproximadamente 290 mil mulheres morrem no mundo inteiro em razão de complicações relacionadas com o ciclo gravídico-puerperal, sendo considerada evitável a maior parte desses óbitos por meio de uma melhor assistência à gestação, parto e pós-parto[1].

O partograma consiste na reprodução gráfica do trabalho de parto, sendo considerado um recurso visual de boa qualidade para análise da dilatação cervical e descida da apresentação fetal em relação ao tempo[2-4]. Trata-se de uma ferramenta de comunicação que facilita a avaliação imediata da evolução do trabalho de parto e na qual devem estar registrados, também, os batimentos cardíacos fetais (BCF), a dinâmica uterina e as medicações utilizadas, quando necessárias[5]. Além disso, permite o acompanhamento adequado da evolução do trabalho de parto, facilitando não só o diagnóstico, mas também a orientação e a alteração de condutas, bem como a análise dos resultados para fins de aperfeiçoamento profissional e dos serviços de atendimento. A interpretação desse gráfico é fundamental para qualquer profissional de saúde que atue na sala de parto e, portanto, será a proposta do presente capítulo.

HISTÓRICO

Historicamente, o partograma teve origem na curva de evolução de parto de Emanuel Friedman, concebida nos anos 1950, após análise de 1.000 pacientes (500 nulíparas e 500 multíparas). Em 1972, Philpott & Castle, trabalhando no Zimbábue, desenvolveram o que hoje é conhecido como partograma, por eles chamado cervicográfico, com o objetivo de identificar desvios da normalidade do parto pelas parteiras, criando a linha de alerta com tempo hábil para remoção da gestante para um local onde pudesse ser realizada uma cesariana, se necessária, e naquele cenário foi calculado o tempo médio de transporte de 4 horas, motivo da criação de linha de ação[2,4,6].

Nas últimas décadas, entretanto, principalmente após a publicação dos estudos de Zhang, foram reformulados os conceitos acerca do que seria considerado fisiológico em um trabalho de parto. Zhang e cols. avaliaram mais de 62 mil pacientes em trabalho de parto espontâneo e resultado neonatal normal, com definições de fases de trabalho de parto e suas durações diferentes do que foi descrito por Friedman[7].

A partir das mudanças da compreensão do que é fisiológico, a representação gráfica do parto vem passando por mudanças e reavaliações para desenvolvimento de modelo que registre melhor e contribua para a assistência. Uma das primeiras mudanças propostas foi a retirada das linhas de alerta e de ação, por não refletirem a fisiologia de progressão do parto e não se associarem à melhora do desfecho neonatal[8].

Mais recentemente, em 2022, a Organização Mundial da Saúde (OMS) propôs uma nova representação gráfica que contempla as definições contemporâneas dos períodos do parto, bem como destaca o cuidado global destinado à parturiente, incluindo registro de presença de acompanhante, posição adotada, analgesia e ingesta de líquidos e alimentos[9].

EVIDÊNCIAS DA EFICÁCIA DO PARTOGRAMA

Em 1987, como medida para redução da morbi-mortalidade materna e perinatal, a OMS desenvolveu um modelo de partograma que foi testado em estudo multicêntrico realizado no sudeste da Ásia com 35.484 mulheres recrutadas[10]. Esse estudo mostrou que a introdução de um modelo de atenção ao parto que incluiu o partograma, comparado com o modelo tradicional, reduziu os casos de parto prolongado (de 6,4% para 3,4%), a necessidade de indução do parto (de 20,7% para 9,1%) e o número de cesarianas de emergência (de 9,9% para 8,3%), com benefício tanto para primíparas como para multíparas.

Desde a publicação do estudo citado, a OMS recomenda a adoção do partograma para todas as mulheres em trabalho de parto no ambiente hospitalar. Apesar disso, a revisão Cochrane mais recente sobre o assunto, conduzida por Lavender e cols. com 11 trabalhos com boa metodologia e 9.475 mulheres, não conseguiu demonstrar nenhum benefício do uso rotineiro do partograma no acompanhamento do trabalho de parto[11].

No entanto, o partograma é uma ferramenta que possibilita a supervisão assistencial e o trabalho colaborativo entre as várias categorias profissionais envolvidas, propiciando a melhoria da qualidade da atenção ao parto e uma uniformização da linguagem, facilitando o trabalho em equipe multidisciplinar[12]. Além disso, está firmemente estabelecido na assistência obstétrica do país, com base em normas técnicas do Ministério da Saúde e em resolução do Conselho Federal de Medicina, que consideram a não observância de seu uso como déficit da atenção obstétrica com todas as implicações jurídicas associadas.

Em vista do apresentado, o partograma deve ser sempre realizado no acompanhamento do trabalho de parto, e neste capítulo será apresentada sua normatização.

PERÍODOS CLÍNICOS DO TRABALHO DE PARTO

Fisiologicamente, o trabalho de parto pode ser dividido em quatro períodos clínicos: o primeiro representa a fase da dilatação do colo do útero, subdividido em fases latente e ativa; o segundo estágio compreende o período expulsivo; o terceiro estágio consiste na dequitação placentária; e o quarto estágio corresponde à primeira hora após a dequitação[13]. Tal divisão é importante em razão dos fatores específicos que influenciam a evolução e os tipos de anormalidades que podem aparecer em cada um desses períodos do trabalho de parto.

Primeiro período

- **Fase latente:** caracterizada por contrações uterinas irregulares, já podendo ser dolorosas, associadas a modificações no colo uterino, com algum grau de apagamento, até uma dilatação de 5cm. A duração dessa fase é extensamente variável e, em gestações de risco habitual e com bem-estar materno-fetal, não deve ser acelerada nem demanda intervenções de rotina[13].
- **Fase ativa:** caracterizada por contrações uterinas regulares, dolorosas, com maior apagamento do colo e dilatação mais rápida do que na fase latente, progredindo até a dilatação completa. Pode ser acompanhada pelo início da descida da apresentação fetal[13].

A definição do início da fase ativa passou por modificações nas últimas décadas. No século passado, com base nas avaliações clássicas de trabalho de parto conduzidas por Friedman, acreditava-se que a fase ativa se iniciava com cerca de 3cm. Entretanto, desde a divulgação do estudo de Zhang e cols.[7], esse ponto de inflexão na curva de progressão do trabalho de parto em que há aceleração da dilatação e progressão para dilatação completa foi reavaliado. Atualmente, a OMS sugere que se use como referência a dilatação de pelo menos 5cm, associada a contrações uterinas regulares, para definição da fase ativa[13].

Quanto à velocidade da dilatação nessa fase, estudos clássicos estabeleceram a dilatação de pelo menos 1cm por hora, tornando-se um sinal de alerta caso não houvesse tal progressão[2]. Outros estudos se seguiram ao de Zhang e foram compilados em metanálises, sendo demonstrado que a velocidade proposta anteriormente é irreal para a maioria das mulheres (sejam nulíparas, sejam multíparas) e que a dilatação não progride de maneira regular durante a fase ativa, conforme apresentado no Quadro 40.1[7,8,14-16].

Segundo período

Também conhecido como período pélvico ou expulsivo, o segundo período compreende o tempo entre a dilatação total e o nascimento. Em geral, surgem nesse estágio os puxos involuntários maternos. Sua duração média, de acordo com estudos contemporâneos, está representada no Quadro 40.1, bem como os percentis 95 para cada grupo[7,8,14-16].

Terceiro e quarto períodos

Após o nascimento do feto, ocorre a saída da placenta (dequitação ou delivramento placentário), o que caracteriza o terceiro período[13]. Em seguida, reconhece-se o

Quadro 40.1 Duração do trabalho de parto espontâneo (em horas) de acordo com a paridade

Dilatação cervical	Sem partos anteriores mediana (percentil 95)	Com um parto anterior mediana (percentil 95)	Com dois ou mais partos anteriores mediana (percentil 95)
3 a 4cm	1,8 (8,1)	—	—
4 a 5cm	1,3 (6,4)	1,4 (7,3)	1,4 (7,0)
5 a 6cm	0,8 (3,2)	0,8 (3,4)	0,8 (3,4)
6 a 7cm	0,6 (2,2)	0,5 (1,9)	0,5 (1,8)
7a– 8cm	0,5 (1,6)	0,4 (1,3)	0,4 (1,2)
8 a 9cm	0,5 (1,4)	0,3 (1,0)	0,3 (0,9)
9 a 10cm	0,5 (1,8)	0,3 (0,9)	0,3 (0,8)
Segundo estágio com analgesia epidural	1,1 (3,6)	0,4 (2,0)	0,3 (1,6)
Segundo estágio sem analgesia epidural	0,6 (2,8)	0,2 (1,3)	0,1 (1,1)

Fonte: adaptado de Zhang et al., 2010[7].

quarto período (ou período de Greenberg) como a primeira hora após a dequitação, momento em que a equipe multidisciplinar deve dar maior atenção à vigilância em virtude do risco de hemorragia pós-parto, que é maior nessa primeira hora.

DESCRIÇÃO DO PARTOGRAMA CLÁSSICO

O partograma é formado por dois eixos: horizontal e vertical. O traçado horizontal representa o tempo, enquanto o vertical descreve a dilatação do lado esquerdo e a altura da apresentação do lado direito.

Em sua utilização clássica eram traçadas duas linhas no gráfico, denominadas "linha de alerta" e "linha de ação", separadas por um intervalo de 4 horas e que tinham por objetivo identificar evoluções anormais do trabalho de parto. No entanto, após os estudos contemporâneos de Zhang, que revisou a progressão do trabalho de parto, a velocidade de 1cm/h, esperada com a utilização dessas linhas, passou a ser entendida como irreal para a maioria das gestantes, não devendo mais ser usada como valor de referência (Figura 40.1)[7,8,13].

O partograma deve ser preenchido no início da fase ativa, pois sua abertura na fase latente pode acarretar intervenções desnecessárias e iatrogênicas. Assim, o critério para internação das mulheres e o consequente acompanhamento do trabalho de parto deve levar em consideração o início da fase ativa do parto, desde que não existam outras condições maternas ou fetais que indiquem a necessidade de controle mais precoce[12]. Considera-se o fase ativa a partir da presença de pelo menos 5cm de dilatação, associada a contrações uterinas regulares e dolorosas[13].

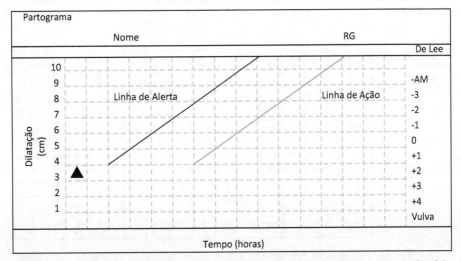

Figura 40.1 Modelo de partograma com a linha de alerta e linha de ação (não mais utilizada).

DADOS IMPORTANTES PARA PREENCHIMENTO DO PARTOGRAMA

Dilatação uterina

A dilatação uterina é verificada mediante toque vaginal e representada no partograma clássico por meio de um triângulo. Essa avaliação é recomendada a cada 4 horas a partir da fase ativa do trabalho de parto, podendo ser realizada a intervalos menores, em caso de indicação clínica que demande intervenção (Figura 40.2)[13].

Batimentos cardíacos fetais

A ausculta dos BCF consiste em um método clínico seguro e confiável para confirmação de que não há sofrimento fetal, devendo ser realizada a cada 15 a 30 minutos durante a fase ativa e a cada 5 minutos no período expulsivo. Cada ausculta deve ser feita pelo menos por 1 minuto durante e após uma contração, sendo registrado apenas um valor. Os limites normais da frequência estão entre 110 e 160 batimentos por minuto (Figura 40.3)[17].

Contrações uterinas

Para evolução satisfatória do trabalho de parto, é necessário um bom padrão de contrações uterinas. A descrição da contração uterina corresponde à frequência em que ela ocorre no período de 10 minutos e ao tempo de sustentação. Na fase ativa, as contrações devem acontecer à frequência de pelo menos duas a cada 10 minutos. Nessa fase, uma contração de aproximadamente 40 a 50 segundos será ideal para a evolução do trabalho de parto. Contrações muito breves podem não ser suficientes para promover a descida fetal e a abertura cervical; no entanto, contrações muito prolongadas, além de 60 segundos (hipertonia uterina), também podem ser prejudiciais (Figura 40.4).

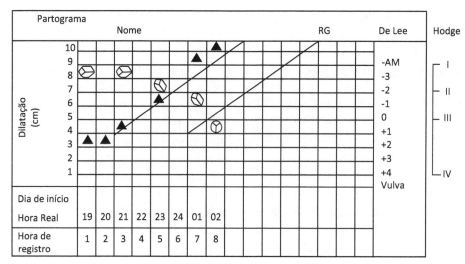

Figura 40.2 Representação da dilatação uterina no partograma. (Reproduzida do Ministério da Saúde, 2001[19].)

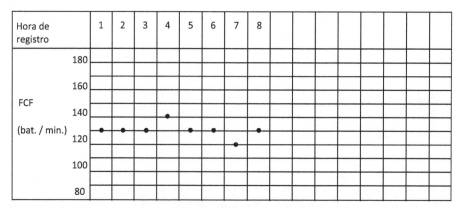

Figura 40.3 Representação da variação do batimento cardíaco fetal no partograma. (Reproduzida do Ministério da Saúde, 2001[19].)

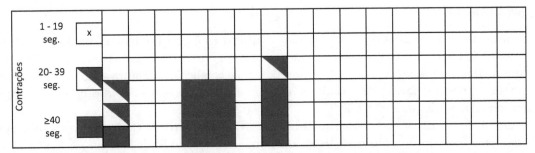

Figura 40.4 Representação da quantidade de contrações uterinas e o tempo em que elas ocorrem no partograma. (Reproduzida de Ministério da Saúde, 2001[19].)

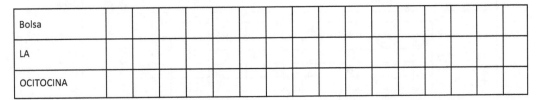

Figura 40.5 Representação no partograma da integridade da bolsa, coloração do líquido amniótico e uso de ocitocina durante o trabalho de parto. (Reproduzida do Ministério da Saúde, 2001[19].)

Líquido amniótico, condições da bolsa, mecônio e uso de ocitocina

A apresentação do líquido amniótico, assim como a condição da bolsa e a presença ou não de mecônio, pode auxiliar a avaliação da condição fetal. No partograma, "I" representa "membranas *í*ntegras", "R", "membranas *r*otas", "M", "membranas rotas e líquido *m*econial", e "H", "membranas rotas e líquido *h*emorrágico".

Vale lembrar que a avaliação das membranas e do líquido é realizada a cada exame vaginal, isto é, a cada 4 horas na fase ativa. O uso monitorado de ocitocina, quando indicado, também deverá constar da descrição do partograma, sendo anotada a dosagem (expressa em miliunidades por minuto). Essas variáveis devem ser devidamente anotadas no campo específico do partograma para acompanhamento adequado do trabalho de parto (Figura 40.5).

Variedade de posição

A variedade de posição está relacionada com o conhecimento da estática fetal nas situações longitudinais, sendo designada mediante o emprego de duas ou três letras: a primeira, indicativa da apresentação, é símbolo da região que a caracteriza; as demais correspondem ao ponto de referência na altura do estreito superior da bacia. As apresentações cefálicas fletidas, em occipital, são OP (occipitopubiana) – fase final da rotação (período expulsivo), OEA (occípito-esquerda-anterior), ODP (oc-

cípito-direita-posterior), OET (occípito-esquerda-transversa), ODT (occípito-direita-transversa) e OS (occipitossacral) (Figura 40.6).

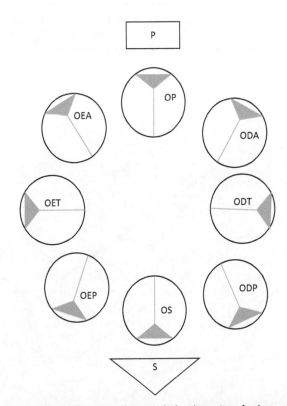

Figura 40.6 Representações das variedades de posição fetal nas apresentações cefálicas. (*OP*: occipitopubiana; *ODA*: occípito-direita-anterior; *ODT*: occípito-direita-transversa; *ODP*: occípito-direita-posterior; *OS*: occipitossacral; *OEP*: occípito-esquerda-posterior; *OET*: occípito-esquerda-transversa; *OEA*: occípito-esquerda-anterior; *P*: púbis; *S*: sacro.)

Plano da apresentação

O partograma pode fornecer duas opções para avaliação da progressão do polo cefálico: através dos planos de Hodge ou dos planos de De Lee (Figura 40.7), sempre apresentado no lado direito do partograma e cujas referências são apresentadas nas Figuras 40.8 e 40.9.

Os planos de De Lee têm as espinhas isquiáticas como referência zero. Quando o ponto mais baixo da apresentação estiver 1cm acima do plano zero, a altura será –1; 2cm acima, –2; e assim sucessivamente. Quando o polo cefálico se encontra abaixo do plano zero, utiliza-se a mesma progressão, trocando o sinal para positivo (+1; +2; até +5).

O plano zero de De Lee corresponde, aproximadamente, ao plano III de Hodge.

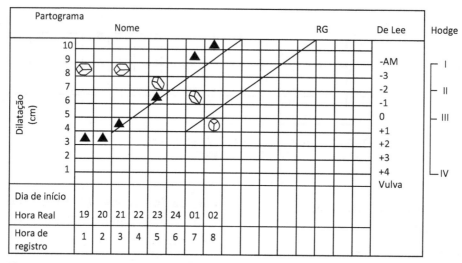

Figura 40.7 Representação no partograma da altura da apresentação fetal através dos planos de Hodge e de De Lee. (Reproduzida do Ministério da Saúde, 2001[19].)

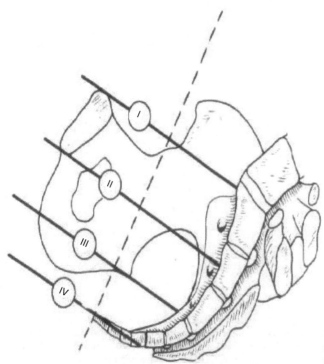

Figura 40.8 Representação dos planos de Hodge: polo cefálico no nível da borda superior do púbis (I); borda inferior do púbis — plano paralelo ao 1 (II); no nível das espinhas ciáticas (III); no nível da ponta do cóccix (IV).

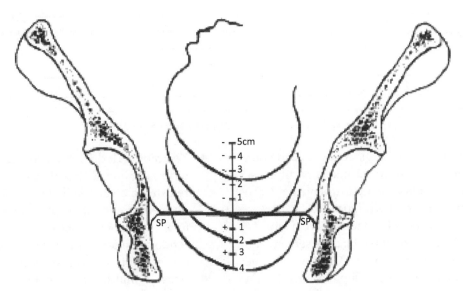

Figura 40.9 Representação dos planos de De Lee. (*SP*: sínfise púbica.)

Condições maternas

A pressão arterial materna, assim como os batimentos cardíacos, também costuma ser avaliada a cada 2 horas e anotada no partograma.

PROFISSIONAIS QUE DEVEM PREENCHER O PARTOGRAMA

Os profissionais responsáveis pelo preenchimento do partograma são aqueles que podem oferecer assistência ao trabalho de parto – médicos e enfermeiros obstetras –, mas é importante que todos os profissionais de saúde que estejam atuando durante o trabalho de parto saibam como interpretá-lo.

GUIA DE CUIDADOS DO TRABALHO DE PARTO DA ORGANIZAÇÃO MUNDIAL DA SAÚDE

Recentemente, a OMS propôs um novo formato para representação gráfica do trabalho de parto, englobando as concepções contemporâneas sobre a fisiologia desse processo[9]. O novo formato, chamado *Guia de cuidados do trabalho de parto* (veja o Anexo), difere do clássico por diversos motivos:

- Considera o início da fase ativa a partir de 5cm de dilatação, evitando que o registro no gráfico seja iniciado ainda na fase latente.
- Apresenta colunas específicas para registro da assistência do segundo período do parto (período expulsivo).
- Considera os tempos de progressão de dilatação conforme a curva proposta por Zhang e cols., com tempos diferentes esperados para cada progressão de dilatação.
- Sugere nova forma de avaliação da descida fetal.

- Engloba o registro de presença de acompanhante, analgesia, ingesta líquida e posição adotada pela parturiente, além de adicionar local para registro de outros dados fetais, como presença de bossa, moldagem e posição fetal.

Para cada dado anotado no guia de cuidados, após o registro é avaliado se o dado específico está de acordo ou se existe um alerta sobre o dado anotado; em caso de alerta, isso implicará uma ação. O alerta é assinalado por meio de um círculo em vermelho no registro específico. No final do guia de cuidados há uma sessão destinada ao planejamento em que, após discussão com a gestante e seu acompanhante, é registrada a conduta acordada.

A primeira linha do partograma é a linha do eixo do tempo, em que, assim como no antigo, cada quadrado representa uma hora. O partograma se divide nas seguintes seções:

1. **Informações sobre a parturiente:** no local constam nome, idade, se o trabalho de parto foi espontâneo, dia/hora do diagnóstico do trabalho de parto, dia/hora da ruptura da bolsa das águas e registro de fatores de risco (Figura 40.10).
2. **Cuidados de suporte:** nessa seção são registradas as informações sobre presença de acompanhante, alívio da dor, ingesta oral e postura da gestante. Cada item deve ser avaliado e considerado adequado ou não. A presença de acompanhante, a ingesta oral e a utilização de algum método para alívio da dor são preenchidos no partograma como S (sim) ou N (não). A marcação negativa desses tópicos é considerada um alerta, devendo ser discutida com a parturiente a adoção dessas práticas. Em relação à postura, esta pode

Nome:_____	Paridade	Início do Trabalho de Parto	Diagnóstico da Fase Ativa [Data:___/___/___]
	G P A	( ) Espontâneo ( ) Induzido	
Rotura das membranas [Data:___/___/___ Hora:_____] Fatores de risco:_____			

Figura 40.10 Informações sobre a parturiente no partograma.

ser supina (SP) ou móvel (MO), sendo considerada um alerta a adoção da postura supina; a partir desse alerta, deve ser discutida com a parturiente a adoção de posturas móveis e variadas (Figura 40.11).

3. **Feto:** nessa seção são anotados dados sobre o feto:
   - **Frequência cardíaca fetal (FCF):** deve ser anotada a FCF no momento do exame; FCF maior do que 160bpm ou menor do que 110bpm é considerada como alerta.
   - **Desacelerações:** deve ser registrado se existem desacelerações e o(s) tipo(s) observado(s). Se ausentes, registra-se não (N), precoce (P), tardia (T) ou variável (V). O alerta deve estar em caso de desacelerações tardias.
   - **Líquido amniótico:** nessa linha são anotados o estado da bolsa das águas e, caso rota, a característica do líquido amniótico. Quando íntegra, registra-se I; quando rota com líquido claro, C; em caso de líquido meconial, M, constando ainda a avaliação em cruzes de o quão espesso é o líquido meconial (+, ++ ou +++) ou líquido amniótico sanguinolento (S). Considera-se como sinal de alerta líquido amniótico meconial +++ e sanguinolento.

- **Posição fetal:** diferentemente do partograma anterior, em que se desenhava o polo cefálico e era registrada a variedade de posição exata, anota-se no instrumento atual se a variedade de posição fetal é anterior (A), posterior (P) ou transversa (T), sendo consideradas como sinais de alerta as posições posteriores e transversas.
- **Bossa e moldagem:** nas duas últimas linhas da seção Feto são anotadas a presença de bossa serossanguínea e a moldagem do polo cefálico fetal (graduada de 0 a +++, marcação esta considerada como alerta [Figura 40.12]).

4. **Mulher:** nessa seção são anotados os dados acerca dos sinais vitais da parturiente (Figura 40.13): pulso – considera-se como alerta a frequência cardíaca (FC) abaixo de 60bpm ou acima de 120bpm; pressão arterial sistólica (PAS) – considera-se como alerta PAS abaixo de 80mmHg ou acima de 140mmHg; batimentos por minuto; pressão arterial diastólica (PAD) – considera-se como alerta PAD abaixo de 90mmHg; temperatura – alerta quando abaixo de 35°C ou acima de 37,5°C; e análise urinária – considera-se como sinal de alerta a presença de proteinúria (P++) ou cetonúria (C++).

		ALERTA	1º ESTÁGIO FASE ATIVA →										
SUPORTE	ACOMPANHANTE	N											
	ANALGESIA	N											
	INGESTA LÍQUIDA	N											
	POSIÇÃO	SP											

Figura 40.11 Cuidados de suporte apresentados no partograma (Reproduzida de Ghulaxe *et al.*, 2022⁹.)

FETO	FCF Linha de base	<110, ≥160											
	FCF Desaceleração	T											
	Líquido amniótico	M +++,S											
	Posição fetal	P,T											
	Bossa	+++											
	Acavalgamento de suturas	+++											

Figura 40.12 Considerações sobre o feto no partograma. (Reproduzida de Ghulaxe *et al.*, 2022⁹.)

GESTANTE	PULSO	<60, ≥120																
	PA SISTÓLICA	<80, ≥140																
	PA DIASTÓLICA	≥90																
	TEMPERATURA	<35,0, ≥37,5																
	URINA	P+++, A++																

Figura 40.13 Considerações sobre a mulher no partograma. (Reproduzida de Ghulaxe *et al.*, 2022[9].)

CONTRAÇÕES EM 10min	≤2, >5																				
DURAÇÕES DAS CONTRAÇÕES	<20, >60																				

Figura 40.14 Registro das contrações no partograma. (Reproduzida de Ghulaxe *et al.*, 2022[9].)

5. **Progresso do trabalho de parto:** são anotados dados sobre a dinâmica uterina, a dilatação e a descida fetal:

- **Contrações:** no partograma anterior eram registrados o número de contrações e sua intensidade. No novo guia, após avaliação por 10 minutos, são anotadas tanto a quantidade de contrações como sua duração. Considera-se como sinal de alerta a presença de menos de duas ou mais de cinco contrações ou se têm a duração de menos de 20 ou mais de 60 segundos (Figura 40.14).
- **Dilatação:** levando em consideração estudos mais recentes, demonstrando que a dilatação pode ocorrer em ritmo mais lento, no partograma atual proposto pela OMS, além do registro da dilatação com um X, deve ser avaliado há quanto tempo a gestante está com dilatação – em caso de duas avaliações consecutivas sem progressão por um número de horas que varia de acordo com a dilatação observada, seria considerado um sinal de alerta (Quadro 40.2 e Figura 40.15).
- **Descida da apresentação:** nessa seção é registrada a descida da apresentação. A OMS recomenda a avaliação via abdominal, devendo ser analisados quantos quintos da cabeça fetal são palpados acima da sínfise púbica (Figura 40.16 e Quadro 40.3).

A altura da apresentação é marcada no partograma com um pequeno círculo. Segundo a OMS, também é possível proceder à avaliação por meio do exame vaginal, utilizando os planos de De Lee;

Quadro 40.2 Alertas para o primeiro estágio do trabalho de parto

5cm / ≥ 6h	Dilatação cervical permanece em 5cm por 6 horas ou mais
6cm / ≥ 5h	Dilatação cervical permanece em 6cm por 5 horas ou mais
7cm / ≥ 3h	Dilatação cervical permanece em 7cm por 3 horas ou mais
8cm / ≥ 2,5h	Dilatação cervical permanece em 8cm por 2,5 horas ou mais
9cm / ≥ 2h	Dilatação cervical permanece em 9cm por 2 horas ou mais

COLO [Marcar X]	10														
	9	≤2h													
	8	≤2h,5													
	7	≤3h													
	6	≤5h													
	5	≤6h													

Figura 40.15 Registro da dilatação do colo uterino no partograma. (Reproduzida de Ghulaxe *et al.*, 2022[9].)

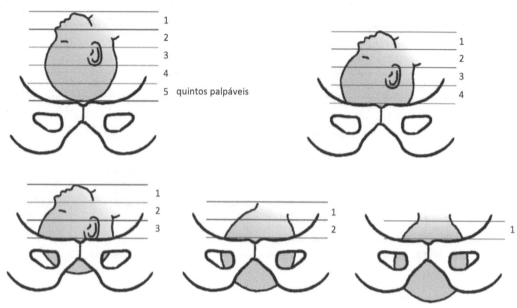

Figura 40.16 Análise da altura da cabeça fetal na região abdominal[9].

Quadro 40.3 Análise da descida da apresentação fetal via abdominal

5/5 da cabeça palpável	Cabeça acima da SP ou da abertura da pelve
4/5 da cabeça palpável	Pequena parte da cabeça está abaixo da borda da pelve e pode ser elevada para fora da pelve
3/5 da cabeça palpável	A cabeça fetal não consegue mais ser mobilizada para fora da pelve (ao tentar remover a cabeça fetal, os dedos se afastam do pescoço fetal e depois se aproximam da borda da SP)
2/5 da cabeça fetal	A maior parte da cabeça fetal está abaixo da borda da pelve e, ao tentar remover a cabeça, os dedos apenas irão se afastar do pescoço para a borda da SP
1/5 da cabeça fetal	Apenas o topo é palpável acima da borda da SP

SP: sínfise púbica.

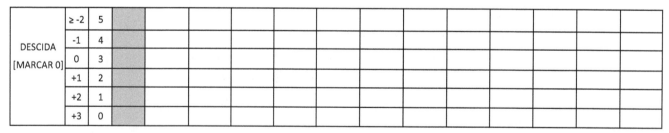

Figura 40.17 Registro da descida da cabeça fetal no partograma pelos planos de De Lee ou de Hodge. (Reproduzida de Ghulaxe *et al.*, 2022[9].)

dessa maneira, é possível adaptar o partograma para contar com as duas opções (Figura 40.17).

6. **Medicações:** nessa seção são registradas as medicações utilizadas – tanto a ocitocina como outras medicações e líquidos intravenosos (Figura 40.18).

7. **Tomada de decisão compartilhada:** uma importante seção do guia de cuidados intraparto é aquela em que devem ser anotadas a avaliação realizada no momento, as condutas sugeridas e a decisão compartilhada (Figura 40.19).

8. **Iniciais:** por fim, na última seção são incluídas as iniciais do profissional que procedeu à avaliação.

Segundo estágio

Um ganho importante do guia de cuidados foi a inclusão de uma seção onde são anotadas as informações sobre o progresso durante o segundo estágio. Quando a parturiente atinge a dilatação completa, todas as informações anteriores são anotadas na seção localizada mais à direita do partograma, destinada ao segundo estágio.

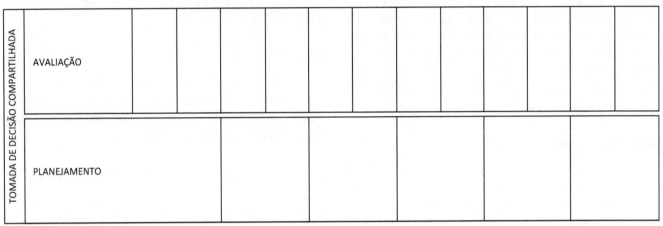

MEDICAÇÕES	OCITOCINA (U/L, gotas/min)												
	MEDICAMENTOS												
	FLUIDOS INTRAVENOSOS												

Figura 40.18 Registro das medicações e fluidos intravenosos no partograma. (Reproduzida de Ghulaxe *et al.*, 2022[9].)

TOMADA DE DECISÃO COMPARTILHADA	AVALIAÇÃO							
	PLANEJAMENTO							

Figura 40.19 Registro da tomada de decisão compartilhada no partograma. (Reproduzida de Ghulaxe *et al.*, 2022[9].)

INICIAIS												

Figura 40.20 Registro no partograma das iniciais do avaliador. (Reproduzida de Ghulaxe *et al.*, 2022[9].)

INTERPRETAÇÃO DO PARTOGRAMA

Primeiro estágio – fase ativa

Fase ativa prolongada

Definição

Atualmente, entende-se que a parturiente pode permanecer com a mesma dilatação durante um período que varia de acordo com a dilatação que ela apresenta. Considera-se a fase ativa prolongada quando ela permanece com dilatação cervical de 5cm por 6 horas ou mais, de 6cm por 5 horas ou mais, de 7cm por 3 horas ou mais, de 8cm por 2,5 horas ou mais ou de 9cm por 2 horas ou mais.

Conduta

O Ministério da Saúde preconiza a adoção de técnicas humanizadas, como incentivo à deambulação e ao movimento da parturiente, além de mudanças posturais adequadas que potencializem a contração uterina[17]. Caso não haja progresso, a conduta médica consiste na aplicação de ocitocina ou amniotomia.

Parada secundária da dilatação

Definição

A parada secundária da dilatação é caracterizada como ausência de alteração cervical por pelo menos 4 horas em gestante em trabalho de parto ativo, com bolsa rota e dinâmica uterina adequada ou ausência de alteração cervical por pelo menos 6 horas em caso de administração de ocitocina com contrações inadequadas.[18] Esse fenômeno é explicado pela desproporção cefalopélvica, que pode ter causa absoluta ou relativa. Nesses casos, a atividade motora uterina permanece normal. São consideradas causas absolutas: polo cefálico fetal maior do que a pelve materna, feto macrossômico, feto com proporções normais e bacia obstétrica inadequada. Considera-se como causa relativa a ocorrência de defeito de posições de apresentações fetais, como deflexões, variedades ou posições transversas ou posteriores.

Conduta

Devem ser incentivadas as técnicas humanizadas preconizadas pelo Ministério da Saúde[17]: deambulação e mudanças posturais. Além disso, devem ser incentivadas posturas e atividades que proporcionem mobilidade e maior abertura da pelve, para reorganizar o espaço feto-bacia em caso de desproporção relativa. Portanto, podem ser utilizadas posturas com assimetria de membros inferiores para reposicionamento do quadril e aumento da abertura da pelve, bem como a postura de quatro apoios com movimentação pélvica de anteversão e retroversão.

O uso do espaldar também é uma opção, com elevação e suspensão dos membros superiores, o que promove melhor alinhamento do ventre (veja o Capítulo 34). Nesses casos, está contraindicada a postura de cócoras, o que pode dificultar a movimentação fetal. Caso não ocorra a progressão do trabalho de parto com as medidas preconizadas, o parto deverá ser interrompido e iniciada a operação cesariana.

Parto precipitado

O parto precipitado ocorre quando a dilatação, descida e expulsão fetal acontecem em menos de 4 horas. Em geral, ocorrem taquissistolia (presença de mais de cinco contrações uterinas em 10 minutos) e hipersistolia (contração uterina com intensidade > 50mmHg, habitualmente com duração prolongada), podendo evoluir com sofrimento fetal agudo e lacerações do canal de parto. Costuma ser documentado em multíparas ou por razões iatrogênicas (uso excessivo de ocitocina).

Segundo período

Período pélvico prolongado

Definição

Ocorrem dilatação cervical total e descida lenta e progressiva da apresentação em virtude de contrações uterinas ineficazes, ou seja, há ausência da atividade motora uterina.

Conduta

O principal objetivo é facilitar a descida. Desse modo, deve-se incentivar a deambulação associada à movimentação pélvica, bem como as posturas verticais. Além disso, é importante facilitar a nutação ou a contranutação, de acordo com a altura da apresentação fetal. A postura de cócoras só deve ser estimulada caso o feto esteja no nível das espinhas isquiáticas, ou seja, no plano zero de De Lee. As posturas de gatas e genupeitoral estão contraindicadas nesses casos, pois não favorecem a ação da gravidade. Caso não ocorra a descida com essas intervenções, se houver condições, é iniciado o uso de fórcipe ou vácuo-extrator. Caso não seja possível ou haja falha na aplicação dos instrumentos, está indicada a cesariana.

Parada secundária da descida

Definição

A parada secundária da descida é caracterizada pela ausência de progressão (descida ou rotação da apresentação fetal) por 4 horas ou mais em nulíparas com analgesia, 3 horas ou mais em nulíparas sem analgesia, 3 horas ou mais em multíparas com analgesia ou 2 horas ou mais em multíparas sem analgesia, sendo explicada pela desproporção cefalopélvica.

Conduta

Apesar do prognóstico reservado, devem ser avaliados o plano e a variedade de posição fetal e, a partir daí, a parturiente deve ser posicionada em posturas que facilitem a descida, quando possível.

Erro de preenchimento: início da fase latente

O preenchimento do partograma só deve ser iniciado quando a parturiente se encontra em trabalho de parto ativo, pois na fase latente são possíveis interpretações equivocadas a respeito da evolução do trabalho de parto e, consequentemente, a adoção de condutas inadequadas.

CONSIDERAÇÕES FINAIS

O partograma é importante instrumento para prevenção de distonias e correção dos desvios da normalidade do trabalho de parto. Trata-se de uma maneira prática de acompanhar a evolução do parto e, a partir dos registros encontrados, instituir as condutas necessárias. Portanto, é indispensável que todos os profissionais de saúde que atuam no processo do parto saibam como interpretá-lo.

Referências

1. World Health Organization et al. Trends in maternal mortality 2000 to 2020: estimates by WHO, UNICEF, UNFPA, World Bank Group and UNDESA/Population Division: executive summary. 2023.
2. Friedman EA. Evolution of graphic analysis of labor. Am J Obstet Gynecol 1978; 132(7):824-7.
3. Rudge MVC, Luca LA, Peraçoli JC. Partograma: Utilidade e importância. Femina 1988; 16(1):29-34.
4. Philpott RH, Castle WM. Cervicographs in the management of labour in primigravidae. I. The alert line for detecting abnormal labour. J Obstet Gynaecol Br Comm 1972; 79(7):592-8.
5. Studd J. Partograms and nomograms of cervical dilatation in management of primigravid labour. Brit Med J 1973; 4(5890):451-5.
6. Philpott RH, Castle WM. Cervicographs in the management of labour in primigravidae. II. The action line and treatment of abnormal labour. J Obstet Gynaecol Brit Commonw 1972; 79(7):599-602.
7. Zhang J, Landy HJ, Branch DW et al. Contemporary patterns of spontaneous labor with normal neonatal outcomes. Obstet Gynecol 2010; 116(6):1281-7.

8. Souza JP, Oladapo OT, Fawole B et al. Cervical dilatation over time is a poor predictor of severe adverse birth outcomes: A diagnostic accuracy study. BJOG 2018; 125(8):991-1000.

9. Ghulaxe Y, Tayade S, Huse S et al. Advancement in partograph: WHO's Labor Care Guide. Cureus 2022; 14(10).

10. World Health Organization partograph in management of labour. World Health Organization Maternal Health and Safe Motherhood Programme. Lancet 1994; 4:343(8910):1399-404.

11. Lavender T, Cuthbert A, Smyth RM. Effect of partograph use on outcomes for women in spontaneous labour at term and their babies. Cochrane Database System Rev 2018; (8).

12. Orhue AAE, Aziken ME, Osemwenkha AP. Partograph as a tool for team work management of spontaneous labor. Niger J Clin Pract 2012; 15(1):1-8.

13. World Health Organisation. WHO Recommendations: Intrapartum care for a positive childbirth experience. 2018.

14. Oladapo OT, Diaz V, Bonet M et al. Cervical dilatation patterns of 'low-risk' women with spontaneous labour and normal perinatal outcomes: A systematic review. BJOG 2018; 125(8):944-54.

15. Abalos E, Oladapo OT, Chamillard M et al. Duration of spontaneous labour in 'low-risk' women with 'normal' perinatal outcomes: A systematic review. Eur J Obstet Gynecol Reprod Biol 2018; 223:123-32.

16. Bonet M, Oladapo OT, Souza JP et al. Diagnostic accuracy of the partograph alert and action lines to predict adverse birth outcomes: A systematic review. BJOG 2019; 126(13):1524-33.

17. Brasil. Ministério da Saúde. Diretriz nacional de assistência ao parto normal. Brasília: Ministério da Saúde, 2022.

18. Caughey AB, Cahill AG, Guise et al. Safe prevention of the primary cesarean delivery. Am J Obstet Gynecol 2014; 210(3):179-93.

19. Brasil. Ministério da Saúde. Secretaria de Políticas da Saúde. Parto, aborto e puerpério: Assistência humanizada à mulher. Brasília: Ministério da Saúde, 2001.

ANEXO
Guia de Trabalho de Parto da Organização Mundial da Saúde (OMS)

		ALERTA	◄———————— 1º ESTÁGIO FALSE ATIVA ————————►	◄— 2º ESTÁGIO —►
SUPORTE	ACOMPANHANTE	N		
	ANALGESIA	N		
	INGESTA LÍQUIDA	N		
	POSIÇÃO	SP		
FETO	FCF Linha de base	<110, ≥160		
	FCF Desaceleração	T		
	Líquido Amniótico	M+++, S		
	Posição Fetal	P,T		
	Bossa	+++		
	Acavalamento de suturas	+++		
GESTANTE	PULSO	<60, ≥120		
	PA SISTÓLICA	< , ≥140		
	PA DIASTÓLICA	≥90		
	TEMPERATURA	<35.0, ≥37.5		
	URINA	P++, A++		
PROGRESSO DO TRABALHO DE PARTO	COMTRAÇÕES EM 10 mim	<2, ≥5		
	DURAÇÃO DAS CONTRAÇÕES	<20, ≥60		
	COLO (Marcar X) — 10			
	9	≥2h		
	8	≥2.5h		
	7	≥3h		
	6	≥5h		
	5	≥6h		
	DESCIDA (Marcar 0) ≥2	5		
	-1	4		
	0	3		
	+1	2		
	+2	1		
	+3	0		
MEDICAÇÕES	OCITOCINA (U/L, gotas/min)			
	MEDICAMENTOS			
	FLUIDOS INTRAVENOSOS			
TOMADA DE DECISÃO COMPARTILHADA	AVALIAÇÃO			
	PLANEJAMENTO			
	INICIAIS			

Na fase ativa do 1º estágio, marque X para registrar a dilatação cervical. Alerta acionado quando o tempo de atraso para a dilatação cervical atual é excedido sem progresso. No segundo estágio, insira P para indicar quando os puxos começarem.

Métodos não Farmacológicos para Manejo da Dor no Parto

Rubneide Barreto Silva Gallo ▪ Luciana Nóbrega ▪ Larissa Falcão
Flávia Augusta de Orange ▪ Andrea Lemos

INTRODUÇÃO

A preocupação com o alívio da dor durante o parto vaginal tem início por volta de 1847 com a primeira analgesia obstétrica, realizada pelo professor James Young Simpson, que, nessa época, enfrentou intensa oposição da Igreja, bem como de obstetras, mas continuou promovendo o método. Em 1853, John Snow aplicou clorofórmio durante o parto do oitavo filho da rainha Vitória, escandalizando a opinião pública, uma vez que muitos clamavam contra esse ato, que acreditavam transgredir as palavras bíblicas: "Parirás com dor." Todavia, Simpson apresentou razões científicas e humanitárias a favor do método, citando que, como consta no *Gênesis*, Deus havia se utilizado do sono profundo para promover analgesia e extrair a costela de Adão. Desde então, têm sido testadas diversas drogas e técnicas para controle da dor do trabalho de parto[1,2].

Quando são levadas em consideração as diferenças culturais e socioeconômicas, a percepção do processo doloroso durante o trabalho de parto resulta da interação complexa de múltiplos fatores fisiológicos, psicológicos e culturais, afetando a interpretação individual sobre os estímulos nociceptivos da parturição[3].

Curiosamente, alguns obstetras acreditam que a dor do trabalho de parto e suas respostas endócrinas e metabólicas são extremamente importantes para a adaptação do concepto à vida extrauterina; entretanto, a dor pode ser não só um processo marcadamente desagradável para a mãe, mas também desencadeia uma série de respostas fisiológicas que podem ser danosas para o binômio materno-fetal[4]. Essas alterações e o benefício de seu tratamento devem ser especificados. Desse modo, o objetivo deste capítulo é apresentar os diversos métodos não farmacológicos disponíveis para auxiliar o manejo da dor durante o processo de trabalho de parto, sendo abordadas definições, considerações fisiológicas do mecanismo de ação, evidências científicas disponíveis e implicações para a prática clínica de cada um desses métodos.

ALTERAÇÕES DA VENTILAÇÃO E OXIGENAÇÃO

A dor induzida pelo trabalho de parto provoca aumento da ventilação alveolar, que pode passar de 9L/min para 20 a 25L/min, acarretando hipocapnia e alcalose respiratória materna significativa. Essa alteração é responsável pela redução do fluxo sanguíneo uteroplacentário e desvio da curva de dissociação da hemoglobina para a esquerda, o que, associado ao aumento do consumo de oxigênio materno em razão do maior esforço ventilatório realizado pela gestante durante as concentrações uterinas, diminui a disponibilidade de oxigênio para o feto[5].

O alívio da dor do parto mantém um padrão de ventilação e oxigenação homogêneo durante todo o parto, evitando os danos anteriormente referidos.

RESPOSTA ENDÓCRINO-METABÓLICA AO TRAUMA

A dor e o estresse do trabalho de parto resultam em alterações metabólicas e humorais semelhantes ao trauma cirúrgico. Assim, ocorre a liberação de uma série de hormônios, incluindo endorfinas, ácidos graxos livres, lactato e catecolaminas, os quais, quando em excesso, provocam diminuição do fluxo sanguíneo uteroplacentário e contrações uterinas não coordenadas[6].

Embora esses efeitos possam ser relativamente inócuos durante a evolução de um trabalho de parto rápido e não complicado, não se pode afastar a possibilidade de influência negativa sobre o curso do trabalho de parto, acarretando distócia e acidose materno-fetal. A instituição de analgesia de parto, seja ela farmacológica ou não, restaura o fluxo uteroplacentário aos valores normais, assim como torna mais rítmicas as contrações uterinas[6].

FISIOPATOLOGIA DA DOR DO TRABALHO DE PARTO

Com a humanização da assistência ao parto se faz necessária, cada vez mais, a adoção de condutas que, além de promoverem parto e nascimento saudáveis, também ofereçam bem-estar à parturiente[7].

Para o estabelecimento de estratégias de alívio da dor durante o parto normal, é de suma importância a compreensão dos mecanismos da dor que, embora não se encontrem totalmente esclarecidos, possibilitam a formulação de algumas hipóteses.

Durante a parturição, as distensões uterina e dos tecidos perineais e, principalmente, a dilatação cervical estimulam pressorreceptores sensíveis a estímulos nocivos de fibras A delta e C (fibras de pequeno diâmetro). Essas fibras conduzem os estímulos até o corno dorsal da medula, onde estabelecem sinapses com neurônios que prosseguirão para centros superiores e com neurônios envolvidos em arcos reflexos no nível medular[8]. Nesse ponto, as fibras recebem a modulação de impulsos provenientes dos centros superiores, resultando no quadro final de resposta da parturiente ao fenômeno doloroso[8].

Cabe ressaltar que a inervação uterina e anexial é autonômica, simpática e parassimpática. Na primeira fase do trabalho de parto, o papel principal é desempenhado pelo sistema nervoso simpático, que conduz estímulos dolorosos de características viscerais com aferência no nível de T10-T11-T12-L1 (Figura 41.1)[9]. No segundo estágio do trabalho de parto, a dor assume características somáticas com aferência no nível de S2-S3-S4 (Figura 41.2)[9].

Todavia, não se pode esquecer que a percepção individual do processo doloroso depende da intensidade e duração das contrações uterinas, da condição física da gestante e de uma série de fatores psicológicos, culturais, educacionais e religiosos, bem como da experiência prévia e das expectativas da mulher[9].

MÉTODOS NÃO FARMACOLÓGICOS PARA ALÍVIO DA DOR DO PARTO

O controle da dor desempenha papel importante durante o trabalho de parto, pois contribui para o bem-estar físico da mãe e do concepto. Entre as opções disponíveis para reduzir a sensação dolorosa durante o parto encontram-se os métodos farmacológicos e não farmacológicos da dor[10,11].

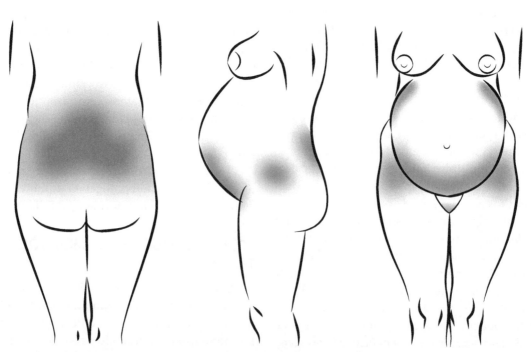

Figura 41.1 Localização e distribuição da dor no primeiro estágio do trabalho de parto.

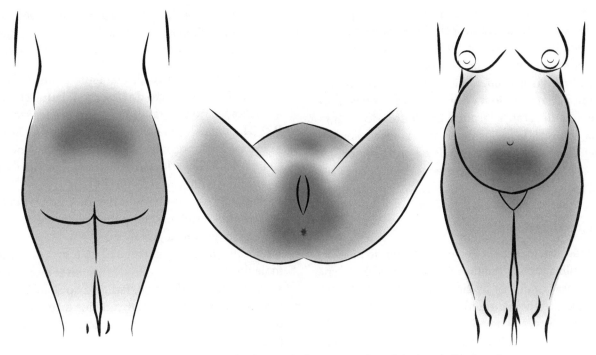

Figura 41.2 Localização e distribuição da dor no segundo estágio do trabalho de parto.

Segundo a Organização Mundial da Saúde (OMS), é essencial que sejam explorados os métodos não farmacológicos de alívio da dor, por serem os mais seguros e acarretarem menos intervenções[12].

Vale destacar a importância da avaliação criteriosa da parturiente para prescrição adequada dos métodos não farmacológicos de alívio da dor, que, quando indicados a partir de seus princípios fisiológicos, levando em consideração a funcionalidade e o desejo da parturiente e aplicados de forma racional com prática baseada em evidência, são considerados recursos fisioterapêuticos.

A literatura disponibiliza inúmeros instrumentos que podem fornecer suporte ao fisioterapeuta durante a avaliação no trabalho de parto, como as escalas de dor[13], ansiedade[14] e fadiga[15], além da avaliação da mobilidade[16] e da biomecânica corporal e pélvica[17]. Além disso, é fundamental avaliar a experiência da parturiente com o parto[18] e com o uso de recursos.

Entre as evidências disponíveis, considerando a revisão sistemática com metanálise conduzida por Melillo e cols.[19], que analisaram 63 ensaios clínicos e 6.146 mulheres, assim como outras revisões sistemáticas recentes[20], bem como a revisão da literatura por especialistas[21], este capítulo abordará os seguintes métodos: acupuntura/acupressão, estimulação elétrica transcutânea (EET), *biofeedback*, massagem, hipnose, calor e frio superficiais, imersão em água, aromaterapia, audioanalgesia ou musicoterapia, suporte contínuo do trabalho de parto, técnicas de relaxamento e mobilidade pélvica.

ACUPUNTURA/ACUPRESSÃO

Definição

Uma das formas mais antigas de terapia alternativa adotada na China, a acupuntura envolve a estimulação de pontos anatômicos específicos ao longo do corpo com fins terapêuticos. O método de aplicação mais comum consiste na inserção da agulha na pele, mas a estimulação dos pontos também pode ser realizada por meio de pressão, sucção, fricção ou impulsos de energia eletromagnética[22].

A acupressão é uma forma não invasiva de acupuntura geralmente realizada por meio de massagens ou inserção de sementes de mostarda nos acupontos e que consiste em pressão firme com as mãos ou os dedos, sem movimento, durante 2 a 5 minutos, com o objetivo de promover relaxamento[23,24]. Técnica contraindicada em áreas da pele que apresentam rachaduras, infecção ou vermelhidão, deve ser realizada com cautela e por profissional experiente durante a gestação, pois alguns pontos devem ser evitados nesse período. A seleção dos pontos é baseada na inervação do órgão-alvo, o útero[15].

Considerações fisiológicas

Os efeitos da acupuntura no campo da analgesia têm sido objeto de estudos, especialmente em experimentos na área da Neurofisiologia. A estimulação de terminações nervosas das vias dolorosas segmentares e suprassegmentares produz analgesia por mecanismos neurais e neuroquímicos[25,26]. Uma hipótese é que os pontos de acupuntura têm propriedades elétricas que, quando estimulados, podem alterar o nível dos neurotransmissores químicos no corpo. Outra hipótese é que as endorfinas são liberadas devido à ativação do hipotálamo[23]. Para alívio da dor, a colocação das agulhas depende do grau e localização da dor, do estágio do parto, do nível de fadiga materna, da tensão e ansiedade, bem como de uma variedade de outros fatores[27]. Portanto, os pontos de acupuntura também podem ser estimulados com os dedos.

Evidências disponíveis

A revisão sistemática da Cochrane, incluindo 28 estudos – 13 utilizando acupuntura e 15 acupressão – e envolvendo 3.960 mulheres avaliadas por meio da Escala Visual Analógica (EVA), sugeriu que a acupuntura pode aumentar a satisfação com alívio da dor no trabalho de parto e reduzir o uso de analgesia farmacológica; além disso, a acupressão pode reduzir a intensidade da dor e, provavelmente, a necessidade de cesariana[28]. Corroborando esses achados e avaliando especificamente o efeito da acupressão, a metanálise conduzida por Yao Chen e cols.[29] destaca que o efeito analgésico imediato da acupressão persistiu por pelo menos 60 minutos, além de reduzir a duração do trabalho de parto, comparado com o grupo controle.

A acupressão tem sido uma das técnicas mais utilizadas no trabalho de parto[19], podendo ser aplicada em diversas áreas reflexas do corpo, como o pavilhão auricular. Com efeito, uma revisão sistemática com metanálise (cinco estudos; 312 mulheres) realizada em 2023 indicou alívio efetivo da dor do trabalho de parto, melhora da percepção da dor de parto e ausência de efeitos adversos para a mãe e o concepto com o uso da acupressão auricular[30].

Implicações para a prática

Os pontos de acupuntura podem ser estimulados durante o parto mediante a utilização de agulhas, pela pressão manual (acupressão), por estimulação elétrica nervosa transcutânea (TENS) e, ainda, por meio de laserterapia. Para localização dos pontos, orienta-se que o local ideal corresponda ao ponto menos resistente ao toque, doloroso ou sensível. Para o relaxamento desse ponto e, consequentemente, para obtenção dos benefícios de sua estimulação, deve ser realizada pressão firme, sem movimento, por 2 a 5 minutos. Diversos pontos podem ser utilizados para diminuir a tensão, a fadiga e a dor[25,31].

Alguns pontos são descritos a seguir, mas convém esclarecer que a prescrição e a aplicação da acupuntura devem ser realizadas por profissional com experiência na área:

- **GB21:** acima do ombro, diretamente na musculatura, cerca de 2 a 4cm abaixo do pescoço (Figura 41.3).
  - *Indicação*: dor, irritabilidade, fadiga e tensão.
- **B27-34:** pontos localizados no sacro (Figura 41.4).
  - *Indicação*: dor de parto, dor lombar e dismenorreia.
- **LI4:** ponto localizado na região dorsal da mão, entre o polegar e o indicador (Figura 41.5).
  - *Indicação*: dor de parto e dor de cabeça; também estimula o trabalho de parto (seu uso é contraindicado durante a gestação).
- **K3:** localizado na região medial do tornozelo, entre o maléolo medial e o tendão de Aquiles (Figura 41.6).
  - *Indicação*: dor de parto, fadiga e dor lombar.
- **SP6:** situado cerca de quatro dedos acima do maléolo medial e posteriormente à borda medial da tíbia (Figura 41.7).
  - *Indicação*: dor de parto.
- **BL67:** localizado na borda lateral do quinto pododátilo (Figura 41.8).
  - *Indicação*: parto difícil, também referenciado como ponto para correção do mau posicionamento e mudança da apresentação fetal, de pélvica para cefálica, quando utilizado entre 33 e 38 semanas de gestação. Para isso, recomenda-se sua utilização apenas por acupunturistas experientes e com acompanhamento médico.

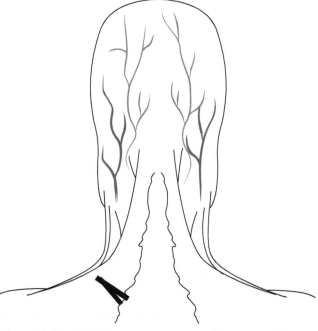

Figura 41.3 Ponto de acupuntura GB21, utilizado em casos de dor, irritabilidade e fadiga.

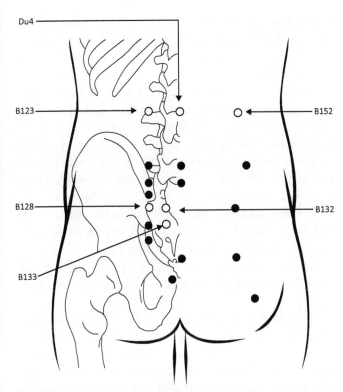

Figura 41.4 Pontos sacrais de acupuntura B27-34, utilizados para controle da dor no parto e dor lombar.

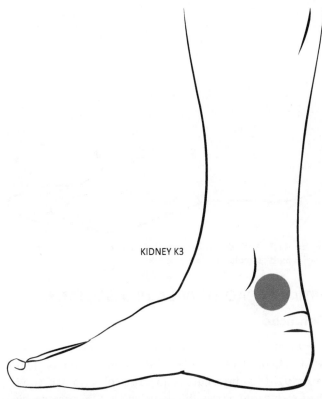

Figura 41.6 Ponto de acupuntura K3, utilizado para controle da dor no parto, fadiga e dor lombar.

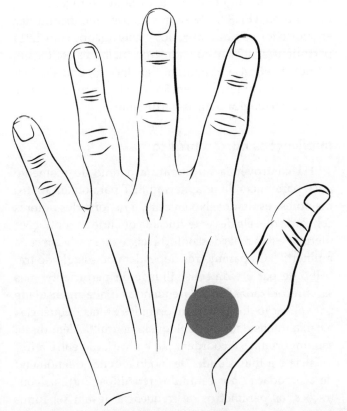

Figura 41.5 Ponto de acupuntura LI4, utilizado para controle da dor no parto— também estimula o trabalho de parto.

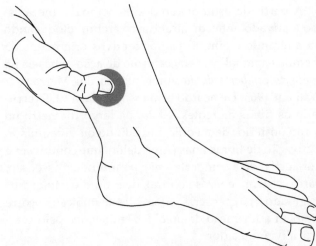

Figura 41.7 Ponto de acupuntura SP6, utilizado para controle da dor no parto.

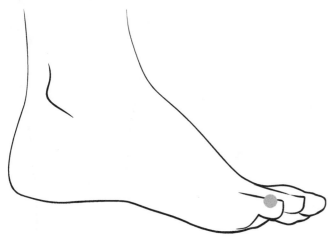

Figura 41.8 Ponto de acupuntura BL67, utilizado em caso de parto difícil e para estimular a rotação do feto.

ESTIMULAÇÃO ELÉTRICA TRANSCUTÂNEA

Definição

O primeiro relato sobre o uso da EET no meio obstétrico data da década de 1970, na Escandinávia, onde foi introduzida como recurso não farmacológico para alívio da dor durante o trabalho de parto[27,32]. A técnica consiste na aplicação de eletrodos cutâneos superficiais que emitem uma corrente elétrica com forma de onda tipicamente bifásica, simétrica ou assimétrica, com o objetivo de excitar as fibras nervosas[33]. A aplicação dos eletrodos é feita, mais comumente, nas regiões toracolombar e sacral, situada na área sobre os nervos que conduzem os estímulos dolorosos para útero, cérvice e períneo durante o trabalho de parto[34,35].

Considerações fisiológicas

A partir da estimulação desses nervos, o mecanismo é ativado antes de alcançar o cérebro, bloqueando ou alterando os impulsos nociceptivos originados da medula espinhal[35,36]. O mecanismo de ação se baseia na *teoria da comporta da dor*, preconizada por Melzack & Wall em 1965. De acordo com essa teoria, a EET recrutaria as fibras aferentes A beta de largo diâmetro no corno posterior da medula, impedindo ou dificultando a ativação de fibras finas (Aα e delta), que conduzem a dor, fechando a comporta e não permitindo a ascensão, para o sistema nervoso central, de estímulos dolorosos originados na periferia. Além dessa inibição, ocorre também a liberação de opioides endógenos pelo cérebro, aliviando a dor.

Evidências disponíveis

Revisões sistemáticas indicam evidências limitadas quanto à efetividade do uso da EET no alívio da dor du-

rante o trabalho de parto[37-39]. Todavia, as pesquisas com EET continuam com melhor qualidade metodológica e resultados mais promissores quanto ao alívio da dor nesse período.

Em 2016[40], um ensaio clínico brasileiro, randomizado e controlado, destacou-se quanto à qualidade científica e apresentou como resultado positivo a redução da dor com o uso de EET para alívio da dor no trabalho de parto, sendo posteriormente incluído em revisão sistemática de 2020[41]. Nessa revisão foram incluídos 26 ensaios clínicos randomizados, com 3.348 mulheres, demonstrando a eficácia significativa da aplicação da EET para redução da dor no trabalho de parto, bem como da dose de reforço analgésico e da analgesia e número menor de intervenções no parto. Esses resultados foram reforçados na revisão de escopo realizada em 2022[42].

De caráter inovador, uma revisão sistemática com metanálise comparou com grupo controle o efeito da EET do acuponto (estimulação elétrica transcutânea no acuponto [TEAS], também chamada acupuntura tipo TENS ou acupuntura sem agulha). Esse recurso envolve a colocação de guias ou canetas elétricas com modos de estimulação regulados em acupontos específicos para promover melhora tanto da eficácia da terapia acuponto como da TENS[43]. Nessa metanálise, que incluiu dez ensaios clínicos randomizados e controlados com 1.214 parturientes, a TEAS demonstrou melhores efeitos em termos de eficácia e segurança analgésica, podendo ser uma opção como intervenção simples, não invasiva e não farmacológica para as parturientes[43].

Implicações para a prática

Há controvérsia na literatura quanto ao momento ideal para início da terapia com EET para obtenção dos melhores resultados. No entanto, a maioria dos autores concorda que ela deve ser iniciada quando as contrações uterinas estão mais desconfortáveis, o que varia em cada mulher[44-47]. Os parâmetros dependem do estágio do trabalho de parto e da sensibilidade da parturiente, mas são preconizadas baixas frequências e alta intensidade para ativação do sistema de opioides e altas frequências e baixa intensidade para bloqueio neural[48]. Além disso, são importantes a coordenação e a variação entre a frequência e a intensidade, de modo a evitar o fenômeno de acomodação por estímulos repetidos. Entre as contrações, os parâmetros de frequência devem ser diminuídos e aumentados durante as contrações[49].

Os eletrodos podem ser aplicados por meio de técnica cruzada na saída das raízes nervosas, entre a décima vértebra torácica (T10) e a primeira vértebra lombar

(L1), ou na região sacral da segunda (S2) à quarta vértebra (S4), dependendo do estágio do trabalho de parto (Figura 41.9). Além disso, também podem ser colocados na região perineal, o que, na prática, é considerado mais difícil em virtude da umidade da região em razão do escoamento constante de fluidos e líquidos. Além desses locais, podem ser utilizados em pontos como LI4 e SP6[50]. Até o momento (base de dados PubMed/Medline, Biblioteca Cochrane, Scopus, CINAHL – fevereiro de 2024) não existem estudos com a aplicação da EET em baixo ventre e não se sabe se é possível algum efeito na frequência cardíaca fetal, principalmente quando o feto está na posição occípito-posterior[33]. A densidade de corrente não deve ultrapassar $0,5\mu a/mm^2$. Para esse cálculo, divide-se a saída da corrente pela área de superfície do eletrodo[51,52].

Quando a EET é utilizada em acupontos, são sugeridos Hegu (LI4), Shenmen (HT7), Sanyinjiao (SP6), Neiguan (CP6), Ciliao (BL32), Jiaji (EX-B2) e um ponto extrameridiano, o Neimadiano (EX-LE29) – os mais utilizados são o Hegu (LI4) e o Sanyinjiao (SP6). A frequência elétrica transcutânea com onda dilatacional de 2/100Hz aplicada nos acupontos foi a mais utilizada[43].

MASSAGEM

Definição

A massagem é uma técnica antiga, amplamente aplicada durante o parto, e cujo mecanismo de ação consiste no bloqueio dos impulsos dolorosos, aumentando a

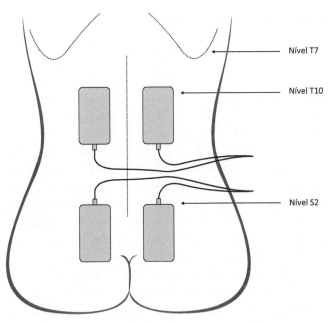

Figura 41.9 Localização dos eletrodos da estimulação elétrica transcutânea em acuponto da região toracossacral.

transmissão das fibras A ou estimulando a liberação local de endorfinas[53].

Considerações fisiológicas

A massagem alivia a dor e o desconforto por reduzir a ansiedade e o estresse, aliviando o espasmo muscular e promovendo diminuição da fadiga muscular. Além disso, tem ação sedativa e analgésica e aumenta a autoconsciência corporal, promovendo benefícios emocionais e o equilíbrio entre o sistema simpático e o parassimpático (Figura 41.10). Por fim, pode tornar a dor mais tolerável em alguns casos[53-55].

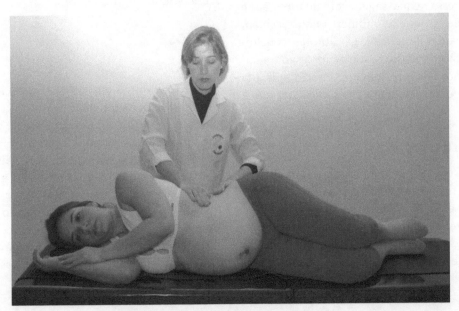

Figura 41.10 Massagem relaxante para o parto.

Evidências disponíveis

Técnica simples e de fácil aplicabilidade, a massagem vem sendo estudada há anos como método de alívio de dor[55-57] e promoção de relaxamento durante o trabalho de parto[58]. Na revisão sistemática com metanálise realizada em 2017 e que contou com dez ensaios clínicos randomizados, evidenciou-se o efeito da massagem no alívio da dor no trabalho de parto[59]. No ano seguinte, a Cochrane realizou uma revisão sistemática que envolveu 14 ensaios clínicos randomizados e controlados com 1.055 mulheres em trabalho de parto ativo, tratadas com diferentes métodos não farmacológicos (massagem, reflexologia e outros métodos manuais)[60]. Entre os diversos recursos utilizados, incluindo a massagem, os autores evidenciaram efetividade na redução da dor no trabalho de parto e da duração do trabalho de parto, melhora na sensação de controle por parte da parturiente e melhor experiência emocional[60]. Cabe destacar que apenas no estudo brasileiro a massagem foi aplicada por profissional fisioterapeuta[61]; nos demais, a massagem era executada por massagistas ou doulas ou ensinada ao parceiro, que a aplicava durante o trabalho de parto.

Um ensaio clínico randomizado e controlado, conduzido no Japão, destaca que a massagem sacral, aplicada durante o trabalho de parto, reduziu a dor, diminuiu os níveis de preocupação e ansiedade e aumentou o sentimento de satisfação das gestantes em relação ao parto, afetando positivamente esse momento[62].

Outro ensaio clínico randomizado e controlado, publicado em 2020 e que envolveu 120 mulheres em trabalho de parto, incluiu três grupos de intervenção (massagem, acupressão e massagem com acupressão) e um grupo controle em que as mulheres não recebiam nenhuma das terapias testadas[63]. Os autores concluíram que a aplicação de massagem e acupressão é relativamente mais eficaz do que qualquer terapia aplicada isoladamente e que a massagem é mais eficaz do que a acupressão[63].

Implicações para a prática

A OMS sugere que o acompanhante possa realizar a massagem na parturiente durante o trabalho de parto, a qual pode estar em pé, sentada, deitada ou receber a massagem durante o banho terapêutico, havendo referências de conforto e alívio da dor[12].

Vários tipos de massagem podem ser aplicados na parturiente, como:

- Massagem do tecido conjuntivo nas zonas reflexas do baixo ventre e na região sacral.
- Massagem leve e suave, realizada com as mãos abertas, de um lado ao outro, na região de baixo ventre.
- Batidas leves com os dedos no baixo ventre, de um lado para o outro.
- Deslizamento da região sacrococcígea até as cristas ilíacas.
- Toque profundo sobre a região sacral.
- Massagem com as duas mãos sobre as articulações sacroilíacas, no sentido longitudinal do occipital até o cóccix, paralelamente à coluna vertebral.
- Massagem sacral.
- Massagem em pontos de acupuntura.

Além desses tipos, é possível utilizar a *contrapressão*, que consiste na aplicação de força contínua em um ponto doloroso da região lombar especificado pela gestante durante as contrações (Figura 41.11)[44]. Para isso, utiliza-se a região do pisiforme, o polegar ou um objeto firme, como uma bola de tênis. A contrapressão pode também ser realizada com as duas mãos nas laterais do quadril (Figura 41.12). O provável mecanismo de ação é explicado pela redução da pressão nos ligamentos sacroilíacos em razão da posição da cabeça fetal, principalmente quando esta se encontra em uma variedade de posição occípito-posterior[64].

Seguindo o mesmo princípio, outra forma de aplicação consiste na *pressão no joelho*: uma pressão aplicada no joelho, direcionada através do fêmur até os quadris flexionados, altera a configuração da pelve, liberando as circulações sacroilíacas e aliviando a dor. Pode ser aplicada com a gestante sentada em uma cadeira ou em decúbito lateral (Figura 41.13)[44].

HIPNOSE

Definição

Introduzida na Obstetrícia no início do século XIX, a hipnose é caracterizada como um estado de relaxamento profundo com a mente alerta, quando o indivíduo apresenta maior sugestibilidade[27,65]. A hipnose tem sido utilizada rotineiramente por mais de 50 anos em vários países para ajudar as mulheres a administrarem a dor do parto. Nos EUA, muitas maternidades oferecem aulas de *hypnobirthing*, termo utilizado para descrever a hipnose conduzida durante a gravidez e no trabalho de parto. Essa técnica ajuda a parturiente a alterar o condicionamento, modificando seus reflexos dolorosos, além de promover o relaxamento[65-68].

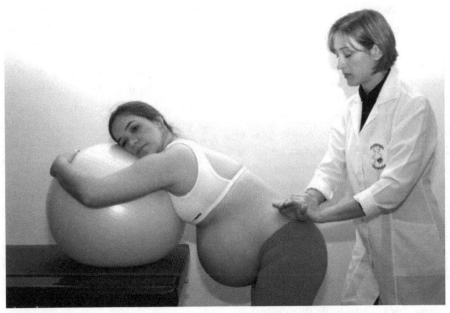

Figura 41.11 Contrapressão na região lombar para controle da dor lombossacra no trabalho de parto.

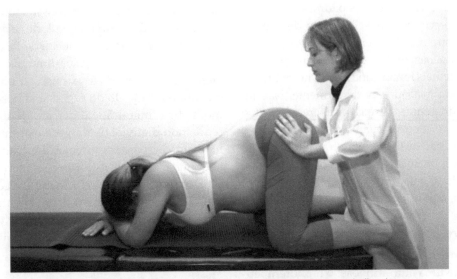

Figura 41.12 Dupla pressão nos quadris para controle da dor no trabalho de parto.

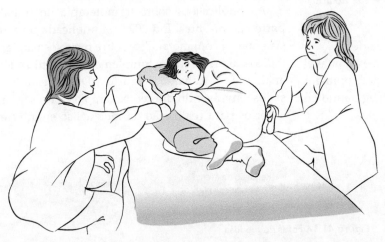

Figura 41.13 Pressão no joelho para controle da dor no trabalho de parto.

Considerações fisiológicas

A hipnose parece consistir em um estado de atenção focalizada e relaxamento com redução da conscientização dos estímulos externos e uma resposta aumentada às sugestões, as quais são comunicações verbais ou não verbais que resultam em mudanças aparentes na percepção ou no comportamento. Essas comunicações terapêuticas são direcionadas ao subconsciente da gestante, e as respostas se tornam independentes de qualquer esforço ou tentativa de raciocínio (Figura 41.14)[65,66]. O giro do cíngulo anterior, mostrado na tomografia, é uma das áreas do cérebro afetadas pela modulação da dor através da hipnose. Essa supressão da atividade neural no sistema límbico parece inibir a interpretação emocional de sensações como a dor[67].

Evidências disponíveis

Em 2018, a Cochrane publicou uma revisão sistemática específica sobre a hipnose para controle da dor no trabalho de parto, incluindo nove estudos randomizados e envolvendo 2.954 mulheres, na qual comparou o uso da hipnose com o grupo controle (cuidados padrões – dois dos ensaios clínicos ofereceram aconselhamento de suporte e outros dois realizaram treinamento de relaxamento)[69]. Dos nove estudos, apenas um foi realizado durante o trabalho de parto; os demais foram conduzidos no pré-natal, e os desfechos foram avaliados posteriormente. Não foram evidenciadas diferenças entre as mulheres do grupo hipnose e as do grupo controle quanto à satisfação com o alívio da dor, a sensação de lidar com o trabalho de parto ou o parto vaginal espontâneo. Os autores concluíram que a hipnose pode reduzir o uso global de analgesia durante o trabalho de parto, mas não de analgesia peridural[69].

Implicações para a prática

Em geral, na maioria dos casos, a hipnose aplicada no parto trata-se de uma auto-hipnose: o hipnoterapeuta ensina a gestante a induzir o estado hipnótico em si própria durante o trabalho de parto[70]. As técnicas de auto-hipnose utilizadas incluem:

- **Distração:** concentração em algo além da dor.
- **Visualização:** imaginar uma cena segura e agradável e colocar-se lá, simbolizando a própria dor como um objeto que pode ser descartado ou se imaginando no controle ou livre da dor.

- **Anestesia em luva:** por meio da sugestão, cria-se uma sensação de dormência em uma das mãos, a qual se dissemina para outros locais do corpo.

As aulas de *hypnobirthing* divulgadas nos EUA normalmente são iniciadas com 30 semanas de gestação, em encontros de 1 a 2 horas a cada semana, durante 4 a 5 semanas[71]. No entanto, a técnica não é indicada para mulheres com antecedente de psicose ou fobias[27]. Os efeitos negativos da hipnose incluem tontura, náuseas e dor de cabeça[22].

CALOR E FRIO SUPERFICIAIS

Definição

Essa técnica consiste na aplicação direta de frio ou calor superficial nos locais específicos de dor ou em pontos de tensão muscular.

Considerações fisiológicas

O calor promove elevação da temperatura da pele e do tecido subcutâneo com consequentes vasodilatação e aumento do fluxo sanguíneo local, além de aumentar o limiar da dor e alterar a velocidade de condução nervosa sensorial. Além disso, o calor diminui o disparo das fibras aferentes do tipo II do fuso muscular e aumenta o disparo das fibras do tipo Ib do órgão tendinoso de Golgi. Desse modo, há diminuição do disparo do motoneurônio alfa, reduzindo a atividade da fibra extrafusal e, consequentemente, o espasmo muscular[72-74]. A aplicação na parede abdominal estimula as contrações uterinas[75].

O frio diminui a velocidade de condução nervosa (inicialmente nas fibras A delta) e a atividade sináptica dos nervos periféricos, eleva o limiar doloroso, promove vasoconstrição, com consequente diminuição do metabolismo, e diminui o edema[74,76].

Evidência disponível

As publicações sobre termoterapia no trabalho de parto são recentes. Em 2022 foi publicada uma revisão sistemática com metanálise sobre recursos não farmacológicos alternativos e complementares utilizados para analgesia no trabalho de parto[19]. Dos 63 estudos analisados, envolvendo diferentes terapias, oito seguiram os critérios para realização da metanálise e em sete deles

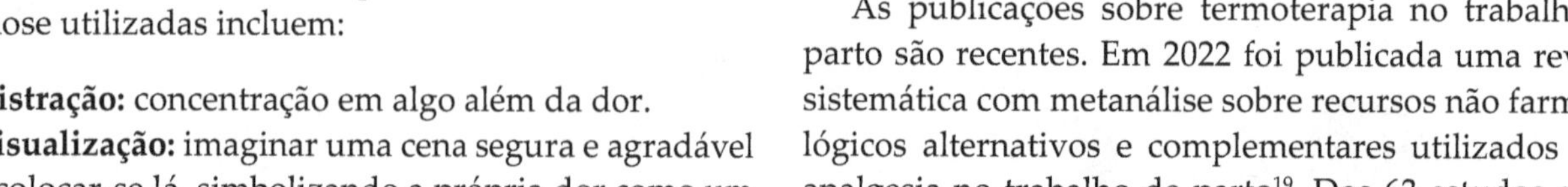

Relaxamento profundo → Atenção focalizada → Redução de atenção aos estímulos externos → Sugestibilidade

Figura 41.14 Fases da hipnose.

foram relatados benefícios clínicos no grupo de intervenção, evidenciando a aplicabilidade do calor como método efetivo de alívio da dor no trabalho de parto.

Em estudo quase-randomizado publicado em 2021 foram avaliados o efeito da aplicação do calor e o efeito da massagem direcionados à região sacral[77]. Os autores concluíram que a aplicação de calor e a massagem podem ser utilizadas como intervenção obstétrica segura e eficaz para reduzir a percepção de dor da gestante e proporcionar conforto durante o trabalho de parto em qualquer fase de dilatação cervical[77].

O banho de chuveiro com ducha aquecida também consiste em uma modalidade de hidroterapia e termoterapia, uma vez que se utiliza do princípio da água e do calor, respectivamente. Nos últimos anos, têm-se ampliado as pesquisas sobre esse tema. Os primeiros estudos publicados, a despeito da baixa qualidade metodológica, demonstraram redução significativa da intensidade da dor na fase ativa do trabalho de parto[78,79].

Mais tarde, surgiram novos estudos sobre o banho de chuveiro combinado a outros métodos não farmacológicos[80-82] ou como método único de alívio da dor e da ansiedade[83]. No estudo de Taskin & Ergin[83], banhos quentes realizados durante todo o primeiro estágio do trabalho de parto, nas dilatações cervicais de 4cm, 5 a 7cm e 8 a 10cm, levaram à redução da dor e da ansiedade, bem como resultaram em maior conforto para a parturiente, além de reduzirem o tempo da fase de transição do trabalho de parto.

O infravermelho, um dos métodos de terapia de calor, foi incluído na pesquisa desenvolvida por Dastjerd e cols.[84], sendo observada, também, redução significativa da dor no grupo que recebeu a aplicação do infravermelho, em comparação ao grupo controle. Portanto, essa técnica é considerada um método de alívio de dor seguro e eficaz no manejo da dor no trabalho de parto.

Implicações para a prática

O calor pode ser obtido por meio de bolsas de água quente, bolsas de gel de sílica aquecidas, toalhas úmidas aquecidas, cobertores ou duchas de água quente e infravermelho. O local de aplicação irá depender de cada mulher: região inferior do abdome, virilha, coxas, região lombossacra ou cervical, ombros ou períneo. O tempo sugerido para obtenção dos efeitos fisiológicos é de 20 minutos[74,84]. Caso tenham sido escolhidas toalhas úmidas aquecidas, estas precisam ser trocadas a cada 5 minutos. O calor úmido difere do seco por conseguir elevar a temperatura até um nível levemente mais profundo[59]. Recomenda-se que a temperatura seja quente o suficien-

te a ponto de a toalha poder ser segurada com as mãos sem desconforto (em torno de 38°C a 40°C).

As bolsas de água quente podem consistir em sacos de silicone aquecidos com capa para colocação do termômetro de mercúrio entre a bolsa e a capa[84]. Recomenda-se o banho de chuveiro com ducha aquecida direcionada à região dolorosa na temperatura suportada pela gestante[83].

A cinta infravermelha (Fir Bio Photon Luz Led Electric turmalina cintura de aquecimento, Liaoyang Conoval Technology Co, China) pode ser utilizada com comprimento de onda de 850nm e intensidade de 15mW/cm^2 [84].

O frio pode ser aplicado por meio de bolsas de gelo, bolsas de gel de sílica congeladas, toalhas úmidas em água gelada, luvas de látex para procedimentos ou bolsa plástica com gelo picado, bem como através de criomassagem. Assim como acontece com o calor, o local de aplicação irá depender da gestante; nesse caso, porém, pode ser muito útil para controle da dor na região lombossacra, ou mais especificamente na região anal, em caso de hemorroida, no segundo período do parto. Vale ressaltar que, muitas vezes, as mulheres em trabalho de parto não apreciam a sensação térmica do frio e optam por não utilizá-lo. O tempo de aplicação sugerido para alcançar efeitos fisiológicos é de 10 a 20 minutos[74,85], e as bolsas e compressas devem ser envolvidas em toalha molhada para evitar queimaduras na pele.

IMERSÃO EM ÁGUA

Definição

Uma forma de hidroterapia consiste na imersão em água durante qualquer fase do trabalho de parto com o abdome da gestante completamente submerso[86]. Definida como técnica não invasiva de estimulação cutânea de calor superficial, quando associada à intensidade e ao tempo de aplicação produz efeito local, regional e geral e, assim, é considerada tratamento complementar e alternativo para a prática obstétrica[87].

Considerações fisiológicas

Durante o trabalho de parto, a imersão da parturiente em água morna reduz a sensibilidade dolorosa e a pressão nas articulações e tecidos, promovendo, assim, maiores relaxamento e conforto. A temperatura quente promove vasodilatação que, associada à pressão hidrostática da água, facilita a entrada do líquido extracelular no espaço vascular, aumentando o volume plasmático. A distribuição uniforme da pressão hidrostática favorece a remoção do excesso de líquido, aumentando o retorno venoso e reduzindo, assim, o edema[88-91]. Em 20 a 40 minutos de imersão, a gestante pode perder 300 a 400mL de líquidos[92].

O aumento do volume plasmático estimula a liberação do fator atrial natriurético (FAN). Este, por sua vez, inibe a liberação de vasopressina (responsável pela retenção de água). Esse efeito pode ser modificado por meio da ingestão de líquidos, impedindo, assim, a diminuição da liberação de vasopressina[93]. Na primeira hora em que a mulher entra na água, há uma rápida progressão do trabalho de parto. Acredita-se que a redistribuição do volume sanguíneo possa estimular diretamente a glândula pituitária posterior, liberando ocitocina. Em seguida, a liberação do FAN inibiria essa glândula pituitária posterior, desacelerando o trabalho de parto[94].

Evidência disponível

Diversos pesquisadores destacaram a importância da intervenção hidroterapêutica na fase ativa do parto, favorecendo suas fases clínicas. Entre os efeitos foram relatados aumento da dilatação do colo, diminuição da pressão arterial, alívio da dor, diminuição de edemas em consequência do efeito diurético, além de redução da necessidade de estratégias farmacológicas de analgesia[87,90,91,95].

A revisão sistemática da Cochrane de 2018, envolvendo 15 ensaios clínicos (3.663 mulheres), encontrou evidências de que a imersão em água durante o primeiro estágio do trabalho de parto reduz o uso de analgesia regional com pouco efeito sobre o tipo de parto ou trauma perineal, além de não promover efeitos adversos para mãe e feto[86]. Realizada em 2022, outra revisão sistemática com metanálise sobre a imersão em água durante o trabalho de parto, envolvendo 36 estudos e um total de 157.546 participantes, endossa os estudos anteriores, destacando a redução do uso de peridural, opioides injetáveis e episiotomia, bem como da dor materna e do risco de hemorragia pós-parto, além de aumentar a satisfação materna e a possibilidade de períneo íntegro[96]. O estudo também demonstra que, apesar do risco baixo, é maior a chance de avulsão do cordão umbilical no parto aquático.

Implicações para a prática

A temperatura comumente recomendada para banhos quentes é em torno de 34°C a 38°C. A temperatura da água deve ser cuidadosamente controlada para evitar aumento da temperatura corporal[22,86,96].

A progressão do parto pode desacelerar caso a parturiente entre na água antes que a fase ativa esteja definida. Assim, recomenda-se a imersão com dilatação acima de 4 a 5cm ou a partir de 6cm com um padrão de contração estabelecido. Convém prestar mais atenção às gestantes que permanecem mais de 2 horas imersas[27,90,91]. Durante a fase precoce do trabalho de parto, a imersão em água pode promover queda acentuada da pressão arterial, o que, por sua vez, reduz o fluxo sanguíneo placentário. Além disso, pode interferir na intensidade das contrações e na duração do parto[89-91].

A primeira hora de imersão deve ser sempre observada de maneira mais atenta, e líquidos devem ser oferecidos a cada hora.

Essa técnica exige monitoramento fetal contínuo e é contraindicada em casos de amniotomia, febre materna, suspeita de infecção materna, herpes genital, frequência cardíaca fetal fora dos padrões de normalidade, ruptura de membranas por mais de 24 horas, presença de mecônio, sangramento vaginal excessivo, hepatite ou HIV positivo[97]. Também não é indicada para mulheres com menos de 36 semanas de gestação[89].

Como muitas vezes não há disponibilidade para imersão em água na prática, pode ser utilizado chuveiro com água quente, deixando a água cair sobre a coluna da gestante e aliviando, assim, a dor lombar, queixa presente em um terço das parturientes no primeiro estágio do parto, geralmente em consequência do tempo para rotação do polo cefálico[49].

AROMATERAPIA
Definição

A aromaterapia é uma terapia complementar que se utiliza de plantas mediante a extração de suas essências por destilação ou compressão fria.

Considerações fisiológicas

Apesar de incerto, o mecanismo de ação parece consistir na estimulação da produção de substâncias relaxantes, estimulantes e sedativas próprias do corpo[98]. Muito voláteis e de evaporação rápida, os óleos essenciais estimulam as células nervosas olfativas, ativando os receptores via sistema límbico (área cerebral responsável pela olfação, memória e emoção), o que pode influir na frequência cardíaca, na respiração e na resposta ao estresse[89,99,100]. Após a absorção dos óleos, cada composto químico é encaminhado ao tecido-alvo através de receptores específicos encontrados nos tecidos. A absorção ocorre em 20 a 40 minutos, dependendo da natureza química de cada óleo[89,100]. Outra justificativa para o uso da aromaterapia no parto seria o sentimento de acolhimento percebido pela gestante, a qual, em razão do efeito Hawthorne (fenômeno que ocorre quando as pessoas se comportam de maneira diferente quando estão sendo observadas), passa a se sentir melhor.

Como os óleos apresentam diversas propriedades específicas, recomenda-se a seleção de aromas adequados para as diferentes fases do trabalho de parto. As sugestões incluem óleo calmante para a primeira fase, antes de iniciada a descida do feto, e aromas mais fortes e apimentados na segunda fase, os quais podem promover uma sensação de força e acelerar o trabalho de parto (Quadro 41.1)[101].

Evidência disponível

Em 2023 foi realizada uma revisão sistemática com metanálise sobre o uso de aromaterapia para controle da dor durante o trabalho de parto[102]. O estudo incluiu 14 ensaios clínicos randomizados, nos quais a aromaterapia era aplicada por meio de massagem e inalação, utilizando óleos como lavanda, jasmim, rosa, camomila, laranja-amarga e bromélia. Em 11 estudos, a aromaterapia diminuiu significativamente a intensidade da dor do trabalho de parto, podendo ser um recurso utilizado para alívio da dor. Cabe ressaltar, no entanto, que houve restrição linguística e da data de publicação dessa revisão, o que representa um viés de publicação com superestimação do tamanho do efeito.

Apesar de se tratar de método de fácil aplicação e baixo custo, são necessários mais estudos com delineamento adequado para determinação dos efeitos da aromaterapia para alívio da dor durante o trabalho de parto. Assim, recomenda-se cautela quanto a seu uso, e a gestante deve ser informada sobra a evidência.

Implicações para a prática

Os métodos de aplicação da aromaterapia mais apropriados para um ambiente hospitalar são massagem, inalação, compressas, escalda-pés e imersão em água[100]. Na primeira fase do trabalho de parto, os óleos são popularmente administrados via massagem e imersão em água. Na fase de transição, tendem a ser aplicados por meio de inalação. No entanto, a inalação prolongada de óleos essenciais pode causar dor de cabeça, náusea, alergias e irritação na pele[99,100].

AUDIOANALGESIA OU MUSICOTERAPIA

Definição

A audioanalgesia ou musicoterapia é uma técnica que se utiliza de música como intervenção terapêutica para estimular mudanças positivas nas funções cognitiva, física, psicológica e social[103]. Trata-se de um processo sistemático de intervenção em que o terapeuta auxilia a parturiente a promover a saúde por meio de experiências musicais e das relações que se estabelecem a partir daí[103]. A música é capaz de abrir um canal de comunicação e outro de saída para as emoções, podendo ser usada de forma efetiva no tratamento de disfunções como a dor[104]. Além disso, a música promove o relaxamento e contribui para aumentar a sensação de tranquilidade do ambiente (Figura 41.15)[105].

Considerações fisiológicas

Várias teorias tentam explicar a ação da música na função autonômica. É possível que ocorra uma estimulação da pituitária, resultando na liberação de endorfinas e na diminuição da dor e da necessidade de

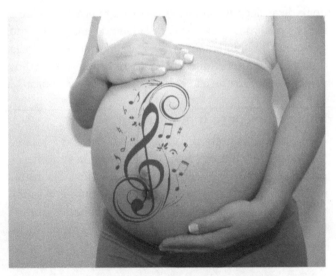

Figura 41.15 Musicoterapia para parturientes.

Quadro 41.1 Propriedades específicas e indicações dos óleos essenciais utilizados no trabalho de parto

Essência	Efeito	Indicação
Lavanda e camomila	Calmante Sedativo	Primeiro período do parto
Óleo de olíbano	Relaxamento Auxilia a respiração	Fase de transição do primeiro período do parto
Salvia sclarea	Alívio da dor Fortalece contrações Alternativa à analgesia farmacológica	Segundo período do parto
Jasmim	Aumenta as contrações uterinas Acelera o trabalho de parto	Segundo período do parto

Fonte: adaptado das referências 37, 46 e 53.

analgésicos. Parece ocorrer, também, redução da liberação de catecolaminas, o que poderia explicar a diminuição da frequência cardíaca e da pressão arterial[103]. A música parece afetar o corpo de duas maneiras: objetivamente, como efeito do som sobre as células e os órgãos, e subjetivamente, agindo sobre as emoções que, por sua vez, influenciam numerosos processos corporais[104].

Evidência disponível

A audioanalgesia durante o parto teria como benefício aliviar a dor durante as contrações e auxiliar a redução da tensão e do medo e a integração da parturiente ao ambiente hospitalar. Essas condições possibilitam que a parturiente experimente um estado de relaxamento mais eficaz nos intervalos das contrações, proporcionando uma evolução mais amena e eutócica do trabalho de parto e aumentando o limite de tolerância à dor e ao desconforto[106]. Na revisão sistemática com metanálise publicada em 2020 (seis estudos; 778 mulheres), os resultados incluíram redução dos escores de dor e ansiedade medidos pela EVA nas fases latente e ativa do trabalho de parto[107]. Além da redução da dor e da ansiedade, há relatos de melhora nos níveis pressóricos maternos e menos necessidade de analgésicos no pós-parto[108,109]. No entanto, vale ressaltar que a evidência disponível apresenta diferença entre os grupos quanto aos valores de "p", o que não garante uma diferença clínica.

Implicações para a prática

Em algumas maternidades, é fácil o acesso a aparelhos de rádio e leitores de CD/DVD. Algumas mulheres preferem usar fones de ouvido porque a música se torna mais atraente e elas podem controlar o volume. As músicas ou sons ambientais devem ser selecionados durante as aulas de pré-natal ou momentos antes do parto, às vezes com auxílio de um musicoterapeuta[27].

A maioria dos estudos sobre musicoterapia durante o parto destaca que a música pode aumentar a tolerância à dor, melhorar o humor ou auxiliar a mulher a se movimentar e respirar de maneira mais ritmada. Como não há riscos conhecidos associados ao uso da música durante o trabalho de parto, as mulheres que acreditam que alguma forma de música pode ser útil devem ser incentivadas a experimentá-la[104,106].

SUPORTE CONTÍNUO DO TRABALHO DE PARTO

Definição

O suporte contínuo refere-se aos cuidados não médicos prestados a uma parturiente. Esse método inclui o conforto físico por meio de toque, massagem, aplicação de calor ou frio ou imersão em água, além de apoio emocional[110]. Apoiar as mulheres no momento do parto é essencial para os cuidados em saúde pública. De acordo com as recomendações da OMS, o Ministério da Saúde publicou em 2022 a versão atualizada da Diretriz Nacional de Assistência ao Parto Normal – Versão Preliminar, em que reconhece a importância de acompanhamento ou suporte psicossocial durante o trabalho de parto[111].

Considerações fisiológicas

O mecanismo de ação mais plausível do suporte contínuo do trabalho de parto pode ser explicado através do efeito *Hawthorne*. Elton Mayo e cols.[112], pouco antes da Segunda Guerra Mundial, realizaram um experimento em uma fábrica nos EUA e descobriram que os trabalhadores alteravam seu desempenho e seu estímulo pelo simples motivo de perceberem atenção maior por parte da gerência em relação à sua vivência no trabalho. Esse efeito é conhecido como efeito *Hawthorne*. Acredita-se, portanto, que o simples fato de as gestantes estarem na companhia de alguém que se propõe a apoiá-las promove uma mudança positiva em seu comportamento, diminuindo a necessidade de uso de substâncias anestésicas.

Evidências disponíveis

Em 2017 foi atualizada a revisão sistemática da Cochrane[113] com um total de 26 ensaios, envolvendo 15.858 mulheres e conduzidos em 17 países diferentes (13 ensaios foram conduzidos em ambientes de alta renda, 13 em ambientes de renda média e nenhum em ambientes de baixa renda). Os autores concluíram que o suporte contínuo durante o trabalho de parto pode melhorar os resultados para mulheres e recém-nascidos, incluindo aumento do número de partos vaginais espontâneos, menor duração do trabalho de parto e diminuição das taxas de cesariana, parto vaginal instrumental, uso de qualquer analgesia e analgesia regional, baixo índice de Apgar no quinto minuto e sentimentos negativos sobre as experiências do parto.

Implicações para a prática

O conforto físico envolve medidas simples, como pegar na mão, caminhar com a parturiente, massagear suas costas, ajudá-la a tomar banho e encorajar durante o período expulsivo[114,115]. O apoio emocional deve incluir contato visual, incentivo, elogios e fornecimento de informações sobre o parto e as possíveis intervenções[114]. As atividades de suporte variam de acordo com as necessidades, desejos e cultura da mulher[115]. Desse modo, qualquer profissional atuante na sala de parto que esteja assistindo a parturiente é capaz de fornecer esse tipo de apoio emocional e, com isso, obter efeitos positivos sobre o parto.

As mulheres com treinamento especial para oferecer suporte são conhecidas como doulas, também chamadas acompanhantes ou assistentes de parto. As diversas denominações levam a certa ambiguidade conceitual na literatura e na prática assistencial. Assim, o termo *doula* é utilizado, de maneira geral, para designar as mulheres que dão suporte à parturiente, muitas vezes sem levar em consideração sua formação ou nível de treinamento. Além das doulas, o suporte à parturiente pode ser fornecido por membros da família, marido/parceiro ou amigos[110].

Além de todos os métodos descritos, o uso de técnicas respiratórias também é considerado uma maneira de controlar a ansiedade e diminuir a dor da gestante e pode ser associado a quaisquer métodos (o uso da respiração no parto é abordado com mais detalhes nos Capítulos 36 a 38). Do mesmo modo, a adoção de posturas e movimentos em todo o processo do parto também ajuda a controlar o quadro álgico mediante o resgate da participação da mulher nesse processo. Quando a gestante se move ou muda de postura, ocorre uma alteração na relação feto-pelve em virtude das mudanças na biomecânica pélvica, nas contrações uterinas e na influência da gravidade.

TÉCNICAS DE RELAXAMENTO

Definição

As técnicas de relaxamento visam promover o relaxamento natural do corpo e a sensação de bem-estar. As diversas técnicas de relaxamento disponíveis incluem imaginação guiada, relaxamento muscular progressivo, técnicas de respiração, ioga, meditação e hipnose, além de musicoterapia, entre outras (veja o Capítulo 18), algumas já descritas neste capítulo como métodos para alívio da dor[21,58,60].

Considerações fisiológicas

Há uma fisiologia para cada técnica aplicada para relaxamento, mas todas terão como resultado imediato a redução da frequência respiratória e da pressão arterial, promovendo a sensação de aumento do bem-estar[21,58,60]. No trabalho de parto, as técnicas de relaxamento são usadas como estratégias de enfrentamento que podem reduzir a dor em razão da interrupção da transmissão de sinais de dor, limitando a capacidade de prestar atenção à dor, estimulando a liberação de endorfinas ou ajudando a diminuir os pensamentos que exacerbam a dor. Ademais, diminuem os níveis de cortisol e catecolaminas e reduzem o nível de estresse e a ansiedade das parturientes[117].

Evidências disponíveis

Publicada em 2018, a revisão sistemática sobre técnicas de relaxamento para manejo da dor no trabalho de parto avaliou 19 estudos, 15 dos quais foram analisados com um total de 1.731 mulheres[58]. As intervenções avaliadas foram relaxamento (relaxamento muscular, alongamentos, respiração profunda, imaginação guiada e massagem), ioga, musicoterapia e audioanalgesia e *mindfulness*. Após análise, o relaxamento, a ioga e a musicoterapia reduziram a dor do trabalho de parto e aumentaram a satisfação materna, mas as evidências ainda são escassas. Os dados sobre *mindfulness* e audioanalgesia ainda são insuficientes.

Um ensaio clínico randomizado e controlado utilizou o relaxamento focado realizado por uma enfermeira para mulheres em trabalho de parto prematuro em ambiente hospitalar[117]. Como desfecho, o grupo intervenção apresentou menos ansiedade, nível de cortisol menor, intensidade menor das contrações uterinas, maior conhecimento sobre ameaça de trabalho de parto e maior satisfação com a assistência, em comparação com o grupo controle.

Implicações para a prática

Para melhorar o efeito no trabalho de parto, são recomendadas técnicas de relaxamento individualmente ou combinadas, sendo ideal o treinamento no pré-natal (veja o Capítulo 18). Como citado, encontram-se disponíveis várias técnicas de relaxamento, as quais devem adequar-se aos valores e preferências da mulher. A maioria recebe informações sobre técnicas de respiração no ambiente hospitalar, quando já iniciado o trabalho de parto, ou durante a fase de expulsão[118].

O programa de relaxamento focado descrito por Ozberk e cols.[117] em 2020 e realizado em 2 dias era composto por quatro etapas com as gestantes em trabalho de parto prematuro em ambiente hospitalar. A primeira etapa consistiu em: (a) comunicação positiva; (b) promoção de segurança; (c) criação de um ambiente hospitalar positivo e descrição dos principais cuidados; (d) identificação de fatores estressores e da prioridade com qual lidar; e (e) massagem. A segunda etapa consistiu na prática de pensamentos positivos, emoções e comportamento, bem como em relaxamento. A terceira etapa se caracterizou por comunicação positiva e relaxamento, e a quarta etapa, pela determinação dos fatores estressores existentes e em curso e em relaxamento. O acompanhamento foi realizado semanalmente por meio de *WhatsApp* e telefonemas para fornecimento de suporte ao exercício de relaxamento até o parto, sendo observadas redução da ansiedade, diminuição do nível de cortisol e melhora do nível de conhecimento sobre o início de trabalho de parto pré-termo.

MOBILIDADE PÉLVICA

Outro método não farmacológico para diminuição da dor consiste na mobilidade pélvica, a qual está mais bem detalhada no Capítulo 34.

CONSIDERAÇÕES FINAIS

Ao longo deste capítulo foi possível perceber como a literatura é vasta na análise e descrição dos efeitos do uso de métodos não farmacológicos para controle da dor no trabalho de parto. A maioria das evidências apresentadas para cada recurso baseou-se em revisões sistemáticas sobre o tema, mostrando, nos últimos anos, a ascensão de estudos randomizados e controlados sobre os métodos não farmacológicos para alívio da dor no trabalho de parto.

As revisões citadas destacam ainda a necessidade de estudos de mais qualidade científica, mas não contraindicam a utilização de nenhum método. Os estudos enfatizam a importância dos métodos no contexto individual de cada mulher e de acordo com seus desejos e necessidades, levando em consideração o julgamento das condições do parto, bem como a necessidade prioritária de mais pesquisas nessa área.

Além disso, a OMS estimula a adoção de métodos não farmacológicos para alívio da dor do parto porque, mesmo que essas técnicas não sejam capazes de evitar o uso de métodos farmacológicos, elas são capazes de retardar sua introdução, diminuindo a dose total de fármacos utilizados.

Cabe ressaltar que não existe um método soberano, sendo possível a utilização conjunta. A adoção de uma técnica isolada ou a associação de várias irá depender não só do período do trabalho de parto, mas da escolha e participação ativa da mulher.

No pré-natal, é importante que a gestante conheça os diversos métodos para que possa, durante o parto, fazer uma escolha consciente, de acordo com suas expectativas e respostas corporais. Por isso, o fisioterapeuta desempenha papel fundamental ao expor, explicar e ajudar a gestante a optar entre os métodos disponíveis.

Referências

1. Mathias RS, Torres MLA. Analgesia e anestesia em Obstetrícia. In: Yamashita AM, Takaoka F, Junior JOCA, Iwata NM (eds.). Anestesiologia. São Paulo: Atheneu, 2000: 679-730.
2. Ojugas AC. A dor física na arte. In: Dor através da história da arte. Cleveland: Athas Medical Publishing, 1999: 25-46.
3. Astin JA. Why patients use alternative medicine: Results of a national study. JAMA 1998; 279(19):1548-53.
4. Shineder SM, Lenvison G, Ralston DH. Regional anesthesia for labor and delivery. In: Shineder SM, Lenvison G. Anesthesia for Obstetrics. Baltimore: Williams & Wilkins, 1993: 135-56.
5. Hawkins JL. Epidural analgesia for labor and delivery. N Engl J Med 2010; 362(16):1503-10.
6. Lowe NK. The nature of labor pain. Am J Obstet Gynecol 2002; 92(3):841-50.
7. World Health Organization. Care in normal birth: A practical guide. Geneva: Maternal and Newborn Health/Safe Motherhood Unit,1996. 53p.
8. Nichols FH, Humenick SS. Childbirth education: Practice, Research and Theory.Philadelphia: Saunders. 2000;731p
9. Hawkins JL, Chestnut DH, Gibbs CP. Obstetric anesthesia. In: Gabbe C. Obstetrics: normal and problem pregnancies. Churchill Livingstone, 2002: 431-66.
10. Cancino E, Gómez PI. Analgesia obstétrica con estimulación eléctrica transcutánea (TENS). Rev Colomb Obstet Ginec 1996; 47(1):29-32.
11. Lee EWC, Chung IWY, Lee JYL, Lam PWY, Chin RKH. The role of transcutaneous electrical nerve stimulation in management of labour in obstetric patients. J Obstet Gynaecol 1990; 16(3):247-54.
12. Organização Mundial de Saúde (OMS). Assistência ao parto normal: Um guia prático. Brasília: OPAS/USAID, 1996.
13. Jensen MP, Karoly P, Braver S. The measurement of clinical pain intensity: A comparison of six methods. Pain 1986; 27:117-26.
14. Delgado AM, Freire AB, Wanderley ELS, Lemos A. Analysis of the construct validity and internal consistency of the State-Trait Anxiety Inventory (STAI) State-Anxiety (S-Anxiety) Scale for pregnant women during labor. Rev Bras Ginecol Obstet 2016; 38 (11):531-7. doi: 10.1055/s-0036-1593894.
15. Delgado AM, Oliveira PDNF, Góes PSA, Lemos A. Development and analysis of measurement properties of the "maternal perception of childbirth fatigue questionnaire" (MCFQ). Braz J Phys Ther 2019; 22(131):125-31. doi: 10.1016/j.bjpt.2019.01.004.
16. Bio E, Bittar RE, Zugaib M. Influência da mobilidade materna na duração da fase ativa do trabalho de parto. Rev Bras Ginecol Obstet [Internet] 2006 Nov; 28(11):671-9. [cited 2020 Aug 31]. doi: 10.1590/S0100-72032006001100007.
17. Delgado AM, Amorim MM, Oliveira AAP et al. Active pelvic movements on a Swiss ball reduced labour duration, pain, fatigue and anxiety in parturient women: A randomised trial. J Physioth 2024; 70:25-32. doi: 10.1016/j.jphys.2023.11.001.
18. Santos KO, Aguiar M, Barros M, Carvalho F, Puccia MIR, Pereira AT. A versão brasileira do Questionário sobre a Experiência de Parto – CEQ-2BR: validação e confiabilidade. Rev Psicol Divers Saúde 2022; 11:e4464. doi: 10.17267/2317-3394rpds.2022.e4464.
19. Melillo A, Maiorano P, Rachedi S et al. Labor analgesia: A systematic review and meta-analysis of non-pharmacological complementary and alternative approaches to pain during first stage of labor. Crit Rev TM in Eukaryotic Gene Expression, 2022; 32(2):61-89.
20. Nori W, Kassim MAK, Helmi ZR et al. Non-pharmacological pain management in labor: A systematic review. J Clin Med 2023; 12:7203. doi: 10.3390/jcm12237203.
21. Zuarez-Easton S, Erez O, Zafran N, Carmeli J, Garmi G, Salim R. Pharmacologic and nonpharmacologic options for pain relief during labor: An expert review. Am J Obstet Gynecol 2023 May.

22. Gentz BA. Alternative therapies for the management of pain in labor and delivery. Clin Obstet Gynecol 2001; 44(4):704-32.

23. Tournaire M, Theau-Yonneau A. Complementary and alternative approaches to pain relief during labor. Adv Access Public 2007; 4(4):409-17.

24. Smith CA, Collins CT, Crowther CA, Levett KM. Acupuncture or acupressure for pain management in labour. Cochrane Database Syst Rev 2011; Issue 8.

25. West Z. Acupuncture in pregnancy and childbirth. 2. ed. Philadelphia: Churchill Livingstone Elsevier, 2008. 272p.

26. Martini JG, Becker S. A acupuntura na analgesia do parto: Percepções das parturientes. Esc Anna Nery Rev Enferm 2009; 13(3):589-94.

27. Simkin P, Bolding A. Update on nonpharmacologic approaches to relieve labor pain and prevent suffering. J Mid Women's Health 2004; 49(6):489-504.

28. Smith CA, Collins CT, Levett KM et al. Acupuncture or acupressure for pain management during labour. Cochrane Database Syst Rev 2020; Issue 2, Art No. CD009232. doi: 10.1002/14651858. CD009232.pub2.

29. Chen Y, Xiang X-Y, Chin KHR et al. Acupressure for labor pain management: A systematic review and meta-analysis of randomized controlled trials. Acupunct Med 2021 Aug; 39(4):243-52. doi: 10.1177/0964528420946044.

30. Xu MM, Tian Q, Yu L et al. The effectiveness of auricular acupressure on pain management during labor: A systematic review and meta-analysis of randomized controlled trials. Jpn J Nurs Sci 2023 Jan; 20(1):e12512. doi: 10.1111/jjns.12512.

31. Betts D. The essential guide to acupuncture in pregnancy. J Chin Med 2006. 320p.

32. Telles RE, Amaral VF. Eletroestimulação elétrica transcutânea (TENS) em ginecologia e obstetrícia: Alternativas nas síndromes dolorosas. Femina 2007; 35(11):697-702.

33. Ferreira CHJ, Payno SMP. A eletroestimulação nervosa transcutânea como recurso de alívio da dor no trabalho de parto. Femina 2002; 30(2):83-6.

34. Augustinsson LE, Bohlin P, Bundsen P et al. Pain relief during delivery by transcutaneous electrical nerve stimulation. Pain 1977; 4(1):59-65.

35. Hemple P. Pain control in labor. The obstetrical use of TNS. AARN Newsletter. 1989; 45(10):15-6.

36. Chia YT, Arulkumaran S, Chua S, Ratnam SS. Effectiveness of transcutaneous electric nerve stimulator for pain relief in labour. Asia-Oceania J Obstet Gynaecol 1990; 16(2):145-51.

37. Carrol D, Tramèr M, McQuay H, Nye B, Moore A. Transcutaneous electrical nerve stimulation in labour pain: A systematic review. Br J Obstet Gynaecol 1997; 104(2):169-75.

38. Dowswell T, Bedwell C, Lavender T, Neilson JP. Transcutaneous electrical nerve stimulation (TENS) for pain relief in labour. Cochrane Database Syst Rev 2009 Apr; (2):CD007214.

39. Bedwell C, Dowswell T, Neilson JP, Lavender T. The use of transcutaneous electrical nerve stimulation (TENS) for pain relief in labour: A review of the evidence. Midwifery 2011; 27(5):e141-8.

40. Santana LS, Gallo RB, Ferreira CH, Duarte G, Quintana SM, Marcolin AC. Transcutaneous electrical nerve stimulation (TENS) reduces pain and postpones the need for pharmacological analgesia during labour: A randomised trial. J Physiother 2016; 62 (01):29-34. doi: 10.1016/j.jphys.2015.11.002 15.

41. Thuvarakan K, Zimmermann H, Mikkelsen MK, Gazerani P. Transcutaneous electrical nerve stimulation as a pain-relieving approach in labor pain: A systematic review and meta-analysis of randomized controlled trials. Neuromodulation 2020 Aug; 23(6):732-46. doi: 10.1111/ner.13221.

42. Reis CCS, Dias LC, Carvalho LB, Alves Junior LB, Imoto AM. Transcutaneous nerve electrostimulation (TENS) in pain relief during labor: A scope review. Rev Bras Ginecol Obstet 2022; 44(2). doi /: 10.1055/s-0042-1742290.

43. Yan W, Kan Z, Yin J. Ma Y. Efficacy and safety of transcutaneous electrical acupoint stimulation (TEAS) as an analgesic intervention for labor pain: A network meta-analysis of randomized controlled trials. Pain Ther 2023; 12:631-44. doi: 10.1007/s40122-023-00496-z.

44. Carrol D, Tramèr M, McQuay H, Nye B, Moore A. Transcutaneous electrical nerve stimulation in labour pain: A systematic review. Br J Obstet Gynaecol 1997; 104(2):169-75.

45. Báez-Suárez A, Martín-Castillo E, García-Andújar J, García-Hernández JA, Quintana-Montesdeoca MP, Loro-Ferrer JF. Evaluation of different doses of transcutaneous nerve stimulation for pain relief during labour: A randomized controlled trial. Trials 2018; 19(01):652. doi: 10.1186/s13063-018-3036-2.

46. Bedwell C, Dowswell T, Neilson JP, Lavender T. The use of transcutaneous electrical nerve stimulation (TENS) for pain relief in labour: A review of the evidence. Midwifery 2011; 27(5):e141-8.

47. Mello LF, Nóbrega LF, Lemos A. Estimulação elétrica transcutânea no alívio da dor do trabalho de parto: Revisão sistemática e metanálise. Rev Bras Fisioter 2011; 15(3):175-84.

48. Van der Spank JT, Cambier DC, De Paepe HM, Danneels LA, Witvrouw EE, Beerens L. Pain relief in labour by transcutaneous nerve stimulation (TENS). Arch Gynecol Obstet 2000; 264(3):131-6.

49. Bavaresco GZ, Souza RSO, Almeica B, Sabatino JH, Dias M. O fisioterapeuta como profissional de suporte à parturiente. Ciência & Saúde Coletiva 2011; 16(7):3259-66.

50. Chao AS, Chao A, Wang TH et al. Pain relief by applying transcutaneous electrical nerve stimulation (TENS) on acupuncture points during the first stage of labor: A randomized double-blind placebo-controlled trial. Pain 2007; 127(3):214-20.

51. Crothers E, Coldron Y, Watson T Notcutt W. ACPWH guidance. Safe use of transcutaneous electrical nerve stimulation for musculosketal pain during pregnancy. Journal of the Association of Chartered Physiotherapists in Women's Health 2012; 111:22-6.

52. Bundsen P, Ericson K. Pain relief in labour by transcutaneous electrical nerve stimulation. Safety aspects. Acta Obstet Gynaecol Scand 1982; 61(1):1-5.

53. Cassar MP. Manual de massagem terapêutica. São Paulo: Manole, 2001.

54. Balaskas J. Parto ativo: Guia prático para o parto natural. 2. ed. São Paulo: Ground, 1993.

55. Chang MY, Wang SY, Chen CH. Effects of massage on pain and anxiety during labour: a randomized controlled trial in Taiwan. J Adv Nurs 2002; 38(1):68-73.

56. Mortazavi SH, Khaki S, Moradi R, Heidari K, Vasegh Rahimparvar SF. Effects of massage therapy and presence of attendant on pain, anxiety and satisfaction during labor. Arch Gynecol Obstet 2012; 286(1):19-23.

57. Field T, Hernandez-Reif M, Taylor S, Quintino O, Burman I. Labor pain is reduced by massage therapy [abstract]. J Psychosom Obstet Gynaecol 1997; 18: 286-91.

58. Smith CA, Levett KM, Collins CT, Armour M, Dahlen HG, Suganuma M. Relaxation techniques for pain management in labour. Cochrane Database Syst Rev 2018; Issue 3. Art. No.: CD009514. doi: 10.1002/14651858.CD009514.pub2.

59. Ranjbaran M, Khorsandi M, Matourypour P, Shamsi M. Effect of massage therapy on labor pain reduction in primiparous women: A systematic review and meta-analysis of randomized controlled clinical trials in Iran. Iran J Nurs Midwif Res 2017 Jul-Aug; 22(4).

60. Smith CA, Levett KM, Collins CT, Dahlen HG, Ee CC, Suganuma M. Massage, reflexology and other manual methods for pain management in labour. Cochrane Database Syst Rev 2018; Issue 3. Art. No.: CD009290. doi: 10.1002/14651858.CD009290.pub3.

61. Silva Gallo RB, Santana LS, Jorge Ferreira CH et al. Massage reduced severity of pain during labour: A randomised trial. J Physiother 2013; 59:109-16.

62. Çevik SA, Karaduman S. The effect of sacral massage on labor pain and anxiety: A randomized controlled trial. Jpn J Nurs Sci 2020 Jan; 17(1):e12272. doi: 10.1111/jjns.12272.

63. Gönenç IM, Terzioğlu F. Effects of massage and acupressure on relieving labor pain, reducing labor time, and increasing delivery satisfaction. J Nurs Res 2020 Feb; 28(1):e68. doi: 10.1097/jnr.0000000000000344.

64. Simkin P, Ancheta R. The labor progress handbook: early interventions to prevent and treat dystocia. 3. ed. Wiley-Blackwell, 2011. 424p.

65. Cyna AM, Andrew MI, Robinson JS et al. Hypnosis Antenatal Training for Childbirth (HATCh): A randomised controlled trial. BMC Pregn Childbirth 2006; 6(5):1-12.

66. Smith CA, Collins CT, Cyna AM, Crowther CA. Complementary and alternative therapies for pain management in labour. Cochrane Database Syst Rev 2009; Issue 1.

67. Cyna AM, McAuliffe GL, Andrew MI. Hypnosis for pain relief in labour and childbirth: A systematic review. BJA 2004; 93(4):505-11.

68. Riley L. Pregnancy: the ultimate week by week pregnancy guide. 1. ed. EUA: Meredith Books, 2006.

69. Madden K, Middleton P, Cyna AM, Matthewson M, Jones L. Hypnosis for pain management during labour and childbirth. Cochrane Database Syst Rev 2016; Issue 5, Art. No.: CD009356. doi: 10.1002/14651858.CD009356.pub3.

70. Enkin MW, Keirse MJNC, Neilson JP. Problemas durante o parto. In: Enkin MW, Keirse MJNC, Neilson JP et al. Guia para atenção efetiva na gravidez e no parto. 3. ed. Rio de Janeiro: Guanabara Koogan, 2005: 167-77.

71. Eappen S, Robbins INSD. Nonpharmacological means of pain relief for labor and the delivery. Inter Anest Clin 2002; 40(4):103-14.

72. Baker RJ, Bell GW. The effect of therapeutic modalities on blood flow in the human calf. J Orthop Sports Phys Ther 1991; 13(1):23-7.

73. Mense S. Effects of temperature on the discharges of muscle spindles and tendon organs. Pflugers Arch 1978; 374(2):159-66.

74. Michlovitz SL. Thermal agents in rehabilitation. 3. ed. Philadelphia: FA Davis Company, 1996. 405p.

75. Kamis Y, Shaala S, Danmarawy H, Romia A, Toppozada M. Effect of heat on uterine contractions during normal labor. Int J Gynaecol Obstet 1983; 21:(6):491-3.

76. Lee JM, Warren MP, Mason SM. Effects of ice on nerve conduction velocity.Physiotherapy 1978; 64(1):2-6.

77. Türkmen H, Oran NZ. Massage and heat application on labor pain and comfort: A quasi-randomized controlled experimental study. Explore 2021 Sep-Oct; 17:438-45. doi: 10.1016/j.explore.2020.08.002.

78. Davim RMB, Torres GV, Dantas JC et al. Banho de chuveiro como estratégica não farmacológica no alívio da dor em parturientes. Rev Eletr Enferm 2008; 10(3):600-9.

79. Santana LS, Gallo RBS, Jorge CH, Quintana SM, Marcolin AC. Effect of shower bath on pain relief of parturient in active labor stage. Rev Dor São Paulo 2013 abr-jun; 14(2):111-3. doi: 10.1590/S1806-00132013000200007.

80. Gallo RBS, Santana LS, Marcolin AC, Duarte G, Quintana SM. Sequential application of non-pharmacological interventions reduces the severity of labour pain, delays use of pharmacological analgesia, and improves some obstetric outcomes: a randomised trial. J Physiother 2018; 64:33-40. doi: 10.1016/j.jphys.2017.11.014.

81. Santana LS, Gallo RBS, Quintana SM, Duarte G, Jorge CH, Marcolin AC. Applying a physiotherapy protocol to women during the active phase of labor improves obstetrical outcomes: a randomized clinical trial. AJOG Global Rep 2022 Nov; 2(4):100125. doi: 10.1016/j.xagr.2022.100125.

82. Kirca AS, Gul DK. Effects of acupressure and shower applied in the delivery on the intensity of labor pain and postpartum comfort. Eur J Obstet Gynecol Reprod Biol 2022 Jun; 273:98-104. doi: 10.1016/j.ejogrb.2022.04.018

83. Taşkın A, Er in A. Effect of hot shower application on pain anxiety and comfort in the first stage of labor: A randomized controlled study. Health Care Women Int 2022 May; 43(5):431-47. doi: 10.1080/07399332.2021.1925282.

84. Dastjerd F, Arghavanian FE, Sazegarnia A, Akhlaghi F, Esmaily H, Kordi M. Effect of infrared belt and hot water bag on labor pain intensity among primiparous: a randomized controlled trial. BMC Pregnancy Childbirth 2023 Jun; 23(1):405. doi: 10.1186/s12884-023-05689-0.

85. Mac Auley DC. Ice therapy: how good is the evidence? Int J Sports Med 2001; 22:379-84.

86. Cluett ER, Burns E, Cuthbert A. Immersion in water during labour and birth. Cochrane Database Syst Rev 2018; Issue 5. Art. No.: CD000111. doi: 10.1002/14651858.CD000111.pub4.

87. Mazoni SR, Faria DGS, Manfredo VA. Hidroterapia durante o trabalho de parto: Relato de uma prática segura. Arq Ciênc Saúde 2009; 16(1): 40-4.

88. Vale NB. Analgesia adjuvante e alternativa. Rev Bras Anestesiol 2006; 56(5):530-55.

89. Habanananda T. Non-pharmacological pain relief in labour. J Med Assoc Thai 2004; 87(Suppl 3):S194-202.

90. Schorn MN, McAllister JL, Blanco JD. Water immersion and effect of labor. J Nurse-Midwifery 1993; 38(6):336-42.

91. Nichols FH. The effects of hydrotherapy during labor. J Perin Educ 1996; 5(1):41-4.

92. Katz VL, Ryder RM, Cefalo RC, Carmichael SC, Goolsby R. A comparison of bed rest and immersion for treating the edema of pregnancy. Obstet Gynecol 1990; 75(2):147-51.

93. Epstein M, Preston S, Weizman RE. Isoosmotic central blood volume expansion suppresses plasma arginine vasopressin in normal man. J Clin Endocrine Metabolism 1981; 52:256-62.

94. Odent M. Can water immersion stop labor? J Nurse-Midw 1997; 42(5):414-6.

95. Cammu H, Clasen K, VanWettern L, Derde MP. "To bath or not to bath" during the first stage of labor. Acta Obstet Gynecol Scand 1994; 73(6):468-72.

96. Burns E, Feeley C, Hall PJ, Vanderlaan J. Systematic review and meta-analysis to examine intrapartum interventions, and maternal and neonatal outcomes following immersion in water during labour and waterbirth. BMJ Open 2022; 12:e056517. doi: 10.1136/bmjopen-2021-056517.

97. Souza DOM. Partos assistidos por enfermeira: Práticas obstétricas realizadas no ambiente hospitalar no período de 2004 a 2008 [dissertação]. Rio de Janeiro: UFRJ, 2011.

98. Gayeski ME, Brüggemann OM. Métodos não farmacológicos para alívio da dor no trabalho de parto: Uma revisão sistemática. Texto & Contexto Enfermagem 2010; 19(4):774-82.

99. Andrei P, Peres A, Comune D. Aromaterapia e suas aplicações. São Paulo: Cadernos Centro Universitário S Camilo, 2005; 11(4):57-68.

100. Pollard KR. Introducing aromatherapy as a form of pain management into a delivery suite. J Assoc Chartered Physioth Women Health 2008; 103:12-6.

101. Datta S, Kodali BS, Segal S. Non-pharmacological methods for relief in labor pain. In: Datta S, Kodali BS, Segal S. Obstetric Anesthesia Handbook. New York: Springer, 2010: 85-94.

102. Kaya A, Sağlam HY, Karadağ E, Gürsoy E. The effectiveness of aromatherapy in the management of labor pain: A meta-analysis. Eur J Obstet Gynecol Reprod Biol X 2023 Dec; 20:100255. doi: 10.1016/j.eurox.2023.100255.

103. Hatem TP, Lira PIC, Mattos SS. Efeito terapêutico da música em crianças em pós-operatório de cirurgia cardíaca. J Pediatr 2006; 82(3):186-92.

104. Castro AVA. As repercussões da música na dor do trabalho de parto: Contribuições para enfermagem obstétrica [dissertação]. Rio Janeiro: UFRJ, 2009.

105. Walsh D. Pain and labour. In: Walsh D. Evidence-based care for normal labour and birth. A guide for midwives. New York: Routledge, 2007: 45-65.

106. Tabarro CS, Campos LB, Galli NO, Novo NF, Pereira VM. Efeito da música no trabalho de parto e recém-nascido. Rev Esc Enferm USP 2010; 44(2):445-52.

107. Acosta RS, Tapia-López EIN, Santero M. Music therapy in pain and anxiety management during labor: A systematic review and meta-analysis. Medicina 2020; 56(10):526. doi: 10.3390/medicina56100526.

108. Simavli S, Gumus I, Kaygusuz I, Yildirim M, Usluogullari B, Kafali H. Effect of music on labor pain relief, anxiety level and postpartum analgesic requirement: a randomized controlled clinical trial. Gynecol Obstet Invest 2014; 78(4)244-50.

109. Hosseini SE, Bagheri M, Honarparvaran N. Investigating the effect of music on labor pain and progress in the active stage of first labor. Eur Ver Med Pharmacol Sci 2013; 17(11):1479-87.

110. Teshome M, Abdella A, Kumbi S. Parturients' need of continuous in labor support in labor wards. Ethiop J Health Dev 2007; 21(1):35-9.

111. Brasil. Ministério da Saúde. Diretriz Nacional de Assistência do Parto Normal – Versão Preliminar. Brasília: Ministério da Saúde, 2022.

112. Zhang J, Bernasko JW, Fahs M, Hatch MC. Continuous labor support from attendant for primiparous women: A meta-analysis. Obstet Gynecol 1996; 4:739-44.

113. Bohren MA, Hofmeyr GJ, Sakala C, Fukuzawa RK, Cuthbert A. Continuous support for women during childbirth. Cochrane Database Syst Rev 2017; Issue 7. Art. No.: CD003766. doi: 10.1002/14651858.CD003766.pub6.

114. Santos JO, Zaguine AC, Machado B, Silva KR, Assenço N, Silva SR. Conhecimento de gestantes atendidas em Unidades Básicas de Saúde sobre o direito à presença do acompanhante durante o trabalho de parto. Rev Inst Ciênc Saúde 2008; 26(3):294-8.

115. Brüggemann OM, Parpinelli MA, Osis MJD. Evidências sobre o suporte durante o trabalho de parto/parto: Uma revisão de literatura. Rio de Janeiro: Cad Saúde Púb 2005; 21(5):1316-27.

116. Jones L, Othman M, Dowswell T et al. Pain management for women in labour: An overview of systematic reviews. Cochrane Database Syst Rev 2012; Issue 3.

117. Özberk H, Mete S, Bektaş M Effects of relaxation-focused nursing care in women in preterm labor. Biol Res Nurs 2021 Apr; 23(2):160-70. doi: 10.1177/1099800420941253.

118. Heim MA, Makuch MI. Breathing techniques during labor: A multinational narrative review of efficacy. J Perinat Educ 2023 Jan; 32(1):23-34. doi: 10.1891/JPE-2021-0029.

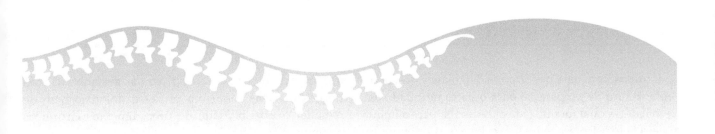

Educação Pré-Natal e Psicoprofilaxia de Preparação para o Parto

Lucas Ithamar Silva Santos ▪ Alessandra da Boaviagem Freire ▪ Andrea Lemos

INTRODUÇÃO

O processo de gestação, parto e puerpério pode ser uma fonte de ansiedade, tornando a mulher mais vulnerável ao desenvolvimento de perturbações emocionais. Além disso, a expectativa pelo parto pode ser acompanhada de medos reais e mitificados, provenientes não só dos anseios pessoais, mas também do contexto sociocultural em que a mulher está inserida[1-4]. As mudanças culturais decorrentes da vida moderna e o novo papel social da mulher promoveram um ressignificado da maternidade dentro de um modelo de independência e sucesso profissional feminino. Desse modo, o "gestar" e o "parir", dentro desse novo paradigma, criam tensões resultantes de um complexo modelo multifatorial que necessitam ser consideradas pela equipe de saúde.

É perceptível, ao analisar a história da Obstetrícia, a constante preocupação em suprir as necessidades psicológicas da mãe no contexto fisiológico-cultural do parto, uma vez que já na década de 1930 teve início a introdução dos princípios do método psicoprofilático de preparação para o parto[5]. A psicoprofilaxia é um método utilizado durante o trabalho de parto para que o casal se concentre na respiração, no relaxamento e no papel do parceiro[6] e tem por objetivo oferecer à mulher melhor conhecimento a respeito da percepção corporal, bem como sobre o relaxamento e a respiração, para melhor controle do trabalho de parto[7]. A vantagem de um preparo psicoprofilático é permitir à mulher vivenciar as emoções do parto com a sensação gratificante de cooperar ativamente em todo o processo[1]. Dessa maneira, este capítulo se propõe a abordar o método psicoprofilático, seu desenvolvimento histórico, características e formas de apresentação, como parte da educação pré-natal, além das evidências científicas de sua aplicação clínica.

HISTÓRICO

O termo *psicoprofilaxia* tem origem por volta do fim da década de 1940 na antiga União Soviética[5]. Nesse período, apesar do conhecimento e apoio prestado pelos obstetras soviéticos quanto aos métodos farmacológicos de alívio da dor no parto, a restrição fiscal no pós-guerra impossibilitou o suprimento das necessidades do país por meio da indústria farmacêutica[5]. Além disso, embora o sucesso para alívio da dor no parto através da hipnose tenha impressionado psicólogos e obstetras da época, a impossibilidade de ampla execução desse método, em virtude da necessidade de pessoal especializado, tornou essa opção inviável[5]. Assim, o clima soviético no pós-guerra e a facilidade de disseminação sem grande investimento propiciaram o desenvolvimento e a aceitação da psicoprofilaxia[5].

Outro fator essencial na edificação da psicoprofilaxia foi sua fundamentação conceitual, baseada na teoria da resposta condicionada de Ivan Pavlov (fisiologista russo), sendo uma alternativa à medicina ocidental capitalista[5]. Os reflexos condicionados de Pavlov são considerados um sistema de ligações temporárias estabelecidas entre sinais com um valor temporário para a vida do organismo e as atividades correspondentes desse organismo. Quando as condições de vida mudam, com elas se modificam os sistemas de sinais e as ligações condicionadas que os provocam[8]. Uma ligação condicionada dura enquanto persiste a situação exterior ao organismo que a criou, podendo, portanto, ser suprimida[8].

Em 1954, com base nessa teoria, Nikolayev desenvolveu a técnica de preparação para o parto intitulada *psicoprofilaxia*, a qual foi utilizada e traduzida para a língua inglesa pelo psicoterapeuta Velvosky e seus colaboradores[9]. Os autores destacavam três fatores principais como causadores da dor no parto: condições patológicas que prejudicam o processo normal do trabalho de parto, presença da dor como reflexo condicionado resultante de experiência prévia com o trabalho de parto doloroso e dor cortical, resultante da influência de "emoções negativas"[9]. Nesse último processo, os impulsos neurais que surgem durante o trabalho de parto são experimentados como dolorosos devido a uma interrupção nos processos de excitação-inibição no córtex e subcórtex[9].

Desse modo, os autores sugeriram que para a preparação das gestantes para o parto deveriam ser utilizados meios com o objetivo de eliminar emoções negativas que pudessem criar um desequilíbrio no processo excitação-inibição, como o medo e a ansiedade[9]. Essa preparação incluía respiração profunda durante as contrações, afago (carícia) na região do abdome ou lombar, combinada com a respiração profunda, pressão em determinados "pontos de prevenção da dor" (expressão utilizada pelos autores), localizados ao longo da região lombar e medialmente à espinha ilíaca anterossuperior, além do registro, pela gestante, da duração dos intervalos entre as contrações [9].

O método desenvolvido pelos soviéticos tinha uma semelhança notável com o método *Parto Natural*, desenvolvido entre as décadas de 1930 e 1940 por Grantly Dick-Read, obstetra britânico nascido em 1890[10]. Tanto para os soviéticos como para o britânico, o parto não era um processo inerentemente doloroso[9,10].

Segundo Dick-Read, o medo relacionado ao parto promove aumento da resistência na saída do útero que, por sua vez, desencadeia um processo doloroso em razão de uma tensão excessiva sobre as estruturas uterinas[11]. Mais tarde, esse fenômeno foi descrito, pelo próprio autor, como um processo chamado *síndrome medo-tensão-dor*[12]. Esse processo dispõe de duas explicações para a relação entre a tensão e a dor: na primeira, o medo provocaria a excitação simpática que, por sua vez, produziria a tensão uterina e a rigidez na saída desse órgão (essa tensão seria registrada por nociceptores e interpretada como dor); na segunda hipótese, a tensão muscular excessiva e prolongada desencadearia um processo de isquemia no útero e, consequentemente, dor[12].

Dick-Read[10] acreditava, portanto, que o manejo para eliminação da dor no trabalho de parto tinha como base a correção nas falhas relacionadas à expectativa sobre o parto, além da promoção do relaxamento muscular por meio da técnica descrita por Jacobson[13]. Ele destacava a importância de não descrever para as gestantes as contrações uterinas como um processo doloroso nem de ressaltar a possibilidade de procedimentos cirúrgicos ou anomalias, além de recomendar uma atitude médica alegre e solidária durante o trabalho de parto[14]. Esse método recomendava, ainda, exercícios musculares e respiratórios: respiração profunda durante a gravidez e nos primeiros estágios do trabalho de parto e respirações mais rápidas durante as contrações no fim do primeiro estágio com a finalidade de manter a oxigenação materna adequada. Recomendava, também, a respiração ofegante durante as contrações, quando o "puxo" fosse indesejável, e apneia voluntária durante o "puxo", para facilitar o processo de expulsão[12].

Na França, o trabalho desenvolvido por Dick-Read passou a ser conhecido a partir de 1938, em palestra realizada em Paris. Apesar de registros mostrarem que o método vinha sendo praticado em maternidades parisienses desde 1949[5], não foi grande a aceitação entre os obstetras franceses. A qualidade das evidências de seu trabalho, essencialmente informais e assistemáticas, e o medo do domínio norte-americano pelos franceses nesse período, além de sua visão de mundo cristã, contribuíram para essa rejeição. Por outro lado, o método psicoprofilático soviético, baseado na teoria amplamente respeitada de Pavlov, foi apresentado aos franceses da forma mais adequada, através de estatísticas, tabelas e gráficos, e portanto foi ganhando mais respaldo[5].

A psicoprofilaxia só chegou ao conhecimento dos franceses em junho de 1951, quando Nikolayev, ao participar do Congresso Internacional de Ginecologia e Obstetrícia, apresentou um trabalho em que se utilizava do método psicoprofilático[5]. Nesse congresso, o obstetra parisiense Fernand Lamaze, diretor de uma clínica privada e chefe da maternidade da Policlínica dos Metalúrgicos *Les Bluets*, conheceu o método psicoprofilático soviético[5]. Dois meses após esse contato, Lamaze e outros médicos franceses viajaram à União Soviética para familiarizar-se com a nova proposta[5,14]. A rápida aceitação e ascensão do método deveu-se, fundamentalmente, ao contexto político e social francês e, de acordo com alguns autores, à personalidade carismática de Lamaze[5,14,15].

Os administradores comunistas de *Les Bluets* e seus companheiros do Sindicato dos Trabalhadores Metalúrgicos, além de organizações populares de mulheres da esquerda da França, apoiaram de maneira uníssona essa nova abordagem que, de certo modo, ressaltava a filosofia socialista[15,16]. Os efeitos adversos dos métodos farmacológicos, a insatisfação das mulheres com suas experiências no parto, em razão da redução de sua participação ativa, e a política pró-natalista do governo no pós-guerra também foram aspectos importantes no processo de aceitação e difusão do método psicoprofilático na França[5].

Com o sucesso do método psicoprofilático, Dick-Read tentou convencer os soviéticos e Lamaze de que sua proposta era similar à psicoprofilaxia e que, cronologicamente, a base do método soviético tinha raízes no *Parto Natural*. Apesar de não obter o reconhecimento, Dick-Read beneficiou-se da popularidade da psicoprofilaxia e da confusão na distinção entre os métodos para que sua abordagem de preparação para o parto se destacasse nesse período. Além disso, em virtude do grande apoio soviético, a relação da psicoprofilaxia com a ideologia comunista e o posicionamento anticomunista de Dick-Read, com ênfase em uma abordagem cristã, tornaram o *Parto Natural* uma clara alternativa ocidental ao método soviético[5].

Apesar da batalha político-ideológica na distinção entre o método psicoprofilático soviético e o *Parto Natural* de Dick-Read, evidências históricas apontam que o método difundido por Lamaze contém itens que devem ser creditados a Dick-Read, como a informação prestada às gestantes, o treinamento do relaxamento, os exercícios respiratórios e a participação do companheiro na preparação para o parto[14].

Na década de 1960, para sua aceitação nos EUA, o método psicoprofilático teve de adaptar-se ao modelo norte-americano, afastando-se de qualquer referência à ideologia socialista[5]. Nos últimos anos, o nome de Lamaze tornou-se uma referência internacional (o "método Lamaze") para a psicoprofilaxia[14]. Apesar de baseado na escola russa, Lamaze promoveu algumas modificações no método psicoprofilático, incluindo a respiração rápida durante o segundo período do trabalho de parto e a respiração ofegante durante a coroação e a expulsão, além de defender o uso de relaxamento neuromuscular controlado durante o trabalho de parto[15]. Além disso, Lamaze não faz referência ao uso do afago na região abdominal, à contagem do tempo entre as contrações e à pressão nos "pontos de prevenção da dor", indicando uma possível exclusão dessas práticas[14].

Desde então, o método Lamaze vem sofrendo adaptações e atualmente é utilizado na perspectiva do parto humanizado, resgatando e incentivando as escolhas ativas da mulher no processo do parto. O foco agora é mais abrangente: além de discutir respiração e relaxamento, apresenta todo o trabalho de orientação preparatória para o parto com base em evidências, incluindo, além disso, o período pós-parto e as questões da amamentação[17,18].

No Brasil, essas novas teorias sobre o parto, já difundidas nos países europeus e nos EUA, foram propagadas na cultura nacional por meio de impressos, congressos, conferências e cursos[19]. Uma das principais obras responsáveis pela difusão das ideias do movimento de preparação para o *Parto Natural* no Brasil foi o livro *Parto natural: guia para os futuros pais*, escrito em 1950 pelo médico norte-americano Frederick Goodrich Jr.[19].

PSICOPROFILAXIA E CRISTIANISMO

In dolore paries filios

(Gênesis 3:16)

Em setembro de 1949, o IV Congresso Internacional dos Médicos Católicos contou com a presença do papa Pio XII, que discursou sobre o profissional médico e suas competências. O papa afirmou que o médico se propõe a aliviar males e sofrimentos que afligem o ser humano e, como exemplo, citou o esforço do cirurgião para evitar ao máximo a dor durante as intervenções e do ginecologista para diminuir o sofrimento resultante do parto sem colocar em risco a mãe ou a criança e sem prejudicar os laços de afeto materno que se estabelecem.

Pouco mais de 6 anos depois, mediante o crescimento e a popularização da prática do método psicoprofilático e a possível contradição presente entre os princípios do método e a Bíblia Sagrada[20], o papa foi solicitado a externar a opinião da Igreja Católica sobre o assunto, expondo-a em um discurso para mais de 1.000 ginecologistas em Roma, no dia 8 de janeiro de 1956.

A solicitação tem como fundamento a associação popular entre o trabalho de parto e a dor, exemplificada em alguns trechos bíblicos, tanto do Antigo como do Novo Testamento. No discurso do papa são lembrados alguns desses trechos, entre eles a fala de Jeremias (Jer. 4, 31)[20] que, perante a aproximação do julgamento de Deus, diz: "Ouço um grito como de mulher que dá à luz, numa aflição como aquela que dá à luz pela primeira vez (...)", e a comparação feita por Jesus na noite que antecede sua morte entre a situação de seus apóstolos e uma mãe que espera o momento do nascimento, dizendo: "Quando a mulher está para dar à luz, sente angústia, porque chegou a sua hora. Mas quando a criança nasce, ela nem se lembra mais da aflição, porque está alegre por ter posto um homem no mundo" (Jo. 16, 21)[20].

No discurso, o papa afirma que as Escrituras não proíbem a utilização do método e que a ciência e a tecnologia podem, portanto, utilizar as conclusões da psicologia experimental, da fisiologia e da ginecologia (como no método psicoprofilático), a fim de eliminar as fontes de erro e os reflexos condicionados dolorosos e de tornar o parto tão indolor quanto possível. Além disso, o papa afirma que, apesar de os idealizadores do método psicoprofilático (em referência à origem soviética) representarem valores e cultura materialistas, em oposição à Sagrada Escritura e ao cristianismo, esta não é a prova da verdade nem do valor de suas descobertas. Em outras palavras, o papa apoiou o método psicoprofilático, atribuindo-lhe uma importância e desvinculando-o de qualquer ideologia de seus criadores (Figura 42.1).

PSICOPROFILAXIA HOJE

As aulas de preparação para o parto têm evoluído com o tempo, mas a finalidade continua a mesma: proporcionar uma preparação pré-natal para a gestação, o parto e o pós-parto[21]. A educação pré-natal padrão oferecida deve abordar temas como o relacionamento dos pais, o papel do pai, o estilo de vida, o desenvolvimento da gestação, a preparação para o parto, os cuidados com o recém-nascido e a amamentação[6].

Childbirth Without Fear Given Pope's Approval

Natural Method Doesn't Violate Morals Nor Bible, He Tells Doctors at Vatican

VATICAN CITY, Jan. 8 (AP) — Pope Pius XII approved today a type of painless natural childbirth commonly known as "childbirth without fear." He said this method violates neither morals nor Holy Scripture.

In an address to more than 1.000 gynecologists here, the 79-year-old leader of the Roman Catholic Church described the method as "psycho-prophylactic." in which no drugs are used, but in which the mother's natural forces alone are called into action.

The Pope said the method is finding favor in the West—particularly in the United States and France—and already is used extensively in Russia and China.

Mother Instructed

The practical application of the method, the Pontiff said, is to give the expectant mother intensive instruction concerning the processes of childbirth.

He said a repeated appeal is made to the mother's will and emotions not to permit feelings of fear.

During labor the mother is not left to her own resources, but is assisted by specially trained personnel who remind her of what she has learned.

The method, he said, does not violate the Holy Scripture in which God said to Eve after she and Adam had committed the sin of disobedience by eating the forbidden apple in the Garden of Eden:

"In sorrow (pain) shalt thou bring forth children" (Genesis, 3-16).

Awaited by Doctors

The Pontiff spoke in the Vatican Palace's Hall of Benedictions. He was carried into the hall on his portable throne and then took his place on his throne to give his address. It had been anxiously awaited by many doctors.

In the audience were doctors from Italy, Ireland, England, Holland, Austria, Germany, Switzerland, Colombia, France, Belgium, Spain and several other countries.

The Pontiff told them he had received information on the new method and had been asked to pass judgment on it from the moral and religious point of view.

(Continued on Page 5, Col. 2)

Mystery Mal

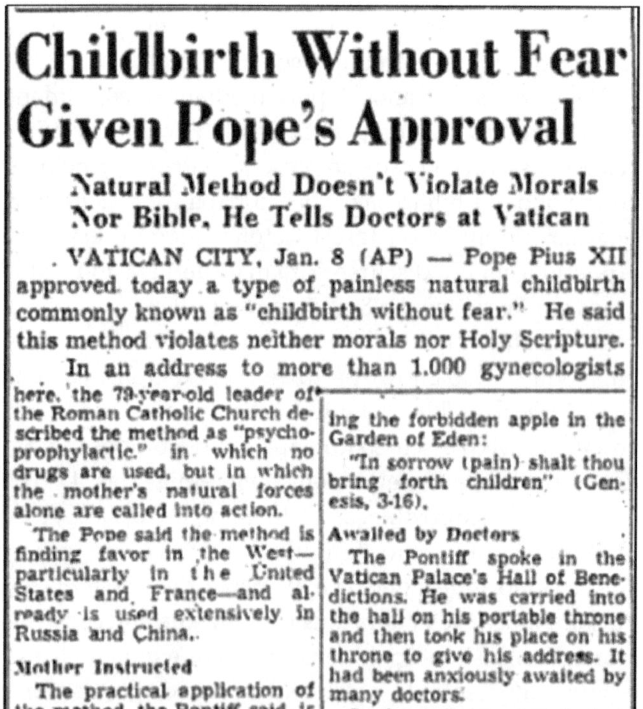

Figura 42.1 Recorte de artigo do jornal *Pittsburgh Post-Gazette*, de 9 de janeiro de 1956, sobre a aprovação papal do método psicoprofilático de preparação para o parto.

As diretrizes originais do método psicoprofilático apoiavam-se no preparo da gestante quanto aos aspectos formativo e informativo da anatomia e o conhecimento dos processos fisiológicos do trabalho de parto e do parto, desenvolvimento da gravidez, aptidão física e, principalmente, educação da respiração[1]. Enfatizam, ainda, a saúde e o bem-estar físico e mental, bem como o apoio de uma pessoa conhecida ou parteira[22].

Subsequentemente, muitos fatores influenciaram o método, como a preocupação dos profissionais da área com o resgate da mulher como participante ativa no processo da gestação e da parturição[1]. O fornecimento de informações apoia a autonomia das mulheres e a tomada de decisão ativa em relação ao controle da dor e à redução do estresse, causando impacto positivo na ansiedade, no medo e na liberação hormonal das mulheres durante o parto[22].

Atualmente, pesquisas sobre a educação pré-natal envolvem o desenvolvimento e a avaliação de métodos de intervenção inovadores na abordagem de temas pertinentes ao contexto moderno[23]. Essa abordagem deve estar adequada às necessidades da população local. Nos países desenvolvidos, a possibilidade de desenvolvimento de aulas de educação pré-natal de acordo com os objetivos traçados resulta na produção das principais fontes de evidências científicas sobre o tema. Em contrapartida, a realidade da educação para o parto nos países em desenvolvimento é muito diferente. Neles, os níveis de alfabetização, o acesso aos cuidados de saúde e a disponibilidade de recursos humanos e materiais no sistema de saúde são pontos que dificultam a ação e, consequentemente, a produção de evidência científica de qualidade[23].

Exemplos da necessidade de adequação dos métodos propostos de educação pré-natal à população-alvo têm sido cada vez mais frequentes. O crescimento da utilização de modalidades híbridas, combinando a interface digital e a humana e ampliando as possibilidades de mudanças nas práticas educativas atuais, tem exposto os aspectos críticos da aprendizagem das mulheres no espaço digital[24].

Atualmente, a psicoprofilaxia para o parto inclui mais do que informações e habilidades para controle da dor no trabalho de parto[25]. As mulheres são incentivadas a definir metas flexíveis e realistas relacionadas ao parto e são preparadas para uma participação ativa na tomada de decisões[25]. Portanto, o preparo da gestante para o parto deve incorporar um conjunto de cuidados, medidas e atividades que têm como objetivo oferecer à mulher a possibilidade de vivenciar a experiência do trabalho de parto e parto como processos fisiológicos, sentindo-se como protagonista do processo[7].

Um exemplo disso foi observado no estudo de Kaya (2022)[26], um ensaio clínico randomizado turco que envolveu 119 primigestas saudáveis e que avaliou o efeito de um atendimento obstétrico baseado em educação e aconselhamento por meio de videoconferência durante o período da pandemia. Os autores concluíram que o método foi eficaz e seguro na redução do medo do parto entre as mulheres e no aumento de sua autoeficácia.

Além dessa pesquisa, outro estudo avaliou o efeito da educação pré-natal por meio de uma modalidade *online*[27]. Nesse ensaio clínico randomizado turco, realizado durante a pandemia da Covid-19, foi observado que as gestantes no grupo de intervenção estavam significativamente menos preocupadas com o trabalho de parto, com menos medo do parto e da Covid-19, bem como mais preparadas para o trabalho de parto, e tinham sentimentos mais positivos sobre seu bem-estar e o bem-estar de seus filhos. O grupo de intervenção recebeu educação *online* sobre preparação pré-natal para o parto por meio do *Microsoft Teams*, e o conteúdo incluiu parto (discussão de sentimentos sobre o parto, discussão de estratégias para lidar com o medo do parto, mecanismos de parto, discussão sobre o aumento da autoconfiança das mulheres sobre o parto), melhoria de habilidades para lidar com o estresse e a dor no parto (exercícios de respiração e relaxamento), assim como com a Covid-19 (os efeitos da pandemia no indivíduo, prevenção e tratamento e vacinas). Essa abordagem ratifica que a preparação durante o pré-natal contribui para a satisfação materna.

Durante o pré-natal, a gestante pôde receber orientações em relação aos seguintes temas: anatomia e fisiologia maternas, processo gestacional, mudanças corporais e emocionais durante a gravidez, tipos de parto, trabalho de parto, condutas que facilitam a participação ativa no nascimento e puerpério, manejo da dor no parto por meio de métodos não farmacológicos, orientações respiratórias, cuidados com o recém-nascido e amamentação[7]. A preparação pode incluir, também, a apresentação do ciclo medo-tensão-dor, além de abordar a relação entre o trabalho de parto e a ação hormonal na facilitação do processo e a repercussão do ambiente externo adequado no controle e função corporal durante o parto[28]. Além disso, o compartilhamento de experiências entre casais que deram à luz recentemente e os futuros pais pode ser um ponto facilitador no desenvolvimento do processo de educação para o parto no trabalho em grupo[28].

Essas atividades visam complementar o atendimento realizado nas consultas, diminuindo as ansiedades e medos em relação à gravidez, parto e puerpério[7]. Além das medidas educativas, a preparação da mulher para o nascimento abrange a adoção de medidas referentes ao trabalho corporal de relaxamento e respiração, utilizando contrações simuladas[6]. Essa medida tem como intuito favorecer o parto normal e deve ser realizada em cada etapa da gravidez[3,7,29].

Os exercícios respiratórios e de relaxamento têm por objetivo permitir o reconhecimento das partes do corpo, suas sensações e as diferenças entre relaxamento e contração, assim como as melhores posições para relaxar durante o trabalho de parto[7]. Uma revisão sistemática com metanálise avaliou o efeito do método de treinamento respiratório Lamaze combinado com intervenção de enfermagem no parto de primíparas para alívio da dor da parturiente e melhoria dos desfechos gestacionais. Esse estudo observou aumento da taxa de parto natural (risco relativo [RR]: 2,97; IC95%: 2,48 a 3,56), redução da duração do trabalho de parto (RR: 2,604; IC95%: 3,120 a 2,087), alívio da dor do parto (RR: 0,194; IC95%: 0,115 a 0,325) e redução do sangramento pós-parto (RR: 2,966; IC95%: 4,056 a 1,877)[30].

As pessoas em estado de relaxamento físico ficam, consequentemente, mais abertas para o relaxamento mental[4]. O relaxamento e a massagem ajudam a gestante a superar suas ansiedades ou minimizá-las com o objetivo de vivenciar a gestação com equilíbrio e ter um parto tranquilo[4]. Quanto maior a concentração da gestante em seus processos internos, mais fácil é a superação de suas ansiedades e melhor a sintonia com o recém-nascido[4].

CONTEÚDO DA PREPARAÇÃO PRÉ-NATAL

Não existe consenso sobre os conteúdos a serem abordados nem sobre o momento de iniciar o preparo, muito menos sobre o número de sessões que devem ser ministradas. O conteúdo programático e a forma de desenvolvimento dos cursos preparatórios devem ser planejados de acordo com a realidade da população beneficiada. No planejamento dos cursos, é importante a participação de profissionais de saúde experientes e conhecedores da realidade local[23,29,31]. Estudos mostram que os tópicos mais importantes listados pelos pais para abordagem nas classes de preparação para o parto são informação sobre o parto e nascimento, técnicas de respiração e relaxamento[21,32,33]. Quanto ao número de participantes, o trabalho em grupos pequenos (5 a 12 membros) proporciona maior satisfação e facilita o processo de aprendizagem. Grupos com mais de 20 pessoas devem ser evitados, pois comprometem a efetividade do grupo[34,35].

Na Suécia, por exemplo, uma estrutura comum de cursos de preparação para o parto inclui quatro sessões com 2 horas de duração durante a gravidez e uma sessão de acompanhamento pós-parto dentro de 10 semanas[29,31]. As classes iniciam no terceiro trimestre, e cada grupo inclui 12 pessoas ou seis casais. Os cursos têm como foco o parto natural, incluindo estratégias para enfrentar a dor durante o parto, informações sobre métodos não farmacológicos de alívio da dor e incentivo do papel do parceiro como treinador durante o trabalho de parto. Cada sessão tem início com a apresentação do líder do grupo, seguida por 30 minutos de treino prático de respiração, relaxamento e técnicas de massagem. As sessões terminam com uma discussão em grupo. O treino da psicoprofilaxia é encorajado para ser realizado em casa entre as sessões, e informações sobre amamentação também são fornecidas[29,31].

No Malawi foi desenvolvido um programa de educação pré-natal só para mulheres, constituído de seis sessões realizadas semanalmente, tratando de questões que abordavam desde a atenção pré-natal até o parto e o pós-parto[23]. As sessões que envolviam os cuidados durante o parto abordaram o processo do trabalho de parto, possíveis complicações e métodos não farmacológicos de alívio da dor. As sessões duravam, aproximadamente, 2 horas. Além disso, foram oferecidas às gestantes sessões individuais que variavam de 5 a 15 minutos. Esse tempo foi utilizado pelas parteiras para reforçar o conteúdo abordado durante as sessões em grupo, bem como para sanar problemas individuais das participantes. Para o sucesso do programa, foram essenciais a organização, o agendamento e a divulgação prévia dos conteúdos ministrados.

Na China, um programa composto por duas sessões de 90 minutos foi suficiente para alcançar os objetivos propostos[36]. Nele foram incluídos temas como educação em saúde e treinamento respiratório e relaxamento no manejo da dor durante o parto. As atividades foram desenvolvidas em grupos compostos por, no máximo, seis gestantes entre 33 e 35 semanas de gravidez.

No Brasil são poucos os estudos que avaliam os efeitos da educação pré-natal na preparação para o parto. A maioria dos trabalhos analisa a eficácia dessas intervenções qualitativamente, além de não fornecer informações precisas sobre a metodologia empregada na ação. Em estudo que objetivou avaliar as repercussões de práticas educativas no pré-natal desenvolvidas por enfermeiras sobre a vivência das mulheres na gravidez e no parto, foi observado que as práticas foram reestruturantes para vivência tranquila, formação do vínculo materno, livre expressão da sexualidade durante a gestação e sensações vividas no parto[37].

PSICOPROFILAXIA BASEADA EM EVIDÊNCIA

Uma revisão sistemática desenvolvida na Suíça teve como objetivo investigar os efeitos de técnicas de respiração e relaxamento fornecidas em aulas de educação pré-natal em desfechos maternos e neonatais[22]. Nas mulheres que frequentaram aulas de educação pré-natal com técnicas integradas de respiração e relaxamento, foram observados melhores resultados maternos e neonatais. Aulas de educação pré-natal, incluindo técnicas de respiração e relaxamento qualificadas, têm efeito positivo na autoeficácia, na solicitação de suporte farmacológico, especificamente o uso de anestesia peridural, e na memória da dor do parto.

Um dos maiores ensaios clínicos que avaliaram o efeito da preparação para o parto a partir de uma abordagem psicoprofilática envolveu 1.087 voluntárias nulíparas e 1.064 de seus parceiros na Suécia[29]. Nesse estudo, mais mulheres e homens encontravam-se satisfeitos com a educação pré-natal de acordo com o modelo natural, em comparação com a educação baseada em um modelo padrão de cuidados. Isso sugere que o modelo natural com foco sobre o nascimento iminente foi mais bem adaptado às expectativas dos participantes[29]. Além disso, o estudo mostra que, 3 meses após o parto, a satisfação com a educação pré-natal está principalmente relacionada ao conteúdo de preparação do parto[29].

Em outro artigo decorrente do mesmo estudo foi observado que a preparação para o parto natural, incluindo uma abordagem psicoprofilática, não reduz a necessidade de analgesia peridural ou melhora a experiência do nascimento, em comparação com a educação pré-natal tradicional, em que as questões são abordadas em menos tempo e apenas de forma teórica[31].

Um estudo de coorte, também desenvolvido na Suécia, observou que 74% das mulheres que participaram de classes de educação pré-natal, comparadas àquelas que não participaram, declararam que a educação ajudou a prepará-las para o parto[38]. Contudo, nesse estudo não foram observadas diferenças entre as participantes quanto à memória da dor do parto, ao tipo de parto e à experiência do parto. Além disso, as participantes apresentaram taxa maior de anestesia peridural, que, segundo os autores, pode estar relacionada ao maior conhecimento das modalidades terapêuticas utilizadas no manejo da dor em razão das informações prestadas nas classes de educação pré-natal.

Outro estudo, também desenvolvido na Suécia e envolvendo primigestas, propôs-se a examinar a viabilidade, incluindo utilidade e usabilidade percebidas, e os efeitos preliminares de um aplicativo baseado em um método que se utiliza de conceitos da psicoprofilaxia de preparação para o parto[39]. O aplicativo é dividido em duas partes: uma para educação e exercícios práticos e a outra para uso durante o trabalho de parto. O aplicativo também foi criado para aumentar o envolvimento do(a) parceiro(a) no processo de orientação, conhecimento e apoio durante o pré-natal e o parto, fornecendo aproximadamente 6 horas de material, a maior parte na seção de educação e exercícios, que pode ser acessado separadamente pelo usuário.

As usuárias descreveram que o conhecimento fornecido pelo aplicativo lhes trouxe uma sensação de segurança e controle, como no controle da dor do parto, além de promover autoconfiança antes do parto. A maioria das mulheres também relatou maior envolvimento de seus parceiros na preparação para o parto enquanto utilizavam o aplicativo juntos. Segundo os autores, a utilização do aplicativo em conjunto forneceu um sentido de participação e controle, além da percepção de que o parceiro poderia facilmente auxiliar o processo de orientação da mulher[39].

Um estudo-piloto do tipo ensaio clínico, realizado na Austrália e envolvendo 100 gestantes, avaliou a eficácia da educação pré-natal na redução da taxa de parto instrumental, do tempo do segundo estágio do trabalho de parto e de trauma perineal[40]. Não foi evidenciada diferença significativa entre o grupo que recebeu a intervenção e o grupo de controle. Nesse estudo, as gestantes receberam instruções sobre anatomia e fisiologia do assoalho pélvico, além de informações sobre o segundo período do trabalho de parto e como a relação entre a respiração e os músculos do assoalho pélvico pode beneficiar ou prejudicar o andamento do parto. As informações foram acompanhadas de treinamento específico da respiração e da conscientização do assoalho pélvico através de *biofeedback* tátil realizado pela instrutora durante as sessões.

Uma revisão sistemática da Cochrane com nove estudos, envolvendo 2.284 mulheres e avaliando o efeito da educação pré-natal de forma individual ou em grupo na aquisição de conhecimento, melhora da ansiedade, sensação de controle e da dor, trabalho de parto e suporte ao parto, amamentação, habilidades no cuidado do recém--nascido e ajuste psicológico e social, não apresentou evidência suficiente que recomende modificações na prática atual de preparação para o parto[41]. Além disso, os autores concluem que os benefícios de programas de educação pré-natal para os participantes e para os recém-nascidos permanecem obscuros. Os estudos de intervenção educacional continham amostras pequenas (10 a 318) e falhas metodológicas importantes, repercutindo na análise dos resultados. O maior estudo (com 1.275 mulheres), tendo como intervenção o suporte educacional e social para aumentar a incidência de parto vaginal após cesariana, não mostrou diferença entre os grupos[42].

Outra revisão da Cochrane sobre a preparação pré--natal da mulher para reconhecer o início de trabalho de parto ativo também não relatou resultados conclusivos[43]. Apenas um estudo foi incluído, com falhas meto-

dológicas, comprometendo a fidedignidade dos resultados. Apesar de apresentar número menor de visitas na sala de parto antes do início do trabalho de parto, não ficou claro, nesse estudo, se a intervenção resultou em número menor de mulheres sendo enviadas para casa por não estarem em trabalho de parto.

Um estudo quase-experimental que envolveu 414 mulheres, desenvolvido na Grécia, apresentou nova perspectiva sobre o impacto da educação pré-natal baseada no método psicoprofilático[44]. Segundo os autores, populações socioeconomicamente desfavorecidas, com *status* financeiro comprometido e alta prevalência de sintomas de depressão, estariam mais associadas ao desenvolvimento de tristeza materna pós-parto. Nesse estudo, os autores observaram que, apesar da continuidade dos fatores estressantes da vida no pós-parto, como o *status* financeiro comprometido, a participação em aulas de educação pré-natal baseadas no método psicoprofilático teve efeito positivo na redução da tristeza materna no pós-parto[44].

A dificuldade em pontuar de maneira conclusiva a efetividade da educação pré-natal advém não só das questões metodológicas de elaboração dos estudos, mas também das particularidades étnicas e culturais que dificultam a generalização dos resultados[21]. A inclusão de abordagens metodológicas qualitativas tem auxiliado a percepção dos efeitos das intervenções baseadas em métodos psicoprofiláticos de modo mais sensível. Desenvolvido na Suécia, um estudo qualitativo baseado em análise de discurso teve como objetivo entrevistar pais que receberam uma forma de apoio parental através de um "treinamento psicoprofilático" para elucidar a experiência de parto[6]. Nesse estudo, os autores observaram que o aumento do apoio parental na forma de "treinamento psicoprofilático" pareceu ajudar o casal a se sentir mais forte e a ter maior sensação de capacidade para controlar a dor e o processo de parto. Além disso, encontrar segurança no conhecimento e se concentrar na respiração e no relaxamento pareceu dar aos pais uma sensação de segurança e controle. O "treinamento de psicoprofilaxia" encorajou tanto a mãe como seu parceiro a serem ativos e a participarem do parto, contribuindo para a interação com a parteira em um trabalho participativo e coletivo, como uma equipe.

IMPLICAÇÕES PARA A PRÁTICA FISIOTERAPÊUTICA

Uma educação pré-natal de qualidade inclui a partilha de conhecimentos minuciosos, verdadeiros, claros e consistentes, em linguagem que possibilite a compreensão da mulher, mas que também viabilize questionamentos e liberdade para considerar suas opções[45].

Recursos digitais têm possibilitado o aprimoramento de cursos de preparação pré-natal tanto nas modalidades presenciais, com a incorporação de aplicativos de suporte à educação em saúde, como nas modalidades *online* e híbridas[24,39].

As aulas de parto têm como proposta fornecer habilidades práticas, utilizando o relacionamento e a conexão para fornecer apoio durante o parto[39]. As aulas de preparação no pré-natal devem ter como objetivo principal a promoção da saúde, informando sobre o processo de gravidez, parto e puerpério e fornecendo suporte preparatório para o parto. Uma equipe transdisciplinar deve envolver não só os fisioterapeutas, mas outros profissionais, como nutricionistas, assistentes sociais, psicólogos, enfermeiros e médicos.

As possibilidades de planejamento e organização desses cursos variam bastante, mas é importante que alguns pontos sejam esclarecidos. Independentemente da quantidade de profissionais envolvidos, é imprescindível a transdisciplinaridade na abordagem dos assuntos. Os profissionais precisam compartilhar a mesma filosofia e fornecer informações semelhantes. Os cursos devem ser informativos e não de formação. Portanto, detalhes sobre as doenças e o tratamento não devem ser fornecidos, pois não são o foco de um curso de educação pré-natal. As orientações devem ser claras e precisas e, sempre que possível, baseadas nas evidências disponíveis. Para isso, a linguagem necessita adequar-se ao público-alvo, e o profissional precisa ter experiência para transmitir segurança ao grupo. Informações malconduzidas podem levar a interpretações errôneas e escolhas equivocadas.

Vários são os assuntos que podem ser abordados, desde as alterações fisiológicas da gestação, o desenvolvimento do feto, os aspectos nutricionais e psicológicos da gestação, até o processo do parto e os cuidados com o recém-nascido. Independentemente do número de profissionais envolvidos e da duração do curso, um dos temas que deverão ser sempre abordados é o aleitamento materno, seguindo as orientações do Ministério da Saúde[46] e da Organização Mundial da Saúde (OMS)[47].

Orientações sobre o aleitamento materno são eficazes para promover e encorajar a prática e parecem interferir no prolongamento do aleitamento[48,49]. Os temas relacionados à fisioterapia devem ser escolhidos de acordo com o objetivo e o tempo disponível para o curso (Quadro 42.1).

Quanto aos tipos disponíveis, os cursos podem enfocar apenas a preparação para o parto ou envolver toda a educação pré-natal e pós-natal. A depender do curso, é fundamental pensar no local, na duração, no material didático, no nível socioeconômico e cultural do público-

Quadro 42.1 Temas relacionados à Fisioterapia para cursos de educação pré-natal

- Postura
  - Adaptações posturais na gestação
  - Orientações
- Cuidados com a coluna na gravidez
  - Fatores de risco para dor lombopélvica
  - Alongamentos
  - Orientações posturais
- Uso de calor e frio
- Atividade física
  - Prescrição
  - Objetivos
  - Tipos
- Técnicas de relaxamento
- Edema de membros inferiores/drenagem linfática
- Cãibras
- Musculatura abdominal e exercícios
- Musculatura perineal (exercícios e massagem)
- Parto
  - Posicionamentos e movimentos
  - Respiração
  - Controle da dor – métodos não farmacológicos
- Pós-parto
  - Retorno aos exercícios físicos
  - Uso de cinta abdominal
  - Recuperação da musculatura abdominal
  - Recuperação da musculatura perineal
- Recém-nascido
  - Massagem para recém-nascido
  - Desenvolvimento motor normal
  - Estimulação motora
- Técnicas de amamentação
  - Posicionamento adequado para amamentar
  - Pega correta da criança
  - Manejo das mamas

-alvo e no número de participantes. Para o aprendizado adequado e a melhor interação do grupo, o número de participantes deve ser de 12 a 14 ou seis a sete casais. No entanto, há cursos que envolvem de 20 a 30 participantes. Nesses casos, é difícil configurar uma atividade dinâmica que envolva todo o grupo, resultando apenas em aulas expositivas e na resolução das dúvidas existentes após a explanação.

Caso o fisioterapeuta pretenda administrar uma aula prática de exercícios durante o curso, é importante que uma ficha seja distribuída previamente para obtenção de informações sobre a condição clínica das participantes e identificação daquelas que apresentam contraindicações absolutas ou relativas à prática de algum exercício. Desse modo, recomenda-se segurança na elaboração da aula e na escolha dos exercícios que serão administrados.

Em geral, os cursos exclusivos de preparação para o parto são teórico-práticos, com carga horária mínima de 10 a 12 horas, podendo ter a duração de 4 a 6 semanas, com encontros semanais de 2 a 3 horas. Nesse caso, preconiza-se mais rigor quanto ao limite do número de participantes, não devendo passar de 12 casais. Esse tipo de curso tem por objetivo aumentar a confiança da mulher em sua habilidade inata de parir, devendo sempre se basear nas recomendações da OMS para o parto normal[50,51]. Todas as orientações posturais e respiratórias precisam ser fornecidas de acordo com as evidências científicas e a possibilidade de demonstração e prática entre os membros (veja os Capítulos 34 e 36 a 38).

A aquisição de conhecimento proporciona escolhas relacionadas com as necessidades psicológicas individuais e respeitando as particularidades de cada biomecânica corporal. A mulher precisa conhecer, também, todas as possibilidades para controle da dor de acordo com cada serviço, de modo a criar estratégias para manejo de sua dor durante o parto (veja o Capítulo 41).

É importante que o fisioterapeuta conheça as adaptações fisiológicas impostas pela gestação e os principais distúrbios relacionados a esse período, bem como as principais queixas, dúvidas e questionamentos das gestantes. Essa situação educacional é propícia e adequada para atuação da fisioterapia na atenção primária em intervenções baseadas em evidência, como a prática de exercícios perineais na gestação para prevenção de incontinência urinária. Além disso, é importante divulgar os principais fatores de risco para desenvolvimento de dor lombopélvica gestacional, para que as gestantes possam iniciar um trabalho preventivo precocemente (veja o Capítulo 20).

Além das questões relacionadas à gestação, também é possível explorar temas que envolvam o desenvolvimento motor da criança no primeiro ano e as formas de estimulação, incluindo massagens, estímulo ambiental, posicionamentos e facilitação de atividades motoras.

A participação do acompanhante é importante nas atividades em grupo não só por auxiliar a edificação do conhecimento, mas também por fornecer suporte emocional no momento do parto. A maioria das gestantes costuma escolher alguém de sua confiança, que pode não ser necessariamente seu(sua) companheiro(a).

CONSIDERAÇÕES FINAIS

Diante do exposto, observa-se que a educação pré-natal e a psicoprofilaxia atuam como uma orientação antecipada, fornecendo, além de informação, suporte emocional. É evidente o crescimento das pesquisas que se utilizam de métodos híbridos, *online* ou por meio de aplicativos, no processo de preparação para o parto, adotando fundamentos da psicoprofilaxia. Cabe ao fisioterapeuta, inserido na equipe multiprofissional, exercer sua função educadora para estimular os mecanismos adaptativos e resilientes de cada gestante, preparando-a para enfrentar essa nova situação de maneira mais saudável.

Referências

1. Sevastano H, Novo DP. Aspectos psicológicos da gestante sob o ponto de vista da teoria do Núcleo do Eu. Rev Saúde Pública 1981;15(1):101-10.
2. Saisto T, Halmesmäki E. Fear of childbirth: A neglected dilemma. Acta Obstet Gynecol Scand 2003; 82(3):201-8.
3. Klein MMDS, Guedes CR. Intervenção psicológica a gestantes: Contribuições do grupo de suporte para a promoção da saúde. Psicologia: Ciência e Profissão 2008; 28(4):862-71.
4. Falcone V, Mäder C, Nascimento C, Santos J, Nóbrega F. Atuação multiprofissional e a saúde mental de gestantes. Rev Saúde Pública 2005; 39(4):612-8.
5. Michaels PA. A chapter from Lamaze history: birth narratives and authoritative knowledge in France, 1952-1957. J Perinat Educ 2010; 19(2):35-43.
6. Wennerström S, Dykes AK. Parents who have received 'psycho-prophylaxis training' during pregnancy and their experience of childbirth – An interview study highlighting the experiences of both parents. J Reprod Infant Psychol 2021; 39(4):408-21.
7. Brasil. Ministério da Saúde, Secretaria de Políticas de Saúde, Área Técnica da Mulher. Parto, aborto e puerpério assistência humanizada à mulher. 1. ed. Brasília: Ministério da Saúde, 2001.
8. Lamaze F, Anguelergues R, Bourrel A et al. Parto sem dor. Rev Atualid Méd Biol, Editora Vitória 1956. 223p.
9. Velvovsky I, Platonov K, Ploticher V, Shugom E. Painless childbirth through psychoprophylaxis. Moscou: Foreign Languages Publishing House, 1960.
10. Dick-Read G. Natural childbirth. Londres: Heinemann, 1933.
11. Dick-Read G. Childbirth without fear. New York: Harper & Brothers, 1944.
12. Dick-Read G. Childbirth without fear (Rev). New York: Harper & Brothers, 1953.
13. Jacobson E. Progressive relaxation. University of Chicago Press, 1929.
14. Beck NC, Geden EA, Brouder GT. Preparation for labor: A historical perspective. Psychosom Med 1979; 41(3):243-58.
15. Lamaze F. Painless childbirth. Londres: Burke, 1958.
16. Michaels PA. Comrades in the labor room: The Lamaze method of childbirth preparation and France's Cold War home front, 1951-1957. Am Hist Rev 2010; 115(4):1031-60.
17. Chertok L, Stengers I, Gille D. Mémoires d'un hérétique. Paris, 1990. 149p.
18. Lamaze F. Lamaze philosophy of birth. Lamaze International [on-line] 2000. Disponível em: http://www.lamaze.org/2000/aboutlamaze.html.
19. Ayres LFA, Teixeira LA, Henriques BD, Dias AKG, Amorim WMD. Métodos de preparação para o parto: Um estudo sobre materiais impressos publicados no Brasil em meados do século XX. História, Ciências, Saúde – Manguinhos 2019; 26:53-70.
20. Storniolo I, Balancin EM. Bíblia Sagrada – Edição Pastoral. 82. ed. São Paulo: Edições Paulinas, 1990. 1584p.
21. Koehn ML. Childbirth education outcomes: An integrative review of the literature. J Perinat Educ 2002; 11(3):10-9.
22. Leutenegger V, Grylka-Baeschlin S, Wieber F, Daly D, Pehlke-Milde J. The effectiveness of skilled breathing and relaxation techniques during antenatal education on maternal and neonatal outcomes: A systematic review. BMC Pregnancy and Childbirth 2022; 22(1):856.
23. Malata A, Hauck Y, Monterosso L, McCaul K. Development and evaluation of a childbirth education programme for Malawian women. J Adv Nurs 2007; 60(1):67-78.
24. Whitworth K, Donnellan-Fernandez R, Fleet JA. Digital transformation of antenatal education: A descriptive exploratory study of women's experiences of online antenatal education. Women and Birth 2024; 37(1):188-96.
25. Humenick SS. Childbirth preparation: An important service for all. I. A research perspective. J Nurse-Midwifery 1982; 27(4):31-3.

26. Kaya N, Guler H. Online solution-focused psychoeducation as a new intervention for treating severe fear of childbirth: A randomized controlled trial in the pandemic period. Perspect Psych Care 2022; 58(4):2116-26.

27. Uludağ E, Serçekuş P, Vardar O, Özkan S, Alataş SE. Effects of online antenatal education on worries about labour, fear of childbirth, preparedness for labour and fear of covid-19 during the covid-19 pandemic: A single-blind randomised controlled study. Midwifery 2022; 115:103484.

28. Hotelling BA. From psychoprophylactic to orgasmic birth. J Perinat Educ 2009; 18(4):45-8.

29. Bergström M, Kieler H, Waldenström U. A randomised controlled multicentre trial of women's and men's satisfaction with two models of antenatal education. Midwifery 2011; 27(6):e195-200.

30. Wu C, Ge Y, Zhang X, Du Y, He S, Ji Z, Lang H. The combined effects of Lamaze breathing training and nursing intervention on the delivery in primipara: A PRISMA systematic review meta-analysis. Medicine 2021; 100(4):e23920.

31. Bergström M, Kieler H, Waldenström U. Effects of natural childbirth preparation versus standard antenatal education on epidural rates, experience of childbirth and parental stress in mothers and fathers: A randomised controlled multicentre trial. BJOG 2009; 116(9):1167-76.

32. Moore M, Billings S. Learning interests of men and women attending childbirth classes. J Perinat Educ 1993; 2(2):37-51.

33. Beger D, Beaman M. Childbirth education curriculum: An analysis of parent and educator choices. J Perinat Educ. 1996; 5(4):29-36.

34. Sasmor J, Grossman E. Childbirth education in 1980. JOGN Nursing 1981; 10(3):155-60.

35. Thelen H. Group dynamics in instruction: Principle of least group size. Scholl Rev 1949; 57:139-48.

36. Ip W-Y, Tang CS, Goggins WB. An educational intervention to improve women's ability to cope with childbirth. J Clin Nurs 2009; 18(15):2125-35.

37. Progianti JM, Costa RF. Educational practices developed by nurses: Reflections on women's pregnancy and labor experiences. Rev Bras Enferm 2012; 65(2):257-63.

38. Fabian HM, Rådestad IJ, Waldenström U. Childbirth and parenthood education classes in Sweden. Women's opinion and possible outcomes. Acta Obstet Gynecol Scand 2005; 84(5):436-43.

39. Fritzson M, Nordin A, Børøsund E, Johansson M, Varsi C, Ängeby K. A mobile application for early labour support-feasibility pilot study. Women and Birth 2023; 36(6):495-503.

40. Phipps H, Charlton S, Dietz HP. Can antenatal education influence how women push in labour? Aust N Z J Obstet Gynaecol 2009; 49(3):274-8.

41. Gagnon AJ. Individual or group antenatal education for childbirth/parenthood. Cochrane Database Syst Rev (online) 2000; (4):CD002869.

42. Fraser W, Maunsell E, Hodnett E, Moutquin J. Randomized controlled trial of a prenatal vaginal birth after cesarean section education and support program. Am J Obstet Gynecol 1997; 176:419-25.

43. Lauzon L, Hodnett ED. Antenatal education for self-diagnosis of the onset of active labour at term. Cochrane Database Syst Rev. In: The Cochrane Library 2012; 12:CD000935. doi: 10.1002/14651858. CD000935.pub4.

44. Natsiou K, Karaoulanis SE, Dafapoulos K, Garas A, Bonotis K. The effect of socioeconomic factors on maternal perinatal depressive symptoms and the contribution of group prenatal support as a preventive measure. Womens Health Rep (New Rochelle) 2023; 4(1):31-8.

45. Kloester J, Brand G, Willey S. How midwives facilitate informed decisions in the third stage of labour – An exploration through portraiture. Midwifery 2023; 127:103868.

46. Brasil. Ministério da Saúde. Secretaria de Atenção à Saúde. Promovendo o aleitamento materno. 2 ed. Brasília: Ministério da Saúde, 2007. 18p.

47. Leon-Cava N, Lutter C, Ross J, Martin L. Quantifying the benefits of breastfeeding: A summary of the evidence. Washington DC: Food and Nutrition Program, Pan American Health Org 2002. 177p.

48. Dyson L, McCormick FM, Renfrew MJ. Interventions for promoting the initiation of breastfeeding. Cochrane Database Syst Rev. In: The Cochrane Library, 2012; 12:CD001688. doi: 10.1002/14651858. CD001688.pub2.

49. Lumbiganon P, Martis R, Laopaiboon M, Festin MR, Ho JJ, Hakimi M. Antenatal breastfeeding education for increasing breastfeeding duration. Cochrane Database Syst Rev. In: The Cochrane Library 2012; 12:CD006425. doi: 10.1002/14651858.CD006425.pub11.

50. World Health Organization – WHO. Appropriate technology for birth. Lancet 1985; 2(8452):436-7.

51. World Health Organization – WHO. Care in normal birth: A practical guide. Birth 1997; 24(2):121-3.

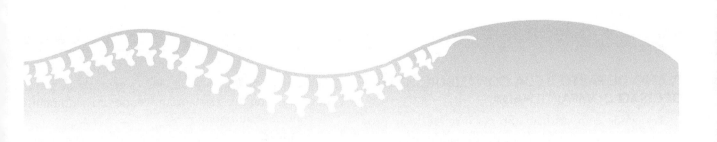

CAPÍTULO

43   Plano de Parto

Alessandra da Boaviagem Freire

INTRODUÇÃO

Em 1980 foi publicado o primeiro guia sobre a construção de um plano de parto, escrito por Simkin & Reinke e produzido pela Associação Internacional de Educação para o Parto[1,2]. Esse documento foi elaborado para auxiliar os futuros pais na comunicação de seus desejos e expectativas em relação ao parto e ao nascimento à equipe de saúde, destacando a importância da tomada de decisões compartilhadas e do consentimento informado na preparação para o parto[2].

As experiências de parto podem ter uma influência significativa nos desfechos do pós-parto, afetando a saúde física e emocional da parturiente, bem como a dinâmica familiar. Partos traumáticos podem aumentar o risco de complicações no pós-parto, como hemorragias ou infecção. Ademais, experiências negativas ou não desejadas podem contribuir para alterações na saúde mental da parturiente, a qual pode apresentar depressão pós-parto, ansiedade e transtorno de estresse pós-traumático[3,4]. Como consequência, há influência na continuidade e qualidade dos cuidados durante o puerpério, afetando diretamente o vínculo mãe-recém-nascido e a amamentação[5,6]. O acesso a informações no pré-natal e o planejamento do parto podem favorecer a proteção contra complicações no parto e no pós-parto e ajudar a evitar experiências negativas durante o trabalho de parto[7,8].

No entanto, uma boa experiência de parto pode ter uma influência positiva. Partos humanizados e respeitosos podem aumentar a autoeficácia materna, proporcionando à gestante uma sensação de competência e confiança em sua capacidade de cuidar do recém-nascido[9].

Cabe ressaltar que cada experiência de parto é única, independentemente de a via de parto ser vaginal ou cesárea, e, portanto, a resposta da parturiente a essa experiência pode variar. Nesse sentido, o plano de parto pode ser um recurso valioso para as gestantes, capacitando-as a participar ativamente do processo de parto e garantindo uma experiência alinhada com suas preferências e desejos[9-11].

O QUE É UM PLANO DE PARTO?

O plano de parto é um documento criado para comunicar as preferências, desejos e necessidades durante o processo de parto e nascimento[7,12,13]. Embora nem todos os aspectos de um parto possam ser garantidos em razão de circunstâncias imprevistas durante o trabalho de parto, ainda assim o plano de parto pode ser uma ferramenta útil para ajudar a equipe de saúde a entender os desejos e estabelecer um ambiente confortável[13].

Com a criação de um plano de parto, a gestante tem a oportunidade de refletir sobre suas preferências, discuti-las com seu parceiro e a equipe de cuidados pré-natais e garantir que todos estejam cientes e alinhados com suas escolhas[13].

Uma revisão com o objetivo de analisar as repercussões do plano de parto no processo de parturição, a partir da produção científica nacional e internacional, identificou um índice de satisfação mais alto entre as mulheres que se utilizam de um plano de parto, em comparação com aquelas que não o fazem[14]. Vale enfatizar ainda que, embora um plano de parto seja importante, é fundamental reconhecer que as preferências devem ser flexíveis, dada a natureza do nascimento e, assim, algumas adaptações podem ser necessárias para garantir a segurança da mãe e do neonato[2].

Como o controle completo do processo de parto não é realista nem possível, é importante que a equipe de saúde que irá acompanhar o parto seja de confiança[2,12,15,16].

PLANO DE PARTO E SUA CONTRIBUIÇÃO NA DECISÃO COMPARTILHADA

A decisão compartilhada no parto refere-se ao processo em que a gestante e a equipe de saúde colaboram na tomada de decisões relacionadas ao parto. Isso envolve o compartilhamento de informações, opiniões e preferências para garantir que a grávida esteja bem-informada e tenha voz ativa no processo de parturição. Em todo o mundo, a decisão compartilhada é um componente reconhecidamente importante de um sistema de saúde centrado no paciente, pois está associada à maior satisfação dos pacientes, a níveis mais baixos de ansiedade e a melhores resultados de saúde[17].

Como abordagem, a decisão compartilhada reconhece a importância da autonomia e leva em consideração as necessidades, valores e desejos da mulher em relação ao parto. Isso significa que, em vez de uma abordagem prioritariamente medicalizada, em que os profissionais de saúde tomam as decisões sem considerar plenamente as preferências da gestante, a decisão compartilhada envolve uma colaboração mais igualitária[2].

Durante o processo de decisão compartilhada no parto, a gestante e a equipe de saúde discutem diferentes opções de cuidados, possíveis intervenções, riscos e benefícios associados a cada escolha. Isso permite que a gestante faça escolhas informadas e se sinta mais confiante no processo do parto[12,18].

A decisão compartilhada no parto é parte de uma abordagem centrada na paciente que busca respeitar a autonomia e a dignidade durante o parto. É importante uma comunicação aberta e transparente entre a gestante e a equipe de saúde, proporcionando um ambiente de apoio e respeito às escolhas individuais. Essa abordagem contribui para uma experiência de parto mais positiva e satisfatória[12,18].

Cabe destacar, contudo, que nem todos os profissionais de saúde recebem o plano de parto com satisfação. Algumas equipes de saúde têm contestado o plano devido à percepção de perda de autonomia profissional durante o processo de parturição[7,20]. No entanto, não há nada na literatura que assegure a perda de autonomia profissional no cenário de parto em virtude do plano de parto.

BENEFÍCIOS DO PLANO DE PARTO

A criação de um plano de parto oferece vários benefícios tanto para a gestante como para a equipe médica. Entre os benefícios associados à elaboração e comunicação de um plano de parto estão:

1. **"Empoderamento" da gestante:** um plano de parto possibilita que a pessoa que gesta tome decisões informadas sobre sua experiência de parto. Ao expressar suas preferências e desejos, a gestante se torna parte ativa no processo, promovendo um sentimento de controle e autonomia[2,15].

2. **Comunicação clara:** o plano de parto facilita a comunicação entre a pessoa que gesta e a equipe médica, garantindo que todos estejam cientes das preferências da parturiente durante o parto. Isso favorece um diálogo aberto e promove uma compreensão clara das expectativas de ambas as partes[16].

3. **Personalização da experiência:** o plano de parto possibilita que a gestante personalize sua experiência de parto, indicando suas preferências em relação aos métodos de alívio da dor, posição durante o trabalho de parto, alimentos a serem ingeridos, músicas escolhidas e acompanhantes de sua preferência, contribuindo para um ambiente mais respeitoso e centrado na parturiente[12,21].

4. **Redução do estresse e ansiedade:** saber que suas preferências foram comunicadas e compreendidas pode reduzir o estresse e a ansiedade associados ao desconhecido. A gestante pode sentir-se mais preparada e confiante ao entrar no trabalho de parto, o que se torna um fator de proteção contra o estresse pós-traumático durante o parto e o puerpério[2,22,23].

5. **Participação ativa do parceiro(a) ou acompanhante:** o plano de parto envolve o(a) parceiro(a) ou acompanhante na discussão e no entendimento das escolhas da pessoa que gesta, promovendo uma experiência de parto mais colaborativa e fortalecendo o apoio emocional[2]. Alguns autores destacam, ainda, que os(as) parceiros(as) e acompanhantes desempenham papel fundamental no sucesso (ou não) dos planos de parto[7,14].

6. **Melhor cooperação com a equipe médica:** uma comunicação clara a partir do plano de parto pode facilitar a colaboração entre a gestante e a equipe médica. Os profissionais de saúde podem preparar-se melhor para atender as preferências da gestante, fortalecendo a decisão compartilhada, o que resultará em uma experiência mais positiva para ambas as partes, protegendo de intervenções desnecessárias, como analgesia, episiotomia, amniotomia precoce e o uso de ocitocina[20,23].

7. **Respeito às escolhas individuais:** um plano de parto ajuda a garantir que as escolhas e valores individuais da gestante sejam respeitados durante o processo de parto, o que promove uma abordagem centrada na parturiente e no respeito pela diversidade de experiências de parto[12,21].

8. **Respeito à diversidade:** o plano de parto pode incluir considerações culturais, religiosas ou pessoais específicas da grávida, assim como orientação sexual e identidade de gênero, promovendo um ambiente respeitoso e sensível às necessidades individuais.

SUGESTÕES DE TÓPICOS A SEREM INCLUÍDOS NO PLANO DE PARTO

- **Informações pessoais:** nome completo, data prevista do parto (DPP), informações de contato, nome do(a) parceiro(a) ou acompanhante e informações de seguro saúde.
- **Local do parto:** indicar se a gestante planeja dar à luz em um hospital (indicar o nome), centro de parto ou em casa.
- **Equipe de profissionais:** mencionar quem a gestante gostaria que estivesse presente durante o parto, como médicos, parteiras, fisioterapeutas, enfermeiros, doulas e fotógrafos.
- **Intervenções médicas:** especificar as preferências em relação a intervenções médicas, como monitoramento fetal, ruptura da bolsa amniótica e ocitocina (para indução ou aceleração do parto), sendo importante conversar com a equipe médica a respeito dessas intervenções. É interessante que a decisão seja compartilhada e baseada nas melhores evidências para segurança da dupla mãe-neonato.
- **Posições e mobilidades:** indicar se a gestante deseja ter liberdade para se movimentar durante o trabalho de parto e o nascimento, como ficar em pé, caminhar ou usar bolas de exercícios.
- **Alívio da dor:** descrever as preferências da gestante em relação ao alívio da dor, como métodos naturais (massagem, banho quente, imersão em água, aromaterapia, musicoterapia ou hipnose) ou opções medicamentosas (analgesia ou anestesia peridural e raquimedular).
- **Comunicação e tomada de decisão:** explicar como a gestante gostaria de ser informada sobre qualquer progresso, intervenção ou decisão que precise ser tomada durante o trabalho de parto.
- **Ambiente:** conversar sobre iluminação, música, aromaterapia ou outros elementos que a gestante gostaria de ter no ambiente de parto.
- **Contato pele a pele e amamentação:** indicar se a gestante deseja o contato pele a pele imediato após o nascimento e suas preferências em relação à amamentação.
- **Cesariana intraparto:** caso necessário ou solicitado, a gestante pode expressar suas escolhas em relação a uma cesariana, como a presença de acompanhante, além de suas preferências em relação ao ambiente, ao contato pele a pele com o recém-nascido e à amamentação imediata, caso não haja intercorrências.
- **Cuidados com o recém-nascido:** especificar as preferências da gestante quanto aos cuidados imediatos com o recém-nascido, como administração de medicamentos e vitaminas ou sucção das vias respiratórias.

EVIDÊNCIAS CIENTÍFICAS SOBRE O PLANO DE PARTO

Vários estudos demonstraram que a adoção de um plano de parto melhora a experiência do parto[9,11,24,25], aumenta o apoio e o controle percebidos no trabalho, reduz o medo do parto, suprime os sintomas psicológicos de depressão e transtorno de estresse pós-traumático e aumenta a frequência do parto vaginal[5], além de estar associada a experiências de parto mais satisfatórias e ao maior bem-estar da gestante/puérpera[17].

Vale destacar que os resultados variam e que o impacto do plano de parto pode depender de vários fatores, incluindo a cultura obstétrica local, as circunstâncias individuais de cada gestação e as características da equipe de saúde. Além disso, os planos de parto não garantem um parto livre de complicações, e é sempre essencial que as decisões sejam tomadas com base nas necessidades e na segurança da mãe e do recém-nascido.

CONSIDERAÇÕES FINAIS

Um plano de parto pode sensibilizar as gestantes e aumentar seu controle, apoio e participação nas decisões tomadas durante os processos de parturição e nascimento, melhorando, assim, sua experiência de parto[26-28]. A satisfação das parturientes com a experiência do parto está entre os indicadores mais importantes da qualidade dos cuidados maternos[5].

Assim, observa-se que a elaboração de um plano de parto promove resultados positivos para as grávidas quando em colaboração com a equipe de saúde[26-29]. O ato de criar colaborativamente um plano de parto, junto com a equipe e o(a) acompanhante, pode melhorar os resultados obstétricos, apoiar expectativas realistas, melhorar a satisfação e aumentar a sensação de controle[7]. Um modelo de plano de parto é sugerido ao final deste capítulo (veja o Anexo).

Referências

1. Simkin P, Reinke C. Planning your baby's birth. Minneapolis: Intern Childbirth Educ Assoc, 1980.
2. Ghahremani T, Bailey K, Whittington J et al. Birth plans: definitions, content, effects, and best practices. Am J Obstet Gynecol 2023; 228(5S):S977-S982.
3. Khsim IEF, Rodrigues MM, Gallego BR, Caparros-Gonzalez RA, Amezcua-Prieto C. Risk factors for post-traumatic stress disorder after childbirth: A systematic review. Diagnostics 2022; 12(11):2598.
4. Kahalon R, Cnaani GY, Preis H, Benyamini Y. The complex effects of maternal expectations on postpartum depressive symptoms: When does a protective factor become a risk factor? J Psychosom Obstet Gynecol 2022; 43(1):74-82.
5. Ahmadpour P, Mousavis S, Mohammad-Alizadeh S, Jahanfar S, Mirghafourvand M. Effect of implementing a birth plan on mater-

nal and neonatal outcomes: A randomized controlled trial. BMC Pregnancy and Childbirth 2022; 22(862).

6. Sommerlad S, Schermelleh-Engel K, La Rosa VL, Louwen F, Oddo-Sommerfeld S. Trait anxiety and unplanned delivery mode enhance the risk for childbirth-related post-traumatic stress disorder symptoms in women with and without risk of preterm birth: A multi sample path analysis. PLoSOne 2021; 16(8):e0256681.

7. Bell CH, Muggleton S, Davis DL. Birth plans: A systematic, integrative review into their purpose, process, and impact. Midwifery 2022; 111:103388.

8. Henriksen L, Grimsrud E, Schei B et al. Factors related to a negative birth experience – A mixed methods study. Midwifery 2017; 51:33-9.

9. Kuo SC, Lin KC, Hsu CH et al. Evaluation of the effects of a birth plan on Taiwanese women's childbirth experiences, control and expectations fulfilment: A randomised controlled trial. Int J Nurs Stud 2010; 47(7):806-14.

10. López-Toribio M, Bravo P, Llupià A. Exploring women's experiences of participation in shared decision-making during childbirth: A qualitative study at a reference hospital in Spain. BMC Pregnancy and Childbirth 2021; 21(1):631.

11. Brown SJ, Lumley J. Communication and decision-making in labor: Do birth plans make a difference? Health Expect 1998; 1:106-16.

12. Shareef N, Scholten N, Nieuwenhuijze M et al. The role of birth plans for shared decision-making around birth choices of pregnant women in maternity care: A scoping review. Women Birth 2023; 36(4):327-33.

13. López-Gimeno E, Puif GF, Vicente-Hernández MM, Angelet M, Garreta GV, Seguranyes G. Birth plan presentation to hospitals and its relation to obstetric outcomes and selected pain relief methods during childbirth. BMC Pregnancy and Childbirth 2021; 21(1):274.

14. Medeiros RMK, Figueiredo G, Correa ACP, Barbieri M. Repercussions of using the birth plan in the parturition process. Rev Gaucha Enferm 2019; 40:e20180233.

15. Furr A, Brackney DE, Turpin RL. Perinatal nurses respond to shared decision-making education: A quasi-experimental study. J Perinat Educ 2021; 30:168-76.

16. Alba-Rodríguez R, Coronado-Carvajal MP, Hidalgo-Lopezosa P. The birth plan experience – A pilot qualitative study in Southern Spain. Healthcare (Basel) 2022; 10:95.

17. Chantry AA, Merrer J, Blondel B, Le Ray C. Preferences for labor and childbirth, expressed orally or as a written birth plan: Prevalence

and determinants from a nationwide population-based study. Birth 2023; 50:847-57.

18. Petit-Steeghs V, Lips SR, Schuitmaker-Warnaar TJ, Broerse WEJ. Client-centred maternity care from women's perspectives: Need for responsiveness. Midwifery 2019; 74:76-83.

19. Mirghafourvand M, Charandabi SMA, Homayi SG et al. Effect of birth plans on childbirth experience: A systematic review. Int J Nurs Pract 2019; 25(4):e12722.

20. Hidalgo-Lopezosa P, Rodríguez-Borrego MA, Muñoz-Villanueva MC. Are birth plans associated with improved maternal or neonatal outcomes? MCN Am J Matern Child Nurs 2013; 38(3):150-6.

21. Rodrigues de Loiola AM, Alves VH, Dargam DGV, Pereira RD, de Ventura SK, Soanno MGR. Delivery plan as a care technology: Experience of women in the postpartum period in a birth center. Cogitare Enferm 2020; 25:205-14.

22. Hernández-Martínez A, Rodríguez-Almagro J, Molina-Alarcón M et al. Postpartum post-traumatic stress disorder: Associated perinatal factors and quality of life. J Affect Disord 2019; 249:143-50.

23. Afshar Y, Mei JY, Gregory KD, Kilpatrick SJ, Esakoff TF. Birth plans-impact on mode of delivery, obstetrical interventions, and birth experience satisfaction: A prospective cohort study. Birth 2018; 45:43-9.

24. Say R, Robson S, Thomson R. Helping pregnant women make better decisions: A systematic review of the benefits of patient decision aids in obstetrics. BMJ Open 2011; 1:e000261.

25. Mei JY, Afshar Y, Gregory KD, Kilpatrick SJ, Esakoff TF. Birth plans: What matters for birth experience satisfaction. Birth 2016; 43:144-50.

26. Thirukumar P, Coates D, Henry A. Women's experiences of intrapartum care and recovery in relation to planned caesarean sections: An interview study. Women Birth 2021; 34(3):e248-e254.

27. Bayes S, Fenwick J, Hauck Y. "Off everyone's radar": Australian women's experiences of medically necessary elective caesarean section. Midwifery 2012; 28(6):e900-e909.

28. DeBaets AM. From birth plan to birth partnership: Enhancing communication in childbirth. Am J Obstet Gynecol 2017; 216(1):e1-e4.

29. Hidalgo-Lopezosa P, Cubero-Luna AM, Jiménez-Ruz A, Hidalgo-Maestre M, Rodriguez-Borrego MA, López-Solto PJ. Association between birth plan use and maternal and neonatal outcomes in Southern Spain: A case-control study. Int J Environ Res Public Health 2021; 18(2):456.

ANEXO
Modelo de Plano de Parto

Mãe: _____

Pai: _____

Bebê: _____

Data provável do parto: _____

EQUIPE

Obstetra: _____

Neonatologista: _____

Fisioterapeuta:_____

Escolhi o parto humanizado hospitalar, na Maternidade _____.

FASE ATIVA DE TRABALHO DE PARTO

( ) Quero fazer uso de técnicas de relaxamento, como bola, massagens, banho de chuveiro com água morna e, na maternidade, uso da piscina com a água (caso haja) em temperatura ideal para o relaxamento e da banqueta fora da piscina.

( ) Quero que se realize ausculta fetal intermitente durante todo o trabalho de parto: a cada 30 minutos, caso eu seja gestante de baixo risco, ou a cada 15 minutos, caso eu seja gestante de alto risco, conforme recomendação da Organização Mundial da Saúde, por pelo menos 1 minuto. Durante o período expulsivo, a ausculta deverá ser realizada a cada 15 minutos, em caso de gestação de baixo risco, ou a cada 5 minutos, na de alto risco.

( ) Caso eu seja gestação de alto risco, gostaria de fazer uso da cardiotocografia, caso minha obstetra ache necessário e caso esteja disponível no serviço.

( ) Gostaria de ter o máximo de privacidade possível e que sejam evitadas conversas paralelas e em voz alta. É imprescindível que todos os celulares estejam em modo silencioso ou desligado. Se precisar atender, que se ausente do quarto.

( ) Fazer uso de música durante todo o trabalho de parto, músicas essas selecionadas por mim e meu(minha) companheiro(a) ou pela equipe.

( ) Ter liberdade de me movimentar e de me alimentar, quando achar necessário.

( ) Gostaria da liberação para o uso de uma luz suave e de aromas com essências mais adequadas.

( ) Gostaria de adequação da temperatura do ambiente sempre que eu achar necessário.

( ) Gostaria de reduzir ao mínimo o número de exames de toque e, caso seja preciso, que meu(minha) companheiro(a) esteja presente.

( ) Não quero intervenções como tricotomia e enema nem aplicação de ocitocina sintética ou outras drogas para indução e/ou condução do trabalho de parto, a não ser que a indução se faça necessária por gestação tardia ou algum problema de saúde e que as razões sejam explicadas detalhadamente.

( ) Não quero o rompimento artificial da bolsa. Caso haja necessidade durante o trabalho de parto, quero que todo o procedimento seja explicado detalhadamente.

( ) Não quero a realização da Manobra de Kristeller em hipótese alguma.

SOBRE O USO DE ANALGESIA FARMACOLÓGICA

( ) Quero ter acesso à possibilidade de utilizar a analgesia farmacológica, caso assim deseje.

( ) Gostaria que me explicassem, caso ocorra, alguma intercorrência devido ao uso da analgesia.

( ) Não gostaria que me oferecessem analgesia; prefiro solicitar caso eu ache necessário.

FASE EXPULSIVA DE TRABALHO DE PARTO

( ) Desejo ficar na posição que for mais confortável para mim.

( ) Não gostaria de manipulação do canal vaginal; caso seja necessário, gostaria de uma explicação detalhada sobre a real necessidade.

( ) Não quero episiotomia.

( ) Quero fazer força no momento em que eu sentir vontade; caso precise ser direcionada, gostaria que a equipe explicasse o porquê.

( ) Não quero que façam manobras para desprendimento dos ombros do bebê após a saída da cabeça; que ele possa sair naturalmente. Tal manobra só deverá ser realizada em caso de real necessidade.

( ) Gostaria que meu(minha) companheiro(a) e/ou eu aparasse(m) o bebê; se necessário, com a ajuda da equipe.

( ) Gostaria de receber imediatamente nos braços meu bebê, se ele nascer bem.

( ) Gostaria que o cordão só fosse cortado após parar de pulsar.

SOBRE A PLACENTA

( ) Gostaria de esperar a saída de forma natural da placenta, sem nenhuma intervenção.

( ) Desejo ver minha placenta.

( ) Caso aconteça algum problema após a saída da placenta, quero ser comunicada imediatamente.

( ) Gostaria que fizessem o carimbo da minha placenta.

(Continua)

ANEXO
Modelo de Plano de Parto *(Cont.)*

SOBRE O RECÉM-NASCIDO INDEPENDENTEMENTE DA VIA DE PARTO

( ) Gostaria de ficar com meu bebê o tempo que eu determinar, desde que em segurança.

( ) Gostaria que qualquer procedimento feito no bebê seja realizado sempre com nosso conhecimento, na minha presença e/ou de meu(minha) companheiro(a).

( ) Gostaria que meu filho não recebesse a aplicação de nitrato de prata; caso seja necessário, gostaria de ser informada em relação aos motivos reais.

( ) Gostaria que a aplicação da vitamina K só fosse feita após a primeira hora de vida de meu bebê, quando ele estiver calmo em meus braços e, se possível, mamando.

( ) Não quero aspiração das vias aéreas e gástricas em meu filho; caso seja necessário, gostaria de ser informada em relação aos motivos reais.

( ) Não quero que seja feita lavagem gástrica; caso seja necessário, gostaria de ser informada em relação aos motivos reais.

( ) Não quero que seja realizada sondagem retal.

( ) Não quero que a equipe de enfermagem dê banho em meu bebê. O banho será dado por mim e meu(minha) companheiro(a) 24 horas após o nascimento.

( ) Quero que meu bebê fique em alojamento conjunto comigo o tempo todo de internação, mesmo no caso de o parto acontecer no bloco cirúrgico.

( ) Gostaria que eu e meu(minha) companheiro(a) fôssemos consultados em caso de necessidade de qualquer procedimento no bebê e que qualquer tipo de procedimento seja explicado antes.

( ) Quero fazer a amamentação sob livre demanda, com orientação da equipe de saúde, caso eu solicite. Não quero que meu bebê receba água glicosada, bicos ou qualquer outra coisa.

( ) Não quero que meu bebê receba mamadeira ou qualquer bico artificial.

EM CASO DE SITUAÇÕES ESPECIAIS

( ) Caso a bolsa se rompa antes do trabalho de parto, queremos aguardar o máximo de tempo possível para entrar em trabalho de parto espontaneamente, só intervindo em caso de risco de vida para mim e/ou para o bebê.

( ) Em caso de gestação prolongada, queremos esperar, só intervindo em caso de risco de vida para mim e/ou para o bebê, e que essa intervenção seja discutida e acordada conosco.

( ) Em caso de bebê em posição pélvica, queremos tentar o parto da mesma forma, só intervindo em caso de risco de vida para mim e/ou para o bebê, e que essa intervenção seja discutida e acordada conosco.

( ) Em caso de bebê em posição pélvica, desejamos aguardar para entrar em trabalho de parto espontaneamente e seguir para cesariana.

( ) Em caso de bebê pélvico, desejamos tentar a versão externa cefálica.

EM CASO DE CESARIANA

( ) Não aceito ser amarrada.

( ) Gostaria da presença de meu(minha) companheiro(a).

( ) Que a cesariana seja feita pela mesma equipe que iria me assistir no parto natural humanizado.

( ) Gostaria de levar aparelho de som para colocarmos as músicas que escolhermos para esse momento.

( ) Gostaria que a equipe levasse um difusor para colocarmos um aroma escolhido por nós, tornando o ambiente mais agradável.

( ) Gostaria de uma adequação em relação à temperatura do bloco cirúrgico; se possível, que o ar-condicionado seja desligado para que meu bebê seja recebido de uma forma mais aconchegante.

( ) Gostaria que a iluminação no bloco fosse reduzida na hora do nascimento.

( ) Quero ser informada sobre todos os procedimentos que serão utilizados na cesárea.

( ) Não quero que seja feita anestesia geral ou qualquer medicamento de sedação.

( ) Quero estar com os braços livres durante todo o procedimento cirúrgico e que meu bebê venha diretamente para meus braços assim que nascer.

( ) Quero que a retirada de meu bebê seja feita da forma mais suave e lenta possível.

( ) Quero que respeitem as mesmas escolhas que fizemos em relação aos procedimentos com o bebê descritos no plano sobre os procedimentos com o bebê.

( ) Desejo que meu(minha) companheiro(a) esteja comigo durante a recuperação anestésica.

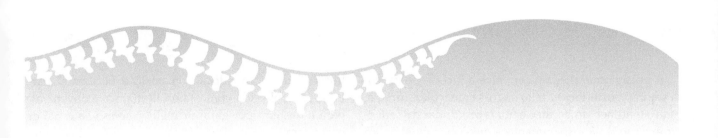

44 Episiotomia – O Corte Desnecessário

Carolina Cunha ■ Dominique Babini ■ Leila Katz
Andrea Lemos ■ Melania Amorim

INTRODUÇÃO

Este capítulo objetiva descrever o histórico da episiotomia em Obstetrícia, relatar os danos causados por essa prática e atualizar os mais recentes estudos sobre o tema.

HISTÓRICO DA EPISIOTOMIA

A episiotomia pode ser definida como uma incisão cirúrgica realizada no períneo durante o segundo período do parto, no momento de expulsão do feto. O termo *episiotomia* deriva de *epision*, que significa região pubiana, e *tome*, incisão, a qual pode ser feita com tesoura ou bisturi[1-3].

Apresenta três tipos distintos: mediana, mediolateral e lateral. A lateral está contraindicada por causar extensas lesões nos feixes internos do músculo levantador do ânus. A mediolateral, a mais comum, principalmente na América Latina e Europa, consiste em um corte realizado em ângulo de 45 graus a partir da linha média, podendo ser direita ou esquerda[4,5]. A incisão mediana, também conhecida como perineotomia, é mais utilizada nos EUA e consiste em uma incisão na margem posterior do introito vaginal, estendendo-se até a linha média. Considerada mais fácil quanto à sutura e menos associada à dor no pós-parto e dispareunia, está mais relacionada com lacerações de terceiro e quarto graus (Figura 44.1)[2,6].

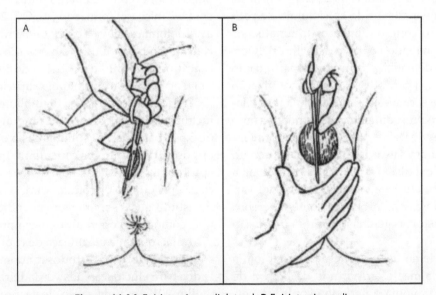

Figura 44.1A Episiotomia mediolateral. **B** Episiotomia mediana.

A episiotomia mediana envolve a incisão de muco-sa vaginal posterior, epitélio da fossa navicular, fúrcula, centro tendíneo do períneo e fibras profundas do esfíncter externo do ânus, enquanto a mediolateral, além da mucosa vaginal posterior e do epitélio da fossa navicular, corta também a pele sobre a fossa isquioanal, o músculo bulboesponjoso, o músculo transverso superficial do períneo e o feixe neurovascular transverso do períneo, associado a uma porção do músculo transverso profundo do períneo e a camadas de fáscias associadas (diafragma urogenital), fibras medianas do pubovaginal e do puborretal e partes do levantador do ânus[7,8].

Em geral, a episiotomia é realizada quando o polo cefálico fetal está suficientemente baixo a ponto de distender o períneo durante o ápice de uma contração uterina, porém antes de uma distensão exagerada e de haver danos ao assoalho pélvico. Em virtude do risco de grandes sangramentos, também não pode ser realizada precocemente[9,10].

O procedimento foi criado em 1742 por Fielding Ould, que defendia que a incisão só deveria ser aplicada quando necessário, em partos dificultosos, para auxiliar a saída fetal. A incisão era realizada em linha média, até que em 1847 o professor Dubois, na França, estabeleceu a modalidade mediolateral, passando a ser chamada de episiotomia a partir de 1857, por sugestão de Carl Braun. Até o final do século XIX, há relatos apenas esporádicos de sua utilização, sempre no contexto de partos difíceis. Cabe ressaltar que a episiotomia era utilizada de forma criteriosa até o século XX[3,11,12].

A episiotomia passou a ser compreendida como procedimento de rotina no início do século XX com Pomeroy, em 1918, e DeLee, em 1920. Em seu artigo *Deveríamos cortar e reparar o períneo de todas as primíparas?*, Pomeroy posicionou-se a favor da episiotomia de rotina, justificando que o corte diminuía os traumatismos cranianos do recém-nascido contra o assoalho pélvico. DeLee, por sua vez, defendeu o conceito de parto como processo patológico e, a partir disso, sugeriu a utilização profilática do fórcipe e, com este, a episiotomia mediolateral precoce, sendo o procedimento recomendado como rotina[13]. As alegações de DeLee para realização rotineira da episiotomia incluíam salvar a mulher do esforço do parto e do período expulsivo prolongado, preservar a integridade da musculatura pélvica e do introito vulvar, evitar as pressões do assoalho pélvico sobre o cérebro do feto e prevenir distopias genitais e ruptura de quarto grau[2,5,11-13].

A partir da década de 1950, a prática da episiotomia aumentou substancialmente em virtude da crença de que sua realização diminuía o período expulsivo, permitindo ao médico atender a grande demanda de partos hospitalares[14,15]. A adoção da posição horizontal para o parto, conhecida como talha litotômica, conveniente para o obstetra por garantir melhor acesso ao canal de parto, também contribuiu para aumento do uso do procedimento[16].

Novas pesquisas sobre a episiotomia começaram a surgir a partir da década de 1980[16-19]. Ensaios clínicos randomizados e controlados evidenciaram que a episiotomia de rotina não deveria ser incentivada, abrindo uma discussão acerca dos benefícios e riscos desse procedimento, já que não havia suporte para acreditar que sua prática generalizada diminuía, por exemplo, o risco de lesão grave do períneo, melhorava sua cicatrização, prevenia lesão fetal ou reduzia o risco de incontinência urinária (IU).

Na época, alguns autores apontavam que a episiotomia era uma das mais dramáticas e intensas formas a partir das quais o território do corpo da mulher era apropriado pela Medicina, representando seu poder sobre o corpo feminino, o que passou a ser considerado uma forma de mutilação genital rotineira sem o consentimento da parturiente e constituindo um dos únicos procedimentos cirúrgicos realizados sem o consentimento formal da mulher[20,21].

Em 1983, Thacker & Banta[22] publicaram uma revisão da literatura, de 1860 até 1980, sobre os benefícios da episiotomia, abrangendo mais de 350 artigos e livros, e concluíram não haver evidências suficientes para sua recomendação, além dos riscos associados ao procedimento, como dor, edema, hematoma, infecção e dispareunia[23,24].

O estudo citado teve pouco impacto na comunidade científica da época, mas despertou o interesse para as pesquisas sobre o procedimento. Em 1993 foi publicado um ensaio clínico randomizado (ACOG, 2018) que comparou a episiotomia seletiva à episiotomia rotineira, e os autores concluíram que a última deveria ser abolida por não alcançar os benefícios a ela atribuídos, sendo injustificável uma incidência de episiotomia superior a 30%[25,26].

Em revisão sistemática da Biblioteca Cochrane[27], que incluiu oito ensaios clínicos randomizados e um total de 5.541 parturientes submetidas à episiotomia seletiva ou rotineira, os autores concluíram que os benefícios da episiotomia seletiva são bem maiores do que os da prática da episiotomia de rotina. Ainda assim, questionam-se no estudo quais seriam as reais indicações da episiotomia, como parto operatório, parto pré-termo, parto pélvico, macrossomia ou ameaça de ruptura perineal grave, sugerindo que novos estudos randomizados sejam realizados para elucidação das verdadeiras indicações.

Em 2017, a atualização dessa revisão concluiu que, nas mulheres em que o parto vaginal não assistido for antecipado, a política de episiotomia seletiva pode resultar em redução de trauma perineal ou vaginal grave (RR: 0,70; IC95%: 0,52 a 0,94; 5.375 mulheres; oito ensaios; certeza de evidência baixa)[28]. A revisão demonstra que a episiotomia de rotina não é justificada pelas evidências atuais. Por isso, em âmbito mundial, progressivamente, a episiotomia tornou-se um procedimento restrito, e não mais rotineiro[29].

A episiotomia seletiva tem sido recomendada, ou seja, não fazer episiotomia deve ser a primeira opção. No entanto, há muita discussão sobre as reais indicações dessa incisão. De acordo com o *Royal College of Obstetricians and Gynaecologists*[30], apresentam risco de lacerações perineais graves, de terceiro ou quarto graus: etnia asiática (OR: 2,27; IC95%: 2,14 a 2,41), nuliparidade (RR: 6,97; IC95%: 5,40 a 8,99), peso do recém-nascido acima de 4.000g (OR: 2,27; IC95%: 2,18 a 2,36), distócia de ombro (OR: 1,90; IC95%: 1,72 a 2,08), período expulsivo prolongado acima de 4 horas (OR: 2,02; IC95%: 1,62 a 2,51), parto com vácuo-extrator (OR: 1,89; IC95%: 1,74 a 2,05), parto com fórcipes (OR: 6,53; IC95%: 5,57 a 7,64) e parto com episiotomia (OR: 1,34; IC95%: 1,21 a 1,49).

Em estudo com 168.077 registros de partos vaginais, a episiotomia mediolateral foi considerada fator de risco independente para lesões de terceiro e quarto graus mesmo em situações críticas, como parto pélvico e macrossomia[31]. A principal indicação para realização de episiotomia, e a mais amplamente difundida, era a proteção do períneo no período expulsivo. Acreditava-se que o corte impediria a ruptura das fibras dos músculos do assoalho pélvico, sendo este o principal engano com relação à episiotomia. Um procedimento que se acreditava proteger é na verdade, por si só, uma lesão de segundo grau[25,32].

Recentemente, a Organização Mundial da Saúde (OMS)[33] liberou uma publicação, denominada *Intrapartum care for a positive childbirth experience*, com recomendações para os cuidados durante o parto. Como metodologia foi realizada uma extensa revisão dos estudos publicados, além dos protocolos de assistência de vários países, sendo selecionados os 56 cuidados considerados mais importantes e abrangentes. As práticas foram classificadas como recomendadas, não recomendadas, recomendadas apenas em contextos específicos e recomendadas apenas em protocolos de pesquisa. A episiotomia de rotina foi classificada como uma prática não recomendada.

Aproximadamente 12% dos partos vaginais nos EUA[34], 20% na França[35] e 9% na Finlândia[36] são realizados com episiotomia. No Brasil, as taxas variam consideravelmente. Dados da pesquisa Nascer no Brasil, publicada em 2014, revelaram uma taxa de 53,5%[23].

Sabendo que sua prática rotineira não é necessária e pode ser prejudicial, é possível compreender que a realização sistemática de episiotomia segue um padrão ritualístico característico do modelo tecnocrático anteriormente discutido[37-39]. Uma tese de doutorado sobre as possibilidades e limites da humanização da assistência ao parto fez alusão ao discurso de uma obstetra que afirmava conhecer as evidências, mas que persistia realizando episiotomias porque "na hora, a mão vai sozinha"[40].

Em 2009, um estudo com protocolo de não realização de episiotomia, aliado a estratégias de proteção perineal, registrou uma taxa em torno de 60% de períneo íntegro com apenas 23% de necessidade de sutura em parturientes não submetidas à episiotomia, concluindo ser possível alcançar uma taxa zero de episiotomia com alta frequência de períneo íntegro, necessidade menor de sutura e taxas mínimas de lacerações perineais graves, sem sequelas em longo prazo[41]. No entanto, por se tratar de estudo isolado e com pequena casuística, as autoras recomendaram a realização de estudos futuros. Até que essas pesquisas estejam disponíveis, a melhor recomendação pode ser resumida pela famosa frase de Scott[42], remetendo a Eason & Feldman[43]: "Não faça nada, sente-se!"[44].

Vale ressaltar, ainda, que não há evidências para indicação do uso de episiotomia em parto pélvico, ao contrário do que se evidencia na prática clínica. A apresentação pélvica ocorre quando o feto está com o polo pélvico situado no estreito superior. Já a apresentação cefálica é aquela na qual o feto está com o polo cefálico situado no estreito superior. Recomenda-se, também, que a indicação da episiotomia seja explicada e que o consentimento da mulher seja recebido antes de sua realização[45].

REPERCUSSÕES DA EPISIOTOMIA NO ASSOALHO PÉLVICO

Entende-se que a indicação e o uso da episiotomia como procedimento rotineiro, apontados na década de 1920 por DeLee, acabaram por influenciar, de modo marcante, a formação e a atuação dos profissionais na Obstetrícia brasileira. Essa concepção perdura até os dias de hoje, muito embora existam evidências de que a episiotomia não deveria ser procedimento de rotina, mas reservado para circunstâncias excepcionais[46].

As indicações e vantagens da episiotomia ainda não são consensuais, mas as complicações desse procedimento são amplamente divulgadas. Um estudo retrospectivo de corte transversal publicado em 2012 analisou 1.129 prontuários de parturientes com parto normal, e a episiotomia foi realizada em 57,5% dos partos. Os autores descreveram que lacerações de primeiro e segundo graus ocorreram nos casos em que essa técnica não foi utilizada. Nos casos em que a episiotomia foi realizada, 46,4% das lacerações informadas foram de terceiro ou quarto grau. Conclui-se, portanto, que a maior parte das lacerações graves foi encontrada nos casos em que a episiotomia foi praticada. Esse fato reforça o pressuposto de que a episiotomia não previne lacerações graves, de terceiro e quarto graus; pelo contrário, é fator de risco para trauma grave de períneo, conforme demonstrado na revisão sistemática da Cochrane[27,47,48].

Outros efeitos adversos do uso da episiotomia podem incluir resultados anatômicos insatisfatórios, como fibroses, estreitamento excessivo do introito vaginal e prolapsos retovaginais, extensão da incisão da episiotomia ao longo do esfíncter anal externo e deiscência[49].

Mais tarde, a disfunção do períneo no pós-parto torna-se evidente em muitas mulheres submetidas a esse procedimento, com consequências como mionecrose, fístulas retovaginais, dispareunia, prolapsos de órgãos, necessidade de correção cirúrgica por problemas de cicatrização irregular ou excessiva e IU. A dor tem sido reportada como uma das causas mais comuns de morbidade pós-parto em mulheres que realizaram episiotomia. Raramente, pode ocorrer endometriose da episiorrafia[50-52].

Há elevada frequência de incontinência anal (IA) associada ao parto, com prevalência entre 4% e 59% em diferentes estudos[53-57]. Durante o período expulsivo do parto, pode ocorrer laceração perineal, a qual lesiona a musculatura esfincteriana anal, frequentemente o esfíncter anal externo, responsável pela continência fecal voluntária. A prática de episiotomia pode estar relacionada com lesões esfincterianas produzidas pela própria técnica, seccionando fibras do esfíncter anal externo[58].

Em revisão sistemática com metanálise publicada em 2015 com alto nível de evidência, a qual avaliou as evidências e incluiu 19 estudos, os autores concluíram que as mulheres submetidas a uma episiotomia são 1,74 vez mais propensas a ter IA do que as sem episiotomia[59].

Outros estudos também apontam que a episiotomia está associada à IA por favorecer a lesão do esfíncter anal externo[8,60,61]. A IA está presente em 11,2% das mulheres com lesão de esfíncter anal externo e em apenas 5,3% daquelas sem lesão[62].

A dor perineal também é relatada como consequência da episiotomia. A sensação dolorosa no local da episiotomia pode prejudicar o autocuidado materno e a prestação de cuidados ao recém-nascido. Além disso, pode atrasar a recuperação da mulher, abalar sua autoestima, retardar o início da atividade sexual pós-parto e dificultar o processo de adaptação ao novo contexto familiar[63].

Além da dor perineal, a dispareunia também é relatada em mulheres submetidas à episiotomia. Essa técnica tem impacto relevante na região perineal e, consequentemente, na função sexual, associada a episódios de dor durante a relação sexual e perda da libido, ocasionando atenuação do desejo sexual e, por conseguinte, comprometimento da atividade sexual[64].

Uma coorte prospectiva avaliou 156 mulheres que apresentaram rupturas perineais de terceiro ou quarto grau após parto vaginal (grupo de estudo) e as comparou com mulheres que foram submetidas à episiotomia ou que tiveram pequenas lacerações (grupo controle), sendo a disfunção sexual o desfecho observado. Os autores utilizaram o *Female Sexual Function Index* (FSFI) entre 6 e 12 meses após o parto. Os resultados apontaram o impacto negativo das rupturas perineais, especialmente as de grau maior, na função sexual feminina. Os problemas sexuais pós-parto podem manifestar-se por atraso no reinício das relações sexuais, perda de desejo, dispareunia, falta de lubrificação, dor e diminuição da capacidade de atingir o orgasmo por até 1 ano[65].

ESTRATÉGIAS PARA REDUÇÃO DA EPISIOTOMIA

Atualmente, há uma tendência mundial de redução das taxas de episiotomia, mas sua prática varia consideravelmente, dependendo da região. Um estudo retrospectivo realizado em 2012 no hospital da Universidade de Soroka, em Israel, verificou declínio nas taxas de episiotomia: de mais de 30% na década de 1990 para menos de 5% em 2010[66]. Na Europa, as taxas podem superar os 60% em países como Chipre, Portugal, Romênia e Polônia e ficar abaixo de 10% na Dinamarca, Suécia e Islândia[67].

Na assistência ao parto hospitalar no Brasil, a taxa de episiotomia varia bastante, sendo essa prática ainda comum em diversas maternidades. Isso pode acontecer em razão de alguns profissionais de saúde manterem-se presos a conceitos e práticas que não contemplam os resultados de evidências científicas atuais, bem como as práticas baseadas nos direitos das mulheres. Esses profissionais persistem na realização desse procedimento, mantêm um aspecto intervencionista e, assim, retiram da mulher parturiente a possibilidade de experimentar o parto como um processo fisiológico e fortalecedor de sua autonomia[68].

Várias intervenções têm sido propostas para redução das taxas do procedimento[69]. Recentemente, a Federação Internacional de Ginecologia e Obstetrícia passou a recomendar restrições em vez do uso rotineiro de episiotomia[70]. Nos EUA, verificou-se declínio importante das taxas de episiotomia, sendo esperado que elas sigam declinando.

Entendendo como modelo de atenção a forma de organização das práticas assistenciais, o Ministério da Saúde tem desenvolvido, ao longo das últimas décadas, estratégias para promover um novo modelo de assistência ao parto que vise à humanização e à redução das intervenções desnecessárias[71]. Por isso, tem sido observado declínio nas taxas de episiotomia no país: em torno de 94% em 2000, 76% em 2006 e 54% em 2014[72-74]. Dados publicados em 2020 e 2022 no Brasil mostraram taxas de 26,3% e 59,4% respectivamente[75,76]. Outro fator que deve ser considerado é o alto custo financeiro da adoção desse procedimento como rotina. O gasto com o material utilizado para sua realização e o reparo das complicações e o tempo maior de internação hospitalar são fatores importantes para países em desenvolvimento, como o Brasil[77].

Desde 2000, com a publicação do manual *Parto, Aborto e Puerpério: Assistência Humanizada à Mulher* e a tradução para o Brasil do *Manual de Assistência ao Parto Normal*, da OMS[78], tem sido proposto um modelo de assistência ao parto organizado em torno de boas práticas respaldadas por evidências científicas sólidas[78,79]. A recomendação oficial de restringir episiotomias em nosso meio data, portanto, de 2000. É preciso compreender o que pensam e como agem os profissionais de saúde, no sentido de elaboração de estratégias que visem à redução das episiotomias desnecessárias, além de outras práticas obsoletas na assistência ao parto.

No intuito de traduzir o conhecimento existente de maneira eficaz, é importante investigar não apenas a opinião e o nível de conhecimento dos profissionais de saúde, mas também averiguar a influência da formação nas práticas obstétricas, aumentando a compreensão sobre o que os profissionais envolvidos na assistência ao parto sabem e praticam[68].

Os profissionais necessitam de conhecimento acerca das repercussões do trauma perineal para a saúde materna de modo a evitar procedimentos desnecessários. Por isso, é importante rever as práticas de atendimento à parturiente, considerando as evidências científicas e condutas individualizadas.

No Brasil, um inquérito sobre o conhecimento, a atitude e a prática dos obstetras brasileiros em relação à episiotomia foi realizado em todo o território nacional. A amostra envolveu 1.113 médicos obstetras que atuam no país, sendo descrita uma taxa média de 42% de episiotomias. Verificou-se que 44,5% dos médicos tinham conhecimentos adequados, 10,9% desenvolviam atitudes adequadas e 26,8% executavam práticas apropriadas. As variáveis idade menor do que 40 anos, atuação no serviço público, exercer atividades docentes e frequentar congressos foram associadas a conhecimento, atitude e prática adequados. Outra associação relevante entre atitude e prática adequadas foi o fato de ser do gênero feminino. Esse achado pode sugerir que as mulheres estejam mais interessadas na integridade perineal e mais preocupadas com os efeitos deletérios da episiotomia do que os homens. A maior parte dos entrevistados obteve um nível inadequado de conhecimento, atitude e prática em relação à episiotomia, quando consideradas as melhores evidências científicas correntemente disponíveis[80].

CONSIDERAÇÕES FINAIS

A realização da episiotomia precisa ser avaliada criticamente, uma vez que seus benefícios não justificam os efeitos deletérios para a região do assoalho pélvico feminino. Suas consequências devem ser amplamente divulgadas e discutidas pelos profissionais da assistência ao parto. A prática da episiotomia resulta em incremento dos danos perineais, aumenta a probabilidade de dor e dispareunia após o parto, aumenta a perda sanguínea, potencializa o risco de complicações e acarreta despesas hospitalares mais elevadas. A justificativa para a persistência de sua prática em grande parte dos partos vaginais pode estar na orientação dos livros-textos de Obstetrícia adotados no país, na formação acadêmica, nas experiências em hospitais-escola e, sobretudo, na dificuldade de modificar comportamentos e transpor as evidências científicas e as diretrizes clínicas para a prática.

É preciso desenvolver estratégias para sensibilizar os profissionais para que eles possam refletir sobre o motivo de seguirem praticando episiotomias com frequência, apesar de as evidências científicas defenderem o contrário. Por ser um procedimento muitas vezes realizado com caráter ritualístico, a modificação das práticas pode exigir muito mais do que o aumento do nível de conhecimento sobre o tema.

Referências

1. Tortora GJ. Corpo humano: Fundamentos de anatomia e fisiologia. 4. ed. São Paulo: ArtMed, 2003.

2. São Bento PAS, Santos RS. Realização da episiotomia nos dias atuais à luz da produção científica: Uma revisão. Esc Anna Nery 2006; 10(3):552-9.

3. Santos ADR, Santos EL, Silva KS, Nery FS. Episiotomia: A dor de um parto. Ciên Biol e de Saúde Unit 2017; 4(1):131-8.

4. Carvalho CCM, Souza ASR, Moraes Filho OB. Episiotomia seletiva: Avanços baseados em evidências. FEMINA 2010; 38(5):265-70.

5. Figueiredo G, Barbieri M, Gabrielloni MC, Araújo ES, Herique AJ Episiotomy: perceptions from adolescent puerperae. Invest Educ Enferm 2015; 33(2):365-73.

6. Andrade BP, Aggio CM. Violência obstétrica: A dor que cala. In: Anais do III Simpósio Gênero e Políticas Públicas. Universidade Estadual de Londrina, 2014; 1:1-7.

7. Federação Brasileira das Associações de Ginecologia e Obstetrícia – FEBRASGO. Comissões Nacionais Especializadas em Ginecologia e Obstetrícia. Manual de Orientação. Assistência ao Abortamento, Parto e Puerpério, 2010.

8. Corrêa Jr M, Passini Jr R. Selective episiotomy: Indications, technique, and association with severe perineal lacerations. Rev Bras Ginecol Obstet 2016; 38:301-7.

9. Fodstad K, Laine K, Staff AC. Effect of different episiotomy techniques on perineal pain and sexual activity 3 months after delivery. Int Urogynecol J 2013; 25:1629-37.

10. Dogan B, Gun I, Ozdamar O, Yilmaz A, Muhçu M. Long-term impacts of vaginal birth with mediolateral episiotomy on sexual and pelvic dysfunction and perineal pain. J Matern Fetal Neonatal Med 2017; 30:457-60.

11. Labrecque M, Eason E, Daniels F, Ymayo MR, Bourget MM, . Episiotomia de rotina: As evidências contra. Diagnóstico e Tratamento 2000; 5(2):43-50.

12. Tomasso G Altabe F, Cafferata ML, Alemán A, Sosa C, Belizán JM. Debemos seguir haciendo la episiotomía em forma rutinaria? Rev Obstet Ginecol 2002; 62(2):115-21.

13. De Lee JB. The prophylactic forceps operation. Am J Obs Gynecol 1920; 1:34-8.

14. Niy DY. Discurso sobre episiotomia nos livros populares sobre gravidez e parto comercializados no Brasil. Dissertação (Mestrado em Ciências) – Faculdade de Saúde Pública, Universidade de São Paulo, 2012.

15. Pompeu KC, Scarton J, Cremonese L, Flores RG, Landerdahl MC, Ressel LB. Prática da episiotomia no parto: Desafios para a enfermagem. Rev Enferm Centro-Oeste Mineiro 2017; 7:1-8.

16. Mendiri MAA, Bérnaldez MI, Blanco MC, Redondo PS. La violencia obstétrica: un fenómeno vinculado a la violación de los derechos elementares de la mujer. Medicina Legal de Costa Rica 2017; 34(1):1409.

17. Borges BB, Serrano F, Pereira F. Episiotomia: Uso generalizado versus selectivo. Acta Med Port 2003; 16:447-54.

18. Diniz S. Campanha pela abolição da episiotomia de rotina. Fique Amiga Dela, 2004.

19. Carniel S, Vital DS, Souza TP. Episiotomia de rotina: Necessidade versus violência obstétrica. J Nurs Health 2019; 9(2):1-18.

20. Vasconcelos DIB, Fonsêca LCT, Arruda AJCG. Episiotomy under the view of obstetric physicians and nurses: Criteria. Rev Enferm UFPE (on line) 2012; 6(5):1038-45.

21. Tesser CD, Knobel R, Andrezzo HFA, Diniz SG. Violência obstétrica e prevenção quaternária: O que é e o que fazer. Rev Bras Med Família e Comunidade 2015; 10(35).

22. Thacker SB, Banta HD. Benefits and risks of episiotomy: A interpretive review of the English language literature, 1860-1980. Gynecol Surv 1983; 6(38):322-38.

23. Leal MC, Gama SGN. Inquérito nacional sobre parto e nascimento. Sumário Executivo Temático Nascer no Brasil. Fundação Oswaldo Cruz, 2014.

24. Apolinário D, Rabelo M , Gonçalves WLD, Rossi KSSR, Campos GLG. Práticas na atenção ao parto e nascimento sob a perspectiva das puérperas. Rev Rede Enferm do Nordeste 2016; 17(1):20-8.

25. ACOG – American College of Obstetricians-Gynecologists. Practice Bulletin No. 198: Prevention and management of obstetric lacerations at vaginal delivery. Obstet Gynecol 2018; 132:e87-e102.28.

26. Friedman BT, Eslick, G, Dietz H.P. Delivery mode and the risk of levator muscle avulsion: A meta-analysis. Intern Urogynecol J 2019; 30(6): 901-7.

27. Carroli G, Mignini L. Episiotomy for vaginal birth. Cochrane Database Syst Rev 2009; (1).

28. Jiang H, Qian X, Carroli G, Garner P. Selective versus routine use of episiotomy for vaginal birth. Cochrane Database Syst Rev 2017; (2).

29. Kozhimannil KB, Karaca-Mandic P, Blauer-Peterson CJ, Shah NT, Snowden JM. Uptake and utilization of practice guidelines in hospitals in the United States: The case of routine episiotomy. Jt Comm J Qual Patient Saf 2017; 43(1):41-8.

30. Royal College Of Obstetricians and Gynaecologists (RCOG). The management of third- and fourth-degree perineal tears. London: Green-top Guideline 2015; (29).

31. Steiner N, Weintraub AY, Wiznitzer A, Sergienko R, Sheiner E. Episiotomy: The final cut? Arch Gynecol Obstet 2012; 286:1369-73.

32. Amorim MM, Franca-Neto AH, Leal NV, Melo FO, Maia SB, Alves JN. Is it possible to never perform episiotomy during vaginal delivery? Obstet Gynecol 2014; 123:38S.

33. WHO – World Health Organization. Accelerating progress toward: The reduction of adolescent pregnancy in Latin America and the Caribbean. Report of a technical consultation. Pan American Health Organization, United Nations Population Fund and United Nations Children's Fund. Washington, 2018.

34. Friedman AM, Ananth CV, Prendergast E, D'Alton ME, Wright JD. Variation in, and factors associated with use of episiotomy. JAMA 2015; 313(2):197-9.

35. Goueslard K, Cottenet J, Roussot A, Clesse C, Sagot P, Quantin C. How did episiotomy rates change from 2007 to 2014? Population-based study in France. BMC Pregnancy Childbirth 2018; 18(1):208.

36. Räisänen S, Vehviläinen-Julkunen K, Gisler M, Heinonen S. A population-based register study to determine indications for episiotomy in Finland. Int J Gynaecol Obstet 2011; 115(1):26-30.

37. Gomes CS, Teodoro LPP, Pinto AGA, Oliveira DR, Quirino GS, Pinheiro AKB. Renascimento do parto: Reflexões sobre a medicalização da atenção obstétrica no Brasil. Rev Bras Enferm 2018; 71(5): 2594-.8

38. Reis TLR, Padoin SMM, Toebe TRP, Cardoso de Paula C, Silveira de Quadros J. Autonomia feminina no processo de parto e nascimento: Revisão integrativa da literatura. Rev Gaúcha Enferm 2017; 38(1):1-8.

39. Davis-Floyd RE. Os modelos assistenciais tecnocrático, humanizado e holístico. In: International Conference on Humanization of Childbirth. Int J Gynaecol Obstet 2000: 5-23.

40. Diniz CSG. Entre a técnica e os direitos humanos: Possibilidades e limites da humanização da assistência ao parto. Tese (Doutorado em Medicina). Faculdade de Medicina, Universidade de São Paulo, 2001. 264p.

41. Amorim MM, Melo F, Leite D, Maia S, Radaci AM, Souza JA. Humanization of childbirth in Brazil: Results in a public maternity in Northeast. Intern J Gynecol Obstet 2009; 107:397-412.

42. Scott JR. Episiotomy and vaginal trauma. Obstet Gynecol Clin North Am 2005; 32:307-21.

43. Eason E, Feldman P. Much ado about a little cut: Is episiotomy worthwhile? Obstet Gynecol 2000; 95:616-8.

44. Amorim MM, Coutinho IC, Melo I, Katz L.. Selective episiotomy vs. implementation of a non-episiotomy protocol: A randomized clinical trial. Reproductive Health 2017; 14(1).

45. Riethmuller D, Ramanah R, Mottet N. Fetal expulsion: Which interventions for perineal prevention? CNGOF Perineal Prevention and Protection in Obstetrics Guidelines. Gynecol Obstet Fertil Senol 2018; 46(12):937-47.

46. Terefe AB, Gudeta TG, Mengistu GT, Sori SA. Determinants of pelvic floor disorders among women visiting the gynecology outpatient department in Wolkite University Specialized Center, Wolkite, Ethiopia. Obstet Gynecol Int 2022; 2022:6949700.

47. Diniz SG, Chacham AS. "The cut above" and "the cut below": The abuse of caesareans and episiotomy in São Paulo, Brazil. Reprod Health Matters 2004; 12:100-10.

48. Salge AKM, Lôbo SF, Siqueira KM et al. Prática da episiotomia e fatores maternos e neonatais relacionados. Rev Eletr Enfer 2012; 14:779-85.

49. Carroli G, Belizan J. Episiotomy for vaginal birth (Review). Cochrane Database Syst Rev 2000.

50. Sartore A, De Seta F, Maso G, Pregazzi R, Grimaldi E, Guaschino S. The effects of mediolateral episiotomy on pelvic floor function after vaginal delivery. Obstet Gynecol 2004; 103:669-73.

51. Pitangui ACR, Sousa L, Ferreira CHJ, Gomes FA, Nakano AMS. Mensuração e características da dor perineal em primíparas submetidas à episiotomia. Acta Paul Enferm 2009; 22(1):77-82.

52. Min L, Xudong D, Qiubo L et al. Two year follow-up and comparison of pelvic floor muscle electromyography after first vaginal delivery with and without episiotomy and its correlation with urinary incontinence: A prospective cohort study. Acta Obstet Gynecol Scand 2023; 102:200-8.

53. Brown SJ, Gartland D, Donath S, McArthur C. Fecal incontinence during the first 12 months postpartum: Complex causal pathways and implications for clinical practice. Obstet Gynecol 2012; 119:240-9.

54. Malek-Mellouli M, Assen S, Amara FB, Gada H, Masmoudi K, Reziga H. Incidence and risk factors of postpartum anal incontinence: A prospective study of 503 cases. Tunis Med 2014; 92(2):159-63.

55. Rodríguez R, Alós R, Carceller MS et al. Incontinencia fecal posparto. Revisión de conjunto. Cir Esp 2015; 93(6):359-67.

56. Rodrigues BDS, Reis IGN, Coelho FMO, Buzatti KCLR. Fecal incontinence and quality of life assessment through questionnaires. J Coloproctol 2017; 37(4):341-8.

57. Azevedo M, Guilhem DB, Hobo TMW, Goulart MV. Avaliação da predominância da incontinência anal nos partos vaginal e cesáreo. Universitas: Ciências da Saúde 2017; 15(2):101-6.

58. Abrams P, Andersson KE, Birder L et al. Fourth International Consultation on Incontinence, Recommendations of the International Scientific Committee: Evaluation and treatment of urinary incontinence, pelvic organ prolapse, and fecal incontinence. Neurourol Urodynam 2010; 29:213-40.

59. Lacross A, Groff M, Smaldone A. Obstetric anal sphincter injury and anal incontinence following vaginal birth: A systematic review and meta-analysis. J Midwifery Women's Health 2015; 60(1):37-47.

60. Kepenekci I, Keskinkilic B, Akinsu F et al. Prevalence of pelvic floor disorders in the female population and the impact of age, mode of delivery and parity. Dis Colon Rectum 2011; 54:85-94.

61. Quigley EMM. Impact of pregnancy and parturition on the anal sphincter and pelvic floor. Best Pract Research Clin Gastroenterol 2007; 21(5):879-91.

62. Laine K. Obstetric anal sphincter injuries: Incidence, risk factors, consequences and prevention. Tese (Doutorado em Obstetrícia). Norway: University of Oslo, 2013.

63. Molyneux R, Fowler G, Slade P. The postnatal effects of perineal trauma on maternal psychological and emotional wellbeing: A longitudinal study. Eur J Obstet Gynecol 2024; 294:238-44.

64. Huy NVQ, An LSP, Phuong LS, Tam LM. Pelvic floor and sexual dysfunction after vaginal birth with episiotomy in Vietnamese women. Sex Med 2019; 7:514-21.

65. Ahmed WAS, Kishk EA, Farhan RI, Khamees RE. Female sexual function following different degrees of perineal tears. Int Urogynecol J 2017 Jun; 28(6):917-21.

66. Kalis V, Laine K, Leeuw JW, Ismail KM, Tincello DG. Classification of episiotomy: Towards a standardisation of terminology. BJOG 2012; 119:522-6.

67. Blondel B, Alexander S, Bjarnadóttir RI et al. Euro-Peristat Scientific Committee. Variations in rates of severe perineal tears and episiotomies in 20 European countries: A study based on routine national data in Euro-Peristat Project. Acta Obstet Gynecol Scand 2016 Jul; 95(7):746-54.

68. East CE, Lau R, Biro MA. Midwives' and doctors' perceptions of their preparation for and practice in managing the perineum in the second stage of labour: A cross-sectional survey. Midwifery 2014 Jul: 1-10.

69. Myers-Helfgott MG, Helfgott AW. Routine use of episiotomy in modern obstetrics. Should it be performed? Obstet Gynecol Clin North Am 1999; 26:305-25.

70. Nassar AH, Visser GHA, Ayres-de-Campos D, Rane A, Gupta S; FIGO Safe Motherhood and Newborn Health Committee. FIGO Statement: Restrictive use rather than routine use of episiotomy. Int J Gynaecol Obstet 2019; 146:17-9.

71. Previatti J. Episiotomia: Em foco a visão das mulheres. Rev Bras Enferm 2007; 60:197-201.

72. Althabe F, Belizán JM, Bergel E. Episiotomy rates in primiparous women in Latin America: Hospital based descriptive study. BMJ 2002; 324(7343):945-6.

73. Lago TDG, Lima LP. Assistência à gestação, ao parto e ao puerpério: Diferenciais regionais e desigualdades socioeconômicas. In: Ministério da Saúde (org.). Pesquisa Nacional de Demografia e Saúde da Criança e da Mulher – PNDS 2006: 150-68.

74. Cavalcante SL, Friche AADL, Silva AAM et al. Pesquisa Nascer no Brasil: Perfil da mortalidade neonatal e avaliação da assistência à gestante e ao recém-nascido. Rio Janeiro: Cad Saúde Pública 2014; 30:192-207.

75. Aguiar BM. Fatores associados à realização de episiotomia. Rev Bras Enferm 2020; 73(Suppl 4):e20190899.

76. Pelissari LCB, Zilli A, Ferreira H, Spohr FA, Casacio GDM, Silva RMM. Prática da episiotomia: Fatores maternos e neonatais relacionados. Rev Eletr Enferm 2022; 24:66517.

77. Mattar R, Aquino MMA, Mesquita MRS. A prática da episiotomia no Brasil. Rev Bras Ginecol Obs 2007, 29(1): 3-4.

78. WHO. Care in normal birth: A practical guide. Technical Working Group, World Health Organization. Birth 1997; 24(2):121-3.

79. Brasil. Ministério da Saúde. Parto, aborto e puerpério: Assistência humanizada à mulher. Ministério da Saúde 2001.

80. Cunha CMP, Katz L, Lemos A, Amorim MM. Knowledge, attitude and practice of Brazilian obstetricians regarding episiotomy. Rev Bras Ginecol Obstet 2019; 41(11).

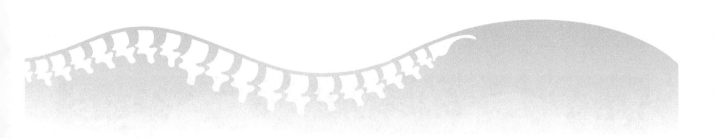

Avulsão do Músculo Levantador do Ânus no Pós-Parto

Hans Peter Dietz ■ Caroline Wanderley Souto Ferreira

INTRODUÇÃO

Muito conhecida, a lesão obstétrica do esfíncter anal é definida como uma lesão perineal intraparto grave. Ainda pouco discutida, outra lesão obstétrica relacionada com o parto vaginal, avaliada e tratada pelos profissionais da área de saúde e em especial pelos fisioterapeutas, é a avulsão do levantador do ânus (ALA).

A prevalência na população depende da idade materna no primeiro parto e da prática obstétrica, havendo taxas de traumatismo tão baixas quanto 2% em populações com comportamento reprodutivo tradicional[1], 10% a 15% após parto vaginal normal em populações ocidentais, 10% a 20% após uso de vácuo-extrator e 40% a 60% após parto com fórcipe, sendo a prevalência mais elevada após uso de fórcipe rotativo[2,3].

O músculo levantador do ânus (MLA) é composto por três músculos: puborretal, pubococcígeo e iliococcígeo[4]. O músculo puborretal, por sua vez, limita e define o portal do corpo humano com maior potencial de herniação, o denominado hiato do levantador do ânus. O componente puborretal do MLA precisa distender-se muito durante o parto vaginal[5], muitas vezes podendo sofrer trauma macroscópico[6].

Diante do exposto, este capítulo tem por objetivo descrever a lesão do MLA, os fatores de risco e os métodos de avaliação e tratamento.

TIPOS DE LESÃO E CONSEQUÊNCIAS

A forma mais comum de trauma do MLA é a avulsão unilateral do músculo puborretal para fora do ramo inferior e do corpo do púbis (Figura 45.1), claramente relacionada com o parto e que pode ser palpada como perda assimétrica de substância na porção anteromedial do músculo, ou seja, na parte mais próxima do ramo púbico (Figura 45.2). A palpação exige treinamento e muita experiência do profissional, mas está ao alcance de todos que cuidam de mulheres com distúrbios do assoalho pélvico[7]. Dado que o músculo que define o hiato do levantador

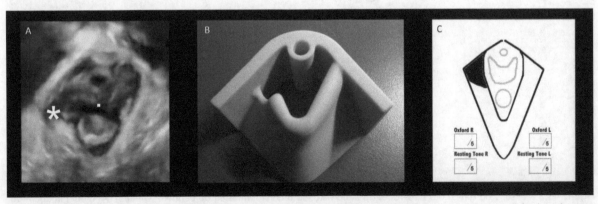

Figura 45.1A Típica avulsão do levantador do ânus, do lado direito, no plano axial. **B** Demonstração no modelo de palpação. **C** Documentação no modelo desenhado. (Adaptada de Dietz & Shek, 2008[7].)

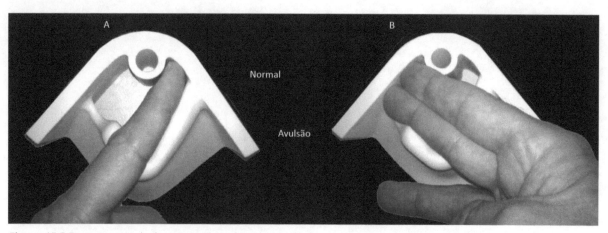

Figura 45.2 Demonstração do diagnóstico de avulsão do músculo levantador do ânus à palpação por meio de modelo anatômico. No lado intacto (**A**), no fórnix vaginal (o espaço entre a uretra medialmente, o ramo do púbis superiormente e o músculo puborretal lateralmente) cabe apenas um dedo. No lado anormal (**B**) há muito mais espaço e nenhum tecido contrátil pode ser palpado no ramo inferior do púbis.

é claramente importante para dar suporte aos órgãos, uma avulsão completa é considerada presente quando o tecido contrátil não pode ser palpado no ramo púbico inferior.

O traumatismo parcial é comum e também não é inócuo[8]. O traumatismo também pode afetar o músculo iliococcígeo, ou seja, os aspectos superiores do MLA, mas a relevância desses danos não está bem definida. A geração automatizada de conjuntos de imagens tomográficas é atualmente oferecida pelos fabricantes de equipamentos de ultrassom[9], e o próximo passo será o diagnóstico de avulsão baseado em inteligência artificial (IA).

A avulsão acarreta aumento e assimetria do hiato do MLA[10,11], e ambos podem por vezes ser detectados mediante simples observação durante manobra de Valsalva,

caso o efeito seja suficientemente assimétrico. A medida clínica do hiato genital e do corpo perineal está fortemente relacionada à área hiatal e aos sintomas e sinais de prolapso[12,13]. Medidas de 7cm ou mais para a distância entre o meato uretral externo e o ânus (hiato genital mais corpo perineal) são definidas como "abaulamento clínico"[13]. Quando mede 10cm ou mais em Valsalva, deve levantar a suspeita de traumatismo maior do MLA. A Figura 45.3 mostra os resultados clínicos e ultrassonográficos de uma mulher com abaulamento grave.

Com frequência, uma avulsão completa tem consequências substanciais para a mulher afetada em médio e longo prazo. O músculo puborretal determina as pressões intravaginais[14] e tem sido chamado o "músculo do amor". Muitas mulheres notam o efeito da avulsão tanto

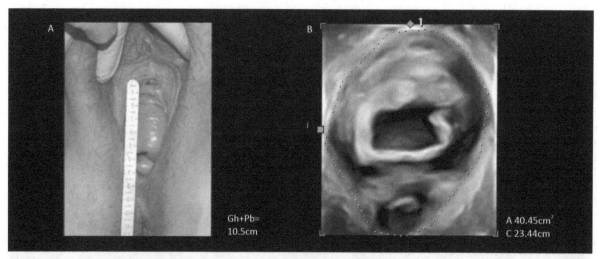

Figura 45.3 Mensuração clínica das dimensões do hiato pelo hiato genital mais corpo perineal (*Gh+Pb*) (**A**) e pela imagem do plano axial (**B**), ambas com Gh+Pb > 10cm e hiato > 40cm² durante manobra de Valsalva, indicando abaulamento grave do hiato. (Reproduzida de Khunda, Shek & Dietz, 2012; Dietz, De Leon & Shek, 2008[12,30].)

na força muscular[15] como na função sexual. Esta última parece manifestar-se, principalmente, como tônus reduzido e "flacidez vaginal"[16].

Em longo prazo, o prolapso dos órgãos pélvicos é uma preocupação ainda maior, especialmente nos compartimentos anterior e central[17]. Quanto maior o defeito, maior é a probabilidade de sintomas e/ou sinais de prolapso[18] e mais difícil é o tratamento, tanto cirúrgico[19] como conservador[20,21]. Isso implica que esses achados são muito úteis para o planejamento do tratamento e o aconselhamento das mulheres.

A importância da avulsão nos casos de incontinência urinária e fecal é menos evidente. Assume-se, frequentemente, que a incontinência urinária seja decorrente de um assoalho pélvico fraco, mas isso é um equívoco. Há provas de que os defeitos de avulsão estão negativamente associados à incontinência urinária de esforço e à incontinência urodinâmica de esforço[22,23], o que é contraintuitivo, uma vez que o treinamento dos músculos do assoalho pélvico (MAP) é uma intervenção terapêutica com resultados comprovados em mulheres com incontinência urinária de esforço[24]. No entanto, essa intervenção treina toda a musculatura inervada pelo nervo pudendo e os nervos pélvicos associados que surgem das raízes nervosas de S2-S4, e não apenas a musculatura do assoalho pélvico, no sentido mais estrito, mas também o *rabdoesfíncter* uretral.

Um problema menos citado e menos comum diz respeito à dor. Foram observadas lesões do MLA em mulheres com dor pélvica crônica sem causa conhecida. O exame físico revelou vários graus de sensibilidade pélvica, unilateral ou bilateral[25], sendo sugerido que as lesões menores do MLA podem estar associadas a áreas específicas de sensibilidade focal ou "pontos-gatilho"[26]. Além disso, o músculo iliococcígeo pode tornar-se hipertrófico em pessoas com avulsão completa do músculo puborretal e imitar este último músculo na geração de força, o que se torna evidente à palpação digital[27].

Existem, também, as possíveis consequências psicológicas. Em estudo qualitativo sobre 40 mulheres com avulsão, mais da metade mostrou sinais de transtorno de estresse pós-traumático[28]. Muitas dessas mulheres estavam muito decepcionadas com os cuidados pré-natais e no parto[29].

FATORES DE RISCO

Quanto aos fatores de risco, a duração da segunda fase do trabalho de parto e o tamanho da cabeça do feto aumentam a probabilidade de lesão por avulsão, mas o fórcipe é o principal fator de risco modificável[31]. O fórcipe deve ser considerado obsoleto, exceto quando há a possibilidade de morte fetal iminente. Isso é particular-

mente óbvio em mulheres com idade materna avançada, as quais correm risco maior de traumatismo com o parto vaginal[32-36]. Finalmente, o primeiro parto vaginal costuma causar a maior alteração morfológica e funcional quanto a lacerações reais, abaulamento e suporte dos órgãos pélvicos[37-41].

MÉTODOS DIAGNÓSTICOS

O diagnóstico de ALA é estabelecido de modo ideal por meio de imagens tomográficas com a tecnologia da ultrassonografia 4D (Figura 45.4).

Diferentemente da lesão do esfíncter anal, a maioria dos traumas nos MLA permanece oculta por trás de uma vagina intacta, uma vez que a pele vaginal e as camadas musculares são mais distensíveis do que o músculo puborretal. Ocasionalmente, no entanto, uma grande laceração vaginal expõe o trauma subjacente do levantador, como mostrado na Figura 45.5. A presença de laceração da parede lateral da vagina deve alertar os obstetras para maior probabilidade de lesão do puborretal[38].

Palpação

Para diagnóstico de lesão do MLA, o dedo indicador deve ser inserido na vagina até a profundidade máxima de 4cm, uma vez que a inserção do músculo puborretal no ramo inferior do osso púbico se situa a apenas 2 a 4cm de distância do períneo. O dedo deve ser colocado lateral e paralelamente à uretra com sua ponta no colo da bexiga. Assim, a inserção do músculo puborretal no osso púbico pode ser palpada imediatamente após o dedo indicador, cerca de 2cm proximal ao introito. Caso a gestante tenha sofrido ALA, o dedo não palpará o músculo ao ser movido lateralmente[44].

A palpação deve ser feita durante o repouso e a contração do MLA. No entanto, a detecção de grandes lesões do MLA por meio da palpação é menos reprodutível do que através da ultrassonografia[45]. A Figura 45.6 mostra um modelo que pode ser utilizado para documentar os achados durante a palpação. Além disso, a presença de tensão e dor miofascial pode ser avaliada pela sensibilidade aguda à compressão de uma banda muscular tensa ou ponto de dor, que pode contrair-se em resposta à palpação e causar sobressalto (sinal do salto) em resposta à sensação aguda[26].

Imagem ultrassonográfica

Os exames de imagem têm sido cada vez mais utilizados para avaliação do assoalho pélvico, sendo a ultrassonografia com tecnologia 3D/4D o método mais comum.

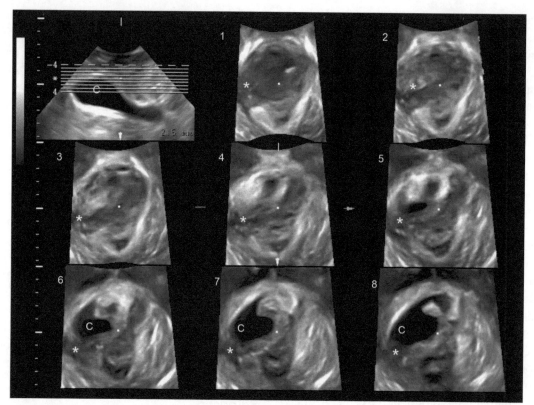

Figura 45.4 Representação tomográfica de avulsão grave do lado direito. O critério mínimo para diagnóstico de avulsão completa é a desinserção do puborretal do ramo púbico inferior nos cortes 3 a 5, mas o dano pode ser muito mais extenso, como neste caso. O canto superior esquerdo mostra a base da bexiga inclinada mesmo com a contração dos músculos do assoalho pélvico, indicando cistocele grave, a qual também é evidente nos cortes 6 a 8 (C). Estes achados sugerem danos importantes às fáscias.

Ela possibilita a obtenção de imagens em tempo real das estruturas do assoalho pélvico em repouso, bem como durante a contração dos MAP e a manobra de Valsalva[46].

A ultrassonografia translabial ou transperineal não é invasiva e está universalmente disponível em sua forma básica em 2D, podendo fornecer muitas informações sobre a estrutura e função do assoalho pélvico, embora os sistemas em 4D sejam preferíveis para pesquisa e indicações médicas. Embora a ultrassonografia transabdominal tenha sido utilizada durante mais de duas décadas para descrever a atividade do MLA[47], essa avaliação é limitada. A imagem por via endovaginal oferece melhor resolução, mas sua natureza invasiva limita a avaliação da função através de manobras como Valsalva e a contração dos MAP[48].

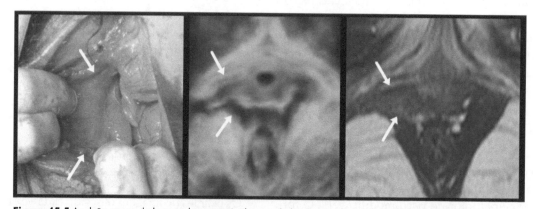

Figura 45.5 Avulsão grave do levantador, por trás de grande laceração perineal, imediatamente após parto vaginal normal a termo (**A**). Apesar das tentativas de reparação, o defeito ainda é evidente 3 meses depois na ultrassonografia (**B**) e na ressonância magnética (**C**). (Modificada com permissão de Dietz, Gillespie & Phadke, 2007[42].)

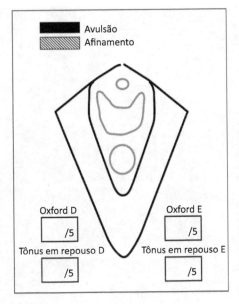

Figura 45.6 Esquema utilizado para registrar os achados relacionados à anatomia e à força do músculo levantador do ânus durante a palpação. O músculo deverá ser riscado de acordo com o tipo de lesão encontrada à palpação: avulsão ou afinamento. (*D*: direito; *E*: esquerdo.) (Modificada com permissão de Dietz & Shek, 2008[7].)

Técnica

A ultrassonografia translabial ou transperineal exige a colocação de um transdutor (matriz curva com frequências entre 3,5 e 8MHz) no períneo (Figura 45.7*A*). Para efeitos de higiene, o instrumento é coberto com uma luva sem pó ou com uma fina película de plástico. Em geral, o exame é realizado com a mulher em litotomia, com os quadris fletidos e ligeiramente abduzidos, ou na posição vertical. Normalmente, procede-se ao esvaziamento da bexiga para estimativa da urina residual e para que a mulher fique mais descontraída quanto à realização de uma manobra de Valsalva adequada. Na maioria dos casos, a separação dos lábios melhora a qualidade da imagem.

A imagem obtida no plano sagital mediano deve incluir sínfise púbica, uretra e colo da bexiga, vagina, colo uterino, reto e canal anal (Figura 45.7*B*). A porção central da placa do levantador forma o ângulo anorretal. As vistas parassagitais ou transversais podem fornecer informações adicionais, como avaliação da estrutura e função do músculo puborretal e sua inserção no púbis.

Imagem bidimensional da mobilidade dos órgãos pélvicos

Uma das principais utilidades da ultrassonografia do assoalho pélvico consiste na avaliação do prolapso dos órgãos pélvicos[50]. O ponto de referência é uma linha colocada através da margem inferoposterior da sínfise púbica (Figura 45.8). Para esse fim, a manobra de Valsalva deve ser mantida por pelo menos 5 segundos[51]. A mulher deve ser treinada para "fazer força

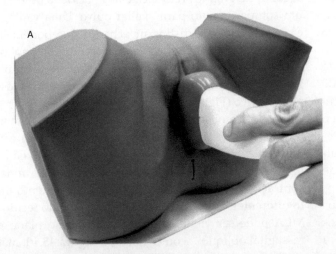

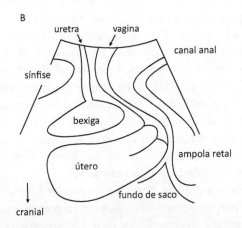

Figura 45.7 Posicionamento do transdutor (**A**) e do campo visual (**B**) para ultrassonografia translabial/transperineal no plano sagital mediano. (Reproduzida de Dietz, 2010[49].)

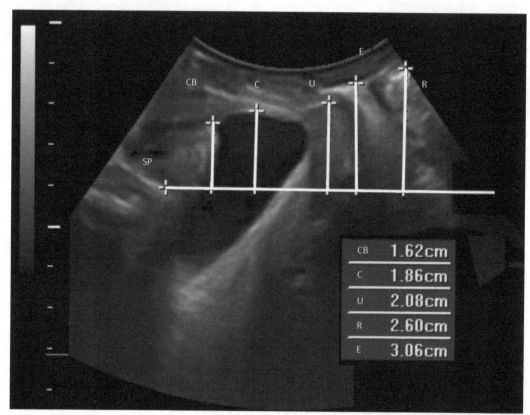

Figura 45.8 Avaliação do prolapso por meio de ultrassonografia translabial em Valsalva – plano sagital mediano. Existem uma cistocele que vai até 1,86cm abaixo, um prolapso uterino até 2,08cm abaixo e uma enterocele até 2,6cm abaixo da sínfise púbica; a ampola retal atinge 3,06cm abaixo. (C: bexiga; CB: colo da bexiga; E: enterocele; R: reto; SP: sínfise púbica; U: útero.)

como se tivesse de empurrar um bebê para fora" ou "fazer força como se tivesse de passar um bolo fecal duro", e a pressão sobre o transdutor precisa ser reduzida para permitir a descida completa dos órgãos pélvicos. Uma contração concomitante do MLA é muito comum em mulheres jovens e nulíparas, o que pode levar a resultados falso-negativos[52]. A maneira mais simples de avaliação consiste na medição da descida do colo vesical durante a manobra de Valsalva com o colo vesical em repouso e em Valsalva. A descida do colo vesical está associada à incontinência urinária de esforço, especialmente em mulheres que também apresentam abertura do ângulo entre a uretra proximal e o trígono (ângulo retrovesical)[53]. A descida do colo vesical aumentada com ângulo retrovesical intacto (inalterado) é mais comum em mulheres com sintomas de prolapso e disfunção miccional[54].

Os achados de descida dos órgãos pélvicos obtidos por imagem foram validados em relação ao estadiamento clínico e aos resultados de avaliações clínicas, como o Sistema de Quantificação do Prolapso de Órgão Pélvico (*Pelvic Organ Prolapse Quantification System* [POP-Q])[55].

Segundo Dietz e cols.[56], a ultrassonografia está agora mais bem definida e validada que a avaliação clínica em relação aos sintomas.

As desvantagens do método incluem obtenção de imagens incompletas de estruturas devido à sombra acústica de grandes retoceles e incapacidade de reduzir um compartimento para avaliar outro. Uma vantagem é a capacidade de distinguir achados que podem imitar o prolapso, como cistos vaginais ou tumores sólidos. Além disso, a ultrassonografia translabial pode ser utilizada para quantificar o efeito de uma contração do assoalho pélvico (Figura 45.9)[57,58].

Embora a observação visual seja útil para ensinar a mulher a contrair corretamente a musculatura, como um *biofeedback*[57], o deslocamento do tecido visto na imagem não equivale à força, pois uma determinada contração pode ocasionar graus de deslocamento muito diferentes, dependendo da elasticidade do tecido. O MLA pode ser visualizado diretamente no plano parassagital oblíquo[59], como mostra a Figura 45.10, mas a ausência de um ponto de referência limita a utilidade dessa abordagem[60].

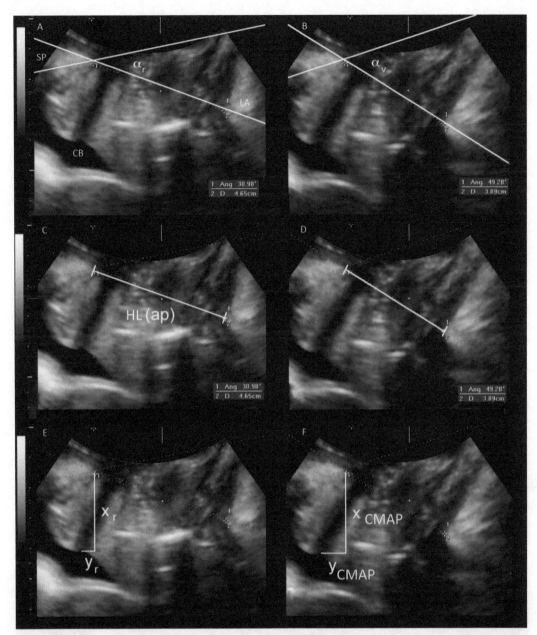

Figura 45.9 Três métodos para determinação do efeito da contração dos músculos do assoalho pélvico (*CMAP*) no plano sagital mediano utilizando ultrassonografia translabial 2D. As imagens da esquerda em cada par (**A, C** e **E**) representam o estado de repouso, ao passo que as da direita mostram os resultados da CMAP. O par superior ilustra a medição do ângulo da placa do levantador (ângulo entre o eixo da sínfise e o hiato do levantador no plano sagital mediano), o par do meio mostra a redução do diâmetro anteroposterior do hiato do levantador (*HL* [*ap*]) e o par inferior ilustra a deslocação do colo vesical na CMAP, assim como a descida do colo vesical é medida em Valsalva. (*CB:* colo da bexiga.) (Reproduzida com permissão de Dietz, 2011[61].)

Imagem quadridimensional do assoalho pélvico

O exame de imagem em 4D implica a aquisição em tempo real de ultrassons de volume, ou seja, sequências de blocos de dados de imagem que podem ser representados em quaisquer planos ortogonais arbitrariamente definíveis ou em "volumes processados", ou seja, em cortes espessos semitransparentes.

Os volumes obtidos em configurações padrões incluirão todo o hiato do levantador do ânus, desde a sínfise e a parede lateral pélvica até a porção posterior da junção anorretal (Figura 45.11), incluindo uretra, tecidos paravaginais, vagina, ânus, reto e MLA. Nos últimos 20 anos, grande quantidade de pesquisas com ultrassonografia translabial 3D/4D ajudou a melhorar o entendimento sobre o funcionamento do assoalho pélvico normal em uma mulher nuligesta normal[62-64], bem como sobre a grande variação entre os indivíduos[3]. Muitos estudos documentam o impacto da gravidez e do parto.

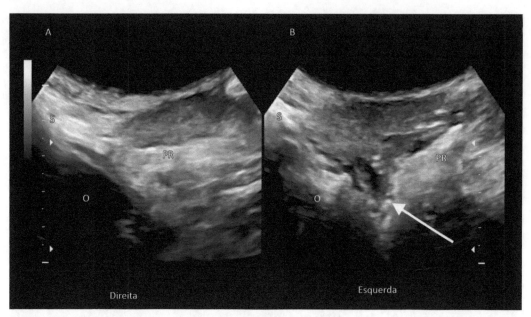

Figura 45.10 Demonstração do complexo pubococcígeo/puborretal em imagem parassagital oblíqua. **A** Lado direito intacto. **B** Avulsão completa do lado esquerdo. (*O*: forame obturador; *PR*: músculo puborretal; *S*: sínfise púbica.)

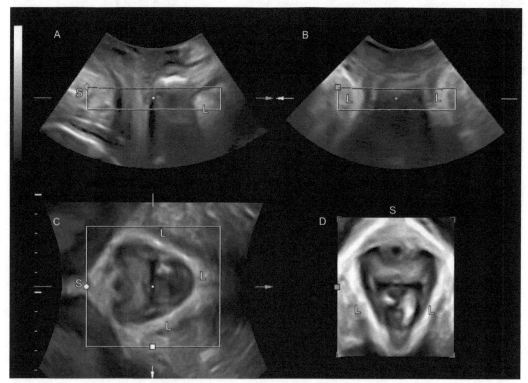

Figura 45.11 Hiato do levantador em três planos ortogonais (sagital mediano [**A**], coronal [**B**] e axial [**C**]) e como um volume renderizado (**D**). Este caso ilustra a anatomia normal. (*L*: levantador do ânus; *S*: sínfise púbica.) (Reproduzida com permissão de Dietz, 2010[49].)

É evidente que o parto vaginal, em particular o realizado a fórcipe, é a influência ambiental mais importante na anatomia e função do assoalho pélvico[65,66].

Área do hiato do levantador do ânus

O hiato do levantador, portal do corpo humano com maior potencial de herniação, consiste no plano de dimensões mínimas entre a sínfise púbica e os ramos púbicos anteriormente e o laço em forma de V do músculo puborretal. Sua área pode ser medida em plano axial simples[62] ou em fatia espessa ou "volume processado"[67]. Este último pode ser preferível em razão da forma desigual (não euclidiana) do plano hiatal[68].

As medições da área hiatal (Figura 45.12) são altamente reprodutíveis[62,64] e fortemente associadas à descida dos órgãos pélvicos em Valsalva[30]. Claramente, o estado do MLA é importante para o suporte dos órgãos pélvicos[70] mesmo na ausência de traumatismo[71]. A distensão excessiva ou "abaulamento" do hiato é definida como uma área hiatal de $25cm^2$ ou mais em Valsalva[30] e representa a média +2 desvios padrões em jovens nulíparas[18]. Mais recentemente, pesquisadores e fabricantes de equipamentos de ultrassom começaram a desenvolver *software* baseado em inteligência artificial para automatizar a avaliação do hiato[72-74].

PREVENÇÃO DA AVULSÃO DO MÚSCULO LEVANTADOR DO ÂNUS

Durante o pré-natal, as mulheres precisam ser orientadas sobre os riscos e benefícios da gestação e do tipo de parto para o assoalho pélvico. Assim, elas poderão tomar suas decisões, visando minimizar os riscos para o assoalho pélvico[76].

Segundo revisão de DeLancey e cols.[76], algumas medidas podem reduzir as lesões, mas precisam de comprovação científica. Essas medidas incluem rotação manual do occipital posterior para o occipital anterior, parto lento e gradual, massagem ou compressas perineais e indução precoce do trabalho de parto. Além disso, as mulheres devem ser ensinadas a relaxar o MLA na hora do puxo. Por outro lado, algumas intervenções se revelaram ineficazes na prevenção da lesão do MLA, como o treinamento do assoalho pélvico, o uso do EPI-NO (balão de silicone utilizado para distensão vaginal)[73], o uso de postura verticalizada na hora do puxo, se o puxo é tardio ou não, o suporte perineal manual (com ou sem as mãos) e o parto dentro d'água[76].

Utilizando um dilatador semiautomático do assoalho pélvico na primeira fase do trabalho para reduzir o risco de estiramento durante a segunda fase, um ensaio pré-clínico revelou-se uma técnica viável e segura; no entanto, ainda está em aprimoramento[78].

TRATAMENTO

O tratamento cirúrgico da ALA após o parto não tem mostrado resultados eficazes[79]. No entanto, o reparo mais tardio parece ser mais promissor[80]. Por isso, a fisioterapia do assoalho pélvico deve ser a primeira linha de tratamento em mulheres com ALA[81]. Segundo o *American College of Obstetricians and Gynecologists*, todas as mulheres deveriam ser examinadas por profissional que ofereça cuidados maternos nas primeiras 3 semanas após o parto[82]. Assim, seria possível reconhecer as mulheres com partos difíceis, avaliá-las precocemente e encaminhá-las para o fisioterapeuta especialista em assoalho pélvico, para fortalecimento dessa musculatura ou mesmo para diminuir o espasmo, quando presente, e fornecer materiais educativos[76]. O prazo sugerido para encaminhamento é de 2 a 6 semanas após o parto[82,83].

Poucas pesquisas utilizaram o tratamento fisioterapêutico para prevenir e/ou tratar a ALA relacionada ao trabalho de parto. O tratamento fisioterapêutico baseado em exercícios para o assoalho pélvico com exercícios

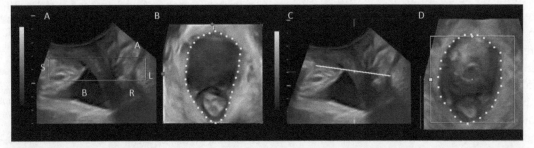

Figura 45.12 Determinação do plano de menor dimensão do hiato em Valsalva. O hiato pode ser visualizado em volume renderizado colocado no local da distância mínima entre a sínfise púbica (S) e o levantador do ânus posterior ao ângulo anorretal (L), como mostrado em **B**[67]. O método original descrito para medição da área do hiato é mostrado em **C** e **D**, que ilustram a localização do plano de dimensões mínimas no plano sagital mediano (**C**) e sua representação no plano axial (**D**). (Reproduzida com a permissão de Dietz, 2011[75].)

de estabilização lombopélvica reduz a área do hiato do MLA em repouso, durante Valsalva e na contração máxima em mulheres com ALA[84]. Em um estudo de caso foi observado que a combinação de exercícios para fortalecimento dos músculos perineais com eletroterapia pode ser uma boa opção para a mulher com ALA[85]. No entanto, foi verificado que as aulas supervisionadas de fortalecimento dos MAP, associadas aos exercícios domiciliares no início do pós-parto, não reduziram a presença de avulsão completa do levantador do ânus nem a área do hiato do levantador do ânus mais do que a remissão natural. Além disso, a maioria das mulheres com avulsão completa do MLA é capaz de contrair os MAP. Portanto, existe uma potencial capacidade de as fibras musculares não lesionadas compensarem a perda de força muscular[86].

CONSIDERAÇÕES FINAIS

A ALA é uma lesão obstétrica com consequências físicas, funcionais e psicológicas importantes para as mulheres no pós-parto imediato e tardio. Graças à ultrassonografia translabial ou transperineal, são muito conhecidos os fatores de risco e complicações; no entanto, mais ensaios clínicos randomizados com protocolos de tratamento, visando à proteção do assoalho pélvico na gestação e no parto, bem como o tratamento no pós-parto, devem ter como desfecho principal de estudo a avaliação do assoalho pélvico através da imagem.

A ultrassonografia translabial ou transperineal consiste em uma ferramenta de investigação importante para avaliação do assoalho pélvico com metodologia padronizada por seis sociedades internacionais[88] e com ensino *online* oferecido pela Associação Internacional de Uroginecologia (https://www.iuga.org/education/pfic/pfic-overview).

A morfologia e função dos MAP e do esfíncter anal podem, até certo ponto, ser avaliadas de modo fácil e barato por meio de sistemas de ultrassons em 2D, mas o diagnóstico confiável de traumatismos do MLA e do esfíncter anal exige técnicas tomográficas, ou seja, ultrassonografia em 4D, cuja disponibilidade vem aumentando rapidamente nos serviços de saúde. Essa tecnologia irá alterar a percepção sobre a morbidade do assoalho pélvico, especialmente quanto ao traumatismo do parto, e é muito provável que modifique a prática. O traumatismo de parto materno deve tornar-se um indicador-chave de desempenho dos serviços de maternidade.

É muito provável que as técnicas de processamento de imagem baseadas em inteligência artificial cheguem para facilitar. No entanto, por ora é preciso reconhecer que um método de diagnóstico só é bom quando o operador da máquina é bem-treinado. O ensino é de extrema importância para garantir que essas técnicas de imagem sejam utilizadas de maneira adequada e eficaz.

Referências

1. Turel F, Caagbay D, Dietz H. The prevalence of major birth trauma in Nepali women. J Ultrasound Med 2018; 37:2803-9.
2. Ortega I, Dietz H, Medina-Castellano M et al. Kielland rotational forceps: A retrospective study evaluating anatomical and functional consequences on the pelvic floor. Int Urogynecol J 2021; 32:1857-65.
3. Dietz H, Wilson P, Milsom I. Maternal birth trauma: Why should it matter to urogynaecologists? Curr Opin O/G 2016; 28(5):441-8.
4. Schwertner-Tiepelmann N, Thakar R, Sultan AH, Tunn R. Obstetric levator ani muscle injuries: Current status. Ultrasound Obstet Gynecol 2012 Apr; 39(4):372-83. doi: 10.1002/uog.11080. PMID: 22190408.
5. Svabik K, Shek K, Dietz H. How much does the levator hiatus have to stretch during childbirth? Br J Obstet Gynaecol 2009; 116:1657-62.
6. Shek K, Dietz H. Vaginal birth and pelvic floor trauma. Curr Obstet Gynecol Rep 2019; 8:15-25.
7. Dietz HP, Shek KL. Validity and reproducibility of the digital detection of levator trauma. Int Urogynecol J 2008; 19:1097-101.
8. Dietz H, Shek K, Low G. All or nothing? A second look at partial levator avulsion. Ultrasound Obstet Gynecol 2022; 60(5):693-7.
9. Qu E, Wu S, Zhang M, Huang Z, Zheng Z, Zhang X. Validation of a built-in software in automatically reconstructing the tomographic images of the levator ani muscle. Int Urogynecol J 2024; 35:175-81.
10. Abdool Z, Shek K, Dietz H. The effect of levator avulsion on hiatal dimensions and function. Am J Obstet Gynecol 2009; 201:89.e1-89.e5.
11. Dietz HP, Bhalla R, Chantarasorn V, Shek KL. Avulsion of the puborectalis muscle causes asymmetry of the levator hiatus. Ultrasound Obstet Gynecol 2011; 37(6):723-6.
12. Khunda A, Shek K, Dietz H. Can ballooning of the levator hiatus be determined clinically? Am J Obstet Gynecol 2012; 206(3):246.e1-4.
13. Gerges B, Kamisan Atan I, Shek KL, Dietz HP. How to determine 'ballooning' of the levator hiatus on clinical examination. Int Urogynecol J 2012; 23(S2):S52-53.
14. Jung SA, Pretorius DH, Padda BS et al. Vaginal high-pressure zone assessed by dynamic 3-dimensional ultrasound images of the pelvic floor. Am J Obstet Gynecol 2007; 197(1):52.e1-7.
15. Dietz HP, Shek KL, Chantarasorn V, Langer SE. Do women notice the effect of childbirth-related pelvic floor trauma? Aust NZ J Obstet Gynaecol 2012. doi: 10.1111/j.1479-828X.2012.01432.x.
16. Thibault-Gagnon S, Yusuf S, Langer S et al. Do women notice the impact of childbirth-related levator trauma on pelvic floor and sexual function? Int Urogynecol J 2012; 23(S1):S183-5.
17. Dietz H, Simpson J. Levator trauma is associated with pelvic organ prolapse. Br J Obstet Gynaecol 2008; 115:979-84.
18. Dietz H. Quantification of major morphological abnormalities of the levator ani. Ultrasound Obstet Gynecol 2007; 29:329-34.
19. Friedman T, Eslick G, Dietz H. Risk factors for prolapse recurrence – Systematic review and meta-analysis. Int Urogynecol J 2018; 29(1):13-21.
20. Cheung RY, Lee LL, Chung TK, Chan SS. Predictors for dislodgment of vaginal pessary within one year in women with pelvic organ prolapse. Maturitas 2018; 108:53-7.
21. Fatakia FT, Pixton S, Hall JC, Dietz HP. Predictors of ring pessary success in women with pelvic organ prolapse. Aust NZ J Obstet Gynaecol 2020; 60(4):579-84.

22. Dietz HP, Kirby A, Shek KL, Bedwell PJ. Does avulsion of the puborectalis muscle affect bladder function? Int Urogynecol J 2009; 20:967-72.

23. Morgan DM, Cardoza P, Guire K, Fenner DE, DeLancey JO. Levator ani defect status and lower urinary tract symptoms in women with pelvic organ prolapse. Int Urogynecol J 2010; 21(1):47-52.

24. Abrams P, Cardozo L, Wein A. 3rd Intenational Consultation on Incontinence-Research Society 2011. Neurourol Urodyn. 2012;31(3):291-2

25. Quinn M. Injuries to the levator ani in unexplained, chronic pelvic pain. J Obstet Gynaecol 2007 Nov; 27(8):828-31. doi: 10.1080/01443610701710096.

26. Slocumb JC. Chronic somatic, myofascial, and neurogenic abdominal pain. J Clin Obstet Gynecol 1990; 33:145-53.

27. Yan Y, Dou C, Wang X et al. Combination of tomographic ultrasound imaging and three-dimensional magnetic resonance imaging-based model to diagnose postpartum levator avulsion. Sci Rep 2017; 7(1):11235.

28. Skinner E, Barnett B, Dietz H. Psychological consequences of pelvic floor trauma following vaginal birth: A qualitative study from two Australian tertiary maternity units. Arch Women's Mental Health 2018; 21(3):341-51.

29. Ely S, Langer S, Dietz H. Informed consent and birth preparedness/complication readiness: A qualitative study at two tertiary maternity units. Aust N Z J Obstet Gynaecol 2022; 62(1):47-54.

30. Dietz H, De Leon J, Shek K. Ballooning of the levator hiatus. Ultrasound Obstet Gynecol 2008; 31:676-80.

31. Friedman T, Eslick G, Dietz HP. Delivery mode and the risk of levator muscle avulsion: A meta-analysis. Int Urogynecol J 2019; 30:901-7.

32. Dietz H, Simpson J. Does delayed childbearing increase the risk of levator injury in labour? Aust NZ J Obstet Gynaecol 2007; 47:491-5.

33. Dietz H, Kirby A. Modelling the likelihood of levator avulsion in a urogynaecological population. Aust NZ J Obstet Gynaecol 2010; 50:268-72.

34. Low LK, Zielinski R, Tao Y, Galecki A, Brandon CJ, Miller JM. Predicting birth-related levator ani tear severity in primiparous women: Evaluating maternal recovery from labor and delivery (EMRLD Study). Open J Obstet Gynecol 2014; 4(6):266-78.

35. Speksnijder L, Oom DM, Van Bavel J, Steegers EA, Steensma AB. Association of levator injury and urogynecological complaints in women after their first vaginal birth with and without mediolateral episiotomy. Am J Obstet Gynecol 2019; 220(1):93.e1-93.e9.

36. Urbankova I, Grohregin K, Hanacek J et al. The effect of the first vaginal birth on pelvic floor anatomy and dysfunction. Int Urogynecol J 2019; 30(10):1689-96.

37. Dickie K, Shek K, Dietz H. The relationship between urethral mobility and parity. Br J Obstet Gynaecol 2010; 117(10):1220-4.

38. Horak TA, Guzman Rojas RA, Shek KLL, Dietz HP. Pelvic floor trauma: Does the second baby matter? Ultrasound Obstet Gynecol 2014; 44(1):90-4.

39. Kamisan Atan I, Lin S, Dietz HP, Herbison P, Wilson PD; ProLong Study Group. It is the first birth that does the damage: A cross-sectional study 20 years after delivery. Int Urogynecol J 2018; 29:1637-43.

40. Dietz HP, Walsh C, Subramaniam N, Friedman T. Levator avulsion and vaginal parity: Do subsequent vaginal births matter? Int Urogynecol J 2020. (Online first.)

41. Kamisan Atan I, Gerges B, Shek KL, Dietz HP. The association between vaginal childbirth and hiatal dimensions: A retrospective observational study in a tertiary urogynaecological centre. Br J Obstet Gynaecol 2015; 122(6):867-72.

42. Dietz H, Gillespie A, Phadke P. Avulsion of the pubovisceral muscle associated with large vaginal tear after normal vaginal delivery at term. Aust NZ J Obstet Gynaecol 2007; 47:341-4.

43. Shek KL, Green K, Hall J, Guzman Rojas R, Dietz HP. Perineal and vaginal tears are clinical markers for occult levator ani trauma: A retrospective observational study. Ultrasound Obstet Gynecol 2016; 47:224-7.

44. Dietz HP, Shek KL. Levator defects can be detected by 2D translabial ultrasound. Int Urogynecol J Pelvic Floor Dysfunct 2009 Jul; 20(7):807-11. doi: 10.1007/s00192-009-0839-4.

45. Dietz HP, Shek C. Validity and reproducibility of the digital detection of levator trauma. Int Urogynecol J Pelvic Floor Dysfunct 2008 Aug; 19(8):1097-101. doi: 10.1007/s00192-008-0575-1. Erratum in: Int Urogynecol J Pelvic Floor Dysfunct 2008 Nov; 19(11):1589.

46. Dietz H. Ultrasound imaging of the pelvic floor: 3D aspects. Ultrasound Obstet Gynecol 2004; 23(6):615-25.

47. Thompson JA, O'Sullivan PB. Levator plate movement during voluntary pelvic floor muscle contraction in subjects with incontinence and prolapse: A cross-sectional study and review. Int Urogynecol J 2003; 14(2):84-8.

48. Sultan AH. The role of anal endosonography in obstetrics [comment]. Ultrasound Obstet Gynecol 2003; 22(6):559-60.

49. Dietz H. Pelvic floor ultrasound: A review. Am J Obstet Gynecol 2010; 202:321-34.

50. Dietz HP, Haylen BT, Broome J. Ultrasound in the quantification of female pelvic organ prolapse. Ultrasound Obstet Gynecol 2001; 18(5):511-4.

51. Orejuela F, Shek K, Dietz H. The time factor in the assessment of prolapse and levator ballooning. Int Urogynecol J 2012; 23:175-8.

52. Oerno A, Dietz H. Levator co-activation is a significant confounder of pelvic organ descent on Valsalva maneuver. Ultrasound Obstet Gynecol 2007; 30:346-50.

53. Dietz HP, Nazemian K, Shek KL, Martin A. Can urodynamic stress incontinence be diagnosed by ultrasound? Int Urogynecol J 2013; 24:1399-1403.

54. Eisenberg VH, Chantarasorn V, Shek KL, Dietz HP. Does levator ani injury affect cystocele type? Ultrasound Obstet Gynecol 2010; 36:618-23.

55. Bump RC, Mattiasson A, Bø K et al. The standardization of terminology of female pelvic organ prolapse and pelvic floor dysfunction. Am J Obstet Gynecol 1996; 175(1):10-7.

56. Shek K, Dietz H. Assessment of pelvic organ prolapse: A review. Ultrasound Obstet Gynecol 2016; 48:681-92.

57. Dietz HP, Wilson PD, Clarke B. The use of perineal ultrasound to quantify levator activity and teach pelvic floor muscle exercises. Intern Urogynecol J Pelvic Floor Dysfunct 2001; 12(3):166-8; discussion 168-9.

58. Dietz HP, Jarvis SK, Vancaillie TG. The assessment of levator muscle strength: A validation of three ultrasound techniques. Intern Urogynecol J 2002; 13(3):156-9.

59. Dietz H, Shek K. Can 2D translabial ultrasound be used to diagnose levator avulsion? Int Urogynecol J 2008; 19(S1):S163-4.

60. Shek K, Dietz H. Is 2D oblique parasagittal imaging valid for levator assessment? Int Urogynecol J 2023; 34(S2):140.

61. Dietz HP. Pelvic floor ultrasound in incontinence: What's in it for the surgeon? Int Urogynecol J 2011; 22(9):1085-97.

62. Dietz H, Shek K, Clarke B. Biometry of the pubovisceral muscle and levator hiatus by three-dimensional pelvic floor ultrasound. Ultrasound Obstet Gynecol 2005; 25:580-5.

63. Yang J, Yang S, Huang W. Biometry of the pubovisceral muscle and levator hiatus in nulliparous Chinese women. Ultrsound Obstet Gynecol 2006; 26:710-6.

64. Kruger JA, Heap SW, Murphy BA, Dietz HP. Pelvic floor function in nulliparous women using 3-Dimensional ultrasound and magnetic resonance imaging. Obstet Gynecol 2008; 111:631-8.

65. Cattani L, Decoene J, Page AS, Weeg N, Deprest J, Dietz HP. Pregnancy, labour and delivery as risk factors for pelvic organ prolapse: A systematic review. Int Urogynecol J 2021; 32:1623-31.

66. Packet B, Page AS, Cattani L, Bosteels J, Deprest J, Richter J. Predictive factors for obstetric anal sphincter injury (OASI) in nulliparous women: Systematic review and meta-analysis. Ultrasound Obstet Gynecol 2023; 62(4):486-96.

67. Dietz H, Wong V, Shek KL. A simplified method for determining hiatal biometry. Aust NZ J Obstet Gynaecol 2011; 51:540-3.

68. Kruger JA, Heap SW, Murphy BA, Dietz HP. How best to measure the levator hiatus: Evidence for the non-Euclidean nature of the "plane of minimal dimensions". Ultrasound Obstet Gynecol 2010; 36:755-8.

69. Brækken IH, Majida M, Ellstrøm-Engh M, Dietz HP, Umek W, Bø K. Test- retest and intra-observer repeatability of two-, three- and four-dimensional perineal ultrasound of pelvic floor muscle anatomy and function. Int Urogynecol J 2008; 19:227-35.

70. DeLancey JO. Anatomy. In: Cardozo L, Staskin D. (eds.). Textbook of female urology and urogynaecology. London: Isis Medical Media 2001: 112-24.

71. Handa VL, Roem J, Blomquist JL, Dietz HP, Muñoz A. Pelvic organ prolapse as a function of levator ani avulsion, hiatus size, and strength. Am J Obstet Gynecol 2019; 221:41.e1-7.

72. Sindhwani N, Barbosa D, Alessandrini M et al. Semi-automatic outlining of levator hiatus. Ultrasound Obstet Gynecol 2016; 48:98-105.

73. Van den Noort F, Manzini C, van der Vaart CH, van Limbeek MAJ, Slump CH, Grob ATM. Automatic identification and segmentation of slice of minimal hiatal dimensions in transperineal ultrasound volumes. Ultrasound Obstet Gynecol 2022; 60:570-6.

74. Chen Y, Lin X, Zhang M et al. Validation of an automatic method for reconstruction, delineation, and measurement of levator hiatus in clinical practice. Neurourol Urodyn 2023; 42:1547-54.

75. Dietz HP. Pelvic floor ultrasound in prolapse: What's in it for the surgeon? Int Urogynecol J 2011; 22:1221-32.

76. DeLancey JOL, Masteling M, Pipitone F, LaCross J, Mastrovito S, Ashton-Miller JA. Pelvic floor injury during vaginal birth is life-altering and preventable: What can we do about it? Am J Obstet Gynecol 2024; 230(3):279-94. doi: 10.1016/j.ajog.2023.11.1253. Epub ahead of print.

77. Kamisan Atan I, Shek K, Langer S et al. Does the EPI-No prevent pelvic floor trauma? A multicentre randomised controlled trial. Br J Obstet Gynaecol 2016; 123(6):995-1003.

78. Orejuela F, Gandhi R, Mack L et al. A prospective evaluation of the safety and feasibility of a semi-automated pelvic floor dilator for the protection of the pelvic floor during vaginal delivery. Int Urogynecol J 2018; 29(10):1485-92.

79. Dietz HP, Gillespie AV, Phadke P. Avulsion of the pubovisceral muscle associated with large vaginal tear after normal vaginal delivery at term. Aust N Z J Obstet Gynaecol 2007 Aug; 47(4):341-4. doi: 10.1111/j.1479-828X.2007.00748.x.

80. Dietz H, Shek K, Daly O, Korda A. Can levator avulsion be repaired surgically? Int Urogynecol J 2013; 24:1011-5.

81. Cyr MP, Kruger J, Wong V, Dumoulin C, Girard I, Morin M. Pelvic floor morphometry and function in women with and without puborectalis avulsion in the early postpartum period. Am J Obstet Gynecol 2017 Mar; 216(3):274.e1-274.e8. doi: 10.1016/j.ajog.2016.11.1049.

82. ACOG. Committee Opinion No. 736: Optimizing postpartum care. Obstet Gynecol 2018; 131(5):e140-e150. doi: 10.1097/AOG.0000000000002633.

83. Stock S. Integrated ambulatory specialist care – Germany's new health care sector. N Engl J Med 2015 May; 372(19):1781-5. doi: 10.1056/NEJMp1413625. Erratum in: N Engl J Med 2015 Jul 9; 373(2):198.

84. García-Mejido A, Suarez-Serrano C, Medrano-Sanchez EM et al. Pelvic floor rehabilitation in patients with levator ani muscle avulsion. Clin Exp Obstet Gynecol 2020; 47(3):341-7.

85. Kubotani JS, Araujo Júnior E, Campos ASQ, Passos JP, Neri CFDN, Zanetti MRD. Physiotherapeutic treatment for levator ani avulsion after delivery: A transperineal three-dimensional ultrasound assessment. J Med Ultrasound 2020 Nov; 28(4):245-8. doi: 10.4103/JMU.JMU_43_20.

86. Hildé G, Stær-Jensen J, Siafarikas F, Engh ME, Bø K. Postpartum pelvic floor muscle training, levator ani avulsion and levator hiatus area: A randomized trial. Int Urogynecol J 2023 Feb; 34(2):413-23. doi: 10.1007/s00192-022-05406-z.

87. AIUM/IUGA practice parameter for the performance of urogynecological ultrasound examinations: Developed in collaboration with the ACR, the AUGS, the AUA, and the SRU. Int Urogynecol J 2019; 30(9):1389-400.

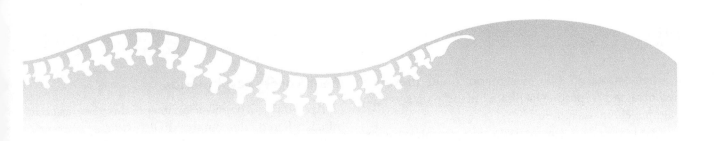

CAPÍTULO
46

Atuação Fisioterapêutica no Puerpério Imediato

Diego de Sousa Dantas ▪ Ítalo Morais Torres
Mariana Tirolli Rett ▪ Andrea Lemos

INTRODUÇÃO

O período puerperal é marcado por uma série de readaptações do organismo materno com o objetivo de fazê-lo retornar aos níveis basais pré-gestacionais. Durante a gestação, o corpo materno sofre transformações morfofisiológicas que persistem por pelo menos 6 a 8 semanas após o parto. Além disso, o trabalho de parto pode implicar repercussões que exigirão cuidados da Fisioterapia para melhorar a funcionalidade e a qualidade de vida dessas mulheres.

Recomenda-se que as puérperas retornem à prática de atividade física de maneira gradual e o mais precocemente possível, evitando o surgimento ou a piora de sintomas, como dor lombopélvica e/ou perineal, incontinência urinária ou fecal e disfunções de músculos do assoalho pélvico e abdominais. Portanto, a atuação precoce da Fisioterapia nesse período se torna essencial por facilitar o retorno das funções musculoesqueléticas de modo adequado e mais rapidamente. O presente capítulo tem como objetivo apresentar as modificações fisiológicas e morfológicas maternas do puerpério e a atuação da Fisioterapia no período imediato do pós-parto.

MODIFICAÇÕES MORFOFISIOLÓGICAS DO PUERPÉRIO

O período puerperal pode ser dividido em três estágios: imediato (do primeiro ao décimo dia), tardio (do 11º ao 45º dia) e remoto (do 45º dia até 6 meses)[1]. A seguir, serão apresentadas as readaptações e reorganizações do corpo materno nesse período para o estado pré-gravídico.

Útero, vagina e vulva

Útero

Logo após a dequitação, o útero inicia o processo de involução por meio das sucessivas contrações do miométrio. O fundo do útero encontra-se em forma globosa, entre a cicatriz umbilical e a sínfise púbica. Na prática, 2 dias após o parto, o fundo do útero é palpado na altura da cicatriz umbilical e, após 3 semanas, não é mais palpável no abdome[2]. Além do retorno progressivo à região pélvica, o útero diminui cerca de 0,5 a 0,7cm por dia[2] e sofre redução de peso, de aproximadamente 1.000g no pós-parto imediato para os 60g referentes às condições pré-gravídicas[3]. O número total de células musculares lisas não diminui de maneira notável, mas há redução no tamanho dessas células. O processo de involução é afetado pela paridade, pelo tipo de parto (o útero apresenta dimensões maiores em multíparas e após cesárea) e pela amamentação (dimensões mais reduzidas nas mulheres que amamentam).

Estudos por meio de ultrassonografia mostram que o processo de involução uterina em multíparas apresenta tendência semelhante à de mulheres primíparas, mas com maior duração, retornando às condições pré-gravídicas em 6 a 8 semanas[4].

Durante a amamentação, é comum o aparecimento de cólicas abdominais, pois a sucção do recém-nascido nos mamilos e os ácinos galactóforos estimulam a liberação de ocitocina que, por sua vez, acarreta a contração uterina e a consequente involução (o reflexo uteromamário)[5]. As contrações uterinas provocadas pela liberação de ocitocina auxiliam a vasoconstrição local e a hemostasia do sítio placentário, o que previne a hemorragia pós-parto e facilita a liberação da secreção vaginal, chamada lóquio[3].

O processo de regeneração do sítio placentário, associado às alterações involutivas, vincula-se à eliminação de quantidade variável de exsudatos e transudatos, denominados lóquios, que consistem em eritrócitos, leucócitos, células epiteliais, porções de decídua e bactérias. Nos primeiros dias, os lóquios são sangue vivo e de cor vermelha (*lóquia rubra*). Após 3 a 4 dias, vão se tornando serossanguinolentos e de coloração acastanhada (*lóquia serosa*) e após 10 dias, em razão da incorporação de leucócitos, assumem uma coloração esbranquiçada (*lóquia alba*). O volume total da loquiação pode variar de 200 a 500mL e tem a duração média de 4 a 6 semanas. Alterações de cheiro, quantidade e coloração podem ser indicativas de doenças do endométrio[5-8].

A menstruação poderá retornar em aproximadamente 45 dias, e os ciclos ovulatórios podem reaparecer antes da menstruação[3]. A amamentação sob livre demanda pode determinar amenorreia e oferecer parcialmente proteção contraceptiva[9]. Entretanto, isso não deve ser considerado um método seguro de anticoncepção, pois esse efeito é diretamente influenciado pela frequência das mamadas, o tempo de sucção e a introdução de suplementos alimentares na dieta do recém-nascido[6-8].

O colo uterino (cérvice), que dilatou até 10cm para passagem do feto no parto vaginal, encontra-se com lacerações nas margens do orifício externo, mas fecha-se gradativamente após o parto. Após 1 semana, tem menos de 1cm de dilatação e, à medida que regride, se torna mais espesso. O orifício interno se fecha e o orifício externo, antes de formato circular, aparece com uma fenda transversal. O reparo total do colo uterino e a reepitelização costumam ocorrer entre 6 e 12 semanas[6-8].

Vulva e vagina

A genitália externa e a vagina encontram-se edemaciadas – a vagina apresenta-se alargada e lisa imediatamente após o parto. As pequenas lacerações cicatrizam rapidamente e em 1 semana já não são mais visíveis. A diminuição dos estrogênios é responsável por atrofia vaginal nas primeiras 2 semanas e, na terceira semana após o parto, a rugosidade vaginal reaparece, vinculada à regressão do edema e da vascularização[6-8]. No puerpério, a microbiota vaginal é rapidamente modificada para um ambiente com abundância de ácido hialurônico, marcadores inflamatórios (Hsp70), diminuição do ácido lático e lactobacilos (associados à diminuição da concentração de estrogênio), tornando o pH alcalino[10].

Modificações respiratórias

Após o parto, o reposicionamento das vísceras abdominais, além da descompressão do estômago, promove melhor esvaziamento gástrico, e o padrão respiratório é restabelecido. O diafragma, que antes estava deslocado superiormente e retificado, retorna gradativamente a seu formato de cúpula, e o padrão respiratório, que estava costal, pode ou não voltar a ser toracoabdominal[6,8].

Modificações cardiovasculares

Durante a gestação, verifica-se aumento médio de 30% da massa eritrocitária. Imediatamente após o parto perdem-se, em média, 14% da série vermelha do sangue; com o avanço do puerpério, espera-se a ascensão dos níveis de hemoglobina e hematócrito da ordem de 15% sobre os níveis pré-gravídicos, mas pode haver grande variação. Em relação à série branca, durante o trabalho de parto há importante leucocitose, a qual se estende até o puerpério imediato. Modificações rápidas e importantes são observadas ainda na coagulação e na fibrinólise após o parto. Após a dequitação, há queda no número de plaquetas, com elevação secundária nos primeiros dias pós-parto, juntamente com aumento da adesividade plaquetária. A concentração de fibrinogênio plasmático diminui durante o trabalho de parto, voltando a elevar-se em seguida[6,8].

A pressão arterial, que diminuiu na gestação, normaliza-se em até 16 semanas pós-parto, sendo esperado aumento de 5% nas pressões arteriais sistólica e diastólica nos primeiros dias[3]. A hipertrofia ventricular, que ocorre fisiologicamente durante a gestação, retorna aos valores pré-gravídicos em até 4 semanas. Imediatamente após o parto há aumento do volume sanguíneo circulante e alívio da compressão da veia cava pelo útero, o que resulta em aumento transitório do volume sistólico, do débito cardíaco e da frequência cardíaca. Em cerca de 1 a 2 horas após o parto o débito cardíaco retorna aos valores pré-parto e no período de 2 semanas deverá retornar aos valores pré-gravídicos. A resistência vascular sistêmica retorna gradativamente aos valores pré-gravídicos em até 2 semanas. Cabe ressaltar que as modificações cardiovasculares mencionadas até aqui são válidas para puérperas saudáveis. Puérperas com pré-eclâmpsia ou eclâmpsia apresentam quadros diferentes em virtude do aumento da resistência vascular periférica e do prejuízo da contratilidade do miocárdio[11].

A pressão venosa aumentada nos membros inferiores retorna ao normal com a involução do útero, amenizando hemorroidas, edema de membros inferiores e varizes vulvares e das pernas[6-8]. Em contrapartida, pode surgir edema de membros inferiores em resposta à necessidade do organismo materno de reter líquido para a amamentação, comumente observada na gestação, e ao imobilismo no leito (especialmente após cesariana)[12].

Modificações urinárias

No puerpério imediato, a mucosa vesical encontra-se edemaciada em consequência do trabalho de parto e do parto. A bexiga pode apresentar capacidade maior, distensão excessiva e esvaziamento incompleto, demonstrado pela presença de urina residual após a micção. Pode contribuir para esse efeito o uso de analgésicos opioides, especialmente aqueles administrados na anestesia epidural e em bloqueios espinhais. A retenção urinária também pode estar associada a traumas vesicais causados por parto vaginal ou cesariana, uso frequente de sondas e dilatação dos ureteres com refluxo. Assim, também é maior a suscetibilidade para infecções. A infecção urinária deve ser lembrada em caso de febre no puerpério. Em até 6 semanas após o parto ainda é possível observar a dilatação pieloureteral, o que também predispõe a infecção do trato urinário. As alterações morfológicas, como dilatação da pelve renal, uretra e ureteres, e o relaxamento vesical podem persistir por até 3 meses. O fluxo plasmático renal, a taxa de filtração glomerular e o *clearance* de creatinina retornam ao normal em 1 ou 2 semanas após o parto[7,8].

Por outro lado, podem ocorrer outros sintomas urinários e incontinência urinária, condições que podem surgir no puerpério ou como herança da gestação (veja o Capítulo 25).

Modificações digestivas

Após o parto, a ausência do feto na cavidade abdominal retira a pressão do aparelho digestivo e torna possível seu reposicionamento, propiciando o retorno gradativo da mobilidade gastrointestinal ao normal. O uso de analgesia, a flacidez da musculatura abdominoperineal, as mudanças na dieta e as dores cicatriciais podem retardar o processo, ocasionando paresia, atonia e constipação intestinal. Nas mulheres que realizaram cesariana, o imobilismo das alças intestinais, especialmente do íleo, é maior em razão da manipulação da cavidade abdominal durante a cirurgia[7]. Na prática clínica são observadas distensão abdominal e a presença de timpanismo durante a percussão. Para estimular a função intestinal e o retorno à normalidade, a deambulação deve ser incentivada e, em último caso, é possível recorrer ao uso de laxantes, a fim de evitar a congestão pélvica causada pela constipação[5]. Ademais, a presença da episiorrafia ou suturas de lacerações pode retardar a defecação em virtude da dor local e do medo do esforço evacuatório.

Modificações endócrinas

Após a dequitação, observa-se o desaparecimento da unidade beta da gonadotrofina coriônica humana (β-hCG). As gonadotrofinas e os esteroides sexuais encontram-se em níveis baixos nas primeiras 2 ou 3 semanas do puerpério. Há redução dos hormônios produzidos pela placenta: estrogênio, progesterona e hormônio lactogênio placentário, bem como do volume tireoidiano, que se encontrava aumentado, reduzindo os níveis de tiroxina e tri-idotironina após 4 semanas. Além disso, ocorre aumento da prolactina, que pode alcançar níveis máximos de liberação durante a amamentação. Até o momento, a prolactina encontrava-se inibida pelos hormônios placentários – o estrogênio diminuía a quantidade de prolactina incorporada às células alveolares mamárias e inibia o aumento do número de receptores de prolactina, enquanto a progesterona inibia a síntese de lactoalbumina, proteína indutora da prolactina[6].

O fenômeno da amamentação é coordenado pela ação de diversos hormônios. A ocitocina estimula a contração das células mioepiteliais dos alvéolos mamários, levando o leite até o mamilo[8]. A cortisona, a insulina, os hormônios tireoidianos e, possivelmente, o hormônio do crescimento, em conjunto com a prolactina, atuam na produção e manutenção efetiva do leite, sendo cruciais no fenômeno da apojadura (saída do primeiro leite ou "descida do leite"), que ocorre entre o segundo e o terceiro dia após o parto[6].

Mulheres lactantes podem ter atraso na ovulação, já que a prolactina inibe a liberação do hormônio liberador da gonadotrofina (GnRH) pelo hipotálamo. No entanto, cerca de 2 meses após o parto, podem ocorrer ciclos ovulatórios. Nas mulheres que amamentam até os 6 meses, a ovulação pode ser retardada em até 28 semanas; nas que não amamentam, a primeira ovulação pode ocorrer depois de 6 a 8 semanas. É comum o retorno da menstruação mesmo com ciclos menstruais anovulatórios, o que não garante a ausência de ovulação ou gravidez no período de amamentação; por isso, é importante a utilização de métodos contraceptivos[5,7,8].

Modificações tegumentares

A hiperpigmentação da pele durante a gravidez – em face, mamas e linha *nigra* – regride rapidamente, mas podem ocorrer alterações definitivas na coloração da pele. É comum a presença de unhas quebradiças e queda do cabelo, bem como redução dos pelos formados na gravidez devido à ação hormonal (durante a gravidez, há aumento na porcentagem de cabelos na fase anágena ou de crescimento, em comparação com a fase telógena ou de repouso, e essa taxa se inverte no puerpério). Contudo, isso é autolimitado, havendo a restauração dos padrões normais de crescimento dos cabelos entre 6 e 15 meses após o parto[8]. As estrias, antes rosadas, tornam-se pálidas e esbranquiçadas e ficam mais evidentes, tornando-se alterações permanentes. A perda aumentada de água pode acarretar ressecamento da pele e sudorese excessiva[7].

Modificações no peso

Há perda acentuada de peso (de 5 a 6kg) logo após o parto, em função da saída de placenta, líquido amniótico, sangue, lóquios, suor e líquido retido, além de outros 2 a 3kg nos primeiros 10 dias. Considerando mulheres eutróficas, aproximadamente metade do peso ponderal durante a gravidez é perdida nas primeiras 6 semanas após o parto, com taxa de perda progressiva, porém em menor velocidade, por até 6 meses após o parto. A amamentação, mediante o aumento da demanda energética, favorece a perda de peso[13]. Puérperas previamente obesas ou com sobrepeso tendem a apresentar retenção de peso e podem não retornar ao peso pré-gravídico nos primeiros 6 meses após o parto. Nesse grupo, a perda de peso durante o puerpério parece estar associada à amamentação por período superior a 4 meses, ganho ponderal gestacional menor ou igual a 9kg e níveis moderados ou altos de atividade física no puerpério[14]. De modo geral, a adoção de dietas associadas à atividade física parece ser a melhor estratégia para redução do peso corporal no período puerperal (veja o Capítulo 47)[15].

Modificações na parede abdominal e alterações musculoesqueléticas

Após o parto, há considerável relaxamento da musculatura abdominal em virtude da redução do volume uterino; assim, ainda no puerpério imediato, pode ocorrer flacidez muscular, associada à flacidez de pele, com consequentes déficits físicos e funcionais. Aos poucos, a parede abdominal retorna à posição original, o que deve ocorrer, em geral, em 6 semanas após o parto, podendo permanecer resquícios do período gestacional, como aumento do volume abdominal, flacidez permanente e diástase dos músculos retos abdominais[16,17]. Em algumas mulheres, a flacidez abdominal pode persistir de modo acentuado no puerpério remoto, demandando tratamentos específicos, como radiofrequência[18], ultrassonografia microfocada[19] ou abdominoplastias[20]. Durante a cesariana, a reaproximação de retos abdominais é um procedimento cirúrgico frequentemente realizado com o objetivo de melhorar a força e resistência musculares

para movimentos de flexão, extensão e flexão lateral de tronco e, consequentemente, o desempenho das atividades de vida diária[21].

Em estudo de caso-controle, observou-se que em até 26 semanas pós-parto as mulheres ainda não haviam recuperado as condições musculoesqueléticas e apresentavam déficit para flexão de tronco[22]. Além disso, puérperas apresentaram maior fadiga muscular após a cesariana, traduzida como menos tempo de manutenção de contração e menor contração voluntária máxima, comparadas às que tiveram partos vaginais. Além disso, as puérperas de modo geral apresentam pior desempenho muscular do que as nuligestas[22]. Cabe destacar que a mulher pode recuperar os parâmetros de força muscular e flexibilidade prévios até o sexto mês após o parto, quando apresenta maior velocidade de oscilação postural anteroposterior em comparação com outros momentos do ciclo gravídico-puerperal[23].

Além do déficit dos músculos abdominais, pode ser citado o retorno gradual da força muscular global durante o puerpério. A espessura e força do músculo quadríceps estão em declínio entre os primeiros dias e 1 mês após o parto[24]. Além disso, especialmente em adolescentes, observa-se maior predisposição para fraqueza da musculatura abdutora do quadril, a qual deve ser levada em consideração pelos fisioterapeutas no momento da prescrição do exercício[25].

Modificações nas mamas

No puerpério imediato há aumento da vascularização das mamas, especialmente entre o primeiro e o quarto dia, bem como dos lóbulos, resultando em crescimento do número e tamanho dos alvéolos. A lactação é controlada pelo sistema endócrino, sendo a produção de leite relacionada à prolactina e a ejeção à ocitocina, a qual é estimulada por meio da sucção da mama pelo neonato (reflexo de ejeção)[26].

A cesárea eletiva, assim como o nível de ansiedade e dor, pode dificultar o início da amamentação. Além disso, tipo de mamilo (invertido ou hipertrófico), traumas mamilares, ingurgitamentos, mastites, uso de medicações tópicas na mama, próteses mamárias de silicone e sucção débil, entre outros fatores, podem dificultar o processo de amamentação[27,28].

Alguns cuidados com as mamas devem ser adotados para facilitar a amamentação, como mantê-las sempre limpas e utilizar sutiãs de tamanho adequado e alças largas para garantir o suporte adequado às mamas. Quando ingurgitadas, convém realizar a mobilização da região entre a aréola e o mamilo, massagear o corpo mamário (especialmente antes de amamentar), tentar esvaziar completamente durante a mamada, promover a alternância entre as mamas e aplicar compressas frias quando necessário. Na presença de traumas e fissuras nos mamilos, recomenda-se passar o próprio leite materno sobre a aréola e os mamilos, corrigir a pega/sucção do recém-nascido e utilizar órteses que deixem o mamilo livre e seco (veja o Capítulo 50)[5,6].

PRINCIPAIS QUEIXAS NO PUERPÉRIO IMEDIATO

O puerpério imediato é uma fase complexa que envolve cuidados hospitalares por até 72 horas, em caso de realização de cesárea, com cuidado domiciliar posteriormente. Nesse período, atenção especial deve ser direcionada aos sinais de infecções – temperatura ≥ 38°C, hemorragias e picos pressóricos – em virtude do risco de morbidade materna pós-natal[29,30].

De modo geral, via de parto, duração e uso de recursos analgésicos durante o trabalho de parto, bem como fatores biológicos, psicológicos e sociais relacionados às mulheres, interferem diretamente nas queixas relatadas no puerpério imediato, entre as quais:

- **Dor perineal:** devido à pressão exercida pelo feto nos músculos perineais durante as últimas semanas gestacionais e o trabalho de parto, é muito comum que as puérperas se queixem de fortes dores nessa região por semanas após o nascimento. Estudos demonstram que a dor no períneo é a principal queixa dessas mulheres (prevalência de até 90% no segundo dia pós-parto[31] com declínio até o décimo dia[32] e perdurando até 12 meses após o parto)[33,34].
- **Constipação intestinal:** sintoma muito comum no puerpério imediato, a constipação intestinal é relatada por uma a cada duas mulheres, com prevalência maior após cesariana e parecendo ser resolvida em até 1 mês. Resulta de vários fatores, como relaxamento da musculatura lisa do intestino, mudanças na dieta, medo de dor no ato da defecação em caso de incisões cirúrgicas (cesárea ou períneo), anestesias, mudança nos horários e no ambiente para evacuação, medicação com reposição de ferro e até fraqueza da musculatura abdominal[35,36].
- **Dor lombopélvica:** a dor da cintura pélvica e/ou lombar pode ter início logo após o parto ou ser a extensão de um quadro preexistente desde a gestação. A prevalência da dor pélvica no puerpério imediato varia de 9%[37] a 20%[38], aumentando para 15%[37] em 6 semanas e 30% em 12 semanas[39]. Os fatores de risco incluem história de dor lombar, índice de massa corporal pré-gravidez acima de 25, dor na cintura pélvica durante

a gravidez, depressão durante a gravidez e carga de trabalho pesada durante a gravidez[40]. A prevalência de dor lombar chega a 67% no puerpério imediato[41], evoluindo para 75% em 6 semanas[42] e podendo permanecer por 3 meses a 1 ano após o parto em 55% e 13,8% das mulheres, respectivamente[43-45]. Algumas condições aumentam o risco de persistência da dor no pós-parto, como multiparidade, idade acima de 29 anos, retenção do peso no pós-parto, dor lombopélvica com acometimento de várias articulações durante a gestação e início precoce da dor lombopélvica na gestação[46-50].

- **Edema de membros inferiores:** em virtude da retenção de líquidos no período gestacional e sua redistribuição após o parto, pode haver aumento do edema de membros inferiores, levando dias ou semanas para reabsorção completa[51].
- **Problemas mamários:** as intercorrências mamárias mais frequentes no puerpério imediato são dor durante a amamentação, ingurgitamento mamário, fissura mamilar e mastite[52], as quais estão associadas a fatores como primiparidade, dificuldades de sucção do neonato, erros na pega/sucção e menores autoeficácia e conhecimento sobre a amamentação[53,54]. Mulheres com pouca escolaridade tendem a relatar menos intercorrências durante a amamentação[52]. Metade das mulheres com histórico de doenças crônicas prévias apresenta mais dificuldade para a amamentação, com baixa produção de leite ou pega ineficaz nas primeiras 6 semanas pós-parto[55,56].
- **Diástase de músculos retos abdominais (DMRA):** outra consequência comum no puerpério é a separação dos músculos retos abdominais (veja o Capítulo 22). Dependendo do critério de avaliação, as prevalências de DMRA no terceiro trimestre gestacional e 6 semanas e 12 meses após o parto são, respectivamente, de 100%, 60% e 32,6%[16,57]. A DMRA é mais comumente observada acima ou na região umbilical[58].
- **Fadiga:** em geral, muitas mulheres se queixam de fadiga e cansaço nos primeiros dias após o parto. A prevalência de fadiga materna nos primeiros 10 dias é de 38,8%, diminuindo para 11% nas primeiras 12 semanas após o parto[59]. Os motivos incluem gasto excessivo de energia no parto, exaustão física, dor, experiência de estresse no parto e na amamentação, restrição de sono e dificuldades na adaptação com o neonato[59,60]. Esse estado de fadiga afeta diretamente o humor e as relações interpessoais e está associado à insônia e a sintomas depressivos[61].
- **Autocuidado:** durante o puerpério, as mulheres assumem sobrecarga de cuidados com o recém-nascido, familiares e com elas próprias[62]. As rotinas de

amamentação, dores e fadiga dificultam sobremaneira a realização de ações simples, como higiene pessoal, preparo e consumo de alimentos, bem como a qualidade do sono. Somados, esses fatores impactam negativamente com ansiedade e a sensação de inadequação no cuidado de si e do recém-nascido[29,63]. Em geral, nos primeiro dias é maior o foco no cuidado da saúde física da puérpera e do neonato, o que pode resultar em negligência quanto à saúde mental da mulher[63].

Além dessas, podem ser relatadas queixas de incontinência urinária e/ou fecal. A musculatura perineal permanece com a força máxima prejudicada até 8 semanas após o parto, o que pode provocar disfunção esfincteriana e, consequentemente, incontinência urinária e/ou fecal em até 40% e 23% das puérperas, respectivamente[64,65]. Cabe ressaltar que, embora esses problemas geralmente se resolvam em 8 a 24 semanas após o parto, em alguns casos há persistência de sintomas depois de 3 a 6 meses, principalmente nas mulheres que realizaram episiotomia[66,67]. Além disso, há casos de retenção urinária que necessitam intervenção invasiva com cateterismo ou, ainda, de urgência miccional, que exige investigação, principalmente se os sintomas persistirem por 2 ou 3 meses após o parto.

A presença de disfunção perianal (fissura anal e hemorroida) no puerpério é queixa comum (prevalência de 33,4% após o parto) e está associada à história pessoal de doenças perianais, constipação intestinal, esforço por mais de 20 minutos durante o parto e peso ao nascer maior do que 3.800g[68]. Metade das mulheres que apresentam hemorroidas nas primeiras 3 semanas após o parto continua enfrentando esse problema 18 meses após o parto[69]. Essa disfunção das veias retais é resultado da continuação do quadro já existente no pré-natal em relação à venodilatação, de início imediato após o parto, principalmente em períodos expulsivos prolongados[70].

Em casos excepcionais, durante o segundo período do trabalho de parto, pode ocorrer sinfisiólise ou fratura do cóccix[71,72]. Nesses casos, o quadro álgico é intenso e incapacitante e precisa ser diagnosticado o mais rápido possível.

TROMBOSE VENOSA PROFUNDA

A trombose venosa profunda (TVP) é condição de alta prevalência no puerpério, com 43% e 48% dos casos acontecendo nas primeiras 3 semanas e entre 6 e 26 semanas após o parto, respectivamente. O risco de desenvolvimento de TVP pode ultrapassar os primeiros 180 dias pós-parto em mulheres com trombofilia, cesariana, gravidez múltipla, varizes e doenças cardíacas[73]. Essa condição é fator determinante para o aumento da morbidade e da mortalidade materna nesse período[74,75]. A TVP pode ocorrer na presença de trombofilias, por compressão da veia cava inferior, estase venosa ou alterações hormonais da própria gestação[74,76].

Os eventos de tromboembolismo venoso são mais frequentes em casos selecionados: antecedentes pessoais ou familiares de fenômenos trombóticos e/ou trombofilia, gestação gemelar, cesariana, inseminação artificial, idade acima de 35 anos e obesidade, hemorragia pós-parto acima de 1.000mL e pré-eclâmpsia[74]. O risco de tromboembolismo venoso após cesárea depende de alguns fatores que, de acordo com o *Royal College of Obstetricians and Gynecologists*[77] e o *American College of Chest Physicians*[78], devem guiar a profilaxia antitrombótica (Quadro 46.1).

Assim, conhecer os fatores de risco é fundamental para abordagem adequada durante a avaliação fisioterapêutica ainda no hospital.

EPISIOTOMIA

A episiotomia triplica o risco de incontinência fecal em 3 e 6 meses após o parto e aumenta o tempo da sintomatologia dolorosa perineal em até 6 semanas[67,79]. Na episiotomia, os seguintes músculos são incisados: puborretal, bulbocavernoso e transverso superficial do períneo, podendo envolver as fibras do esfíncter estriado do ânus, o que dificulta a recomposição dessa musculatura na sutura[8]. A realização de episiotomia está associada a assimetrias morfométricas do assoalho pélvico (19,3%), lesão obstétrica do esfíncter anal (6,5%), taxa maior de resíduo de urina pós-miccional (22,5%) e avulsão

Quadro 46.1 Fatores de risco para tromboembolismo após cesárea

Baixo risco	Cesárea pré-termo em gravidez não complicada sem outros fatores de risco
Risco moderado	Idade > 35 anos Índice de massa corporal > 30kg/m² Paridade > 3 Presença de veias varicosas grossas Presença de infecção Pré-eclâmpsia Imobilização antes da cirurgia > 4 dias Cesárea de emergência durante o parto
Alto risco	Presença de pelo menos dois fatores de risco (moderados) Trombofilia História prévia de trombose venosa profunda Histerectomia na cesárea

parcial do músculo puborretal (19,3%) no período de 3 meses após o parto[80]. Um estudo que avaliou a força dos músculos perineais entre primíparas após parto vaginal com episiotomia e nulíparas após cesariana observou redução da força em até 4 a 6 meses após o parto no grupo de parto vaginal com episiotomia[81].

A revisão da Cochrane sobre o emprego da episiotomia de rotina ou seletiva, envolvendo 12 ensaios clínicos (6.177 mulheres), evidenciou que o procedimento seletivo resulta em menor trauma perineal/vaginal grave (RR: 0,70; IC95%: 0,52 a 0,94) e parece haver pouca ou nenhuma diferença na taxa de infecção e dor perineal, incontinência urinária e dispareunia nos primeiros 6 meses após o parto[82].

De qualquer modo, entre as puérperas que realizaram episiotomia, é válida uma intervenção fisioterapêutica direcionada à recuperação dessa musculatura de maneira específica e precoce.

AVALIAÇÃO CINÉTICO-FUNCIONAL NO PUERPÉRIO IMEDIATO

O primeiro contato com a puérpera deve acontecer o mais precocemente possível para estabelecimento de vínculo e para contribuir de maneira positiva para o bem-estar da mulher, seja na fase hospitalar, seja na domiciliar[83]. No primeiro contato, é importante que o fisioterapeuta avalie não só as condições clínicas atuais, mas também as características do parto e as possíveis intercorrências do período pré-natal.

Vale destacar que uma avaliação cuidadosa é essencial para que sejam traçados os objetivos do tratamento e identificadas as situações em que a fisioterapia estaria contraindicada, como nos casos de hipertermia, hemorragias ou alguma infecção. Nos casos de suspeita ou diagnóstico de TVP, a fisioterapia deve ser pensada de modo a não agravar o caso, e parte das condutas, a exemplo dos exercícios, pode ser contraindicada.

Antes do atendimento à beira do leito, é importante que o fisioterapeuta busque conhecer o histórico clínico da puérpera por meio da leitura do prontuário, de modo a otimizar sua atuação. A partir do prontuário, devem ser buscadas informações sobre a entrada da mulher no hospital, diagnósticos de morbidade materna gestacional (hipertensão, diabetes, pré-eclâmpsia, entre outros), semana gestacional em que foi realizado o parto, via de parto, se entrou em trabalho de parto (TP), duração e se houve analgesia durante o TP, se houve a atuação do fisioterapeuta durante o TP (em caso afirmativo, quais as condutas realizadas), traumas perineais, realização de episiotomia, uso de fórceps e peso do recém-nascido, colocação de DIU, realização de histerectomias ou outros

procedimentos cirúrgicos durante o parto e evolução inicial da gestante da sala de parto até a enfermaria (alojamento conjunto). Essas informações oferecem ao fisioterapeuta uma linha do tempo de todo o período hospitalar e servem como roteiro para sinais e sintomas que possam ser encontrados na avaliação à beira do leito. Além disso, muitas dessas informações representam importantes fatores de risco para disfunções geniturinárias no período puerperal[84,85].

Ao abordar a puérpera no leito, o fisioterapeuta deve posicionar-se como profissional da equipe multidisciplinar em saúde comprometido com o bem-estar da mulher. Isso envolve uma abordagem humanizada com escuta qualificada e acolhimento das demandas da puérpera, bem como a avaliação dos ganhos reais das abordagens que serão realizadas[86,87]. Nesse momento, as mulheres encontram-se fragilizadas, com sobrecarga mental e emocional[63], e o fisioterapeuta deve levar isso em consideração ao realizar sua abordagem, reforçando os pontos positivos encontrados na avaliação e direcionando as informações fisioterapêuticas a serem ofertadas com base no contexto da mulher.

No exame físico, por meio da inspeção no leito, deve-se verificar se há sinais de complicações que possam causar ansiedade ou tensão na mulher.

Após a apresentação, deve ser realizada a checagem dos sinais vitais (frequências cardíaca e respiratória, pressão arterial, temperatura e dor). Além disso, convém observar se há sinais de dispneia e/ou transpiração excessiva sugestivos de infecção. Em seguida, investiga-se a saída de lóquios, se está adequada, bem como prováveis sinais e sintomas de uma possível TVP. As hemorragias podem estar associadas às lacerações de colo ou vagina, ruptura do períneo, episiotomia, retenção de restos placentários ou atonia uterina[88,89]. Essa situação de risco exige atenção especial da equipe de saúde para um diagnóstico precoce.

Na investigação precoce de TVP, é importante conhecer os fatores de risco descritos anteriormente. Para identificá-la precocemente, são necessárias inspeção (observando sinais de cianose periférica e tumefação) e palpação minuciosas (observando dor e calor), especialmente dos membros inferiores: região inguinal, canal dos adutores, ao longo da veia tibial, fossa poplítea e panturrilha[90,91]. Além disso, na ausência de métodos laboratoriais (D-dímero) ou de imagem, recomenda-se a pesquisa do sinal de Homans (dor na panturrilha durante a dorsiflexão passiva do pé)[91]. Evidências indicam que o sinal de Homans tem pequenas sensibilidade e especificidade[92]; no entanto, seu uso clínico ainda é encorajado[91].

Nos casos de história prévia de tromboembolismo venoso, está indicado o uso de meias elásticas compressivas por 4 a 6 semanas após o parto[78]. Em caso de suspeita de TVP, a equipe deve ser avisada e o fisioterapeuta deve avaliar quais condutas podem ser mantidas. Embora a TVP seja uma condição séria, a abordagem mais atual não restringe condutas com exercícios ou intervenções posturais, especialmente se a puérpera estiver em terapia com heparina para dissolução do trombo[93,94]. Caso o fisioterapeuta não se sinta seguro para iniciar conduta com exercícios, deve considerar outros recursos, como transferências, mobilizações, massagens e terapia manual, para alívio da dor e desconfortos musculoesqueléticos.

Ainda no exame físico, especial atenção deve ser dada às queixas de dores lombares e pélvicas, pubeíte (dor na sínfise púbica) e restrições de mobilidade lombopélvica, uma vez que essas queixas podem traduzir-se em dificuldade para realização de atividades e participação social durante o puerpério. O trabalho de parto prolongado, especialmente com período expulsivo difícil, pode estar associado a maior desgaste físico da mulher e, consequentemente, queixas musculoesqueléticas de hiperatividade muscular podem ser comuns.

Ainda no exame de avaliação, devem ser questionados possíveis intercorrências da lactação e se existem dúvidas quanto ao processo de aleitamento materno, para que a orientação ou conduta seja focada nas queixas e necessidades da puérpera (veja o Capítulo 50).

A avaliação do assoalho pélvico deve ser iniciada com inspeção para averiguar a presença de trauma perineal, episiorrafia e hematomas (especialmente após parto vaginal), bem como a consciência e o controle perineal para produzir contração ativa dessa musculatura, mediante observação do movimento do centro tendíneo do períneo ou monte pubiano. Algumas mulheres podem apresentar edema vulvar em virtude de um trabalho de parto marcado por dificuldades na descida fetal. Nesses casos, a fisioterapia poderá atuar por meio de drenagem linfática manual e enfaixamento compressivo da região vulvar, envolvendo a pelve[95]. A dor perineal pode ser mensurada através da Escala Visual Analógica (EVA) da dor[45]. Não está indicada a palpação com teste de força manual intravaginal logo após o parto vaginal. Nesses casos, deve-se aguardar, em média, de 8 a 10 dias para uma avaliação invasiva, caso a puérpera apresente queixas.

A musculatura abdominal precisa ser avaliada quanto à presença de diástase. Para isso, utiliza-se o paquímetro, mensurando os seguintes pontos anatômicos: cicatriz umbilical, 3cm acima, na linha da cicatriz umbilical e 2cm abaixo da cicatriz umbilical (veja o Capítulo 22).

Por fim, devem ser pontuadas a localização e extensão do edema de membros inferiores, sendo possível o uso de uma escala simples, de uma a quatro cruzes (+ a ++++), para determinação da intensidade do edema. O Anexo 1 apresenta uma proposta de avaliação fisioterapêutica para atendimento hospitalar imediato da puérpera.

Cabe destacar que o período de puerpério imediato continuará além do ambiente hospitalar, e os fisioterapeutas devem, sempre que possível, avaliar a pertinência do acompanhamento domiciliar para continuidade do trabalho de ativação muscular dos músculos abdominais, ganhos de mobilidade pélvica, assessoria para a amamentação e outras queixas que a mulher venha a apresentar.

Seguindo com a atenção integral à puérpera, o fisioterapeuta deve realizar uma avaliação baseada na funcionalidade, considerando aspectos biológicos, mas também atividades limitadas no dia a dia e participação social, incluindo a análise de como os fatores ambientais e pessoais podem favorecer ou dificultar esse período. Há na literatura propostas de roteiros de avaliação de puérperas baseados na Classificação Internacional de Funcionalidade, Incapacidade e Saúde[96,97], um dos quais é validado por fisioterapeutas brasileiros[96].

TRATAMENTO FISIOTERAPÊUTICO NO PUERPÉRIO IMEDIATO

A assistência fisioterapêutica às mulheres no pós-parto imediato deve pautar-se no quadro clínico identificado na avaliação e apresenta como objetivos principais:

- Educar a mulher quanto ao período puerperal.
- Diminuir a dor na região perineal ou na cicatriz da cesárea.
- Prevenir ou reduzir o edema de membro inferior.
- Prevenir ou tratar possíveis disfunções do assoalho pélvico, como dispareunia e incontinências fecal e urinária.
- Minimizar os efeitos da distensão da musculatura abdominal.
- Facilitar as funções intestinais.
- Integrar a funcionalidade dos músculos estabilizadores da região lombopélvica.
- Promover o aleitamento materno.
- Contribuir para o bem-estar da mulher.

Em geral, a intervenção fisioterapêutica no puerpério imediato pode ser iniciada de 6 a 8 horas após o parto normal e de 10 a 12 horas após a cesariana.

Educação da puérpera

Logo após o parto, as mulheres precisam receber orientações pertinentes ao período puerperal, especialmente as primigestas. Essa fase é marcada por alguma insegurança em muitas mulheres, e a educação em saúde pode ser utilizada como ferramenta para impedir comportamentos inadequados e complicações puerperais evitáveis.

Toda a explicação fisiológica sobre o puerpério deve ser fornecida, principalmente em relação à saída de lóquios e à descida do leite. É importante que a puérpera saiba o que esperar nesse estágio para que qualquer alteração fisiopatológica possa ser identificada de maneira precoce.

Como qualquer outro profissional de saúde envolvido no atendimento às mulheres no ciclo gravídico-puerperal, o fisioterapeuta tem o dever de estimular e facilitar o processo de aleitamento materno exclusivo por, no mínimo, 6 meses. Todas as informações pertinentes a esse processo devem ser repassadas, sempre embasadas nos preceitos da OMS e adotadas pelo Ministério da Saúde quanto ao incentivo e à prática da amamentação (veja o Capítulo 50)[98,99].

As mulheres também devem ser advertidas em relação à postura adequada para realizar atividades do cotidiano, como a maneira correta de sentar-se, amamentar, dormir, segurar o filho nos braços e realizar atividades da vida diária, devendo ser conscientizadas quanto às repercussões da gestação e do parto sobre o períneo. Desse modo, é importante que entendam a importância dessa musculatura, bem como dos exercícios, para sua saúde em curto e longo prazo. Para isso, o fisioterapeuta deve explicar, com linguagem adequada, a anatomia e o funcionamento desses músculos por meio de diagramas, panfletos, vídeos ou peças anatômicas, de acordo com a disponibilidade no serviço de atendimento.

Nesse sentido, para minimizar tais complicações, a puérpera poderá realizar exercícios abdominais que preconizem a isometria, como estabilização segmentar, com foco na ativação do músculo transverso abdominal, a fim de recuperar o tônus da cinta abdominal e reduzir a diástase excessiva[100,101]. A deambulação e a respiração, realizadas de forma correta, também auxiliam a manutenção do tônus. Cabe lembrar que no pós-parto ocorre a diminuição, por até 4 meses, da espessura e função contrátil dos músculos abdominais; portanto, exercícios com foco na ativação da musculatura são essenciais para reversão desse quadro em menos tempo[102].

Com relação ao uso de cintas elásticas no puerpério, o fisioterapeuta deve sempre informar as mulheres a respeito dos ganhos reais dos exercícios direcionados para a musculatura abdominal, que desempenha esse papel de cinta natural, além dos benefícios endócrinos, em detrimento dos possíveis efeitos na dor e da sensação de contenção proporcionados pela cinta, mas que não estão associados à recuperação funcional e à qualidade de vida[103].

Traumatismo perineal

Nos partos vaginais, o processo de passagem do neonato pelo canal vaginal desorganiza a conformidade tecidual local e pode provocar traumatismo perineal. A perda da integridade perineal pode ser de ordem espontânea (lacerações) ou provocada (episiotomias) durante o trabalho de parto. Alguns fatores se associam e tornam esse trauma mais frequente, como primeira gestação, macrossomia fetal, posicionamento fetal posterior ou occípito-transverso, parto instrumental a fórcipes e manobras intervencionistas da equipe obstétrica, como a de pressão de fundo de útero[104-106].

Por muitos anos foram realizadas intervenções na tentativa de facilitar a passagem do feto, como a abertura do canal de parto com os dedos e a manobra de Ritgen (tentativa de proteção perineal por meio da preensão da parte inferior do períneo com uma das mãos envolta por compressa, enquanto a outra sustenta o occípito da criança no momento de deflexão)[104,106]. No entanto, a revisão da Cochrane, envolvendo 20 ensaios clínicos randomizados (15.181 mulheres em partos vaginais) conduzidos em ambientes hospitalares, concluiu que essas manobras aumentavam o risco de episiotomia (RR: 0,58; IC95%: 0,43 a 0,79), embora não tenham influenciado as taxas de laceração de primeiro a quarto graus[104]. A massagem perineal (friccionando os pequenos e grandes lábios) esteve positivamente associada a taxas maiores de períneos íntegros.

Os traumas perineais podem provocar dor, edema, hematomas, infecção, hemorroidas, diminuição da mobilidade e contratilidade dos esfíncteres, desconforto ao urinar e/ou defecar, dispareunia e uso mais frequente de medicação analgésica[108]. Além disso, as dores perineais impactam negativamente a saúde mental das puérperas, contribuindo para taxas maiores de depressão e ansiedade[109], e podem alterar o processo de lactação, inibindo a liberação de ocitocina e prejudicando, assim, o reflexo de ejeção do leite de dentro do alvéolo galactóforo[110].

As intervenções nos casos de traumatismo perineal pós-parto são realizadas por meio de métodos farmacológicos e não farmacológicos. Entre as modalidades terapêuticas farmacológicas destaca-se o uso de analgésicos tópicos e anti-inflamatórios não hormonais, a exemplo do ácido acetilsalicílico[111]. No entanto, os tratamentos não farmacológicos vêm representando a principal inspiração para pesquisas nessa área em todo o mundo, uma vez que, além do risco menor de reações adversas para as puérperas, ainda constituem uma maneira de reduzir os gastos com medicamentos[112,113].

A principal intervenção não farmacológica para controle do edema e da dor perineal consiste nos exercícios para musculatura do assoalho pélvico[114]. Esses exercícios auxiliam a drenagem linfática e venosa e a remoção de exsudato traumático, reduzindo o edema e, consequentemente, a dor. Além disso, repetidas contrações disparam o processo de produção de opioides endógenos, favorecendo, também, o alívio da sensação dolorosa. Os exercícios devem priorizar, inicialmente, contrações breves e curtas de baixa intensidade (30% a 40% da contração voluntária máxima), sem incentivo à isometria e com a série de repetições intercalada com outros exercícios do protocolo de atendimento[115]. Outra opção consiste na associação das contrações à aplicação de crioterapia, o que facilita a reabsorção do edema.

Outra proposta não farmacológica para prevenção e tratamento da dor perineal baseia-se na utilização, por exemplo, de irradiação infravermelha, ultrassom e estimulação elétrica nervosa transcutânea (TENS)[116,117]. O ultrassom é aplicado na forma subaquática com o objetivo de controlar o edema e, consequentemente, reduzir a dor. No entanto, uma revisão sistemática da Cochrane, envolvendo quatro estudos, demonstrou não haver evidências de eficácia dessa modalidade terapêutica para controle da dor perineal devido à ausência de ensaios clínicos randomizados de alta qualidade[118].

O uso de *laser* para tratamento de traumatismos perineais precisa ser mais bem investigado e parece não ser eficaz. Ensaio clínico randomizado triplo-cego verificou não haver evidência entre a aplicação real ou simulada do *laser* em mulheres submetidas à episiotomia após parto vaginal[119].

A TENS pode ser utilizada para controle da dor perineal paralelamente à episiotomia (na região proximal da coxa e glúteo), na região dos nervos pudendo e genito-femoral, com frequência de 100Hz e largura de pulso de 75μs, durante 60 minutos, no modo convencional[120,121], ou utilizando os pontos de acupuntura no punho (C7) e na mão (IG4) (Figura 46.1)[122]. Um estudo comprovou a eficácia da TENS de alta ou baixa frequência – 100Hz e 5Hz, respectivamente, com largura de pulso de 100μs por 30 minutos – na redução da dor perineal, quando aplicada paralelamente à episiotomia[123]. Há eficácia no controle da intensidade da dor perineal após episiotomia[123-126], uso menor de medicamentos[121,122], deambulação precoce[122,125,126] e aceitação muito boa por parte das puérperas[121]. A TENS pode ser utilizada ainda para reduzir a dor em mulheres após cesariana, contribuindo para retorno mais precoce às atividades funcionais[125].

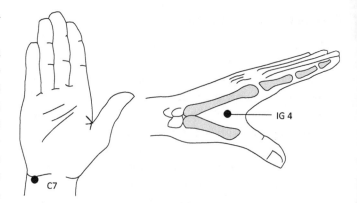

Figura 46.1 Pontos de acupuntura C7 e IG4 para utilização de TENS de modo a promover controle da dor perineal e relaxamento.

Além dos recursos citados, outra forma de terapia analgésica amplamente pesquisada, por se tratar de recurso de fácil acesso e baixo custo, é a crioterapia perineal[127-131]. A ação do frio durante o tratamento imediato das lesões agudas promove redução da inflamação e da hipóxia secundária, diminuição da produção de resíduos celulares e de edema e hematoma, redução do metabolismo, diminuição da atividade do fuso muscular, liberação de endorfinas, redução do limiar de transmissão nervosa da dor e início mais rápido do processo de reparação[132-135].

Uma revisão sistemática com metanálise, envolvendo 11 ensaios clínicos randomizados (1.492 mulheres), verificou que a crioterapia reduziu significativamente a dor 2 dias após o parto e que não houve diferença nos resultados quanto à forma de aplicação do gelo (por meio de bolsas de gelo ou gel)[136,137].

A revisão sistemática de dez ensaios clínicos randomizados (1.233 mulheres) sobre o uso da crioterapia para alívio da dor perineal, publicada na Biblioteca Cochrane[138], enfatiza que a crioterapia perineal por até 20 minutos a cada aplicação é segura e não apresenta efeitos adversos. No entanto, apesar de ter sido observada redução da dor, não houve melhora no controle do edema, hematoma e cicatrização. A revisão finaliza relatando que a efetividade da crioterapia perineal é alcançada mediante o uso de outros recursos analgésicos. Portanto, sua efetividade ainda é inconclusiva em virtude da evidência limitada de estudos muitas vezes com baixo tamanho amostral. Novos estudos, utilizando métodos mais rigorosos, são necessários para avaliação do nível de satisfação das puérperas, do grau de redução da temperatura, do número de repetições e da associação com a redução do edema.

Além das intervenções descritas, recomenda-se o apoio do períneo (com uso do papel higiênico, por exemplo) durante a defecação, de modo a fornecer suporte ao aumento da pressão e diminuir a dor.

Edema de membros inferiores

O fisioterapeuta deve sempre promover exercícios que facilitem o retorno venoso das puérperas. Em virtude da redistribuição de líquidos no estágio inicial, é muito comum a piora do edema envolvendo os membros inferiores.

Portanto, solicita-se que as puérperas deambulem o mais precocemente possível e realizem exercícios ativos/livres dos membros inferiores e alongamento dessa musculatura. A drenagem linfática também pode ser indicada, exceto nos casos em que haja alteração da pressão arterial e suspeita de TVP. Mais detalhes sobre o procedimento da técnica de drenagem podem ser encontrados no Capítulo 23.

Recuperação pós-cesariana e cicatrização de ferida operatória

No período pós-parto imediato, é crucial o fornecimento de orientações e cuidados adequados para garantir uma recuperação tranquila após cesariana. Nesse sentido, foi validado para o português o *Obstetric Quality of Recovery-10* (ObsQoR-10-Portuguese), um instrumento válido e reprodutível para avaliação da qualidade da recuperação de mulheres internadas após cesariana eletiva[139]. O ObsQoR-10-Portuguese é um questionário autoaplicável com dez perguntas que analisa aspectos importantes do puerpério, como capacidade de realizar higiene pessoal, segurar o recém-nascido e amamentar, além de questões como dor, conforto e sintomas adversos (veja o Anexo 2)[139].

Nesse contexto, os cuidados com a ferida operatória são importantes para prevenir complicações e promover a cicatrização adequada. Recomenda-se manter a ferida limpa e seca, seguindo as instruções fornecidas pela equipe médica. Evitar movimentos bruscos que possam tensionar a incisão é essencial, assim como utilizar técnicas adequadas para mudança de decúbito e posicionamento ao amamentar ou ao se mover. Além disso, são importantes o monitoramento dos sinais de infecção, como vermelhidão, inchaço, dor excessiva ou secreção, e o relato imediato de qualquer preocupação à equipe de saúde.

A fotobiomodulação com *laser* é recurso muito comum na fisioterapia com foco na cicatrização. O *laser* é indolor e parece acelerar o processo de reparo tecidual, podendo ser utilizado na ferida operatória ou nas mamas para tratamento de intercorrências da lactação[140,141]. Estudo com 240 mulheres mostrou que a utilização de *laser* na região da cicatriz da cesárea – com comprimento de onda de 810nm, potência de 300mW e dose de 4W/cm^2 – foi efetiva na redução da dor em até 6 semanas após o parto, com menor utilização de medicação analgésica no pós-parto[142]. Outro estudo também verificou benefícios do *laser* na melhora do processo de cicatrização – com dose terapêutica de 2J/cm^2, no comprimento de onda de 658nm e potência de 100mW[143]. Um ensaio clínico mostrou que a aplicação do *laser* no puerpério imediato, na dose de 2J/cm^2, reduz a intensidade da dor no pós-parto[144].

Ainda nessa linha, a aplicação do *laser* para diminuição da dor em mamilos em razão da amamentação não demonstrou benefícios em ensaio clínico que utilizou como intervenção a aplicação única em modo contínuo, com comprimento de onda de 660nm, potência de 100mW e doses de 2J e 66,66J/cm^2, durante 20 segundos, com aplicação pontual no mamilo[145].

Outro estudo, que comparou o uso do *laser* aplicado nas duas mamas à eletroacupuntura para estímulo da produção láctea, observou níveis séricos maiores de prolactina e ganho de peso maior dos recém-nascidos do grupo que realizou eletroacupuntura[146].

Entre as puérperas que realizaram cesárea pode haver queixas de dor na região da cirurgia e adjacências. O local da incisão situa-se cerca de 3cm acima da sínfise púbica ou 1cm abaixo do limite dos pelos pubianos. Nesses casos, está indicado o uso de TENS por meio da técnica bipolar cruzada (100Hz, largura de pulso de 50 a 80µs e tempo de 50 minutos)[147].

Musculatura abdominal

Em decorrência do crescimento uterino, a musculatura abdominal geralmente se apresenta flácida e, portanto, precisa ter sua tonicidade recuperada. Os exercícios devem ser iniciados com a ativação do transverso abdominal associada à expiração e, em seguida, da musculatura perineal, progredindo para exercícios de mobilidade pélvica.

O uso de cinta abdominal no pós-parto popularizou-se e teve seu benefício mitificado em relação à recuperação da musculatura abdominal. Apesar do senso comum quanto à atuação da cinta abdominal, não há evidência científica disponível que comprove sua eficácia na recuperação dos músculos abdominais no pós-parto (veja o Capítulo 22).

Prováveis objetivos do uso da cinta abdominal incluem conter o edema na região, aumentar a estabilidade da coluna lombar e diminuir a dor (nos casos das puérperas com cesárea). Nesse contexto, ela pode ser utilizada nas primeiras 6 semanas pós-parto, quando há aumento de pressão na região lombar, como nas mudanças posturais e cuidados com o recém-nascido.

Depois desse período, seu uso deve ser desestimulado, uma vez que, caso continue a ser usada, poderá causar prejuízos para a tonicidade da musculatura abdominal. Além disso, não há recomendação fundamentada para orientar qualquer puérpera a dormir com a cinta. No entanto, as mulheres que realizaram cesariana se sentem mais confortáveis e com menos dor ao levantarem à noite para cuidar do neonato quando utilizam a cinta nas primeiras semanas.

Quanto ao uso da cinta com objetivo estético, deve ser uma escolha da puérpera e, portanto, respeitada, desde que o uso seja esporádico. A mulher precisa entender que não é a cinta que diminuirá suas medidas abdominais; pelo contrário, se utilizada de forma indiscriminada, diminuirá a força dessa musculatura.

Ensaios clínicos e revisões sistemáticas com metanálise apontam que o uso da cinta está associado a maior recuperação funcional (maior distância percorrida no TC6) e redução da dor e do estresse no pós-parto, quando comparado ao não uso[148,149]. Todavia, cabe destacar que os efeitos de diminuição da dor foram clinicamente significativos (redução > 2 pontos na EVA) apenas para avaliação das primeiras 24 horas[148]. Além disso, os estudos apresentam alta heterogeneidade e indicam vieses de publicação associados aos desfechos dor e estresse[149], o que diminui o grau de recomendação da evidência.

Uma opção ao uso de cinta com repercussão nas mídias sociais e nos serviços de *home care* de pós-parto consiste na utilização de bandagens funcionais por meio da aplicação do *tapping* na região abdominal. Essa aplicação, segundo os defensores da técnica, tem por objetivos aumentar o suporte abdominal, diminuir a dor, acelerar a recuperação pós-parto, melhorar a qualidade do tecido cicatricial e, consequentemente, oferecer mais funcionalidade. Entretanto, em virtude dos diferentes efeitos verificados, as evidências iniciais devem ser consideradas com parcimônia.

Um ensaio clínico randomizado com 24 mulheres submetidas a um protocolo de bandagem funcional em retos abdominais e mamas, comparadas a 24 mulheres que não receberam a aplicação da bandagem, observou que a bandagem funcional diminui a dor e melhora a amamentação e o conforto no pós-parto[150]. Outro ensaio clínico analisou a aplicação do *tapping* em casos de ingurgitamento mamário (uma intercorrência da lactação) e não observou benefícios da bandagem funcional, comparada à drenagem linfática manual[151]. Resultados preliminares de outro ensaio clínico, com colocação da bandagem funcional na região dos músculos retos abdominais em mulheres no puerpério remoto, mostraram, por meio de valores de "p", que a bandagem pode ser benéfica para redução da distância inter-retos[152].

Apesar dos resultados motivadores, há uma diversidade de protocolos e técnicas empregadas nos estudos, bem como vieses na condução e análise de dados. Assim, há comprometimento da evidência disponível, não sendo a bandagem funcional, portanto, uma técnica com respaldo científico em favor de sua utilização na clínica, especialmente como recurso exclusivo.

Cabe destacar ainda que muitas mulheres que utilizam cintas elásticas ou bandagens funcionais no momento do pós-parto o fazem por questões culturais, influência das mídias sociais ou por crença de que as cintas auxiliem a autopercepção de conforto e a redução das medidas. Embora esses fatores influam na indicação de recursos fisioterapêuticos, a evidência científica de efeito positivo de uma intervenção deve ser o motivo primário para indicação ou não de técnica ou recurso na prática clínica.

Além da cinesioterapia com foco no alongamento, flexibilidade e amplitude de movimento, exercícios de cadeia cinética aberta e fortalecimento muscular abdominal e global[153], a terapia manual pode ser válida. A terapia manual parece ser efetiva no contexto do puerpério para diminuir a dor, melhorar a função dos músculos do assoalho pélvico, reduzir a separação dos retos abdominais e melhorar a habilidade para realização de atividades de vida diária[154]. Além disso, evidências iniciais apontam para os benefícios das manipulações viscerais na diminuição da dor, sintomas de constipação intestinal e gases, redução da distância inter-retos e melhora das atividades funcionais[155].

Cabe destacar que a técnica da cirurgia compreende incisão transversa da pele com concavidade superior, incisão do tecido celular subcutâneo e da fáscia superficial, seguida de incisão da aponeurose e afastamento dos músculos retos abdominais e exposição do peritônio parietal, e, por fim, celiotomia longitudinal do peritônio[6]. Percebe-se, portanto, que não há corte na musculatura abdominal; no entanto, a cicatrização interna da aponeurose dura, em média, 3 meses.

Função intestinal

Grande parte das mulheres apresenta quadro de constipação após o parto, ou sua piora, com taxas maiores após cesariana[35,36]. A deambulação precoce deve ser incentivada, e exercícios para o músculo transverso abdominal, isolados ou associados à movimentação pélvica ou à expiração, também devem ser estimulados[156]. A massagem abdominal para estímulo do trânsito intestinal pode ser ferramenta importante para alívio de gases e diminuição da constipação[157], especialmente em casos de timpanismo abdominal pós-cesariana.

Dor lombopélvica no pós-parto

Nos casos de dor lombopélvica, o principal objetivo é o controle da dor, o que pode ser conseguido por meio do uso de TENS, calor ou frio. Além disso, precisam ser iniciados os exercícios de estabilização, envolvendo os principais músculos que compõem a unidade interna (transverso, multífidos, diafragma e perineais [veja o Capítulo 21]). Nessa fase são priorizados os exercícios para o músculo transverso abdominal e a musculatura perineal, bem como as orientações posturais, principalmente em relação ao aleitamento materno.

Vale destacar que nessa fase não há queixas específicas em relação à função respiratória, a qual deve ser estimulada em conjunto com outras prescrições de exercícios para estimular a ventilação de maneira global. O Quadro 46.2 apresenta um modelo de diferentes tipos de exercícios e alongamentos que podem ser utilizados na fase puerperal, em atendimento hospitalar.

CONDIÇÕES CLÍNICAS ESPECIAIS

Sinfisiólise

O afastamento da sínfise púbica pode ocorrer em virtude de um parto traumático. O quadro de dor, de moderado a intenso, pode ser localizado na sínfise púbica e/ou estender-se para a região da virilha, suprapúbica ou parte interna da coxa. Além disso, pode haver comprometimento das articulações sacroilíacas. Esses sintomas são agravados em todas as atividades de pé, na marcha, nos movimentos de abdução do quadril e ao mover-se na cama, havendo, em alguns casos, relatos

Quadro 46.2 Exemplos de cinesioterapia (alongamentos, fortalecimentos e exercícios terapêuticos) para o puerpério imediato no hospital

- Deambulação precoce
- Alongamento da musculatura cervical
- Alongamento da musculatura acessória inspiratória
- Alongamento da musculatura paravertebral em decúbito lateral
- Respiração diafragmática
- Padrão inspiratório em três tempos
- Retardo expiratório
- Mobilização da cintura escapular em decúbito lateral
- Alongamento de tríceps sural e isquiotibiais
- Exercício ativo livre de tornozelo
- Isométrico de quadríceps
- Cocontração de quadríceps e isquiotibiais
- Isométricos de tríceps
- Isométricos de peitoral
- Contração da musculatura perineal (cinco séries de três repetições – contrações breves com intensidade de 30% a 40% da contração voluntária máxima)
- Contração de transverso abdominal associada a retardo expiratório
- Retroversão pélvica associada a retardo expiratório

de "estalos"[158-160]. O fisioterapeuta precisa estar atento à história do parto e às queixas específicas da mulher para que o diagnóstico seja estabelecido o mais precocemente possível, principalmente com história de dor na região da sínfise púbica e/ou nas articulações sacroilíacas nas primeiras 24 horas após o parto[161].

Nas sinfisiólises de até 30mm, o tratamento é conservador[74]. Nesses casos, é importante orientar toda a movimentação postural com adução dos membros inferiores e intervir imediatamente no controle da dor com crioterapia ou TENS. Nos casos mais graves está indicado repouso por 24 a 48 horas, até que o quadro álgico seja controlado, com retorno às atividades com muletas para diminuir a sobrecarga na sínfise púbica[162-164].

Quanto à prescrição de exercícios, estudos de casos mostram boa recuperação com os exercícios de estabilização lombopélvica entre 2 e 17 semanas[165,166]. Esses exercícios só deverão ser iniciados quando houver maior controle do quadro álgico.

Coccidínia

A coccidínia é outra condição rara, mas que pode ocorrer no puerpério imediato em virtude de dificuldades no trabalho de parto[167,168]. A luxação e a fratura de cóccix são os principais mecanismos de lesão, e o quadro clínico revela-se com dor no cóccix e na região da musculatura do assoalho pélvico[71,168-170]. Nesses casos, o objetivo primário é o controle da dor por meio de crioterapia, terapia manual ou TENS[171]. A postura em prono muitas vezes é a mais tolerada, devendo ser orientado o uso de travesseiros ou apoios que possibilitem a distribuição da pressão para os ísquios, liberando a região coccígea[72]. Como repercussão, pode resultar em dispareunia e mialgias na região pélvica[72].

CONSIDERAÇÕES FINAIS

Entender o contexto fisiológico do puerpério, principalmente nos primeiros dias, é essencial para a atuação fisioterapêutica eficaz por meio de condutas adequadas para intervenção e prevenção, respaldadas nas evidências disponíveis.

Referências

1. Romano M, Cacciatore A, Giordano R, La Rosa B. Postpartum period: Three distinct but continuous phases. J Prenat Med 2010 Apr; 4(2):22-5.
2. Othman ALHM, Sayyed TM, Gomaa AM, Elnasr IAS. A normal pattern of uterine involution using symphysis-fundal distance. Menoufia Med J 2022; 35(1):270-5.
3. Chauhan G, Tadi P. Physiology, postpartum changes. In: StatPearls [Internet]. Treasure Island (FL): StatPearls Publishing 2023. Disponível em: http://www.ncbi.nlm.nih.gov/books/NBK555904/. Acesso em: 11 ago 2023.

4. Paliulyte V, Drasutiene GS, Ramasauskaite D, Bartkeviciene D, Zakareviciene J, Kurmanavicius J. Physiological uterine involution in primiparous and multiparous women: Ultrasound study. Obstet Gynecol Int 2017; 2017:6739345.

5. Cabar F. Puerpério. In: Principais temas em obstetrícia para residência médica. São Paulo: Medcel, 2006: 75-80.

6. Chaves Netto H, Sá RAM. Obstetrícia básica. São Paulo: Atheneu, 2007.

7. Correa MD. Noções Práticas de obstetrícia [Internet]. Belo Horizonte: COOPMED, 2011. 1084p. Disponível em: https://www.amazon.com.br/No%C3%A7%C3%B5es-Pr%C3%A1ticas-Obstetr%C3%ADcia-M%C3%A1rio-Corr%C3%AAa/dp/8578250389. Acesso em: 16 abr 2024.

8. Zugaib M, Francisco RPV. Zugaib Obstetrícia. 3. ed. São Paulo: Manole, 2020.

9. Paladine HL, Blenning CE, Strangas Y. Postpartum care: An approach to the fourth trimester. Am Fam Physician 2019 Oct; 100(8):485-91.

10. Nunn KL, Witkin SS, Schneider GM et al. Changes in the vaginal microbiome during the pregnancy to postpartum transition. Reprod Sci 2021 Jan; 28(7):1996-2005.

11. Timokhina E, Kuzmina T, Strizhakov A, Pitskhelauri E, Ignatko I, Belousova V. Maternal cardiac function after normal delivery, preeclampsia, and eclampsia: A prospective study. J Pregnancy 2019; 2019:9795765.

12. Rett MT, Bernardes NO, Santos AM, Oliveira MR, Andrade SC. Atendimento de puérperas pela fisioterapia em uma maternidade pública humanizada. Fisioter E Pesqui 2008 dez; 15:361-6.

13. Lambrinou CP, Karaglani E, Manios Y. Breastfeeding and postpartum weight loss. Curr Opin Clin Nutr Metab Care [Internet] 2019; 22(6). Disponível em: https://journals.lww.com/co-clinicalnutrition/fulltext/2019/11000/breastfeeding_and_postpartum_weight_loss.3.aspx.

14. Dalrymple KV, Uwhubetine O, Flynn AC et al. Modifiable determinants of postpartum weight loss in women with obesity: A secondary analysis of the UPBEAT trial. Nutrients [Internet] 2021 Jun; 13(6). Disponível em: http://www.scopus.com/inward/record.url?scp=85107431287&partnerID=8YFLogxK. Acesso em: 11 abr 2024.

15. Makama M, Skouteris H, Moran LJ, Lim S. Reducing postpartum weight retention: A review of the implementation challenges of postpartum lifestyle interventions. J Clin Med [Internet] 2021 May; 10(9). Disponível em: https://www.ncbi.nlm.nih.gov/pmc/articles/PMC8123857/. Acesso em: 11 abr 2024.

16. Fernandes da Mota PG, Pascoal AGBA, Carita AIAD, Bø K. Prevalence and risk factors of diastasis recti abdominis from late pregnancy to 6 months postpartum, and relationship with lumbo-pelvic pain. Man Ther 2015 Feb; 20(1):200-5.

17. Skoura A, Billis E, Papanikolaou DT et al. Diastasis recti abdominis rehabilitation in the postpartum period: A scoping review of current clinical practice. Int Urogynecol J 2024 Feb.

18. Fritz K, Salavastru C, Gyurova M. Reduction of abdominal skin laxity in women postvaginal delivery using the synergistic emission of radiofrequency and targeted pressure energies. J Cosmet Dermatol 2018 Oct; 17(5):766-9.

19. Lin FG. Nonsurgical treatment of postpartum lower abdominal skin and soft-tissue laxity using microfocused ultrasound with visualization. Dermatol Surg Off Publ Am Soc Dermatol Surg Al 2020 Dec; 46(12):1683-90.

20. Śmietański M, Śmietańska IA, Zamkowski M. Post-partum abdominal wall insufficiency syndrome (PPAWIS): Lessons learned from a single surgeon's experience based on 200 cases. BMC Surg 2022 Aug; 22:305.

21. Demir Çaltekin M, Doğan H, Onat T, Aydoğan Kırmızı D, Başer E, Yalvaç ES. The effect of rectus reapproximation on postoperative muscle strength and core endurance in cesarean section: A

prospective case-control study. J Obstet Gynaecol Res 2022 Mar; 48(3):709-18.

22. Deering RE, Cruz M, Senefeld JW, Pashibin T, Eickmeyer S, Hunter SK. Impaired Trunk flexor strength, fatigability, and steadiness in postpartum women. Med Sci Sports Exerc 2018 Aug; 50(8):1558-69.

23. Opala-Berdzik A, Błaszczyk JW, Świder D, Cieślińska-Świder J. Trunk forward flexion mobility in reference to postural sway in women after delivery: A prospective longitudinal comparison between early pregnancy and 2- and 6-month postpartum follow-ups. Clin Biomech Bristol Avon 2018 Jul; 56:70-4.

24. Takahashi Y, Kaji T, Yasui T et al. Ultrasonographic changes in quadriceps femoris thickness in women with normal pregnancy and women on bed rest for threatened preterm labor. Sci Rep 2022 Oct; 12(1):17506.

25. Santos MLS, Macêdo SGGF, Fernandes J, Pirkle CM, Câmara SMA. Muscle strength during pregnancy and postpartum in adolescents and adults. PloS One 2024; 19(3):e0300062.

26. Pillay J, Davis TJ. Physiology, lactation. In: StatPearls [Internet]. Treasure Island (FL): StatPearls Publ 2024. Disponível em: http://www.ncbi.nlm.nih.gov/books/NBK499981. Acesso em: 16 abr 2024.

27. Nakamura M, Asaka Y, Ogawara T, Yorozu Y. Nipple skin trauma in breastfeeding women during postpartum week one. Breastfeed Med 2018 Sep; 13(7):479-84.

28. Victora CG, Bahl R, Barros AJD et al. Breastfeeding in the 21st century: epidemiology, mechanisms, and lifelong effect. Lancet Lond Engl 2016 Jan; 387(10017):475-90.

29. Duran S, Vural G. Problems experienced by the mothers in post-cesarean period: A narrative review. Iran J Public Health [Internet] 2023 Oct. Disponível em: https://publish.kne-publishing.com/index.php/ijph/article/view/13841. Acesso em: 9 abr 2024.

30. Xu Y, Zhu S, Song H et al. A new modified obstetric early warning score for prognostication of severe maternal morbidity. BMC Pregn Childbirth 2022 Dez; 22:901.

31. East Ce, Sherburn M, Nagle C, Said J, Forster D. Perineal pain following childbirth: Prevalence, effects on postnatal recovery and analgesia usage. Midwifery [Internet] 2012 Feb; 28(1). Disponível em: https://pubmed.ncbi.nlm.nih.gov/21236531/. Acesso em: 11 abr 2024.

32. Manresa M, Pereda A, Bataller E, Terre-Rull C, Ismail Km, Webb Ss. Incidence of perineal pain and dyspareunia following spontaneous vaginal birth: A systematic review and meta-analysis. Int Urogynecology J [Internet] 2019 Jun; 30(6). Disponível em: https://pubmed.ncbi.nlm.nih.gov/30770967/. Acesso em: 11 abr 2024.

33. Åhlund S, Rådestad I, Zwedberg S, Lindgren H. Perineal pain the first year after childbirth and uptake of post-partum check-up — A Swedish cohort study. Midwifery 2019 Nov; 78:85-90.

34. Paterson LQP, Davis SNP, Khalifé S, Amsel R, Binik YM. Persistent genital and pelvic pain after childbirth. J Sex Med 2009 Jan; 6(1):215-21.

35. Kuronen M, Hantunen S, Alanne L et al. Pregnancy, puerperium and perinatal constipation — An observational hybrid survey on pregnant and postpartum women and their age-matched non-pregnant controls. BJOG 2021 May; 128(6):1057-64.

36. Yin Y, Zhang Y, Qian C. Association of delivery mode and number of pregnancies with anorectal manometry data in patients with postpartum constipation. BMC Pregn Childbirth 2023 Mar; 23:160.

37. Starzec-Proserpio M, Węgrzynowska M, Sys D, Kajdy A, Rongies W, Baranowska B. Prevalence and factors associated with postpartum pelvic girdle pain among women in Poland: A prospective, observational study. BMC Musculoskelet Disord 2022 Oct; 23(1):928.

38. Robinson HS, Vøllestad NK, Bennetter KE, Waage CW, Jenum AK, Richardsen KR. Pelvic girdle pain in pregnancy and early postpar-

tum – Prevalence and risk factors in a multi-ethnic cohort. BMC Musculoskelet Disord 2024 Jan; 25(1):21.

39. Robinson HS, Vøllestad NK, Veierød MB. Clinical course of pelvic girdle pain postpartum – Impact of clinical findings in late pregnancy. Man Ther 2014 Jun; 19(3):190-6.

40. Wiezer M, Hage-Fransen MAH, Otto A et al. Risk factors for pelvic girdle pain postpartum and pregnancy related low back pain postpartum; A systematic review and meta-analysis. Musculoskelet Sci Pract 2020 Aug; 48:102154.

41. Ostgaard HC, Andersson GB. Postpartum low-back pain. Spine 1992 Jan; 17(1):53-5.

42. Dunn G, Egger MJ, Shaw JM et al. Trajectories of lower back, upper back, and pelvic girdle pain during pregnancy and early postpartum in primiparous women. Womens Health Lond Engl 2019; 15:1745506519842757.

43. Líndal E, Hauksson A, Arnardóttir S, Hallgrímsson JP. Low back pain, smoking and employment during pregnancy and after delivery – A 3-month follow-up study. J Obstet Gynaecol 2000 May; 20(3):263-6.

44. Nilsson-Wikmar L, Harms-Ringdahl K, Pilo C, Pahlbäck M. Back pain in women post-partum is not a unitary concept. Physiother Res Int J 1999; 4(3):201-13.

45. Turgut F, Turgut M, Cetinşahin M. A prospective study of persistent back pain after pregnancy. Eur J Obstet Gynecol Reprod Biol 1998 Sep; 80(1):45-8.

46. Katonis P, Kampouroglou A, Aggelopoulos A et al. Pregnancy-related low back pain. Hippokratia 2011 Sep; 15(3):205.

47. Mogren IM. BMI, pain and hyper-mobility are determinants of long-term outcome for women with low back pain and pelvic pain during pregnancy. Eur Spine J 2006 Jul; 15(7):1093-102.

48. Ostgaard HC, Roos-Hansson E, Zetherström G. Regression of back and posterior pelvic pain after pregnancy. Spine 1996 Dec; 21(23):2777-80.

49. Röst CCM, Jacqueline J, Kaiser A, Verhagen AP, Koes BW. Prognosis of women with pelvic pain during pregnancy: A long-term follow-up study. Acta Obstet Gynecol Scand 2006; 85(7):771-7.

50. To WWK, Wong MWN. Factors associated with back pain symptoms in pregnancy and the persistence of pain 2 years after pregnancy. Acta Obstet Gynecol Scand 2003 Dec; 82(12):1086-91.

51. Van De Pol G, Van Brummen HJ, Bruinse HW, Heintz APM, Van Der Vaart CH. Pregnancy-related pelvic girdle pain in the Netherlands. Acta Obstet Gynecol Scand 2007; 86(4):416-22.

52. Feenstra MM, Jørgine Kirkeby M, Thygesen M, Danbjørg DB, Kronborg H. Early breastfeeding problems: A mixed method study of mothers' experiences. J Swed Assoc Midwives 2018 Jun; 16:167-74.

53. Castro KF, Garcia TR, Souto CMRM, Bustorff LACV, Rigão TVC, Braga VAB. Intercorrências mamárias relacionadas à lactação: Estudo envolvendo puérperas de uma maternidade pública de João Pessoa, PB. Mundo Saúde 2009 out; 33(4):433-9. doi: 10.15343/0104-7809.2009433439.

54. Li L, Wu Y, Wang Q et al. Determinants of breastfeeding self-efficacy among postpartum women in rural China: A cross-sectional study. PloS One 2022; 17(4):e0266273.

55. Kowalska J, Ostrowska AS, Bednarczyk MM, Grymowicz M, Smolaczyk R. The most common problems in lactation in the first days postpartum in Polish women – A cross-sectional study. Pol Tow Lek 2022 Jun; 50(297):183-6.

56. Scime NV, Metcalfe A, Nettel-Aguirre A et al. Breastfeeding difficulties in the first 6 weeks postpartum among mothers with chronic conditions: A latent class analysis. BMC Pregn Childbirth 2023 Feb; 23(1):90.

57. Sperstad JB, Tennfjord MK, Hilde G, Ellström-Engh M, Bø K. Diastasis recti abdominis during pregnancy and 12 months after childbirth: Prevalence, risk factors and report of lumbopelvic pain. Br J Sports Med 2016 Sep; 50(17):1092-6.

58. Hagovska M, Dudic R, Dudicova V, Svihra J, Urdzik P. Prevalence of diastasis m. rectus abdominis and pelvic floor muscle dysfunction in postpartum women. Bratisl Lek Listy 2024; 125(1):12-6.

59. Henderson J, Alderdice F, Redshaw M. Factors associated with maternal postpartum fatigue: An observational study. BMJ Open 2019 Jul; 9(7):e025927.

60. Senol DK, Yurdakul M, Ozkan SA. The effect of maternal fatigue on breastfeeding. Niger J Clin Pract 2019 Dec; 22(12):1662-8.

61. Ozdemir J, Ozcan S. Do postpartum insomnia, fatigue and depression affect the maternal role of primiparous women? Women Health 2023 Nov; 63(10):837-46.

62. Graves J. Early postpartum support in the home: A Vital link to healthy and safe postpartum recovery in the United States. J Perinat Educ 2023 Nov; 32(4):194-201.

63. Lambermon F, Vandenbussche F, Dedding C, van Duijnhoven N. Maternal self-care in the early postpartum period: An integrative review. Midwifery 2020 Nov; 90:102799.

64. Everist R, Burrell M, Mallitt KA, Parkin K, Patton V, Karantanis E. Postpartum anal incontinence in women with and without obstetric anal sphincter injuries. Int Urogynecol J 2020 Nov; 31(11):226-75.

65. Thom DH, Rortveit G. Prevalence of postpartum urinary incontinence: A systematic review. Acta Obstet Gynecol Scand 2010 Dec; 89(12):1511-22.

66. Scarpa KP, Herrmann V, Palma PCR, Ricetto CLZ, Morais S. Sintomas do trato urinário inferior três anos após o parto: Estudo prospectivo. Rev Bras Ginecol Obstetr 2008 jul; 30:355-9.

67. Signorello LB, Harlow BL, Chekos AK, Repke JT. Midline episiotomy and anal incontinence: Retrospective cohort study. BMJ 2000 Jan; 320(7227):86-90.

68. Poskus T, Buzinskienė D, Drasutiene G et al. Haemorrhoids and anal fissures during pregnancy and after childbirth: A prospective cohort study. BJOG 2014 Dec; 121(13):1666-71.

69. Åhlund S, Rådestad I, Zwedberg S, Edqvist M, Lindgren H. Haemorrhoids – A neglected problem faced by women after birth. Swed Assoc Midwives 2018 Dec; 18:30-6.

70. Buzinskienė D, Sabonytė-Balšaitienė Ž, Poškus T. Perianal diseases in pregnancy and After childbirth: Frequency, risk factors, impact on women's quality of life and treatment methods. Front Surg 2022; 9:788823.

71. Brunskill PJ, Swan JW. Spontaneous fracture of the coccygeal body during the second stage of labour. J Obstet Gynaecol 1987 Apr; 7(4):270-1.

72. Kaushal R, Bhanot A, Luthra S, Gupta PN, Sharma RB. Intrapartum coccygeal fracture, a cause for postpartum coccydynia: A case report. J Surg Orthop Adv 2005; 14(3):136-7.

73. Galambosi PJ, Gissler M, Kaaja RJ, Ulander VM. Incidence and risk factors of venous thromboembolism during postpartum period: A population-based cohort-study. Acta Obstet Gynecol Scand 2017; 96(7):85-61.

74. Maughan BC, Marin M, Han J et al. Venous thromboembolism during pregnancy and the postpartum period: Risk Factors, diagnostic testing, and treatment. Obstet Gynecol Surv 2022 Jul; 77(7):433-44.

75. Pomp ER, Lenselink AM, Rosendaal FR, Doggen CJM. Pregnancy, the postpartum period and prothrombotic defects: Risk of venous thrombosis in the MEGA study. J Thromb Haemost 2008 Apr; 6(4):632-7.

76. Revell BJ, Smith RP. Thrombosis and embolism in pregnancy and the puerperium, reducing the risk: What proportion of patients reach the threshold for thromboprophylaxis? Obstet Med 2011 Mar; 4(1):12-4.

77. RCOG. Reducing the risk of venous thromboembolism during pregnancy and the puerperium. Green-top Guideline No. 37a. Royal College of Obstetricians and Gynaecologists, 2015.

78. Bates SM, Greer IA, Pabinger I, Sofaer S, Hirsh J. Venous thromboembolism, thrombophilia, antithrombotic therapy, and preg-

nancy: American College of Chest Physicians Evidence-Based Clinical Practice Guidelines. 8. ed. Chest 2008 Jun; 133(6 Suppl):844S-886S.

79. Chang SR, Chen KH, Lin HH, Chao YMY, Lai YH. Comparison of the effects of episiotomy and no episiotomy on pain, urinary incontinence, and sexual function 3 months postpartum: A prospective follow-up study. Int J Nurs Stud 2011 Apr; 48(4):409-18.

80. Leombroni M, Buca D, Liberati M et al. Post-partum pelvic floor dysfunction assessed on 3D rotational ultrasound: A prospective study on women with first- and second-degree perineal tears and episiotomy. J Matern-Fetal Neonatal Med 2021 Feb; 34(3):445-55.

81. Barbosa AMP, Carvalho LR, Martins AMVC, Calderon IMP, Rudge MVC. Efeito da via de parto sobre a força muscular do assoalho pélvico. Rev Bras Ginecol Obstetr 2005 nov; 27:677-82.

82. Jiang H, Qian X, Carroli G, Garner P. Selective versus routine use of episiotomy for vaginal birth. Cochrane Database Syst Rev [Internet] 2017; (2). Disponível em: https://www.cochranelibrary.com/cdsr/doi/10.1002/14651858.CD000081.pub3/full. Acesso em: 12 abr 2024.

83. Critchley CJC. Physical therapy is an important component of postpartum care in the fourth trimester. Phys Ther 2022 May; 102(5):pzac021.

84. Li Z, Xu T, Zhang L, Zhu L. Prevalence, potential risk factors, and symptomatic bother of lower urinary tract symptoms during and after pregnancy. Low Urin Tract Sympt 2019 Sep; 11(4):217-23.

85. Wang X, Wang H, Xu P, Mao M, Feng S. Epidemiological trends and risk factors related to lower urinary tract symptoms around childbirth: A one-year prospective study. BMC Public Health 2023 Oct; 23(1):2134.

86. Almeida MS, Silva IA. Necessidades de mulheres no puerpério imediato em uma maternidade pública de Salvador, Bahia, Brasil. Rev Esc Enferm USP 2008 jun; 42:347-54.

87. Corrêa MSM, Oliveira Feliciano KV, Pedrosa EN, Souza AI. Acolhimento no cuidado à saúde da mulher no puerpério. Cad Saúde Pública 2017; 33(3).

88. Evensen A, Anderson JM, Fontaine P. Postpartum hemorrhage: Prevention and treatment. Am Fam Physician 2017 Apr; 95(7):442-9.

89. Wormer KC, Jamil RT, Bryant SB. Acute postpartum hemorrhage. In: StatPearls [Internet]. Treasure Island (FL): StatPearls Publ 2024. Disponível em: http://www.ncbi.nlm.nih.gov/books/NBK499988/. Acesso em: 16 abr 2024.

90. Kahn SR. The clinical diagnosis of deep venous thrombosis: Integrating Incidence, risk factors, and symptoms and signs. Arch Intern Med 1998 Nov; 158(21):2315-23.

91. Waheed SM, Kudaravalli P, Hotwagner DT. Deep vein thrombosis. In: StatPearls [Internet]. Treasure Island (FL): StatPearls Publ 2024. Disponível em: http://www.ncbi.nlm.nih.gov/books/NBK507708/. Acesso em: 16 abr 2024.

92. Ambesh P, Obiagwu C, Shetty V. Homan's sign for deep vein thrombosis: A grain of salt? Indian Heart J 2017; 69(3):418-9.

93. Chen J, Guo L, Li S, Shi Y. Efficacy and safety of postural intervention on prevention of deep venous thrombosis of lower extremity in postpartum women with pregnancy-induced hypertension. Medicine (Baltimore) 2021 Mar; 100(12):e24959.

94. Xu L, Fu C, Zhang Q, He C, Wei Q. The effectiveness of exercise training in treating venous thromboembolism: A systematic review. Phys Sportsmed 2021 Feb; 49(1):1-11.

95. Pinto e Silva MP, Bassani MA, Miquelutti MA et al. Manual lymphatic drainage and multilayer compression therapy for vulvar edema: A case series. Physiother Theory Pract 2015 Oct; 31(7):527-31.

96. Bulhões ÉRFN, Dantas THDM, Dantas JH, Souza ÍND, Castaneda L, Dantas DDS. Functioning of women in the postpartum period: An international classification of functioning, disability and health-based consensus of physical therapists. Braz J Phys Ther 2021 Jul; 25(4):450-9.

97. Zhao Y, Yuan M, Wu J et al. A postpartum functional assessment tool for women based on the international classification of functioning, disability and health. BMC Womens Health 2024 Jan; 24(1):27.

98. Ferreira HLOC, Oliveira MF, Bernardo EBR, Almeida PC, Aquino PS, Pinheiro AKB. Fatores associados à adesão ao aleitamento materno exclusivo. Ciênc Saúde Coletiva 2018 mar; 23:683–90.

99. Jesus PC, Oliveira MIC, Moraes JR. Capacitação de profissionais de saúde em aleitamento materno e sua associação com conhecimentos, habilidades e práticas. Ciênc Saúde Coletiva 2017 jan; 22:311-20.

100. Simpson E, Hahne A. Effectiveness of early postpartum rectus abdominis versus transversus abdominis training in patients with diastasis of the rectus abdominis muscles: A pilot randomized controlled trial. Physiother Can 2023 Nov; 75(4):368-76.

101. Tennfjord MK, Engh ME, Bø K. The influence of early exercise postpartum on pelvic floor muscle function and prevalence of pelvic floor dysfunction 12 months postpartum. Phys Ther 2020 Aug; 100(9):1681-9.

102. Fukano M, Tsukahara Y, Takei S, Nose-Ogura S, Fujii T, Torii S. Recovery of abdominal muscle thickness and contractile function in women after childbirth. Int J Environ Res Public Health [Internet] 2021 Feb; 18(4). Disponível em: https://pubmed.ncbi.nlm.nih.gov/33671663/. Acesso em: 9 abr 2024.

103. Chankhunaphas W, Charoenkwan K. Effect of elastic abdominal binder on pain and functional recovery after caesarean delivery: A randomised controlled trial. J Obstet Gynaecol 2020 Mat; 40(4):473-8.

104. Aasheim V, Nilsen ABV, Reinar LM, Lukasse M. Perineal techniques during the second stage of labour for reducing perineal trauma. Cochrane Database Syst Rev 2017 Jun; 6(6):CD006672.

105. Beleza ACS. O trauma perineal no parto. Fisioter Bras 2004; 5(6):462-6.

106. Ghulmiyyah L, Sinno S, Mirza F, Finianos E, Nassar AH. Episiotomy: Hstory, present and future – A review. J Matern-Fetal Neonatal Med 2022 apr; 35(7):1386-91.

107. Cunninham FG, MacDonald PC, Gant NF, Leveno KL, Gilstrap LC, Hankins GDV. Williams obstetrícia. 20 ed. Rio de Janeiro: Guanabara Koogan 2000: 281-98.

108. Risløkken J, Dalevoll Macedo M, Bø K, Ellström Engh M, Siafarikas F. The severity of second-degree perineal tears and perineal pain during three months postpartum: A prospective cohort study. Midwifery 2024 Apr; 131:103930.

109. Opondo C, Harrison S, Sanders J, Quigley MA, Alderdice F. The relationship between perineal trauma and postpartum psychological outcomes: A secondary analysis of a population-based survey. BMC Pregn Childbirth 2023 Sep; 23(1):639.

110. Sultan P, Carvalho B. Pain after vaginal delivery and during breastfeeding: Underexplored and underappreciated. Int J Obstet Anesth 2021 May; 46:102969.

111. Shepherd E, Grivell RM. Aspirin (single dose) for perineal pain in the early postpartum period. Cochrane Database Syst Rev 2020 Jul; 7(7):CD012129.

112. Choudhari RG, Tayade SA, Venurkar SV, Deshpande VP. A review of episiotomy and modalities for relief of episiotomy pain. Cureus 2022 Nov; 14(11):e31620.

113. Dutra LRDV, Araújo AMPH, Micussi MTABC. Non-pharmacological therapies for postpartum analgesia: A systematic review. BrJP 2019 Mar; 2:72-80.

114. Mathé M, Valancogne G, Atallah A et al. Early pelvic floor muscle training after obstetrical anal sphincter injuries for the reduction of anal incontinence. Eur J Obstet Gynecol Reprod Biol 2016 Apr; 199:201-6.

115. Sapsford R, Bullock-Saxton J, Markwell S. Women's health: A textbook for physiotherapists. WB Saunders 1998. 529p.

116. Eshkevari L, Trout KK, Damore J. Management of postpartum pain. J Midwifery Women's Health 2013; 58(6):622-31.

117. Smith CA, Hill E, Denejkina A, Thornton C, Dahlen HG. The effectiveness and safety of complementary health approaches to managing postpartum pain: A systematic review and meta-analysis. Integr Med Res 2022 Mar; 11(1):100758.

118. Hay-Smith J. Therapeutic ultrasound for postpartum perineal pain and dyspareunia. Cochrane Database Syst Rev 1998 Jul; 1998(3):CD000495.

119. Alvarenga MB, Oliveira SMJV, Francisco AA, Silva FMB, Sousa M, Nobre MR. Effect of low-level laser therapy on pain and perineal healing after episiotomy: A triple-blind randomized controlled trial. Lasers Surg Med 2017 Feb; 49(2):181-8.

120. Merkel SI, Gutstein HB, Malviya S. Use of transcutaneous electrical nerve stimulation in a young child with pain from open perineal lesions. J Pain Symptom Manage 1999 Nov; 18(5):376-81.

121. Pitangui ACR, Sousa L, Gomes FA, Ferreira CHJ, Nakano AMS. High-frequency TENS in post-episiotomy pain relief in primiparous puerpere: A randomized, controlled trial. J Obstet Gynaecol Res 2012 Jul; 38(7):980-7.

122. Lorenzana FD. A randomized controlled trial of the efficacy of transcutaneous electrical nerve stimulation (TENS) versus lidocaine in the relief of episiotomy pain. Philipp J Obstet Gynecol 1999; 23(4):135-42.

123. Pitangui ACR, Araújo RC, Bezerra MJS, Ribeiro CO, Nakano AMS. Low and high-frequency TENS in post-episiotomy pain relief: a randomized, double-blind clinical trial. Braz J Phys Ther 2014 Jan; 18(1):72-8.

124. Kayman-Kose S, Arioz DT, Toktas H et al. Transcutaneous electrical nerve stimulation (TENS) for pain control after vaginal delivery and cesarean section. J Matern-Fetal Neonatal Med 2014 Oct; 27(15):1572-5.

125. Velingkar KR, Ramachandra P, Pai MV, Rao BK. Influence of transcutaneous electrical nerve stimulation on pain intensity and functional activities following lower segment cesarean section. Physiother Theory Pract 2023 Oct; 39(10):2099-105.

126. Zakariaee SS, Shahoei R, Nosab LH, Moradi G, Farshbaf M. The effects of transcutaneous electrical nerve stimulation on post-episiotomy pain severity in primiparous women: A randomized, controlled, placebo clinical trial. Galen Med J 2019 Aug; 8:e1404.

127. Beleza ACS, Ferreira CHJ, Driusso P, Santos CB, Nakano AMS. Effect of cryotherapy on relief of perineal pain after vaginal childbirth with episiotomy: A randomized and controlled clinical trial. Physiotherapy 2017 Dec; 103(4):453-8.

128. Paiva CSB, Oliveira SMJV, Francisco AA, Silva RL, Mendes EPB, Steen M. Length of perineal pain relief after ice pack application: A quasi-experimental study. Women Birth J Aust Coll Midwives 2016 Apr; 29(2):117-22.

129. Francisco AA, Oliveira SMJV, Steen M, Nobre MRC, Souza EV. Ice pack induced perineal analgesia after spontaneous vaginal birth: Randomized controlled trial. Women Birth J Aust Coll Midwives 2018 Oct; 31(5):e334-40.

130. Hartinah A, Usman AN, Sartini et al. Care for perineal tears in vaginal delivery: An update for midwife. Gac Sanit 2021; 35(Suppl 2):S216-20.

131. Morais Í, Lemos A, Katz L, Melo LFR, Maciel MM, Amorim MMR. Perineal pain management with cryotherapy after vaginal delivery: A randomized clinical trial. RBGO Gynecol Obstet 2016 Jul; 38(7):325-32.

132. Carvalho GA, Chierichetti HSL. Avaliação da sensibilidade cutânea palmar nas aplicações de crioterapia por bolsa de gelo e bolsa de gel. Rev Bras Ciênc e Mov 2006; 14(2):23-32.

133. Chesterton LS, Foster NE, Ross L. Skin temperature response to cryotherapy. Arch Phys Med Rehabil 2002 Apr; 83(4):543-9.

134. Freire B, Geremia J, Baroni BM, Vaz MA. Effects of cryotherapy methods on circulatory, metabolic, inflammatory and neural properties: A systematic review. Fisioter em Mov 2016 jun; 29:389-98.

135. White GE, Wells GD. Cold-water immersion and other forms of cryotherapy: physiological changes potentially affecting recovery from high-intensity exercise. Extreme Physiol Med 2013 Sep; 2:26.

136. Gustafson JL, Dong F, Duong J, Kuhlmann ZC. Elastic abdominal binders reduce cesarean pain postoperatively: A randomized controlled pilot trial. Kans J Med 2018 May; 11(2):48.

137. Karaca I, Ozturk M, Alay I et al. Influence of abdominal binder usage after cesarean delivery on postoperative mobilization, pain and distress: A randomized controlled trial. Eurasian J Med 2019 Oct; 51(3):214.

138. East CE, Dorward ED, Whale RE, Liu J. Local cooling for relieving pain from perineal trauma sustained during childbirth. Cochrane Database Syst Rev 2020 Oct; 10(10):CD006304.

139. Mathias LAST, Carlos RV, Siaulys MM et al. Development and validation of a Portuguese version of Obstetric Quality of Recovery-10 (ObsQoR-10-Portuguese). Anaesth Crit Care Pain Med 2022 Jun; 41(3):101085.

140. Buck ML, Eckereder G, Amir LH. Low level laser therapy for breastfeeding problems. Breastfeed Rev Prof Publ Nurs Mothers Assoc Aust [Internet] 2016 Jul; 24(2). Disponível em: https://pubmed.ncbi.nlm.nih.gov/29211392/. Acesso em: 9 abr 2024.

141. Santos JO, Oliveira SMJV, Nobre MRC, Aranha ACC, Alvarenga MB. A randomised clinical trial of the effect of low-level laser therapy for perineal pain and healing after episiotomy: A pilot study. Midwifery 2012 Oct; 28(5):e653-659.

142. Kahkhaie LR, Keikhaie KR, Nasab AA, Zhaleh MRK. Low-level laser therapy effects on reducing surgical complications and wound infection after cesarean section. Maedica 2023 Sep; 18(3):426-31.

143. Dehghanpour Hr, Parvin P, Ganjali P, Golchini A, Eshghifard H, Heidari O. Evaluation of photobiomodulation effect on cesarean-sectioned wound healing: A clinical study. Lasers Med Sci [Internet] 2023 Jan; 38(1). Disponível em: https://pubmed.ncbi.nlm.nih.gov/37526765/. Acesso em: 9 abr 2024.

144. Araújo AMPH, Sena KRR, Silva Filho EM, Pegado R, Micussi MTABC. Low-level laser therapy improves pain in postcesarean section: A randomized clinical trial. Lasers Med Sci [Internet] 2020 Jul; 35(5). Disponível em: https://pubmed.ncbi.nlm.nih.gov/31659541/. Acesso em: 9 abr 2024.

145. Camargo BTS, Coca KP, Amir LH et al. The effect of a single irradiation of low-level laser on nipple pain in breastfeeding women: A randomized controlled trial. Lasers Med Sci [Internet] 2020 Feb; 35(1). Disponível em: https://pubmed.ncbi.nlm.nih.gov/31030379/. Acesso em: 9 abr 2024.

146. Maged AM, Hassanin ME, Kamal WM et al. Effect of low-level laser therapy versus electroacupuncture on postnatal scanty milk secretion: A randomized controlled trial. Am J Perinatol [Internet] 2020 Oct; 37(12). Disponível em: https://pubmed.ncbi.nlm.nih.gov/31327162/. Acesso em: 9 abr 2024.

147. Paula GM, Paula VRM, Dias RO, Mattei K. Estimulação elétrica nervosa transcutânea (TENS) no pós-operatório de cesariana. Braz J Phys Ther 2006; 10:219-24.

148. Abd-El Gawad M, Said Ali A, Abdelmonem M et al. The effectiveness of the abdominal binder in relieving pain after cesarean delivery: A systematic review and meta-analysis of randomized controlled trials. Int J Gynecol Obstet 2021; 154(1):7-16.

149. Jiang N, Hao B, Huang R et al. The clinical effects of abdominal binder on abdominal surgery: A meta-analysis. Surg Innov 2021 Feb; 28(1):94-102.

150. Uzunkaya-Oztoprak P, Koc G, Ozyuncu O. The effect of Kinesio Taping on acute pain, breastfeeding behavior and comfort level in women with cesarean section: A randomized controlled trial. Niger J Clin Pract [Internet] 2023 Aug; 26(8). Disponível em: https://pubmed.ncbi.nlm.nih.gov/37635599/. Acesso em: 9 abr 2024.

151. Doğan H, Eroğlu S, Akbayrak T. Comparison of the effect of Kinesio Taping and manual lymphatic drainage on breast engorgement in postpartum women: A randomized-controlled trial. J Acad

Breastfeed Med [Internet] 2021 Jan; 16(1). Disponível em: https://pubmed.ncbi.nlm.nih.gov/33030349/. Acesso em: 9 abr 2024.

152. Ptaszkowska L, Gorecka J, Paprocka-Borowicz M et al. Immediate effects of Kinesio Taping on rectus abdominis diastasis in postpartum women — Preliminary report. J Clin Med [Internet] 2021 Nov; 10(21). Disponível em: https://www.ncbi.nlm.nih.gov/pmc/articles/PMC8584338/. Acesso em: 9 abr 2024.

153. Selman R, Early K, Battles B, Seidenburg M, Wendel E, Westerlund S. Maximizing recovery in the postpartum period: A timeline for rehabilitation from pregnancy through return to sport. Int J Sports Phys Ther 2022 Oct; 17(6):1170-83.

154. Wang Y, Zhang S, Peng P et al. The effect of myofascial therapy on postpartum rectus abdominis separation, low back and leg pain, pelvic floor dysfunction: A systematic review and meta-analysis. Medicine (Baltimore) [Internet] 2023 Nov; 102(44). Disponível em: https://www.ncbi.nlm.nih.gov/pmc/articles/PMC10627697/. Acesso em: 9 abr 2024.

155. Kirk B, Elliott-Burke T. The effect of visceral manipulation on Diastasis Recti Abdominis (DRA): A case series. J Bodyw Mov Ther [Internet] 2021 Apr; 26. Disponível em: https://pubmed.ncbi.nlm.nih.gov/33992284/. Acesso em: 9 abr 2024.

156. Burti JS, Cruz JPS, Silva AC, Moreira IL. Assistência ao puerpério imediato: O papel da fisioterapia. Rev Fac Ciênc Médicas Sorocaba 2016; 18(4):193-8.

157. Gu X, Zhang L, Yuan H, Zhang M. Analysis of the efficacy of abdominal massage on functional constipation: A meta-analysis. Heliyon 2023 Jul; 9(7):e18098.

158. Fry D, Hay-Smith J, Hough J et al. National clinical guidelines for the care of women with symphysis pubis dysfunction. J R Coll Midwives 1997 Jul; 110(1314):172-3.

159. Howell ER. Pregnancy-related symphysis pubis dysfunction management and postpartum rehabilitation: Two case reports. J Can Chiropr Assoc 2012 Jun; 56(2):102-11.

160. Kanakaris NK, Roberts CS, Giannoudis PV. Pregnancy-related pelvic girdle pain: An update. BMC Med 2011 Feb; 9:15.

161. Gillaux C, Eboue C, Herlicoviez M, Dreyfus M. History of pubic symphysis separation and mode of delivery. J Gynecol Obstet Biol Reprod (Paris) 2011 Feb; 40(1):73-6.

162. Allsop JR. Symphysis pubis dysfunction. Br J Gen Pract 1997 Apr; 47(417):256.

163. Norvilaite K, Kezeviciute M, Ramasauskaite D, Arlauskiene A, Bartkeviciene D, Uvarovas V. Postpartum pubic symphysis diastasis-conservative and surgical treatment methods, incidence of complications: Two case reports and a review of the literature. World J Clin Cases 2020 Jan; 8(1):110-9.

164. Wellock V. The ever widening gap — Symphysis pubis dysfunction. Br J Midwifery 2002 Jun; 10(6):348-53.

165. Nouta KA, Van Rhee M, Van Langelaan EJ. Symphysis rupture during partus. Ned Tijdschr Geneeskd 2011; 155:A2802.

166. Shim JH, Oh DW. Case report: Physiotherapy strategies for a woman with symphysis pubis diastasis occurring during labour. Physiotherapy 2012 Mar; 98(1):89-91.

167. Maigne JY, Rusakiewicz F, Diouf M. Postpartum coccydynia: A case series study of 57 women. Eur J Phys Rehabil Med 2012 Sep; 48(3):387-92.

168. Maulana R, Wahyuniati N, Indra I. Postpartum coccydynia: An anatomy overview. In: Proceedings of the Annual International Conference, Syiah Kuala University — Life Sciences & Engineering Chapter 2015.

169. Jones ME, Shoaib A, Bircher MD. A case of coccygodynia due to coccygeal fracture secondary to parturition. Injury 1997 Oct; 28(8):549-50.

170. Márquez-Carrasco AM, García-García E, Aragúndez-Marcos MP. Coccyx pain in women after childbirth. Enferm Clin (Engl Ed.) 2019; 29(4):245-7.

171. Hroncová M. Pelvic pain in women after childbirth and physiotherapy. Ceska Gynekol 2023; 88(3):214-20.

ANEXO 1
Avaliação e Atendimento no Pós-Parto Imediato

AVALIAÇÃO E ATENDIMENTO NO PÓS-PARTO IMEDIATO

Data do parto:
Horário do parto:
Data de avaliação:
Leito:

Nome:	**Idade:**
Endereço:	**Naturalidade:**

Estado civil: ☐ Com parceiro atual   ☐ Sem parceiro atual   **Escolaridade:** ☐ Fundamental   ☐ Médio   ☐ Superior

Profissão: Ocupação: Telefone:

Cor da pele: ☐ Branca   ☐ Preta   ☐ Amarela   ☐ Parda   ☐ Indígena   **Altura:**   **Peso atual:**

Peso 1ºT Gestacional: **Peso 3ºT Gestacional:**   **IMC (kg/m²):**

Fumante: ☐ Sim   ☐ Não   **Etilista:** ☐ Sim   ☐ Não   **Realizou pré-natal?** ☐ Sim   ☐ Não   **Quantas consultas?**

ADMISSÃO E PARTO

Antecedentes obstétricos: G: PN: C: A: **Complicações da gestação:**

Idade gestacional (semanas):   **Dilatação (cm):**   **Bolsa rota:** ☐ Sim ☐ Não   **Líquido:**

Tempo de trabalho de parto: **Tipo de parto:** ☐ Vaginal   ☐ Vaginal + fórceps   ☐ Cesárea

Episiotomia: ☐ Sim   ☐ Não   **Onde?**   **Rotura perineal:** ☐ Sim ☐ Não   **Grau:**

Internação: ☐ Sim ☐ Não   **Quanto tempo?**   **Complicações no parto atual:**

DESCONFORTO | **Dor 0-10** | | Cesariana | | Perineal | | Mamas | | Cólicas amamentação | | Coluna

Sintomas urinários (último mês gestacional)   **IUE :**   **Quais situações?** ☐ Tosse   ☐ Espirro   ☐ Atividade física   ☐ Pegar peso

| Urgência | | Urgeincontinência | | **Aumento da frequência urinária** | | **Noctúria** |

EXAME FÍSICO

Sinais vitais   **PA (mmHg)**   **FC (bpm)**   **FR (ipm)**

Mamas   **Simétricas:** ☐ Sim ☐ Não   **Secretantes:** ☐ Sim ☐ Não   **Aréolas:** ☐ Pigmentadas   ☐ Hiperpigmentadas

Mamilos: ☐ Protrusos ☐ Invertidos ☐ Planos ☐ Hipertróficos   **Traumas mamilares?** ☐ Sim ☐ Não   **Qual?**

Dificuldade para amamentar? ☐ Sim ☐ Não   **Qual?**

Amamentou anteriormente? ☐ Sim ☐ Não   Quanto tempo? (Meses)

Apresentou algum problema?

Diafragma: ☐ Hipocinética ☐ Normo ☐ Hiper   **Percussão abdominal:** ☐ Som timpânico ☐ Sem timpanismo

Padrão respiratório:

Involução uterina: ☐ Acima do umbigo ☐ Ao nível do umbigo ☐ Abaixo do umbigo

Diástase abdominal   **Supraumbilical**   cm: **Umbilical**   cm: **Infraumbilical:**   cm:

| **Edema** | ☐ Sim ☐ Não | ☐ Unilateral ☐ Bilateral | ☐ Cacifo+ ☐ Cacifo- | ☐ Pé ☐ Perna ☐ Coxa | **Pontos de trombos** | ☐ Sim ☐ Não | ☐ Unilateral ☐ Bilateral | ☐ Virilha ☐ Fossa poplítea ☐ Tornozelo |

Perimetria   Perna D   Perna E   Tornozelo D   Tornozelo E

Doenças maternas associadas?

ASSOALHO PÉLVICO

Contração voluntária: ☐ Sim ☐ Não   **Musculatura acessória:** ☐ Glúteos ☐ Abdutores ☐ Abdominal

Você sentiu algum desconforto ao realizar a contração do assoalho pélvico?   ☐ Sim ☐ Não

TRATAMENTO	Avaliação antes	Avaliação após
Reeducação respiratória		
Reeducação abdome		
Eletroestimulação (TENS) – Local:		
Manobra eliminação de flatos		
Assoalho pélvico (f. fásicas e tônicas)		
Drenagem linfática/bandagem		
Exercícios circulatórios		
Deambulação/Cinesioterapia		
Fototerapia – Local:		
Orientação amamentação e AVD		
Outros		

DADOS DO RN	Sexo	Peso	Altura	PC	PT	Apgar 1	Apgar 5
UTIN	Sim	Não	Outros:				

Fisioterapeuta:

A: aborto; ADV: atividades de vida diária; bpm: batimentos por minuto; C: cesárea; D: direita; E: esquerda; FC: frequência cardíaca; FR: frequência respiratória; G: número de gestações; IMC: índice de massa corporal; irpm: incursões respiratórias por minuto; IUE: incontinência urinária por esforço; PA: pressão arterial; PC: perímetro cefálico; PN: parto normal; PT: perímetro torácico; RN: recém-nascido; T: trimestre; TENS: estimulação elétrica nervosa transcutânea; UTIN: unidade de terapia intensiva neonatal.

ANEXO 2
Instrumento de Avaliação da Qualidade da Recuperação Obstétrica-10 (ObsQR-10©)

Instruções: Abaixo há uma lista de problemas que as mulheres podem vivenciar após o nascimento. Por favor, leia cuidadosamente cada problema e indique o quanto você ficou incomodada com esse problema nas **últimas 24 horas.**

Perguntas 1- 4

Por favor, pontue a **gravidade** dos sintomas abaixo nas últimas 24 horas (por favor, escolha um escore [0 a 10] para cada sintoma)

		Pior possível					Moderada					Nenhuma
		10	9	8	7	6	5	4	3	2	1	0
1	Dor em repouso											
	Dor em movimento ou tosse											
2	Náusea ou vômito											
3	Tontura											
4	Tremores											

Pesquisadores: Favor converter os escores das Perguntas 1-4 (assim 0=10, 1=9, 2=8, 3=7, 4=6, 5=5, 6=4, 7=3, 8=2, 9=1 e 10=0)

Perguntas 5-10

Por favor, pontue os seguintes aspectos de sua recuperação nas últimas 24 horas (por favor, circule um resultado para cada item)

		Pior possível					Moderada					Nenhuma
5	Tenho me sentido confortável	0	1	2	3	4	5	6	7	8	9	10
6	Eu sou capaz de me movimentar de forma independente	0	1	2	3	4	5	6	7	8	9	10
7	Eu consigo segurar o bebê sem ajuda	0	1	2	3	4	5	6	7	8	9	10
8	Eu consigo amamentar / cuidar do meu bebê sem ajuda	0	1	2	3	4	5	6	7	8	9	10
9	Consigo cuidar da minha higiene pessoal / ir ao banheiro	0	1	2	3	4	5	6	7	8	9	10
10	Eu me sinto no controle da situação	0	1	2	3	4	5	6	7	8	9	10

Número da Pergunta		Escore ObSQor
1		
2	Escore convertido	
3	(Escores de 0-10 como descrito na página 1)	
4		
5		
6	(Escores de 0-10 como assinalado na página 2)	
7		
8		
9		
10		
ESCORE TOTAL	_____/100	

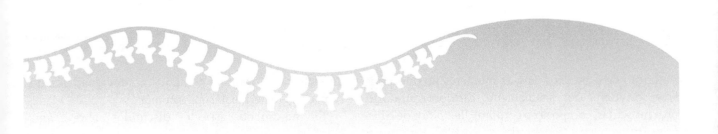

Exercício Físico e Controle de Peso no Pós-Parto

Mariana Tirolli Rett ▪ Aline Teixeira Alves

INTRODUÇÃO

O puerpério caracteriza-se como um período em que há uma mistura de sentimentos, muitos dos quais só podem ser compreendidos quando experimentados. Novas demandas, envolvendo amamentação e cuidados ao recém-nascido, ocorrem simultaneamente ao retorno das condições pré-gravídicas. O ganho excessivo de peso ou a retenção de peso pós-parto contribui para a obesidade materna, doenças cardiovasculares, diabetes e doença degenerativas.

A obesidade é um problema crescente em escala global, e a gravidez e o puerpério são períodos de vulnerabilidade materna para ganho e retenção de peso. Além disso, muitas mulheres estão engravidando com sobrepeso, o que piora o desfecho de aspectos estéticos, físicos, cardiovasculares e emocionais[1-5].

Em contrapartida, outras mulheres sobrecarregam o processo do puerpério, que deve ser gradual e equilibrado, em busca de um corpo perfeito e necessidades de postagens pelas demandas e métricas sociais. Diferentemente do que acontecia no passado, as mulheres contemporâneas terão poucos filhos e, assim, devem vivenciar esse momento com equilíbrio.

O puerpério é oportuno para que a mulher com sobrepeso ou que ganha muito peso na gestação ajuste seu peso corporal por meio de boas práticas e de uma vida saudável, uma vez que agora ela servirá de exemplo para sua família. Ajustar o autocuidado, a amamentação e os cuidados com o recém-nascido é desafiador e exige assumir responsabilidades, porém essa atitude é recompensada com múltiplos benefícios.

Segundo o *American College of Obstetricians and Gynecologists* (ACOG)[6,7], as recomendações para mulheres no pós-parto ainda não representam um consenso, mas é sugerido o retorno às atividades de intensidade moderada em 6 a 8 semanas após o parto com acompanhamento profissional[8-12]. É indispensável que o fisioterapeuta, o profissional de educação física, o nutricionista e o médico estejam cientes das condições individuais de cada puérpera para orientá-la adequadamente.

ADESÃO, TIPO DOS EXERCÍCIOS, INTENSIDADE E FREQUÊNCIA DE EXERCÍCIOS FÍSICOS NO PÓS-PARTO

Os protocolos são variados e podem ser conduzidos em sessões individuais ou coletivas, presenciais ou nos domicílios, por meio de conteúdos na internet/aplicativos[13], variando de uma a cinco vezes por semana e de acordo com a disponibilidade e a rotina da mulher, a qual pode estar menos disposta em razão da irregularidade do sono e por ter de executar novas tarefas relacionadas com o neonato sem ajuda externa. Isso pode interferir negativamente na adesão aos exercícios, especialmente aos programas em médio e longo prazo. Em revisão sistemática, intervenções supervisionadas, comparadas às não supervisionadas, tiveram perda de seguimento menor (14,5% *versus* 10%) e maior adesão (73,6% *versus* 86%)[14]. Além disso, programas com metas objetivamente definidas com o uso de monitores de frequência cardíaca e pedômetro também alcançam resultados melhores[15].

O uso de tecnologias, contatos telefônicos, cartilhas e orientações gerais também são válidos para aumentar o engajamento e melhorar a execução e a adesão às propostas de exercícios, bem como o controle alimentar[2]. Como em qualquer outro grupo de indivíduos, a prescrição de exercícios para as mulheres no puerpério deve considerar condicionamento cardiorrespiratório, força muscular, composição corporal, flexibilidade e histórico de exercícios (sedentária ou ativa)[16-20]. Programas que incluam a participação do recém-nascido podem aumentar o vínculo e a adesão, especialmente para as mulheres que não contam com rede de apoio e amamentam. Na interação mãe-neonato, este pode representar uma "resistência" ou "carga" para realização de exercícios, o que pode ser prazeroso e divertido para ambos. Para alguns exercícios de alongamento e fortalecimento, é necessário que a criança tenha controle cervical. Outra dica simples e de fácil execução consiste em caminhadas mais vigorosas, empurrando o carrinho do bebê, o que auxilia o fortalecimento muscular e o condicionamento cardíaco muscular[8,9,20,21]. As mulheres que realizam as atividades com seus filhos têm probabilidade 1,67 vez maior de aderir aos exercícios[10]. Ademais o exercício moderado reduz o risco de síndrome metabólica e não interfere na quantidade e composição do leite materno[22,23]

Atividades como caminhada moderada, esteira, bicicleta, dança, zumba, ginástica aeróbica, ioga, tai chi, ciclismo, bicicleta estacionária, clicoergômetro e exercícios aquáticos (natação e hidroginástica) parecem ser mais apropriadas para início do treinamento, uma vez que o impacto produzido por modalidades como a corrida pode ser inicialmente desconfortável. No entanto, a corrida pode ser introduzida de maneira progressiva e realizada com segurança. Exercícios estacionários que envolvam alongamento e fortalecimento de grandes grupos musculares também são indicados, desde que respeitados os antecedentes da puérpera e que não sejam exigidos extremos de amplitude de alongamento nem sobrecarga inadequada com pesos. Atividades como Pilates, musculação e exercícios que usam o próprio peso corporal e faixas elásticas e outros exercícios estacionários e de estabilização[17-19] também são muito aceitáveis na prática clínica.

Os exercícios resistidos são válidos para manutenção da massa magra, devendo ser enfatizados aqueles que contemplam o eixo axial e grandes grupos musculares. De maneira geral, são priorizados os exercícios com número maior de repetições e carga menor e evitados aqueles que produzam grande aumento de pressão e isometria por longos períodos ou resistência demasiada.

Vale lembrar que algumas condições limitam ou contraindicam a realização dos exercícios, como desconforto nas mamas, perda de urina, anemia, sangramento, dor na região pélvica e mastite[19,20]. Em se tratando de exercícios aquáticos, convém aguardar a cicatrização da ferida operatória, em caso de cesariana, e para indicação

do ciclismo devem ser tomados os devidos cuidados com a região perineal e episiotomia.

Em função dos aspectos discutidos sobre a amamentação, parece ser adequado que a puérpera realize os exercícios com intensidade moderada no início do programa, evoluindo gradativamente para um trabalho mais intenso. A intensidade da fase aeróbica pode ser determinada a partir do percentual do consumo máximo de oxigênio (VO_2máx) ou da frequência cardíaca máxima (FCmáx) previamente estabelecidos em teste de esforço ou estimados por meio de fórmulas (FCmáx = 220 - idade). As diretrizes canadenses preconizam como zona-alvo de treinamento a faixa compreendida entre 70% e 85% (ACOG)[8], e a nacional, de 55% a 85%[16]. Para mulheres em início de treinamento, deve ser utilizado o limite inferior da zona de treino; para aquelas com melhor condição física, é possível atingir o limite superior. A recomendação para atletas também não tem consenso, mas elas devem retomar a participação nas atividades e depois no esporte para posteriormente alcançarem a *performance*[21].

Em relação à frequência, inicialmente é recomendável três vezes por semana até chegar a cinco vezes, de acordo com a disposição da praticante. As sessões podem ser iniciadas com 15 minutos de exercício aeróbico efetivo e devem conter de 5 a 10 minutos de aquecimento e resfriamento, para evitar lesões e aumentar o fluxo sanguíneo para a musculatura esquelética[9,16]. À medida que o desempenho melhorar, devem ser adicionados 5 minutos à sessão aeróbica a cada semana de treino, até alcançar 150 minutos de exercício de intensidade moderada (2 horas e 30 minutos) por semana[8]. A realização de 150 minutos de atividade física moderada (> 600 MET/min ajustado) pode reduzir em 36% a síndrome metabólica[22].

A intensidade pode ser monitorada por meio da escala de percepção subjetiva do esforço (Escala de Borg): uma intensidade moderada de 70% a 85% da FCmáx corresponde, em geral, à Escala de Borg de 3 a 5 ou de 12 a 13 (ligeiramente cansativo), conforme a escala preferida (0 a 10 ou 6 a 20, respectivamente)[16,23].

BARREIRAS PARA MANUTENÇÃO E PERDA DO PESO

De modo geral, as mudanças de prioridade, a falta de tempo e de rede de apoio com o neonato, o cansaço, a privação de sono, a falta de motivação e as dificuldades para preparar um alimento saudável são as principais barreiras para a perda de peso no pós-parto. Dependendo das condições socioeconômicas, outros aspectos são considerados, como jornada de trabalho inflexível, dificuldade de acesso a transporte, limitação financeira,

Quadro 47.1 Barreiras e facilitadores para exercícios físicos no pós-parto

Barreiras	Facilitadores
Falta de tempo Sono, cansaço e fadiga Jornada de trabalho inflexível	Uso de tecnologias (internet, celular, aplicativos, redes sociais) Realização de exercícios domiciliares
Dificuldade de acesso a transporte	Exercitar-se com o recém-nascido Criar rede de apoio
Limitação financeira	–

pouca disponibilidade de equipamento social para se exercitar (em ambiente público ou academias), falta de engajamento e, sobretudo, falta de esclarecimento sobre cuidados nutricionais e benefícios dos exercícios físicos (Quadro 47.1)[2,3].

São necessários programas que promovam apoio e estratégias, bem como recursos humanos capacitados para melhorar a qualidade do controle do peso materno. As mulheres de nível socioeconômico mais elevado podem ter mais acesso a locais como academias, estúdios, profissionais de Educação Física, nutricionistas e, sobretudo, apoio com o recém-nascido. Entretanto, grande parcela da população brasileira necessita de estratégias públicas, conteúdo de qualidade e atenção em diferentes níveis para o cuidado pós-natal. Nessa perspectiva, para incrementar as atitudes e práticas para retenção de peso, conta-se atualmente com a tecnologia como aliada para todas as classes sociais.

TECNOLOGIAS

Tecnologias como internet, telefones celulares, aplicativos, ligações, mensagens, teleacompanhamento e encontros remotos ou virtuais são atualmente estratégias facilitadoras que, se incorporadas, aumentam o engajamento, o encorajamento, a vigilância, o seguimento e a adesão aos programas de controle de peso.

Um programa presencial de prevenção de diabetes com intervenção intensiva no estilo de vida foi comparado a um programa de conteúdos na internet chamado *Balance after Baby*, do qual participaram 75 puérperas com diabetes na gestação mais recente, sendo 57% brancas e 34% de baixa renda. Além do conteúdo disponível na internet, todas eram estimuladas a entrar em contato com o "treinador" semanalmente nas 12 primeiras semanas e mensalmente no último mês. Todas receberam 10 meses de adesão aos *Young Men's Christian Association* (YMCA), que são associações voluntárias locais, além de balança de peso corporal, pedômetros e copos e colheres medidoras para quantificar e dosar a ingesta de alimentos.

O grupo intervenção perdeu, em média, 2,8kg entre 6 semanas e 12 meses após o parto, em comparação com ganho de 0,5kg no grupo controle[24].

Outro ensaio clínico controlado realizado durante 12 meses com mães de baixa renda, conhecido como *Fit Moms/Mamás Activas*, comparou o programa usual de cuidados *Women, Infant and Children* (WIC) com o programa de conteúdo na internet *12-month web-based weight-loss* mais os cuidados usuais. A taxa de adesão foi elevada (90% das 371 mulheres), mas acredita-se que também em razão do apoio financeiro oferecido no início e em 6 e 12 meses de programa. No grupo intervenção, 33% das mulheres retornaram ao peso pré-gestacional, com média de redução de 3,2kg, enquanto no grupo controle apenas 19% reduziram 0,9kg. O programa consistia em aulas semanais, ferramentas de automonitoramento, quadro de mensagens e visitas presenciais mensais em locais específicos do WIC. Como as mulheres de grupos socioeconomicamente vulneráveis podem ser mais difíceis de alcançar, o uso da tecnologia pode ser promissor[25].

Durante 24 semanas, 130 puérperas utilizaram o programa de uma plataforma comercial de *mobile health* (mHealth), ou seja, um tipo de tecnologia de saúde móvel. O programa forneceu intervenções de estilo de vida, alimentação e exercícios com pedômetro para registro dos passos. A perda de peso foi significativa entre 16 e 24 semanas e houve grande engajamento[13].

Essas ferramentas auxiliam a realização de exercícios domiciliares e o automonitoramento, o que diminui o investimento em tempo para deslocamento e o custo de mensalidades, se forem considerados limitações. No Brasil, encontram-se disponíveis aplicativos e *sites* na internet que oferecem conteúdos sobre exercícios no puerpério. No entanto, são genéricos e não consideram uma abordagem inicial das puérperas, incluindo via de parto, avaliação do assoalho pélvico, do abdome, de cicatrizes, algias, coluna lombar, frouxidão ligamentar e queixas urinárias, entre outros, que podem tornar necessária a adaptação dos exercícios (Quadro 47.2).

Quadro 47.2 Recomendações gerais para exercícios físicos e controle de peso no pós-parto

- Realizar exercícios de intensidade moderada (60% a 85% da FCmáx)
- Associar exercícios físicos à restrição calórica (dieta)
- Realizar aquecimento, resfriamento e alongamento antes do exercício aeróbico
- Realizar fortalecimento muscular (60% de uma repetição máxima)
- Exercitar-se de três a cinco vezes na semana (no mínimo 15 minutos e aumentar gradativamente)
- Acumular 150 minutos por semana de exercícios de moderada intensidade

EXERCÍCIO FÍSICO E RETENÇÃO DE PESO NO PÓS-PARTO

Na gravidez e no pós-parto, a mulher fica exposta a fatores que podem ocasionar retenção e aumento de peso em razão do aumento da ingestão calórica e da diminuição da atividade e dos exercícios físicos[26]. Uma das mudanças físicas mais evidentes deveria ser a perda de peso corporal, que pode ser, em média, de 0,6 a 0,8kg por mês nos primeiros 6 meses. Cerca de 75% a 80% do ganho de peso gestacional são perdidos em 2 a 6 semanas após o parto[26,27]. Nesse período, a perda de peso é um processo fisiológico representado, principalmente, pela perda de placenta e líquido amniótico e redução do volume sanguíneo. A mudança de peso tardia, que ocorre a partir de 6 semanas após o parto, promove alterações nas reservas de gordura corporal[26].

Em média, no primeiro ano após o parto, a retenção de peso chega a 4,5kg[13]. No ano do parto, cerca de 42% das gestantes retornam ao peso habitual e 10% retêm entre 5 e 10kg. No Rio Grande do Sul, uma coorte de 145 mulheres evidenciou retenção de 4,8kg ao final de 6 meses após o parto[28]. No Rio de Janeiro, a retenção média de peso, 9 meses após o parto, foi de 3,1kg, especialmente naquelas com mais de 30 anos e com 30% ou mais de gordura corporal antes da gravidez[29-31].

As mulheres que retornam ao peso pré-gestacional em torno de 6 meses após o parto apresentam risco diminuído de sobrepeso nos próximos 10 anos[11]. No entanto, 20% mantêm ou ganham peso. A retenção de peso está associada a número maior de gestações, intervalo entre os partos, idade, índice de massa corporal (IMC) antes da gestação[28], ganho de peso gestacional, presença e severidade de depressão, etnia, estilo de vida e aleitamento materno não exclusivo[11,30].

O sobrepeso aumenta o risco de obesidade e pode levar à síndrome metabólica[26]. Além disso, alterações do padrão de sono, comportamento alimentar inadequado e desequilíbrio energético também pioram as condições. Por essas razões, além da questão estética, o controle do peso é motivo de preocupação para os profissionais de saúde e para as próprias mulheres.

Dieta, associada ou não aos exercícios físicos, é uma boa estratégia para redução do peso corporal no puerpério[11]. Os exercícios aeróbicos isolados parecem ter mais efeito no condicionamento cardiovascular[32,33] do que na perda de peso, na gordura corporal e na massa magra. Vêm sendo corroboradas informações que demonstram que os exercícios, quando combinados com dieta, são significativamente mais eficazes na perda de peso, em comparação com exercícios isoladamente (–3,24kg [IC95%: –4,59 a –1,90] *versus* –1,63kg [IC95%: –2,16 a –1,10]). Além

disso, estratégias de automonitoramento e mudanças de estilo de vida promovem ganhos adicionais[12]. Outra revisão enfatiza que exercícios com objetivo definido e o uso de frequencímetros e pedômetros potencializam os resultados[15]. Já em mulheres com sobrepeso, os exercícios aeróbicos sem restrição calórica também promovem discreta redução do peso (1,4kg em 12 meses), quando comparadas com controles sedentários[34].

Assim, é aconselhável que a puérpera combine exercícios físicos e restrição calórica a fim de obter benefícios cardiovasculares e preservação da massa magra, uma vez que a adoção apenas de dieta compromete e reduz a massa magra.

Davenport e cols.[9] recrutaram 40 puérperas cerca de 7 a 9 semanas após o parto e as acompanharam até 23 a 25 semanas. As mulheres foram distribuídas aleatoriamente para realizar exercícios de intensidade leve (n = 20; 30% da frequência cardíaca de repouso) e de intensidade moderada (n = 20; 70% frequência cardíaca de repouso) e comparadas com controles sedentários. O programa consistiu em caminhadas supervisionadas durante 45 minutos, três a quatro vezes por semana, por 16 semanas. A intensidade leve consistiu em caminhada e a moderada em caminhada com carga extra (empurrando carrinho simples ou duplo ou carregando o neonato). Para garantia da intensidade dos exercícios, avaliação da perda de peso e demais avaliações clínicas, as participantes realizavam 1 dia de atividade supervisionada com monitor cardíaco no laboratório de pesquisa. Adicionalmente, todas receberam um pedômetro para registro do número de passos. Os grupos que realizaram as caminhadas perderam mais peso (–4,2 ± 4,0kg e –5,0 ± 2,9kg, respectivamente), comparados com controle (–0,1 ± 3,3kg; p < 0,01). A concentração plasmática de lipoproteína de baixa densidade e a concentração de glicose diminuíram significativamente, e a de adiponectina aumentou. Nesse estudo, independentemente da intensidade, o exercício físico no puerpério diminuiu os riscos de doenças crônicas.

O uso de um pedômetro também revelou-se útil para registro do número de passos durante as atividades cotidianas de 32 puérperas. Após 12 semanas de acompanhamento, houve aumento significativo dos passos diários – de 3.249 para 9.960 ao final de 12 semanas –, aumento do gasto energético semanal e diminuição do IMC, da circunferência da cintura e do quadril e do índice cintura-quadril, comparado com o grupo controle[35].

Lovelady e cols.[36] conduziram programas específicos para redução de peso de puérperas com sobrepeso ou obesas. Durante 10 semanas, os efeitos da redução calórica de 500kcal/dia associados a um programa de exercícios (quatro vezes por semana; 65% a 80% da FCmáx) não interferiram no crescimento infantil, e o grupo intervenção apresentou perda maior de peso e melhorou o condicionamento físico. O programa consistiu em 15 minutos de caminhada, corrida ou dança, sendo aumentado gradativamente para 45 minutos. Em revisão nacional, Lacerda e cols.[9] verificaram que a retenção de peso diminui conforme aumenta a atividade física. No entanto, as inconsistências e contradições relacionadas com essas questões podem ser determinadas pelos variados protocolos, tempo de seguimento e diferentes variáveis estudadas.

As mulheres que amamentam e iniciam dieta associada a programa de exercícios podem ter risco de desenvolver deficiência nutricional devido ao aumento metabólico demandado pela lactação, o exercício e a restrição alimentar[37]. Assim, devem ser considerados os níveis séricos de cálcio e vitamina B6, uma vitamina essencial para a lactação, o crescimento infantil e a saúde materna. A ingestão mínima para as nutrizes deve ser de 2mg/dia. As mulheres com sobrepeso (IMC entre 25 e 30kg/m²) podem fazer dieta com restrição calórica de 500kcal/dia (não devem ingerir < 1.800kcal diárias e devem iniciar, no mínimo, 4 semanas após o parto), contendo 25% de gordura, 20% de proteína, 55% de carboidratos e suplemento de vitamina B6. As vegetarianas e veganas, por exemplo, devem ficar atentas aos níveis de vitamina B12.

Um programa de exercício com base em quatro sessões semanais (iniciando com 15 minutos por sessão, evoluindo para 45 minutos ao final da quinta semana e atingindo 65% a 80% da FCmáx), com a adição de suplementação alimentar de vitamina B6, demonstrou que a perda de 0,5kg por semana não afetou a disponibilidade da vitamina B6 nem o crescimento infantil[31]. Além disso, deve-se ficar atento, também, aos níveis de fósforo, cálcio, magnésio, potássio e sódio. No entanto, considerando a concentração desses minerais no leite materno, nenhuma contraindicação para realização de exercícios foi encontrada.

A literatura também indica que a perda de peso para quem amamenta não pode ser superior a 0,5kg por semana[38], embora alguns autores defendam que não deve passar de 1,5kg. Para efeitos em curto prazo, a perda de 1kg por semana, a partir da combinação de exercícios aeróbicos e dieta, parece ser segura para a lactação e para manutenção da massa magra[39].

AMAMENTAÇÃO E EXERCÍCIO FÍSICO

Exercícios físicos e amamentação são seguros e benéficos para a mãe e o recém-nascido, não apresentando efeitos negativos na composição, quantidade e qualidade do leite nem prejudicando o desenvolvimento infantil[20].

Acredita-se que a amamentação auxilia a perda de peso pós-parto, pois exige energia e a queima de calorias. Entretanto, os estudos parecem inconclusivos quanto aos efeitos diretos da lactação na perda de peso[20,38-42], pois deve ser considerado se a amamentação é ou não exclusiva, bem como o tempo de amamentação, o peso ao engravidar, o número de gestações, o estilo de vida e a quantidade de ingesta calórica, entre outros fatores maternos.

A utilização do tecido adiposo armazenado durante a amamentação varia entre as nutrizes, mas acredita-se na probabilidade de maior perda de peso entre aquelas que amamentam exclusivamente e por mais tempo[38,40,42]. Os estudos tendem a mostrar que a amamentação por pelo menos 6 meses tem impacto positivo na perda de peso. No Brasil, as mulheres que amamentaram por mais tempo (exclusivamente ou com combinação de fórmula) ou com escores de lactação mais elevados perderam mais peso entre 2,5 e 12 meses após o parto[28]. Vale comentar que nas primeiras 2 semanas também há redução de cerca de 2kg, referente à diminuição do volume plasmático aumentado na gravidez.

Uma metanálise realizada em 2015 objetivou esclarecer a associação entre a amamentação e a retenção de peso pós-parto e incluiu 11 estudos, totalizando mais de 37 mil mulheres na análise final. De maneira geral, não houve efeito significativo (diferença de média [DM]: –0,09; IC95%: –0,76 a 0,58) na retenção de peso entre 1 e 3 meses pós-parto. As mulheres que amamentaram exclusivamente perderam 0,87kg (IC95%: 0,57 a 1,17) a mais de peso do que as que amamentaram com fórmula. Além disso, as lactantes perderam 0,37kg a mais de peso (IC95%: 0,14 a 0,61) do que as mulheres que amamentaram com fórmula entre 9 e 12 meses pós-parto. Essa associação não foi significativa de 6 a 9 meses após o parto (0,21kg; IC95%: –0,42 a 0,83). O estudo não excluiu a confusão residual, indicando a necessidade de estudos mais robustos[42].

No Brasil, uma coorte de 315 puérperas concluiu que, apesar da baixa expressividade, a intensidade e a duração da amamentação estiveram associadas à perda de peso durante 24 meses. Para cada aumento de um ponto na amamentação, a perda média estimada de peso foi de 0,191kg aos 6 meses (p = 0,03), 0,09kg aos 12 meses (p = 0,043) e 0,123kg aos 18 meses (p = 0,001)[43].

Apesar da rotina sobrecarregada e das dificuldades no início da amamentação, nutrir a prole e participar do desenvolvimento do filho é considerado satisfatório. Acompanhando 597 mulheres, Gillen e cols.[44] observaram que a amamentação está associada à consciência e à valorização da funcionalidade corporal, à melhora da imagem corporal e à maior preocupação com uma dieta adequada e saudável (as mães se preocupam com o que passará através do leite materno), o que tem impacto positivo no manejo do peso, mas a amamentação não é o bastante para garantir a perda ou o controle de peso.

A mudança de peso também pode estar relacionada com as alterações hormonais induzidas pela lactação, uma vez que os níveis baixos de progesterona e o aumento de prolactina diminuem os níveis de estrogênio, facilitando, assim, a mobilização do tecido adiposo. Além disso, a prolactina tem efeito inibidor da lipogênese e suprime a captação de glicose pelo tecido adiposo, sugerindo que a deposição de gordura na gravidez pode ser revertida durante a amamentação. Em contrapartida, a prolactina também aumenta o apetite em razão da demanda energética para a produção de leite[38,42].

Tanto a duração como a intensidade da lactação influenciam a demanda nutricional e energética materna para produção de leite, podendo contribuir com 20% a 35% do gasto energético diário total[38]. Se, por um lado, espera-se a perda de peso decorrente da alta demanda energética da lactação (em torno de 500kcal/dia), bem como a possível mobilização de gordura por mecanismos hormonais, a tendência oposta é observada com o ganho de peso em função do aumento do apetite e do ceticismo de algumas mulheres quanto à restrição calórica e a consequente diminuição da produção de leite[36]. A mulher que amamenta deve ingerir, pelo menos, 1.500kcal/dia, e estima-se que, em média, um acréscimo de 400kcal/dia pode ser suficiente para tal demanda.

Além de amamentar, a combinação de exercícios físicos e dieta balanceada de maneira geral constitui recurso seguro e eficiente na diminuição de peso no pós-parto e também na prevenção da obesidade. Dewey e cols.[45] estudaram 33 mulheres recrutadas entre 6 e 8 semanas no pós-parto, sedentárias, em regime de aleitamento materno exclusivo e que foram distribuídas aleatoriamente em grupos de controle e de exercício aeróbico (intensidade de 60% a 70% da FC de reserva, duração de 45 minutos, cinco vezes por semana) durante 12 semanas. O segundo grupo também aumentou em cerca de 400kcal/dia a ingestão calórica, individualizada de acordo com as avaliações realizadas entre 6 e 8, 12 e 14 e 18 e 20 semanas. As mulheres do grupo exercício apresentaram melhora de condicionamento físico (aumento de 25% no VO_2máx) e dos índices de composição corporal, não havendo diferença entre os grupos quanto à composição do leite materno, à aceitação do leite e ao ganho de peso da criança.

Logo, em caso de adequação de nutrientes e líquidos às demandas da lactação, o exercício aeróbico, especialmente o moderado, não provoca diminuição do volume ou altera a composição nutritiva do leite materno e não tem impacto negativo no crescimento infantil[11].

Adicionalmente, discute-se a respeito do acúmulo de ácido lático subsequente à atividade física como fator de rejeição ao leite materno em alguns recém-nascidos de mães ativas. A concentração de ácido lático pode ser aumentada após a realização de exercícios vigorosos e de alta intensidade, mas não após exercícios moderados[8,10,47]. Diferentes intensidades de exercícios também não provocam alteração na temperatura materna nem na aceitação do leite[46,47]. Foi detectado discreto aumento de concentração de ácido lático somente após exercício aeróbico intenso, retornando à normalidade após 1 hora. Além disso, as mães que acreditam que seus filhos não sejam amamentados corretamente após exercício físico devem ajustar as mamadas para 1 hora após ou retirar o leite antes do exercício, o que evita a amamentação com possível alteração do sabor pelo ácido lático e também facilita a realização dos exercícios em virtude de mamas menos pesadas e mais confortáveis.

Lovelady e cols.[48] acompanharam durante 3 meses mulheres que estavam amamentando, e o grupo submetido a exercícios aeróbicos moderados (30 minutos, três vezes na semana) apresentou melhora do condicionamento cardiovascular e manutenção dos níveis de IgA, lactoferrina e lisozima após os exercícios.

Em síntese, o exercício leve a moderado não parece produzir efeitos negativos sobre a amamentação e pode contribuir para controle de peso e de massa óssea. No entanto, alguns cuidados são necessários, como amamentar antes do exercício ou esvaziar a mama para armazenar o leite, o que também reduz o desconforto causado pelo peso das mamas, e amamentar, preferencialmente, de 30 a 60 minutos após o término da sessão. Manter a hidratação e usar um sutiã que impeça a compressão das mamas, mas com suporte adequado e alças largas, também será útil (Quadro 47.3)[20].

Quadro 47.3 Cuidados e recomendações para a prática de exercícios físicos durante a amamentação

- Exercitar-se após amamentar ou após esvaziar a mama
- Amamentar, preferencialmente, de 30 a 60 minutos após os exercícios
- Praticar exercícios leves a moderados
- Garantir hidratação antes, durante e após o exercício
- Usar roupas adequadas e sutiã com bom suporte e que não comprima as mamas
- Garantir a ingesta adequada de calorias (ingerir, no mínimo, 1.500kcal/dia e acrescentar, se necessário, 400kcal/dia em uma dieta habitual)
- A perda de peso não pode ser superior a 0,5kg por semana
- Suplementação de cálcio e vitaminas B6 e B12, caso a ingestão diária não seja suficiente
- Amamentar, no mínimo, por 6 meses
- Engajar o recém-nascido nas atividades (caminhada e corrida com carrinho ou exercícios resistidos que incluam o neonato)

PERDA ÓSSEA NO PÓS-PARTO E EXERCÍCIO FÍSICO

Durante a lactação, a deficiência prolongada de estrogênio acarreta a transferência diária de cerca de 200 a 400mg/dia de cálcio para o leite materno, o que equivale de 3% a 6% de perda de densidade mineral óssea (DMO) após 6 meses e 6% a 8% após 1 ano, especialmente da coluna lombar e, em menor proporção, de outras partes do esqueleto[49-51].

A massa óssea costuma ser recuperada em 6 a 12 meses, mas não por todas as mulheres, o que leva a alguns riscos potenciais. Lovelady e cols.[49] estudaram dois grupos de mulheres 4 semanas após o parto: um grupo de controle e um de exercício (exercícios aeróbicos e resistidos três vezes por semana) durante 16 semanas. O grupo de exercício perdeu significativamente menos DMO na coluna lombar (p < 0,01), mas não houve diferença na DMO corporal total e do quadril. A força muscular aumentou 34% a 221% no grupo de exercício, e a mudança foi de –5,7% a 12% no grupo de controle. Assim, os exercícios aeróbicos e resistidos ajudam a diminuir a perda de massa óssea durante a amamentação.

Avaliando essas mulheres 1 ano após o parto, Colleran e cols.[51] reforçaram que os exercícios resistidos podem retardar a perda óssea durante a lactação, resultando em níveis maiores de DMO 1 ano após o parto. O treinamento de resistência concentrou-se no aumento da força central do corpo e em exercícios aeróbicos três vezes por semana (caminhar 10 mil passos ou 3.000 passos por, pelo menos, 5 dias/semana), o que se mostrou eficaz em prevenir a perda óssea durante a lactação e manter a saúde no pós-parto.

A DMO pode ser aumentada através da carga mecânica induzida pela tração muscular durante a contração e pela carga produzida pela força de reação do impacto no solo nos exercícios de cadeia cinética fechada. Além disso, a prática de exercícios ao ar livre melhora a produção de vitamina D sob a exposição solar e atividades em ambientes fechados aumentam a quantidade de vitamina D no plasma.

EXERCÍCIO FÍSICO E SINTOMAS EMOCIONAIS NO PÓS-PARTO

Ansiedade, depressão ou melancolia afeta de 10% a 15% das mulheres nos primeiros 12 meses após o parto. Em Recife, cerca de 7,2% das puérperas apresentam sintomas depressivos quando avaliadas no período de 2 a 16 semanas após o parto[52]. O exercício físico parece reduzir os sintomas de depressão no pós-parto. McCurdy e cols.[53] examinaram 16 ensaios clínicos randomizados, comparando exercícios aeróbicos de intensidade leve a moderada (iniciados no primeiro ano após o parto) ao tratamento padrão. Os escores de sintomas depressivos com base na Escala de Depressão Pós-natal de Edimburgo (EPDS) foram mais baixos nos grupos de exercícios pós-parto (diferença média padronizada agrupada: –0,34; IC95%: –0,50 a –0,19). Além disso, nas mulheres com pontuação maior do que 12 na EPDS, o exercício aumentou em 54% as chances de resolução da depressão após a intervenção (OR: 0,46; IC95%: 0,25 a 0,84; três ensaios; n = 173) em comparação às do grupo de controle.

Um estudo controlado conduzido com 80 mulheres, em que 40 realizaram 13 movimentos de Pilates de solo cinco vezes por semana (30 minutos por sessão) durante 8 semanas, observou índices significativamente menores de fadiga geral, física e mental e motivação reduzida. Chama a atenção que as mulheres iniciaram os primeiros atendimentos cerca de 72 horas após o parto[18].

Em um contexto mais amplo, medidas de aconselhamento, apoio emocional, acompanhamento especializado, dieta adequada, atividades em grupo, interação social e trocas de experiências também são válidos para minimizar possíveis sintomas depressivos no pós-parto.

QUANDO RETOMAR OS EXERCÍCIOS FÍSICOS NO PÓS-PARTO

Ainda não há uma diretriz ou consenso quanto à prescrição de exercício no puerpério para mulheres hígidas, com sobrepeso ou atletas, pois parte das recomendações se baseia no senso comum e nas diretrizes gerais de exercícios para a saúde da mulher. O ACOG[6] recomenda que a puérpera retome suas atividades físicas em cerca de 6 a 8 semanas após o parto (puerpério remoto). Quanto aos exercícios de flexibilidade e alongamento, deve-se ficar atento às amplitudes de movimento normais e também respeitar esse período[7,19]. Se a mulher foi ativa durante a gestação e não apresentar contraindicações, poderá ser liberada a partir de 30 dias após parto normal e 45 dias após parto cirúrgico.

A equipe do *Olympic International Committee* (*OIC Experts Group*), que versa sobre atletas recreacionais e de elite, acredita que algumas puérperas poderiam retornar gradativamente aos exercícios a partir de 4 a 6 semanas, considerando níveis de pressão arterial, anemia, fadiga, controle da dor, cicatrização de feridas, histórico de exercício, amamentação, IMC e condição musculoesquelética (para evitar entorses, luxações e fraturas)[21]. No documento citado, Bo e cols.[21] comentam que ainda não há consenso quanto ao retorno às condições pré-gestacionais de atletas, o que dependerá do grau de aptidão física das mulheres durante a gestação, as quais devem voltar inicialmente à participação, depois ao esporte e, por fim, à *performance*[21].

Cabe destacar, também, a realização do treinamento dos músculos do assoalho pélvico, o que é enfatizado desde o puerpério imediato[54] por reduzir o risco de incontinência urinária[55]. Essa musculatura pode exigir atenção especial na execução de exercícios mais vigorosos e que aumentem a pressão intra-abdominal. Para atletas ou mulheres com prolapso de órgãos pélvicos, convém considerar o uso de pessários. O mesmo cuidado deve ser direcionado aos músculos abdominais e à redução da diástase, pois o reparo da fáscia abdominal pode retomar de 51% a 59% de sua resistência à tração em cerca de 6 semanas e, cerca de 7 meses depois, de 73% a 93% de sua resistência original (veja o Capítulo 22)[56].

CONSIDERAÇÕES FINAIS

O controle de peso no pós-parto representa um desafio porque, ao mesmo tempo que há muitas puérperas com sobrepeso, outras desejam retomar rapidamente o próprio corpo, impondo uma rotina imperiosa em razão das demandas sociais. Em um contexto geral, para controle e perda de peso, especialmente a mulher que amamenta deve exercitar-se de forma gradual a partir da sexta semana após o parto, alcançando até 150 minutos de atividade moderada por semana, o que inclui exercícios aeróbicos (60% a 85% da FCmáx), três vezes por semana, no mínimo, com alongamentos antes e após. Intercalar ou adicionar exercícios resistidos e de fortalecimento é válido, os quais, quando realizados com a interação com o recém-nascido, facilitam a adesão e o seguimento em longo prazo. Para potencializar os resultados, é importante manter uma alimentação saudável e, quando necessário, restrição calórica. Usar roupas adequadas para sustentar as mamas, esvaziar as mamas antes do exercício, usar calçados adequados e hidratação também são medidas importantes.

O uso da tecnologia tem motivado e aumentado a adesão a diferentes programas e ampliado o acesso. Essas estratégias podem alcançar um número maior de puérperas de diversos contextos socioeconômicos, as quais, muitas vezes, não contam com rede de apoio e podem, assim, realizar seus exercícios físicos em seus domicílios. A prática de exercício físico aeróbico e de fortalecimento deve ser prazerosa e rotineira durante a maternidade.

É importante ensinar as mulheres a se concentrarem em sua própria saúde, enquanto amamentam e cuidam do recém-nascido. Felizmente, o exercício tem baixo custo e é simples, podendo desempenhar um papel significativo em maximizar a saúde e o bem-estar, incluindo controle de peso, prevenção de perda de massa óssea, incremento da massa muscular, melhora do humor, do sono e da disposição e menos depressão pós-parto.

Referências

1. Dipietro L, Evenson KR, Bloodgood B et al.; Physical Activity Guidelines Advisory Committee. Benefits of physical activity during pregnancy and postpartum: An umbrella review. Med Sci Sports Exerc 2019; 51(6):1292-302. doi: 10.1249/MSS.0000000000001941.
2. McKinley MC, Allen-Walker V, McGirr C, Rooney C, Woodside JV. Weight loss after pregnancy: Challenges and opportunities. Nutr Res Rev 2018; 31(2):225-38. doi: 10.1017/S0954422418000070.
3. Devine CM, Bove CF, Olson CM. Continuity and change in women's weight orientations and lifestyle practices through pregnancy and the postpartum period: The influence of life course trajectories and transitional events. Soc Sci Med 2000; 50(4):567-82. doi: 10.1016/s0277-9536(99)00314-7.
4. Fox B, Neiterman E. Embodied motherhood: Women's feelings about their postpartum bodies. Gender & Society 2015; 29(5):670-93. doi: 10.1177/0891243215591598.
5. Lewis BA, Schuver K, Dunsiger S et al. Randomized trial examining the effect of exercise and wellness interventions on preventing postpartum depression and perceived stress. BMC Pregnancy Childbirth 2021; 21(1):785. doi: 10.1186/s12884-021-04257-8.
6. ACOG Committee Opinion. Exercise during pregnancy and the postpartum period. Am Coll Obstet Gynecol 2002; 99:171-3.
7. Artal R, O'Toole M, White S. Guidelines of the ACOG for exercise during pregnancy and the postpartum period. Br J Sports Med 2003; 37:6-12.
8. Mottola MF. Exercise during the postpartum period: Practical applications. Curr Sports Med Rep 2002; 1(12):362-8.
9. Davenport MH, Giroux I, Sopper MM, Mottola MF. Postpartum exercise regardless of intensity improves chronic disease risk factors. Med Sci Sports Exerc 2001; 43(6):951-8.
10. Mottola MF. Exercise prescription for overweight and obese women: Pregnancy and postpartum. Obstet Gynecol Clin North Am 2009; 36(2):301-16.
11. Adegboye ARA, Linne YM. Diet or exercise, or both, for weight reduction in women after childbirth. Cochrane Database Syst Rev 2013 Jul; 2013(7):CD005627. doi: 10.1002/14651858. CD005627.pub3.
12. Lim S, O'Reilly S, Behrens H, Skinner T, Ellis I, Dunbar JA. Effective strategies for weight loss in post-partum women: A systematic review and meta-analysis. Obes Rev 2015; 16(11):972-87. doi: 10.1111/obr.12312.
13. Toro-Ramos T, Heaner M, Yang Q et al. Postpartum weight retention: A Retrospective data analysis measuring weight loss and program engagement with a mobile health program. J Women's Health 2021; 30(11):1645-52. doi: 10.1089/jwh.2020.8584.
14. Mullins E, Sharma S, McGregor AH. Postnatal exercise interventions: A systematic review of adherence and effect. BMJ Open 2021; 11(9):e044567. doi: 10.1136/bmjopen-2020-044567.
15. Nascimento SL, Pudwell J, Surita FG, Adamo KB, Smith GN. The effect of physical exercise strategies on weight loss in postpartum women: A systematic review and meta-analysis. Int J Obes 2014; 38(5):626-35. doi: 10.1038/ijo.2013.183.
16. Leitão MB, Lazzoli JK, Oliveira MAB et al. Posicionamento oficial da Sociedade Brasileira de Medicina do Esporte: Atividade física e saúde na mulher. Rev Bras Med Esporte 2000; 6(6):215-20.
17. Endacott J. Pilates para grávidas. 1. ed. Barueri: Manole, 2007.
18. Ashrafinia F, Mirmohammadali M, Rajabi H, Kazemnejad A, Sadeghniiat Haghighi K, Amelvalizadeh M. Effect of Pilates exercises on postpartum maternal fatigue. Singapore Med J 2015; 56(3):169-73. doi: 10.11622/smedj.2015042.

19. Lopes MAB, Zugaib M. Atividade física na gravidez e pós-parto. 1. ed. São Paulo: Roca, 2010.

20. Bane SM. Postpartum exercise and lactation. Clin Obstet Gynecol 2015; 58(4):885-92. doi: 10.1097/GRF.0000000000000143.

21. Bø K, Artal R, Barakat R et al.; IOC Medical Commission. Exercise and pregnancy in recreational and elite athletes: 2016/17 evidence summary from the IOC Expert Group Meeting, Lausanne. Part 3 – Exercise in the postpartum period. Br J Sports Med 2017; 51(21):1516-25. doi: 10.1136/bjsports-2017-097964.

22. Wu S, Fisher-Hoch SP, Reininger B, McCormick JB. Recommended levels of physical activity are associated with reduced risk of the metabolic syndrome in Mexican-Americans. PLoS One 2016; 11(4). doi: 10.1371/journal.pone.0152896.

23. Davies GA, Wolfe LA, Mottola MF, MacKinnon C; Society of Obstetricians and Gynecologists of Canada, SOGC Clinical Practice Obstetrics Committee. Joint SOGC/CSEP clinical practice guideline: Exercise in pregnancy and the postpartum period. Can J Appl Physiol 2003; 28(3):330-41.

24. Nicklas JM, Zera CA, England LJ et al. A web-based lifestyle intervention for women with recent gestational diabetes mellitus: A randomized controlled trial. Obstet Gynecol 2014; 124(3):563-70. doi: 10.1097/AOG.0000000000000420.

25. Phelan S, Hagobian T, Brannen A et al. Effect of an internet-based program on weight loss for low-income postpartum women: A randomized clinical trial. JAMA 2017; 317(23):2381-91. doi: 10.1001/jama.2017.7119.

26. Falivene MA, Orden AB. Maternal behavioral factors influencing postpartum weight retention. Clinical and metabolic implications / Fatores do comportamento materno que influenciam a retenção de peso pós-parto. Implicações clínico-metabólicas. Rev Bras Saúde Mater Infant 2017; 17(2):251-9. doi: 10.1590/1806-93042017000200003

27. Gunderson EP, Abrams B, Selvin S. Does the pattern of postpartum weight change differ according to pregravid body size? Int J Obes Relat Metab Disord 2001; 25(6): 853-62.

28. Zanotti J, Capp E, Wender COM. Factors associated with postpartum weight retention in a Brazilian cohort. Rev Bras Ginecol Obstet 2015; 37(4):164-71. doi: 10.1590/SO100-720320150005186.

29. Coitinho DC, Sichieri R, D'Aquino Benicio MH. Obesity and weight change related to parity and breastfeeding among parous women in Brazil. Public Health Nutr 2001; 4(4):865-70.

30. Lacerda EMA, Leal MC. Fatores associados com a retenção e o ganho de peso pós-parto. Rev Bras Epdemiol 2004; 7(4):187-200.

31. Kac G, D'Aquino Benicio MH, Valente JG, Velasquez-Melendez G. Postpartum weight retention among women in Rio de Janeiro: A follow-up study. Cad Saúde Pública 2003; 19(S1):S149-61.

32. Lovelady C. Balancing exercise and food intake with lactation to promote post-partum weight loss. Proc Nutr Soc 2011; 70(2):181-4.

33. Armstrong K, Edwards H. The effects of exercise and social support on mothers reporting depressive symptoms: A pilot randomized controlled trial. Intern J Mental Health Nursing 2003; 12:130-8.

34. Garrow JS, Summerbell CD. Meta-analysis: Effect of exercise, with or without dieting, on the body composition of overweight subjects. Eur J Clin Nutr 1995; 49:1-10.

35. Maturi MS, Afshary P, Abedi P. Effect of physical activity intervention based on a pedometer on physical activity level and anthropometric measures after childbirth: A randomized controlled trial. BMC Pregnancy Childbirth 2011; 11:103. doi: 10.1186/1471-2393-11-103.

36. Lovelady CA, Garner KE, Moreno K et al. The effect of weight loss in overweight lactating women on the growth of their infants. N Engl J Med 2000; 342:449-53.

37. Lovelady C, Williams J, Garner K et al. Effect of energy restriction and exercise on vitamin B-6 status of women during lactation. Med Sci Sports Exerc 2001; 33:512-8.

38. Lambrinou CP, Karaglani E, Manios Y. Breastfeeding and postpartum weight loss. Curr Opin Clin Nutr Metab Care 2019; 22(6):413-7. doi: 10.1097/MCO.0000000000000597.

39. McCrory MA, Nommsen-Rivers LA, Mole PA, Lonnerdal B, Dewey KG. Randomized trials on the short-term effects of dieting compared with dieting plus aerobic exercise on lactation performance. Am J Clin Nutr 1999; 69:959-67.

40. Schauberger CW, Rooney BL, Brimer LM. Factors that influence weight loss in the puerperium. Obstet Gynecol 1992; 79(3):424-9.

41. Potter S, Hannum S, McFarlin B, Essex-Sorlie D, Campbell E, Trupin S. Does infant feeding method influence maternal postpartum weight loss? J Am Diet Assoc 1991; 91(4):441-6.

42. He X, Zhu M, Hu C et al. Breast-feeding and postpartum weight retention: A systematic review and meta-analysis. Public Health Nutr 2015; 18(18):3308-16. doi: 10.1017/S1368980015000828.

43. Silva MC, Assis AMO, Pinheiro SM, Oliveira LP, Cruz TR. Breast-feeding and maternal weight changes during 24 months post-partum: a cohort study. Matern Child Nutr 2015; 11(4):780-91. doi: 10.1111/mcn.12071.

44. Gillen MM, Markey CH, Rosenbaum DL, Dunaev JL. Breast-feeding, body image, and weight control behavior among postpartum women. Body Image 2021; 38:201-9. doi: 10.1016/j.bodyim.2021.04.006.

45. Dewey KG, Lovelady CA, Nommsen-Rivers LA, McCrory MA, Lonnerdal B. A randomized study of the effects of aerobic exercise by lactating women on breast-milk volume and composition. New Eng J Med 1994; 330:449-53.

46. Wallace JP, Inbar G, Ernsthausen K. Infant acceptance of post-exercise breast milk. Pediatrics 1992; 89:1245-7.

47. Wright KS, Quinn TJ, Carey GB. Infant acceptance of breast milk after maternal exercise. Pediatrics 2002; 109:585-9.

48. Lovelady CA, Hunter CP, Geigerman C. Effect of exercise on immunologic factors in breast milk. Pediatrics 2003; 111(2):148-52.

49. Lovelady CA, Bopp MJ, Colleran H, Mackie H, Wideman L. Effect of exercise training on loss of bone mineral density during lactation. Med Sci Sports Exercise 2009; 41(10):1902-7.

50. Lee LL, Huang SF, Lai PC, Huang YT. Effect of exercise on slowing breastfeeding-induced bone loss: A meta-analysis and trial sequential analysis. J Obstet Gynaecol Res 2020; 46(9):1790-800. doi: 10.1111/jog.14346.

51. Colleran HL, Hiatt A, Wideman L, Lovelady CA. The effect of an exercise intervention during early lactation on bone mineral density during the first year postpartum. J Phys Act Health 2019; 16(3):197-204. doi: 10.1123/jpah.2018-0232.

52. Cantilino A, Zambaldi CF, Albuquerque TLC, Paes JA, Montenegro ACP, Sougey EB. Postpartum depression in Recife – Brazil: Prevalence and association with bio-socio-demographic factors. J Bras Psiquiatr 2010; 59(1):1-9.

53. McCurdy AP, Boulé NG, Sivak A, Davenport MH. Effects of exercise on mild-to-moderate depressive symptoms in the postpartum period: A meta-analysis. Obstet Gynecol 2017 Jun; 129(6):1087-97.

54. Rett MT, Bernardes NO, Santos AM, Oliveira MR, Andrade SC. Atendimento de puérperas em uma maternidade pública humanizada. Fisiot Pesq 2008; 15(4):361-6.

55. Woodley SJ, Boyle R, Cody JD, Mørkved S, Hay-Smith EJC. Pelvic floor muscle training for prevention and treatment of urinary and faecal incontinence in antenatal and postnatal women. Cochrane Database Syst Rev 2017; 12(12):CD007471. doi: 10.1002/14651858.CD007471.pub3.

56. Ceydeli A, Rucinski J, Wise L. Finding the best abdominal closure: An evidence-based review of the literature. Curr Surg 2005; 62(2):220-5. doi: 10.1016/j.cursur.2004.08.014.

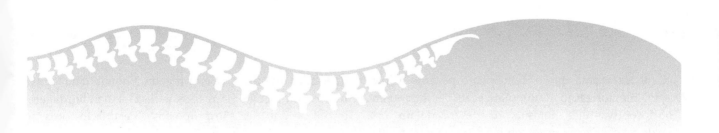

48 Método Hipopressivo no Puerpério

Ana Paula Magalhães Resende ▪ Vanessa Santos Pereira Baldon

INTRODUÇÃO

Proposto pelo belga Marcel Caufriez na década de 1980, o método hipopressivo consiste em um conjunto de exercícios com posturas ritmadas e cronológicas associadas à respiração e à apneia com objetivo inicial de criar uma forma de exercício que beneficie os músculos abdominais sem causar efeitos negativos no assoalho pélvico. Não obstante, Caufriez argumenta que os hipopressivos tonificam os músculos abdominais e pélvicos[1,2]. A principal indicação para seu uso, de acordo com o criador da técnica, é o período do puerpério, em especial o tratamento das disfunções do assoalho pélvico características dessa fase e, além disso, auxiliar os músculos abdominais a retomarem a função pré--gravídica[1,3].

Embora o mecanismo de ação tenha sido explicado há 30 anos, ainda hoje há controvérsia quanto à sua eficácia, havendo estudos favoráveis e contrários a seu uso no período do puerpério e para disfunções do assoalho pélvico em geral[4,5]. A literatura científica existente ainda é escassa, havendo algumas revisões narrativas e séries de casos e poucos ensaios clínicos randomizados e controlados com boa qualidade metodológica[6-9]. Além disso, o método hipopressivo tornou-se muito divulgado nos últimos anos em diversos meios, em especial nas mídias sociais, o que levou alguns pesquisadores a afirmarem que o *marketing* a favor do método supera sua real eficácia[10]. Adiciona-se a essa complexa equação o fato de o método ter sido renomeado por outros autores após passar por pequenas adaptações. Assim, é possível encontrar, atualmente, expressões como *low pressure fitness* e *stomach vacuum* para designar métodos similares aos hipopressivos[11].

Esses fatores podem dificultar a tomada de decisão do fisioterapeuta quanto à utilização ou não do método em sua prática e, ainda, sobre o tipo de curso de formação profissional realizar diante de tantas opções. Longe de esgotar o tema, este capítulo tem o objetivo de elucidar a eficácia do método hipopressivo no período puerperal, apresentando as evidências existentes até o momento para o período pós-parto.

MECANISMO DE AÇÃO DOS EXERCÍCIOS HIPOPRESSIVOS

Caufriez aponta que durante atividades abdominais, como tosse, corrida, salto ou exercícios abdominais convencionais, ocorre uma variação positiva na pressão intra-abdominal em relação ao repouso, denominada hiperpressão. A hiperpressão não implica necessariamente algo errado. Segundo o autor, quando há expiração adequada durante um estado naturalmente hiperpressivo, como é o caso de um exercício abdominal convencional, a pressão abdominal aumenta menos, caracterizando o que Caufriez chamou de estado de depressão. Entretanto, se a tonicidade da parede abdominal estivesse diminuída, ocorreria um deslocamento da linha umbilicopúbica, formando um eixo de pressão sobre o períneo, o que é prejudicial para o assoalho pélvico[1].

Os exercícios hipopressivos, por outro lado, seriam capazes de reduzir a pressão abdominal mediante deslocamento superior do diafragma, ativação do músculo serrátil anterior e apneia. Além disso, poderiam, também, normalizar as tensões das estruturas musculares antagonistas, como os músculos do diafragma respiratório e do diafragma pélvico, quadrados lombares e isquiotibiais[1,3].

Caufriez afirma que o treinamento permite a integração, memorização e automatização de mensagens proprioceptivas que, por sua vez, desencadeiam uma série de reações sistêmicas, como o relaxamento do diafragma e a ativação tônica do períneo e dos músculos abdominais. Particularmente no puerpério, isso seria importante porque os exercícios ajudam a normalizar a pressão abdominal, que esteve aumentada durante a gestação, e auxiliam o reposicionamento das estruturas pélvicas sem oferecer sobrecarga aos músculos abdominais e perineais[1].

Ao longo do tempo, a prática dos exercícios, com série de posturas de forma rítmica, repetitiva e sequencial, possibilitaria a integração e memorização de mensagens proprioceptivas sensitivas associadas a essas posturas graças à conexão direta com o sistema nervoso central. Essas mensagens desencadeariam uma série de reações sistêmicas que visam inibir a hipertonia do diafragma respiratório, supostamente responsável pela hiperpressão abdominal. Essa inibição seria alcançada por meio do posicionamento gravitacional, ou seja, deslocamento e anteroposicionamento do centro de gravidade corporal (localizado em L3), e da ação respiratória que ocorre no nível central[1].

Durante a fase de aspiração diafragmática do exercício hipopressivo, ocorre a contração do músculo serrátil anterior que, por sua vez, promove a expansão torácica (fator mecânico) e o relaxamento e tonificação do diafragma torácico (fator neuromecânico). Isso resulta em redução na pressão intra-abdominal (e intratorácica), caracterizando o *efeito hipopressivo*[1,12]. Segundo Caufriez[1], esse fenômeno desencadeia uma atividade reflexa do tipo I nos músculos da cinta abdominal e do períneo com latência de alguns segundos.

Com a prática regular da técnica ocorre a tonificação abdominal e perineal, resultando na redução da diástase abdominal funcional e do perímetro abdominal. A melhoria da qualidade tônica dos músculos perineais eleva a junção uretrovesical, contribuindo para melhoria dos sintomas da incontinência urinária de esforço e prevenção de prolapsos de órgãos pélvicos (Figura 48.1). Ao longo do tempo, os exercícios ajudam a normalizar o suposto eixo de pressão sobre o períneo[12].

TÉCNICA HIPOPRESSIVA

Acredita-se que, ao longo da história, os praticantes de ioga foram os primeiros a utilizar a técnica hipopressiva, a *Uddiyana Bandha*, cujo significado é contração elevada, expansão da caixa torácica sem ar[14].

Na técnica hipopressiva, o número de exercícios e suas denominações variam conforme o nome comercial da técnica hipopressiva empregada. Enquanto na ioga e no *stomach vacuum* há menos variações, na abordagem inicial de Caufriez são propostos 33 exercícios organizados em ordem crescente de dificuldade, os quais são realizados em diversas posturas. Já na fase inicial do *low pressure fitness* são descritas dez posturas que carregam nomes de deusas gregas e romanas[1,3,11,14].

Neste capítulo, optamos por utilizar a nômina e os exercícios propostos no material publicado por Marcel Caufriez, considerado o criador da técnica. Para esse autor, as técnicas abdominais hipopressivas são classificadas em três grupos: (a) técnicas de neurofacilitação reflexa, que envolvem a estimulação reflexa da musculatura mediante a adoção de diferentes padrões posturais; (b) técnicas de aspiração diafragmática, que visam tratar questões funcionais relacionadas ao diafragma torácico (sempre realizadas com o praticante em decúbito sobre uma maca de tratamento específica e exigindo a administração de oxigênio para sua execução); e (c) exercícios de ginástica abdominal hipopressiva (GAH), que são os mais conhecidos e se baseiam em movimentos posturais rítmicos em uma sequência contínua[1].

Caufriez defende a importância da avaliação da tonicidade do abdome, do períneo e do diafragma respiratório antes da prática da GAH.

Para avaliação do abdome, é necessário observar seu comportamento durante a respiração tranquila e durante um esforço que eleve a pressão abdominal com a mulher em decúbito dorsal. Além disso, realiza-se palpação abdominal para compreender melhor o nível de ativação muscular. Segundo o autor, o músculo é competente quando se contrai reflexamente durante um esforço e incompetente quando há abaulamento abdominal[1].

Quanto à avaliação perineal, esta pode ser realizada com o uso de instrumentos específicos ou por meio de palpação vaginal, na ausência desses equipamentos. Observa-se o comportamento do períneo durante a respiração tranquila e durante esforços que aumentem a pressão abdominal. A incompetência é indicada quando o períneo desce e o canal vaginal se abre durante um esforço, enquanto a competência é demonstrada pela elevação do músculo e o fechamento vaginal[1].

Para avaliação do diafragma respiratório, é necessário palpar o músculo com a mulher em decúbito dorsal e avaliar seu movimento durante inspiração e expiração profundas, com foco na elevação durante a expiração. A hipertonia do diafragma é caracterizada pela dificuldade de introduzir os dedos sob a arcada das costelas. Um músculo diafragma competente apresentará boa mobilidade, com deslocamento adequado para baixo durante a inspiração e para cima durante a expiração[1].

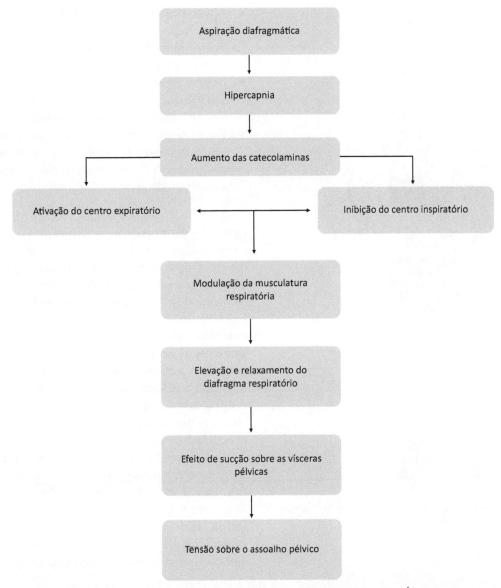

Figura 48.1 Mecanismo de ação da técnica hipopressiva. (Adaptada de Martínez-Álvarez, 2014[13].)

Após avaliação adequada, o plano de exercícios deve ser traçado de maneira individualizada, levando em consideração as queixas e o exame físico descrito. Por ser individualizado, é difícil a prescrição de uma única forma de trabalhar os hipopressivos; todavia, Caufriez descreve exercícios da GAH em diferentes posturas, de modo progressivo.

Quanto ao tempo de prática, os exercícios são realizados lentamente e exigem concentração e atenção às reações do corpo. Cada postura deve ser mantida por 10 a 30 segundos. Existe um período inicial de treinamento em que o profissional é mais necessário. Recomenda-se a prática de duas a três vezes por semana por um período de 2 meses. Após esse tempo, a praticante diminui as visitas ao profissional e inicia seu autotreinamento. O efeito hipopressivo ocorre em longo prazo

– para Caufriez, a tonificação abdominal e pélvica torna-se efetiva e mensurável de 4 a 6 meses após o início do tratamento[1].

As recomendações antes do treino incluem não se alimentar pelo menos 2 horas antes, beber água, esvaziar a bexiga e praticar, de preferência, pela manhã[3].

O aprendizado dos exercícios se inicia pelo treino dos princípios básicos e dos fundamentos técnicos que caracterizam os hipopressivos (Figura 48.2). São eles:

- Alongamento axial ou autoalongamento, que consiste no posicionamento da coluna vertebral da maneira mais ereta possível, com a cabeça voltada para frente e retificação da coluna cervical. Em síntese, é necessária tração da cabeça em direção ao teto com ligeira aproximação do queixo ao peito.

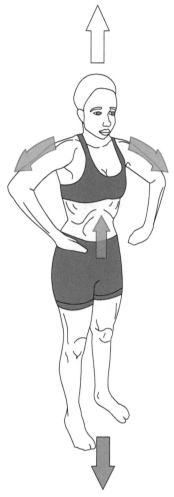

Figura 48.2 Demonstração dos princípios a serem seguidos durante a prática de exercícios hipopressivos.

- Ajuste das escápulas para descompressão dos ombros, como que para afastar as escápulas. Essa posição é alcançada por meio da ativação do músculo serrátil anterior e de parte do grande dorsal.
- Inclinação anterior do centro de gravidade, com ligeira inclinação sem a flexão do quadril, como se o peso estivesse se deslocando para as pontas dos pés.
- Treino respiratório com inspiração profunda e lenta, com movimento de abertura do arco costal e expiração gradual até o volume de reserva expiratório, com a sensação de esvaziamento completo dos pulmões.

A aspiração diafragmática consiste no movimento de apneia inspiratória com abertura das costelas e elevação visível do diafragma e movimento do abdome para dentro e para cima, sendo realizada após a expiração completa e se assemelhando ao movimento de inspiração sem, todavia, puxar o ar, com a glote fechada. Nesse momento, o diafragma respiratório é sugado para cima e os músculos abominais e perineais são ativados reflexamente, de acordo com Caufriez[1]. Esse é o movimento mais desafiador e, para auxiliar sua prática, poderá ser realizada a oclusão do nariz com clipe nasal ou com a própria mão da participante. Inicialmente, deve-se manter a aspiração diafragmática por 6 a 10 segundos durante essa fase de treinamento[1,3].

Bem estabelecidos os princípios supradescritos, é chegado o momento de treinar a sequência de exercícios. Para a fase inicial, Caufriez[1] descreveu um total de 33 exercícios e posturas intermediárias (ou de transição) realizados na posição ortostática, ajoelhada, em decúbito prono (ou ventral), em quatro apoios (ou quadrúpede), sentada e em decúbito supino (ou dorsal) (Figura 48.3).

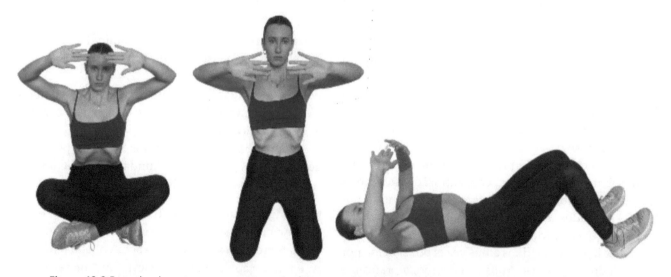

Figura 48.3 Exemplos de posturas em que são praticados os exercícios hipopressivos em atenção aos princípios do método.

Em cada postura, três manobras de aspiração diafragmática são realizadas e mantidas por 8 a 20 segundos com intervalos de repouso entre elas. As posturas de transição são preparatórias e, por isso, realizadas uma única vez. Em todas as posturas, a praticante precisa seguir os princípios descritos, e o terapeuta auxilia com comando verbal adequado para correção da postura, movimento ou respiração[1,3].

EVIDÊNCIAS SOBRE OS EFEITOS DOS EXERCÍCIOS HIPOPRESSIVOS

Na qualidade de vida e na dor

Os exercícios hipopressivos parecem melhorar a qualidade de vida no puerpério, quando comparados ao não tratamento. Sanchez-Garcia e cols.[15] realizaram um ensaio clínico randomizado e controlado que comparou um programa de exercícios hipopressivos com o não tratamento em mulheres da 16ª à 28ª semana de puerpério (do quarto ao sexto mês). O treinamento teve a duração de 12 semanas e foi realizado em 36 sessões, com frequência de três vezes por semana. Cada sessão foi composta por aquecimento, exercícios hipopressivos, alongamento e relaxamento. Cinquenta e seis mulheres foram incluídas no grupo que realizou treinamento hipopressivo e 65 no grupo de controle, que constou apenas de visitas regulares no período pós-parto, realizadas de acordo com o sistema de saúde da Espanha. O principal desfecho foi a qualidade de vida, avaliada por meio do questionário *Short Form 36* (SF-36). Como resultado, as mulheres do grupo hipopressivo apresentaram melhor qualidade de vida e melhora nos desfechos saúde geral, vitalidade, emoções e saúde mental. Foram analisados apenas os resultados daquelas que compareceram a pelo menos 80% das sessões planejadas. Isso significa que a prática dos exercícios hipopressivos associados a relaxamento durante 12 semanas melhorou a qualidade de vida em relação a não praticar exercício nenhum[15].

No que tange à dor lombar, Sèmako e cols.[16] avaliaram os efeitos dos exercícios hipopressivos em puérperas jovens (< 20 anos) com queixa de dor lombar. Sessenta e quatro mulheres foram divididas por conveniência em dois grupos: 31 no grupo de exercícios hipopressivos e 33 no grupo sem tratamento. As mulheres passaram por parto vaginal, e para iniciarem os exercícios era necessário que estivessem entre o terceiro e o quarto mês após o parto. A dor lombar foi mensurada pela Escala Visual Analógica (EVA) e pelo questionário de Oswestry de avaliação da incapacidade. No grupo de exercícios hipopressivos foram realizadas dez sessões. Ao final do período, houve diminuição significativa da dor lombar

no grupo de exercícios hipopressivos, mensurada por meio da EVA, bem como da incapacidade associada à dor, mensurada a partir do questionário, e os autores concluíram que a técnica hipopressiva pode ser usada para tratamento da dor lombar no pós-parto. Entretanto, é importante ressaltar que as mulheres do grupo de exercícios hipopressivos relataram maior intensidade de dor no início do tratamento em relação às do grupo controle (6,8 *vs.* 4,9, mensurada por meio da EVA)[16].

No tratamento da diástase abdominal

A diástase dos músculos retos abdominais talvez seja a indicação mais conhecida no Brasil para os exercícios hipopressivos e, por isso, o tema desperta grande interesse nos dias atuais. Nas redes sociais, argumenta-se que os exercícios abdominais convencionais seriam prejudiciais e poderiam aumentar o afastamento das bordas musculares, sendo sugeridos os exercícios hipopressivos como alternativa para o tratamento e até mesmo diminuição da distância das bordas musculares[17]. Nos anos de 2022 a 2024, alguns estudos foram publicados na tentativa de elucidar essa questão[4,18,19].

Em 2022, por meio de ultrassonografia, Arranz-Martín e cols.[18] testaram os efeitos agudos do exercício hipopressivo sobre o afastamento inter-retos e a distorção da linha *alba* de 46 mulheres. As participantes tinham 14 semanas de pós-parto vaginal. Em uma única avaliação, as mulheres eram solicitadas a realizar quatro tipos de exercício enquanto o transdutor avaliava a linha *alba*: (1) abdominal *curl-up* convencional, que tira as escápulas da superfície; (2) abdominal *draw-in*, que ativa o músculo transverso abdominal; (3) abdominal convencional com ativação do transverso abdominal antes, e (4) exercícios hipopressivos. A linha *alba* ficou mais distorcida durante o exercício abdominal convencional e os exercícios hipopressivos aproximaram mais a distância inter-retos na região infraumbilical; por isso, os autores concluíram que os hipopressivos poderiam ser uma alternativa para melhorar a tração da linha *alba* sem aumentar a distância inter-retos.

Moreira[4] realizou um ensaio clínico randomizado e controlado que incluiu mulheres com 45 dias a 6 meses de pós-parto e que apresentavam queixa de diástase abdominal. As participantes foram divididas em grupo de controle, sem a intervenção de exercícios, e em grupo de hipopressivos, as quais se submeteram a 12 semanas de treinamento supervisionado por profissional qualificado, praticados durante 30 minutos, duas vezes por semana. O grupo de controle não sofreu nenhuma intervenção nesse período.

O principal desfecho foi a distância inter-retos, avaliada por meio da ultrassonografia com avaliador treinado, independente e cego em relação ao grupo em que a mulher havia sido incluída. Os outros desfechos foram o desconforto no assoalho pélvico, avaliado por meio do *Pelvic Floor Bother Questionnaire*, a função dos músculos abdominais, por meio dos testes de prancha e prancha modificada, e a autopercepção corporal, avaliada por meio da *Body Appreciation Scale-2*.

Os resultados mostraram que os exercícios hipopressivos não foram superiores à ausência de tratamento na distância inter-retos e nas queixas de disfunção do assoalho pélvico; por outro lado, houve melhora na função abdominal em todos os testes de prancha abdominal (frontal, lateral direita e lateral esquerda) e da apreciação corporal. Portanto, embora seja fortemente sugerido que os exercícios hipopressivos diminuem a distância inter-retos, o ensaio clínico que usou o padrão ouro para avaliação da diástase não sustenta essa afirmação. No entanto, é possível afirmar que a função abdominal e a satisfação com o próprio corpo podem melhorar com esses exercícios[4].

Por outro lado, Sekar e cols.[19] verificaram os efeitos dos exercícios hipopressivos na distância inter-retos por meio de paquímetro digital. As avaliações foram feitas sobre o umbigo, 4,5cm acima e 4,5cm abaixo do umbigo. Todas as mulheres realizaram 20 minutos de exercícios, três vezes por semana, durante 8 semanas. As 22 participantes do grupo de exercícios hipopressivos os executaram em diferentes posturas com apneia expiratória e expansão da caixa torácica, mantida por aproximadamente 10 segundos em cada repetição. As 22 mulheres do grupo de exercícios abdominais realizaram exercícios clássicos para o abdome, como abdominal que tira as escápulas da superfície, abdominais inferiores, isométricos e cruzados, mantendo cada contração por 5 segundos.

Os exercícios foram orientados e realizados em domicílio sem acompanhamento profissional presencial. O avaliador sabia a qual grupo de exercícios pertencia a mulher. Os resultados mostraram redução significativa da distância inter-retos nas três medidas realizadas para o grupo de exercícios hipopressivos, mas não para o de abdominais convencionais. Os autores concluíram que os exercícios hipopressivos devem ser usados para diminuição da distância inter-retos[19].

Em concordância com a indicação de exercícios hipopressivos para tratar a diástase abdominal, Ramírez-Jiménez e cols.[8] publicaram uma série de 12 casos que incluiu puérperas com 2 meses de pós-parto vaginal, as quais fizeram treinamento três vezes por semana, durante 4 semanas. A diástase abdominal foi avaliada com paquímetro no nível umbilical e em quatro pontos aci-

ma do umbigo. Observou-se redução da diástase após as 12 sessões de intervenção, porém o fato de não haver outro grupo para comparação e a avaliação realizada com paquímetro são pontos relevantes que dificultam conclusões robustas.

Em síntese, quando o assunto é diástase abdominal no puerpério, a atuação dos exercícios hipopressivos ainda é controversa, havendo estudos favoráveis e contrários a seu uso.

No tratamento das disfunções do assoalho pélvico

Diversos estudos na literatura avaliaram os efeitos dos exercícios hipopressivos em disfunções do assoalho pélvico, como incontinência urinária e prolapso de órgãos pélvicos. Os estudos, em sua maioria, demonstram superioridade do treinamento dos músculos do assoalho pélvico (TMAP)[20-23] ou equivalência de eficácia entre TMAP e exercícios hipopressivos[24-26].

De fato, enquanto a manobra de aspiração diafragmática está sendo realizada, ocorre a ativação dos músculos do assoalho pélvico, já demonstrada em outros estudos de maneira aguda[27-30]. O que não está claro é se o treino em médio e longo prazo traz benefícios para o tratamento das disfunções do assoalho pélvico.

Especificamente com relação às disfunções do assoalho pélvico em mulheres no puerpério, a literatura ainda é escassa. Juez e cols.[5] compararam os efeitos do TMAP e dos exercícios hipopressivos no assoalho pélvico de puérperas a partir de 3 meses de pós-parto vaginal. Os autores avaliaram o volume muscular, a função dos músculos do assoalho pélvico e os sintomas de incontinência urinária. Cinquenta e uma mulheres escolheram participar do grupo TMAP e 54 do grupo de exercícios hipopressivos. O tratamento foi realizado durante 2 meses em grupos de seis mulheres, uma vez por semana. Ao final do período de tratamento, a espessura muscular era 7% maior no grupo de exercícios hipopressivos, e as mulheres também ficaram mais satisfeitas com esse tratamento, em relação ao TMAP. Quanto à força dos músculos do assoalho pélvico e aos sintomas urinários, não houve diferença entre os grupos no final do tratamento.

CONSIDERAÇÕES FINAIS

Os exercícios hipopressivos parecem ser úteis no período do puerpério para melhorar a qualidade de vida, a dor lombar e a função abdominal em mulheres com diástase, bem como os sintomas relacionados ao assoalho pélvico. Todavia, muitos dos estudos publicados até o momento são de intervenção única e, por isso, mais estudos randomizados e controlados são necessários para afirmar que o treinamento com o método hipopressivo tem efeito semelhante ou superior ao de outras modalidades já consolidadas para melhora da dor lombar, da diástase abdominal e das disfunções do assoalho pélvico.

Referências

1. Caufriez, M. Gymnastic abdominale hypopressive. Bruxelles: M. Caufriez, 1997. 78p.
2. Caufriez M, Marzolf A. Place de la gymnastique abdominale hypopressive dans la prise en charge des algies pelvi-périnéales. In: Algies pelvi-périnéales et thérapies manuelles. Bruxelles: M. Caufirez 2012: 1-4.
3. Rial T, Pinsach P. Hypopressive techniques. 7. ed. Vigo, Spain: Ediciones Cardeñoso 2014. 152p. Disponível em: http://ediciones-cardenoso.blogspot.com/2014/07/tecnicas-hipopresivas-de-tamara-rial-y.html. Acesso em: 11 abr 2024.
4. Moreira SE. Efeito dos exercícios hipopressivos sobre a distância inter-reto, função dos músculos abdominais e queixas de disfunções de assoalho pélvico em puérperas com diástase dos retos-abdominais: Ensaio clínico controlado randomizado. Dissertação (Mestrado em Fisioterapia) – Universidade Federal de Uberlândia 2023. 50p. Disponível em: https://doi.org/10.14393/ufu.di.2023.8120. Acesso em: 11 abr 2024.
5. Juez L, Núñez-Córdoba JM, Couso N et al. Hypopressive technique versus pelvic floor muscle training for postpartum pelvic floor rehabilitation: A prospective cohort study. Neurourol Urodyn 2019; 38(7):1924-31.
6. Bø K, Anglès-Acedo S, Batra A et al. Are hypopressive and other exercise programs effective for the treatment of pelvic organ prolapse? Int Urogynecol J 2023 Jan; 34(1):43-52.
7. Katz CMS, Barbosa CP. Effects of hypopressive exercises on pelvic floor and abdominal muscles in adult women: A systematic review of randomized clinical trials. J Bodyw Mov Ther 2024; 37:38-45.
8. Ramírez-Jiménez M, Alburquerque-Sendín F, Garrido-Castro JL et al. Effects of hypopressive exercises on post-partum abdominal diastasis, trunk circumference, and mechanical properties of abdominopelvic tissues: A case series. Physiother Theory Pract 2023; 39(1):49-60.
9. Skoura A, Billis E, Papanikolaou DT et al. Diastasis recti abdominis rehabilitation in the postpartum period: A scoping review of current clinical practice. Int Urogynecol J 2024. doi: 10.1007/s00192-024-05727-1. (Online ahead of print.)
10. Martín-Rodríguez S, Bø K. Is abdominal hypopressive technique effective in the prevention and treatment of pelvic floor dysfunction? Marketing or evidence from high-quality clinical trials? Br J Sports Med 2019; 53(2):135-6.
11. Rebullido TC, Chulvi-Medrano I. The abdominal vacuum technique for bodybuilding. Strength Condit J 2020; 42(5):116-20.
12. Caufriez M. Abdominaux et périnée mythes et réalités. MC Edition Collection Sciences de la Motricité, 2010.
13. Martínez-Álvarez M. Gimnasia abdominal hipopresiva y su aplicación en el postparto: Revisión bibliográfica. Tesis Posgraduación Maestria en Fisioterapia Universidade de Valladolid, 2012. 38p.
14. Minvaleev RS, Bogdanov RR, Kuznetsov AA, Bahner DP, Levitov AB. Yogic agnisara increases blood flow in the superior mesenteric artery. J Bodyw Mov Ther 2022; 31:97-101.
15. Sanchez-Garcia JC, Aguilar-Cordero MJ, Montiel-Troya M et al. Quality of life in the postpartum recovery of women who practice hypopressive exercise: Randomized clinical trial. J Clin Med 2022 Sep; 11(19):5592.
16. Sèmako Gérard D, Mansourou LM, Gratien HV et al. Hypopressive abdominal gymnastics and the management of post-partum low back pain: Case of 64 primipares under 20 years of Porto-Novo. Intern J Sci Acad Res 2020; 1(4):154-60.
17. Cuña-Carrera ID, Alonso-Calvete A, Soto-González M et al. How do the abdominal muscles change during hypopressive exercise? Medicina (Kaunas) 2021; 57(7):702.
18. Arranz-Martín B, Navarro-Brazález B, Sánchez-Sánchez B et al. the impact of hypopressive abdominal exercise on linea alba morphology in women who are postpartum: A short-term cross-sectional study. Phys Ther 2022 Aug; 102(8):pzac086.
19. Sekar R, Ramalingam V, Nirmala JG et al. Effectiveness of abdominal hypopressive technique on diastasis recti among postpartum women. Indian J Physiother Occup Ther 2024; 18:325-32.
20. Bernardes BT, Resende AP, Stüpp L et al. Efficacy of pelvic floor muscle training and hypopressive exercises for treating pelvic organ prolapse in women: A randomized controlled trial. São Paulo Med J 2012; 130(1):5-9.
21. Resende AP, Stüpp L, Bernardes BT et al. Can hypopressive exercises provide additional benefits to pelvic floor muscle training in women with pelvic organ prolapse? Neurourol Urodyn 2012; 31(1):121-5.
22. Resende APM, Bernardes BT, Stüpp L et al. Pelvic floor muscle training is better than hypopressive exercises in pelvic organ prolapse treatment: An assessor-blinded randomized controlled trial. Neurourol Urodyn 2019; 38(1):171-9.
23. Jose-Vaz LA, Andrade CL, Cardoso LC et al. Can abdominal hypopressive technique improve stress urinary incontinence? An assessor-blinded randomized controlled trial. Neurourol Urodyn 2020;3 9(8):2314-21.
24. Navarro-Brazález B, Prieto-Gómez V, Prieto-Merino D, Sánchez-Sánchez B, McLean L, Torres-Lacomba M. Effectiveness of hypopressive exercises in women with pelvic floor dysfunction: A randomised controlled trial. J Clin Med 2020 Apr; 9(4):1149.
25. Molina-Torres G, Moreno-Muñoz M, Rebullido TR et al. The effects of an 8-week hypopressive exercise training program on urinary incontinence and pelvic floor muscle activation: A randomized controlled trial. Neurourol Urodyn 2023; 42(2):500-9.
26. Soriano L, González-Millán C, Álvarez Sáez MM et al. Effect of an abdominal hypopressive technique programme on pelvic floor muscle tone and urinary incontinence in women: A randomised crossover trial. Physiotherapy 2020; 108:37-44.
27. Ithamar L, Moura Filho AG, Benedetti Rodrigues MA et al. Abdominal and pelvic floor electromyographic analysis during abdominal hypopressive gymnastics. J Bodyw Mov Ther 2018; 22(1):159-65.
28. Brazález BN, Sánchez BS, Gómez VP, Polo PV, McLean L, Lacomba MT. Pelvic floor and abdominal muscle responses during hypopressive exercises in women with pelvic floor dysfunction. Neurourol Urodyn 2020 Feb; 39(2):793-803.
29. Stüpp L, Resende AP, Petricelli CD, Nakamura MU, Alexandre SM, Zanetti MR. Pelvic floor muscle and transversus abdominis activation in abdominal hypopressive technique through surface electromyography. Neurourol Urodyn 2011 Nov; 30(8):1518-21.
30. Resende AP, Torelli L, Zanetti MR et al. Can abdominal hypopressive technique change levator hiatus area? – A 3-dimensional Ultrasound study. Ultrasound Q 2016 Jun; 32(2):175-9.

Disfunções Sexuais no Puerpério e Atuação Fisioterapêutica

Julianna de Azevedo Guendler

INTRODUÇÃO

O puerpério, também conhecido como período pós--parto, representa uma fase de profundas transformações na vida de uma mulher. Essa etapa, que se inicia logo após o parto e se estende por cerca de 6 semanas, é marcada por ajustes físicos, hormonais e emocionais significativos. Nesse contexto, um dos aspectos que merecem atenção especial diz respeito à sexualidade feminina, uma dimensão vital da vida e do bem-estar da mulher, mas que frequentemente é marginalizada ou mal compreendida em discussões sobre saúde pós-parto[1].

Durante o puerpério, a mulher experimenta mudanças que vão além das físicas, incluindo alterações na libido, na resposta sexual e na percepção de sua própria imagem corporal. Essas mudanças são influenciadas por uma complexa interação de fatores hormonais, psicológicos, sociais e relacionais. Além disso, condições médicas, como lacerações perineais durante o parto, dor e fadiga, também podem ter repercussão considerável na função sexual[2].

A importância deste tema reside não apenas na prevalência das disfunções sexuais durante esse período, mas também em seu impacto profundo na qualidade de vida, na saúde mental e nas relações íntimas da mulher. Apesar de sua relevância, observa-se uma carência de discussão aberta e de recursos informativos sobre a sexualidade no puerpério, tanto na literatura científica como na orientação fornecida às mulheres na prática clínica durante esse período[3-5].

Ao oferecer uma visão abrangente sobre as disfunções sexuais no puerpério, este capítulo visa preencher essa lacuna, destacando o papel crucial da fisioterapia no diagnóstico, tratamento e suporte às mulheres que enfrentam essas questões. Por meio de uma abordagem baseada em evidências e empática, são fornecidas informações valiosas para profissionais de saúde, pesquisadores e, mais importante, para as mulheres que atravessam essa fase desafiadora da vida.

O objetivo é não apenas esclarecer os aspectos clínicos e fisiológicos das disfunções sexuais no puerpério, mas também oferecer perspectivas sobre tratamentos eficazes e sensíveis a esse período na vida de uma mulher. Desse modo, este capítulo contribui para uma compreensão mais rica e uma abordagem mais holística da saúde sexual feminina no período pós-parto.

FUNDAMENTOS DA SEXUALIDADE FEMININA

A sexualidade feminina é um aspecto multifacetado da vida, influenciado por uma variedade de fatores biológicos, psicológicos e sociais. Biologicamente, a sexualidade é regulada por um equilíbrio de hormônios que afetam o desejo sexual, a excitação, a lubrificação e a capacidade de atingir o orgasmo. Fatores psicológicos, incluindo a autoimagem, o estado emocional e as experiências passadas, também desempenham papel importante. Socialmente, a sexualidade é moldada por normas culturais, educação sexual e a qualidade das relações íntimas[6,7].

Durante o puerpério, esses aspectos da sexualidade feminina passam por mudanças significativas. Biologicamente, o corpo da mulher se ajusta após o parto com mudanças hormonais que podem afetar a libido e a resposta sexual. O estrogênio e a progesterona, hormônios que se encontram em níveis elevados durante a gravidez, caem abruptamente após o parto, enquanto a prolactina, importante para a lactação, aumenta. Essa alteração hormonal pode resultar em pouca lubrificação vaginal e dor durante a relação sexual, além de influenciar o desejo sexual[1,8].

Psicologicamente, o puerpério é um período de ajuste emocional. Muitas mulheres experimentam uma gama de emoções, desde a alegria até a ansiedade e a tristeza. O estresse, a fadiga e as preocupações com a nova responsabilidade de cuidar de um recém-nascido podem afetar o desejo sexual e a capacidade de relaxar durante as relações íntimas. Além disso, a maneira como a mulher percebe seu corpo após o parto, muitas vezes influenciada por padrões culturais de beleza, pode impactar sua autoestima e, consequentemente, sua vida sexual[9].

Socialmente, o puerpério pode alterar a dinâmica das relações íntimas. A necessidade de cuidar do neonato frequentemente resulta em menos tempo e energia para a relação de casal, podendo afetar a frequência e a qualidade das interações sexuais. Além disso, o apoio do(a) parceiro(a) ou da família e a presença de uma rede social solidária são fundamentais para uma experiência positiva da sexualidade durante esse período[10].

Reconhecer e entender essas mudanças é essencial para abordar a sexualidade feminina de maneira holística e sensível durante o puerpério. Esse conhecimento é relevante não só para as mulheres que vivenciam tais transformações, mas também para os profissionais de saúde que as acompanham, possibilitando melhores orientação e suporte durante esse período de transição.

DISFUNÇÃO SEXUAL FEMININA: DEFINIÇÃO E TIPOS

A disfunção sexual feminina consiste em um espectro de condições que podem comprometer significativamente a saúde sexual e a qualidade de vida. De acordo com o *Manual Diagnóstico e Estatístico de Transtornos Mentais*, em sua quinta edição (DSM-5), essas disfunções são caracterizadas por uma perturbação clinicamente significativa na capacidade da mulher de responder sexualmente ou de experimentar prazer sexual[11]. Ainda de acordo com o DSM-5, as disfunções sexuais femininas podem ser classificadas em[11]:

- **Transtorno do interesse/excitação sexual feminino:** anteriormente conhecido como desejo sexual hipoativo, esse transtorno é marcado por ausência ou redução significativa do interesse ou excitação sexual. Fatores como alterações hormonais, cansaço, mudanças na percepção do próprio corpo e desafios emocionais inerentes à maternidade podem contribuir para essa condição.
- **Transtorno de dor genitopélvica/penetração:** esta expressão, adotada pelo DSM-5, engloba condições

como a dispareunia e o vaginismo. A dispareunia – ou dor durante a relação sexual – pode ser consequência de lacerações ou episiotomias, cicatrizes ou secura vaginal em virtude de mudanças hormonais ou tensão muscular pélvica.

- **Transtorno do orgasmo feminino:** também conhecido como anorgasmia no contexto anterior ao DSM-5, esse transtorno descreve a dificuldade persistente ou recorrente de atingir o orgasmo após uma fase de excitação sexual normal. Pode ser profundamente influenciado por fatores psicológicos, como estresse e ansiedade, bem como por mudanças físicas resultantes do parto.

É imperativo reconhecer que as disfunções sexuais no período pós-parto são multifacetadas e podem ser moldadas por uma combinação de fatores físicos, alterações na dinâmica de relacionamento e bem-estar emocional. A influência de normas culturais e a percepção individual da sexualidade também são fatores importantes para identificar como as mulheres vivenciam e comunicam essas disfunções. As experiências prévias e as adversidades enfrentadas antes ou durante a gravidez podem, igualmente, manifestar-se como desafios durante o puerpério.

A identificação e tratamento eficazes das disfunções sexuais no puerpério exigem uma abordagem integral que valorize as complexidades singulares desse estágio na vida de uma mulher. A gestão eficiente dessas condições é essencial para promover a qualidade de vida e o bem-estar sexual e exige o envolvimento conjunto da mulher, de seu(sua) parceiro(a) e de profissionais de saúde, incluindo fisioterapeutas especializados na área de saúde da mulher.

PREVALÊNCIA DE DISFUNÇÃO SEXUAL NO PÓS-PARTO

Embora a literatura científica sobre a prevalência de disfunção sexual feminina no pós-parto seja limitada, os estudos disponíveis apontam para uma incidência significativa dessa condição. De acordo com pesquisas realizadas em diferentes partes do mundo, uma proporção considerável de mulheres enfrenta desafios sexuais após o nascimento de um filho.

No contexto da Malásia, por exemplo, um estudo apurou que 52,4% das mulheres ativas sexualmente 6 meses após o parto apresentaram disfunção sexual[12]. Percentuais ainda mais elevados foram observados na Austrália, onde 64,3% das mulheres experimentaram disfunção sexual dentro do primeiro ano após o parto; dessas,

70,5% relataram insatisfação sexual, indicando uma questão de saúde pública preocupante[13].

No Brasil, a prevalência de disfunção sexual pós-parto foi de 43,5% entre as mulheres que retomaram a atividade sexual[13], enquanto outro estudo, realizado em uma clínica no estado de Pernambuco, registrou prevalência de 36%[14]. Um estudo brasileiro, conduzido no estado de São Paulo, avaliou 372 mulheres em fase de amamentação e constatou uma prevalência de 58,3% de disfunção sexual, reiterando a magnitude e a complexidade do problema[15].

Esses achados sublinham a importância de uma abordagem integral para a saúde sexual feminina no período pós-parto, considerando tanto os fatores biológicos como os psicossociais. Ainda uma pesquisa brasileira, empregando o Índice de Função Sexual Feminina em sua forma abreviada (FSFI-6), indicou que 55% das mulheres no pós-parto corriam risco de apresentar disfunção sexual[16].

A disfunção sexual no puerpério pode ser influenciada por uma variedade de fatores de risco, os quais incluem alterações hormonais, dor e desconforto físico após o parto, questões psicológicas, como depressão e ansiedade, e mudanças na imagem corporal. O estudo de Tebeka e cols.[17] destaca a importância de considerar a saúde mental no pós-parto, pois a depressão e a ansiedade podem afetar significativamente a libido e a satisfação sexual. Embora o foco principal do estudo seja a depressão pós-parto, é importante notar que a saúde mental e a saúde sexual frequentemente se sobrepõem. Esse estudo multicêntrico acompanhou 3.310 mulheres caucasianas após o parto e verificou que a prevalência de depressão pós-parto precoce era de 8,3%, enquanto a de depressão pós-parto tardia atingia 12,9%. Esses dados são importantes para entender a complexidade do período pós-parto, que pode incluir desafios tanto na saúde mental como na saúde sexual[17].

A deficiência de informações sobre a retomada e manutenção da vida sexual após o parto agrava essa situação. Um estudo revelou que cerca de metade das mulheres recebia instruções limitadas a quando reiniciar as relações sexuais, sem o devido aprofundamento de outros aspectos essenciais da sexualidade no pós-parto[5]. Paralelamente, um estudo realizado na Turquia identificou que o envelhecimento e problemas sexuais prévios durante a gravidez podem aumentar consideravelmente o risco de disfunção sexual após o parto, ressaltando a necessidade de atenção médica detalhada e suporte psicológico para essas mulheres[18].

A disfunção sexual no período pós-parto é uma questão significativa que afeta muitas mulheres, mas com frequência não discutida abertamente devido a tabus culturais e à falta de conscientização. A retomada da atividade sexual após o parto não é imediata para a maioria das mulheres. Muitas vezes, esse adiamento é orientado por recomendações médicas ou de profissionais de Obstetrícia, como médicos e parteiras, que aconselham sobre o período adequado para reinício seguro do intercurso. Estatisticamente, observa-se que entre 80% e 93% das mulheres recomeçam a ter relações sexuais aproximadamente 3 meses após darem à luz. Essa janela temporal reflete tanto a recuperação física como a adaptação às novas rotinas e demandas associadas ao cuidado com o recém-nascido[13].

Os fatores que contribuem para a disfunção sexual no período pós-parto são multifatoriais, incluindo mudanças fisiológicas, psicológicas e sociais. Por exemplo, a amamentação tem sido associada a menor resposta sexual devido aos altos níveis de prolactina, que podem suprimir a função ovariana e reduzir a secreção de estrogênio. Além disso, questões como fadiga, alterações de humor, percepção da imagem corporal e dinâmicas de relacionamento também desempenham papéis importantes. Um estudo longitudinal, conduzido por Khajehei e cols.[13], aponta que a qualidade do relacionamento conjugal e o suporte emocional do parceiro são elementos-chave na recuperação da função sexual pós-parto.

FATORES FÍSICOS E PSICOLÓGICOS QUE AFETAM A SEXUALIDADE NO PUERPÉRIO

Fatores físicos

A laceração perineal durante o parto vaginal é uma preocupação comum entre gestantes e profissionais de saúde em virtude de suas implicações na morbidade pós-parto. A prevalência de lacerações perineais pode variar amplamente, havendo relatos que indicam que cerca de 53% a 79% das mulheres podem sofrer algum tipo de laceração durante o parto vaginal. Esses números podem ser influenciados por fatores como a prática de episiotomia, a posição do parto e as características do feto, como tamanho e posição, além de fatores intrínsecos à mãe, como a elasticidade do tecido perineal[19,20].

As lacerações perineais são classificadas em quatro graus, de acordo com a extensão do dano tecidual. As de primeiro grau são as mais superficiais e afetam apenas a pele do períneo. Já as de segundo grau estendem-se aos músculos do períneo, mas não atingem o esfíncter anal. As lacerações de terceiro grau são mais graves, envolvendo o esfíncter anal, e podem ser subdivididas em três categorias (3A, 3B e 3C) conforme a extensão do dano ao esfíncter. Por fim, as lacerações de quarto grau são as mais severas, com a ruptura se estendendo através do esfíncter anal até a mucosa do reto. A cicatrização dessas lesões pode acarretar sensibilidade ou dor, afetando a experiência sexual[19,20].

Um estudo de coorte prospectivo avaliou mulheres com lacerações perineais de terceiro ou quarto grau após o parto vaginal (grupo de estudo) e as comparou com mulheres que passaram por episiotomia ou tiveram lacerações menores, concluindo que as lacerações perineais de grau mais elevado afetam negativamente a função sexual feminina em até 1 ano após o parto[21].

O aleitamento materno é um componente fundamental do puerpério, influenciando não apenas a saúde do neonato, mas também diversos aspectos da saúde da mãe, inclusive sua resposta sexual e equilíbrio hormonal. Durante a lactação, o corpo da mulher produz quantidades elevadas de prolactina, um hormônio que estimula a produção de leite. A prolactina tem impacto direto na diminuição dos níveis de estrogênio, o que pode resultar em várias mudanças na função sexual. Uma das consequências mais notáveis é a secura vaginal, causada pela redução na lubrificação natural. Isso pode tornar a atividade sexual desconfortável ou até dolorosa, contribuindo para a diminuição do desejo sexual[1,15].

Além disso, o estrogênio desempenha papel vital na manutenção do tecido vaginal e na resposta sexual. Com sua redução durante a lactação, pode haver diminuição na sensibilidade vaginal e na resposta sexual. Essa alteração hormonal pode influenciar, também, o humor e a libido, contribuindo para a frequência menor de atividade sexual[1,15].

A prevalência de incontinência urinária no pós-parto é tema recorrente na literatura, refletindo a importância da abordagem desse problema comum e suas implicações. Um estudo brasileiro ilustra essa realidade, revelando que, das 120 mulheres avaliadas, 52,5% experimentaram algum grau de incontinência urinária após o parto[22]. Em uma amostra mais ampla, envolvendo 531 participantes, observou-se que 55% das mulheres relataram incontinência urinária no pós-parto, sendo a incontinência de esforço a mais prevalente (73%), seguida pela incontinência de urgência (26,7%), com uma proporção mínima reportando incontinência mista (0,003%)[23]. O estudo revelou que a relação entre incontinência urinária e disfunção sexual é particularmente notável, com as participantes afetadas pela incontinência urinária apresentando maior propensão a relatar disfunção sexual, em comparação com aquelas sem incontinência[23].

Fatores psicológicos e emocionais

Os fatores psicológicos desempenham papel de destaque na sexualidade durante o puerpério, período em que as mulheres passam por intensas transformações físicas e emocionais. O estresse e a fadiga são consideravelmente comuns, pois o cuidado constante com o recém-nascido exige energia e atenção quase ininterruptas, o que naturalmente pode levar a uma redução do interesse sexual. A privação de sono e a demanda contínua por atenção do neonato podem esgotar as reservas emocionais e físicas da mãe, tornando o desejo sexual menos prioritário.

Além disso, a imagem corporal no pós-parto é uma questão significativa para muitas mulheres, uma vez que o corpo passa por mudanças visíveis após o parto. O ajuste ao novo formato corporal pode afetar a autoestima e a confiança, o que, por sua vez, pode influir negativamente na intimidade e na atividade sexual. A pressão para retornar ao "corpo pré-gravidez", muitas vezes exacerbada por imagens na mídia e comentários sociais, pode criar uma dissonância entre a realidade e as expectativas, dificultando a aceitação do próprio corpo e, consequentemente, afetando a vida sexual[1,24,25].

A presença de dor genitopélvica pode ter impacto considerável na qualidade de vida de um casal, manifestando-se de diversas maneiras. A preocupação com a dor pode levar o casal a evitar contato íntimo, resultando na redução da intimidade entre os parceiros e diminuindo sua conexão emocional e física. A dor crônica durante a atividade sexual pode desencadear estresse e ansiedade em ambos os parceiros, contribuindo para conflitos e tensões na relação. A dificuldade na comunicação aberta e honesta sobre questões sexuais, devido à dor genitopélvica, pode resultar em mal-entendidos e ressentimentos que prejudicam ainda mais o relacionamento. Por fim, a pessoa que experimenta a dor pode desenvolver sentimentos de inadequação e baixa autoestima, enquanto o parceiro pode sentir-se incapaz de proporcionar prazer ou conforto, afetando a autoestima de ambos[26].

QUESTIONÁRIOS UTILIZADOS NO DIAGNÓSTICO DE DISFUNÇÃO SEXUAL FEMININA

O diagnóstico de disfunção sexual no puerpério exige uma abordagem multidimensional, considerando aspectos físicos, hormonais e psicológicos. Os profissionais da saúde devem realizar uma anamnese detalhada, abordando a atividade sexual antes e depois do parto, o próprio processo de parto e a experiência de amamentação. Uma anamnese clínica e sexual completa é importante, incluindo perguntas sobre o desejo sexual, a frequência de atividade sexual, a presença de dor ou desconforto durante o ato e a capacidade de excitação e orgasmo, além de outras questões de cunho sexual.

Os questionários vêm desempenhando grande papel na avaliação de mulheres com disfunção sexual. Diversos questionários validados, como o Índice de Função Sexual Feminina (FSFI), podem ser empregados para avaliar a função sexual, ajudando a identificar áreas específicas de disfunção. Em revisão sistemática brasileira foram identificados sete instrumentos para avaliação da função sexual feminina, mas apenas três validações foram consideradas robustas quanto às suas propriedades psicométricas: o Questionário de Gravidez e Função Sexual (PSFQ), o FSFI e o Questionário de Função Sexual em Casos de Prolapso de Órgãos Pélvicos/Incontinência Urinária (PISQ-12). Esses instrumentos são cada vez mais usados tanto na prática clínica como em pesquisas, refletindo a crescente preocupação com questões referentes à função sexual e a demanda por ferramentas que facilitem a identificação de disfunções[27].

No entanto, os estudos não abrangem a população no período pós-parto, o que indica uma lacuna na aplicação dessas ferramentas para esse grupo específico, ressaltando a necessidade de desenvolvimento e validação de instrumentos adequados para as mulheres no puerpério. Em 2023, Guendler e cols.[16] realizaram um estudo que avaliou as propriedades de medida da versão em português brasileiro do FSFI-6 para mulheres no período pós-parto. Os resultados indicaram que o FSFI-6, quando destinado a essa população, tem aplicação rápida (3 minutos em média, enquanto o tempo médio de resposta ao FSFI original era de 13 minutos) e demonstra boa consistência interna, confiabilidade teste-reteste e validade discriminante. Considera-se presente a disfunção sexual quando o escore geral do FSFI-6 é inferior a 21 (veja o Anexo 1)[16].

Ainda é possível encontrar questionários que exploram condições específicas que afetam a sexualidade, como a incontinência urinária. Um exemplo é o Módulo de Questões Sexuais Femininas Associadas aos Sintomas do Trato Urinário Inferior do *International Consultation on Incontinence Questionnaire* (ICIQ-FLUTSsex), que oferece uma avaliação concisa, porém abrangente, do comportamento sexual feminino relacionado aos sintomas do trato urinário inferior e seu impacto na qualidade de vida. A pontuação total varia de zero a 21 pontos e é dividida em: nenhum impacto (0 ponto), impacto leve (1 a 3 pontos), moderado (4 a 6 pontos), grave (7 a 9 pontos) e muito grave (10 ou mais pontos) (veja o Anexo 2)[28].

AVALIAÇÃO FISIOTERAPÊUTICA NO PUERPÉRIO

A avaliação fisioterapêutica no puerpério é uma etapa crucial para identificação e tratamento das disfunções sexuais. Essa avaliação deve ser abrangente, considerando tanto os aspectos físicos como emocionais da mulher. O Anexo 3 apresenta uma ficha de avaliação fisioterapêutica.

Segue uma descrição de como esse processo pode ser conduzido.

Anamnese

Histórico médico completo

A fisioterapia começa com a coleta de um histórico médico completo, incluindo via de parto (vaginal ou cesariana), presença das lacerações e grau ou realização de episiotomia e se houve complicações durante ou após o parto. A prática de amamentação deve ser abordada com atenção especial. É vital discutir se a puérpera está amamentando exclusivamente, se há uso complementar de fórmulas e se enfrenta desafios nesse processo, como dificuldades na pega ou na produção de leite, que podem afetar física e emocionalmente a mãe. Além disso, é fundamental conhecer a condição atual de saúde da mulher, incluindo qualquer alteração percebida no pós-parto e a utilização de medicamentos e/ou anticoncepcional (tipo), bem como o histórico de cirurgias prévias e condições médicas que possam influenciar a recuperação pós-parto e a função sexual.

Discussão sobre o histórico sexual

A conversa deve ser conduzida com sensibilidade máxima, livre de julgamentos, de modo a entender a função sexual da mulher antes e durante a gravidez, bem como quaisquer preocupações ou alterações percebidas desde o parto. A análise começa com a verificação do estado atual da atividade sexual, a idade da primeira relação sexual e a qualidade das experiências sexuais anteriores. É importante discutir o número de parceiros(as), a identidade de gênero e a orientação sexual, além da experiência afetivo-sexual com parceiros(as) significativos(as) até o momento, englobando, também, a frequência das relações sexuais, as práticas sexuais preferenciais, o desejo de ter mais filhos e a vontade de engajar-se em atividades sexuais pós-parto.

A avaliação fisioterapêutica detalhada da sexualidade no pós-parto é uma conversa que prossegue com questões sobre a capacidade de sentir prazer ou excitação, a frequência e a descrição do orgasmo, a presença de dor durante a relação sexual e as preliminares. A *avaliação de dor* é fundamental, devendo ser investigadas a presença de dor durante a relação sexual, sua localização e intensidade, assim como fatores que podem aumentar ou aliviar o desconforto. A *lubrificação* também é um ponto de atenção, devendo ser questionadas a lubrificação vaginal e as possíveis alterações no pós-parto, considerando que mudanças hormonais e a amamentação podem influenciar esse aspecto.

A conversa abrange ainda aspectos psicossociais e históricos, como experiências pregressas de trauma ou violência sexual, dificuldades no casamento, restrições ao uso de anticoncepcionais, práticas sexuais sob coação e infidelidade, com o objetivo de compreender as dinâmicas que podem afetar a sexualidade atual da puérpera. Todos esses elementos são fundamentais para um diagnóstico completo e a elaboração de um plano terapêutico que respeite a individualidade da mulher, promovendo sua recuperação e bem-estar sexual no período pós-parto.

Avaliação psicossocial

Ajustes emocionais e psicológicos são importantes. O fisioterapeuta deve estar atento a itens como estado emocional, suporte social, imagem corporal, fadiga (sono) e estresse, que podem afetar a sexualidade, analisando a necessidade de encaminhamento para profissional qualificado.

Outras disfunções do assoalho pélvico

Deve ser questionada a presença de incontinência urinária ou fecal, constipação intestinal e prolapso de órgãos pélvicos.

Exame físico

O exame físico deve começar pela observação de sinais de medo, vergonha e ansiedade, como sudorese, rubor facial, padrão respiratório alterado e tremor nos membros inferiores. É crucial registrar todas as observações, já que a diminuição desses sinais indica progresso na abordagem fisioterapêutica. Inicialmente, é essencial explicar o procedimento, detalhando cada etapa antes de sua execução.

Região abdominal

A avaliação da região abdominal deve incluir a observação da respiração diafragmática e a existência de cicatrizes. Durante a palpação, são cruciais a busca por pontos dolorosos na região abdominal e o exame das condições da cicatriz, caso exista.

Região perineal

Inicia-se o exame pela inspeção visual da região perineal, procurando por anormalidades, como eritemas, lesões, cicatrizes ou alterações na pigmentação. Observam-se, também, a simetria e o aspecto geral da pele.

Avaliação da sensibilidade

É importante avaliar a integridade da sensibilidade do assoalho pélvico, especialmente para verificar possíveis alterações sensitivas decorrentes de lesões neurológicas. Além disso, cabe destacar que o nervo genitofemoral (L1 e L2) é responsável pela inervação dos lábios vaginais, enquanto o nervo pudendo é responsável pela inervação do assoalho pélvico.

Avaliação de dor miofascial

No contexto de dor miofascial, os pontos-gatilho estão entre as principais características, apresentando-se como nódulos ou faixas sensíveis nos músculos e podendo ser classificados em dois tipos: ativos, os quais estão constantemente causando dor, e latentes, que não causam dor imediatamente, mas podem ser ativados sob certas condições. Esses pontos latentes podem ser ativados por uma variedade de fatores, incluindo estresse emocional e físico. Cabe notar que esses pontos-gatilho podem permanecer inativos por longos períodos, e estímulos que parecem triviais podem desencadear sua reativação, levando a um novo episódio de dor[29].

Para avaliação da dor miofascial, é importante a palpação de pontos-gatilho, nódulos sensíveis ou bandas de tensão muscular, começando externamente na região do centro tendíneo do períneo, grandes lábios e região glútea, seguida pela palpação interna (vaginal) com toque unidigital, abrangendo todas as paredes. As áreas dolorosas identificadas devem ser classificadas conforme a Escala Visual Analógica (EVA). Para registro desses pontos de dor ou tensão pode ser usado como analogia um relógio, cujo centro dos ponteiros representa o canal vaginal.

Não existe um padrão ouro para avaliação da dor miofascial do assoalho pélvico. No entanto, um avanço significativo aconteceu em 2018 com a publicação de um protocolo específico para exame dessa condição, o qual sugere a avaliação de locais externos (articulações sacroilíacas bilaterais, margem medial da espinha ilíaca anterossuperior e margem cefálica da sínfise púbica) e grupos musculares internos (oblíquo interno direito, levantador do ânus direito, levantador do ânus esquerdo e oblíquo interno esquerdo)[29].

Biomecânica muscular do assoalho pélvico

A avaliação da força e resistência muscular do assoalho pélvico também é relevante, assim como é essencial considerar a capacidade de relaxamento e coordenação desses músculos. Cabe destacar que a presença de dor pode afetar a capacidade de contração muscular, o que, em certos casos, pode justificar a postergação da avaliação biomecânica. Além disso, é possível examinar de maneira externa a contração da musculatura superficial, o que se revela importante para a ereção do clitóris. O exame pode ser feito colocando-se os dedos ao lado do clitóris, puxando a pele na direção cranial e solicitando a contração.

Encaminhamentos

Quando necessário, o fisioterapeuta deve encaminhar a puérpera para abordagens complementares de outros profissionais, como médicos, psicólogos ou sexólogos.

TRATAMENTO FISIOTERAPÊUTICO NO PUERPÉRIO

Após a avaliação inicial, os objetivos do tratamento fisioterapêutico no puerpério podem ser estabelecidos de modo a oferecer orientação educacional abrangente, aliviar a dor associada ao pós-parto, auxiliar a cicatrização de eventuais lacerações perineais, melhorar a circulação sanguínea e promover o reparo tecidual, normalizar o tônus dos músculos do assoalho pélvico e aprimorar a propriocepção, a coordenação e o fortalecimento da musculatura pélvica.

A educação desempenha papel fundamental ao fornecer informações sobre anatomia e fisiologia sexual, orientar sobre o momento apropriado para retomada da atividade sexual após o parto e abordar fatores que podem influenciar a atividade sexual, como amamentação, fadiga e lubrificação adequada. Ademais, é importante incentivar a mulher a observar e a fazer exames de seu períneo e genitais externos.

O alívio da dor genitopélvica pode ser alcançado por meio de diversas técnicas fisioterapêuticas, incluindo terapia manual, fotobiomodulação (FBM), *biofeedback* e eletroestimulação.

A terapia manual, incluindo técnicas como massagem de Thiele e liberação miofascial, tem demonstrado eficácia na redução da dor e na promoção da função sexual em mulheres. Por meio de técnicas de digitopressão ou compressão isquêmica, busca-se aliviar a dor e a tensão nos músculos do assoalho pélvico, visando diminuir o desconforto ao reduzir a tensão muscular excessiva. Além disso, a terapia manual auxilia a conscientização da puérpera a respeito de seu assoalho pélvico e melhora sua capacidade de tolerar o toque, seja por métodos manuais, seja com o uso de dispositivos, como tubetes ou dilatadores, que ampliam gradativamente o alongamento vaginal[30].

Segundo Latorre[31], há sempre dois tipos de comprometimento funcional que causam a dor genital em si: muscular (tipo 1) ou conjuntivo (tipo 2). Portanto, técnicas específicas, voltadas para o tratamento de problemas musculares (contraturas) ou para liberação de tecidos conjuntivos (fibroses e aderências), devem resolver a dor.

Outro estudo de Latorre[32] descreve dois protocolos de liberação miofascial nas regiões vulvar e intracavitária, os quais consistem em um conjunto de procedimentos específicos destinados a liberar a tensão e melhorar a função dos tecidos miofasciais na região pélvica:

1. **Liberação miofascial para dores pélvicas musculares (tipo 1) – protocolo de liberação miofascial intracavitária progressiva:**
   - Desativação de pontos-gatilho.
   - Terapia manual de massagem.
   - Alongamentos manuais progressivos.
2. **Protocolo das seis manobras miofasciais conjuntivas (tipo 2):**
   - Miniestiramentos cutaneofasciais progressivos.
   - Descolamentos conjuntivos circulares.
   - Descolamentos conjuntivos transversais.
   - Descolamentos conjuntivos em cisalhamento.
   - Descolamentos conjuntivos por minirrolamento.
   - Estiramentos miofasciais progressivos.

Essas técnicas são aplicadas de maneira progressiva, levando em consideração o limiar de dor suportável e visando à melhoria funcional, incluindo atividades diárias e sexuais. A eficácia dos protocolos é avaliada por meio da EVA com o objetivo de alcançar a ausência completa de dor durante os testes clínicos e as atividades sexuais[32]. Embora não forneça com mais detalhes o direcionamento para execução dos procedimentos, o estudo se revela uma importante contribuição para destacar a relevância das técnicas de liberação de tecido conjuntivo.

A tensão dos músculos do assoalho pélvico é parcialmente responsável por agravar ou causar a dor genitopélvica, e o *biofeedback* eletromiográfico (EMG) pode ter como objetivo normalizar a tensão nesses músculos, o que, por sua vez, é esperado que resolva a dor[33]. Além de promover a normalização da tensão muscular, o *biofeedback* é fundamental para melhorar a dinâmica dos músculos do assoalho pélvico. Ele auxilia o ganho de propriocepção, a coordenação e, quando necessário, o fortalecimento desses músculos, promovendo a reabilitação de modo completo[31,32,34].

Os dilatadores vaginais também podem desempenhar papel significativo na redução da dor. Prescritos para ajudar a restaurar a elasticidade e a flexibilidade dos tecidos vaginais, promovem a adaptação gradual e a redução da sensibilidade exacerbada. Sob a orientação do fisioterapeuta, o uso regular de dilatadores pode auxiliar a habituação progressiva à penetração, diminuindo a ansiedade e facilitando o relaxamento durante o ato sexual[34].

Uma abordagem eficaz pode envolver a combinação de dilatadores vaginais com *biofeedback* EMG, utilizando eletrodos de superfície na região perineal. Ao introduzir um dilatador, a mulher pode visualizar e interpretar os sinais do *biofeedback*, percebendo se os músculos estão relaxados. Essa integração pode ser uma estratégia eficaz para aprimorar a conscientização muscular e facilitar o relaxamento durante o tratamento.

A FBM com *laser* de baixa intensidade também pode ser empregada para analgesia, promovendo resultados positivos no manejo da dor associada ao trauma perineal. A individualização do tratamento, com a adaptação das doses às necessidades específicas de cada puérpera, é importante para a obtenção de melhores desfechos clínicos[35].

Para analgesia, a FBM com *laser* de baixa intensidade, no comprimento de onda do infravermelho, energia de 2 a 6J, sobre toda a área externa do assoalho pélvico ou via vaginal, pode ser utilizada com bons resultados. A distância de 2cm entre um ponto e outro deve ser sempre respeitada, e a ponteira do equipamento deve encostar na área dolorosa[35].

Durante a avaliação, é possível identificar regiões afetadas pelos mecanismos envolvidos no parto, como lacerações, que podem resultar em neuralgias. Nesses casos, a FBM pode ser empregada ao longo do trajeto nervoso afetado, como ilustrado na Figura 49.1[35].

Nos casos de trauma perineal, a aplicação da FBM deve ser iniciada tão logo o trauma aconteça. Para reparação tecidual e alívio de dor, bons resultados podem ser obtidos com a aplicação dos comprimentos de luz vermelha e infravermelha combinados em uma janela terapêutica de 1 a 4J[36].

Tonazio e cols.[36] discutem a função da FBM em lesões ocasionadas no parto, alegando que alguns estudos atuais se utilizam de parâmetros baixos, o que interfere na resposta. Julgamos ser pertinente o emprego de uma dose de, no mínimo, 1J por ponto.

O emprego de estimulação elétrica transcutânea de nervos (TENS) com eletrodos de superfície ou intracavitários também é considerado viável para analgesia, assim como a termoterapia, utilizando dispositivos externos (região vulvar) ou intracavitários[30].

Além disso, é importante que o fisioterapeuta conheça os exercícios desenvolvidos por Helen Kaplan e outros programas de terapia sexual geralmente prescritos por profissionais de saúde mental especializados em sexualidade humana e terapia sexual. Trata-se de uma série de práticas eróticas personalizadas para cada tipo de disfunção sexual feminina. Os exercícios são realizados individualmente pela puérpera ou com o(a) parceiro(a), em ambiente privado, e visam abordar questões específicas relacionadas à disfunção sexual, como dificuldades de excitação, desejo, orgasmo ou dor durante o

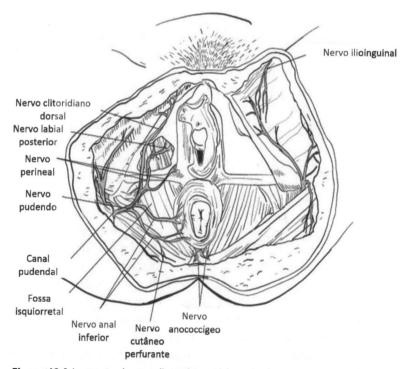

Figura 49.1 Inervação do assoalho pélvico. (Adaptada de Sorensen *et al.*, 2018[33].)

sexo. Com orientação adequada, os exercícios de Kaplan ajudam a explorar sensações físicas e emocionais, promovendo a intimidade e o prazer sexual[37].

Os exercícios desenvolvidos por Helen Kaplan incluem exercícios de sensibilização genital com técnica de masturbação dirigida, exercícios de controle da musculatura pélvica, técnica de respiração coordenada, exercícios de relaxamento, exercícios de fantasia e integração gradual do(a) parceiro(a) nos exercícios[37].

A fisioterapia no puerpério é uma abordagem holística, não limitada ao tratamento dos sintomas físicos, mas que também considera os aspectos emocionais e psicológicos da saúde sexual da mulher. O tratamento é individualizado, adaptando-se às necessidades individuais de cada puérpera. A colaboração interdisciplinar com ginecologistas, obstetras, psicólogos e outros profissionais de saúde é fundamental para garantir um cuidado abrangente e efetivo[38].

Intervenções direcionadas, como aconselhamento sexual e terapia de casal, podem ser benéficas no manejo da disfunção sexual pós-parto. A identificação precoce e o tratamento de complicações obstétricas, como lacerações e episiotomias, também podem reduzir o risco de disfunção sexual. Cabe frisar que a normalização do diálogo sobre sexualidade no pós-parto entre os profissionais de saúde e as mulheres é essencial para o manejo efetivo dessas condições. A pesquisa continua evoluindo, e mais estudos são necessários para explorar tratamentos e estratégias preventivas em longo prazo[38].

CONSIDERAÇÕES FINAIS

A disfunção sexual no pós-parto é uma área que necessita de mais atenção e pesquisa. A comparação com outros períodos da vida feminina, embora não amplamente abordada na literatura atual, sugere que as mudanças únicas experimentadas durante o pós-parto têm impacto significativo na função sexual. Além disso, a compreensão dos fatores de risco associados, incluindo questões de saúde mental, é crucial para a abordagem eficaz dessa questão.

Profissionais de saúde, especialmente fisioterapeutas especializados em saúde da mulher, podem desempenhar um papel indispensável ao fornecer orientações e tratamentos adequados para abordagem tanto das questões físicas como psicoemocionais. A comunicação aberta com o(a) parceiro(a) e o apoio de uma rede social sólida também são componentes importantes para uma recuperação saudável e uma vida sexual satisfatória no puerpério. Estudos futuros devem concentrar-se em abordagens multidisciplinares para o entendimento completo da complexidade da disfunção sexual no pós-parto.

Referências

1. Leeman LM, Rogers RG. Sex after childbirth: Postpartum sexual function. Obstet Gynecol 2012 Mar; 119(3):647-55. doi: 10.1097/AOG.0b013e3182479611.
2. Rowland M, Foxcroft L, Hopman WM, Patel R. Breastfeeding and sexuality immediately postpartum. Can Fam Physician 2005 Oct; 51(10):1366-7.
3. Handa VL, Cundiff G, Chang HH, Helzlsouer KJ. Female sexual function and pelvic floor disorders. Obstet Gynecol 2008 May; 111(5):1045-52. doi: 10.1097/AOG.0b013e31816bbe85.
4. Barrett G, Pendry E, Peacock J, Victor C, Thakar R, Manyonda I. Women's sexual health after childbirth. BJOG 2000 Feb; 107(2):186-95. doi: 10.1111/j.1471-0528.2000.tb11689.x.
5. Guendler J, Katz L, Flamini ME, Lemos A, Amorim M. Prevalence of sexual dysfunctions and orientations on sexuality in postpartum women: Cross-sectional study. Obstet Gynecol 2019 May; 133(Supplement):213S-214S. doi: 10.1097/01.AOG.0000559105.67034.96.
6. Basson R. Women's sexual dysfunction: Revised and expanded definitions. CMAJ 2005 May; 172(10):1327-33. doi:10.1503/cmaj.1020174.
7. Reed MA. Female sexual dysfunction. Clin Plast Surg 2022 Oct; 49(4):495-504. doi: 10.1016/j.cps.2022.06.009.
8. Witting K, Santtila P, Alanko K et al. Female sexual function and its associations with number of children, pregnancy, and relationship satisfaction. J Sex Marital Ther 2008; 34(2):89-106. doi: 10.1080/00926230701636163.
9. Leigh B, Milgrom J. Risk factors for antenatal depression, postnatal depression and parenting stress. BMC Psychiatry 2008; 8(24). doi:10.1186/1471-244X-8-24.
10. DeJudicibus MA, McCabe MP. Psychological factors and the sexuality of pregnant and postpartum women. J Sex Res 2002; 39(2):94-103. doi: 10.1080/00224490209552128.
11. American Psychiatry Association. DSM-V-TR – Manual Diagnóstico e Estatístico de Transtornos Mentais. 2013.
12. Ng YY, Muhamad R, Ahmad I. Sexual dysfunction among six months postpartum women in north-eastern Malaysia. PLoS One 2023 Apr; 18(4):e0284014. doi: 10.1371/journal.pone.0284014.
13. Khajehei M, Doherty M, Tilley PJM, Sauer K. Prevalence and risk factors of sexual dysfunction in postpartum Australian women. J Sex Med 2015; 12(6):1415-26.
14. Ferreira ALCG, Souza AI, Amorim MMR. Prevalência das disfunções sexuais femininas em clínica de planejamento familiar de um hospital escola no Recife, Pernambuco. Rev Bras Saúde Matern Infant 2007; 7(2):143-50.
15. Fuentealba-Torres M, Cartagena-Ramos D, Fronteira I et al. What are the prevalence and factors associated with sexual dysfunction in breastfeeding women? A Brazilian cross-sectional analytical study. BMJ Open 2019 Apr 25; 9(4):e025833. doi: 10.1136/bmjopen-2018-025833.
16. Guendler JA, Amorim MM, Flamini MEM, Delgado A, Lemos A, Katz L. Analysis of the measurement properties of the Female Sexual Function Index 6 – item version (FSFI-6) in a postpartum Brazilian population. Rev Bras Ginecol Obstet 2023 Feb; 45(2):089-95. doi: 10.1055/s-0043-1764496.
17. Tebeka S, Le Strat Y, Higgons AP et al.; IGEDEPP Groups. Prevalence and incidence of postpartum depression and environmental factors: The IGEDEPP cohort. J Psychiatr Res 2021 Jun; 138:366-74. doi: 10.1016/j.jpsychires.2021.04.004.
18. Acele EÖ, Karaçam Z. Sexual problems in women during the first postpartum year and related conditions. J Clin Nurs 2012; 21(7-8):929-37.
19. Cattani L, De Maeyer L, Verbakel JY, Bosteels J, Deprest J. Predictors for sexual dysfunction in the first year postpartum: A systematic review and meta-analysis. BJOG 2022 Jun; 129(7):1017-28. doi: 10.1111/1471-0528.16934.

20. Lins VML, Katz L, Vasconcelos FBL, Coutinho I, Amorim MM. Factors associated with spontaneous perineal lacerations in deliveries without episiotomy in a university maternity hospital in the city of Recife, Brazil: A cohort study. J Matern Neonatal Med 2018: 1-6.

21. Ahmed WAS, Kishk EA, Farhan RI et al. Female sexual function following different degrees of perineal tears. Int Urogynecol J 2017 Jun; 28(7):917-21. doi: 10.1007/s00192-016-3210-6.

22. Bortoletto JC, Juliato CRT, Brito LGO, Araújo CC. Fatores associados à incontinência urinária em mulheres pós-parto. Femina 2021; 49(5):300-8.

23. Badreddine J, Pope R, Sheyn D. Impact of urinary incontinence on postpartum sexual function. Urogynecology 2022; 28(11):753-62. doi: 10.1097/SPV.0000000000001247.

24. Pacey S. Couples and the first baby: Responding to new parents' sexual and relationship problems. Sex Relatsh Ther 2004; 19(3):223-46.

25. Marambaia CG, Vieira BDG, Alves VH et al. Sexualidade da mulher no puerpério: Reflexos da episiotomia. Cogitare Enferm 2020; 25:e67195. doi: 10.5380/ce.v25i0.67195.

26. ter Kuile MM, Weijenborg PT, Spinhoven P. Sexual functioning in women with chronic pelvic pain: The role of anxiety and depression. J Sex Med 2010 May; 7(5):1901-10. doi: 10.1111/j.1743-6109.2009.01414.x.

27. Saldanha MES, Padula RS, Avila MA, Driusso P. Adaptação transcultural para o português brasileiro e propriedades de medida de questionários de função sexual para mulheres: Revisão sistemática. Fisioter Pesqui 2021; 28(4):384-92. doi: 10.1590/1809-2950/20005128042021.

28. Andrade BF, Katz L, Rangel AEO, Guendler JA. Assessment on the measurement properties of the Brazilian Portuguese language version of the International Consultation on Incontinence Questionnaire Female Sexual Matters Associated with Lower Urinary Tract Symptoms Module (ICIQ-FLUTSsex). Rev Bras Saúde Mater Infant 2020; 20(2):555-63. doi: 10.1590/1806-93042020000200013.

29. Meister MR, Sutcliffe S, Ghetti C et al. Development of a standardized, reproducible screening examination for assessment of pelvic floor myofascial pain. Am J Obstet Gynecol 2019 Mar; 220(3):255. e1-255.e9. doi: 10.1016/j.ajog.2018.11.1106.

30. Driusso P, Frange C, Driusso S, Nicolino MP, Leite N, Bevilaqua-Grossi D. Agentes eletrofísicos na saúde da mulher. Thieme Brazil, 2021.

31. Latorre GFS. Nova classificação etiológica e funcional para as dores genitais femininas, masculinas e infantis. Rev Bras Fisiot Pelvica 2021; 1(2):71-82.

32. Latorre GFS, Ayala A, Machado MP et al. Novas técnicas de liberação miofascial para dor genital e sexual. Rev Bras Fisiot Pelvica 2022; 2(3):5-15.

33. Sorensen J, Bautista KE, Lamvu G, Feranec J. Evaluation and treatment of female sexual pain: A clinical review. Cureus 2018 Mar; 10(3):e2379. doi: 10.7759/cureus.2379.

34. Teixeira JA, Camilato ES, Lopes G. A fisioterapia pélvica melhora a dor genitopélvica/desordens da penetração? Femina 2017; 45(3):187-92.

35. Lenzi J, Rezende L. Fotobiomodulação com laser e LED em uroginecologia e proctologia: Da evidência à prática clínica. Thieme Brazil, 2021.

36. Tonazio CH, Gaspar M, Pinotti C. Fotobiomodulação no tratamento de feridas: Evidências para a atuação do enfermeiro. Thieme Brazil, 2024.

37. Kaplan HS. A nova terapia do sexo. 3. ed. Rio de Janeiro: Nova Fronteira, 1977.

38. Hadizadeh-Talasaz Z, Sadeghi R, Khadivzadeh T. Effect of pelvic floor muscle training on postpartum sexual function and quality of life: A systematic review and meta-analysis of clinical trials. Taiwan J Obstet Gynecol 2019; 58(6):737-47. doi: 10.1016/j.tjog.2019.09.003.

ANEXO 1
Female Sexual Function Index 6-item Version (FSFI-6)

Nas últimas 4 semanas
1 - Como você avalia o seu grau de desejo ou interesse sexual?
5 = Muito alto 4 = Alto 3 = Moderado 2 = Baixo 1 = Muito baixo ou absolutamente nenhum
2 - Como você classificaria o seu grau de excitação durante atividade ou ato sexual?
5 = Muito alto 4 = Alto 3 = Moderado 2 = Baixo 1 = Muito baixo ou absolutamente nenhum
3 - Com que frequência (quantas vezes) você obteve lubrificação vaginal (ficou com a "vagina molhada") durante a atividade sexual?
0 = sem atividade 5 = Quase sempre ou sempre 4 = A maioria das vezes (mais que metade do tempo) 3 = Algumas vezes (cerca de metade do tempo) 2 = Poucas vezes (menos da metade do tempo) 1 = Quase nunca
4 - Quando teve estimulo ou ato sexual, com que frequência (quantas vezes) atingiu o orgasmo ("gozou")?
0 = sem atividade 5 = Quase sempre ou sempre 4 = A maioria das vezes (mais que metade do tempo) 3 = Algumas vezes (cerca de metade do tempo) 2 = Poucas vezes (menos da metade do tempo) 1 = Quase nunca ou nunca
5 - O quanto você está satisfeita com sua vida sexual de um modo geral?
5 = Muito satisfeita 4 = Moderadamente satisfeita 3 = Quase igual satisfeita e insatisfeita 2 = Moderadamente insatisfeita 1 = Muito insatisfeita
6 - Com que frequência (quantas vezes) você sentiu desconforto ou dor durante a penetração?
0 = não tentei ter relação 5 = Quase sempre ou sempre 4 = A maioria das vezes (mais da metade do tempo) 3 = Algumas vezes (cerca de metade do tempo) 2 = Poucas vezes (menos da metade do tempo) 1 = Quase nunca ou nunca

ANEXO 2
Incontinence Questionnaire Female Sexual Matters Associated with Lower Urinary Tract Symptoms Module (ICIQ-FLUTSsex)

☐☐☐☐☐☐☐☐ ICIQ-FLUTSsex 09/05 ☐☐ ☐☐ ☐☐
Número inicial **CONFIDENCIAL** DIA   MÊS   ANO
Data de hoje

Assuntos sexuais

Nós ficaremos agradecidos se você puder responder as seguintes questões em relação a como você tem se sentido, em média, nas ÚLTIMAS QUATRO SEMANAS.

1. **Por favor, escreva sua data de nascimento:**

☐☐ ☐☐ ☐☐
DIA   MÊS   ANO

2a. Você sente dor ou desconforto por causa de secura vaginal?

não ☐ 0
um pouco ☐ 1
mais ou menos ☐ 2
muito ☐ 3

2b. O quanto isso a incomoda?
Por favor, circule um número de 0 (nem um pouco) a 10 (demais)
0 1 2 3 4 5 6 7 8 9 10
nem um pouco   demais

3a. O quanto você acha que os sintomas urinários prejudicam sua vida sexual?

não ☐ 0
um pouco ☐ 1
mais ou menos ☐ 2
muito ☐ 3

3b. O quanto isso a incomoda?
Por favor circule um número de 0 (nem um pouco) a 10 (demais)
0 1 2 3 4 5 6 7 8 9 10
nem um pouco   demais

4a. Você sente dor quando tem relações sexuais?

não ☐ 0
um pouco ☐ 1
mais ou menos ☐ 2
muito ☐ 3
eu não tenho relação sexual ☐ 4

4b. O quanto isso a incomoda?
Por favor, circule um número de 0 (nem um pouco) a 10 (demais)
0 1 2 3 4 5 6 7 8 9 10
nem um pouco   demais

ICIQ-FLUTSsex 09/05

5a. Você perde urina quando tem relação sexual?

não ☐ 0
um pouco ☐ 1
mais ou menos ☐ 2
muito ☐ 3
eu não tenho relação sexual ☐ 4

5b. O quanto isso a incomoda?
Por favor, circule um número de 0 (nem um pouco) a 10 (demais)
0 1 2 3 4 5 6 7 8 9 10
nem um pouco   demais

ANEXO 3
Ficha de Avaliação para Disfunções Sexuais no Puerpério

Data da avaliação:

Nome:
Idade: Data do nascimento:
Estado civil: ☐Solteira ☐Casada ☐União Estável ☐Separada ☐Viúva
Religião:
Tempo de união:
Qualidade do relacionamento conjugal:
Escolaridade: Profissão:
Onde nasceu:
Endereço:
Bairro: Cidade: Estado: CEP: Telefone:
Encaminhada por:
Outros profissionais envolvidos no atendimento: Médico: Psiquiatra: Psicólogo: Nutricionista: Outro:

Informações do/a parceiro/a:

Nome:
Idade: Data do nascimento:
Onde nasceu: Religião:
Escolaridade: Profissão:
Alguma comorbidade:
Medicamentos:
☐ Etilista   ☐ Abuso/Dependente de drogas

Antecedentes pessoais

☐ Diabetes ☐HAS ☐Obesidade ☐Cardiopatias ☐Depressão ☐Ansiedade ☐Doença psíquica
☐ Tosse crônica ☐Infecção urinária ☐Infecção urinária de repetição ☐Endometriose
☐ Dores osteomusculares ☐Infecção sexualmente transmissível (IST) ☐Corrimentos vaginais com frequência ☐ Mioma
☐ Câncer Tipo: ☐Quimioterapia ☐Radioterapia
☐ Cisto ovariano ☐Fumante ☐Etilista ☐Sedentarismo
☐ Atividade física   Qual: Frequência de treino:
Outros:

(Continua)

ANEXO 3
Ficha de Avaliação para Disfunções Sexuais no Puerpério *(Cont.)*

Antecedentes ginecológicos

Menarca: DUM :
Duração ciclos: □TPM (sintomas): □Dismenorreia
□ Contracepção Tipo: Tempo:
Outros:

Histórico obstétrico

G P A Partos: Vaginal □Cesárea □ Peso RN:
Complicações:
□ Infecção □Incontinência □Deiscência □Episiotomia □Laceração (grau) Amamentação:

Queixa principal (história atual, história sexual pregressa, histórico familiar, histórico da vida conjugal):

Há quanto tempo iniciaram os sintomas:
Desde que começaram os sintomas o seu estado:
□ Melhorou □Está igual □Piorou

Antecedentes cirúrgicos

Medicações em uso

História sexual
☐ Ativa   ☐Inativa
Idade da primeira relação (sexarca):
Qualidade da primeira relação e anteriores:
Número de parcerias:
Sexo biológico: ☐Masculino ☐Feminino Identidade de gênero: ☐Cisgênero ☐Transgênero Orientação sexual: ☐Heterossexual ☐Homossexual ☐Bissexual
Experiencia afetivo-sexual com parcerias significativas e atual:
Dificuldade de entrega:
Frequência das relações:
Discordância com parceiro/a quanto à frequência:
Práticas sexuais preferenciais:
Ainda quer ter filhos: ☐ SIM ☐ NÃO
Sente vontade de ter relação: ☐ SIM ☐ NÃO
Preliminares:
Duração satisfatória: ☐SIM ☐NÃO
Sente prazer/excitação: ☐ SIM ☐ NÃO
Consegue chegar ao orgasmo: ☐ SIM ☐ NÃO
Consegue se masturbar: ☐ SIM ☐ NÃO
Chega ao orgasmo na ☐parceria ou ☐masturbação
Frequência do orgasmo:
Como você descreve o orgasmo:
Sente dor na relação:
Como descreve a dor:
Localização da dor:
Em qual posição sente dor:
Quanto tempo dura essa dor:
Fica lubrificada o suficiente para não sentir dor:
Faz uso de lubrificante: ☐ SIM ☐ NÃO Qual:
Tem relação com penetração: ☐ SIM ☐ NÃO
Penetração total☐ ou parcial☐
Vivenciou algum trauma ou violência sexual na infância: ☐ SIM ☐ NÃO
Casamento forçado, negação do direito de uso de anticoncepcional, medidas de proteção contra ISTs, aborto forçado, práticas sexuais violentas: ☐SIM ☐NÃO
Traição por parte da parceria ou própria: ☐SIM ☐NÃO

(Continua)

ANEXO 3
Ficha de Avaliação para Disfunções Sexuais no Puerpério *(Cont.)*

Antecedentes urinários:

□Perda de urina aos esforços □Urgência urinária □Urgeincontinência □Noctúria

---

Sintomas anorretais:

Frequência evacuatória:

Constipação: □SIM □NÃO Escala de Bristol:

Manobras ou esforço na defecação □SIM □NÃO Qual:

Sente sensação de esvaziamento incompleto: □SIM □NÃO □ÀS VEZES

Medicação laxante: □SIM □NÃO Tipo: Frequência de uso:

Medicação constipante: □SIM □NÃO Tipo: Frequência de uso:

Desconforto abdominal: □ SIM □ NÃO Tipo: Frequência de uso:

Doença hemorroidária: □SIM □NÃO
Cirurgia hemorroidal: □SIM □NÃO

Fissura anal □SIM □NÃO Dor □SIM □NÃO

Dificuldade em manter fezes: □Sólida □Pastosa □Líquida □NÃO

Dificuldade em manter gases: □SIM □NÃO

Incontinência anal: □SIM □NÃO

□Urgência □Urgeincontinência □Perda ao esforço

Incontinência na relação sexual:

□Perda urinária □Perda de flatos

Sente desejo de urinar durante a relação sexual? □SIM □NÃO

Urina antes da relação com medo de perder? □SIM □NÃO

Sua atividade sexual ficou prejudicada com a perda de urina? □SIM □NÃO

Tratamentos anteriores para disfunções pélvicas?

□Sim □Não

Tipo: Duração: Resultados:

Exame físico

Inspeção e palpação abdominal:
Tônus: / Normal / Baixo / Alto
Diástase: □Presente □Ausente
Cicatrizes aderências: Cicatrizes aderências: Ausente

Dor: □SIM □NÃO

Realiza respiração abdominal: □SIM □NÃO

(Continua)

Inspeção região perineal:

Cicatrizes
Grandes lábios: ☐normal ☐atrofia
Pequenos lábios: ☐normal ☐atrofia
Abertura vulvovaginal: ☐0 ☐+ ☐++ ☐+++
Canal da uretra: ☐normal ☐aberto

Contração voluntária dos músculos do assoalho pélvico: ☐Presente ☐Ausente

Comprimento períneo: ☐normal ☐diminuído

Coloração mucosa vaginal: ☐normal ☐esbranquiçada

Palpação região perineal:

Tônus períneo: ☐Normal ☐Baixo ☐Alto

Sensibilidade: ☐Normal ☐Aumentada ☐Diminuída

Palpação canal vaginal:

Dor na introdução: ☐SIM ☐NÃO

Se sim, qual a intensidade (0 a 10):

Tônus: ☐Normal ☐Baixo ☐Alto

Reflexo da tosse: ☐presente ☐ausente

(Continua)

ANEXO 3
Ficha de Avaliação para Disfunções Sexuais no Puerpério *(Cont.)*

Palpação durante a contração:
Contração: □SIM   □NÃO
Se sim, qual a intensidade: □Fraca   □Moderada   □Forte
Tônus: □Normal   □Baixo   □Alto
Simetria: □Simétrica   □Assimétrica: ↑D□   ↑E□
Mecanismo: □Sucção   □Expulsão   □Neutro
Elevação: □SIM   □NÃO
Duração:
Relaxamento: □Ausente   □Parcial   □Completo
Uso dos músculos acessórios: □Abdominais   □Adutores   □Glúteos

Diagnóstico clínico:
Diagnóstico funcional:
Objetivos da fisioterapia:
Conduta fisioterapêutica:

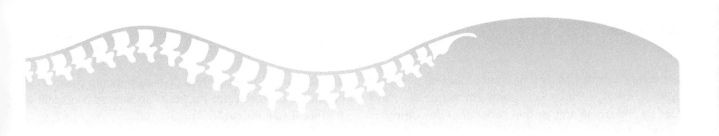

O que o Profissional de Saúde Precisa Saber sobre Amamentação

Vilneide Maria Santos Braga Diégues Serva ■ Tarciana Mendonça de Souza Almeida

INTRODUÇÃO

O leite humano é o melhor alimento para o recém-nascido até os 2 anos de vida ou mais e exclusivamente nos primeiros 6 meses[1]. Esse alimento tem importante papel não só na saúde atual, mas implica prevalência menor de doenças do adulto com raízes na infância[2]. Desse modo, este capítulo tem como objetivo descrever o processo fisiológico de lactação, bem como esclarecer e orientar o fisioterapeuta e todos os outros profissionais da saúde sobre o manejo da amamentação.

VANTAGENS DA AMAMENTAÇÃO

O leite é adaptado às necessidades especiais de cada espécie, logo atende às necessidades dos recém-nascidos e lactentes da espécie humana e oferece benefícios em curto, médio e longo prazo[3]. Algumas de suas vantagens são:

■ **Para o bebê:** protege o recém-nascido e o lactente de várias doenças e infecções, como diarreias, otites e outras infecções respiratórias, em virtude da presença de anticorpos e fatores anti-infecciosos[2,4,5]; possibilita um ótimo desenvolvimento neuropsicomotor[6]; favorece o crescimento adequado, por ser o alimento ideal sob os pontos de vista nutricional e digestivo, incluindo a biodisponibilidade de vários elementos nutricionais[4,6]; é fator de proteção contra problemas fonoaudiológicos, ortodônticos e do aparelho motor oral[7]; reduz o risco de alergias[8]; tem efeito em longo prazo em algumas doenças, como hipertensão arterial, aumento de lipídios plasmáticos, sobrepeso, obesidade, câncer na infância e diabetes *mellitus* tipos 1 e 2[2,3,6,9-11], entre outras vantagens.

■ **Para a mulher:** há diminuição do tempo de sangramento no pós-parto imediato nas lactantes que praticam o aleitamento materno na primeira hora após o parto e fazem contato pele a pele com seus filhos imediatamente após o parto[12]; estimula o vínculo maior, diminuindo o risco de depressão pós-parto[13]; pode atuar como contraceptivo, se o lactente tiver menos de 6 meses, se o aleitamento for exclusivo e a lactante se encontrar em amenorreia[3]; pode diminuir a possibilidade de câncer de mama, ovário e endométrio[14,15], bem como de doenças crônicas, como diabetes tipo 2[16].

ANATOMIA DAS MAMAS

As glândulas mamárias contêm dois tipos de tecido: glandular e de suporte (gorduras, ligamentos, veias e artérias)[17].

Cada mama contém 15 a 20 segmentos de tecido glandular (lobos mamários), separados entre si por tecido fibroso, gordura, vasos sanguíneos, linfócitos e nervos. Cerca de 15 a 20 ductos lactíferos se invaginam a partir da base do mamilo, dilatando-se e formando os seios lactíferos abaixo da aréola. Daí se estendem até a parede torácica, formando ductos menores que terminam em formações pequenas e saculares, os alvéolos, onde o leite é produzido[17].

Os alvéolos são constituídos por uma membrana basal, uma camada de células achatadas (mioepiteliais) com função contrátil e uma ou duas camadas de células cilíndricas com função secretora[17].

A aréola contém glândulas sudoríparas e sebáceas. As sebáceas, também chamadas glândulas de Montgomery, têm como função a proteção da pele dessa região por meio da formação de uma camada superficial hidro-lipídica, cujos orifícios consistem em pequenas elevações na superfície areolar que aumentam de volume na gestação[17].

No complexo areolopapilar existem ainda nervos, responsáveis pela transmissão da informação sensorial da sucção à hipófise, regulando a secreção de ocitocina e prolactina[17].

FISIOLOGIA DA LACTAÇÃO

Reflexos ligados à mãe

Reflexo da prolactina

Quando o recém-nascido suga, estimula as terminações nervosas existentes na aréola e no mamilo, as quais enviam mensagens para liberação de prolactina pela hipófise anterior[17,18]. A prolactina vai agir nas células secretoras dos alvéolos, estimulando-as a produzir leite. O pico de prolactina ocorre em torno de 20 a 30 minutos após a mamada e logo há produção para a mamada seguinte[17,18].

Compreender o efeito da sucção na produção láctea é importante: quanto mais sucção, maior a produção láctea, pois mais prolactina é secretada[17-19]. A prolactina também suprime as funções ovarianas, estendendo o período de amenorreia e, por conseguinte, o período anovulatório[17,18].

Um fator conhecido como inibidor ou polipeptídios supressores pode reduzir ou inibir a produção do leite humano. Se a mama estiver muito cheia, o fator inibidor envia mensagens às células para que haja diminuição ou cessação da secreção láctea. Se o leite for removido por sucção ou extração, o fator inibidor também será removido e ocorrerá o retorno à produção. Logo, esse fator funciona como mecanismo de defesa da mama contra problemas da mama puerperal associados ao acúmulo excessivo de leite na mama[17-19].

Reflexo de ocitocina

Quando o neonato suga, os impulsos nervosos sensoriais fazem a parte posterior da hipófise promover a descarga de ocitocina na corrente sanguínea, atuando nas células mioepiteliais dos alvéolos e provocando, assim, sua contração e a ejeção do leite já produzido em direção ao mamilo[17,18].

A ocitocina é produzida mais rapidamente do que a prolactina e faz o leite já produzido fluir para a mamada atual[17,18]. Esse reflexo pode ser afetado negativamente por cansaço excessivo, estresse e dor, bem como por alegria, confiança e bons pensamentos, que o afetam de forma positiva. A ocitocina também age na musculatura do útero, ajudando no controle do sangramento pós-parto, promovendo o retorno do útero ao tamanho normal e auxiliando a eliminação da placenta[17,18].

Reflexos do neonato

Os reflexos orais do recém-nascido garantem sua alimentação na fase inicial do desenvolvimento e são os seguintes[17,18]:

- Reflexo de busca ou procura, ativado mediante toque na bochecha e, principalmente, nos quatro pontos cardeais dos lábios, cuja função consiste em localizar o peito.
- Reflexo da extrusão de língua, que consiste no movimento de colocar a língua sobre a gengiva inferior para a pega do complexo areolopapilar.
- Reflexo de preensão reflexa, ou seja, abertura e fechamento rítmicos da mandíbula em resposta ao estímulo das gengivas.
- Reflexo de sucção, desencadeado pelo toque da ponta da língua na papila palatina, sendo sua função a retirada do leite. Como a sucção é particularmente forte logo após o nascimento, a criança deve ser estimulada a mamar na primeira hora de vida, sempre respeitando sua prontidão para mamar.
- Reflexo de deglutição, que é caracterizado pelo movimento do leite da faringe para o esôfago, exigindo coordenação entre sucção, deglutição e respiração.

MANEJO DA LACTAÇÃO: PEGA E POSIÇÃO

Um importante pilar no manejo da lactação, que cumpre papel básico na prevenção de problemas da mama puerperal, além do estabelecimento da amamentação, é a aprendizagem de como amamentar, com ênfase no posicionamento, pega e sucção efetiva[17,18,20]. A equipe de saúde deve estar apta a avaliar uma mamada, orientando a lactante e sua rede de apoio sobre a pega, o posicionamento e a sucção. É importante que os profissionais que assistem a lactante e seu filho utilizem o Formulário de Observação de Mamadas adaptado de Helen Armstrong (Figura 50.1)[21]. Os sinais referentes à posição corporal e à sucção são especialmente importantes e devem ser repassados às lactantes[18].

COMPOSIÇÃO DO LEITE HUMANO

As fórmulas infantis, à base de leite de vaca, contêm cerca de três vezes mais proteínas do que o leite humano. A maior parte dessas proteínas é constituída de caseína, que forma um coalho espesso, de difícil digestibilidade. Já o leite humano possui mais lactoalbumina, que forma

---

FORMULÁRIO DE OBSERVAÇÃO DE MAMADAS

Nome da mãe: _____ Data: _____

Nome do bebê: _____ Idade do bebê: _____

Sinais de que a amamentação vai bem   **Sinais de possível dificuldade**

Posição corporal

Sinais de que a amamentação vai bem	Sinais de possível dificuldade
☐ Mãe relaxada e confortável	☐ Mãe com ombros tensos e inclinada sobre o bebê
☐ Corpo do bebê próximo ao da mãe	☐ Corpo do bebê distante do da mãe
☐ Corpo e cabeça do bebê alinhados	☐ O bebê deve virar o pescoço
☐ Queixo do bebê toca no peito	☐ Queixo do bebê não toca no peito
☐ Nádegas do bebê apoiadas	☐ Somente os ombros/cabeça apoiados

Respostas

☐ O bebê procura o peito quando sente fome	☐ Nenhuma resposta ao peito (nenhuma procura observada)
☐ O bebê explora o peito com a língua	☐ O bebê não está interessado no peito
☐ Bebê calmo e alerta ao peito	☐ Bebê irrequieto ou agitado
☐ O bebê mantém a pega da aréola	☐ O bebê não mantém a pega da aréola
☐ Sinais de ejeção de leite (vazamento, cólicas uterinas)	☐ Nenhum sinal de ejeção de leite

Estabelecimento de laços afetivos

☐ A mãe segura o bebê no colo com firmeza	☐ A mãe segura o bebê nervosamente ou fracamente
☐ Atenção face a face da mãe	☐ Nenhum contato ocular entre a mãe e o bebê
☐ Mútuo toque da mãe e do bebê	☐ Mãe e bebê quase não se tocam

Anatomia

☐ Mamas macias e cheias	☐ Mamas ingurgitadas e duras
☐ Mamilos protráteis, projetando-se para fora	☐ Mamilos planos ou invertidos
☐ Tecido mamário com aparência saudável	☐ Tecido mamário com fissuras/vermelhidão
☐ Mamas com aparência arredondada	☐ Mamas esticadas

Sucção

☐ Boca bem aberta	☐ Boca quase fechada, fazendo um bico
☐ Lábio inferior projeta-se para fora	☐ Lábio inferior virado para dentro
☐ A língua acoplada em torno do peito	☐ Não se vê a língua do bebê
☐ Bochechas de aparência arredondada	☐ Bochechas tensas ou encovadas
☐ Sucção lenta e profunda em períodos de atividade e pausa	☐ Sucções rápidas com estalidos
☐ É possível ver ou ouvir a deglutição	☐ Pode-se ouvir estalos dos lábios, mas não a deglutição

Tempo gasto com a sucção

☐ O bebê solta o peito naturalmente	☐ A mãe tira o bebê do peito

O bebê suga durante _____ minutos

Figura 50.1 Formulário de Observação da Mamada. (Adaptada com permissão de Armstrong, 1992[21].)

---

coalho macio e facilmente digerido[17]. Há, ainda, a presença de aminoácidos, como cistina e taurina, importantes para o crescimento cerebral[17].

Existem outras proteínas cuja função não é nutrir, como a lactoferrina, que se liga ao ferro e impede o crescimento de bactérias que precisam de ferro para crescer;

a lisozima, que tem função bactericida; o fator bífidus, que inibe o crescimento de bactérias; os fatores de crescimento e fatores antiparasitários, fatores antivirais e fatores antibacterianos, entre eles a imunoglobulina A[17].

Principal carboidrato do leite humano, a lactose facilita a absorção de cálcio e ferro, além de promover a colonização intestinal com *Lactobacillus bifidos*, que impedem o crescimento de bactérias, fungos e parasitas[17].

Os ácidos graxos essenciais do leite materno são importantes para o crescimento do cérebro e para o desenvolvimento dos olhos, bem como para a saúde dos vasos sanguíneos. As gorduras ali presentes também exercem atividade antimicrobiana e antiviral[17].

O leite humano contém menos cálcio do que o de vaca; entretanto, é mais absorvido devido à melhor relação cálcio/fósforo[17]. Tanto o leite humano como o de vaca têm pequena quantidade de ferro, mas o ferro do leite humano é mais bem absorvido (em torno de 50% a 70%); a absorção de ferro do leite de vaca é de apenas 10%[17]. O leite humano contém sódio, fósforo, cloro e potássio em quantidades suficientes para o recém-nascido[17].

Todas as vitaminas atendem às necessidades da criança, embora algumas possam variar de acordo com a ingestão materna[17]. A vitamina A, por exemplo, encontra-se em maior quantidade no leite humano, principalmente no colostro, chegando a representar o dobro da encontrada no leite maduro. A vitamina K também é encontrada em maior quantidade no colostro[17]. Há pouca concentração de vitamina D. Quanto à vitamina E e às vitaminas do complexo B, o leite humano contém concentrações adequadas às necessidades do recém-nascido e lactente humano[17].

POSSÍVEIS PROBLEMAS DURANTE A LACTAÇÃO

Para promoção, proteção e apoio à lactante, ao pai da criança e à rede de apoio, é necessário o uso de habilidades de comunicação conforme o aconselhamento em amamentação[18].

Ingurgitamento mamário

O ingurgitamento mamário ocorre entre o segundo e o décimo dia do pós-parto e se caracteriza por congestão, dor, endurecimento e hiperemia bilateral, podendo surgir febre. É decorrente do manejo inadequado da apojadura (descida do leite), restrição na duração ou frequência das mamadas, atraso no início da amamentação, má pega, excedente láctea ou extrações infrequentes[22,23]. Nas mamas ingurgitadas, o leite tem dificuldade de fluir em razão da pressão dos líquidos nas mamas, do aumento da viscosidade do leite humano e da redução do reflexo mediado pela ocitocina[18].

O tratamento consiste em extração do excedente de leite e no estímulo para mamadas frequentes, também podendo ser utilizadas compressas frias logo após a extração, para alívio da dor[18,22].

Mastite

A mastite pode ser não infecciosa, a qual, se não tratada, evolui para mastite infecciosa. A sintomatologia inclui hiperemia, dor, calor local e área endurecida, sendo geralmente causada pela bactéria *Staphylococcus aureus*[18,22]. A avaliação médica é necessária para definição do uso de antibioticoterapia. Orienta-se a manutenção da amamentação, além de extrações frequentes do leite humano e o uso de analgésicos e compressas frias após as mamadas[18,24,25].

Em caso de evolução para abscesso, a drenagem está normalmente indicada, além da manutenção do tratamento sugerido para a mastite[25].

Fissura

A principal causa de fissura mamária é a má pega[26]. O neonato precisa abocanhar a maior parte da aréola e não deve sugar apenas o mamilo[18,22,27], caso contrário ocorrerá dor, principalmente no início ou até mesmo após a mamada.

A criança retira menos leite, e o acúmulo de leite na mama aumenta a quantidade de fator inibidor da produção láctea, o que leva à diminuição do fluxo de leite humano[19].

A prevenção deve incluir: (a) amamentação com técnica adequada, principalmente no que se refere ao posicionamento e à pega; (b) evitar ingurgitamento mamário, que pode dificultar a pega; (c) retirar um pouco de leite da aréola antes das mamadas, caso ela esteja muito cheia e tensa; e (d) introduzir um dedo pela comissura labial, se for preciso interromper a mamada, de maneira que a sucção seja interrompida antes que a criança seja retirada da mama[18,22,28].

Se a mãe apresentar queixa de ardor e "furadas" ou "agulhadas" durante e após as mamadas, e se a pele da aréola e/ou dos mamilos estiver avermelhada, brilhante e fina, deve-se pensar em contaminação fúngica por *Candida albicans*[18,29,30]. Nesse caso, o tratamento consiste no uso de nistatina ou miconazol pela mãe e a criança e, se necessário, fluconazol sistêmico (oral para a mãe)[18]. Mesmo no caso de contaminação fúngica, a amamentação não está contraindicada[31].

Obstrução ductal

A obstrução ductal caracteriza-se pelo aparecimento súbito de endurecimento, dor e vermelhidão da mama devido à má drenagem de parte da mama em razão de pega incorreta, uso de bicos artificiais ou roupas apertadas, entre outros fatores[18,25]. A obstrução deve ser tratada com massagens, extração do leite, compressas frias e analgésicos[22,25]. Caso não haja melhora em 48 horas, é preciso avaliar a necessidade de iniciar a administração de antibiótico, ou seja, tratar como mastite infecciosa[18].

Quando se trata de problemas da lactação, fica evidente que, para evitar a maioria deles, são necessárias pega e posição corretas. Para isso, o profissional de saúde deve estar apto a avaliar, reconhecer problemas e corrigir a pega e o posicionamento do recém-nascido e lactente, podendo ser utilizado como guia para os profissionais de saúde o formulário padrão de observação da mamada adaptado de Helen Armstrong[21,22].

ORIENTAÇÃO PARA EXTRAÇÃO E ARMAZENAMENTO DO LEITE HUMANO

Todos os profissionais de saúde precisam estar aptos para orientar as lactantes sobre a extração do leite das mamas e como armazená-lo. A extração de leite deve ser realizada em ambientes que apresentem condições higiênico-sanitárias satisfatórias, como sala e quarto, para minimizar os possíveis riscos de contaminação, evitando realizá-la, por exemplo, na cozinha e no banheiro. Quando a extração acontecer em ambiente hospitalar, os profissionais de saúde e lactantes deverão seguir a Norma Técnica 47.18 da Rede Brasileira de Bancos de Leite Humano (rBLH)[32].

Segundo orientações do Ministério da Saúde, para extração e armazenamento adequado do leite humano no domicílio são necessárias as medidas descritas a seguir[18,22].

Preparar o frasco para guardar o leite materno

- Usar frascos de vidro de café solúvel de boca larga e tampa plástica rosqueável, pois conseguem suportar a fervura. Retirar toda a cola e o papel do rótulo e de dentro da tampa. Lavar o interior e o exterior com água e sabão, esfregando e enxaguando bem. Não usar potes com tampas de metal.
- Ferver o vidro e a tampa, colocando-os em uma panela com água fria para só então ligar o fogo. Após o início da fervura, aguardar 15 minutos para desligar o fogo.
- Escorrer a água da panela e colocar o frasco e a tampa para secar de boca para baixo em pano limpo ou papel-toalha.
- Não enxugar. Deixar secar naturalmente.
- Quando estiver seco, fechar o frasco com a tampa e guardar em um recipiente fechado.
- O frasco preparado em casa terá validade de 24 horas. Se o frasco for esterilizado no hospital, verificar sua validade.

Extração do leite humano

- Retirar o leite depois que a criança mamar ou quando as mamas estiverem cheias, causando desconforto.
- Escolher um lugar limpo, tranquilo e longe de animais ou outras pessoas. Se a extração for realizada em ambiente de trabalho e não houver uma Sala da Mulher Trabalhadora que Amamenta disponível, deve-se usar sala de reunião ou escritório, por exemplo. Nunca utilizar banheiro, refeitório e copa. Lembrar que a extração de leite pode ser realizada à beira do leito, quando a criança estiver internada, conforme a Norma Técnica da rBLH[32,33].
- Prender e cobrir os cabelos com touca ou lenço. Os profissionais que auxiliam a extração do leite humano nas unidades de saúde devem fazer uso de luvas descartáveis e óculos de proteção, além de jaleco. Caso a extração não ocorra no domicílio ou local de trabalho, a mulher também deve fazer uso de jaleco.
- Cobrir boca e nariz com máscara ou fralda.
- Retirar adornos, como anéis, aliança, pulseiras e relógio, pois podem servir como fontes de contaminação.
- Não usar cosméticos que possam exalar cheiro, os quais podem alterar o sabor e o odor do leite.
- Lavar com água e sabão as mãos (esfregar entre os dedos e unhas) e os braços até o cotovelo.
- Lavar as mamas apenas com água.
- Secar as mãos e as mamas com toalha limpa ou papel-toalha.
- Orientar a lactante a dar preferência à extração manual; entretanto, ela também pode fazer uso da extração mecânica, com auxílio de bombas de sucção manual ou elétrica.
- Todos os componentes que entrarão em contato com a mama e o leite durante a extração (bomba manual ou elétrica, frascos de vidro etc.) deverão ser lavados e esterilizados previamente e após o processo de extração.
- Antes de iniciar a extração, tanto manual como mecânica, a lactante deve ser orientada a massagear levemente toda a mama. Em caso da extração manual, os dedos devem ser colocados em forma de C com o polegar perto da aréola, na parte de cima da mama, e os outros dedos sustentando a mama pela parte de baixo. Para a saída do leite, firmar os dedos e empurrar a aréola para trás em direção ao corpo e depois apertar suavemente um dedo contra o outro, sem deslizá-los na aréola, repetindo o movimento até o leite começar a sair. Desprezar os primeiros jatos ou gotas para eliminar possíveis microrganismos da microbiota da pele e iniciar a coleta em frasco previamente limpo e esterilizado[18,22].

Armazenamento do leite extraído

- O frasco com o leite humano extraído cru deve ser guardado em congelador ou *freezer* por até 15 dias (em caso de doação para um Banco de Leite Humano, o transporte deve ser realizado antes desse prazo)[18,22,34,35]. Caso seja armazenado na geladeira, usar a prateleira mais próxima do congelador por, no máximo, 12 horas. Nunca usar as portas do congelador, *freezer* ou geladeira. Quando ultrapassados esses prazos de armazenamento, o leite deverá ser descartado.
- Tampar bem o frasco com leite, anotar com caneta em uma etiqueta ou esparadrapo a data da retirada e colar no frasco.
- Quando a coleta acontecer no domicílio e a doadora não completar o volume do frasco, orientá-la que será possível preencher o volume do frasco na próxima retirada, desde que a extração seja realizada em outro recipiente higienizado. Ao fim da retirada, acrescentar o volume no frasco contendo o leite previamente rotulado e já congelado, lembrando que o tempo de validade será contado a partir da data/hora da primeira extração. O frasco deve ser completado até, no máximo, 1cm entre o volume de leite e a borda para evitar a quebra do frasco quando congelar.

Conservação do leite humano

Em relação à conservação do leite, seguimos as recomendações do Ministério da Saúde baseadas nas Notas Técnicas da rBLH, que orientam a conservação do leite não pasteurizado por[18,22,34,35]:

- Leite cru em geladeira – até 12 horas (não utilizar as portas da geladeira).
- Leite pasteurizado degelado em geladeira – até 24 horas (não utilizar as portas da geladeira).
- *Freezer* ou congelador – até 15 dias (não utilizar as portas do *freezer* ou congelador).
- Conservar leite pasteurizado por até 6 meses em *freezer* ou congelador.
- Transportar leite congelado em caixa isotérmica com gelo reciclável (três volumes de gelo reciclável para cada volume de leite). Não usar gelo para transporte do leite congelado.

Consumo do leite humano cru ou pasteurizado[17,18]

- Descongelar (ferver a água, desligar o fogo, colocar o frasco de leite congelado em banho-maria, descongelar o leite, mexendo o frasco até deixar "pedra" de leite congelado de cerca de 3cm, retirar o frasco do banho-maria).
- Homogeneizar (balançando o vidro vagarosamente até que o leite esteja uniforme e a "pedra" de leite tenha descongelado por completo fora do banho-maria).
- Retirar a quantidade necessária para consumo; aquecer a porção em banho-maria.
- Guardar o restante (não poderá ter havido contato com a boca da criança) em geladeira por, no máximo, 24 horas (leite pasteurizado) ou 12 horas (leite cru) – não usar a porta da geladeira.
- Não congelar novamente.
- Oferecer o leite em copo, colher ou por translactação.

CONSIDERAÇÕES PRÁTICAS SOBRE DROGAS E O LEITE HUMANO

A prescrição de medicamentos para as mulheres durante o período de lactação deve levar em consideração os riscos e os benefícios de seu uso. Em geral, as lactantes devem evitar medicações.

Entretanto, se o uso for necessário, devem ser escolhidos os medicamentos menos excretados pelo leite e que não tenham risco aparente para a saúde da criança. Drogas usadas por curto período provavelmente afetam menos do que as de uso contínuo. Além disso, mulheres usuárias de drogas devem ser aconselhadas a suspender o uso. Caso isso não seja possível, a amamentação deve ser desaconselhada em virtude dos efeitos adversos no lactente[36].

Algumas normas básicas para prescrição de drogas durante o período de lactação incluem[36]:

1. Avaliar a necessidade de terapia medicamentosa. A discussão entre o pediatra e o obstetra ou clínico é fundamental. A droga prescrita deve ter benefício reconhecido para a condição para a qual está sendo indicada.
2. Preferir uma droga já estudada, devidamente segura para a criança, que seja pouco excretada no leite humano.
3. Preferir, se possível, terapia tópica ou local, em vez da oral e parenteral.
4. Programar horários de administração, evitando que o pico do medicamento no leite coincida com o horário da amamentação.
5. Dosar a droga na corrente sanguínea do lactente, quando houver risco para ele, como nos tratamentos maternos prolongados.
6. Orientar a lactante a observar possíveis efeitos colaterais, como alteração no sono, nos hábitos intestinais, no tônus e na alimentação.

7. Evitar drogas de ação prolongada devido à maior dificuldade de excreção pela lactante.

8. Orientar sobre a extração do leite humano com antecedência, congelando-o para alimentar o recém-nascido, caso haja necessidade de interromper a lactação temporariamente.

DOENÇAS MATERNAS E A AMAMENTAÇÃO

Cabe destacar que a maioria das doenças infecciosas (virais, bacterianas, fúngicas e parasitárias) não representa uma contraindicação à amamentação, conforme descrito no documento da Sociedade Brasileira de Pediatria intitulado *Doenças maternas infecciosas e amamentação*[31]. Desse modo, o profissional de saúde que assiste uma lactante deve discutir com seu pediatra, obstetra, clínico, psiquiatra ou outro médico a real necessidade de suspensão da lactação, tendo como base a literatura[31].

CONSIDERAÇÕES FINAIS

O aleitamento materno é fundamental para a saúde da mãe e da criança. Sua prática exclusiva até os primeiros 6 meses de vida reduz as mortes por causas evitáveis de crianças com menos de 5 anos de idade. É, portanto, nesse contexto que o país vem desenvolvendo ações de promoção, proteção e apoio ao aleitamento materno para aumentar as taxas de amamentação. Assim, além de primordiais, são essenciais o envolvimento e o comprometimento conjunto dos profissionais de saúde com a defesa, divulgação e implementação de ações que envolvam o aleitamento materno.

Referências

1. WHO. Guideline: Counselling of women to improve breastfeeding practices [Internet]. Geneva: World Health Organization 2018. 99p. Disponível em: http://www.ncbi.nlm.nih.gov/books/NBK539314/. Acesso em: 11 mar 2021.

2. Hossain S, Mihrshahi S. Exclusive breastfeeding and childhood morbidity: A narrative review. Int J Environ Res Public Health 2022; 19(22):14804. doi: 10.3390/ijerph192214804.

3. Victora CG, Bahl R, Barros AJ et al. Breastfeeding in the 21st century: Epidemiology, mechanisms, and lifelong effect. Lancet 2016; 387(10017):475-90. doi: 10.1016/S0140-6736(15)01024-7.

4. Lokossou GA, Kouakanou L, Schumacher A, Zenclussen AC. Human breast milk: From food to active immune response with disease protection in infants and mothers. Front Immunol 2022; 13:849012. doi: 10.3389/fimmu.2022.849012.

5. Palmeira P, Carneiro-Sampaio M. Immunology of breast milk. Rev Assoc Med Bras 2016; 62(6):584-93. doi: 10.1590/1806-9282. 62.06.584.

6. Wallenborn JT, Levine GA, Santos AC, Grisi S, Brentani A, Fink G. Breastfeeding, physical growth, and cognitive development. Pediatrics 2021; 147(5):e2020008029. doi: 10.1542/peds.2020-008029.

7. Carrascoza KC, Possobon RF, Tomita LM, Moraes AB. Consequences of bottle-feeding to the oral facial development of initially breastfed children. J Pediatr 2006; 82(5):395-7. doi: 10.2223/JPED.1536.

8. Domínguez O, Plaza AM, Alvaro M. Relationship between atopic dermatitis and food allergy. Curr Pediatr Rev 2020; 16(2):115-22. doi: 10.2174/1573396315666191111122436.

9. Halipchuk J, Temple B, Dart A, Martin D, Sellers EA. Prenatal, obstetric and perinatal factors associated with the development of childhood-onset type 2 diabetes. Can J Diabetes 2018; 42(1):71-7. doi: 10.1016/j.jcjd.2017.04.003.

10. Su Q, Sun X, Zhu L et al. Breastfeeding and the risk of childhood cancer: A systematic review and dose-response meta-analysis. BMC Med 2021; 19(1):90. doi: 10.1186/s12916-021-01950-5.

11. McGowan C, Bland R. The benefits of breastfeeding on child intelligence, behavior, and executive function: A review of recent evidence. Breastfeed Med 2023; 18(3):172-87. doi: 10.1089/bfm.2022.0192.

12. Almutairi WM, Ludington SM, Quinn Griffin MT et al. The role of skin-to-skin contact and breastfeeding on atonic postpartum hemorrhage. Nurs Rep 2020; 11(1):1-11. doi: 10.3390/nursrep11010001.

13. Alimi R, Azmoude E, Moradi M, Zamani M. The association of breastfeeding with a reduced risk of postpartum depression: A systematic review and meta-analysis. Breastfeed Med 2022; 17(4):290-6. doi: 10.1089/bfm.2021.0183.

14. Collaborative Group on Hormonal Factors in Breast Cancer. Breast cancer and breastfeeding: Collaborative reanalysis of individual data from 47 epidemiological studies in 30 countries, including 50.302 women with breast cancer and 96.973 women without the disease. Lancet 2002; 360(9328):187-95. doi: 10.1016/S0140-6736(02)09454-0.

15. Chowdhury R, Sinha B, Sankar MJ et al. Breastfeeding and maternal health outcomes: A systematic review and meta-analysis. Acta Paediatr 2015; 104(467):96-113. doi: 10.1111/apa.13102.

16. Aune D, Norat T, Romundstad P, Vatten LJ. Breastfeeding and the maternal risk of type 2 diabetes: A systematic review and dose-response meta-analysis of cohort studies. Nutr Metab Cardiovasc Dis 2014; 24(2):107-15. doi: 10.1016/j.numecd.2013.10.028.

17. Serva VB. Aleitamento materno. In: Figueira F, Ferreira OS, Alves JG. (orgs.). Pediatria: Instituto Materno-Infantil de Pernambuco (IMIP). 3. ed. Rio de Janeiro: Medsi, 2004: 92-105.

18. Brasil. Ministério da Saúde, Secretaria de Atenção à Saúde, Departamento de Atenção Básica. Saúde da criança: Aleitamento materno e alimentação complementar. 2. ed. (Cadernos de Atenção Básica, 23). Brasília: Ministério da Saúde, 2015.

19. Wilde CJ, Addey CV, Boddy LM, Peaker M. Autocrine regulation of milk secretion by a protein in milk. Biochem J 1995; 305(pt.1):51-8. doi: 10.1042/bj3050051.

20. Teruya K, Bueno LG, Serva V. Manejo da lactação. In: Rego JD. (ed.). Aleitamento materno. 2. ed. São Paulo: Atheneu, 2006: 137-57.

21. Armstrong HC. Training guide in lactation management. New York: International Baby Food Action Network, IBFAN Africa, UNICEF, 1992.

22. Brasil. Ministério da Saúde, Universidade Federal do Rio Grande do Norte. Secretaria de Educação à Distância UFRN, Laboratório de Inovação Tecnológica em Saúde. Curso teórico de manejo do aleitamento materno [Internet]. Rio Grande do Norte: AVASUS, 2022. Disponível em: https://avasus.ufrn.br/local/avasplugin/cursos/curso.php?id=510. Acesso em: 13 fev 2024.

23. Berens P, Brodribb W. ABM Clinical Protocol #20: Engorgement, revised 2016. Breastfeed Med 2016; 11(4):159-63. doi: 10.1089/bfm.2016.29008.pjb.

24. Blackmon MM, Nguyen H, Mukherji P. Acute mastitis. In: StatPearls [Internet]. Treasure Island (FL): StatPearls Pub, 2024. Disponível em: https://pubmed.ncbi.nlm.nih.gov/32491714/. Acesso em: 14 fev 2024.

25. Mitchell KB, Johnson HM, Rodríguez JM et al. Academy of Breast-feeding Medicine Clinical Protocol #36: The mastitis spectrum, revised 2022. Breastfeed Med 2022; 17(5):360-76. doi: 10.1089/bfm.2022.29207.kbm.

26. Dias JS, Vieira TO, Vieira GO. Factors associated to nipple trauma in lactation period: A systematic review. Rev Bras Saude Mater Infant 2017; 17(1):27-42. doi: 10.1590/1806-93042017000100003.

27. Dennis CL, Jackson K, Watson J. Interventions for treating painful nipples among breastfeeding women. Cochrane Database Syst Rev 2014; (12):CD007366. doi: 10.1002/14651858.CD007366.pub2.

28. Berens P, Eglash A, Malloy M, Steube AM. ABM Clinical Protocol #26: Persistent pain with breastfeeding. Breastfeed Med 2016; 11(2):46-53. doi: 10.1089/bfm.2016.29002.pjb.

29. Douglas P. Overdiagnosis and overtreatment of nipple and breast candidiasis: A review of the relationship between diagnoses of mammary candidiasis and Candida albicans in breastfeeding women. London: Women's Health 2021; 17:17455065211031480. doi: 10.1177/17455065211031480.

30. Plachouri KM, Mulita F, Oikonomou C et al. Nipple candidiasis and painful lactation: An updated overview. Postepy Dermatol Alergol 2022; 39(4):651-5. doi: 10.5114/ada.2022.116837.

31. Sociedade Brasileira de Pediatria. Departamento Científico de Aleitamento Materno. Doenças maternas infecciosas e amamentação: Atualização [Internet]. (Guia Prático de Atualização). São Paulo: SBP 2022. 25p. Disponível em: https://www.sbp.com.br/fileadmin/user_upload/23561g-GPA_DIRETRIZ_Dc_MaternaInfecc_e_Amament-Atualizacao.pdf. Acesso em: 14 fev 2024 .

32. Gianini NO, Novak FR, Silva DA et al. Uso do leite humano cru exclusivo em ambiente neonatal. Normas Técnicas NT 47.18 [Internet] 2018; 1(47):1-24. Disponível em: https://rblh.fiocruz.br/sites/rblh.fiocruz.br/files/usuario/126/nt_47_18_uso_do_leite_humano_cru_exclusivo_em_ambiente_neonatal.pdf. Acesso em: 13 fev 2024.

33. Almeida JA, Novak FR, Guimarães V. Ordenha de leite humano: Procedimentos higiênicos sanitários. Normas Técnicas BLH-IFF/NT 16.21 [Internet] 2021; 1(16):1-10. Disponível em: https://rblh.fiocruz.br/sites/rblh.fiocruz.br/files/usuario/116/nt_16.21_-_ordenha_de_leite_humano_procedimentos_higienicos_sanitarios.pdf. Acesso em 10 jan 2024.

34. Almeida JA, Novak FR, Guimarães V. Higiene e conduta: Doadoras. Normas Técnicas BLH-IFF/NT 12.21 [Internet] 2021. Disponível em: https://rblh.fiocruz.br/sites/rblh.fiocruz.br/files/usuario/126/nt_12_21_higiene_e_conduta_doadora.pdf. Acesso em: 13 fev 2024.

35. Brasil. Ministério da Saúde. Cartilha para a mulher trabalhadora que amamenta. 2. ed ed. Brasília: Ministério da Saúde, 2015. 27p.

36. Brasil. Ministério da Saúde, Secretaria de Atenção à Saúde, Departamento de Ações Programáticas e Estratégicas. Amamentação e uso de medicamentos e outras substâncias [Internet]. Brasília: Ministério da Saúde, 2014 Disponível em: https://www.gov.br/saude/pt-br/assuntos/saude-de-a-a-z/s/saude-da-crianca/publicacoes/amamentacao-e-uso-de-medicamentos-e-outras-substancias-2a-edicao/@@download/file. Acesso em: 13 fev 2024.

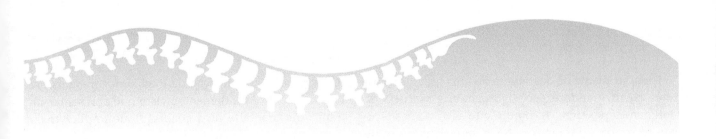

Atenção aos Aspectos Emocionais na Gestação, Parto e Puerpério

Cecília Gardenia de Sales

INTRODUÇÃO

A gestação, o parto e o puerpério representam grandes desafios para as mulheres em razão das intensas transformações físicas, psíquicas e sociais. A chegada de um filho altera a centralidade de toda a atenção da família, as relações se transformam, há a construção de um espaço para a criança no seio familiar e mudanças de identidade. Além disso, do ponto de vista biológico, no ciclo gravídico-puerperal ocorrem oscilações hormonais importantes que afetam diretamente a homeostase do sistema nervoso central (SNC)[1].

Por isso, nesse período as mulheres podem experimentar diversas alterações emocionais e estão mais vulneráveis a problemas relacionados à saúde mental[2]. No entanto, os temas maternidade e saúde mental ocupam lugares bem distintos: ao mesmo tempo que em torno do primeiro há toda uma construção romantizada do que é ser uma mãe, muitos estigmas cercam o segundo.

Discutir as questões de saúde mental na perinatalidade ainda é um tabu. Segundo a Organização Mundial da Saúde (OMS), menos de 20% das mulheres relatam sintomas dessa ordem aos profissionais de saúde, o que dificulta a identificação dos problemas e, consequentemente, o cuidado adequado[3].

Segundo a filósofa francesa Elisabeth Badinter, a partir do século XVIII, na Europa, o amor materno passou a ser compreendido como instinto e, assim, toda mulher estaria preparada para o papel de mãe e se sentiria realizada nessa função. Por essa perspectiva, torna-se incompreensível pensar o sofrimento e a maternidade no mesmo campo. A referida autora refuta essa ideia, demonstrando, com base em fatos históricos, que o amor materno é contingencial[4]. Assim, diferentemente do que é difundido há séculos, as mães não são todas iguais.

Por isso, é fundamental que os profissionais e os serviços de saúde ampliem os espaços de acolhimento para que as mulheres possam expressar seus sentimentos e emoções, considerando que em nenhum momento da parentalidade existe uma maneira certa de sentir. Diante da intensidade das experiências perinatais, o cuidado direcionado aos aspectos emocionais é fundamental, visto que toda mulher pode ser acometida por um transtorno mental nesse período ou apresentar adoecimento mental prévio.

Desse modo, os profissionais de saúde devem estar preparados para a identificação de problemas relacionados à saúde mental e para a construção interdisciplinar de propostas de cuidado que atendam às necessidades das gestantes, parturientes e puérperas e suas famílias. Nessa direção, este capítulo procura abordar aspectos emocionais na gestação, parto e puerpério, sublinhando a importância do olhar para a singularidade de cada mulher e destacando a necessidade da ampliação dos cuidados em saúde mental na assistência pré e pós-natal.

REFLEXÕES SOBRE OS CUIDADOS EMOCIONAIS NA GESTAÇÃO

A gestação pode ser compreendida como um momento de crise, no qual a ambivalência afetiva é um sentimento que se destaca, relacionando-se a um desejo de duas coisas incompatíveis, ou seja, ao assumir a gravidez, renuncia-se a outros desejos[5,6]. Assim, mesmo mulheres que vivenciam gestações muito planejadas podem experimentar dúvidas, ansiedade, inseguranças, alegria e tristeza.

Todavia, diante da descoberta de uma gravidez, costuma existir grande expectativa quanto à vivência de sentimentos positivos. É comum que as gestantes recebam felicitações e raramente sejam questionadas sobre como se sentem. No entanto, cada mulher poderá vivenciar os mais variados sentimentos, uma vez que se trata de uma experiência singular. Vale salientar que toda gravidez tem uma história que envolve remanejamentos psíquicos dos pais e de toda a família, não existindo gravidez ideal[6].

Assim, a atenção aos aspectos emocionais na gravidez não caminha na direção de uma normatização de emoções compatíveis com tal período. Contudo, é possível atentar para alguns fatores potencialmente desfavoráveis do ponto de vista emocional. Por exemplo, é esperado que as mulheres que vivenciam gravidezes não planejadas estejam mais propensas a enfrentar dificuldades, assim como aquelas que não contam com uma rede de apoio ou vivenciam gestações em condições de saúde desfavoráveis.

No que se refere às gestações não planejadas, o Brasil apresenta um cenário preocupante. De acordo com a pesquisa Nascer no Brasil, das 23.894 mulheres entrevistadas, 55,4% não pretendiam engravidar[7]. Quanto ao apoio recebido pelas mães, os números seguem desanimadores. No país, mais de 11 milhões de mulheres criam filhos sozinhas, e 72,4% delas não contam com nenhuma rede de apoio. A maioria das mães sem apoio é de mulheres pretas ou pardas e moradoras das regiões economicamente menos desenvolvidas[8].

No caso das gestações em que há problemas de saúde concomitantes, as chamadas gestações de alto risco, estas representam cerca de 15% das gestações no Brasil[9]. Nessa condição, as grávidas deveriam receber maior atenção quanto aos aspectos emocionais, uma vez que o risco é um fator gerador de estresse.

Os exemplos citados são apenas ilustrativos diante da diversidade de atravessamentos que merecem atenção e foram usados para demonstrar a importância da ampliação do olhar para os diferentes contextos em que as gestações são vivenciadas. Por isso, é fundamental que, desde as primeiras consultas pré-natais, os profissionais de saúde procurem compreender os processos de saúde para além dos fatores biológicos, realizando uma avaliação da saúde enquanto um fenômeno biopsicossocial.

Desse modo, da mesma forma que toda gestante deve ser orientada, por exemplo, sobre alimentação saudável ou realização de atividades físicas, é indispensável que sejam disponibilizadas no pré-natal orientações sobre saúde mental e que, diante da observação de alterações emocionais, seja oferecido todo o apoio necessário.

Além disso, a investigação de transtornos mentais prévios ou atuais é fundamental, visto que apresentar um transtorno mental é uma condição que implica maior risco gestacional (Quadro 51.1)[10].

Entre os transtornos mentais mais comuns na gestação, destacam-se a depressão e a ansiedade, cujos sintomas frequentemente são ignorados pela falta de ações voltadas para uma assistência integral, o que leva à extensão do sofrimento das mulheres por toda a gestação e até o pós-parto[11].

A atenção à saúde mental no período perinatal ainda tem muito a expandir. No entanto, alguns avanços podem ser observados nos últimos anos, como as novas recomendações da OMS de inclusão de intervenções psicológicas e psicossociais no pré e pós-natal e a Lei 14.721/2023, que amplia a assistência psicológica às mulheres no pré-natal e puerpério, além de prever o desenvolvimento de atividades de conscientização sobre a saúde mental[3,12]. Vale ressaltar que o cuidado direcionado aos aspectos emocionais das gestantes deve ser estruturado de maneira interdisciplinar, incluindo a participação ativa das gestantes e das famílias.

REFLEXÕES SOBRE OS CUIDADOS EMOCIONAIS NO PARTO

Diferentemente da gestação, que costuma promover uma expectativa social de emoções positivas, o parto é historicamente atrelado à ideia de sofrimento. Os medos associados à parturição estão presentes antes da gravidez, sendo compartilhados pela mídia e pelas histórias de familiares e amigos[13]. Além disso, com a crescente medicalização do parto, o conceito de risco foi fundamental para a patologização desse processo, que passou a ser percebido como arriscado e imprevisível[14].

Dessa maneira, o medo do parto é uma emoção vivenciada pela maioria das mulheres, podendo variar de intensidade e até alcançar níveis patológicos, sendo classificado como uma fobia específica, a *tocofobia*[15]. Um estudo

Quadro 51.1 Síntese de ações que favorecem a ampliação dos cuidados emocionais na gestação

- Possibilitar que as gestantes falem sobre seus sentimentos sem emitir críticas ou julgamentos
- Avaliar se a gestação foi planejada e se é desejada
- Avaliar o contexto no qual a gestação está sendo vivenciada e se há rede de apoio social e familiar
- Avaliar a presença de alterações emocionais intensas
- Avaliar se há histórico de transtornos mentais e/ou uso de substâncias psicoativas
- Orientar sobre cuidados em saúde mental
- Encaminhar, sempre que necessário, para profissionais e serviços especializados em saúde mental
- Articular o cuidado de maneira interdisciplinar

realizado com o objetivo de traçar o perfil epidemiológico do medo do parto, conduzido na cidade de Santos, em São Paulo, constatou a prevalência de 31,4% de medo intenso do parto e tocofobia na amostra estudada[16].

O medo do parto pode apresentar implicações negativas para a mulher, estando associado a complicações obstétricas, problemas de saúde mental e opção por cesariana. Entre os fatores que parecem influenciar o medo do parto, destaca-se a experiência anterior de parto[17].

Vale ressaltar que, no Brasil, são inúmeras as questões que dificultam uma experiência positiva de parto. No país, 20% das mulheres peregrinam em busca de uma maternidade para parir, ou seja, um número significativo de partos acontece em ambiente desconhecido, sem que a mulher tenha vínculos estabelecidos com a equipe[18].

Nessas condições, ter medo do parto parece coerente e se torna ainda mais justificado diante de dados que indicam que uma em cada quatro brasileiras relata ter sofrido algum tipo de violência obstétrica[19]. Segundo a pesquisa Nascer no Brasil, existe um excesso de intervenções nos partos, muitas vezes iatrogênicas para mulheres e crianças[20]. Cabe sublinhar que as repercussões negativas do parto impactam a saúde física e mental e a qualidade de vida das mulheres e suas famílias, principalmente em países de baixa renda, e podem ser observadas até 1 ano após o nascimento[21].

Logo, o cuidado emocional no parto inclui diretamente a melhoria na qualidade da assistência. Entretanto, mesmo diante da melhor assistência, é fundamental que os profissionais de saúde não se precipitem na avaliação da experiência da mulher. O parto é uma vivência singular. Assim, nada está garantido – mesmo quando tudo ocorre dentro do esperado para a equipe de saúde, é possível que a experiência não seja positiva para a parturiente.

O parto, por sua intensidade, demanda grande trabalho psíquico. Nesse processo, algo pode escapar, tornando-se difícil de nomear e, consequentemente, produzindo sofrimento[22]. Na sala de parto, há a possibilidade de desenvolvimento de uma clínica potente, na qual se torna possível a escuta dos medos, expectativas e angústias da parturiente[23]. No entanto, o mais comum nesses cenários é que a equipe de saúde dificulte a expressão do sofrimento das mulheres, antecipando avaliações com frases como: "deu tudo certo, seu bebê está ótimo!"

Entretanto, é necessário levar em consideração que o parto não é apenas um evento fisiológico, mas traz a necessidade de toda uma reorganização psíquica relacionada à transição para a maternidade e inclui perdas – tanto simbólicas, como do *status* de gestante ou do parto idealizado, como concretas, como nos casos de mortes perinatais.

Dessa maneira, por mais contraditório que pareça, a assistência ao parto implica, também, uma atenção aos lutos. Nos casos de perdas perinatais, algumas mulheres podem demonstrar sentimento de culpa e outros sentimentos negativos. Assim, os profissionais da saúde precisam estar preparados para ajudar na elaboração dessa culpa, oferecendo suporte emocional e cuidados que envolvam, entre outras estratégias, uma boa comunicação com a família[24].

Desse modo, a melhoria da assistência ao parto é um desafio que envolve a prestação de cuidados adequados a partir de atendimentos respeitosos que integrem diferentes áreas da saúde, possibilitando intervenções construídas a partir de múltiplos olhares[25]. No parto, assim como em outras fases da perinatalidade, é fundamental que o cuidado inclua uma escuta que leve em consideração a singularidade de cada experiência, ressaltando que, embora seja um fenômeno relativamente curto, suas repercussões impactam diretamente a saúde e a qualidade de vida das mulheres e de suas famílias.

REFLEXÕES SOBRE OS CUIDADOS EMOCIONAIS NO PUERPÉRIO

Do ponto de vista obstétrico, o puerpério é o período de restabelecimento físico da mulher após o parto, sendo marcado por significativas variações hormonais e físicas. De acordo com a OMS, sua duração vai do momento do parto até 42 dias após o nascimento[25].

Todavia, essa fase deve resumir-se aos aspectos biológicos, considerando todas as mudanças que a chegada de uma criança provoca na vida das mulheres e em seu entorno. Com o nascimento, a transição do papel de filha para mãe, as mudanças na autoimagem e a relação entre a sexualidade e a maternidade são temas que demandam uma importante reordenação psíquica[22].

Além disso, a idealização da maternidade como grande realização pode esbarrar em um grande desgaste sem que haja proporcional reconhecimento social, potencializando as já conhecidas iniquidades de gênero[26]. Nesse contexto, não é raro que as mulheres refiram culpa por experimentarem descontentamento, quando acreditam que deveriam estar felizes.

Dessa maneira, não causa surpresa que, no puerpério, as mulheres estejam vulneráveis ao desenvolvimento de transtornos mentais, os quais podem ser compreendidos como um alerta para o mal-estar vivenciado pelas mães na atualidade. De acordo com a OMS, no pós-parto, os índices de depressão e ansiedade variam de 13%, em países de alta renda, a 19,8%, em países de baixa renda[3].

Diante dos referidos percentuais, as equipes multiprofissionais devem estar preparadas para ofertar o apoio necessário às mães e às famílias no enfrentamento das dificuldades desse período, intervindo precocemente quando detectados sintomas de adoecimento mental[27]. Para tanto, faz-se necessária a disseminação de conhecimentos na área da saúde mental.

Por essa razão, serão abordados a seguir alguns quadros que merecem atenção especial no puerpério. Embora uma enorme gama de transtornos mentais possa ser observada no puerpério, optamos por destacar quatro quadros: o *baby blues*, a depressão perinatal, a ansiedade e a psicose pós-parto – os três primeiros se destacam pela prevalência e o último pela gravidade.

Baby blues

O *baby blues* ou tristeza materna é um quadro de alterações emocionais que acomete cerca de 80% das mulheres e que pode ser considerado uma resposta adaptativa às intensas transformações vivenciadas nesse período[28]. Além disso, as alterações hormonais do pós-parto também exercem importante influência no aparecimento dos sintomas[29].

Nesse quadro, as queixas tendem a ocorrer entre o terceiro e o décimo dia após o parto. Os principais sintomas são choro, irritabilidade, variações de humor, tristeza, ansiedade, alterações no apetite e no sono, exaustão, perda de interesse e preocupação[29,30].

Espera-se que os sintomas diminuam com o tempo, sem a necessidade de intervenções médicas. As mulheres podem beneficiar-se de espaços nos quais possam compartilhar o que sentem[28]. Embora não seja identificado um fator específico capaz de prevenir o *baby blues*, podem ser destacados entre os fatores protetores: presença da rede de apoio, acompanhamento psicológico e realização de atividades físicas[30].

Desse modo, é fundamental que as redes de apoio sejam orientadas sobre a importância dos cuidados direcionados às puérperas, visto que a tendência é o direcionamento de toda a atenção para o recém-nascido. Entre os cuidados que podem ser ofertados, destacam-se a escuta acolhedora, sem julgamentos e comparações, e a reorganização das demandas, evitando situações de sobrecarga materna.

Depressão perinatal

Entre os transtornos mentais relacionados à perinatalidade, certamente a depressão pós-parto (DPP) é o mais conhecido. No entanto, como na maioria das vezes alguns sintomas da doença já estão presentes desde a gravidez, a expressão *depressão perinatal* (DPN) tem sido considerada mais adequada[1].

As mulheres com DPN apresentam sintomas, como humor deprimido, perda de prazer, alteração no apetite e no sono, agitação, cansaço, sentimento de culpa, dificuldade de concentração, dificuldades na interação com a criança e, até mesmo, ideação suicida[31]. Além disso, são observados outros, como ansiedade, inquietação, dificuldade de tomada de decisão, sintomas obsessivos-compulsivos e pensamentos intrusivos (por exemplo, pensamento envolvendo danos à criança)[1].

A DPN é uma doença que afeta diferentes esferas da vida da mulher, incluindo prejuízos à qualidade dos cuidados prestados ao neonato. No Brasil, estima-se que uma em cada quatro mulheres apresenta sintomas depressivos no período de 6 a 18 meses após o parto[32]. Os números apontam para a necessidade de mudanças urgentes no cuidado direcionado às mães.

Cabe observar que muitos dos sintomas da DPN podem não chamar a atenção dos profissionais de saúde e das redes de apoio por serem considerados comuns, uma vez que é esperado que uma pessoa refira não dormir bem ou estar cansada por cuidar de um recém-nascido.

Desse modo, deve-se atentar para a intensidade dos sintomas e para os fatores de riscos, considerando o contexto social das mães. No Brasil, fatores como cor da pele parda, baixa renda, multiparidade, gravidez não planejada, histórico de transtornos mentais e cuidados inadequados com os recém-nascidos estão associados ao desenvolvimento de sintomas de DPN[32].

Como estratégias de cuidado, as mulheres com DPN podem realizar acompanhamento psicológico individual ou em grupo. Além disso, o acompanhamento psiquiátrico é fundamental. Recomenda-se que modalidades terapêuticas sejam somadas e que, nos casos em que seja necessário o uso de medicações, as decisões sejam discutidas e partilhadas entre a equipe multidisciplinar e as puérperas[1].

Ansiedade

Além da depressão, a ansiedade é uma importante questão para a saúde mental. Com a pandemia de Covid-19, houve um aumento significativo do número de casos dessas doenças em todo o mundo, sendo as mulheres as principais prejudicadas, possivelmente por estarem mais expostas a fatores como a violência de gênero e as desigualdades sociais[33]. Quanto aos casos relacionados à gestação ou ao pós-parto, estima-se em 20,7% a prevalência global de pelo menos um transtorno de ansiedade[34].

Vale ressaltar que a ansiedade, em si, não é uma patologia, podendo ser considerada uma emoção até mesmo positiva em circunstâncias específicas. Por exemplo, é comum as mulheres referirem ansiedade relacionada à regulação do sono do recém-nascido no pós-parto, e isso as motiva a buscarem informações e apoio.

No entanto, a ansiedade torna-se patológica de acordo com sua intensidade, duração, sofrimento e prejuízos no dia a dia. Quanto aos sintomas, a ansiedade pode causar alterações, como taquicardia, sudorese, taquipneia, fadiga, irritabilidade e dificuldades de concentração[35]. Esses sintomas podem ser observados em diferentes transtornos, a exemplo do transtorno de estresse pós-traumático (TEPT), um transtorno relacionado com a ansiedade.

A incidência de TEPT leva a reflexões sobre a importância da melhoria na assistência obstétrica e, portanto, esse transtorno será abordado de maneira sucinta. Caracteriza-se por um nível elevado de ansiedade com vivências envolvendo cenas de um evento traumático, esquiva e entorpecimento. Inicialmente observado em veteranos de guerra e em situações como assaltos e tragédias[36], atualmente o TEPT também é mencionado entre as condições adversas que afetam as mulheres no pós-parto, com prevalência mundial que pode variar até 6,7% no período de 3 a 6 meses após o parto[21]. Entre os fatores relacionados ao TEPT está a percepção da mulher de pouco suporte recebido por intermédio da equipe de saúde[37]. Assim, compreende-se que a prevenção desse transtorno inclui uma assistência humanizada às parturientes e o combate à violência obstétrica.

Psicose puerperal

A psicose puerperal é um quadro raro com incidência global de 0,89 a 2,6 em 1.000 nascimentos[38]. No entanto, merece destaque por sua gravidade, uma vez que implica sérios riscos às puérperas e aos recém-nascidos.

Os sintomas aparecem, principalmente, na primeira semana após o parto e podem incluir falta de concentração, dificuldade de orientação, agitação, distanciamento emocional, alterações no humor, insônia, delírios, desorganização do pensamento e alucinações, sublinhando o risco de suicídio e infanticídio[39]. Esse quadro exige muita atenção, pois as mulheres podem ocultar os sintomas[28]. Assim, é fundamental que as pessoas do entorno saibam identificar sua apresentação clínica.

Os fatores de risco para psicose puerperal incluem complicações obstétricas, histórico de transtorno mental, percepção de pouco suporte familiar e privação de sono[40]. Diante da gravidade do quadro, as intervenções precisam ser urgentes, e o acompanhamento psiquiátrico é indispensável. No entanto, a proposta terapêutica deve ser construída de modo interdisciplinar, incluindo a assistência psicossocial e a extensão dos cuidados à família e à criança.

O conhecimento dos sinais de adoecimento psíquico é de fundamental importância para estruturação de um cuidado integral em saúde, considerando que as intervenções em saúde mental na perinatalidade devem ser construídas de maneira interdisciplinar, a fim de melhorar a qualidade de vida das mulheres e de suas famílias, além de prevenir agravos à saúde e o suicídio, atualmente uma das principais causas de morte materna (Quadro 51.2)[41].

CONSIDERAÇÕES FINAIS

Abordar os aspectos emocionais na perinatalidade não é uma tarefa simples, uma vez que vai de encontro ao que é culturalmente esperado nesse período. Desse modo, a ampliação desse cuidado envolve o exercício contínuo de ressignificação da maternidade, compreendendo que ela é diversa, assim como as mulheres que a vivenciam.

Em diferentes proporções, a depender de fatores individuais e sociais, todas as mulheres estão suscetíveis a enfrentar alterações emocionais ou apresentar algum transtorno mental ao longo do ciclo gravídico-puerperal. Assim, é de extrema importância a redução do estigma que ronda os problemas de saúde mental mediante a conscientização da população em geral e dos profissionais da saúde. Estes devem ser capacitados para realizar ações em saúde mental ao longo de todo o período perinatal, incluindo a identificação precoce dos sintomas, estratégias para diminuição dos fatores de risco, enca-

Quadro 51.2 Síntese dos principais transtornos relacionados à perinatalidade e seus sintomas

Baby blues	Choro, irritabilidade, variações de humor, tristeza, ansiedade, alterações no apetite e no sono, exaustão, perda de interesse e preocupação
Depressão perinatal	Humor deprimido, perda de prazer, alteração no apetite e no sono, agitação, cansaço, sentimento de culpa, dificuldade de concentração, dificuldades na interação com a criança e ideação suicida
Ansiedade	Taquicardia, sudorese, taquipneia, fadiga, irritabilidade e dificuldades de concentração
Psicose puerperal	Falta de concentração, dificuldades de orientação, agitação, distanciamento emocional, alterações no humor, insônia, delírios, desorganização do pensamento e alucinações

minhamento para tratamento especializado em saúde mental e construção compartilhada do cuidado.

Colocar em pauta as discussões sobre saúde mental materna é ampliar as possibilidades de suporte, evitando que as mulheres sofram em silêncio, sem saber que têm o direito de pedir e receber um cuidado adequado.

Referências

1. Cantilino A. Depressão perinatal. In: Transtornos psiquiátricos na mulher; diagnóstico e manejo. Cantilino A, Neves MCL, Rennó Jr J. (orgs.). Porto Alegre: Artmed, 2023: 122-38.

2. Camacho RS, Cantinelli FS, Ribeiro CS et al. Transtornos psiquiátricos na gestação e no puerpério: Classificação, diagnóstico e tratamento. Arch Clin Psychiatry [Internet] 2006; 33(2):92-102. doi: 10.1590/S0101-60832006000200009.

3. World Health Organization. WHO recommendations on maternal and newborn care for a positive postnatal experience. [Internet]. Geneva: WHO, 2022. Disponível em: https://iris.who.int/bitstream/handle/10665/352658/9789240045989-eng.pdf?sequence=1.

4. Badinter E. Um amor conquistado: O mito do amor materno. Rio de Janeiro: Nova Fronteira, 1985. 370p.

5. Maldonado MT. Psicologia da gravidez. São Paulo: Saraiva, 1997.

6. Szejer M, Stewart R. Nove meses na vida da mulher: Uma aproximação psicanalítica da gravidez e do nascimento. São Paulo: Casa do Psicólogo, 1997.

7. Theme-Filha M, Baldisserotto ML, Fraga ACSA et al. Factors associated with unintended pregnancy in Brazil: Cross-sectional results from the Birth in Brazil National Survey, 2011/2012. Reprod Health [Internet] 2016 out; 13(118)(Suppl 3). doi: 10.1186/s12978-016-0227-8.

8. Feijó J. Mães solo no mercado de trabalho crescem 1,7 milhão em dez anos: O crescimento de domicílios tendo como pessoa de referência uma mãe solo faz parte das intensas transformações observadas nos arranjos familiares na última década. FGV, 2023 maio [Internet]. Disponível em: https://portal.fgv.br/artigos/maes-solo-mercado-trabalho-crescem-17-milhao-dez-anos.

9. Brasil. Critérios e parâmetros para o planejamento e programação de ações e serviços de saúde no âmbito do Sistema Único de Saúde (Série Parâmetros SUS). Brasília: Ministério da Saúde, 2015.

10. Brasil. Secretaria de Atenção Primária à Saúde. Departamento de Ações Programáticas. Manual de gestação de alto risco. [Internet]. Brasília: Ministério da Saúde; 2022. Disponível em: https://bvsms.saude.gov.br/bvs/publicacoes/manual_gestacao_alto_risco.pdf

11. Arrais AR, Araujo TCCF, Schiavo RA. Depressão e ansiedade gestacionais relacionadas à depressão pós-parto e o papel preventivo do pré-natal psicológico. Rev Psicol Saúde [Internet] 2019 ago; 11(2):23-34. Disponível em: http://pepsic.bvsalud.org/scielo.php?script=sci_arttext&pid=S2177-093X2019000200003&lng=pt. Acesso em: 10 jan 2024.

12. Brasil. Estatuto da Criança e do Adolescente. Diário Oficial da União, Lei nº 14.721, p.n.1. (8 nov 2023) [Internet]. Disponível em: https://legislacao.presidencia.gov.br/atos/?tipo=lei&numero=14721&ano=2023&ato=d01gxv650mzpwt8cb.

13. Pereira RR, Franco SC, Baldin N. Representações sociais e decisões das gestantes sobre a parturição: Protagonismo das mulheres. Saúde Soc [Internet]. 2011 Jul; 20(3):579-89. doi: 10.1590/S0104-12902011000300005.

14. Chacham AS. Médicos, mulheres e cesárias: A construção do parto normal com "um risco" e a medicalização do parto no Brasil. In: Jacó-Viela AM, Sato L. (orgs). Diálogos em psicologia social [Internet]. Rio de Janeiro: Centro Edelstein de Pesquisas Sociais 2012: 420-51.

15. Rondung E, Thomtén J, Sundin Ö. Psychological perspectives on fear of childbirth. J Anxiety Disord [Internet] 2016; 44:80-91. doi: 10.1016/j.janxdis.2016.10.007.

16. Mello RS, Toledo SF, Mendes AB et al. Medo do parto em gestantes. Femina 2021; 49(2):121-8.

17. Imakawa CSO, Nadai MN, Reis M et al. Is it necessary to evaluate fear of childbirth in pregnant women? A scoping review. Rev Bras Ginecol Obstet [Internet] 2022 Jul; 44(7):692-700. doi: 10.1055/s-0042-1751062.

18. Fundação Oswaldo Cruz. Nascer no Brasil: Inquérito nacional sobre parto e nascimento [Internet]. Rio de Janeiro: Fundação Oswaldo Cruz, 2012. Disponível em: https://nascernobrasil.ensp.fiocruz.br/wp-content/uploads/2020/05/Sinopse-de-pesquisa.pdf.

19. Venturi G, Godinho T. Mulheres brasileiras e gênero nos espaços público e privado: Uma década de mudanças na opinião pública. São Paulo: Fundação Perseu Abramo, SESC-SP, 2013.

20. Leal MC, Pereira APE, Domingues RMSM et al. Intervenções obstétricas durante o trabalho de parto e parto em mulheres brasileiras de risco habitual. Cad Saúde Pública 2014; 30(Supl. 1):17-32.

21. Vogel JP, Jung J, Lavin T et al. Maternal health in the perinatal period and beyond 3 neglected medium-term and long-term consequences of labour and childbirth: A systematic analysis of the burden, recommended practices, and a way forward. [Internet] 2023 dez. doi: 10.1016/S2214-109X(23)00454-0.

22. Iaconelli V. Manifesto antimaternalista: Psicanálise e política da reprodução. Rio de janeiro: Zahar, 2023.

23. Iaconelli V. Reprodução de corpos e de sujeitos: A questão perinatal. In: Parentalidade. Teperman D, Garrafa T, Iaconelli V (orgs.). Belo Horizonte: Autêntica, 2020: 71-86.

24. Salgado HO, Andreucci CB, Gomes ACR et al. The perinatal bereavement project: Development and evaluation of supportive guidelines for families experiencing stillbirth and neonatal death in Southeast Brazil — A quasi-experimental before-and-after study. Reprod Health [Internet] 2021 Jan; 18(1):5. doi: 10.1186/s12978-020-01040-4. Errata em: Reprod Health 2021 jul; 18(1):144.

25. WHO. Technical consultation on postpartum and postnatal care. [Internet]. Geneva: World Health Organization, 2010. Disponível em: https://iris.who.int/bitstream/handle/10665/70432/WHO_MPS_10.03_eng.pdf?sequence=1.

26. Dunker CIL. Economia libidinal da parentalidade. In: Parentalidade. Teperman D, Garrafa T, Iaconelli V (orgs.). Belo Horizonte: Autêntica, 2020: 39-53.

27. Saraiva ERA, Coutinho, MPL. O sofrimento psíquico no puerpério: Um estudo psicossociológico. Rev Mal-Estar Subj [Internet] 2008; 8(2):505-27. Disponível em: http://pepsic.bvsalud.org/scielo.php?script=sci_arttext&pid=S1518-61482008000200011&lng=pt&nrm=iso. Acesso em: 1 jul 2024.

28. Iaconelli V. Depressão pós-parto, psicose pós-parto e tristeza materna. Rev Ped Mod 2005 jul-ago; 41(4).

29. Silva MAP, Demitto MO, Agnolo CMD et al. Tristeza materna em puérperas e fatores associados. Rev Portug Enferm Saúde Mental [Internet] 2017; 18:08-13. doi: 10.19131/rpesm.0186.

30. Campos PA, Féres-Carneiro T. Sou mãe: e agora? Vivências do puerpério. Psicol USP [Internet] 2021; 32:e200211. doi: 10.1590/0103-6564e200211.

31. Cantilino A, Zambaldi CF, Sougey EB et al. Transtornos psiquiátricos no pós-parto. Arch Clin Psychiatry (São Paulo) [Internet] 2010; 37(6):288-94. doi: 10.1590/S0101-60832010000600006.

32. Theme Filha MM, Ayers S, Gama SG et al. Factors associated with postpartum depressive symptomatology in Brazil: The Birth in Brazil National Research Study, 2011/2012. J Affect Disord [Internet] 2016; 194:159-67. doi: 10.1016/j.jad.2016.01.020.

33. WHO. World mental health report: Transforming mental health for all. Geneva: World Health Organization 2022 [Internet]. Disponível em: https://iris.who.int/bitstream/handle/10665/356119/9789240049338-eng.pdf?sequence=1.

34. Fawcett EJ, Fairbrother N, Cox ML et al. The prevalence of anxiety disorders during pregnancy and the postpartum period: A multivariate Bayesian meta-analysis. J Clin Psychiatry [Internet] 2019 Jul; 80(4):18r12527. doi: 10.4088/JCP.18r12527.

35. Rosa ES, Ferrão JVB, Amantéa MC et al. Transtornos de ansiedade na mulher. In: Cantilino A; Neves MCL, Rennó Jr. J. (orgs). Transtornos psiquiátricos na mulher; diagnóstico e manejo. Porto Alegre: Artmed 2023: 122-38.

36. Sbardelloto G, Schaefer LS, Justo AR et al. Transtorno de estresse pós-traumático: Evolução dos critérios diagnósticos e prevalência. Psico-USF [Internet] 2011Jan; 16(1):67-73. doi: 10.1590/S1413-82712011000100008.

37. Zambaldi CF, Cantilino A, Sougey EB. Parto traumático e transtorno de estresse pós-traumático: Revisão da literatura. J Bras Psiquiatr [Internet] 2009; 58(4):252-7. doi: 10.1590/S0047-20852009000400006.

38. VanderKruik R, Barreix M, Chou D et al.; Maternal Morbidity Working Group. The global prevalence of postpartum psychosis: A systematic review. BMC Psychiatry [Internet] 2017 Jul; 17(1):272. doi: 10.1186/s12888-017-1427-7.

39. Monzon C, Lanza di Scalea T, Pearlstein T. Postpartum psychosis: Updates and clinical issues. Psychiatric Times, 2014.

40. Pina I, Marques RC, Machado L. Transtornos psicóticos na mulher. In: Cantilino A, Neves MCL, Rennó Jr. J (orgs.) Transtornos psiquiátricos na mulher; diagnóstico e manejo. Porto Alegre: Artmed 2023: 122-38.

41. Souza JP, Day LT, Rezende-Gomes AC et al. Maternal health in the perinatal period and beyond: A global analysis of the determinants of maternal health and transitions in maternal mortality. Lancet Global Health [Internet] 2023 dez. Disponível em: https://www.thelancet.com/pdfs/journals/langlo/PIIS2214-109X(23)00468-0.pdf.

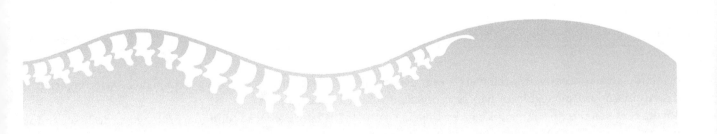

52 Sexualidade na Gestação

Neyliane Sales Chaves Onofre

INTRODUÇÃO

Ao longo da vida, cada mulher passa, potencialmente, por um conjunto de processos que afetam o funcionamento sexual, nomeadamente as mudanças hormonais e fisiológicas de cada etapa da vida, da puberdade, da gravidez, do pós-parto e da menopausa. Essas fases vão estruturando a sexualidade e ocorrem sobre os aspectos biopsicossociais de cada pessoa, abrangendo o biológico, suas emoções, sentimentos e crenças e concepções desenvolvidas, ampliadas e modificadas durante todo o processo de socialização.

A sexualidade é plurideterminada, ou seja, tem uma dimensão biológica, mas também é produzida no contexto social, cultural e histórico em que o sujeito está inserido. Reconhecida como um dos pilares da qualidade de vida, ela envolve tudo que cerca o ser humano, exercendo papel importante em sua vida e história[1]. A saúde sexual é fundamental para o bem-estar e a saúde física e emocional de indivíduos, casais, famílias e, em última instância, para o desenvolvimento social e econômico de comunidades e países. É uma parte intercomunicante de um indivíduo consigo próprio e com aqueles com os quais se relaciona ao longo da vida[2].

Um período ímpar do ciclo vital da família, a gestação provoca adaptações no ajustamento conjugal e no ato sexual, promovendo alterações na frequência e na afetividade do casal. Durante todo o ciclo gravídico-puerperal, a mulher passa por transformações biológicas, psicológicas, interpessoais, cognitivas, emocionais e comportamentais que representam um desafio para o casal grávido[3].

As desigualdades de informações relativas à sexualidade se devem aos desequilíbrios financeiros e à falta de divulgação. Todas as pessoas deveriam ter acesso às informações baseadas em evidências científicas sobre sexualidade, saúde sexual e direitos sexuais de maneira atualizada. Esses esclarecimentos não devem ser censurados ou deturpados, de modo a garantir o direito sexual e fortalecer estratégias terapêuticas adaptadas para cada indivíduo[4].

A abordagem e a orientação sobre essa temática constituem uma tarefa complexa, pois está envolta em vários aspectos multifacetários e permeada por subjetividade. No presente capítulo são descritas as principais características da sexualidade no período gestacional, objetivando promover uma intervenção terapêutica eclética e integrativa, centrada na alteração do comportamento humano, nas cognições e emoções negativas, associadas ao mau funcionamento sexual que causa sofrimento nos casais. O capítulo mostra, portanto, estratégias para a prática clínica baseada em evidências científicas com intuito de promover ações psicoeducativas e intervenções que proporcionem a satisfação sexual. Apresenta, também, subsídios para que o tema seja abordado pelos profissionais que assistem o casal por todo o ciclo gravídico-puerperal para desfazer mitos e tabus e favorecer a satisfação sexual.

SEXUALIDADE

É fundamental reiterar o acesso aos direitos sexuais e reforçar a visão positiva da sexualidade. A *World Association for Sexual Health* solicita que se integrem ao prazer sexual leis e políticas de autodeterminação, não discriminação, privacidade, integridade física e igualdade, na educação sexual compreensiva e inclusiva das diversas capacidades e necessidades, nos serviços de saúde sexual acessíveis, aceitáveis e sem estigmas, discriminação ou perseguição, não se esquecendo da ancoragem nos direitos humanos e na evidência científica consistente. Portanto, a sexologia clínica pode contribuir na promoção dos direitos sexuais por meio de condutas éticas, colaboração de diversos profissionais de saúde, jornalistas e sistema judiciário, investigação científica, trabalho de capacitação de comunidades e combate ao estigma perante a diversidade relacional, de identidade e de orientação[4].

As atitudes referentes à sexualidade diferem de acordo com contextos socais distintos, tornando fundamental destacar que a cultura, os valores, as experiências e as crenças ligadas à sexualidade mudam com o tempo. No século XX, a sexualidade foi marcada por uma crescente interferência da medicina nesse domínio, principalmente a partir do desenvolvimento das tecnologias de contracepção, que conferiram às relações um novo estatuto: o sexo pelo prazer. Os estudos sobre a história da sexualidade são recentes, tendo surgido na última década, o que torna essencial a compreensão dos padrões sexuais ao longo da história para iluminar aspectos fundamentais dos comportamentos humanos e questões que perfazem essa temática[5].

Masters & Johnson publicaram o livro *Human Sexual Response* em 1966, no qual descrevem a estimulação sexual como modelo linear que progride através de fases sequenciais, englobando[6]:

1. **Excitação:** com duração de minutos a horas, correspondendo à estimulação psicológica e/ou fisiológica para o ato, que envolve a lubrificação vaginal na mulher e a ereção peniana no homem. Caracteriza-se basicamente por dois fenômenos: vasocongestão e miotonia.

2. **Platô:** excitação contínua; prolonga-se de 30 segundos a vários minutos.

3. **Orgasmo:** é a fase de excitação máxima, com grande vasocongestão e miotonia rítmica da região pélvica, acompanhada de grande sensação de prazer, seguida de relaxamento e involução da resposta. É o clímax da resposta sexual.

4. **Resolução:** é a fase de detumescência, um estado subjetivo de bem-estar que se segue ao orgasmo e no qual predominam o relaxamento muscular, a lassidão e certo torpor.

Segundo Kaplan, o ciclo de resposta sexual é composto pelas fases de desejo, excitação, orgasmo e resolução. O autor enfatiza que a fase de desejo ou apetência corresponde à vontade de estabelecer uma relação sexual a partir de algum estímulo sensorial (audição, visão, olfato etc.), assim como pela memória de vivências eróticas e de fantasias[7].

No ano 2000, Rosemary Basson descreveu o modelo circular de resposta sexual feminina, que assinala diferentes fases em ordem variável, integrando aspectos relacionais, psicológicos e fisiológicos, e salienta a importância das motivações individuais para a atividade sexual (Figura 52.1)[8].

No modelo de Basson, a mulher pode iniciar a atividade sexual a partir de um ponto de neutralidade, e esse modelo assume que o desejo sexual é responsivo, ainda que sua proposta integre a existência de desejo sexual espontâneo. A autora enfatiza que, com estímulo e contexto adequados, as mulheres decidem envolver-se em

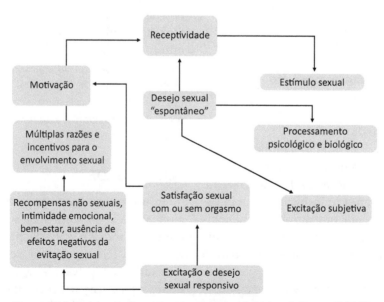

Figura 52.1 Modelo não linear da resposta sexual feminina de Basson (2005)[8].

uma interação sexual, e a excitação e o desejo ocorrem simultaneamente, enfatizando, assim, respostas fisiológicas e os aspectos subjetivos da excitação[9].

Uma grande contribuição da autora foi descrever a satisfação sexual com ou sem orgasmo, expandindo o olhar de quem investiga e mostrando que a resposta sexual pode ser influenciada por inúmeros fatores psicossociais, como nível de intimidade, satisfação pessoal e relacional, autoimagem e experiências sexuais pregressas (Figura 52.2)[8].

Nas últimas três décadas aumentou rapidamente a aplicação dos direitos humanos às questões de sexualidade e saúde sexual, especialmente quanto à proteção contra a discriminação e a violência. Além disso, foram disseminados os conceitos de proteção da liberdade de expressão, privacidade e outros direitos das mulheres, homens, pessoas transgênero, intersexo, adolescentes e outros grupos populacionais. Isso resultou na produção de um conjunto importante de padrões para promoção da saúde sexual e dos direitos humanos[2].

Podemos, portanto, adotar a seguinte definição:

Saúde sexual é o estado de bem-estar físico, emocional, mental e social relacionado à sexualidade; não se refere à mera ausência de doenças, disfunções ou enfermidades. A saúde sexual exige uma abordagem positiva e respeitosa no que tange à sexualidade e relacionamentos sexuais, assim como a possibilidade de ter experiências sexuais seguras e prazerosas, sem coerção, discriminação e violência. Para que a saúde sexual seja atingida e mantida, os direitos sexuais de todas as pessoas precisam ser respeitados, protegidos e cumpridos.

Sexualidade é um aspecto central do ser humano ao longo da vida; ela engloba sexo, identidades e papéis de gênero, orientação sexual, erotismo, prazer, intimidade e reprodução. A sexualidade é vivida e expressada por meio de pensamentos, fantasias, desejos, crenças, atitudes, valores, comportamentos, práticas e relacionamentos. Embora a sexualidade possa incluir todas essas dimensões, nem sempre todas elas são vividas ou expressas. A sexualidade é influenciada pela interação de fatores biológicos, psicológicos, sociais, econômicos, políticos, culturais, jurídicos, históricos, religiosos e espirituais (Organização Mundial da Saúde Sexual, Direitos Humanos e a Lei, 2020[10]).

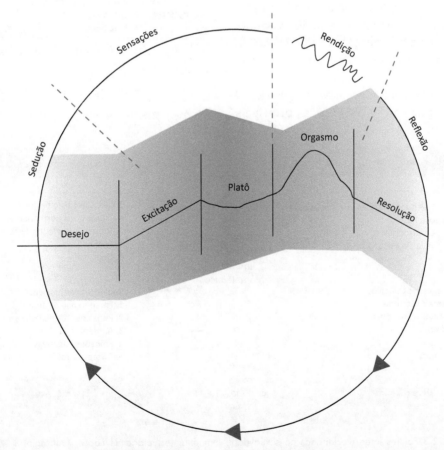

Figura 52.2 Modelo cíclico da resposta sexual feminina.

A sexualidade feminina é complexa e relacionada a múltiplos contornos, como questões físicas, emocionais e culturais, que interferem entre si de maneira diversa e particular à vida sexual (Figura 52.3)[11].

A sexualidade faz parte dos domínios da qualidade de vida e pode ser influenciada por diversos fatores, incluindo a violência sexual[12]. A satisfação sexual feminina engloba múltiplos aspectos, como satisfação relacional, qualidade da comunicação, afeto, confiança, intimidade e fantasias[4].

A sexualidade é um processo biopsicossocial presente na vida humana desde o nascimento até a morte, não se limitando ao coito ou à presença ou não do orgasmo, sendo, por isso, um atributo de cada pessoa, independentemente de ser uma vivência relacional. Isso significa que mesmo uma pessoa com relação afetivo-sexual pode ter uma sexualidade autônoma, praticada ou não (por exemplo, masturbação ou relação extraconjugal)[5].

As fases da resposta sexual, como citado previamente, englobam o desejo, a excitação, o orgasmo e a resolução, e qualquer alteração em uma dessas fases pode cursar com uma disfunção[9]. No Brasil, a disfunção sexual é considerada um problema de saúde pública em virtude de sua alta prevalência e impacto negativo sobre a qualidade de vida[2]. Vale ressaltar que, a partir da compreensão da resposta sexual, tem sido ampliado o olhar sobre os problemas e as disfunções sexuais, visando, consequentemente, a uma avaliação e intervenção da terapia sexual por meio de uma abordagem biopsicossocial integradora[4].

Segundo o *Diagnostic and Statistical Manual of Mental Disorders*, em sua quinta edição (DSM-5), as principais disfunções são descritas conforme apresentado no Quadro 52.1[13].

As disfunções sexuais são caracterizadas por falta, excesso, desconforto e/ou dor na expressão e desenvolvimento desse ciclo, o que afeta uma ou mais de suas fases[14]. De acordo com o novo modelo, as categorias deixam de estar baseadas no modelo linear e trifásico nas disfunções sexuais femininas: (1) perturbação do interesse/excitação sexual (PIES); (2) perturbação do orgasmo; e (3) perturbação de dor genitopélvica/penetração (PDGPP). Os critérios para diagnóstico de PIES estão descritos no Quadro 52.2[13].

As disfunções sexuais podem ocorrer no ciclo gravídico-puerperal, mas cada caso apresenta singularidades, devendo ser sempre buscada a compreensão das múltiplas facetas: fisiológicas, psicológicas, culturais e no relacionamento[15]. A gravidez e o parto constituem

Quadro 52.1 Disfunções sexuais segundo o *Diagnostic and Statistical Manual of Mental Disorders* (DSM-5)

	Disfunções
Femininas	■ Perturbação do orgasmo feminino ■ Perturbação do interesse/excitação sexual ■ Perturbação da dor genitopélvica/penetração
Masculinas	■ Ejaculação retardada ■ Disfunção erétil ■ Ejaculação prematura (precoce)
Outras	■ Disfunção sexual induzida por substâncias/medicamento ■ Disfunção sexual com outra especificação ■ Disfunção sexual não específica

Fonte: *American Psychiatric Association* (APA), 2013[13].

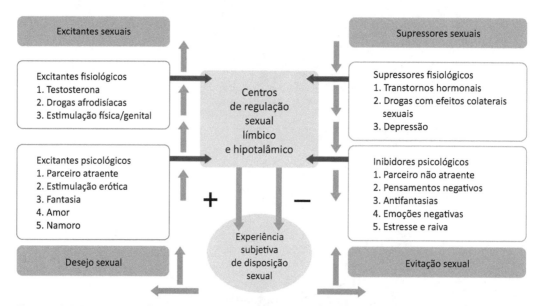

Figura 52.3 Fatores inter-relacionados na sexualidade feminina. (Adaptada de Lopes, Ambrogini & Megale, 2003[11].)

Quadro 52.2 Critérios para definição de ausência ou redução significativa do interesse/excitação sexual segundo o *Diagnostic and Statistical Manual of Mental Disorders* (DSM-5)

Ausência ou redução significativa do interesse/ excitação sexual em pelo menos três dos seguintes
( )   Ausência/redução do interesse na atividade sexual
( )   Ausência/redução dos pensamentos ou fantasias sexuais
( )   Nenhuma/reduzida iniciativa para atividade sexual e tipicamente indisponível às tentativas do parceiro
( )   Ausência/redução da excitação sexual/prazer durante a atividade sexual em todos ou em quase todos os encontros sexuais (75% a 100%)
( )   Ausência/redução do interesse/excitação sexual em resposta a qualquer estímulo sexual/erótico interno ou externo
( )   Ausência/redução de sensação genital ou não genital durante a atividade sexual em todos ou em quase todos os encontros sexuais (75% a 100%)

Fonte: *American Psychiatric Association* (APA), 2013[13].

um período especial na vida da mulher, o qual pode influenciar sua própria sexualidade, bem como a saúde de uma relação sexual do casal[16]. É fundamental o fortalecimento da intimidade emocional no relacionamento do casal para estimular a comunicação, o interesse sexual e a capacidade de compartilhamento de preferências sexuais e erotismo, os quais estão associados a melhor desempenho e aumento da satisfação sexual.

SEXUALIDADE NA GRAVIDEZ

A gravidez é um momento marcado por adaptações físicas e emocionais para as mulheres e seus parceiros, e é provável que afete a intimidade e a função sexual. Esse momento representa um período ímpar no ciclo vital feminino e constitui-se de uma fase de desenvolvimento da mulher, compreendendo um momento importante na preparação para a maternidade, em que o "ser mãe" será continuamente elaborado e incorporado à identidade feminina. Essa formação varia de acordo com cada mulher, conforme as experiências vividas, podendo despertar receios e sentimentos de ambiguidade, mesmo sendo desejada e planejada[17].

Uma pesquisa realizada no Canadá com 141 mulheres grávidas nulíparas, por meio do Índice de Função Sexual Feminina (FSFI), evidenciou que apenas um terço delas recebeu informações sobre sexualidade. O estudo concluiu que a função sexual diminui com o avançar da gravidez, principalmente no terceiro trimestre gestacional e após o parto. Essa diminuição foi atribuída a declínio no desejo, aumento no desconforto físico e mudanças na imagem corporal[18].

Um declínio gradual nas relações sexuais e em outros hábitos sexuais acontece à medida que a gestação progride em razão do medo e dos desconfortos físicos da mulher grávida. Alguns casais se abstêm do coito e praticam sexo oral (30%), estimulação manual (20% a 40%) e outros estímulos. Algumas condições restringem a atividade sexual, como história de parto pré-termo, colo uterino encurtado, presença de cerclagem uterina, ruptura prematura de membranas, descolamento prematuro de placenta, placenta prévia, gestação múltipla e história de cesariana. Vale ressaltar que as prostaglandinas exógenas F2α e E2 do sêmen e a prostaglandina endógena do contato direto com o colo uterino podem resultar em amadurecimento cervical. A liberação de ocitocina endógena pode ocorrer com estimulação dos órgãos genitais e/ou mamilar, com ou sem orgasmo feminino[19].

As modificações ocasionadas pela gravidez alteram o relacionamento conjugal, ou seja, o casal é alvo de mudanças no apoio dado e recebido, na preocupação sentida, nos conflitos vivenciados, nas prioridades do casal e na sexualidade. Nesse período especial, a afetividade e a sexualidade se manifestam de maneira diferenciada, o que pode levar o casal a enriquecer sua vida sexual ou reduzir os momentos de vida a dois, com repercussões em mudanças na dinâmica familiar, acarretando adaptações de papéis individual, conjugal, social e profissional e causando inseguranças, ansiedades e tensões no casal grávido[3].

Desse modo, as alterações no desejo e no desempenho sexual evidenciam-se no decorrer da gravidez, quando a sexualidade influi na maneira como a mulher se percebe, se avalia e se valoriza, sob o impacto, também, das alterações corporais e dos desconfortos gestacionais, fatores que podem reduzir o desejo e fazer a mulher se sentir menos atraente, contribuindo para o afastamento do contato sexual. Assim, muitos casais podem alterar seu comportamento sexual durante o período gestacional em virtude desses e de outros tipos de sentimentos, conscientes ou inconscientes[20].

A satisfação conjugal abrange os sentimentos subjetivos dos parceiros sobre seus relacionamentos, enquanto o ajustamento conjugal diz respeito ao comportamento real e ao objetivo do relacionamento. Assim, o ajustamento conjugal consiste em eventos, circunstâncias e interações que movem o casal na dinâmica do relacionamento, em que a gestação constitui um cenário estimulante para testar os papéis afetivo-sexuais do casal[3].

A associação entre gravidez e disfunção sexual tem sido relatada na literatura, mas como identificá-la? Inúmeros instrumentos têm sido desenvolvidos para facilitar a coleta e a avaliação da história sexual. Questionários como o *Female Sexual Function Index* (FSFI) e o *Pregnancy and Sexual Function Questionnaire* (PSFQ) foram desenvolvidos para avaliação da função sexual feminina, os quais são autoadministrados e não específicos para a gravidez. O FSFI foi criado para avaliação apenas das mulheres e tem apresentado propriedades de medida aceitáveis na literatura, tendo sido validado para gestantes. As 19 questões presentes no questionário são agrupadas em seis domínios: desejo, excitação, lubrificação, orgasmo, satisfação e dor. Todas as perguntas são de múltipla escolha, e para cada questão existe um padrão de resposta cujas opções recebem pontuação de 0 a 5, de maneira crescente em relação à presença da função indagada. A pontuação é definida de forma invertida apenas nas questões sobre dor. Um escore total é apresentado ao final da aplicação, resultado da soma dos escores de cada domínio multiplicada por um fator que homogeneiza a influência de cada domínio no escore total. Assim, o instrumento pode ser usado para avaliação da função sexual nas pesquisas clínicas envolvendo gestantes, pois tem a capacidade de mensurar o resultado das intervenções terapêuticas, além de facilitar uma comunicação entre a gestante e os profissionais da saúde quanto às questões sexuais[22].

Instrumento que pretende avaliar as modificações na função sexual durante a gravidez, o PSFQ foi parcialmente publicado no artigo *The effects of pregnancy on sexual life*[23], apresentando como domínios a frequência, o desejo, a excitação, o orgasmo, o prazer, a dispareunia, a iniciação e as dificuldades sexuais femininas e do parceiro. Validado no Brasil, avalia as cinco fases da resposta sexual saudável descritas por Basson[24]:

1. Início da atividade sexual com ou sem a consciência do desejo.
2. Excitação subjetiva com a respectiva resposta física.
3. Sensação de excitação subjetiva, desencadeando a consciência do desejo.
4. Aumento gradativo da excitação e do desejo, atingido ou não o orgasmo.
5. Satisfação física e emocional, resultando em receptividade para futuros atos.

Com base na análise fatorial por componentes principais, foram obtidos seis fatores: (1) frequência e receptividade, (2) desejo, (3) subjetividade, dor e desconforto, (4) satisfação, (5) estímulo e (6) orgasmo.

O instrumento Questionário de Gravidez e Sexualidade (PSQ) foi desenvolvido para avaliar a subjetividade e a complexidade da função sexual na gestação, embora os autores não tenham listado os itens específicos incluídos

em seu questionário no artigo *Tradução e validação de questionário de função sexual na gravidez (PSFQ)*. Diante disso, o Inventário da Resposta Sexual na Gestação (PSRI)[24] foi elaborado e validado para avaliar a função sexual. Trata-se de um questionário semiestruturado com 38 questões, divididas em 12 perguntas sobre características demográficas e 26 sobre atividade sexual antes e durante a gravidez. As questões sobre a resposta sexual foram agrupadas em dez domínios – oito deles avaliam os sentimentos das mulheres, e dois, a percepção do interesse sexual do parceiro.

Um estudo foi conduzido para estabelecer os escores do PSRI. Na versão em português do Brasil, foi utilizado um questionário semiestruturado, cujas questões analisaram a resposta sexual em dez domínios; todos os domínios incluíram possíveis itens relacionados com sofrimento, uma vez que é necessário investigar a disfunção sexual[25]. A função sexual das mulheres grávidas é alterada por diversos fatores, como fadiga, diminuição do desejo, medo da dispareunia, medo de perder ou prejudicar o concepto, desconforto físico, medo de sangramento ou parto prematuro e desconfortos gestacionais. Vale ressaltar que muitas dessas causas têm origem em modificações psicológicas, mitos e tabus vivenciados pelo casal[17].

Existem tradições culturais históricas que exercem grande influência na constituição dos valores e na ideologia de um grupo, como, por exemplo, a tradição judaico-cristã da cultura ocidental, que mostra a assexualidade de Maria (concebeu sem pecado), retratando a função materna como sublime e pura. Eva representa a mulher pecadora e sensual, que merece punição. Há uma completa dissociação entre as funções de mulher e de mãe, entre sexo e maternidade[26]. Os mitos e as tradições culturais nos levam a compreender por que em poucas sociedades os homens cuidaram de crianças, tornando necessária uma reconstituição do papel dos homens/pais para que eles possam assumir a própria masculinidade, exercendo uma paternagem conectada com afetos e prazeres[3].

A gestação é uma vivência familiar com grandes repercussões na constituição da família e na formação de laços afetivos entre seus membros, principalmente entre os pais e os filhos. Esse período pode ser considerado uma situação de crise evolutiva, ou seja, faz parte do processo normal de desenvolvimento do ser humano. A caracterização fundamental de "crise" implica a resposta adaptativa na vida da pessoa ante a emergência de novos fatos, naturais ou acidentais – neste caso, a gravidez. Essa resposta adaptativa, exigida pela nova situação, está envolta em demandas afetivas, estruturais, econômicas, familiares e sociais, nas quais pode existir a superação ou o desequilíbrio. São incontestáveis as modificações anatômicas, funcionais e emocionais; entretanto, essas alterações não impedem o exercício da sexualidade, pois esta não se encontra restrita ao ato sexual em si[19].

Uma revisão sistemática sobre função sexual durante a gravidez e após o parto demonstrou declínio gradual na frequência do comportamento sexual ao longo da gravidez, mais acentuado no terceiro trimestre. A atividade sexual começou a ser retomada em torno de 6 a 8 semanas após o parto, para se recuperar totalmente somente após 6 meses. Uma mudança simultânea na função sexual também foi encontrada, como menos orgasmo, desejo e satisfação sexual, bem como o relato de dispareunia[27].

Um estudo transversal, quantitativo e descritivo, realizado com 108 gestantes em um centro de saúde do Nordeste do Brasil, concluiu que 43,5% das gestantes receberam informação sobre sexualidade no pré-natal, 86,1% relataram ter relações sexuais na gestação e 58,3% dos companheiros as procuravam com a mesma frequência do período pré-gravídico. Quanto ao desejo e à satisfação sexual, a maioria referiu diminuição na gravidez. Foram constatados como fatores de interferência na sexualidade na gestação: náuseas, lombalgia, medo de machucar o feto e provocar o aborto, denotando a falta de esclarecimento dessas gestantes e a necessidade de acompanhamento pré-natal adequado para minimizar os desconfortos gestacionais e para criação de estratégias de educação em saúde que contribuam para dar mais confiança às gestantes e promover melhor interação do casal[28]. O sexo durante a gestação é diferente, e a orientação pode atenuar os medos e as preocupações, diminuir a abstinência sexual e tornar a relação sexual mais prazerosa.

A autoconsciência sobre um abdome crescente e protuberante pode levar a uma mudança gradual da autoimagem da gestante e influir em sua autoconfiança, ao mesmo tempo que impõe limitações físicas para o desempenho de algumas posições sexuais[16]. É fundamental orientar posições confortáveis no ato sexual durante o período gestacional, o que irá minimizar os desconfortos e aumentar a afetividade e a frequência sexual (Figuras 52.4 a 52.7).

A posição lado a lado é a mais adotada. Os casais promovem adaptações posturais sexuais para acomodar o crescimento físico do feto. Casais com grau maior de intimidade aceitavam e negociavam maior variedade de posições sexuais[16]. Certas práticas sexuais, particularmente sexo oral e masturbação, podem declinar durante ou após a gravidez, bem como a estimulação da mama e a autoestimulação[16]. A gravidez é um momento de vínculo, compartilhamento e intimidade. Para muitos casais, a atividade sexual e a intimidade perdem prioridade para a segurança do feto e da mãe, às vezes distanciando os parceiros[19].

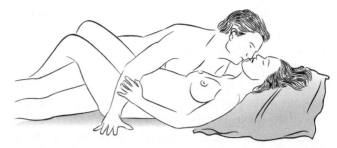

Figura 52.4 O uso de travesseiro para elevar o tronco da gestante, evitando a compressão da veia cava inferior e da aorta, previne a síndrome supino-hipotensiva.

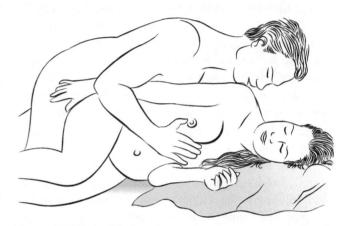

Figura 52.5 O decúbito lateral esquerdo evita a compressão da veia cava inferior e da aorta e previne a síndrome supino-hipotensiva. Nesta posição, o pênis penetra em menor profundidade.

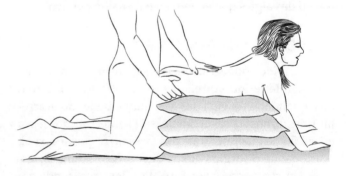

Figura 52.6 Mulher apoia a barriga em travesseiros para aumentar o conforto.

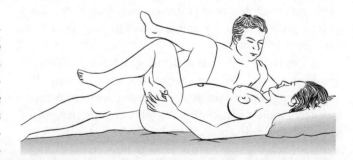

Figura 52.7 Postura em supino com as pernas encolhidas e apoiadas no homem; a cabeceira deve ser bem levantada para evitar falta de ar e compressão de vasos.

Mesmo quando uma criança é planejada e desejada, nem sempre a gravidez é recebida com alegria, mas com ambivalência. Muitos fatores psicogênicos relacionados à gravidez podem afetar o desejo sexual, como ansiedade do parto e maternidade, mudanças na relação de casal, sequelas psicológicas negativas de aborto espontâneo, falta de autoestima, culpa sexual e preocupações específicas com a imagem corporal e o estado geral de saúde[16]. O casal, assim como os indivíduos e a sexualidade que os definem, sofre influências ideológicas do momento sócio-histórico e interferências na constituição dos significados dos vínculos de casamento e da própria sexualidade. No entanto, cada membro tem sentimentos, realizações e fantasias distintas no que se refere a si próprio e ao outro, e a relação interpessoal será básica para que o encontro sexual exista[14].

A parentalidade exige uma série de adaptações e mudanças por parte dos futuros pais e funciona como preparação para os papéis que eles deverão assumir diante do recém-nascido e do(a) companheiro(a). A formação do vínculo paterno costuma ser mais lenta, consolidando-se de modo gradual após o nascimento e durante o desenvolvimento da criança. Nesse período pode surgir uma gama de sentimentos, como inveja, ansiedade, ciúme e solidão. A partir daí, evidencia-se a importância do fisioterapeuta para atuar tanto de maneira preventiva, com orientações acerca da sexualidade, como no tratamento das algias que envolvem o assoalho pélvico[17].

ATUAÇÃO FISIOTERAPÊUTICA

A gravidez pode influenciar negativamente a função sexual, interferindo diretamente na satisfação, felicidade e qualidade de vida das gestantes e podendo acarretar transtornos na sexualidade, seja a interrupção, seja a alteração de qualquer uma das fases da resposta sexual, ocasionando o surgimento de disfunções sexuais[29]. Desse modo, a atuação fisioterapêutica deve ser focada em orientações gerais sobre sexualidade na gestação e na queixa principal da gestante; caso necessário, é importante que o fisioterapeuta saiba como detectar alterações psicológicas e fazer o encaminhamento para profissionais especializados[4].

Ao abordar a sexualidade na gestação, o fisioterapeuta deve realizar a avaliação funcional do assoalho pélvico como parte da avaliação física, incluindo coordenação, tonicidade, contração, relaxamento, percepção do assoalho pélvico e músculos (reflexo, tônus, força e resistência), entre outros pontos importantes, como presença de dor perineal e pontos de tensão na musculatura do assoalho pélvico[17]. O exame físico deve ser minucioso, observando-se múltiplos aspectos. Todos os dados são fundamentais para o acompanhamento da sexualidade nesse período. Seguir esse processo de forma adequada possibilita o diagnóstico precoce de possíveis disfunções sexuais e uma intervenção integral.

Nesse contexto, é imprescindível compreender as possíveis expectativas da mulher, sua motivação e engajamento para a eficácia das abordagens fisioterapêuticas. Deve ser realizada uma entrevista clínica/sexual adaptada ao contexto de cada indivíduo, englobando os fatores orgânicos, psíquicos e relacionais (veja o Capítulo 49). Além disso, é importante a aplicação de questionários que avaliem a funcionalidade sexual, como descrito previamente, e abordem queixas específicas quanto à relação sexual (veja o Anexo).

As evidências apontam que a prática de exercícios vaginais durante a gestação é a melhor medida para prevenir a incontinência urinária, devendo ser supervisionada por fisioterapeuta especializado de modo a aumentar sua eficácia. Todas as mulheres devem ser orientadas a realizar exercícios nos períodos pré e pós-natal, os quais devem ser incorporados na rotina diária da gestante, uma vez que a incontinência urinária e os prolapsos são fatores que contribuem para a disfunção sexual feminina[17]. O acompanhamento multiprofissional também é muito importante ao reconhecer as modificações no padrão sexual, capacitando os envolvidos a identificarem e agirem diante das alterações que afetam outros aspectos da vida, respeitando as diferenças e individualizando as mudanças da saúde concernentes à sexualidade.

Além disso, é indispensável que o fisioterapeuta saiba como abordar as mudanças fisiológicas da gestação que possam interferir na sexualidade, bem como esclareça dúvidas e questionamentos quanto aos mitos e preocupações que envolvem a relação sexual.

Orientações voltadas para os comportamentos, a partilha de informações sobre a sexualidade humana e os esclarecimentos sobre as concepções equivocadas que envolvem a sexualidade na gestação entram no rol de prioridades, podendo ser sugeridas à gestante "tarefas de casa" sobre o tema. Uma delas consiste no foco sensorial, que visa diminuir o desconforto e a ansiedade associados às relações sexuais a partir da experiência sensorial, objetivando melhorar a comunicação e a interação sexual. Essa intervenção simples estruturada é conduzida na seguinte ordem[4]:

- **Fase 1:** exploração e estimulação sensorial sem contato genital, ou seja, exploração do corpo um do outro, buscando zonas de prazer e aumentando a fase do desejo.
- **Fase 2:** exploração e estimulação sensorial com contato genital.

- **Fase 3:** relação sexual não exigente, com exploração e estimulação sensorial durante a relação sexual. É importante incluir técnicas de relaxamento muscular, estar em ambiente confortável, estabelecer uma integração gradativa, fortalecer a comunicação sexual entre o casal e melhorar o nível de flexibilidade dos papéis sexuais sem despertar culpa ou tensão. Orientar a prática de *mindfulness*, a qual foca no momento presente, e a melhora do bem-estar emocional e físico, proporcionando uma postura de aceitação e consciência cognitiva, emocional e comportamental no "aqui e agora"[4].

CONSIDERAÇÕES FINAIS

O ciclo gravídico-puerperal é marcado por tensões, cansaço e mudanças metabólicas e hormonais, bem como pelo impacto quanto à vivência real e à idealização do parto e do neonato. A falsa ideia de que a exploração da sexualidade pode vir a alterar os próprios princípios e os valores morais é o bastante para a criação de bloqueios afetivos e psicológicos. Questões relacionadas com baixa autoestima, não aceitação do próprio corpo ou orientação sexual, fobias relacionadas ao sexo, experiências traumáticas, entre outros, também podem ser fortemente enquadradas entre os problemas psicológicos que envolvem a sexualidade[30].

Muitos fatores podem repercutir na sexualidade do casal durante a gestação e causar conflitos que vão se refletir no ajustamento e na satisfação conjugal[3]. O nascimento é uma fase do ciclo vital da família que merece atenção especial dos profissionais da saúde, sendo necessária a discussão sobre como seria possível contribuir para amenizar os conflitos individuais e familiares decorrentes do nascimento de uma criança. A inclusão dos homens no processo reprodutivo deve ter como uma das metas a construção da equidade de gênero. Cabe ressaltar, ainda, que a saúde sexual e reprodutiva não pode ser pensada de modo desarticulado das políticas públicas, principalmente aquelas voltadas para educação, saúde, trabalho/profissionalização, cultura e lazer[31].

Assim, é importante a criação de estratégias que aproximem o casal grávido do processo de gestação, uma vez que, ordinariamente, não há referência à sexualidade nas consultas pré-natais, pois muitos profissionais não estão preparados para abordar as questões sexuais em virtude da formação acadêmica centrada no modelo biomédico[30]. Consequentemente, o fisioterapeuta pode atuar na abordagem desse tema em sua anamnese e intervir tanto como agente educador nas orientações como nas queixas específicas relacionadas ao assoalho pélvico.

Referências

1. Araújo SRS, Freitas LC, Timoteo LM. Velho-ser: Um olhar sobre qualidade de vida e sexualidade da pessoa idosa. Rev Kairós-Gerontologia 2022; 25(1):169-85.
2. Organização Mundial da Saúde. Saúde sexual, direitos humanos e a lei [e-book]. Coordenação de tradução: Oliveira DC, Polidoro M. Porto Alegre: UFRGS, 2020.
3. Onofre NSC. A conjugalidade no ciclo gravídico-puerperal: Um enfoque fenomenológico das vivências afetivo-sexuais. Dissertação de Mestrado. 2011.
4. Pascoal PM et al. Intervenções psicológicas em sexologia clínica. Lisboa: Pactor, 2023.
5. Stearns PN. História da sexualidade. Tradução Renato Marques. São Paulo: Contexto, 2010.
6. Masters WH, Johnson VE. Human sexual response. Boston: Little Brown, 1966.
7. Kaplan HS. A nova terapia do sexo. Rio de Janeiro: Nova Fronteira, 1975.
8. Basson R. Women's sexual disfunction: Revised and expanded definitions. CMAJ 2005; 172(10):1327-33.
9. Basson R. Biopsychosocial models of women's sexual response: Applications to management of "desire disorders". Sexual & Relationship Therapy 2003; 18(1):107.
10. Brasil. Ministério da Saúde. Secretaria de Atenção à Saúde. Departamento de Ações Programáticas Estratégicas. Saúde sexual e saúde reprodutiva: Os homens como sujeitos de cuidado. Brasília: Ministério da Saúde, 2018, 56p. Disponível em: https://bvsms.saude.gov.br/bvs/publicacoes/saude_sexual_reprodutiva_homens_cuidado .pdf. Acesso em: jan 2024.
11. Lopes GPL, Ambrogini CC, Megale A. Contracepção hormonal e sexualidade. RBM 2003 Set; 65(2):3-11.
12. Kinoshita SAT, Ognibeni LCR. Perfil e qualidade da resposta sexual em mulheres e o conhecimento acerca da fisioterapia pélvica. Rev UNINGÁ 2021; 58:eUJ2858.
13. American Psychiatric Association. Diagnostic and statistical manual of mental disorders. 5. ed. APA, 2013.
14. Diehl A, Vieira DL. Sexualidade: do prazer ao sofrer. 2. ed. Rio de Janeiro: Roca, 2017. 714p.
15. Leiblum SR. Princípios e práticas da terapia sexual. 4. ed. São Paulo: Roca, 2011.
16. Johnson CE. Sexual health during pregnancy and the postpartum. J Sex Med 2011 May; 8(5):1267-84. doi: 10.1111/j.1743-6109.2011.02223.x.
17. Baracho E. Fisioterapia aplicada à saúde da mulher. 6. ed. Guanabara Koogan, 2018.
18. Ninivaggio C, Rogers RG, Leeman L, Migliaccio L, Teaf D, Clifford Q. Sexual function changes during pregnancy. Depart of Obstet Gynecol, Univ New Mexico, Albuquerque, USA. Intern Urogynecol Ass 2016.
19. Mac Phedran SE. Sexual activity recommendations in high-risk pregnancies: What is the evidence? Sex Med Rev 2018; 6(3)343-57.
20. Benute GRG. Aspectos emocionais da gravidez e do pós-parto. In: Lopes MAB, Zugaib M. Atividade física na gravidez e no pós-parto. São Paulo: Roca 2009; (2):19-26.
21. Camacho K, Vargens OM, Progianti JM. Adaptando-se à nova realidade: A mulher grávida e o exercício de sua sexualidade. Rev Enf UERJ 2010; 18(1):32-7.
22. Clayton AH, McGarvey EL, Clavet GJ. The Changes in Sexual Functioning Questionnaire (CSFQ): Development, reliability, and validity. Psychopharmacol Bull 1997; 33(4):731-45.
23. Amaral TL, Monteiro GT. Tradução e validação de questionário de função sexual na gravidez (PSFQ). Rev Bras Ginecol Obstet 2014 Mar; 36(3):131-8. doi: 10.1590/s0100-72032014000300007.
24. Gökyildiz S, Beji NK. The effects of pregnancy on sexual life. J Sex Marital Ther 2005; 31(3):201-15.
25. Rudge CVC, Calderon IMP, Almeida APM, Piculo F, Rudge MVC, Barbosa AMP. Definição de escores e versão em português brasileiro do

Inventário da Resposta Sexual na Gestação (PSRI). Rev Bras Ginecol Obstet 2018; 40. doi: 10.1055/s-0038-1656536.

26. Piccinini CA, Silva MR, Gonçalves TR, Lopes RS, Tudge J. O envolvimento paterno durante a gestação. Psicologia: Reflexão e Crítica 2004; 17(3):303-14.

27. Grussu P, Vicini B, Quatraro RM. Sexuality in the perinatal period: A systematic review of reviews and recommendations for practice. Sex Reprod Healthc 2021 Dec; 30:100668. doi: 10.1016/j.srhc.2021.100668.

28. Barbosa BN, Gondim ANC, Pacheco JS et al. Sexualidade vivenciada na gestação: Conhecendo essa realidade. Rev Eletr Enf [Internet] 2011 jul/set; 13(3):464-73. Disponível em: http://www.fen.ufg.br/revista/v13/n3/v13n3a12.htm.

29. Fleury HJ, Abdo CHN. Terapia de casal para superar disfunções sexuais. Diagn Trat 2016; 21(1):45-8.

30. Brasil. Ministério da Saúde. Secretaria de Atenção Básica à Saúde. Departamento de Atenção Básica. Saúde sexual e saúde reprodutiva. Cadernos de Atenção Básica 26. 1. ed. Brasília: Ministério da Saúde, 2013. 300p.

31. Tarnowski KD, Próspero EN, Elsen I. A participação paterna no processo de humanização do nascimento: Uma questão a ser repensada. Texto & Contexto Enf 2005; 14(n. esp.):103-8.

ANEXO
Critérios para Definição de Ausência ou Redução Significativa do Interesse/Excitação Sexual
(*Diagnostic and Statistical Manual of Mental Disorders – DSM – 5; American Psychiatric Association – APA, 2013*)

Instruções: As respostas às perguntas devem ser da forma mais clara e honesta possível. Assegurar que as respostas serão mantidas em sigilo completo. Para cada item deve-se marcar apenas uma resposta.

O desejo ou interesse sexual é um sentimento que abrange a vontade de ter uma experiência sexual, a receptividade às iniciativas sexuais do parceiro e pensamentos ou fantasias sobre o ato sexual.

1. Durante as últimas 4 semanas, com que frequência você sentiu desejo ou interesse sexual?

( ) Sempre ou quase sempre
( ) Muitas vezes (mais da metade do tempo)
( ) Às vezes (aproximadamente a metade do tempo)
( ) Poucas vezes (menos da metade do tempo)
( ) Nunca ou quase nunca

2. Durante as últimas 4 semanas, como você classificaria seu nível (grau) de desejo ou interesse sexual?

( ) Muito alto
( ) Alto
( ) Moderado
( ) Baixo
( ) Muito baixo ou nenhum
    A excitação sexual é uma sensação com aspectos físicos e mentais. Pode aparecer uma sensação de calor ou de vibração na genitália, lubrificação (umidade) ou contrações musculares.

3. Durante as últimas 4 semanas, com que frequência você se sentiu excitada durante o ato ou atividade sexual?

( ) Sem atividade sexual
( ) Sempre ou quase sempre
( ) Muitas vezes (mais da metade do tempo)
( ) Algumas vezes (metade das vezes)
( ) Poucas vezes (menos da metade do tempo)
( ) Nunca ou quase nunca

4. Durante as últimas 4 semanas, como você classificaria seu nível (grau) de excitação sexual durante a atividade sexual?

( ) Sem atividade sexual
( ) Muito alto
( ) Alto
( ) Moderado
( ) Baixo
( ) Muito baixo ou nenhum

5. Durante as últimas 4 semanas, qual foi seu grau de confiança sobre sentir-se excitada durante a atividade sexual?

( ) Sem atividade sexual
( ) Altíssima confiança
( ) Alta confiança
( ) Moderada confiança
( ) Baixa confiança
( ) Baixíssima ou nenhuma confiança

6. Durante as últimas 4 semanas, com que frequência você ficou satisfeita com seu nível (grau) de excitação durante a atividade sexual?

( ) Sem atividade sexual
( ) Sempre ou quase sempre
( ) Muitas vezes (mais da metade do tempo)
( ) Algumas vezes (aproximadamente a metade do tempo)
( ) Poucas vezes (menos da metade do tempo)
( ) Nunca ou quase nunca

(Continua)

ANEXO
Critérios para Definição de Ausência ou Redução Significativa do Interesse/Excitação Sexual
(*Diagnostic and Statistical Manual of Mental Disorders – DSM – 5; American Psychiatric Association –* APA, 2013) *(Cont.)*

7. Durante as últimas 4 semanas, com que frequência você ficou lubrificada ("molhada") durante a atividade sexual?

( ) Sem atividade sexual
( ) Sempre ou quase sempre
( ) Muitas vezes (mais da metade do tempo)
( ) Algumas vezes (aproximadamente a metade do tempo)
( ) Poucas vezes (menos da metade do tempo)
( ) Nunca ou quase nunca

8. Durante as últimas 4 semanas, qual foi o grau de dificuldade para ficar lubrificada ("molhada") durante a atividade sexual?

( ) Sem atividade sexual
( ) Extremamente difícil ou impossível
( ) Muito difícil
( ) Difícil
( ) Pouco difícil
( ) Nada difícil

9. Durante as últimas 4 semanas, com que frequência você manteve sua lubrificação até o final da atividade sexual?

( ) Sem atividade sexual
( ) Sempre ou quase sempre
( ) Muitas vezes (mais da metade do tempo)
( ) Algumas vezes (aproximadamente a metade do tempo)
( ) Poucas vezes (menos da metade do tempo)
( ) Nunca ou quase nunca

10. Durante as últimas 4 semanas, qual foi o grau de dificuldade para manter sua lubrificação até terminar a atividade sexual?

( ) Sem atividade sexual
( ) Extremamente difícil ou impossível
( ) Muito difícil
( ) Difícil
( ) Pouco difícil
( ) Nada difícil

11. Durante as últimas 4 semanas, na atividade sexual ou quando sexualmente estimulada, com que frequência você atingiu o orgasmo (clímax)?

( ) Sem atividade sexual
( ) Sempre ou quase sempre
( ) Muitas vezes (mais da metade do tempo)
( ) Algumas vezes (aproximadamente a metade do tempo)
( ) Poucas vezes (menos da metade do tempo)
( ) Nunca ou quase nunca

12. Durante as últimas 4 semanas, na atividade sexual ou quando sexualmente estimulada, qual foi o grau de dificuldade para atingir o orgasmo (clímax)?

( ) Sem atividade sexual
( ) Extremamente difícil ou impossível
( ) Muito difícil
( ) Difícil
( ) Pouco difícil
( ) Nada difícil

13. Durante as últimas 4 semanas, qual foi o grau de satisfação com sua habilidade de chegar ao orgasmo (clímax) durante a atividade sexual?

( ) Sem atividade sexual
( ) Muito satisfeita
( ) Moderadamente satisfeita
( ) Indiferente
( ) Moderadamente insatisfeita
( ) Muito insatisfeita

14. Durante as últimas 4 semanas, qual foi o grau de satisfação com a quantidade de envolvimento emocional entre você e seu parceiro durante a atividade sexual?

( ) Sem atividade sexual
( ) Muito satisfeita
( ) Moderadamente satisfeita
( ) Indiferente
( ) Moderadamente insatisfeita
( ) Muito insatisfeita

15. Durante as últimas 4 semanas, qual foi o grau de satisfação na relação sexual com seu parceiro?

( ) Muito satisfeita
( ) Moderadamente satisfeita
( ) Indiferente
( ) Moderadamente insatisfeita
( ) Muito insatisfeita

16. Durante as últimas 4 semanas, de forma geral, qual foi o grau de satisfação com sua vida sexual?

( ) Muito satisfeita
( ) Moderadamente satisfeita
( ) Indiferente
( ) Moderadamente insatisfeita
( ) Muito insatisfeita

17. Durante as últimas 4 semanas, com que frequência você sentiu desconforto ou dor durante a penetração vaginal?

( ) Não houve tentativa de penetração
( ) Sempre ou quase sempre
( ) Muitas vezes (mais da metade do tempo)
( ) Algumas vezes (aproximadamente a metade do tempo)
( ) Poucas vezes (menos da metade do tempo)
( ) Nunca ou quase nunca

18. Durante as últimas 4 semanas, com que frequência você sentiu desconforto ou dor após a penetração vaginal?

( ) Não houve tentativa de penetração
( ) Sempre ou quase sempre
( ) Muitas vezes (mais da metade do tempo)
( ) Algumas vezes (aproximadamente a metade do tempo)
( ) Poucas vezes (menos da metade do tempo)
( ) Nunca ou quase nunca

19. Durante as últimas 4 semanas, como você classificaria seu grau (nível) de desconforto ou dor durante ou após a penetração vaginal?

( ) Não houve tentativa de penetração
( ) Altíssimo
( ) Alto
( ) Moderado
( ) Baixo
( ) Baixíssimo ou nenhum

Sistema de Pontuação do *Female Sexual Function Index* (FSFI) 56

Cada questão apresenta seis respostas possíveis: 0 indica que não houve relação sexual, enquanto as demais opções podem variar de 1 a 5. As respostas têm seis domínios diferentes: Desejo (itens 1 e 2); Excitação (itens 3, 4, 5 e 6); Lubrificação (itens 7, 8, 9 e 10); Orgasmo (itens 11, 12 e 13); Satisfação (itens 14, 15 e 16); Desconforto/Dor (itens 17, 18 e 19). Os escores dos domínios e a escala geral de escores do FSFI são calculados como demonstrado no quadro a seguir. Para escores dos domínios, somam-se os escores individuais e multiplica-se pelo fator correspondente. Para obter o escore total da escala somam-se os escores para cada domínio. Deve ser observado que, dentro dos domínios, um escore zero indica que a paciente relatou não ter tido atividade sexual nas últimas 4 semanas.

(Continua)

ANEXO
Critérios para Definição de Ausência ou Redução Significativa do Interesse/Excitação Sexual
(*Diagnostic and Statistical Manual of Mental Disorders – DSM – 5; American Psychiatric Association – APA, 2013*) *(Cont.)*

Domínio	Questão	Variação do escore	Fator	Escore mínimo	Escore máximo
Desejo	1, 2	1 – 5	0,6	1,2	6,0
Excitação	3, 4, 5, 6	0 – 5	0,3	0	6,0
Lubrificação	7, 8, 9, 10	0 – 5	0,3	0	6,0
Orgasmo	11, 12, 13	1 – 5	0,4	0	6,0
Satisfação	14, 15, 16	0 (ou 1) – 5*	0,4	0,8	6,0
Dor	17, 18, 19	0 – 5	0,4	0	6,0
Escore total				**2,0**	**36,0**

*Variação para o item 14 = 0 – 5; variação para os itens 15 e 16 = 1 – 5

Aspectos Jurídicos Relacionados à Gestação

Breno Duarte Ribeiro de Oliveira

INTRODUÇÃO

Inicialmente, pode-se estranhar o propósito deste capítulo, haja vista ser a obra originária especificamente dirigida a profissionais teoricamente não afetos às questões jurídicas. Essa impressão será fatalmente desfeita quando visualizada a matéria sob o prisma dos modernos conceitos de tratamento e acompanhamento médico e/ou terapêutico, em que o objetivo não se restringe à cura de uma patologia, isoladamente, ou ao puro e simples diagnóstico e tratamento de um mal ou, ainda, ao mero acompanhamento do aspecto clínico de um processo natural, como a gravidez.

Modernamente, na grande área da saúde, o que se busca é o estado de bem-estar físico e mental do paciente através de todos os meios disponíveis, obviamente com estrito respeito à ética e à deontologia. Nesse sentido, o profissional dessa área não se pode furtar de conhecer certos parâmetros contidos no universo jurídico, a fim de orientar as pessoas que acorrem aos seus serviços.

Além disso, caberá ao profissional dessa importante vertente social atuar de forma a prevenir eventuais danos à população, de maneira que os limites legais de suas próprias condutas devem ser absolutamente conhecidos para, consequentemente, pautarem as correspondentes intervenções a fim de evitar o resultado danoso e o relativo ensejo às demandas de toda ordem, especialmente as judiciais, para apuração das respectivas responsabilidades.

A informação é o preceito básico da cidadania. Sem o conhecimento mínimo das regras jurídicas disciplinadoras das situações que envolvam a proteção de seus interesses, os grupos sociais homogêneos ou heterogêneos estarão privados de direitos e garantias consagrados no sistema normativo do país. Nesse sentido, a conscientização e o reconhecimento dos direitos de cada categoria ou agrupamento unidos por características comuns significam a obtenção de bases elementares na consecução do objetivo central da densificação das normas, na busca pela liberdade de escolha e oportunidade de cada cidadão integrado.

A síntese dos indicadores sociais brasileiros, publicação promovida a partir de estudos realizados pelo Instituto Brasileiro de Geografia e Estatística (IBGE)[1], indica que o percentual de mulheres na faixa etária de 15 a 49 anos com pelo menos um filho situa-se acima dos 62%. Considerando que a população feminina nacional ultrapassou, no ano 2022, o número de *104 milhões* (maioria absoluta da população brasileira), e que as mulheres em idade fértil representam grupo mais numeroso do universo sexista abordado, cerca de 52,2 milhões, o grupo de interesse do presente trabalho não deve ser subestimado.

Ressalte-se que a proposta do presente capítulo, adequadamente inserido no bojo desta publicação técnica, é a de trazer elementos básicos acerca das proposições normativas e legais que circundam o tema da gestação, parto e maternidade, com o intuito de servir de material de consulta para todos os profissionais de saúde envolvidos direta ou indiretamente nos cuidados com o processo gestacional.

Portanto, o objetivo do presente estudo é proporcionar uma gama dirigida de informações capaz de auxiliar o prestador de serviço público ou privado de saúde no seu mister de agente transformador da realidade social, mas também guarnecer os interessados com noções básicas de direitos, deveres e responsabilidades no exercício da profissão, visando contribuir efetivamente com a promoção da saúde e a redução de danos aos indivíduos e ao corpo social.

Para consecução do objetivo citado, serão realizados alguns cortes didáticos no tema abordado. O capítulo inicia com a abordagem constitucional, seguindo-se a análise dos aspectos relacionados ao direito civil e do consumidor relativos à matéria. Posteriormente serão tratadas as questões previdenciárias e trabalhistas e, em seguida, a matéria será abordada sob o aspecto da responsabilidade penal. Haverá, ainda, breve espaço para o tratamento da questão relacionada ao novo direito de família.

Finalmente, o texto buscará correlacionar as regras expressas no ordenamento com casos concretos já apreciados pelos tribunais, a fim de imprimir uma visão prática a partir de problemas cotidianos da realidade, sem descuidar da tradução e sistematização da visão doutrinária das principais correntes de autores especializados em cada assunto abordado.

DIREITOS DA GESTANTE NA SEARA CONSTITUCIONAL

Falar sobre os direitos da gestante é falar sobre os direitos da mulher, ressalvadas as peculiaridades da condição temporária da gestação. Desse modo, na seara constitucional, a abordagem do tema passa inevitavelmente pelos dispositivos que tratam das questões de gênero.

A Constituição da República Federativa do Brasil de 1988[2], exatamente no capítulo dos direitos e garantias individuais, o art. 5º, I, assim preconiza: "Homens e mulheres são iguais em direitos e obrigações, nos termos desta Constituição."

Não por acaso, a prescrição normativa citada se encontra disposta exatamente no primeiro inciso de um dos mais importantes artigos de nossa carta política. Com essa atitude, o legislador constitucional pretendeu emprestar a visão da importância da questão da igualdade de gênero, inclusive na interpretação de outros dispositivos da própria carta constitucional.

Ressalte-se que nossa Constituição é norma suprema do ordenamento, ou seja, serve de guia para a interpretação e para a produção de outras regras. Nenhuma outra lei, disposição ou decisão de qualquer natureza pode contrariar uma prescrição de natureza constitucional, sob pena de ferir o princípio básico do nosso direito, que coloca as regras contidas na carta constitucional no vértice da pirâmide que representa o ordenamento jurídico.

Toda regra, portanto, que contraria a Constituição não é válida para disciplinar a situação em função da

qual teria sido criada e, por ferir a hierarquia normativa, deve ser retirada do ordenamento jurídico pelos meios disponíveis e previstos na própria Constituição.

A interpretação da disposição contida no art. 5º, I, visa exatamente extinguir qualquer modalidade de discriminação em função do sexo. Seu intuito é promover o equilíbrio de direitos e oportunidades entre todos os cidadãos independentemente do gênero. A correta interpretação, no entanto, não impede que a legislação infraconstitucional, ou seja, as leis que estão abaixo da constituição, disponham sobre formas de promover esse equilíbrio através de certas prerrogativas atribuídas às mulheres em geral.

Sendo a finalidade pretendida atenuar os desníveis, são perfeitamente aceitáveis a produção normativa e a interpretação das regras existentes, de modo a favorecer essa pretensão consagrada na carta política. Assim, por exemplo, são perfeitamente válidas as normas de cunho protetivo relativamente ao gênero feminino, como a chamada Lei Maria da Penha[3], julgada integralmente constitucional pela Ação Direta de Constitucionalidade 19/DF, ou a Lei 10.778/2003[4], que estabelece a notificação compulsória, no território nacional, do caso de violência contra a mulher que for atendida em serviços de saúde *públicos ou privados*.

Além de questões gerais, como a igualdade entre homens e mulheres, princípio que orienta a interpretação das regras já existentes, induz e condiciona a produção normativa futura, a Constituição traz disposições específicas sobre a maternidade e o aleitamento, como o inciso L do art. 5º, que estabelece o direito conferido às presidiárias e custodiadas em geral de permanecerem com seus filhos durante o período de amamentação.

Em obediência ao comando constitucional, o legislador projetou a alteração da Lei 7.210, de 11 de julho de 1984 (Lei de Execução Penal [LEP])[5], para a Lei 11.942, de 2009[6], de modo a incluir o seguinte mandamento: "Os estabelecimentos penais destinados a mulheres serão dotados de berçário, onde as condenadas possam cuidar de seus filhos, inclusive amamentá-los, no mínimo, até 6 meses de idade" (art. 83, §2º).

Pode-se ainda acrescer ao conjunto normativo protetivo a garantia de acesso prioritário da mulher gestante como visitante no sistema prisional, sendo vedada a utilização de qualquer meio vexatório de revista, inclusive devendo utilizar a administração da tecnologia disponível de modo a tornar minimamente invasivo o procedimento de segurança, especialmente com a utilização de *scanners* corporais, consoante disposto na Resolução 28, de 6 de outubro de 2022, do Conselho Nacional de Política Criminal e Penitenciária.

Não há disposição específica quanto à definição do período em que mãe e filho devem permanecer juntos no ambiente prisional, já que as regras legais não são expressas quanto a esse aspecto temporal. Entretanto, em pesquisa que culminou com dissertação de mestrado defendida por Rosângela Peixoto Santa Rita no programa de pós-graduação em Política Social do Departamento de Serviço Social da Universidade de Brasília, sob o título "Mães e crianças atrás das grades: em questão o princípio da dignidade da pessoa humana", verificou-se que a maioria das instituições prisionais femininas do país adota o prazo de 6 meses como limite para permanência conjunta da lactante custodiada e seu alimentando, sendo esse o período mais aceito por coincidir com o prazo da licença-gestante das servidoras públicas federais, além de estar em consonância com as diretrizes da Organização Mundial da Saúde (OMS) quanto ao período exclusivo de aleitamento[7].

Ressalte-se, porém, que a disposição constitucional é um direito da presidiária e, como tal, contempla a possibilidade de seu não exercício, ou seja, a mãe sob responsabilidade de qualquer sistema prisional pode preferir que seu rebento seja alimentado alternativamente, fora dos limites da prisão, não podendo ser, portanto, de qualquer maneira compelida a amamentar e, por conseguinte, manter seu filho dentro do estabelecimento carcerário.

Sobre a questão acima, convém reproduzir interessante raciocínio desenvolvido por Wolgran Junqueira Ferreira[8]: "como o item XLV declara expressamente que a pena não passará da pessoa do condenado, seria uma espécie de contágio da pena retirar do recém-nascido o direito ao aleitamento materno."

Embora esse raciocínio esteja correto na defesa ao direito do recém-nascido, não é menos correto afirmar que, em certos casos, a ausência de alternativa à mãe, *inclusive à gestante*, de planejar e optar entre a amamentação intramuros e a alimentação de seu filho fora da prisão pode significar exatamente o efeito indesejado de transmitir a pena ao descendente. Isso porque é pública e notória a ausência de preparo das prisões nacionais, que muitas vezes não contam com as condições mínimas para permitir a configuração de um ambiente estável e seguro, necessário ao aleitamento e ao bem-estar da genitora e da criança.

De qualquer sorte, a consagração constitucional do direito à lactação, aliada aos preceitos protetivos das crianças em geral, também de cunho constitucional, permite exprimir que deve prevalecer no caso concreto o *desejo da mãe*, limitado apenas por suas condições específicas de saúde e pelas condições objetivas do ambiente.

No capítulo dos direitos sociais da Constituição, a partir do art. 6º, o legislador inseriu remissão expressa à *proteção à maternidade e à infância*. Tal disposição garante que todas as normas dedicadas a reger as relações sociais em que se verifique a existência de um grupo hipossuficiente, ou seja, social e economicamente mais frágil, em especial o grupo dos trabalhadores, devem ser interpretadas de modo a garantir com efetividade o conteúdo do mandamento inserido.

No bojo desse entendimento, a Constituição consagra dispositivos, como aquele contido no inciso XVIII do artigo 7º, que estabelece a "*licença-gestante*, sem prejuízo do emprego e do salário, com duração de 120 dias."

Evidentemente que a Constituição estabelece o limite mínimo da licença, que pode ser ampliado pelo empregador. Assim, através da Lei 11.770/2008[9] e mediante a edição do Decreto 6.690/2008, o governo federal ampliou a licença-gestante às suas servidoras e empregadas lotadas em todas as repartições e órgãos da administração direta, indireta e fundacional para 180 dias, sem prejuízo do salário, mediante determinadas condições.

As trabalhadoras da iniciativa privada *não* foram contempladas de forma imediata e de modo obrigatório com o benefício da prorrogação, posto que a Lei 11.770/2008, supramencionada, em relação a este setor, apenas criou a possibilidade de adesão ao programa que visa estender a licença de natureza constitucional por outros 60 dias.

A adesão ao programa é opcional relativamente às pessoas jurídicas que declarem imposto de renda com base no lucro real, tal fator restringe a participação dos empregadores pessoas físicas, bem como das pessoas jurídicas que declarem o imposto com base no lucro presumido.

Sobre o tema da licença-maternidade, os parágrafos 3º e 4º do art. 1º da Lei 11.770/2008, com redação definida pela Lei 14.457, de 2022, permitem que tanto a empregada como o empregado possam usufruir da prorrogação, desde que sejam funcionários da mesma empresa e que a decisão seja tomada em conjunto, conforme regulamentação específica. Essas disposições visam oferecer maior flexibilidade aos empregados e às empresas durante períodos de crise, ao mesmo tempo que asseguram condições específicas para a utilização desse benefício.

Com relação aos empregadores públicos, a lei aplica-se exclusivamente às servidoras públicas federais, devendo os demais entes governamentais, membros da federação, editar suas leis específicas a fim de garantir a percepção do benefício às respectivas puérperas colaboradoras. Citam-se como exemplos de iniciativas regionais e locais a Lei Estadual 6.123, de 20 de julho de 1968, e Lei Municipal 17.874/2013, respectivamente, do estado de Pernambuco e do município do Recife, que seguem idêntica orientação, garantindo, igualmente, 180 dias de licença-gestante.

Ainda no art. 7º, a Constituição estabelece, em seu inciso XIX, a chamada licença-paternidade, remetendo a questão à lei, ou seja, instrumento normativo infraconstitucional, que deveria regulamentar a matéria.

Em 21 de setembro de 2022, cuidou o legislador de editar norma de natureza trabalhista que corroborou o conteúdo do art. 10, § 1º, do Ato das Disposições Constitucionais Transitórias (ADCT). O prazo fixado na regra transitória foi mantido pelo art. 37 da Lei 14.457/2022, que alterou o inciso III do art. 473 da Consolidação das Leis do Trabalho (CLT), confirmando-se, portanto, o período de 5 dias corridos, a contar do parto, para os trabalhadores de empresas de regime privado.

Nada impede que esse prazo seja dilatado pelo empregador. A propósito, mediante requerimento do trabalhador, esse período pode ser ampliado em mais 15 dias, quando o vínculo empregatício é mantido em empresas filiadas ao Programa Empresa Cidadã, beneficiárias de incentivos governamentais previstos na Lei 13.257/2016.

Alguns entes estatais inclusive já dispuseram sobre esse período de afastamento remunerado em suas leis locais específicas. No caso do estado de Pernambuco, os servidores públicos estaduais são contemplados com licença-paternidade de 20 dias, segundo a Lei 6.123/68, alterada pela Lei Complementar 471/2022.

Nos incisos XX e XXX do mesmo art. 7º, a Constituição estabelece, respectivamente, a "proteção do mercado de trabalho da mulher, mediante incentivos específicos, nos termo da lei" e a "proibição de diferença de salários, de exercício de funções e de critério de admissão por motivo de *sexo*, idade, cor ou estado civil".

Esses dispositivos constitucionais provocaram o efeito esperado no legislador infraconstitucional que, procurando evitar a incompatibilidade da CLT com as normas superiores, editou a Lei 7.855/89[10] meses após a promulgação da Constituição de 5 de outubro de 1988. A lei em questão revogou regras e preceitos que autorizavam a interferência marital ou paterna na relação trabalhista da mulher, revogando, ainda, parte expressiva do capítulo celetista que tratava da "proteção ao trabalho da mulher". Em verdade, o capítulo celetista revogado permitia o controle externo da trabalhadora por meio de dispositivos que exigiam atestados médicos especiais e restringiam a prestação de certos tipos de trabalho.

Registre-se, ainda, a edição de mais duas leis de combate à discriminação da mulher trabalhadora, ou seja, as leis 9.029, de 13 de abril de 1995[11], e 9.799, de 26 de maio de 1999[12]. A primeira proíbe a exigência de atestados de gravidez e esterilização, além de outras práticas discriminatórias, para efeitos admissionais ou de permanência da relação jurídica de trabalho e dá outras providências. A segunda lei, por sua vez, exprime parâmetros antidiscriminatórios cujo conteúdo apenas espelha a Carta Magna, referindo-se genericamente à vedação da "utilização de critérios fundados em sexo, idade, cor, situação familiar ou estado de gravidez para fins de anúncios de empregos, critérios de admissão, remuneração, promoção ou dispensa".

Ainda na seara constitucional, o art. 201, II, inserido no capítulo III da seção III da Constituição da República Federativa do Brasil (CRFB)[2], que trata da previdência social, estipula que o sistema previdenciário atenderá, na forma da lei, a *proteção à maternidade, especialmente à gestante*". Na mesma linha programática encontra-se o disposto no art. 203, I, da CRFB[2], quando prescreve os objetivos da assistência social, entre os quais "a proteção à família, *à maternidade*, à infância, à adolescência e à velhice".

A Constituição Federal contém ainda um capítulo dedicado às relações familiares, à criança, ao adolescente e ao idoso. Trata-se do capítulo VII, que, em meia dúzia de artigos, estabelece regras e princípios relativos basicamente ao tema da família. Destaca-se, no capítulo, o art. 226, que define *a família como a base da sociedade*, atribuindo ao estado (União, estados, Distrito Federal e municípios), o dever de prestar especial proteção a ser dispensada ao ente familiar.

Focando na questão nuclear do presente trabalho, devem ser destacados os incisos quarto e quinto do referido artigo. O primeiro define entidade familiar como sendo "*a comunidade formada por qualquer dos pais e seus descendentes*".

Dessa maneira, a Constituição Federal[2], para fins de proteção, não exige a presença concomitante de ambos os ascendentes, estabelecendo a noção de família a partir do pai ou da mãe. O dispositivo constitucional evidentemente visou proteger as famílias geridas a partir da figura materna que, já no momento histórico da promulgação da Constituição de 1988, despontava como uma tendência. A propósito, segundo o Departamento Intersindical de Estatística e Estudos Socioeconômicos (DIEESE)*, com base em pesquisas do IBGE, a proporção de famílias chefiadas por mulheres em 2022, no Brasil, ultrapassou o número de 38 milhões, tornando-se a maioria dos 75 milhões de lares. Desse modo, 50,8% tinham liderança feminina. No último ano do estudo (2009) foram verificadas 21.933.180 famílias que identificaram uma mulher como principal responsável.

---

*Disponível em: https://www.dieese.org.br/boletimespecial/2023/mulheres2023.pdf.

Já o parágrafo quinto do art. 226[2] estabelece que "os direitos e deveres referentes à sociedade conjugal são exercidos igualmente pelo homem e pela mulher". Trata-se de mais uma projeção específica do art. 5º, I, da Constituição, enfatizando a igualdade generalizada entre homens e mulheres também no âmbito da sociedade conjugal.

O parágrafo sétimo do art. 226, por seu turno, estabelece o princípio da paternidade (e maternidade) responsável, que, conjugado com o princípio da dignidade da pessoa humana, enseja o planejamento familiar como "livre decisão do casal, competindo ao estado propiciar recursos educacionais e científicos para o exercício desse direito, vedada qualquer forma coercitiva por parte de instituições oficiais ou privadas".

A partir do texto constitucional foi publicada a Lei 9.263, de 15 de janeiro de 1996[15], que regulamenta o planejamento familiar, estabelecendo as diretrizes para regulação da fecundidade pela mulher, pelo homem e pelo casal. Ressalte-se que a tônica do texto legal está na orientação e informação com vistas a propiciar aos interessados os meios e modos de definir, de acordo com as características particulares, o tamanho da prole que constituirá a família.

Nesse contexto, convém destacar que a esterilização, considerada medida extrema, somente poderá ocorrer respeitados os critérios rígidos, como: (a) plena capacidade mental; (b) idade mínima de 21 anos, tanto para homens como para mulheres; (c) número mínimo de dois filhos vivos; (d) observação do prazo mínimo de 60 dias entre a manifestação da vontade e o ato cirúrgico, período no qual será oferecido aconselhamento por equipe multidisciplinar, visando desencorajar a esterilização precoce.

Outra possibilidade de esterilização consiste na hipótese de risco à vida ou à saúde da mulher ou do futuro concepto, testemunhado em relatório escrito e assinado por dois médicos. Ainda nesses casos, a paciente deve ser plenamente esclarecida das consequências da opção pela realização ou não do procedimento, que continua lhe sendo concedida.

O instrumento legal específico preconiza, ainda, que toda esterilização cirúrgica será objeto de notificação compulsória à direção do Sistema Único de Saúde, sendo vedada a indução ou o instigamento individual ou coletivo à prática. A lei prevê, também, ser vedada a exigência de atestado de esterilização ou de teste de gravidez para quaisquer fins.

Com a sanção da Lei 14.443, de 2022, tornou-se desnecessária a autorização do cônjuge ou companheiro para realização do procedimento de esterilização. Essa mudança foi implementada para dar maior autonomia às pessoas sobre suas decisões reprodutivas.

Analisados os direitos da gestante sob o prisma constitucional, alguns temas serão retomados nos itens seguintes de maneira mais detalhada, haja vista a própria característica generalista e normogenética da Constituição Federal no âmbito do ordenamento jurídico nacional.

DIREITOS DA GESTANTE NA SEARA CÍVEL
Prioridade no atendimento

Desde tempos imemoriais, as sociedades em geral demonstram uma preocupação natural com o período gestacional que aponta para fenômeno socioantropológico relacionado à perpetuação da espécie humana. Esse aspecto evidentemente se reflete na produção legislativa. No caso brasileiro, já no art. 2º, o estatuto civil atualmente vigente (Código Civil Brasileiro de 2002)[16] estabelece que: "A personalidade civil da pessoa começa do nascimento com vida; mas a lei põe a salvo, desde a concepção, os direitos do nascituro."

Desde a concepção, portanto, a mulher passa a desfrutar de prerrogativas, cujo objetivo precípuo consiste em propiciar um conjunto de elementos favoráveis ao desenvolvimento adequado do ovo, embrião e feto. A prioridade de atendimento é uma das possibilidades ofertadas à mulher em estado gravídico. Desse modo, os estabelecimentos públicos, *inclusive hospitais**, instituições financeiras e concessionárias de transportes e empresas prestadoras de serviço público são obrigados a reservar local específico e destinar atendimento prioritário e especializado à gestante.

O parâmetro legislativo para atendimento prioritário e especializado é a Lei Federal 10.048, de 8 de novembro de 2000[17], regulamentada pelo Decreto 5.296/2004[18].

Todas as mulheres têm direito ao atendimento pré e perinatal pelo poder público, conforme estabelece a Lei 8.069/90 (art. 8º)[19], além de apoio alimentar, quando dele necessitar, devendo recorrer ao estabelecimento público para assegurar alimentação compatível com seu estado. No atendimento médico, evidentemente, a gestante será orientada sobre sua condição e os cuidados necessários para manter uma qualidade de vida essencial para a boa gestação.

O acesso à alimentação, como visto, possui base legal e pode ser requerido do poder público, devendo a interessada/gestante procurar a Secretaria de Assistência Social do município ou estado (ou correspondente) para obtenção do benefício. Em caso de negativa, poderá obter apoio jurídico gratuito da Defensoria Pública ou ser

---

*Os hospitais devem, inclusive, oferecer atendimento prioritário nas emergências.

orientada pelo representante do Ministério Público a fim de fazer valer seu direito.

O direito à alimentação deve ser deferido aos necessitados na medida da efetiva impossibilidade de sua obtenção pelos meios normais, ou seja, a gestante de baixa renda poderá obter os alimentos básicos, se comprovada sua situação de insegurança alimentar. A afirmativa não exclui a possibilidade de obtenção de alimentos e insumos especiais, de acordo com orientação médica.

Alimentos

No que tange à alimentação da gestante, esta poderá acionar tanto o poder público, com base no art. 8, §3º, como perseguir do *suposto* pai os chamados alimentos gravídicos. Trata-se da *Lei 11.804, de 5 de novembro de 2008*[20], que disciplina o direito de alimentos da mulher gestante e a forma como esse direito será exercido.

É do art. 2º da Lei dos Alimentos Gravídicos (LAG) que se extrai a definição da modalidade. Segundo a dicção do referido dispositivo, esses (os alimentos)

compreenderão os valores suficientes para cobrir as despesas adicionais do período de gravidez e que sejam dela decorrentes, da concepção ao parto, inclusive as referentes a alimentação especial, assistência médica e psicológica, exames complementares, internações, parto, medicamentos e demais prescrições preventivas e terapêuticas indispensáveis, a juízo do médico, além de outras que o juiz considere pertinentes (grifo nosso).

A lei em questão trouxe considerável avanço na medida em que anteriormente à sua vigência apenas se admitia o pedido de alimentos com base na prova irrefutável do parentesco, ou seja, a partir da certidão de nascimento, o que retirava a possibilidade da percepção destes antes do parto.

Note-se que os alimentos gravídicos, como o próprio nome indica, são aqueles pagos à mulher gestante em função da gravidez independentemente da relação desta com o suposto pai, não se confundindo com aqueles pagos à esposa ou equiparada em face da sociedade conjugal ou união estável.

Quanto aos alimentos gravídicos, convencido da existência de indícios da paternidade, o juiz fixará montante a ser pago obrigatoriamente pelo suposto pai até o nascimento da criança, sopesando as necessidades da parte autora (gestante) e as possibilidades da parte ré (suposto pai).

Aparentemente, a LAG gerou algum grau de insegurança jurídica relativamente aos supostos pais, já que, uma vez fixados os alimentos, estes não são passíveis de repetição, ou seja, não serão devolvidos.

A questão se resolve com base exclusivamente no dolo, ou seja, apenas impõe a devolução dos valores pela gestante ou genitora se for constatada a má-fé. Não havendo prova da má-fé, o prejudicado poderá promover ação de ressarcimento em desfavor do comprovado genitor após o nascimento.

Sem dúvida, a LAG consolidou a tendência moderna de garantir a assistência integral e o respeito da dignidade da pessoa humana. Trata-se de uma lei singela e sintética, com apenas seis artigos, incluindo aquele que determina a vigência da lei na data de sua publicação*, de modo que, mais do que revolucionário conteúdo, possui o elemento simbólico de provocar no meio social a repercussão de moldar a consciência acerca da paternidade responsável.

Planos de saúde

Também na seara cível estão posicionadas as relações entre as gestantes e os planos ou seguros de saúde. A matéria é disciplinada a partir da Lei 9.656, de 3 de junho de 1998[21], publicada no Diário Oficial do dia 4 de junho de 1998. Na lei mencionada, é estabelecido o chamado plano de referência, que, além da cobertura assistencial médico-ambulatorial e hospitalar geral, obriga dos prestadores a cobertura dos procedimentos relativos aos partos, indicando o padrão de enfermaria para acomodação.

No que se refere ao tema tratado, a Lei dos Planos de Saúde estabelece, ainda, que o período máximo de carência para atendimento obstétrico é de 300 dias, ou seja, a contratação do plano de saúde deverá ocorrer pelo menos 300 dias antes da provável data do parto, sob pena de se restringir o atendimento ao contratante/beneficiário. Especifique-se, porém, que os períodos de carência poderão ser diminuídos pelo acordo de vontade das partes, funcionando a disposição legal como verdadeiro teto (e não piso) a ser respeitado pelas empresas prestadoras de serviço. Assim, se a futura gestante deseja adquirir plano de saúde com atendimento obstétrico, deve analisar o período de carência estipulado no contrato, fazendo o cálculo do período em que não haverá cobertura.

A carência de 300 dias é efetivamente a regra geral, conforme visto acima. Várias decisões judiciais, no entanto, têm ressalvado as hipóteses de atendimento de emergência ou urgência, previstas no art. 12, V, "c", da Lei 9.656/98[21]. O artigo prevê um prazo máximo de carência de 24 horas para cobertura de casos de urgência

---

*Os demais artigos da redação original oriunda do Poder Legislativo, no total de 12, foram alvo de veto do presidente da República.

e emergência. Assim, havendo nascimento da criança antes dos 300 dias de vigência do contrato – portanto, dentro do prazo de carência –, as decisões judiciais têm respaldado o pedido de cobertura pelo plano da mãe, desde que haja aceleração do parto por razões alheias à vontade da gestante e o recém-nascido necessite de atendimento de urgência ou emergência, limitando-se o prazo de cobertura a 30 dias do nascimento.

O prazo de 30 dias de atendimento para o recém-nascido também está previsto na lei independentemente de contratação individual para o neonato, ou seja, sendo a genitora beneficiária ou titular de plano de saúde, fora do período de carência, deverá este ser assistido em função do mesmo plano da mãe pelo prazo de 1 mês. Se a mãe colocá-lo como dependente em seu plano de saúde dentro desse prazo, em relação a ele não haverá período de carência. Caso contrário, deixando a mãe escoar o prazo de 30 dias sem proceder à formalização do filho como seu dependente, haverá perda desse benefício, voltando-se aos prazos previstos na lei ou do que resultar da vontade das partes.

Meios de transporte e viagens

Em geral, não há restrições relativamente à locomoção das gestantes nos diversos meios de transporte, sendo certo que as companhias transportadoras de passageiros concessionárias de serviço público devem obedecer ao Código de Defesa do Consumidor[22] e à Lei 10.048, de 8 de novembro de 2000[16], regulamentada pelo Decreto 5.296/2004 (estabelece prioridade e reserva de assentos aos portadores de necessidades especiais e gestantes)[17].

As companhias aéreas, no entanto, poderão recusar o embarque de gestantes a partir do sétimo mês gestacional ou nos casos em que haja fundado risco de parto nas dependências da aeronave, especialmente nas viagens de longa distância. As situações de risco deverão ser avaliadas em cada caso específico. Em qualquer ocasião, porém, cumpre ao prestador de serviço informar todos os procedimentos previamente à consumidora gestante.

Convém registrar que a restrição indevida à gestante pela companhia transportadora, distanciada das hipóteses de fundado risco e na ausência de informações completas (art. 6º, III, do Código de Defesa do Consumidor)[21], pode ensejar indenização por danos materiais e morais.*

---

*Cita-se como referência a condenação imposta pelo Tribunal de Justiça do Maranhão (TJMA) à companhia aérea que vetou o embarque de passageira gestante no sexto mês de gravidez. As condenações ocorreram na 4ª Vara Cível de Imperatriz e 3ª Câmara Cível do TJMA.

Direito a acompanhante durante e logo após o parto

Segundo a redação do Estatuto da Criança e do Adolescente, modificada pela Lei 13.257/2016, a gestante e a parturiente têm direito a um acompanhante de sua preferência durante o período do pré-natal, do trabalho de parto e do pós-parto imediato.

O direito tratado no item citado foi reforçado e ampliado a partir da edição da Lei 14.737, de 27 de novembro de 2023, que alterou a Lei 8.080, de 19 de setembro de 1990 (Lei Orgânica da Saúde), garantindo a todas as mulheres, em quaisquer procedimentos, o direito à livre indicação de acompanhante.

Nos casos em que haja restrição em função da segurança e da saúde da paciente, como no caso de atendimento realizado em centro cirúrgico ou Unidade de Terapia Intensiva, e desde que efetivamente justificado pelo corpo clínico, o acompanhante indicado deverá ser profissional da área da saúde.

Tanto no âmbito público como no privado, as instituições hospitalares, não raras vezes, impõem na prática restrições ao exercício consagrado do direito a acompanhante, ou seja, impedem ou dificultam na prática a aplicação da regra que garante o direito da gestante/parturiente de ser acompanhada durante o parto por pessoa de sua confiança. Nesses casos, recomenda-se que a interessada obtenha informação prévia da instituição em que será realizado o procedimento para adoção da medida preventiva cabível, seja na esfera judicial, seja na extrajudicial, por intermédio de advogado, Defensoria Pública ou Ministério Público. Ressalte-se que o acompanhamento não poderá der condicionado a quaisquer cobranças de valores.

O instrumento legal citado garante ainda à gestante o acompanhamento saudável durante toda a gestação e a parto natural cuidadoso, estabelecendo-se a aplicação de cesariana e outras intervenções cirúrgicas por motivos médicos, sempre respeitada a condição e levando em consideração o desejo da gestante.

DIREITOS DA GESTANTE NAS SEARAS TRABALHISTA E PREVIDENCIÁRIA

Correlato à noção de "licença-maternidade" explorada preliminarmente na seara constitucional dos direitos da gestante, parte inicial deste capítulo, o salário-maternidade pode ser definido como o benefício pecuniário de cunho previdenciário a que têm direito as seguradas empregada, empregada doméstica, contribuinte individual e facultativa, por ocasião do parto, da adoção ou da guarda judicial para fins de adoção.

Assim, enquanto a licença-maternidade consiste na possibilidade de afastamento das funções pelo prazo mínimo estabelecido na Constituição, o salário-maternidade se consubstancia na percepção do benefício pago pela Previdência durante o período de afastamento. Ressalte-se que o período de afastamento da gestante poderá ocorrer no período de até 28 dias antes do parto e por, no mínimo, 120 dias. Ocorrido o parto, ainda que prematuro, não haverá qualquer prejuízo em relação ao período mínimo da licença.

A gestante interessada na licença antes do parto deverá notificar o empregador com atestado médico indicativo do estágio da gravidez e, consequentemente, da data provável do parto. Ocorrendo o parto sem o afastamento oficial, o prazo contar-se-á desta data, e o atestado médico será substituído pela certidão de nascimento.

A critério do médico assistente, o prazo ordinário da licença poderá ser acrescido em até 2 semanas antes ou após o parto, consoante estabelecido o disposto no art. 392, §2º, da CLT[25].

Convém ressaltar que o salário-maternidade para a segurada empregada ou trabalhadora avulsa, vinculada ao Regime Geral da Previdência Social (INSS/setor privado), consistirá em uma renda mensal igual à sua remuneração integral, cabendo à empresa pagar o benefício devido à respectiva empregada gestante, efetivando-se a compensação com valores a serem recolhidos pelo empregador como contribuições para o custeio do sistema.

O salário-maternidade devido à trabalhadora avulsa, empregada doméstica, empregada do microempreendedor individual, bem como à contribuinte facultativa (dona de casa) ou à própria empreendedora individual, diferentemente da regra geral, será pago diretamente pela Previdência Social. Na hipótese de a segurada exercer atividades profissionais remuneradas com vínculos concomitantes, isto é, dois vínculos laborais simultâneos, terá direito a um salário-maternidade para cada emprego.

As questões derivadas da licença maternidade ainda despertam polêmica nos Tribunais, como o parto* em que a criança tenha nascido sem vida, o natimorto. Nesses casos, houve parto, porém não houve maternidade. Haveria, nestes casos, direito à licença e ao salário?

Embora parte da jurisprudência se divida a respeito, o Tribunal Superior do Trabalho (TST) vem adotando a orientação no sentido de aplicar, por analogia, o disposto no art. 395 da CLT[25], ou seja, somente seria garantido o período de 2 semanas de repouso remunerado após a

ocorrência do parto, cessada inclusive a estabilidade no emprego decorrente da gravidez.**

Dessa maneira, também não haveria verdadeiramente salário-maternidade, mas exclusivamente o direito de ausência justificada, com direito à percepção de todas as vantagens, pelo prazo de até 2 semanas, sem prejuízo do retorno às funções originais.

Outra questão polêmica é aquela em relação ao alcance da chamada estabilidade provisória da gestante. Nesse sentido, a gestante tem direito garantido contra a despedida arbitrária, nos termos do art. 10, II, "b", do Ato das Disposições Constitucionais Transitórias[2], devendo permanecer no emprego desde a confirmação da gravidez até o mínimo de 5 meses após o parto. Nas hipóteses ordinárias, a questão é simples, porém, em algumas situações, o entendimento não é pacífico.

Entre as situações controversas encontra-se aquela que diz respeito à confirmação da gravidez na vigência do aviso prévio. Nessas situações específicas, vislumbram-se decisões judiciais em duas posições opostas. O primeiro grupo defendia que o aviso prévio seria uma modificação do contrato de trabalho, que passaria a ser por tempo determinado, o que faria com que não houvesse alcance da norma que garante a estabilidade provisória da gestante, ou seja, se para os contratos por prazo determinado não há direito à estabilidade, durante o aviso prévio não haveria aplicação da regra que consagra a estabilidade.

Um segundo entendimento afirma que o aviso prévio trabalhado é parte integrante do contrato de trabalho original e, portanto, uma vez descoberta a gravidez, constatada a concepção, mesmo esta última ocorrendo no período especificado, tal fato ensejaria a incidência da regra e, portanto, teria a gestante a estabilidade desde a confirmação até 1 mês após o parto, mesmo estando de aviso prévio.

Dirimindo o debate sobre a matéria, o TST, entretanto, adotou o entendimento do segundo grupo para admitir que o aviso prévio trabalhado, e não indenizado, é parte temporal do contrato de trabalho e, ocorrendo a concepção nesse período, está garantida a proteção contra a despedida arbitrária.

Nesse sentido, por meio da Resolução 185 do TST, foi estabelecida uma nova redação para o item III da súmula 244 do Tribunal, que assegurou o direito da empregada gestante à estabilidade provisória na hipótese de admissão mediante contrato de experiência ou por prazo determinado.

---

*Considera-se parto o nascimento ocorrido a partir da 23ª semana (sexto mês) de gestação, inclusive em caso de natimorto.

**Recurso de Revista (RR) nº 1200-21.2002.5.18.0010, Relator Ministro: Antônio José de Barros Levenhagen. Data de Julgamento: 13/12/2006; 4ª Turma: 09/02/2007.

Evidentemente, o empregador não estará obrigado a manter a gestante em seus quadros funcionais. Poderá demiti-la, desde que arque com todos os salários do período de estabilidade, além das verbas rescisórias a que qualquer trabalhador faria jus.

Importa ainda ressaltar que a ausência do exercício relativamente ao salário-maternidade não extingue imediatamente a possibilidade de usufruir do benefício, posto que é de *5 anos* o prazo para a segurada requerê-lo, a contar da data do parto. Tal fato se revela estritamente em relação às seguradas especiais (como agricultoras), trabalhadoras avulsas ou facultativas (donas de casa), que não exercerem imediatamente o direito.

Como visto, ordinariamente, a licença maternidade é de 120 dias. A regra, consoante já afirmado, significa o mínimo admitido, ou seja, poderá o empregador conceder afastamento remunerado por prazo superior ao estipulado. Exatamente com base nessa possibilidade, o legislador instituiu, por meio da Lei 11.770, de 9 de setembro de 2008[9], a possibilidade de as empresas privadas aderirem ao Programa Empresa Cidadã, destinado à prorrogação da licença-maternidade mediante concessão de incentivo fiscal.

Com a adesão voluntária da empresa interessada e preenchidos determinados requisitos, será concedida à empregada a prorrogação de 60 dias na licença-maternidade. A concessão deverá ser requerida pela empregada até o final do primeiro mês após o parto.

A lei em questão impõe, no entanto, a restrição consistente na vedação do exercício pela empregada de qualquer atividade remunerada, estabelecendo ainda que a criança não poderá ser mantida em creche ou organização similar, ou seja, a prorrogação estará condicionada à dedicação integral da genitora ao filho, sob pena de perda do direito.

Além da estabilidade, licença e salário-maternidade, a trabalhadora terá direito, ainda, conforme o art. 396 da CLT[25], durante a jornada de trabalho, a dois períodos de meia hora cada um, para fins de amamentação, até que a criança complete 6 meses de idade. Os dois períodos podem eventualmente ser reunidos em um único, flexibilizando o horário do início ou do final da jornada.

As empresas ou estabelecimentos que contam com pelo menos 30 mulheres empregadas serão obrigadas a manter no local do trabalho um espaço apropriado para seus filhos durante o período de amamentação. Alternativamente, os empregadores poderão celebrar convênios com creches distritais ou firmar em convenção ou acordo coletivo o pagamento do chamado reembolso-creche. Nesta última hipótese, as despesas apresentadas pelas trabalhadoras serão ressarcidas integralmente pela empresa[26].

A trabalhadora gestante terá direito, ainda, de ser transferida de função, quando as condições de saúde o exigirem, assegurada a retomada da função anteriormente exercida logo após o retorno ao trabalho, bem como a dispensa do horário de trabalho pelo tempo necessário para a realização de, no mínimo, seis consultas médicas e demais exames complementares.

Sem prejuízo de sua remuneração, nesta incluído o valor do adicional de insalubridade, a empregada deverá ser afastada de atividades consideradas insalubres em grau máximo enquanto durar a gestação, consoante dispõe o art. 394-A da CLT.

ASPECTOS PENAIS VINCULADOS À GESTAÇÃO

Também na esfera criminal, o legislador cuidou de destacar a importância da gestação e da gestante em diversas situações, tanto no âmbito do código penal como da legislação extravagante (leis esparsas, fora do código penal), desde a definição de circunstâncias agravantes, passando por qualificadoras do crime, até a tipificação de condutas em que o sujeito ativo e/ou passivo (acusado ou vítima) se investe da condição especial e temporária da gestação.

Inicialmente, convém mencionar que basicamente não existe diferença entre crime (ilícito penal) e ilícito civil. Ambas as condutas ilícitas ferem o ordenamento jurídico, isto é, foram consideradas pelo legislador como nocivas à coletividade, mesmo que a vítima seja individualizada.

Tecnicamente, apenas do ponto de vista formal é possível diferir um crime ou contravenção de conduta considerada ilícita na esfera cível, ou seja, é crime o que o legislador estabeleceu como fato típico e antijurídico. O que leva o legislador a definir uma conduta como crime, claramente é a repercussão no meio social que a conduta indesejada representa.

Assim, se no meio social determinada conduta é considerada suficientemente nociva, potencialmente, ela pode ser elevada à condição de crime através da produção legislativa. Em geral, portanto, os crimes significam materialmente gradação máxima da conduta antissocial. Quanto mais grave ou nociva de acordo com a percepção do meio social, maior é a chance de tipificação.

Somente a lei, portanto, define quais ilícitos devem ser reprimidos por meio de sanções penais, enquanto os demais, de forma residual, estarão sujeitos apenas às sanções civis (indenização, restituição, multa civil, despejo, desapropriação, execução etc.), administrativas (suspensão e demissão de funcionário etc.) ou tributárias (multa tributária, acréscimos etc.).

A primeira disposição do Código Penal sobre a matéria é aquela em que classifica a condição de gestante como circunstância agravante da pena (art. 61, II "h", do Código Penal Brasileiro [CPB])[27], ou seja, se o crime, qualquer que seja, é praticado em desfavor de uma mulher grávida, mesmo que este fato em nada interfira na consecução do objetivo criminoso (como, por exemplo, no caso do estelionato), a condição especial da vítima é considerada circunstância desfavorável (agravante da pena) ao infrator. A disposição legal leva em consideração a reprovabilidade moral de praticar um delito em desfavor daquela que, em síntese, garantirá a renovação da espécie e, por essa condição especial, deve contar com uma proteção diferenciada do Estado.

O sentido da regra, portanto, é o de inibir de maneira mais aguda e contundente, impondo pena maior ao infrator ou praticante de qualquer ação criminosa contra a mulher gestante.

Já na parte especial do Código Penal, ou seja, na parte da definição dos crimes em espécie (art. 123), verifica-se o crime denominado "infanticídio", que consiste em "matar, sob influência de estado puerperal, o próprio filho, durante ou logo após o parto". Para esse crime é atribuída uma pena que pode variar de 2 a 6 anos de detenção[27].

Trata-se o tipo penal acima definido de uma variação do delito de homicídio, que tem a pena reduzida*, ou seja, a mãe que tenha matado o próprio filho durante ou logo após o parto e esteja em estado puerperal, que é uma alteração sensorial temporária em decorrência de aspectos biológicos e psicológicos ligados ao período gestacional, não responderá por homicídio, cuja pena pode ser de até 20 anos, na forma simples, mas por delito cuja pena máxima é de 6 anos de detenção.

Por outro lado, a mãe infratora no caso de infanticídio poderá não iniciar o cumprimento da pena necessariamente no regime fechado, já que a pena é de detenção e não de reclusão.**

Aborto

Para o Direito, aborto significa a interrupção da gravidez com a destruição do produto da concepção[28-31]. O conceito propositadamente elástico prescinde de substratos oriundos das ciências naturais para sua perfeita delimitação. O momento em que se inicia a gravidez e os conceitos de ovo, embrião e feto ficam, portanto, a cargo

da medicina e disciplinas correlatas, das quais se utiliza o direito para regular as relações sociais.

Basicamente o Código Penal[27] estabelece pena para três modalidades de interrupção da gravidez: o auto-aborto, o aborto provocado por terceiro e o aborto consensual ou com o consentimento da gestante.

A primeira e mais comum modalidade é aquela em que a mulher, de forma deliberada, provoca em si própria o aborto. Nessas situações é cominada uma pena de 1 a 3 anos de detenção. Ressalte-se que *não* é punível essa modalidade de aborto se ocorrido sem a participação intencional da gestante, ou seja, é necessária a vontade livre e dirigida da gestante de provocar o aborto.

A segunda modalidade é o aborto provocado por terceiro sem o consentimento da gestante, em que, contra a vontade da gestante, um terceiro, por qualquer meio, provoca intencionalmente a interrupção precoce da gravidez com a destruição do produto desta. Nesses casos, a lei penal comina uma pena que vai de 3 a 10 anos de reclusão, ou seja, pena elevada e cumprida em regime inicialmente fechado.

Na terceira modalidade de aborto há uma comunhão de vontades entre a gestante e o terceiro, já que a gestante permite a realização do aborto pelo agente. Nesses casos, a pena para o terceiro é de 1 a 4 anos de reclusão e, para a gestante, de 1 a 3 anos de detenção. Se em decorrência do aborto provocado por terceiro, com ou sem o consentimento da gestante, resultar nessa lesão corporal grave ou sobrevier morte, a pena no primeiro caso (lesão corporal grave) é aumentada em um terço e será dobrada no segundo (morte).

O Código prevê, porém, duas hipóteses em que, mesmo praticado intencionalmente, o aborto não é punido. São eles o chamado aborto necessário e o aborto no caso de gravidez resultante de estupro. O primeiro ocorre se não há outro meio de salvar a vida da gestante, enquanto o segundo acontece quando a gravidez resulta de estupro e o aborto é precedido de consentimento da gestante ou, quando incapaz, de seu representante legal.

Anencefalia

Além da previsão legal, que se resume às duas hipóteses descritas, o Supremo Tribunal Federal (STF), mais alta corte do país, em julgamento histórico realizado em 13 de abril de 2012, decidiu, por maioria de votos, admitir mais uma hipótese de aborto não punível.

Trata-se do julgamento da Ação de Descumprimento de Preceito Fundamental (ADPF) de número 54, proposta pela Confederação Nacional dos Trabalhadores em Saúde, que questionava a criminalização do aborto

---

*No homicídio simples, previsto no art. 121 do CPB, a pena é de 6 a 20 anos de reclusão.

**Na reclusão, como no caso do homicídio, o regime inicial de cumprimento de pena é o fechado. Já quando a pena cominada é de detenção, o regime inicial pode ser o semiaberto ou aberto.

praticado em gestantes grávidas de fetos diagnosticados com anencefalia[32].

A ação foi julgada procedente para declarar a inconstitucionalidade de interpretação segundo a qual a interrupção da gravidez de feto anencéfalo é conduta tipificada, ou seja, a prática da interrupção da gravidez nos casos de anencefalia passou a não ser considerada crime a partir do julgamento e pode ser realizada, com o consentimento da gestante, por profissional habilitado, sem a necessidade de autorização judicial.

Nesses casos, haverá responsabilidade do profissional quanto ao diagnóstico da malformação, de modo que apenas depois de confirmado o diagnóstico, e com o consentimento expresso da gestante, poderá ser executado o procedimento, agora tido como lícito. É a consagração do chamado aborto eugenésico, anteriormente vedado no ordenamento.

Note-se que a decisão, considerada marco inaugural da interpretação a ser seguida em todas as instâncias do Poder Judiciário, especifica a possibilidade de aborto exclusivamente em casos de anencefalia.

Ressalte-se que o Sistema Único de Saúde deve estar preparado para realizar, de forma rápida e sem burocracias desnecessárias, qualquer uma das modalidades permitidas.

Feminicídio

Inovação no campo legislativo, cujo escopo é eminentemente protetivo, é a previsão de um tipo penal específico que visa ao combate à violência de gênero. No sentido retro, a partir da edição da Lei 13.104, de 2015, foi acrescido o inciso IV ao artigo 121 do CPB.

O dispositivo tratado no parágrafo anterior aponta como qualificadora do crime em questão quando o delito é praticado em razão da condição do sexo feminino, considerando-se tal ocorrência efetivamente desenvolvida no caso de violência doméstica e familiar, menosprezo ou discriminação à condição de mulher.

Nos crimes praticados em desfavor de mulheres grávidas, quando vítimas de feminicídio, nas formas tentada ou consumada, se sobrepõem, portanto, a circunstância agravante, tratada no início do item (art. 61, II "h" do CPB), e a qualificadora, tratada no presente tópico, com impacto significativo na projeção da pena a ser aplicada.

Lesão corporal de natureza grave/aceleração do parto e aborto

Diversas são as hipóteses de lesões corporais trazidas pelo Código Penal[27]. No que interessa ao presente capítulo, porém, destaca-se a disposição contida no art. 129,

§1º, IV, que qualifica a lesão como grave se da lesão praticada resulta a aceleração do parto, ou seja, praticada lesão corporal contra gestante, independentemente da intensidade das agressões, se for constatado que houve relação direta entre estas e a abreviação da gestação, o agressor responderá por lesão corporal de natureza grave, cuja pena máxima é de reclusão de 1 a 5 anos.

Se das agressões sofridas vier a abortar, ou seja, se for levada a interromper a gravidez com a perda do produto da concepção, o agressor poderá responder por lesão corporal gravíssima, cuja pena máxima é de 2 a 8 anos.

Lei Maria da Penha

No âmbito da legislação esparsa (ou seja, fora do Código Penal), destaca-se a Lei 11.340, de 7 de agosto de 2006, convencionalmente denominada "Lei Maria da Penha"[3]. A denominação é uma homenagem à biofarmacêutica cearense Maria da Penha Maia Fernandes, que por 20 anos lutou para ver preso seu agressor e ex-marido.

Vítima de violência doméstica, paraplégica em função de um tiro disparado por seu então consorte, Maria da Penha levou seu caso às últimas consequências, mesmo lutando contra um sistema inadequado e insensível à questão das agressões especificamente destinada à mulher no âmbito familiar.

A lei em questão criou mecanismos para coibir a violência doméstica e familiar, preconizando a adaptação dos elementos estatais, no âmbito das três esferas governamentais, a fim de coibir a discriminação em função da questão de gênero e assegurar a igualdade entre homens e mulheres.

No plano que interessa a este capítulo, a Lei Maria da Penha[3] estabeleceu a necessidade de audiência perante o juiz nos procedimentos instaurados para apuração de lesão corporal leve, e como de resto em todas as ações penais públicas condicionadas* à representação da ofendida, como requisito para a efetivação da renúncia da vítima. Tal providência legislativa ocorreu em face das marcas estatísticas que mostravam o alto índice de ações que eram arquivadas por falta de demonstração de interesse (representação) das vítimas, deixando a sensação comum de impunidade.

Mesmo com a disposição legislativa citada, que exige a designação de audiência perante o juiz para que a vítima possa desistir da representação**, percebeu-se que

---

*Nas ações públicas condicionadas à representação, como nas lesões corporais leves, é necessária a representação da vítima perante o juiz. Ausente essa representação, a ação poderá ser arquivada.

**Antes da Lei Maria da Penha, a vítima poderia simplesmente assinar um formulário perante a autoridade policial, renunciando ao direito de representar.

muitas mulheres agredidas simplesmente não compareciam, mantendo elevados os índices de arquivamento de ações sem qualquer punição aos agressores.

Por maioria de votos, no entanto, o Plenário do STF, em sessão realizada em 9 de fevereiro de 2012, decidiu que é dispensável a representação da vítima, ou seja, que a mulher agredida não mais precisa formular a representação, podendo o Ministério Público, portanto, tomar a iniciativa de perseguir a punição do acusado, mesmo que a mulher não se manifeste.

Na mesma sessão, o STF confirmou a constitucionalidade de toda a Lei Maria da Penha, que, segundo alguns entendimentos minoritários, confrontaria, no geral, a igualdade entre homens e mulheres. A Procuradoria Geral da República, autora da ação, convenceu os ministros ao trazer ao processo a estatística que demonstra que em mais de 90% dos casos o homem é o responsável pelas agressões familiares e domésticas.

Entre os diversos artigos contidos na Lei Maria da Penha[3], destaca-se o 17, que veda textualmente a aplicação, nos casos de violência doméstica e familiar contra a mulher, de penas de cesta básica ou outras, como prestações pecuniárias, bem como a substituição de pena que implique o pagamento isolado de multa, o que retira dos juizados especiais criminais, responsáveis pela apuração dos delitos de menor potencial ofensivo, a competência para esses casos.

Há, também, a previsão da criação de Juizados Especiais da Mulher em todos os estados da federação, como unidades de competência privativa dos feitos que envolvam a questão de gênero, excetuando-se os crimes intencionais contra a vida (como o feminicídio), cuja competência é do tribunal do júri.

A Lei Maria da Penha[3] também trouxe uma gama de medidas de urgência que poderão ser determinadas em caso de risco iminente de vida ou de integridade física da mulher, entre as quais a principal é o afastamento do agressor do lar, podendo ainda ser fixada distância mínima de aproximação entre o acusado e a vítima sem prejuízo de outras ações específicas que visem garantir a integridade física, moral, psicológica e patrimonial da mulher em situação de risco.

CONSIDERAÇÕES FINAIS

Diversos são os instrumentos legais que amparam os direitos da mulher e, consequentemente, da gestante. O Observatório da Igualdade de Gênero, ligado à Presidência da República, catalogou, somente no período pós-Constituição de 1988, número expressivo de leis cujo conteúdo, de maneira direta ou indireta, beneficia esse grupo social tão expressivo do ponto de vista demográfico.

Embora reconhecidamente imperfeita ou insuficiente, muitos progressos vêm sendo notados na estrutura estatal brasileira nos últimos anos. Do ponto de vista legislativo, visíveis avanços podem ser constatados a partir da Constituição da República, promulgada em 5 de outubro de 1988[2]. O grau de densidade das regras, no entanto, depende substancialmente da informação e da conscientização de suas beneficiárias.

A tarefa de conscientização é coletiva, e os grupos mais escolarizados da população têm o dever de fomentar esse aspecto ainda tímido em nosso estágio social. A consagração do direito na lei, ao contrário do que possa parecer, não reflete senão o primeiro passo para a consecução da almejada paz social através da justiça.

Outro aspecto a ser ressaltado é que a Constituição atualmente vigente tem natureza majoritariamente principiológica, ou seja, é baseada em normas gerais e abertas, com destaque especial para a questão da dignidade da pessoa humana. Por isso, além dos direitos e garantias que decorrem do conjunto de leis que de forma expressa contemplam a mulher gestante, outros tantos são captados diretamente da força normativa inerente à Carta Magna. Daí a possibilidade de pleitear direitos que, embora não consagrados diretamente em lei, provêm materialmente da necessidade de restaurar ou manter preservada a dignidade da pessoa humana no caso concreto.

Em geral, as Defensorias Públicas e o Ministério Público contam hoje com uma estrutura incomparável com aquela verificada anos atrás. Por outro turno, a sociedade civil está avançando em suas organizações de defesa das políticas afirmativas. O Poder Executivo e o Judiciário, ainda que de maneira incipiente, vêm demonstrando sua preocupação com o tema. Todas essas conquistas somente ocorreram em função das pressões sociais.

Assim, multiplicar a informação e o conhecimento acerca dos direitos no âmbito das ações afirmativas, objetivo precípuo deste breve capítulo, é potencialmente ampliar a rede de fiscalização dos órgãos encarregados das políticas públicas, incentivando a busca pela concretização de direitos e cidadania.

Referências

32. IBGE. Disponível em: https://censo2022.ibge.gov.br/. Acesso em: 15 fev 2024.

33. Brasil. Constituição (1988).

34. Brasil. Lei 10.340/2006, de 7 de agosto de 2006. Publicada no DOU de 8 ago 2006.

35. Brasil. Lei 10.778/2003, de 24 de novembro de 2003. Publicada no DOU de 25 nov 2003.

36. Brasil. Lei 7.210/1984, de 11 de julho de 1984. Publicada no DOU de 13 jul 1984.

37. Brasil. Lei 11.942, de 28 de maio de 2009. Publicada no DOU de 29 mai 2009.

38. Santa Rita, RP. Mães e crianças atrás das grades: Em questão o princípio da dignidade da pessoa humana. Dissertação de Mestrado. Universidade de Brasília, 2007.

39. Ferreira WJ. Direitos e garantias individuais. Bauru: Edipro, 1997: 401.

40. Brasil. Lei 11.770/2008, de 9 de setembro de 2008. Publicada no DOU de 10 set 2008.

41. Brasil. Lei 7.855/89, de 24 de outubro de 1989. Publicada no DOU de 25 out 1989.

42. Brasil. Lei 9.029/1995, de 13 de abril de 1995. Publicada no DOU de 17 abr 1995.

43. Brasil. Lei 9.799/1999, de 26 de maio de 1999. Publicada no DOU de 27 mai 1999.

44. Brasil. Constituição (1988). Emenda constitucional 20, de 15 de dezembro de 1998. Modifica o sistema de previdência social, estabelece normas de transição e dá outras providências.

45. Moraes A. .Constituição do Brasil interpretada e legislação constitucional. 4. ed. São Paulo: Atlas, 2004: 1985.

46. Brasil. Lei 9.263, de 12 de janeiro de 1996. Publicada no DOU de 15 jan 1996.

47. Brasil. Código Civil. Lei 10.406, de 10 de janeiro de 2002. Publicada no DOU de 11 jan 2002.

48. Brasil. Lei 10.048, de 8 de novembro de 2000. Publicada no DOU de 9 nov 2000.

49. Brasil. Decreto 5.296, de 2 de dezembro de 2004. Publicado no DOU de 3 dez 2004.

50. Brasil. Lei 8.069, de 13 de julho de 1990. Publicada no DOU de 16 jul 1990 e retificada em 27 set 1990.

51. Brasil. Lei 11.804, de 5 de novembro de 2008. Publicada no DOU de 6 nov 2008.

52. Brasil. Lei 9.056, de 3 de junho de 1998. Publicada no DOU de 4 jun 1998.

53. Brasil. Lei 8.078, de 11 de setembro de 1990. Publicada no DOU de 12 set 1990 (ed. extra).

54. Brasil. Lei 11.108, de 7 de abril de 2005. Publicada no DOU de 8 abr 2005.

55. Brasil. Resolução RDC-ANVISA 36, de 3 de junho de 2008. Publicada no DOU de 4 jun 2008.

56. Brasil. Consolidação das Leis do Trabalho. Decreto-Lei 5.452, de 1 de maio de 1943. Publicado no DOU de 9 ago 1943.

57. Brasil. Ministério do Trabalho e do Emprego. Portaria 3296, de 3 de setembro de 1986. Publicada no DOU de 05.09.1986.

58. Brasil. Código Penal. Decreto-Lei 2.848, de 7 de dezembro de 1940. Publicado no DOU de 31 dez 1940.

59. Mirabete JF. Manual de direito penal. 23. ed. São Paulo: Atlas, 2005: 262.

60. Costa Jr PJ. Direito penal objetivo. Rio de Janeiro: Forense Universitária, 2003: 203.

61. Bitencourt CR. Tratado de direito penal. Parte especial. 8. ed. São Paulo: Saraiva, 2008: 135.

62. Bruno A. Crimes contra a pessoa. Rio de Janeiro: Rio, 1976: 160.

63. Brasil. Supremo Tribunal Federal. Disponível em: http://www.stf.jus.br/portal/cms/VerNoticiaDetalhe.asp?idconteudo=204863. Acesso em: 14 fev 2013.

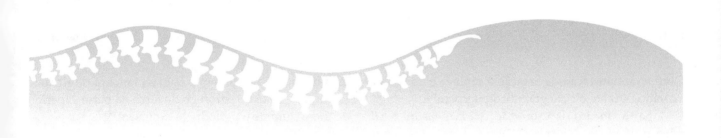

54 Violência Obstétrica

Ana Clara Sousa ▪ Adrielle Laís Firmino da Silva ▪ Andrea Lemos

INTRODUÇÃO

Este capítulo tem por objetivo explanar a expressão *violência obstétrica*, bem como especificar os tipos de violência obstétrica, os fatores de risco associados e as evidências disponíveis na literatura sobre o tema.

CONSIDERAÇÕES GERAIS SOBRE VIOLÊNCIA OBSTÉTRICA

Até o final do século XVIII, o parto era um ritual para as mulheres, praticado no âmbito familiar com a assistência de parteiras[1]. No final do século XIX, com a inclusão da Obstetrícia como especialidade médica, instaurou-se uma sequência de modificações por meio de investidas de controle do evento biológico, que deixou de pertencer à esfera feminina e passou a ser incluído como uma prática médica[2]. O parto e o nascimento, anteriormente considerados um acontecimento fisiológico e feminino do qual a mulher é protagonista, converte-se em um evento médico e masculino, onde cabe ao médico a condução desse processo[3].

Com o propósito de ampliar a qualidade da assistência, a medicalização do parto, com o uso de proporções exageradas de procedimentos inapropriados e desnecessários, foi aplicada sem mensuração das consequências[4]. Em contrapartida, alguns profissionais encontram-se em desacordo com essas medidas, considerando intervenções violentas procedimentos como *clister*, amniotomia, retirada dos pelos pubianos, restrição ao leito, episiotomia e até mesmo cesarianas[5].

A expressão *desrespeito e abuso durante o parto* (*disrespect and abuse during childbirth*) é usada para designar o que no cenário brasileiro é conhecido como violência obstétrica[6]. Essa condição foi recentemente reconhecida como uma questão de saúde pública que lesa de modo direto as mulheres e seus filhos, sendo considerada qualquer ato de violência destinado à mulher grávida, parturiente ou puérpera ou ao neonato, realizado durante a assistência profissional, que signifique desrespeito à autonomia, integridade física e mental, bem como aos sentimentos, opções e preferências do binômio mãe-filho[7].

O primeiro país da América Latina a legislar sobre *violência obstétrica* foi a Venezuela, em 2007, de acordo com o documento *Ley Orgánica sobre el Derecho de las Mujeres a una Vida Libre de Violencia*, que reconhece os direitos das mulheres e determina 19 tipos de violência, entre as quais se encontra a violência obstétrica[8]. Em seguida surge a Argentina, em 2009, com a *Ley de protección integral a las mujeres*[9], e logo depois o México, que, a partir da legislação venezuelana, vem requerendo e se empenhando para conquistar as próprias legislações estaduais[10].

No Brasil, antes de *violência obstétrica*, era empregada a expressão *violência institucional*, que compreendia outras prestações de serviço. A violência institucional é cometida por instituições prestadoras de serviços públicos e se manifesta, no setor saúde, por meio de negligência, violência verbal, como tratamento grosseiro, repreensão e ameaças, e violência física, incluindo o não alívio da dor e o abuso sexual por profissionais que teriam por obrigação defender as mulheres vítimas de violência, assegurando-lhes uma atenção humanizada[11].

Quanto ao conceito de violência obstétrica, no Brasil não havia legislação vigente que a preconizasse, existindo tão somente o Projeto de Lei 7.633/2014, que dispõe sobre a humanização da atenção à mulher e ao recém-nascido durante o ciclo gravídico-puerperal[12].

A partir do uso da expressão *violência institucional*, mães, profissionais da área da saúde e feministas deram início a questionamentos sobre uma possível designação específica referente à violência suportada no âmbito hospitalar com o objetivo de garantir o máximo de visibilidade possível para que pudessem ser suscitadas questões sobre a assistência, baseando-se nas leis já existentes e criando, assim, leis específicas sobre a violência obstétrica[13].

A expressão *violência obstétrica* aparece nitidamente no dossiê elaborado pela Rede Parto do Princípio para a Comissão Parlamentar Mista de Inquérito (CPMI) da Violência contra as Mulheres, de 2012, e na página da *web* do Parto do Princípio, que se define como uma rede de mulheres usuárias do sistema de saúde brasileiro que lutam pela promoção da autonomia das mulheres. A página apresenta a definição de *violência obstétrica* como sinônimo de violência institucional e caracterizada como a violência cometida contra a mulher grávida e sua família em serviços de saúde durante a assistência ao pré-natal, pós-parto, cesárea e abortamento[14,15].

O dossiê citado é o documento que serve de base para elaboração da Lei 17.097/2017 e que define a violência obstétrica como todo ato praticado pelo médico, pela equipe do hospital, por um familiar ou acompanhante que ofenda, de forma verbal ou física, as mulheres gestantes, em trabalho de parto ou, ainda, no período do puerpério. A referida lei foi revogada pela Lei 18.322, de 5 de janeiro de 2022, que consolida as leis que dispõem sobre Políticas Públicas de Enfrentamento à Violência contra as Mulheres[15,16].

TIPOS DE VIOLÊNCIA OBSTÉTRICA

De acordo com Bowser & Hill[17], a violência obstétrica pode ser estabelecida em sete categorias com base nos direitos humanos e princípios éticos. São elas: abuso físico, cuidados não consentidos, cuidados não confidenciais, cuidados não dignos, cuidados discriminados, cuidados negligenciados e detenção nos serviços de saúde.

O abuso físico pode ser compreendido como a realização de intervenções e práticas consideradas desnecessárias e deletérias de acordo com as evidências científicas, sem o consentimento da parturiente ou autorizadas por meio de informações deturpadas e incompletas[18]. As intervenções são práticas com intuito de adiantar o trabalho de parto, como episiotomia de rotina (que ocorre em mais de 70% dos partos vaginais, consistindo em uma incisão entre o ânus e a vagina para estender o canal do parto), uso de ocitocina, amniotomia (rompimento das membranas que recobrem o feto) e manobra de Kristeller (que consiste no emprego de força na parte superior do útero durante o período de expulsão)[19,20].

Em 2014, um estudo realizado em maternidade de alta complexidade em Recife, com 603 puérperas na faixa etária de 18 a 35 ou mais de 36 anos, apontou altas taxas (86,5%) de intervenções desnecessárias durante o parto[21]. A Organização Mundial da Saúde (OMS) recomenda políticas públicas voltadas para a violência obstétrica com o objetivo de reduzir procedimentos desnecessários, como a manobra de Kristeller ou o uso de ocitocina e episiotomia[22]. A pesquisa Nascer no Brasil, realizada entre fevereiro de 2011 e outubro de 2012, entrevistou mais de 23 mil mulheres e identificou que as principais práticas realizadas nas maternidades são: imposição da posição litotômica para parir (92%), episiotomia (56%), uso de ocitocina de rotina e amniotomia (40%), seguida da manobra de Kristeller (37%)[23].

Os cuidados não consentidos incluem a ausência generalizada de informações à gestante, a falta de consentimento quanto aos procedimentos realizados durante o trabalho de parto/parto ou a restrição de escolha da posição no parto[17]. A restrição de escolha da posição durante o trabalho de parto aumenta a dor, repercutindo como maiores necessidade de anestesia e duração do trabalho de parto e, consequentemente, no desencadeamento de uma possível cesariana[24].

Um estudo transversal de base institucional realizado em 2019 no noroeste da capital da Etiópia com o objetivo de avaliar a prevalência e os fatores associados de violência obstétrica entre mulheres observou alto índice de prevalência de cuidados não consentidos (63,6%), sendo essa a forma de violência obstétrica mais comum[25]. Ademais, um estudo realizado em 13 maternidades de unidades públicas de saúde do Distrito Metropolitano de Quito, no Equador, relata que, das 388 mulheres que terminaram a pesquisa, 50,5% não foram autorizadas a praticar exercícios durante o trabalho de parto. Além disso, entre as 92 mulheres (35,7%) que realizaram parto com episiotomia, 30 (33%) não receberam informações sobre a intervenção[26].

Os cuidados não confidenciais estão relacionados à ausência de privacidade e confidencialidade para muitas mulheres que realizam o parto tanto em instituições públicas como particulares, além da privação do direito ao acompanhante. A falta de privacidade corresponde não só à falta de privacidade física em instalações onde as mulheres podem parir à vista do público sem possibilidade de um quarto privativo e/ou acompanhante (sem nenhuma barreira de privacidade), mas também à falta de confidencialidade referente a informações pessoais sobre a gestante, como idade, estado civil e histórico médico[17].

De acordo com a Lei Federal 11.108, de 7 de abril de 2005, a parturiente tem direito a um acompanhante durante todo o período de trabalho de parto, parto e pós-parto imediato, independentemente de os serviços serem oferecidos pelo Sistema Único de Saúde (SUS), rede própria ou conveniada[27]. No entanto, esse direito ainda é restringido por algumas instituições (principalmente públicas ou conveniadas) que atribuem ao setor privado o direito ao acompanhante[15]. Corroborando essa afirmação, um estudo transversal do Ministério da Saúde do Equador, que observou as vivências pós-parto de mulheres, indicou que, das 254 mulheres que realizaram parto vaginal e das 106 com indicação de cesariana, 119 (46,9%) e 90 (84,9%), respectivamente, não receberam permissão para terem acompanhante[26].

Os cuidados não dignos durante o parto são caracterizados na literatura como humilhação deliberada, culpabilização, tratamento grosseiro, bronca, gritos, divulgação pública de informações particulares e percepções negativas do cuidado[17]. Um estudo realizado em 14 maternidades públicas nas oito regiões do estado do Tocantins destacou os cuidados não dignos como a segunda forma de violência obstétrica mais identificada nas oito regiões de saúde, representados sob a forma de tratamento grosseiro, ameaças, repressões, gritos, humilhações e desrespeito[29].

Os cuidados discriminados durante o parto são baseados em raça, etnia, idade, idioma, *status* de HIV/AIDS da mulher, crenças e preferências tradicionais, *status* econômico e nível educacional[17]. Nos casos de HIV/AIDS, permanece o estigma da doença[30,31]. Dados de uma pesquisa domiciliar equatoriana apontam que, das mulheres indígenas que optaram por realizar o parto em casa, 18% o fizeram em virtude do mau comportamento interpessoal dos profissionais[28]. Em entrevista com uma mulher do Sudão foi retratado o cenário de uma mulher que foi ao hospital para trabalho de parto prematuro e, quando seu marido relatou que ela era HIV-positiva, foi preterida e privada de ter um quarto[32].

Os cuidados negligenciados referem-se à omissão ou à recusa de cuidados devidos e necessários à parturiente por parte dos profissionais que trabalham na instituição de saúde, os quais falham em monitorar e intervir em situações de risco[17]. Um estudo transversal de base comunitária realizado com 410 mulheres que pariram em qualquer unidade de saúde do distrito de Varanasi, no norte da Índia, observou que muitas mulheres pariram sozinhas, sem acompanhamento profissional, o que se refletiu em sentimentos de medo e angústia[33].

A detenção nos serviços de saúde refere-se à retenção momentânea de mulheres e seus filhos em unidades de saúde, geralmente por falta de pagamento[17]. Detenções em países como EUA, Quênia, Peru e Gana foram reportadas por meio de relatos de que, no período de detenção, não era dada a permissão para saírem com seus recém-nascidos, incluindo aqueles que foram a óbito, além de casos em que a própria mãe vinha a falecer enquanto reclusa justamente por não receber cuidados dignos[34].

FATORES DE RISCO PARA VIOLÊNCIA OBSTÉTRICA

A falta de acesso à informação é uma variável relacionada à ocorrência de violência obstétrica[35-37]. Há uma associação entre o nível educacional mais elevado da gestante e a redução no número de intervenções, uma vez que as mulheres com escolaridade maior tendem a buscar e ter mais acesso à informação e a seus direitos. Como consequência, os profissionais de saúde terminam por ser mais indagados e desencorajados a praticar ações contraindicadas.

A falta de conhecimento das mulheres sobre o tema violência obstétrica é um aspecto que merece ser destacado. Um estudo que entrevistou 50 mulheres demonstrou que parcela significativa (72%) desconhecia essa expressão, o que pode levar à subnotificação e à subestimativa desse tipo de violência[38]. Preocupa observar que muitas mulheres não reconhecem como violência obstétrica os maus-tratos que sofrem durante o processo de parto; assim, não conseguem diagnosticar e denunciar a violência sofrida. No entanto, ainda no estudo citado[38], mesmo negando ter sofrido agressões, 62% das participantes perceberam que haviam sido vítimas da violência obstétrica quando a expressão lhes era explicada.

Outra variável citada como fator de risco para violência obstétrica é a falta de acesso aos meios de comunicação[39]. Observa-se a possibilidade de subnotificação dos casos no cenário da pesquisa em razão da falta de conhecimento sobre as formas de violência obstétrica, o que pode indicar que a prevalência desse tipo de violência é ainda maior do que a estimada[39].

Os achados supracitados reforçam a importância da conscientização e do conhecimento acerca dos direitos reprodutivos e das mulheres no sistema de saúde. É essencial o amplo acesso à informação sobre a existência e as formas de violência obstétrica, bem como a respeito dos mecanismos de denúncia e combate a essa prática. Para enfrentar esse problema, é necessário um esforço conjunto de governos, organizações não governamentais, profissionais de saúde e a sociedade em geral, sendo importante o investimento em educação sexual nas escolas e nos serviços de saúde, além de campanhas de conscientização sobre a saúde reprodutiva[40,41].

O poder econômico também é um fator ligado à violência obstétrica, segundo dois estudos[36,42]. As mulheres socioeconomicamente mais vulneráveis costumam ter menos acesso a informações sobre saúde reprodutiva e cuidados pré-natais. Como resultado, elas podem não estar preparadas para lidar com as situações que surgem durante o parto e podem não ter as informações necessárias para tomar decisões informadas sobre o próprio corpo. Além disso, tendem a sofrer mais discriminação na assistência ao parto, como a longa espera em busca de vaga hospitalar no momento do parto e menor utilização de analgesia para o parto, como mostram estudo brasileiro[43].

Segundo a OMS, a qualidade da atenção pré-natal, do parto e pós-parto é fundamental para prevenção da violência obstétrica. O acompanhamento pré-natal pode ajudar a identificar problemas de saúde e fornecer orientações sobre o parto e o cuidado com o recém-nascido. No entanto, as mulheres com baixo nível socioeconômico muitas vezes não têm acesso aos cuidados pré-natais adequados, o que pode resultar em complicações durante o parto e aumentar a probabilidade de submeter-se a procedimentos invasivos desnecessários[44]. As mulheres de baixa renda muitas vezes têm menos poder de decisão sobre o próprio corpo e sobre o cuidado que recebem durante o parto. A falta de informação adequada, de autonomia e de acesso a serviços de saúde de qualidade contribui para a vulnerabilidade das mulheres pobres à violência obstétrica[38,45].

O estado civil também aparece como variável de risco para violência obstétrica, segundo alguns estudos[37,42]. Isso pode acontecer pelo fato de as mulheres solteiras geralmente receberem menos apoio social durante o processo de parto e pós-parto, o que pode aumentar sua vulnerabilidade à violência obstétrica. As mulheres casadas podem contar com o apoio de seus parceiros durante o parto, apresentando, assim, mais poder de decisão sobre o próprio corpo, o que pode ajudá-las a se sentirem mais seguras e confortáveis[46]. É fundamental que os profissionais de saúde sejam capacitados para oferecer um atendimento respeitoso e digno a todas as mulheres, independentemente de seu estado civil, e que as mulheres sejam informadas sobre seus direitos e possam tomar decisões informadas[42].

As complicações durante o parto são uma preocupação comum entre as mulheres grávidas e suas famílias. No entanto, em alguns casos, a ocorrência de complicações pode estar associada à violência obstétrica, como foi mostrado em um estudo[32]. Em algumas situações de emergência, a equipe médica pode agir de maneira mais adversa e utilizar procedimentos mais invasivos[47]. Além disso, a falta de comunicação e respeito com a mulher pode impedir que ela tome decisões informadas e consiga expressar suas necessidades e desejos durante o parto. Conclui-se, portanto, que a ocorrência de complicações durante o parto pode aumentar o risco de violência obstétrica, se a equipe médica não estiver preparada para lidar com a situação de maneira respeitosa e empática.

A presença do médico foi um indicativo para maior propensão de ocorrência da violência obstétrica, de acordo com dois estudos[32,40]. Isso ocorre quando não há diálogo ou respeito à autonomia da mulher e pode estar presente em razão de uma série de fatores interligados, como a falta de preparo e capacitação da equipe de saúde, a cultura de medicalização do parto e a falta de respeito pelos direitos humanos[48-50]. Por outro lado, a presença de profissionais de saúde respeitosos e compreensivos pode ajudar a prevenir a violência obstétrica. Quando a equipe médica se comunica bem com a mulher, explica o que está acontecendo durante o parto e respeita suas escolhas e necessidades, ela pode ter uma experiência positiva e saudável[51-53].

Outro estudo observou que as mulheres com maior paridade também estavam mais inclinadas a receber abusos verbais do que aquelas sem filhos[54]. Diversos motivos podem explicar essa relação. Uma primeira explicação é que, em razão das experiências negativas em partos anteriores, as multíparas podem ter mais medo e ansiedade em relação ao parto atual, o que pode ser interpretado pelos profissionais de saúde como falta de colaboração ou dificuldade para seguir as orientações médicas e levar a práticas desrespeitosas[55]. Além disso, as mulheres com paridade maior podem apresentar mais complicações durante o parto, aumentando, assim, o número de intervenções médicas. Essas mulheres muitas vezes são consideradas experientes e capazes de lidar com o parto sem ajuda, e por isso recebem menos informações[55].

Outro estudo mostrou que as mulheres primigestas também são mais suscetíveis à violência obstétrica[37]. Uma das possíveis explicações é que, por não terem vivenciado um parto antes, elas podem não estar familiarizadas com o processo de parto e as intervenções médicas que possam vir a ser realizadas, tornando-se mais vulneráveis e menos capazes de expressar suas preferências e necessidades[56,57].

Instalações menos equipadas e a ausência de condições básicas de higiene, segurança e conforto também aparecem como fatores ligados à violência obstétrica em dois estudos[32,54], o que justifica o atraso no atendimento médico. Em instalações bem-equipadas, é melhor a receptividade à assistência ao parto[49,58].

As mulheres que vivem em áreas rurais enfrentam desafios adicionais durante a gravidez e o parto, em comparação com as que residem em áreas urbanas, o que é considerado mais um fator associado à violência obstétrica[39]. As moradoras de áreas rurais muitas vezes têm menos acesso a serviços de saúde de qualidade, transporte e recursos financeiros e, portanto, podem enfrentar barreiras adicionais para obtenção de cuidados pré-natais e pós-parto adequados. Ademais, as práticas culturais e sociais podem diferir nas áreas rurais, o que pode aumentar a probabilidade de violência obstétrica[59].

A idade da mãe também pode estar relacionada com a ocorrência de violência obstétrica, conforme documentado em três estudos[36,37,54]. Mulheres mais jovens podem apresentar risco maior, especialmente quando se combinam outros fatores de vulnerabilidade, como baixa escolaridade, baixo *status* socioeconômico e falta de suporte social[38,45].

As adolescentes, por exemplo, podem ser especialmente vulneráveis à violência obstétrica, pois muitas vezes enfrentam estigmatização e discriminação em virtude da idade. Elas podem ter menos experiência e conhecimento sobre os direitos de saúde reprodutiva e menos recursos para acessar serviços de saúde de qualidade[38,45].

Em um estudo, a posição supina e a falta de contato entre a mãe e o recém-nascido apareceram como fatores ligados à violência obstétrica[11]. A posição supina limita a mobilidade da mulher e seu controle sobre o processo de parto, tornando-a mais vulnerável à ocorrência de intervenções desnecessárias. Além disso, há aumento da dor e da pressão no períneo, com risco maior de lacerações e episiotomias[60].

A violência obstétrica também é influenciada pela religião e a casta, na Índia, cujo sistema de castas tem sido associado à violência obstétrica[39]. As mulheres das castas mais baixas apresentam probabilidade maior de enfrentarem discriminação e violência durante o parto, incluindo o acesso limitado a cuidados de saúde e à assistência obstétrica de qualidade. Ademais, essas mulheres são frequentemente submetidas a práticas prejudiciais durante o parto, como episiotomia e cesariana desnecessárias[61].

Algumas religiões impõem restrições ao acesso das mulheres aos serviços de saúde reprodutiva e ao planejamento familiar, o que pode limitar a capacidade de tomar decisões informadas sobre sua saúde e bem-estar durante o período gravídico-puerperal. Outro aspecto a ser considerado é a forma como a casta e a religião podem afetar o acesso das mulheres à educação e ao emprego. As mulheres de castas mais baixas e de grupos religiosos minoritários são frequentemente discriminadas e têm acesso limitado à educação e ao mercado de trabalho. Essa falta de oportunidades pode aumentar a vulnerabilidade das mulheres à violência obstétrica, já que elas contam com menos recursos para acessar serviços de saúde de qualidade e exigir seus direitos[61].

Há, ainda, a associação entre a etnia indígena e a violência obstétrica. Uma das principais causas dessa desigualdade é a discriminação étnica e cultural muitas vezes enraizada nas práticas de saúde e que afeta negativamente a qualidade do atendimento recebido por essas mulheres. Muitas vezes, elas enfrentam barreiras linguísticas e culturais que dificultam o acesso à informação e ao cuidado adequado durante a gestação, o parto e o pós-parto.

EVIDÊNCIAS CIENTÍFICAS

Em meados da década de 2000 começaram a ser publicados estudos consistentes que evidenciaram desrespeito, abusos e maus-tratos pelos profissionais de saúde durante a gestação e/ou no momento do parto[62].

Em 2007 foi publicado o primeiro ensino clínico randomizado (ECR) sobre a importância da presença de acompanhante, dos indicadores de boas práticas e da humanidade do cuidado[62]. Os autores encontraram taxas de abuso físico em procedimentos como episiotomia (34,7%) e *clister* (52,9%), restrição do direito a acompanhante (84,5%), gritos (17,7%), recusa de cuidados (16,2%) e restrição de ingestão hídrica (83,6%) e alimentar (77,4%), e os autores concluíram não ter sido possível determinar se a presença de acompanhante impactava as boas práticas dos profissionais de saúde[62].

Uma revisão sistemática conduzida em 2015, abordando estudos realizados desde meados da década de 2000 sobre a violência institucional obstétrica no Brasil, concluiu que a violência institucional obstétrica é frequente e praticada por médicos e profissionais da enfermagem, em especial na forma de cuidados negligenciados, cuidados não dignos e abuso físico e, além disso, observou que o conhecimento das mulheres sobre seus direitos, até mesmo a exigência da presença de acompanhante de sua escolha, é uma estratégia primordial para enfrentamento da violência institucional obstétrica[37].

Em 2018, um estudo de coorte retrospectivo, realizado em dois hospitais de ensino de Maceió, investigou 291 mulheres que receberam assistência relacionada ao parto vaginal e cesariana (anteparto ou intraparto) nos hospitais selecionados[63]. Os autores chegaram à conclusão de que todas as mulheres referiram, no mínimo, uma situação de violência, contrariando recomendações baseadas em evidências científicas e revelando a necessidade de aperfeiçoamento da formação profissional para desconstrução da atenção obstétrica pautada na medicalização e patologização da gestação[63].

Um estudo transversal de base multissetorial e multilocal, envolvendo mulheres com idade mínima de 15 anos em 12 unidades de saúde, observou que 35,4% das 2.672 pesquisadas sofreram abuso físico e cuidados não dignos ou discriminados[64]. Muitas não consentiram a realização de episiotomia (56,1%) ou cesariana (10,8%), apesar de submetidas a esses procedimentos; além disso, 5% das mulheres ou seus filhos foram detidos na unidade porque não puderam pagar os custos. Assim, os autores concluíram que mulheres mais jovens (15 a 19 anos) e com baixa escolaridade eram os principais determinantes de maus-tratos. Por exemplo, as mulheres mais jovens sem educação apresentaram propensão maior para sofrer abuso verbal, em comparação com as mais velhas[64].

Em 2019 foi realizada uma revisão sistemática e metanálise na Organização Pan-Americana de Saúde (OPAS), na qual os autores incluíram estudos primários ou secundários com dados quantitativos sobre a prevalência de desrespeito e abuso em atendimento institucional para parto e/ou aborto, assim como revisões sistemáticas com dados quantitativos sobre o tema de interesse. Dezoito estudos foram incluídos para a revisão e 12 para a metanálise. Os autores concluíram que as evidências sugerem que o desrespeito e os maus-tratos durante o parto e o aborto são prevalentes, além de considerados problemas de saúde pública em alguns países, sendo necessário alcançar um consenso internacional sobre a definição e operacionalização desse problema e desenvolver métodos padronizados para sua medição[65].

Uma revisão sistemática mais recente, por meio de um estudo quantitativo, retrospectivo e documental sobre a violência obstétrica no Brasil, a partir de 17 estudos publicados entre os anos de 2014 e 2019, verificou que as mulheres não apresentavam conhecimento adequado sobre violência obstétrica e que esse déficit seria um agravante para aumento da prevalência, pois a falta de conhecimento impede que a mulher usufrua de seus direitos e a leva a aceitar qualquer medida tomada pelos profissionais da saúde[66].

Um estudo que teve por objetivo discutir questões conceituais e metodológicas que prejudicam e delimitam a pesquisa referente à violência obstétrica encontrou muitas adversidades teóricas e metodológicas em razão da falta de consenso quanto à terminologia e à definição de violência obstétrica[67]. Esse fato provoca um efeito em cascata com a aplicação de instrumentos de aferição não validados que determinam a carência de exatidão e comparabilidade entre os estudos, além da falta de estudos que analisem as consequências dessas práticas na saúde

da mulher e do recém-nascido, caracterizando uma das principais lacunas sobre o tema[68]. Os autores concluíram que são imprescindíveis estudos futuros com foco na criação de uma expressão e definição consensuais na área e, por conseguinte, no desenvolvimento de um instrumento com boas propriedades psicométricas para qualificar situações de desrespeito e abuso, maus-tratos e violência obstétrica durante a gravidez, parto e puerpério e em situações de abortamento[67].

CONSEQUÊNCIAS DA VIOLÊNCIA OBSTÉTRICA

Dados da pesquisa Nascer no Brasil indicam a realização de episiotomia em 56,1% dos partos de baixo risco obstétrico, em 48,6% daqueles com risco obstétrico e em 53,5% de todas as parturientes. A partir dessas estatísticas, observa-se que o índice de execução de episiotomia é alto, a qual é praticada em quase todos os partos, inclusive naqueles de baixo risco[23]. As complicações decorrentes da episiotomia vão além de lacerações fisiológicas, provocando complicações, como infecção, dispareunia, rupturas de períneo de terceiro e quarto graus, hematoma e lesão do nervo pudendo.

Apesar de não haver fundamentação científica, a manobra de Kristeller ainda é habitualmente utilizada[70]. Recentemente, evidências científicas passaram a desaconselhar sua prática e a enquadrá-la como uma forma de violência obstétrica[71-73], uma vez que riscos como de fratura de costela, traumatismo, ruptura ou deslocamento e avulsão do músculo levantador do ânus são frequentes com essa manobra[69,74].

Quando a mulher entra em trabalho de parto, o organismo fornece uma quantidade satisfatória de ocitocina, mas em alguns casos o trabalho de parto não evolui, sendo necessária a indução endovenosa. Entretanto, essa ação se tornou corriqueira em muitos partos, sendo utilizada como forma de indução, apesar de desnecessária, e realizada apenas por conveniência por parte dos profissionais, para garantir um trabalho de parto mais fluido[73]. Um estudo realizado em maternidade de alta complexidade em Pernambuco verificou que o uso da ocitocina foi uma das condutas mais frequentes, com prevalência de 41%[75]. Com isso, observa-se taxa de utilização relativamente alta, com consequências como infecção intracavitária, prolapso de cordão umbilical, prematuridade iatrogênica, sofrimento ou morte fetal e falha na indução[76].

A cesariana é um procedimento cirúrgico para retirada do feto via abdominal mediante execução de pequena incisura efetuada acima do púbis da mãe, tornando-se uma alternativa relativamente segura para casos específicos em que a gestante e o feto se encontrem em situação de risco[77]. Todavia, às vezes a cesariana é executada sem diagnóstico concreto, sendo agendada e realizada antes de a gestante entrar em trabalho de parto – as conhecidas cesarianas eletivas – muitas vezes sem respaldo científico[77]. Mesmo realizada de maneira recorrente, a cesariana apresenta riscos, além de provocar complicações expressivas e por vezes permanentes, como hematomas, pelviperitonite, abscessos de parede, tromboflebite, íleo paralítico, deiscência da cicatriz cutânea e aumento do uso de analgésicos. Ademais, os índices de mortalidade e morbidade são maiores do que com o parto normal (em média, de cinco a 20 vezes maior).

Assim como a realização de procedimentos invasivos desnecessários pode acarretar complicações físicas, algumas atitudes, como limitação da posição da gestante no leito, restrição da ingesta hídrica e alimentar, proibição de acompanhante, distanciamento do neonato saudável da mãe e uso de expressões impróprias e/ou desrespeitosas, podem levar à exacerbação dos sentimentos de medo, insegurança, angústia e constrangimento, facilitando o surgimento de transtornos emocionais[80].

Após situações consideradas desagradáveis e estressoras, é possível observar alterações afetivas, comportamentais e cognitivas, além de transtornos de ansiedade, como fobia, pânico, transtorno obsessivo-compulsivo e estresse pós-traumático, incluindo sintomas de choro, bem como alterações de humor. Esses fatores interferem na funcionalidade da mulher quanto às atividades rotineiras em relação ao binômio mãe-neonato[81].

A maioria das mulheres que vivenciam a violência obstétrica e demonstram sensações de raiva, frustração, impotência e anseio diante da experiência dolorosa do parto se revela vulnerável a alguns transtornos com amplas consequências físicas e psicológicas, o que influencia sua relação com parentes e amigos, com o próprio recém-nascido, sua sexualidade, e até mesmo seu desejo de ter uma próxima gestação[82].

CENÁRIO ATUAL

Recentemente têm sido elaboradas muitas alternativas para reduzir a violência obstétrica, mas essa prática varia consideravelmente de região para região. Ratificando essa perspectiva, estudos conduzidos no continente africano apresentam prevalência de 67% a 83% na Etiópia[83], 28% na Tanzânia[84] e 20% no Quênia[85], chegando a 98% na Nigéria[86]. As taxas de violência obstétrica também variam em países das Américas, como EUA (18%)[87], Venezuela (26%)[88] e México (29%)[89].

No Brasil, um estudo realizado em 2013 nas cinco macrorregiões do país por meio de questionários, incluindo instituições públicas e privadas, evidenciou que 25% das mulheres apontaram ter sofrido alguma forma de violência obstétrica[90]. Outros estudos indicam prevalências ainda mais elevadas. Na cidade do Recife, a prevalência foi de 87%, com base nas recomendações da OMS a respeito das práticas recomendadas para assistência ao parto vaginal[21], enquanto 76% das mulheres em Tocantins informaram ter sofrido algum tipo de violência obstétrica durante o parto[29].

O interesse por essa categoria de violência aumentou na última década, especialmente em razão dos movimentos feministas, que consideram a violência obstétrica uma prática que fere a dignidade da mulher, além de grupos que buscam recuperar a posição da mulher em um momento tão especial de sua vida[66]. No entanto, são estabelecidas muitas adversidades ligadas à temática, como a necessidade de definição exclusiva da expressão *violência obstétrica* e a falta de concordância em relação à que é empregada, obstáculos para mensuração da violência e evidências limitadas quanto às consequências, além da carência de políticas públicas para reprimir essas condutas[37].

Na ausência de consenso para a escolha de uma definição única, são utilizadas expressões como *desrespeitos e abusos no nascimento*[17], *maus-tratos no parto*[37] e *violência institucional no parto*[66], entre outras. Entre as inúmeras definições, a mais limitada estabelece a violência obstétrica como toda ação de violência física, psicológica, sexual e negligente praticada por profissionais de saúde contra a mulher e seu recém-nascido em consequência da gestação, do parto e do nascimento, compreendendo o puerpério e as situações de abortamento[17]. Entretanto, outras perspectivas também levam em consideração a discriminação contra a mulher, a comunicação ineficiente da equipe de saúde com a gestante, a perda de autonomia e estrutura hospitalar inadequada e a manipulação de procedimentos não fundamentados em evidências científicas, como cesariana eletiva, episiotomia, amniotomia precoce e manobra de Kristeller, entre outros[76].

Apesar de certa resistência por parte dos profissionais em saúde em aderir à expressão *violência obstétrica*, esta ainda é a mais utilizada no Brasil e na América Latina. A carência de definição das práticas que retratam a violência obstétrica, associada a definições que consideram intervenções indevidas e sem fundamento científico, é uma motivação para críticas.

No Brasil, a cultura de assistência ao parto é focada na "patologização" dos processos fisiológicos de parto e nascimento com predomínio de intervenções desnecessárias, em que o médico se torna cada vez mais a figura principal[91]. Um estudo transversal de base populacional realizado em 2016, que incluiu 1.226 parturientes submetidas a parto vaginal, identificou que, entre as mulheres que entraram em trabalho de parto, 68,3% realizaram o exame de toque de forma exagerada, 41,3% receberam ocitocina para induzir ou acelerar o processo, 30,2% sofreram amniotomia, 33,8% fizeram uso de medicamentos dispensáveis e 23,1% relataram a realização da manobra de Kristeller[92].

Apesar desse panorama, há profissionais que contestam as melhores evidências científicas, afirmando que o uso da referida expressão seria uma violência contra os médicos obstetras[93,94]. No entanto, essa afirmação é descabida, uma vez que o adjetivo "obstétrica" não é exclusividade do médico, podendo ser entendido que a expressão não é sinônimo de "violência cometida pelo obstetra"[95]. Portanto, o reconhecimento da violência obstétrica como uma realidade não significa culpabilizar nenhuma categoria profissional específica[96].

Em decorrência da necessidade de consenso na definição e terminologia, não há uma ferramenta direcionada para avaliar a violência obstétrica. Alguns países africanos se utilizam de um questionário sugerido pela OMS, o qual, porém, não apresenta uma avaliação psicométrica acessível[66]. Desse modo, é afetada a aferição de sua prevalência e das prováveis comparações, além da avaliação de suas consequências na saúde da mulher e do neonato.

Algumas políticas e programas contribuem com o objetivo de prevenir essa forma de violência, como o Programa Nacional de Humanização do Parto e Nascimento (2000), a Lei do Acompanhante (2005), a Rede Cegonha – Rede de Atenção Materno-Infantil (2011) e a Diretriz Nacional de Atenção à Gestante (2015/2016)[97]. No entanto, em oposição a todos esses avanços, em maio de 2019 foi publicado um ofício, por parte do Ministério da Saúde (Ofício 017/19 – JUR/SEC), que considerou inadequada a expressão *violência obstétrica* e extinguiu sua utilização em documentos legais e em políticas públicas[98]. Essa atitude inesperada levou à insubordinação de entidades e ativistas que agem em defesa das mulheres e partilham da opinião de que impugnar a referida expressão é negar o surgimento de um problema. Em seguida, o Ministério da Saúde escreveu uma nota em que validava o direito genuíno das mulheres de utilizarem a expressão que melhor corresponda às experiências vivenciadas em situações de atenção à saúde e que configurem maus-tratos, desrespeitos, abusos e adoção de práticas não baseadas em evidências científicas[99]. Entretanto, os textos oficiais e as políticas de saúde do Ministério da Saúde seguem não abordando a temática.

Com intuito de dirimir algumas dessas questões, desde 2020 vem sendo realizada a pesquisa Nascer no Brasil II[100], a segunda edição do estudo Nascer no Brasil I:

inquérito nacional sobre parto e nascimento[101]. Na nova edição, o estudo será ampliado, incluindo maternidades com menos de 500 partos por ano, bem como o tema *perda fetal precoce*, não abordado no estudo anterior. Nessa pesquisa serão acompanhadas 24.255 mulheres, assim que ingressarem no sistema de saúde para o parto ou por perda fetal precoce, em 465 maternidades em todo o Brasil. O questionário proposto pela OMS será utilizado previamente com adaptações para uso no país. Um dos principais objetivos da pesquisa será estabelecer a prevalência da violência obstétrica e seus fatores de risco, bem como determinar suas consequências na saúde da mulher e do recém-nascido, assim como disponibilizar dados epidemiológicos para custear políticas públicas. A expectativa é que essa pesquisa represente um largo passo para a preparação de um modelo de atenção ao parto e abortamento mais civilizado e íntegro para as mulheres brasileiras.

CONSIDERAÇÕES FINAIS

Em síntese, os resultados dos estudos destacam a importância da educação formal para as mulheres e do treinamento adequado dos profissionais de saúde quanto à violência obstétrica. É fundamental que essas questões sejam abordadas de maneira ampla no âmbito das políticas públicas de saúde, visando a uma atenção humanizada e de qualidade para a saúde reprodutiva das mulheres. Com a implementação de medidas que visem à prevenção e ao combate da violência obstétrica, com enfoque principal na conscientização e no "empoderamento" feminino, espera-se que as mulheres tenham mais acesso à informação. A garantia de uma assistência obstétrica respeitosa e de qualidade é um direito inalienável de todas as mulheres, e a luta pela eliminação da violência obstétrica é uma importante etapa nesse processo.

Referências

1. Pasche DF, Vilela MEA, Martins CP. Humanização da atenção ao parto e nascimento no Brasil: Pressuposto para uma nova ética na gestão e no cuidado. RevTempus Actas Saúde Coletiva 2010; 4(4):105-117.

2. Sanfelice CFO, Abbud FSF, Pregnollato OS, da Silva MG, Shimo AKK. Do parto institucionalizado ao parto domiciliar. RevRene 2014; 15(2):362-70.

3. Wolff L, Waldow V. Violência consentida: Mulheres em trabalho de parto e parto. Saúde e Sociedade 2008; 17(3):138-51.

4. Diniz, SG, Chacham AS. O "corte por cima" e o "corte por baixo": O abuso de cesáreas e episiotomias em São Paulo. Questões de Saúde Reprodutiva 2006; 1(1):80-91.

5. Brasil. Conselho Federal de Medicina. Conselho Regional de Medicina do Distrito Federal. Parecer n° 32/2018. Conselho Federal de Medicina, Brasília, 23 out 2018. Disponível em: http://esta-

ticog1.globo.com/2019/05/07/ParecerCFMViolenciaObstetrica.
pdf. Acesso em: 27 dez 2023.

6. Diniz SG, Salgado HO, Andrezzo HFA et al. Violência obstétrica como questão para a saúde pública no Brasil: Origens, definições, tipologia, impactos sobre a saúde materna, e propostas para sua prevenção. J Hum Growth Dev 2015; 25(3):1-8.

7. Organização Mundial da Saúde. Prevenção e eliminação de abusos, desrespeito e maus-tratos durante o parto em instituições de saúde. Genebra: Departamento de Saúde Reprodutiva e Pesquisa/OMS, 2014.

8. Venezuela. Ley orgánica sobre el derecho de las mujeres a una vida libre de violencia, Asamblea Nacional de la República Bolivariana de Venezuela. Publicada en Gaceta Oficial 38.668, de 23 abr 2007.

9. Argentina. Ley de protección integral a las mujeres. El Senado y Cámara de Diputados de la Nación Argentina. Publicada en Unesco 6.485, de 1 abr 2009.

10. Ferreira MS. Pisando em óvulos: A violência obstétrica como punição sexual às mulheres. Tese de doutorado. Programa de Pós-Graduação em Sociologia da Faculdade de Ciências Sociais da Universidade Federal de Goiás, 2019. 209p.

11. D'Oliveira AFPL, Diniz CSG, Schraiber LB. Violence against women in health-care institutions: An emerging problem. Lancet 2002; 359(11):1681-5.

12. Brasil. Lei 7.633, de 27 mai 2014. Dispõe sobre a humanização da atenção à mulher e ao recém-nascido durante o ciclo gravídico-puerperal.

13. Sena LM, Tesser CD. Violência obstétrica no Brasil e o ciberativismo de mulheres mães: Relato de duas experiências. Rev Interface – Comunicação, Saúde, Educação 2017; 21:209-19.

14. Parto do Princípio. Mulheres em Rede pela Maternidade Ativa – Dossiê da Violência Obstétrica. "Parirás com dor". Elaborado para a CPMI Violência Contra as Mulheres, 2012.

15. Brasil. Ministério da Saúde. Secretaria de Políticas de Saúde. Área Técnica de Saúde da Mulher. Parto, aborto e puerpério: Assistência humanizada à mulher. Brasília: Ministério da Saúde, 2001.

16. Brasil. Lei 18.322, de 5 jan 2022. Consolida as leis que dispõem sobre Políticas Públicas de Enfrentamento à Violência contra as Mulheres. Disponível em: http://leis.alesc.sc.gov.br/html/2022/18322_2022_lei.html. Acesso em: 26 dez 2023.

17. Bowser D, Hill K. Exploring evidence for disrespect and abuse in facility-based childbirth: Report of a landscape analysis. USAID – Traction Project Harvard School of Public Health [Internet], 2010 Sep. Disponível em: http://www.tractionproject.org/sites/default/files/Respectful_Care_at_Birth_9-20-101_Final.pdf.

18. Martins AC, Barros GM. Will you give birth in pain? Integrative review of obstetric violence in Brazilian public units. Rev Dor 2016; 17(3):215-8.

19. Dahlen HG, Tracy S, Tracy M, Bisits A, Brown C, Thornton C. Rates of obstetric intervention among low-risk women giving birth in private and public hospitals in NSW: a population-based descriptive study. BMJ Open 2012; 2(5). pii: e001723

20. Brasil. Ministério da Saúde. Secretaria de Ciência, Tecnologia e Insumos Estratégicos. Departamento de Gestão e Incorporação de Tecnologias em Saúde. Diretrizes nacionais de assistência ao parto normal: Versão resumida [recurso eletrônico]. Brasília: Ministério da Saúde, 2017.

21. Andrade PON, Silva JPQ, Diniz CMM, Caminha MFC. Fatores associados a violência obstétrica na assistência ao parto vaginal em uma maternidade de alta complexidade em Recife, Pernambuco. Rev Bras Saúde Matern Infant 2016; 16(1):29-37.

22. Brasil. Recomendação 5, de 9 mai 2019. Recomendação ao Ministro da Saúde sobre políticas públicas em relação à violência obstétrica [S. l.], 2019.

23. Oliveira GD. Nascer no Brasil: O retrato do nascimento na voz das mulheres. Rev Eletron de Comun Inf Inov Saúde 2015; 9(2):1-4.

24. Tesser CD, Knobel R, Andrezzo HF de A, Diniz SG. Violência obstétrica e prevenção quaternária: O que é e o que fazer. Rev Bras Med Família e Comunidade 2015; 10(35):1-12.

25. Mihret MS. Obstetric violence and its associated factors among postnatal women in a specialized comprehensive hospital, Amhara Region, Northwest Ethiopia. BMC Res Notes 2019; 12(1):1:18.

26. Brandão T, Canãdas S, Galvis A, Los Rios MM, Meijer M, Falcon K. Childbirth experiences related to obstetric violence in public health units in Quito, Ecuador. Int J Gynaecol Obstet 2018; 143(1):84-8.

27. Brasil. Lei Federal 11.108, de 7 abr 2005. Altera a Lei 8.080, de 19 set 1990, para garantir às parturientes o direito à presença de acompanhante durante o trabalho de parto, parto e pós-parto imediato, no âmbito do Sistema Único de Saúde – SUS. [S. l.], 2005.

28. Meijer M Brandão T, Canãdas S, Falcon K. Components of obstetric violence in health facilities in Quito, Ecuador: A descriptive study on information, accompaniment, and position during childbirth. Intern J Gynaecol Obstet 2020; 148(3):355-60.

29. Guimarães LBE, Jonas E, Amaral LROG. Violência obstétrica em maternidades públicas do estado do Tocantins. Rev Estudos Femin 2018; 26(1):e43278.

30. Uys L. Avaliação de uma intervenção de estigma baseada em ambiente de saúde em cinco países africanos. AIDS Patient Care & STDs, 2009; 23(12):1059-66.

31. Brown J, Trujillo L, Macintyre K. Intervenções para reduzir o estigma do HIV/AIDS: O que temos, 2001.

32. Bhattacharya S, Ravidran TKS. Silent voices: Institutional disrespect and abuse during delivery among women of Varanasi district, northern India. BMC Pregnancy Childbirth 2018; 18(338):1-8.

33. Warren CE Njue R, Ndwiga C, Abuya T. Manifestations and drivers of mistreatment of women during childbirth in Kenya: Implications for measurement and developing interventions. BMC Pregnancy Childbirth 2017; 17(1):1-14.

34. Brown H, Hofmeyr GJ, Nikodem VC et al. Promoting childbirth companions in South Africa: A randomised pilot study. BMC Med 2007; 5(7):1-8.

35. Pereira WR. O poder, a violência e a dominação simbólicos nos serviços públicos de saúde que atendem mulheres em situação de gestação parto e puepério. Texto Contexto Enferm. 2004; 13 (3): 391-400.

36. Monge AB, Elerriaga MF, Verásteguir OP et al. Disrespect and abuse in obstetric care in Mexico: An observational study of deliveries in four hospitals. Matern Child Health J 2021; 25(4):565-73.

37. Bohren MA, Mehrtash H, Fawole B et al. How women are treated during facility-based childbirth in four countries: A cross-sectional study with labour observations and community-based surveys. Lancet 2019; 394(10210):1750-63.

38. Almeida JV, Oliveira EM, Medeiros AS, Carvalho MSML. Percepção das puérperas de um hospital materno infantil sobre a violência obstétrica no estado de Roraima. RevPesq (UFRJ; online) 2022; 14:11680.

39. Goli S, Ganguly D, Chakravorty S et al. Labour room violence in Uttar Pradesh, India: Evidence from longitudinal study of pregnancy and childbirth. BMJ 2019; 9(7):e028688.

40. Andrade MAC, Ferreira PB. Apoio institucional: tecnologia inovadora para fortalecer a rede perinatal a partir do dispositivo acolhimento e classificação de risco. In: Cadernos Humaniza SUS – Volume 4: Humanização do parto e nascimento (pp. 61-76). Brasília: UECE/Ministério da Saúde, 2014.

41. Diniz CSG, d'Orsi E, Domingues RMSM et al. Implementação da presença de acompanhantes durante a internação para o parto: Dados da Pesquisa Nacional Nascer no Brasil. Cad Saúde Pública 2014; 30(Supl.1):S140-S153.

42. Lansky S, Souza KV, Peixoto ERM et al. Obstetric violence: Influences of the Senses of Birth Exhibition in pregnant women childbirth experience. Cien Saúde Colet 2019; 24(8):2811-24.

43. Serra MCM. Violência obstétrica em (des)foco: Uma avaliação da atuação do judiciário sob a ótica do TJMA, STF E STL – MA. Dissertação de Mestrado em Direito e Instituições do Sistema de Justiça. Universidade Federal do Maranhão, 2018.

44. Organização Mundial de Saúde. A prevenção e eliminação do desrespeito e do abuso durante o parto em estabelecimentos de saúde. Genebra: OMS, 2014. Disponível em: https://www.who.int/publications/i/item/WHO-RHR-14.23.

45. Brandão T, Cañadas S, Galvis A, de Los Ríos MM, Meijer M, Falcon K. Childbirth experiences related to obstetric violence in public health units in Quito, Ecuador. Int J Gynaecol Obstet 2018; 143(1):84-8.

46. Fonseca SC, Kale PL, Silva KS. Pré natal em mulheres usuárias do Sistema Único de Saúde em duas maternidades no estado do Rio de Janeiro, Brasil: A cor importa? Rev Bras Saúde Mater Infant 2015; 15(2):209-17.

47. Freedman L, Ramsey K, Abuya T et al. Definindo desrespeito e abuso de mulheres no parto: Uma agenda de pesquisa, política e direitos. Bula Órgão Mundial da Saúde 2014; 92:15-7.

48. Aguiar JM, D'Oliveira AFL. Institutional violence in public maternity hospitals: the women's view. Interface – Comunic Saúde Educ 2011; 15(36):79-91.

49. Aguiar JM, d'Oliveira AFPL, Schraiber LB. Institutional violence, medical authority, and power relations in maternity hospitals from the perspective of health workers. Cad Saúde Pública 2013; 29(11):2287-96.

50. Faneite J, Feo A, Toro Merlo J. Grado de conocimiento de violencia obstétrica por el personal de salud. Rev Obstet Ginecol Venezuela 2012; 72(1):4-12.

51. Castrillo B. Dime quién lo define y te diré si es violento. Reflexiones sobre la violencia obstétrica. Sexualidad, Salud y Sociedad 2016; 24:43-68.

52. Sadler M, Santos MJ, Ruiz-Berdún D et al. Moving beyond disrespect and abuse: Addressing the structural dimensions of obstetric violence. Reprod Health Matters 2016; 24(47):47-55.

53. Oliveira TR, Costa REOL, Monte NL, Veras JMMF, Sá MIMR. Women's perception on obstetric violence. Rev Enferm UFPE Online 2017; 11(1):40-6.

54. Abuya T, Sripad P, Ritter J, Ndwiga C, Warren CE. Measuring mistreatment of women throughout the birthing process: Implications for quality of care assessments. Reprod Health Matters 2018; 26(53):48-61.

55. Ribeiro DO, Gomes GC, Oliveira AMN, Alvarez SQ, Gonçalves BG, Acosta DF. Obstetric violence in the perception of multiparous women. Rev Gaúcha Enferm 2020; 41:e20190419.

56. Scarton J, Prates LA, Wilhelm LA et al. "No final compensa ver o rostinho dele": Vivências de mulheres-primíparas no parto normal. Rev Gaúcha Enferm 2015; 36(spe):143-51.

57. Seibert SL, Gomes ML, Vargens OMC. Assistência pré-natal da Casa de Parto do Rio de Janeiro: A visão de suas usuárias. Esc Anna Nery Rev Enferm 2008; 12(4):758-64.

58. Regis JFS, Resende VM. Then you delivered my daughter: Critical discourse analysis of a letter to the obstetrician. DELTA 2015; 31(2):573-602.

59. Cruz da Silva M, Feijó BM, Lopes FANSP et al. Parto e nascimento na região rural: A violência obstétrica. Rev Enferm UFPE Online 2018; 12(9):2407-17.

60. Silva Sauaia AS, Serra MCM. "Uma dor além do parto: violência obstétrica em foco". Rev Direitos Hum Efetiv 2016; 2(1):128-47.

61. Vora KS, Mavalankar DV, Ramani KV et al. Maternal health situation in India: A case study. J Health Popul Nutr 2009; 27:184.

62. Santos RCS, Souza NF. Violência institucional obstétrica no Brasil: Revisão sistemática. Estação Científica (UNIFAP) 2015; 5(1):57-68.

63. Tobasía-Hege EC, Pinart M, Madeira S et al. Desrespeito e maus-tratos durante o parto e aborto na América Latina: Revisão sistemática e metanálise. Rev Panam Salud Publica 2019; 3(43):e36.

64. Vieira TFS. Conhecimento das mulheres sobre violência obstétrica: Uma revisão sistemática. Braz J Hea Rev 2020; 3(4):9912-25.

65. Oliveira LLF, Trindade RFC, Santos AAP, Pinto LMTR, Silva AJC, Almeida MS. Characterization of obstetric care developed in teaching hospitals in a capital of northeast Brazil. Rev Bras Enferm 2022; 75(1):e20200896.

66. Leite TH, Marques ES, Esteves-Pereira AP, Nucci MF, Portella Y, Leal MC. Desrespeitos e abusos, maus tratos e violência obstétrica: Um desafio para a epidemiologia e a saúde pública no Brasil. Ciência Saúde Coletiva 2022; 27(2):483-91.

67. Palma CC, Dornelli TMS. Violência obstétrica em mulheres brasileiras. Psico 2017; 48(3):216-30.

68. Costa ALT, Cesar IAP, Silva CR. Episiotomia sob o ponto de vista da gestante. Rev Ciên Saúde 2016; 1(2):12-20.

69. Youssef A, Salsi G, Cataneo I et al. Fundal pressure in second stage of labor (Kristeller maneuver) is associated with increased risk of levator ani muscle avulsion. Ultrasound Obstet Gynecol 2019; 53(1):95-100.

70. CONITEC. Diretriz Nacional de Assistência ao Parto Normal. Relatório de Recomendação, jan 2016.

71. Leal MC. Nascer no Brasil: inquérito nacional sobre parto e nascimento. Rio de Janeiro: ENSP/Fiocruz, 2012.

72. D'Orsi E, Chor D, Giffin K et al. Qualidade da atenção ao parto em maternidades do Rio de Janeiro. Rev Saúde Pública 2005; 39(4):645-54.

73. Habek D, Bobic M, Hrgovic Z. Possible feto-maternal clinical risk of the Kristeller's expression. Central Eur J Med 2008; 3(2):183-6.

74. Nascimento MN, Botelho DG. Violência obstétrica: Uma análise sob o prisma da violação dos direitos fundamentais da mulher. Rev Ibero-Am Hum, Ciênc e Educ 2022; 8(7):641-61.

75. Andrade PON, Silva JQ, Diniz CM, Caminha MF. Fatores associados à violência obstétrica na assistência ao parto vaginal em uma maternidade de alta complexidade em Recife, Pernambuco. Rev Bras Saúde Mater Infant 2016; 16(1):29-37.

76. Leal MC, Pereira APE, Domingues RMSM et al. Intervenções obstétricas durante o trabalho de parto e parto. Cad Saúde Pública 2014: 30(Sup):S17-S47.

77. Souza, ASR, Amorim MMR, Porto AMF. Condições frequentemente associadas com cesariana, sem respaldo científico. Femina 2010; 38(10):505-16.

78. Aonso BD. Fatores associados à cesariana segundo fonte de financiamento da região sudeste: Estudo transversal a partir dos dados de pesquisa "Nascer no Brasil: Inquérito nacional sobre parto e nascimento". Dissertação Mestrado em Saúde Pública – Faculdade de Saúde Pública da USP, São Paulo, 2015. 68p.

79. Rezende CNDV. Violência obstétrica: Uma ofensa a direitos humanos ainda não reconhecida legalmente no Brasil. UniCEUB, Brasília, 2014.

80. Silva FM, Silva ML, Araújo FNF. Sentimentos causados pela violência obstétrica em mulheres de município do nordeste brasileiro. Rev Prev Infecção Saúde, Piauí, 2017; 3(4):25-34.

81. Guimarães AMV, da Silva Neto AC, Vilar ATS, Almeida BGC, Fermoseli AFO, Albuquerque CMF. Transtornos de ansiedade: Um estudo de prevalência sobre as fobias específicas e a importância da ajuda psicológica. Ciênc Biológ Saúde 2015; 3(1):115-28.

82. Nascimento LC, Santos KFO, Andrade CG, Costa ICP, Brito FM. Relato de puérperas acerca da violência obstétrica nos serviços públicos. Rev Enferm UFPE Online 2017; 5(1):2014-23.

83. Wassihun B, Deribe L, Worede N, Gultie T. Prevalence of disrespect and abuse of women during childbirth and associated factors in Bahir Dar Town, Ethiopia. Epidemiol Health 2018; 40:1-8.

84. Kruk EM, Kujawski S, Mbaruku G, Ramsey K, Moyo W, Freedman LP. Disrespectful and abusive treatment during facility delivery in Tanzania: a facility and community survey. Health Policy Plan 2018; 33:e26-e33.

85. Abuya T, Warren CE, Miller N et al. Exploring the prevalence of disrespect and abuse during childbirth in Kenya. PLoS ONE 2015; 10(4):e0123606.

86. Okafor II, Ugwu EO, Obi SN. Disrespect and abuse during facility-based childbirth in a low-income country. Intern J Gynecol Obstet 2025; 128:110-13.

87. Marco M, Thorbum S, Zhao W. Perceived discrimination during prenatal care, labor, and delivery: An examination of data from the Oregon pregnancy risk assessment monitoring system, 1998-2001. Am J Public Health 2008; 98:1818-22.

88. Ramírez CJP, Villarroel ALD. Violencia obstétrica desde la perspectiva de la paciente. Rev Obstet Ginecol Venez 2013; 75(2):81-90.

89. Santiago RV, Monreal LA, Carmona AR, Domínguez MS. "If we're here, it's only because we have no money..." discrimination and violence in Mexican maternity wards. Pregn Childbirth 2018; 18(1):244.

90. Venturi Jr G, Godinho T. Mulheres brasileiras e gênero nos espaços público e privado: Uma década de mudanças na opinião pública. São Paulo: Fundação Perseu Abramo, 2013.

91. Diniz SG, Silveira LP, Mirim LA. Violência contra a mulher: Estratégias e respostas do movimento feminista no Brasil (1980-2005). In: Diniz SG, Silveira LP, Mirim LA. Vinte e cinco anos de respostas brasileiras em violência contra a mulher (1980-2005). Alcances e Limites 2006.

92. Branco MA. Práticas associadas à violência obstétrica no parto vaginal: Estudo de base populacional em um município do extremo sul do Brasil. Dissertação Mestrado em Saúde Pública — Faculdade de Medicina da Universidade Federal do Rio Grande 2017. 83p.

93. Morales XB, Chaves LVE, Delgado CEY. Neither medicine nor health care staff members are violent by nature: Obstetric violence from an interactionist perspective. Qual Health Res 2018; 28(8):1308-19.

94. Brasil. Conselho Federal de Medicina. Disponível em: http://www.portal.cfm.org.br/images/PDF/nota-violencia-obstetrica.pdf. Epub May 9, 2019.

95. Williams CR, Jerez C, Klein K, Correa M, Belizán JM, Cormick G. Obstetric violence: a Latin American legal response to mistreatment during childbirth. BJOG 2018; 125:1208-11.

96. Katz L, Amorim MM, Giordano JC, Bastos MH, Brilhante AVM. Who is afraid of obstetric violence? Rev Bras Saúde Mater Infant 2020; 20(2):623-6.

97. Zanardo GLP, Uribe MC, De Nadal AHR, Habigzang LF. Violência obstétrica no Brasil: Uma revisão narrativa. Psic Soc 2017; 29:e155043.

98. Brasil. Ministério da Saúde. Despacho/Ofício 017/19 – JUR/SEC, de 3 mai 2019. Disponível em: https://bit.ly/2LcGgXl. Acesso em: 28 nov 2023.

99. Brasil. Ministério Público Federal. Recomendação 29/2019. Disponível em: https://bit.ly/2LnRueo.

100. Fiocruz. Nascer no Brasil II: Inquérito nacional sobre partos, nascimentos e perdas fetais, 2020. Disponível em: https://nascerno-brasil.ensp.fiocruz.br/?us_portfolio=nascer-no-brasil-2.

101. Fiocruz. Nascer no Brasil I: Inquérito nacional sobre o parto e o nascimento, 2012. Disponível em: https://nascerno-brasil.ensp.fiocruz.br/?us_portfolio=nascer-no-brasil#:~:text=A%20pesquisa%20E2%80%9CNascer%20no%20Brasil,p%C3%BAblicas%20de%20ensino%20e%20pesquisa.

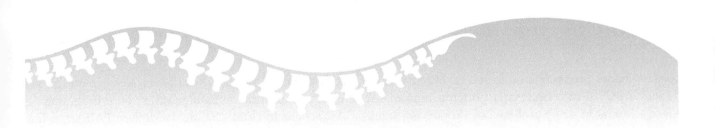

CAPÍTULO
55

Da Fisioterapia Obstétrica Baseada em Evidências às Políticas Públicas de Saúde no Brasil

Cinthia Rodrigues de Vasconcelos ▪ Dinalva Lacerda Cabral
Fabiana de Oliveira Silva Sousa ▪ Andrea Lemos

INTRODUÇÃO

Pela primeira vez, em cinco décadas, a população feminina brasileira, segundo o Censo 2022, representa a maioria em todas as regiões do país. A população total de residentes no Brasil (ambos os sexos) é de 203.080.756 pessoas, um crescimento de 6,5%, comparado ao último Censo, realizado em 2010, com taxa de crescimento anual de 0,52% nesses 12 anos, a qual é a menor já registrada. Em 2022, de acordo com o Censo, era de 104,5 milhões o número de mulheres residentes no Brasil, comparado a 98,5 milhões de homens, correspondendo, respectivamente, a 51,5% e 48,5% da população[1].

Todas as regiões do Brasil registraram, em 2022, composição majoritariamente feminina. Em relação aos municípios, o Instituto Brasileiro de Geografia e Estatística (IBGE) notou que, quanto mais populosa a cidade, maior era o número de mulheres residentes. Entretanto, essa realidade se invertia nos municípios com até cinco mil habitantes, os quais eram, em média, majoritariamente habitados por homens[1].

Entre as mulheres brasileiras, as consideradas em idade fértil (na faixa etária de 10 a 49 anos) constituem a maioria, por representarem 51,6% do total da população feminina, sendo esta uma parcela importante da sociedade, tanto por questões sociais (como a questão familiar) como econômicas (por estarem em idade produtiva)[1].

Independentemente da superioridade demográfica, as mulheres também são consideradas as principais usuárias dos serviços de saúde[2]. A Pesquisa Nacional de Saúde, em 2019, registrou que cerca de 17,3 milhões de pessoas a partir dos 18 anos de idade procuraram algum

serviço da Atenção Primária à Saúde (APS) no período de 6 meses. Entre elas, 69,9% eram mulheres, 53,8% não tinham uma ocupação e 64,7% viviam com renda domiciliar *per capita* inferior a um salário-mínimo[3].

Uma das hipóteses para as mulheres serem as principais usuárias dos serviços de saúde, tanto pela demanda de consultas como de exames e tratamentos, está associada à maior percepção de risco e autocuidado. Por isso, quando são estudados os sistemas de saúde, é necessário observar os determinantes sociais, além dos relacionados ao gênero, como idade, raça/cor, comportamentos ou estilos de vida e de trabalho, bem como a macroestrutura econômica, social e cultural[3].

Assim como diferentes comunidades estão expostas a diversos tipos e graus de risco, quando se trata da população feminina as desigualdades históricas do acesso a direitos básicos, como educação, trabalho e lazer, podem influir na condição de saúde e doença, corroborando o surgimento ou o agravamento dos problemas de saúde[4].

Nesse contexto, a Fisioterapia, e mais especificamente a Fisioterapia Obstétrica, entendida como ciência, é desafiada no sentido de aquisição de estratégias que a mantenham atualizada em relação aos conhecimentos necessários para a percepção das necessidades da população, a qual se encontra em constante transformação social, cultural e comportamental, haja vista, entre outros aspectos, a mudança de perfil epidemiológico de várias doenças ou mesmo o aumento das desigualdades sociais.

Essa realidade, provocada pela necessidade social, obriga o fisioterapeuta a conscientizar-se de suas responsabilidades profissionais e sociais no Sistema Único de Saúde (SUS). Faz-se necessária, portanto, uma análise sobre a formação desse profissional, que deverá transcender um modelo hegemônico de intervenção individual e curativista para imergir na abordagem coletiva e interprofissional, em uma perspectiva do cuidado integral, resolutivo e humanizado, enfatizando ações de promoção e proteção à saúde e favorecendo o acesso à saúde de uma parcela específica da população, a das mulheres e suas famílias.

Considerando esse cenário, os resultados das evidências disponíveis sobre a atuação da Fisioterapia em Obstetrícia devem extrapolar o nível individual para alicerçar a construção da inserção do fisioterapeuta no sistema de saúde do Brasil. Portanto, a tradução do conhecimento científico para adequá-lo à realidade social, econômica e cultural em que a coletividade está inserida perpassa o entendimento clínico para tornar possível a concretização de uma atuação fisioterapêutica na saúde coletiva também respaldada em evidências científicas.

Desse modo, este capítulo se destina a conscientizar o profissional fisioterapeuta para atuar e inovar no âmbito do sistema de saúde brasileiro. Busca-se, também, informar a disposição e os propósitos do SUS e explorar as políticas públicas vigentes na área de saúde da mulher, especificamente durante o ciclo gravídico-puerperal, e relacioná-las com as possibilidades de atuação fisioterapêutica.

EVOLUÇÃO DAS POLÍTICAS DE ATENÇÃO À SAÚDE DA MULHER NO BRASIL

A saúde da mulher foi incorporada à Política de Saúde no Brasil no início do século XX. Antes, as ações de assistência à mulher limitavam-se às demandas relativas à gravidez e ao parto. Os programas materno-infantis desenvolvidos nos anos 1930, 1950 e 1970 revelavam uma visão restrita sobre a mulher, baseada em suas características biológicas e em seu papel de mãe e doméstica na sociedade, assumindo responsabilidade pela criação, educação e cuidado com a saúde dos filhos e demais parentes[2].

O movimento feminista nacional sempre criticou esses programas devido à forma reducionista com que tratavam a mulher, cujo acesso aos cuidados de saúde se restringia aos períodos de gravidez e puerpério, ficando sem assistência durante a maior parte de sua vida. Essa ênfase pró-natalista, ou seja, voltada preferencialmente para o ciclo gravídico-puerperal, perdurou até a década de 1970[5,6].

Com o processo de democratização da saúde surgiu o cenário ideal para o questionamento do modelo vigen-te de atenção à saúde das mulheres. Nesse contexto, em 1983, o Ministério da Saúde (MS) criou o Programa de Assistência Integral à Saúde da Mulher (PAISM). A implantação desse programa representou um marco histórico nas políticas públicas brasileiras com foco na saúde das mulheres[7,8].

A proposta do PAISM era priorizar "ações educativas, preventivas, de diagnóstico, tratamento e recuperação, englobando a assistência à mulher em clínica ginecológica, no pré-natal, parto e puerpério, no climatério, em planejamento familiar, DST, câncer de colo de útero e de mama, além de outras necessidades identificadas a partir do perfil populacional das mulheres"[9].

O PAISM, como diretriz filosófica e política, também propôs formas mais simétricas de relacionamento entre os profissionais de saúde e as mulheres, apontando para a apropriação, autonomia e maior controle sobre a saúde, o corpo e a vida. Na assistência, foi reconhecido o cuidado médico e de toda a equipe de saúde, inclusive do fisioterapeuta, atribuindo alto valor às práticas de Educação Popular em Saúde, que foram entendidas como estratégias para o estímulo à capacidade crítica e autônoma das mulheres[9].

Ainda no PAISM, um dos aspectos enfatizados como salto de qualidade na atenção à saúde da mulher no Brasil foi a inclusão, entre as políticas públicas de saúde, da contracepção a partir da compreensão da mulher como sujeito ativo no cuidado de sua saúde[10,11].

No cenário internacional, ainda na década de 1980, foram realizadas duas Conferências Internacionais de Promoção da Saúde: a primeira no Canadá, em 1986, que estabeleceu, por meio da Carta de Ottawa, o conceito de promoção da saúde, incluindo a importância da comunidade no processo de melhoria da qualidade de vida e saúde. A segunda aconteceu em 1988, na Austrália, dando origem à "Declaração de Adelaide", considerada o primeiro documento a discutir de maneira clara e objetiva a atenção à saúde da mulher[12]. Na II Conferência Internacional foi ressaltada a valorização da mulher trabalhadora através de políticas de saúde, como a licença-maternidade e a licença para acompanhar os filhos doentes, além da igualdade de direitos na divisão do trabalho. Com essa declaração teve início o processo de incentivo à implantação de políticas de saúde específicas destinadas à mulher[13].

Em outubro de 1988, com a implantação da Constituição Federal brasileira, definiu-se a saúde pública como uma das políticas de Estado. Nesse contexto, com base no documento final da 8ª Conferência de Saúde, de 1986, o SUS foi criado com o objetivo de garantir, constitucionalmente, a saúde como o direito de todos e dever do Estado[14].

A III Conferência Internacional de Promoção da Saúde, que resultou na "Carta de Sundsvall", em 1991, teve como tema principal a criação de ambientes propícios à saúde, a partir da compreensão de que o crescimento da população seria uma ameaça real ao desenvolvimento sustentável. Nessa conferência foi reconhecida a necessidade de valorização da mulher por meio de uma divisão da carga de trabalho com os homens e da participação das mulheres no desenvolvimento de políticas públicas de promoção à saúde[15].

Na busca pelo atendimento aos princípios da Universalidade, Integralidade e Equidade estabelecidos no SUS, o MS criou, em 2004, a Política Nacional de Atenção Integral à Saúde da Mulher – Princípios e Diretrizes[2]. Com isso, objetivou-se a construção de um plano de ação voltado para as mulheres, considerando a especificidade de cada região do Brasil e respeitando as características epidemiológicas, sociais e culturais das diversas localidades[2,15].

As mudanças identificadas nas políticas de saúde da mulher resultam da convergência de interesses e concepções do movimento sanitário e do movimento feminista, irradiando-se, dentro da rede de serviços de saúde, como um novo pensar e agir sobre a questão da mulher[7,16-18].

Essas políticas resultaram em uma nova abrangência do conceito de saúde, garantindo a redução dos agravos, com enfoque no planejamento familiar, atenção gineco-obstétrica e combate à violência doméstica e sexual[2,19].

AÇÕES E PROGRAMAS DAS POLÍTICAS DE SAÚDE INTER-RELACIONADOS À ATUAÇÃO DO FISIOTERAPEUTA NA OBSTETRÍCIA

É imprescindível que o fisioterapeuta que objetiva desenvolver ações na área da Obstetrícia no SUS compreenda a competência e a distribuição dos programas e ações em vigor. Também é importante que se conscientize de que sua intervenção é multissetorial, independentemente do serviço em que esteja inserido. Assim, o conhecimento e as reflexões sobre as políticas de saúde no país, específicas ou não à saúde da mulher, associadas a vivências no cotidiano dos serviços de saúde, são essenciais para a formação de profissionais conscientes de sua importância na construção do SUS.

Para o MS, a Atenção Básica compreende "um conjunto de ações, de caráter individual e coletivo, situadas no primeiro nível de atenção dos sistemas de saúde, voltadas para a promoção de saúde, prevenção de agravos, tratamento e reabilitação"[13]. No Brasil, desde a década de 1990, o governo federal tem instituído como política de atenção básica o Programa de Agentes Comunitários

de Saúde (PACS), criado em 1991, e o Programa de Saúde da Família (PSF), iniciado em 1994[20].

A princípio voltado para a extensão da cobertura com foco em áreas de maior risco social e implantado como um programa paralelo a partir de 1994, o PSF adquiriu progressivamente centralidade na agenda do governo, convertendo-se em estratégia estruturante dos sistemas municipais de saúde e modelo de APS[13].

Inserida no primeiro nível de ações e serviços do sistema de saúde, a Unidade de Saúde da Família está vinculada a uma rede de serviços que, hierarquizada, deve garantir assistência integral aos indivíduos e a seus familiares, encaminhando para os níveis especializados quando as situações ou problemas identificados exijam resolução fora do âmbito da atenção básica[13].

De acordo com o MS, a Equipe de Saúde da Família (EqSF) deve ser composta por profissionais capazes de resolver os problemas de saúde mais comuns e lidar com novos saberes que promovam a saúde e previnam doenças em geral. Além disso, o MS entende que o fortalecimento da atenção básica ocorre com a ampliação do acesso e a qualificação e reorientação das práticas de saúde embasadas na promoção da saúde[13].

A APS é complexa e demanda uma intervenção ampla em diversos aspectos para que possa haver efeito positivo sobre a qualidade de vida da população e exige uma interdisciplinaridade para ser eficiente, eficaz e resolutiva. Definida como o primeiro contato na rede assistencial dentro do sistema de saúde, caracteriza-se, principalmente, pela continuidade e integralidade da atenção, além da coordenação da assistência dentro do próprio sistema, da atenção centrada na família, da orientação e participação comunitária e da competência cultural dos profissionais[21].

Visando apoiar a inserção da Estratégia Saúde da Família (ESF) na rede de serviços e ampliar a abrangência e o escopo das ações da Atenção Primária, assim como sua resolutividade, o MS criou, em 2008, o Núcleo de Apoio à Saúde da Família (NASF), posteriormente renomeado como Núcleo Ampliado à Saúde da Família. O NASF deve ser constituído por equipes compostas por profissionais de diferentes áreas de conhecimento para atuarem em conjunto com os profissionais das EqSF. A definição dos profissionais que irão compor os núcleos é de responsabilidade dos gestores municipais, seguindo os critérios de prioridade identificados a partir das necessidades locais. O fisioterapeuta tem sua inserção prevista em todas as modalidades existentes do NASF[22].

Sem grandes mudanças na prática de atuação assistencial na atenção básica, mas sim em relação ao incentivo financeiro federal, em 22 de maio de 2023 foi publicada a Portaria GM/MS 635, que institui, define e cria o incentivo financeiro federal de implantação, custeio e desempenho para as modalidades de equipes multiprofissionais na APS. Assim, é extinta a política dos NASF e entram em vigor as equipes multiprofissionais (eMulti)[23,24].

As eMulti emergem em um cenário de reconstrução da APS no Brasil, com fortalecimento das ações interprofissionais e na interface com a agenda de incorporação de tecnologias e inovações na saúde. O novo arranjo mantém algumas similaridades com o trabalho do NASF e dispõe de novos mecanismos organizativos e estruturais. No entanto, não basta retomar o financiamento das eMultis, é preciso incorporar a interprofissionalidade como diretriz do SUS e da APS, reconhecendo-a como tal na Lei Orgânica da Saúde e em todo o arcabouço legal vigente, inclusive com a reformulação da Política Nacional da Atenção Básica. É necessário avançar na organização do trabalho, no adequado dimensionamento das equipes, nas condições de trabalho na APS e em processos robustos de formação e qualificação profissional[25].

A organização e o desenvolvimento do processo de trabalho dos profissionais das EqSF dependem de algumas ferramentas já amplamente testadas na realidade brasileira, como é o caso do Apoio Matricial, da Clínica Ampliada, do Projeto Terapêutico Singular (PTS), do Projeto de Saúde no Território (PST) e da Pactuação do Apoio. Nessa perspectiva, esse modelo deve buscar superar a lógica fragmentada da saúde para a construção de redes de atenção e cuidado de forma corresponsabilizada com a EqSF. É a situação desejável, mas que não acontecerá de maneira espontânea e natural, só sendo possível se o profissional de saúde reconhecer e legitimar o outro (profissional, usuário, gestor)[26].

De modo a garantir a atenção integral às populações estratégicas do SUS, existe no MS um departamento específico para propor e implementar as políticas públicas, já conhecido como DAPES (Departamento de Ações Programáticas Estratégicas). Composto por oito áreas técnicas – saúde da criança e do aleitamento materno, saúde do adolescente e do jovem, saúde da mulher, saúde mental, álcool e outras drogas, saúde do idoso, saúde da pessoa com deficiência e saúde no sistema penitenciário e saúde do homem – suas ações são transversais à Atenção Básica e de média e alta complexidade[27].

Entendendo a necessidade do SUS de ações transversais da Atenção Básica e de média e alta complexidade, é relevante o olhar das Redes de Atenção à Saúde (RAS), que são arranjos organizativos de ações e serviços de saúde de diferentes densidades tecnológicas que, integradas por meio de sistemas de apoio técnico, logístico e de gestão, buscam garantir a integralidade do cuidado[28].

Seguindo a distribuição, atenção especial deve ser destinada ao entendimento dos programas direcionados

à área da Obstetrícia, que impactam diretamente a atuação da Fisioterapia Obstétrica, como a Rede Cegonha, a área técnica da Saúde da Criança e do aleitamento materno (como a Rede Brasileira de Bancos de Leite Humano [RBLH]), além do Humaniza SUS.

A Rede Cegonha, por exemplo, é organizada de maneira a possibilitar o provimento contínuo de ações de atenção à saúde materna e infantil para a população de determinado território, mediante a articulação dos distintos pontos de atenção à saúde, do sistema de apoio, do sistema logístico e da governança das RAS em consonância com a Portaria 4.279/GM/MS, de 2010, a partir das seguintes diretrizes[28]:

- **Garantia do acolhimento com classificação de risco, ampliação do acesso e melhoria da qualidade do pré-natal:** suficiência de consultas; ampliação de exames e retorno em tempo hábil; visitas ao local do parto.
- **Garantia de vinculação da gestante à unidade de referência e ao transporte seguro:** regulação com vaga sempre; vale-transporte e vale-táxi; casas de gestante e bebê.
- **Garantia das boas práticas e segurança na atenção ao parto e nascimento:** suficiência de leitos; direito a acompanhante; boas práticas; ambiência; estímulo ao parto normal.
- **Garantia da atenção à saúde das crianças de 0 a 24 meses com qualidade e resolutividade:** promover aleitamento materno; garantir acompanhamento da criança na Atenção Básica; garantir atendimento especializado para casos de risco maior; busca ativa dos faltosos, sobretudo de risco maior; garantir acesso às vacinas disponíveis no SUS.
- **Garantia de direitos sexuais e reprodutivos:** implementar estratégias de comunicação social e programas educativos relacionados à saúde sexual e reprodutiva; promoção, prevenção e tratamento das infecções sexualmente transmissíveis (IST)/Aids; orientação e oferta de métodos contraceptivos.

Dando continuidade a outras ações relevantes para atuação da Fisioterapia Obstétrica, tem-se a área técnica da Saúde da Criança, cujos objetivos são elaborar as diretrizes políticas e técnicas para atenção integral à saúde da criança de 0 a 9 anos e apoiar sua implementação nos estados e municípios. São realizadas ações de promoção à saúde, prevenção de agravos e de assistência à criança, assumindo o compromisso de prover qualidade de vida para que a criança possa crescer e desenvolver todo seu potencial[28].

A RBLH, por sua vez, tem por missão a promoção da saúde da mulher e da criança mediante a integração e construção de parcerias com órgãos federais, a iniciativa privada e a sociedade. Como modelos de atuação, podem ser citadas a promoção, proteção e apoio ao aleitamento materno, a coleta e distribuição de leite humano de qualidade certificada, a contribuição para redução da mortalidade infantil e o somatório de esforços ao Pacto Nacional pela redução da mortalidade materna e neonatal. Um de seus referenciais teóricos baseia-se nas áreas de assistência em amamentação, como o manejo clínico da lactação e a iniciativa Hospital Amigo da Criança[28].

Outra política extremamente importante, lançada em 2003, foi a Política Nacional de Humanização (PNH) – Humaniza SUS, a qual, independentemente da área de atuação, precisa ser considerada. Essa política busca colocar em prática os princípios do SUS no cotidiano dos serviços de saúde, produzindo mudanças nos modos de gerir e cuidar. A PNH estimula a comunicação entre gestores, trabalhadores e usuários para a construção de processos coletivos de enfrentamento de relações de poder, trabalho e afeto que muitas vezes produzem atitudes e práticas desumanizantes que inibem a autonomia e a corresponsabilidade dos profissionais de saúde em seu trabalho e dos usuários no cuidado de si[28].

Alguns conceitos norteiam o trabalho da PNH, auxiliando as orientações clínicas, éticas e políticas e se traduzindo em determinados arranjos de trabalho. Tais conceitos envolvem acolhimento, gestão participativa e cogestão, ambiência, clínica ampliada e compartilhada, defesa dos direitos dos usuários e valorização do trabalhador[28].

ENTENDENDO O SISTEMA ÚNICO DE SAÚDE

Um dos maiores sistemas públicos de saúde do mundo, o SUS foi criado para oferecer atendimento igualitário, além de cuidar e promover a saúde de toda a população, que na época de sua criação era de 180 milhões de pessoas e hoje ultrapassa 200 milhões de usuários. Esse sistema de saúde constitui um projeto social único que se materializa por meio de ações de promoção, prevenção e assistência à saúde dos brasileiros[29].

A assistência desse sistema de saúde é direito de todos os brasileiros, independentemente de aspecto sociocultural, com garantia de acesso integral, universal e gratuito para toda a população do país. O SUS abrange desde o oferecimento de consultas, exames, internações e transplantes de órgãos até a promoção de campanhas de vacinação e ações de prevenção e de vigilância sanitária, como fiscalização de alimentos e registro de medicamentos[29].

Para que o SUS exista, e consequentemente a saúde da população seja garantida, são necessárias a integração e

construção de parcerias com os órgãos federais, as unidades da Federação, os municípios, a iniciativa privada e a sociedade. Atualmente, fazem parte do SUS os centros e postos de saúde, hospitais – inclusive os universitários –, laboratórios, hemocentros (bancos de sangue), os serviços de Vigilância Sanitária, Vigilância Epidemiológica e Vigilância Ambiental, além de fundações e instituições de pesquisa, como a Fundação Oswaldo Cruz (Fiocruz) e o Instituto Vital Brazil[30].

O SUS teve seus princípios estabelecidos na Lei Orgânica de Saúde, de 1990, com base no art. 198 da Constituição Federal de 1988. Os princípios são eixos transversais da universalidade (saúde como um direito de todos e dever do Estado), integralidade (garantia da saúde preventiva ou curativa) e equidade (todos devem ter direito à saúde), em contexto de descentralização, regionalização e hierarquização, havendo, ainda, o controle social da gestão (participação da comunidade nas ações e serviços de saúde)[29].

Os serviços de saúde organizados pelo SUS obedecem a uma hierarquia que se divide em níveis de complexidade. O nível primário deve ser oferecido diretamente à população, enquanto o secundário e o terciário deverão ser utilizados apenas em caso de necessidade. Quanto mais bem estruturado o fluxo de referência e contrarreferência entre os serviços de saúde, melhor a eficiência. Cada serviço de saúde tem uma área de abrangência, ou seja, é responsável pela saúde de uma parcela da população. Os serviços de maior complexidade são menos numerosos e, por isso, sua área de abrangência é mais ampla[20].

O conhecimento da estrutura, funcionamento e princípios do SUS é imprescindível a todos os profissionais inseridos nesse contexto, incluindo os fisioterapeutas que atuam na saúde da mulher. Esse cuidado destinado ao usuário não pode ser isolado, mas precisa estar contextualizado no processo da coletividade, norteado por um olhar que abranja os ciclos da vida (da infância à senilidade), incluindo o período reprodutivo das mulheres, em especial o período gestacional, o parto e a fase puerperal.

O controle social é uma diretriz do SUS que busca estimular a participação da sociedade em seu processo de construção, seja por meio das Conferências de Saúde, seja através dos Conselhos de Saúde. Essa é uma forma de identificação das diferenças sociais e regionais, bem como das expectativas da população, para que as informações obtidas sejam extrapoladas, utilizando-se os indicadores epidemiológicos[19].

Os Conselhos de Saúde são órgãos colegiados que contam com a representação dos usuários, governo, trabalhadores, Academia (as universidades) e representações profissionais. O fisioterapeuta pode contribuir ativamente, como cidadão e trabalhador na área de saúde, no Controle Social do SUS. Para isso, é importante que conheça a legislação do SUS, a legislação da profissão e, para o profissional que atue na Fisioterapia Obstétrica, conheça não só os aspectos técnico-científicos, mas também os aspectos jurídicos relacionados à gestação (veja o Capítulo 53)[19].

ATUAÇÃO FISIOTERAPÊUTICA NA PERSPECTIVA DA REDE DE ATENÇÃO À SAÚDE NO SISTEMA ÚNICO DE SAÚDE

O fisioterapeuta tem sua área de atuação profissional reconhecida nos três níveis de complexidade do SUS, tanto no nível assistencial como de gestão, independentemente da área de especialidade em que atuará. Diante dos princípios defendidos pelo SUS, o fisioterapeuta deverá adaptar seus conhecimentos técnicos, sejam eles específicos ou não, às peculiaridades de seu cargo.

Para atender à necessidade de identificação do papel do fisioterapeuta na promoção da integralidade do SUS, por exemplo, é necessário o engajamento desse profissional na viabilização do papel de promotor de saúde na inclusão social e na promoção da autonomia do indivíduo. O fisioterapeuta faz parte desse processo por ser um profissional capaz de estudar e investigar o movimento humano e as funções corporais, facilitando o desenvolvimento social da motricidade humana, com consequente melhora da qualidade de vida, garantindo resolutividade e efetividade ao SUS[31-33].

Antigamente, a fisioterapia reabilitadora concentrava sua atuação quase exclusivamente no controle de danos, seja buscando a cura de doenças que restringissem a locomoção humana, seja reabilitando sequelados de doenças diversas ou desenvolvendo a capacidade residual funcional de indivíduos que sofreram lesões irreparáveis para determinadas funções. A fisioterapia coletiva possibilita e incentiva a atuação também no controle de risco, ou seja, no controle de fatores que podem contribuir para o desenvolvimento da doença[33].

Aqui reside a diferença crucial entre os objetos de intervenção dos dois modelos de atuação da Fisioterapia: o momento da intervenção. Enquanto no controle de danos a intervenção ocorre quando a doença já está instalada e muitas vezes em estado avançado, no controle dos riscos a intervenção ocorre antes de a doença acontecer, ou seja, antes do aparecimento de sequelas e complicações limitadoras do movimento[33].

Com relação ao sujeito da intervenção, no controle de danos a atuação é direcionada ao indivíduo doente, enquanto no controle de riscos a atuação é dirigida aos grupos populacionais doentes e a grupos não doentes, mas com risco potencial de adoecer. Esse direcionamento da atuação para o nível primário e destinado à coletividade potencializa os resultados das ações de saúde, pois, além de inibir o surgimento e o desenvolvimento de doenças evitáveis, busca transformar as condições de vida dos grupos populacionais. Para isso, duas necessidades se impõem ao profissional fisioterapeuta: atuação em equipe multidisciplinar e utilização de conhecimentos de outras áreas do saber, como a epidemiologia, a geografia e as ciências sociais e jurídicas[33].

No caso específico da preocupação da Fisioterapia no contexto da Obstetrícia, seja em ações preventivas, seja de promoção de saúde, é preciso não só conhecimento das adaptações fisiológicas ocorridas no período gravídico-puerperal, mas também a interpretação adequada dos fatores de risco que possam estar envolvidos no processo de saúde-doença nesse ciclo para que sejam criadas estratégias consubstanciadas nas evidências acessíveis.

Nos aspectos assistenciais, a Fisioterapia Obstétrica tem contribuições a serem oferecidas no ciclo gravídico-puerperal, como se pode observar na abordagem dos vários tópicos deste livro, que mostrou as possibilidades de intervenções fisioterapêuticas nos diversos distúrbios. Além disso, a Fisioterapia terá também grande importância na assistência às gestações consideradas de risco, como, por exemplo, no caso das mulheres hipertensas e diabéticas.

No exercício da multidisciplinaridade e da interdisciplinaridade, é imprescindível que o fisioterapeuta obstétrico reconheça sua responsabilidade em várias das atividades rotineiras oferecidas pelo SUS à população, independentemente do nível de complexidade do serviço, seja ao prescrever exercícios físicos para a gestante, seja ao cuidar dos aspectos psicológicos durante o ciclo gravídico-puerperal, seja mesmo ao tratar dos aspectos relacionados com a sexualidade.

O fisioterapeuta, ao exercer seu cuidado na área da Obstetrícia, precisa mostrar coerência entre as condutas empregadas e o contexto familiar da gestante ou puérpera. Essa coerência deve, portanto, respeitar o nível de atenção da atuação (primária, secundária ou terciária) no momento do acompanhamento.

Entre as possibilidades de atuação na APS, pode-se citar ainda a participação da Fisioterapia Obstétrica na implantação de ações que visem à melhora da qualidade de vida das gestantes, ampliando o acesso ao sistema de saúde ao proporcionar o incremento de diferentes abordagens, disponibilizando ações preventivas e terapêuticas às mulheres usuárias do SUS. Nessa abordagem podem ser incluídas acupuntura, técnicas aquáticas,

Pilates, técnicas de relaxamento, entre outras, nas quais o fisioterapeuta inserido nesse ambiente de trabalho possa inovar.

Nessa perspectiva, pode-se incluir a preparação para o parto com a vivência de todas as abordagens pertinentes à conscientização da mulher como participante ativa desse processo. Com essa prática, a família também saberá como participar do parto, conhecendo os métodos não farmacológicos para manejo da dor, como controle da respiração, massagens, movimentos e posturas, a serem adotados de acordo com a disponibilidade de cada serviço. O fisioterapeuta atua, nesse contexto, como agente facilitador para que a mulher resgate seu papel de protagonista no parto, facilitando o fortalecimento do parto humanizado e a conscientização para aumento do número de partos vaginais.

Quando chega o momento do parto, uma nova intervenção precisa ser oferecida a essas gestantes, e deve ser garantido o direito de acesso ao serviço, direito este previsto nas ações da Rede Cegonha descritas anteriormente. Nesse momento, o serviço deverá proporcionar as condições necessárias para um parto humanizado.

A participação do fisioterapeuta na sala de parto ainda não é realidade em todas as maternidades públicas e privadas. É difícil descrever a situação em âmbito nacional, uma vez que, além da lacuna na literatura (bases de dados: LILACS, PubMed/Medline, PEDro, SCOPUS, CINAHL – até julho de 2024), não há informação disponível no banco de dados do SUS[34]. No entanto, esse cenário vem se modificando em nível nacional, uma vez que a Associação Brasileira de Fisioterapia na Saúde da Mulher (ABRAFISM) lançou, em 2019, a campanha *Por mais fisioterapeutas nas maternidades*[35]. Em dezembro de 2020 entrou em vigor a Lei municipal 1.039/2020, na cidade de Floriano, no Piauí, a primeira a tornar obrigatória a presença dos fisioterapeutas nas maternidades públicas e privadas da cidade. Em janeiro de 2022 foi aprovada a Lei estadual 7.723/2022, ainda no estado do Piauí, e, a partir dessa iniciativa, várias outras cidades e estados da Federação vêm tentando implementar esse projeto de lei. Ademais, existe o Projeto de Lei 906/22, que está tramitando no Congresso Nacional e que dispõe sobre a permanência de pelo menos um fisioterapeuta nas maternidades públicas e privadas que realizam pelo menos mil partos por ano. Esse projeto já foi aprovado pela Comissão de Seguridade Social e de Família e aguarda o desfecho legislativo.

O modelo de humanização do parto necessita equipe transdisciplinar para que a participação ativa da mulher seja resgatada, e o fisioterapeuta apresenta-se como um dos profissionais com o embasamento técnico-científico necessário para participação direta e efetiva na sala de parto com os outros profissionais.

Depois do parto, a mulher necessita assistência ainda na rede hospitalar, por meio de uma abordagem específica para o puerpério imediato, incluindo, nesse momento, os aspectos relacionados ao aleitamento materno. Após a alta hospitalar, os profissionais vinculados ao SUS, inclusive os fisioterapeutas, deverão continuar a exercitar a multidisciplinaridade, a referência e a contrarreferência, pois precisarão obter informações sobre o parto e o período puerperal. Como se trata de uma atuação segundo um modelo complexo de assistência, as informações sobre o período neonatal desses recém-nascidos também precisam ser consideradas, algumas das quais poderão ser decisivas para o futuro dessas crianças. Mecanismos que favoreçam esse repasse de informações devem ser repensados, pois esse histórico deverá ser levado pelas famílias para suas casas de maneira segura e responsável.

No momento de retorno da mulher à comunidade, é pertinente apresentar a abordagem fisioterapêutica específica e adequada para o puerpério, visando não só à recuperação, mas à prevenção de futuros distúrbios relacionados com a gestação e o parto, como disfunções do assoalho pélvico, queixas sexuais e controle do peso.

Em todo esse período, desde a gestação até o puerpério, a mulher e sua família podem ser assistidas por vários profissionais de diferentes áreas, inclusive o fisioterapeuta. Portanto, esse profissional deve entender que suas ações só se tornarão configuradas e concretizadas quando, de alguma maneira, puderem ser mensuradas de maneira tangível e comprovados seus benefícios à população.

É urgente a busca por evidências científicas que fomentem a discussão sobre a atuação do fisioterapeuta na APS para que tenha início a construção de uma proposta nacional das diretrizes de atuação desse profissional, seja no olhar de núcleo, seja no de campo. No entanto, é consenso que uma das maneiras efetivas de reversão do quadro de baixa inserção e subutilização do fisioterapeuta, especialmente nos serviços de APS, consiste em mudança na formação desses recursos humanos a partir de um complexo processo de transformação que se inicia na graduação e continua após a inserção do profissional no mercado de trabalho, a partir de uma educação permanente[36].

A atenção especializada e hospitalar já é conhecida como nível de atuação do fisioterapeuta há bastante tempo, havendo uma ampliação na diversidade de áreas e serviços onde o fisioterapeuta pode atuar, como maternidades e unidades de emergência[37-39]. Ao longo dos anos, apesar da baixa velocidade, percebe-se, também, uma expansão no número de profissionais de Fisioterapia vinculados a serviços hospitalares (UTI, enfermaria e ambulatório) e clínicas e ambulatórios especializados, como os Centros Especializados de Reabilitação (CER) e policlínicas, entre outros[40].

FISIOTERAPIA OBSTÉTRICA E SISTEMA ÚNICO DE SAÚDE: EVIDÊNCIAS CIENTÍFICAS

A atenção à gestação, ao parto e ao recém-nascido e suas repercussões sobre a morbidade e mortalidade peri e neonatais e maternas vêm ganhando relevância nos últimos anos. Como observado a partir das evidências científicas pontuadas nos diversos capítulos deste livro, a atuação fisioterapêutica é abrangente e necessária para a garantia de uma qualidade de vida adequada para a mulher.

Quando as buscas por evidências se voltam para o cenário do SUS, seja para mapeamento da inserção dessa abordagem ao sistema de saúde, seja para monitoramento da qualidade/integralidade/multidisciplinaridade do cuidado às mulheres grávidas ou mesmo para estudos específicos na área da vigilância em saúde, percebe-se que a obtenção de evidências permanece restrita. Isso talvez ocorra em virtude da não definição explícita por parte de gestores e estudiosos sobre quais indicadores assistenciais/clínicos necessitam ser monitorados dentro da perspectiva da Fisioterapia Obstétrica/SUS.

Os trabalhos obtidos nas bases de dados, na área da Obstetrícia, em serviços de média e alta complexidade são generalistas quanto ao exercício profissional (equipe estudada) e estão voltados para a explicação de fatores determinantes das variações no desempenho dos serviços de saúde hospitalares (maternidades), buscando caracterizar, de modo direto ou indireto, as possíveis falhas da assistência vinculadas às morbidades e mortalidades das mães e/ou das crianças. Em relação à natureza desses serviços, seja pública (pertencentes à rede própria ou conveniada ao SUS), seja privada, não é explicitada na metodologia dos estudos, o que dificulta sua identificação.

Em relação à assistência ofertada pela Atenção Primária, e por entender que ela pode ser atrelada diretamente ao SUS, já é possível a identificação de estudos voltados para a atuação do fisioterapeuta nesse nível de cuidado. Neves & Aciole[36], por exemplo, ao procurarem investigar os desafios vivenciados pelo fisioterapeuta que atua com a EqSF em relação às concepções da integralidade propostas pelo SUS, constataram que apenas sete estudos abordam esse tema.

De maneira geral, em 2011, Neves & Aciole[36] verificaram que o papel do fisioterapeuta estava direcionado, de maneira integrada às ações em prol da saúde da família, para as ações de promoção de saúde e prevenção de doenças, fundamentadas nos conceitos de interdisciplinaridade e multiprofissionalismo. Com base nas experiências relatadas nos estudos analisados, foi possível reconhecer as propostas globais de atuação da Fisioterapia baseadas no contexto social do local, sem haver, no entanto, um senso comum entre essas ações. No entanto, o reconhecimento do objeto de trabalho específico desse profissional nessa EqSF ainda era pouco conclusivo, o que acentua as dificuldades a respeito da inserção do fisioterapeuta nesse nível assistencial[36].

Nessa perspectiva de atuação profissional consciente para o fortalecimento do SUS, percebe-se que a Fisioterapia, no âmbito da Atenção Primária, era considerada uma profissão em processo de construção, pois ainda havia a necessidade de desmistificar o rótulo do fisioterapeuta como reabilitador, o que limitava a atenção a uma pequena parte de seu objeto de trabalho, que é tratar a doença e suas sequelas[26].

Diante dessa realidade, com o passar dos anos o fisioterapeuta foi se inserindo no contexto da Atenção Primária, a princípio com experiências pontuais e aos poucos consolidando seu espaço através das vivências positivas em alguns municípios e do crescente número de profissionais que foram se especializando em Saúde Coletiva. Algumas situações específicas serão apresentadas com o objetivo de evidenciar os resultados da atuação da Fisioterapia no SUS e aprofundar a discussão sobre a Fisioterapia na Obstetrícia.

Dois artigos foram identificados com o objetivo de revisar a atuação do fisioterapeuta na atenção básica à saúde: o primeiro publicado por Portes e cols.[41] em 2011, com 21 artigos selecionados, e o segundo datado de 2020 e de autoria de Padilha e cols.[42], que trata de uma revisão de escopo realizada em 2019, onde foram identificados 965 estudos e selecionados 27, de acordo com os critérios de elegibilidade adotados (entretanto, um dos estudos se referia à própria revisão de Portes e cols.[41]).

Em uma análise geral das duas revisões[41,42], ao longo de 10 anos de intervalo entre elas, constata-se que a práxis do fisioterapeuta ainda é permeada de muitas indefinições, seguindo a lógica curativo-reabilitadora, com demanda prioritária de doenças e agravos, focada na assistência direta ao usuário, com predominância do atendimento específico e individual no ambiente domiciliar. Esses achados remetem ao histórico da Fisioterapia, que teve seu início marcado pelo enfoque da reabilitação dos indivíduos que apresentavam limitações de funcionalidade após traumas ou agravos diversos.

Na revisão realizada por Portes e cols.[41] em 2011, evidenciou-se que, entre os 21 artigos selecionados, 14 eram de autores vinculados às instituições públicas e, nesse universo, 12 tinham seus autores vinculados a uma instituição de ensino superior (IES). Quase a metade dos artigos consiste em relato de casos e experiências no desempenho das seguintes atividades: educação em saúde (16 artigos), atividade domiciliar (nove artigos) e atividade de grupo (nove artigos). As atividades relacionadas à saúde da mulher foram citadas por sete artigos[43-49], três dos quais mencionavam a gestação[44-46]. Nesses estudos, as atuações eram direcionadas a grupos de gestantes envolvidas em alongamentos, relaxamentos, orientações posturais, atividades respiratórias, preparação para o parto vaginal e exercícios de fortalecimento do períneo.

Na revisão de escopo realizada por Padilha e cols.[42] foram identificadas, nas 27 publicações selecionadas, as possibilidades de atuação do fisioterapeuta na APS, organizadas em categorias e subcategorias temáticas, tendo como referência o Caderno de Atenção Básica número 39, do Ministério da Saúde[50]: atendimento específico individual ou em grupo, atendimento compartilhado individual ou em grupo, atividade de mobilização social, educação em saúde e reunião de matriciamento.

Entre as áreas de atuação do fisioterapeuta, segundo a revisão[42], as atividades relacionadas à saúde da mulher foram citadas por 14 estudos; desses, oito apresentaram gestantes ou puérperas como público-alvo. Apesar do aumento do número absoluto de estudos publicados e apresentados no intervalo entre as duas revisões da literatura, ao se analisar proporcionalmente, constata-se não ter havido diferença entre os números relativos de publicações na Fisioterapia Obstétrica (33% em 2011 e 29% em 2019).

Nas buscas por evidências na área da Fisioterapia Obstétrica, estudos mostraram-se relevantes ao procurar analisar as percepções dos profissionais de outras categorias profissionais em relação ao papel do fisioterapeuta com as gestantes. Novais & Brito[51], em 2011, abordaram as percepções dos profissionais de nível superior (médico, odontólogo, enfermeiro) das EqSF acerca da inserção do fisioterapeuta na Atenção Primária quanto à identidade profissional e sua produção de cuidado nesse nível de atenção. Quando indagados sobre a contribuição do fisioterapeuta na EqSF, os trabalhadores, em todas as entrevistas, descreveram as intervenções como muito importantes e produtivas, relacionadas tanto às atividades de campo como às atividades de núcleo específicas da prática fisioterapêutica. A atuação com as gestantes nas atividades em grupo foi uma das citadas como mais relevantes.

Considerando apenas as ações da Fisioterapia que produziam cuidado para a comunidade, os trabalhadores pesquisados consideraram o atendimento domiciliar a atividade mais importante, seguida das ações de educação em saúde e do atendimento em grupos. Entre as atividades em grupo, citou-se o grupo de gestantes, ressaltando-se que a Fisioterapia tem facilidade em iniciar e conservar o bom andamento dessa intervenção ao longo do tempo. As ações em grupos também foram consideradas estratégias que aumentam o número de usuários beneficiados pelo serviço de saúde[51].

Outro estudo, desenvolvido em uma maternidade, também buscou identificar a percepção da equipe multiprofissional de saúde sobre a atuação da Fisioterapia. Os oito profissionais de saúde de uma maternidade (um enfermeiro, três médicos e quatro técnicos de enfermagem), ao serem entrevistados, tiveram a percepção da necessidade de um fisioterapeuta na equipe, apesar de alguns desconhecerem a atuação deste profissional. Como benefícios e dificuldades da atuação dos fisioterapeutas citaram, respectivamente, "acalmar e tranquilizar a parturiente" e a resistência de outros profissionais quanto à Fisioterapia. A maternidade na qual o estudo foi desenvolvido não conta com fisioterapeutas contratados na unidade, sendo a assistência prestada por acadêmicos e seus supervisores docentes de uma IES do município[52].

CONSIDERAÇÕES FINAIS

Diante do exposto neste capítulo e da proposta desta obra, algumas considerações podem ser tecidas quanto à atuação do fisioterapeuta nas ações públicas de saúde.

As atuações da Fisioterapia Obstétrica no SUS, sejam elas preventivas, promotoras de saúde ou assistencialistas, precisam apresentar eficácia e/ou efetividade em relação ao controle da morbidade e da mortalidade materna e neonatal. Esse é o ponto que, além de crucial, deve nortear a introdução e consolidação da atuação fisioterapêutica no SUS. Para isso, é imprescindível o desenvolvimento de pesquisas e projetos que apresentem, de modo objetivo, resultados mensuráveis quanto à efetividade das ações fisioterapêuticas. Só assim será possível implantar e implementar estratégias respaldadas em evidências e, a partir daí, fortalecer a inserção do fisioterapeuta na Saúde Coletiva. A partir desse princípio, poderão ser evitadas abordagens fisioterapêuticas desnecessárias e infundadas, além dos gastos adicionais ao sistema público de saúde, contribuindo, assim, para o avanço da saúde no Brasil.

É importante considerar, também, a integração entre as IES e a rede de serviços do SUS. Essa parceria precisa ser valorizada para que o processo de aprendizagem ocorra de maneira sistematizada e integrada às ações de políticas públicas de saúde. Esse vínculo garante a capacitação do futuro profissional na perspectiva de sua realidade socioeconômica e cultural, facilitando a tradução do conhecimento das evidências disponíveis para o âmbito real de atuação. Para isso são necessárias a atualização e a contextualização das Diretrizes Curriculares Nacionais dos Cursos de Fisioterapia segundo o modelo de assistência pública à saúde vigente no país.

Por fim, uma reflexão encerra não só este capítulo, mas todo o trabalho apresentado: trazer a filosofia do SUS à proposta de um livro que aborda uma prática baseada em evidência exterioriza a necessidade do fisioterapeuta de não se tornar apenas um profissional tecnicista, mas, principalmente, ser uma pessoa apta e capaz de "cuidar do outro".

Referências

1. Instituto Brasileiro de Geografia e Estatística (IBGE). Censo Demográfico 2022 (pdf). Rio de Janeiro: Fundação Getúlio Vargas 2022: 26. Disponível em: https:// conhecimento.fgv.br. Acesso em 27 jul 2022.

2. Brasil. Ministério da Saúde. Política nacional de atenção integral à saúde da mulher: Princípios e diretrizes. Brasília: Ministério da Saúde, 2004.

3. Malta DC, Bernal RTI, Gomes CS, Cardoso LSM, Lima MG, Barros MBA. Inequalities in the use of health services by adults and elderly people with and without noncommunicable diseases in Brazil, 2019 National Health Survey. Rev Bras Epidemiologia 2021; 24:e210003. doi: 10.1590/1980-549720210003.supl.2.

4. Ferreira VC, Silva MRF, Montovani EH, Colares LG, Ribeiro AA, Stofel NS. Saúde da mulher, gênero, políticas públicas e educação médica: Agravos no contexto de pandemia. Rev Bras Edu Méd 2020; 44:e147. doi: 10.1590/1981-5271v44.supl.1-2020040.

5. Ávila MBE, Bandler RA. Contracepção no Brasil, 1980-1990. Recife: SOS Corpo. 1991. Mimeo.

6. Hillesheim B, Somavilla VC, Dhein G, Lara L. Saúde da mulher e práticas de governo no campo das políticas públicas. Psicol Rev 2009; 15(1):196-211.

7. Costa AM, Aquino EL. Saúde da mulher na reforma sanitária brasileira. In: Costa AM, Merchán-Hamman E, Tajer D (orgs). Saúde, equidade e gênero: Um desafio para as políticas públicas. Brasília: UNB 2000: 181-202.

8. Francisco ACS, Godoi S. Transversalidade de gênero: Política pública de saúde para mulheres. Braz J Develop 2021; 7(5):50331-43.

9. Brasil. Ministério da Saúde. Assistência integral à saúde da mulher: Bases da ação programática. Brasília: Ministério da Saúde, 1984.

10. Giffin K. Pobreza, desigualdade e equidade em saúde: Considerações a partir de uma perspectiva de gênero transversal. Cad Saúde Públ 2002; (18Supl):103-12.

11. Souto KMB. A política de Atenção Integral à Saúde da Mulher: Uuma análise de integralidade e gênero. Rev Ser Social. 2008; 10(22):161-82.

12. Souza EM, Grundy E. Promoção da saúde, epidemiologia social e capital social: Inter-relações e perspectivas para a saúde pública. Cad Saúde Públ 2004; 20(5):1354-60.

13. Brasil. Ministério da Saúde. Programa Saúde da Família – PSF. Brasília: Ministério da Saúde, 2001.

14. Brasil. Conselho Nacional de Secretários de Saúde. Sistema Único de Saúde: Coleção para Entender a Gestão do SUS. Brasília: CONASS, 2011. 291p. Disponível em: http://www.conass.org.br/?id_area=46. Acesso em: 17 jul 2011.

15. Cunha NF. Políticas públicas no Brasil com ênfase na prevenção do câncer de mama. Monografia. Artigo de conclusão do Curso de Especialização em Vigilância Sanitária. Goiânia: PUC Goiás, 2009.

16. Souto K, Moreira MR. Política nacional de atenção integral à saúde da mulher: Protagonismo do movimento de mulheres. Saúde em Debate 2021; 45(130):832-46. doi: 10.1590/0103-1104202113020.

17. Costa RC, Gonçalves JR. O direito à saúde, à efetividade do serviço e à qualidade no acesso às políticas públicas de atenção à saúde da mulher. Rev JRG Est Acad 2019; 2(4):119-42. doi: 10.5281/zenodo.4458722. Disponível em: https://revistajrg.com/index.php.

18. Farah, MFS. Gênero e políticas públicas. Estudos Feministas 2004; 12(1):47-71.

19. Gomes JFF, Orfão NH. Desafios para a efetiva participação popular e controle social na gestão do SUS: Revisão integrativa. Saúde em Debate 2021; 45:1199-213.

20. Viana ALD, Bousquat A, Melo GA, Negri Filho AD, Medina MG. Regionalização e redes de saúde. Ciência & Saúde Coletiva 2018; 23(6):1791-8. doi: 10.1590/1413-81232018236.05502018.

21. Starfield B. Atenção Primária: Equilíbrio entre necessidades de saúde, serviços e tecnologia. Brasília: Ministério da Saúde/Unesco, 2002.

22. Brasil. Ministério da Saúde. Portaria 154, de 24 de janeiro de 2008. Cria os Núcleos de Apoio à Saúde da Família – NASF. Brasília: Diário Oficial da União 2008; Seção 1:47-50.

23. Brasil. Ministério da Saúde. Portaria 2.436, de 21 de setembro de 2017. Brasília: Diário Oficial da República Federativa do Brasil, 2017.

24. Brasil. Ministério da Saúde. Portaria GM/MS 635, de 22 de maio de 2023. Institui, define e cria incentivo financeiro federal de implantação, custeio e desempenho para as modalidades de equipes multiprofissionais na atenção primária à saúde. Brasília: Diário Oficial da União 2023.

25. Bispo Junior JP, Almeida ER. Equipes multiprofissionais (eMulti): Potencialidades e desafios para a ampliação da atenção primária à saúde no Brasil. Cad Saúde Púb 2023; 39(10):e00120123. doi: 10.1590/0102-311XPT120123.

26. Rodrigues MR. Análise histórica da trajetória profissional do fisioterapeuta até sua inserção nos Núcleos de Apoio à Saúde da Família (NASF). Comun Ciênc Saúde 2011; 21(3):261-6.

27. Reis JG, Harzheim E, Nachif MCA et al. Criação da Secretaria de Atenção Primária à Saúde e suas implicações para o SUS. Cien Saude Colet [internet] 2019 ago. Disponível em: http://cienciae-saudecoletiva.com.br/artigos/criacao-da-secretaria-de-atencao-primaria-a-saude-e-suas-implicacoes-para-o-sus/17305.

28. Brasi. Ministério da Saúde. Portaria 4.279, de 30 de dezembro de 2010. Estabelece diretrizes para a organização da Rede de Atenção à Saúde no âmbito do Sistema Único de Saúde (SUS). Brasília: Diário Oficial da União 2010; Seção 1:89.

29. Brasil. Casa Civil. Lei nº 8.080 de 19 de setembro de 1990. Dispõe sobre as condições para a promoção e recuperação da saúde, a organizações e funcionamento dos serviços correspondentes e dá outras providências. Brasília: Diário Oficial da União 1990; Seção 1:18055-9.

30. Viacava F, Oliveira RAD, Carvalho CC, Laguardia J, Bellido JG. SUS: Oferta, acesso e utilização de serviços de saúde nos últimos 30 anos. Ciência Saúde Colet 2018; 23(6):1751-62. doi: 10.1590/1413-81232018236.06022018.

31. Theophilo RL, Rattner D, Pereira ÉL. Vulnerabilidade de mulheres negras na atenção ao pré-natal e ao parto no SUS: Análise da pesquisa da Ouvidoria Ativa. Ciência Saúde Colet 2018; 23(11):3505-16. doi: 10.1590/1413-812320182311.31552016.

32. Baraúna MA, Testa CEA, Guimarães EA et al. A importância da inclusão do fisioterapeuta no Programa de Saúde da Família. Fisioter Bras 2008; 9(1):64-9.

33. Bispo Jr JP. Fisioterapia e saúde coletiva: Desafios e novas responsabilidades profissionais. Ciênc Saúde Colet 2010; 15(supl 1):1627-36.

34. DATASUS. Banco de Dados do Sistema Único de Saúde. Disponível em: www.datasus.gov.br.

35. Jorge CH, Pitangui ACR, Fabricio AMF et al. Por mais fisioterapeutas nas maternidades: Conquistas da Campanha ABRAFISM. Ribeirão Preto, SP: Assoc Bras Fisiot Saúde da Mulher 2023.

36. Neves LMT, Aciole GG. Desafios da integralidade: Revisitando as concepções sobre o papel do fisioterapeuta na equipe de Saúde da Família. Interface Comun Saúde Educ 2011; 15(37):551-64.

37. Martinez BP, Andrade FMD, Martins JA, Matte DL, Karsten M. Papel do fisioterapeuta em diferentes cenários de atuação à Covid-19. Assobrafir Ciência 2020; 11(Supl 1):27-30.

38. Ferreira J, Silva JCA, Cavalcante TB, Campelo GO. Atuação do fisioterapeuta em enfermaria hospitalar no Brasil. Fisioter Brasil 2017; 18(6).

39. Santos PR, Nepomuceno P, Reuter EM, Carvalho LL. Percepção da equipe multiprofissional sobre o fisioterapeuta na emergência de um hospital do interior do Rio Grande do Sul. Fisioter Pesq [Internet] 2020; 27(2):147-54. doi: 10.1590/1809-2950/19010927022020.

40. Costa LR, Costa JLR, Oishi J, Driusso P. Distribution of physical therapists working on public and private establishments in different levels of complexity of health care in Brazil. Braz J Phys Ther 2012; 16(5):422-30. doi: 10.1590/S1413-35552012005000051.

41. Portes LH, Caldas MAJ, Paula LT, Freitas MS. Atuação do fisioterapeuta na atenção básica à saúde: Uma revisão da literatura brasileira. Rev APS 2011; 14(1):111-9.

42. Rocha LP, Sousa FOS, Santos WJ, Melo LA, Vasconcelos TF. Atuação do fisioterapeuta na atenção primária à saúde: Revisão de escopo. Fisioter Bras 2020; 21(6):625-46. doi: 10.33233/fb.v21i6.4348.

43. Sampaio RF. Promoção de saúde, prevenção de doenças e incapacidades: A experiência da fisioterapia/UFMG em uma unidade básica de saúde. Fisioter Mov 2002; 15(1):19-23.

44. Conselho Federal de Fisioterapia e Terapia Ocupacional Brasil. PSF: Os exemplos de Sobral, Campos e Macaé. O Coffito 2003; 18:14-21.

45. Rodrigues RM. A fisioterapia no Programa Saúde da Família de Macaé. In: Anais da II Mostra Nacional de Produção em Saúde da Família. Brasília, 2004. 12p.

46. Véras MMS, Pinto VPT, Oliveira EM. O fisioterapeuta na Estratégia Saúde da Família: Primeiros passos na construção de um novo modelo de atenção. SANARE 2004; 5(1):169-73.

47. Brasil ACO, Brandão JAM, Nascimento e Silva MO, Gondim Filho VC. O papel do fisioterapeuta do Programa Saúde da Família do município de Sobral-CE. RBPS 2005; 18(1):3-6.

48. Trelha CS, Silva DW, Lida LM, Fortes MH, Mendes TS. O fisioterapeuta no programa de saúde da família em Londrina. Rev Espaço Saúde 2007; 8(2):20-5.

49. Rodrigues RM. A fisioterapia no contexto da política de saúde no Brasil: Aproximações e desafios. Perspect Online 2008; 2(8):104-9.

50. Brasil. Ministério da Saúde. Secretaria de Atenção à Saúde. Departamento de Atenção Básica. Cadernos de Atenção Básica: Núcleo de Apoio à Saúde da Família: Ferramentas para a gestão e para o trabalho cotidiano. Brasília: Ministério da Saúde, 2014.

51. Novais BKLO, Brito GEG. Percepções sobre o trabalho do fisioterapeuta na atenção primária. Rev APS 2011; 14(4):424-34.

52. Padilha JF, Gasparetto A, Braz MM. Atuação da fisioterapia em uma maternidade: Percepção da equipe multiprofissional de saúde. Fisioter Brasil 2015; 16(1):4-7.

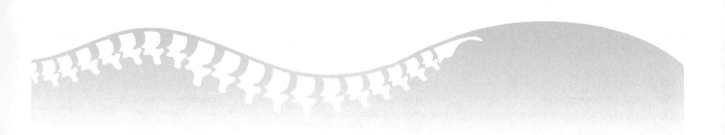

Índice Remissivo